民族文字出版专项资金资助项目

༄། །ཤེལ་གོང་ཤེལ་ཕྲེང་ལག་བྲིས་ཚོན་ཕྲ་མ།

《晶珠本草》手绘彩色图谱

全珍本

བོད་རྒྱ་ཤན་སྦྱར།

（藏汉对照）

（清）帝玛尔·丹增彭措 著

钱 帅 编译

贾赛加尚 绘

青海人民出版社

图书在版编目（CIP）数据

《晶珠本草》手绘彩色图谱：全珍本：藏汉对照 / (清)帝玛尔·丹增彭措著；钱帅编译；贾赛加尚绘. -- 西宁：青海人民出版社，2023.3
ISBN 978-7-225-06439-0

Ⅰ．①晶… Ⅱ．①帝… ②钱… ③贾… Ⅲ．①藏医—本草—藏、汉②《晶珠本草》—图谱 Ⅳ．① R291.4-64

中国版本图书馆 CIP 数据核字（2022）第 211793 号

《晶珠本草》手绘彩色图谱：全珍本（藏汉对照）

（清）帝玛尔·丹增彭措　著
钱　帅　编译
贾赛加尚　绘

出 版 人　樊原成
出版发行　青海人民出版社有限责任公司
西宁市五四西路 71 号　邮政编码：810023　电话：（0971）6143426（总编室）
发行热线　（0971）6143516 / 6137730
网　　址　http://www.qhrmcbs.com
印　　刷　陕西龙山海天艺术印务有限公司
经　　销　新华书店
开　　本　787 mm × 1092 mm　1/16
印　　张　36.5
字　　数　660 千
版　　次　2023 年 3 月第 1 版　2023 年 3 月第 1 次印刷
书　　号　ISBN 978-7-225-06439-0
定　　价　248.00 元

དཀར་ཆག

目 录

ལེའུ་དང་པོ། རིན་པོ་ཆེའི་སྨན་སྡེ་བཤད་པ།

第一章　珍宝类药物

དང་པོ་སྤྱིར་རིན་པོ་ཆེའི་རྣམ་པར་དབྱེ་བ་མདོ་ཙམ་བཤད་པ་ལ། དབྱེ་བ་དང་ཡོན་ཏན་གཉིས་ཏེ།

ས་བཅད་དང་པོ། སྤྱིར་རིན་པོ་ཆེ་བཤད་པ།

第一节　珍宝类药物概述

དང་པོ། རིན་པོ་ཆེའི་སྨན་སྡེ།

一、珍宝类药物

(གཅིག།) སྤྱིར་རིན་པོ་ཆེ་རྣམ་པར་དབྱེ་བ།

དང་པོ་ནི། རིན་ཆེན་སྣ་ལྔ་དང་། བདུན་ཞེས་དབྱེ་ཚུལ་མང་བ་ནི། དཔལ་དུས་ཀྱི་འཁོར་

ཡོའི་འགྲེལ་པ་པདྨ་དཀར་པོ་ལས། འཕགས་པ་སྤྱན་རས་གཟིགས་དབང་ཕྱུག་གིས། རྡོ་རྗེའི་རིགས་ཀྱི་རིན་པོ་ཆེའི་རིགས་བཞི་དང་། རིན་པོ་ཆེ་མཆོག་ལྔ་དང་། འབྲིང་པོ་ལྔ་དང་། ཐ་མ་ལྔ་སྟེ་བཅུ་དགུར་བཤད་དེ། རྡོ་རྗེའི་རིགས། བྲམ་ཟེ་དང་། རྒྱལ་པོ་དང་། རྗེ་རིགས་དང་། དམངས་རིགས་ལས་སྐྱེས་པའི་རྡོ་རྗེ་རིན་པོ་ཆེ་རྣམས་སོ། །མཆོག་ལྔ་ནི། ཨིནྡྲ་ནཱི་ལ་དང་། པདྨ་རཱ་ག་དང་། ཟླ་བ་ཆུ་ཤེལ་དང་། ཀརྐེ་ཏ་དང་། མར་ག་ཏའོ། །འབྲིང་པོ་ལྔ་ནི། གསེར་དང་། དངུལ་དང་། ཟངས་དང་། ལྕགས་རྣོན་པོ་དང་། ཁབ་ལེན་རྣམས་སོ། །ཐ་མ་ལྔ་ནི། ཤེལ་དང་། ཛོ་ཥ་ཧྣ་ཏི་དང་། ཏཱཾ་ཧི་རི་དང་། མཆིང་བུ་དང་། ནོར་བུ་ལྗང་གུ་རྣམས་ཏེ། དེ་ལྟར་རིགས་དེ་རྣམས་གཙོ་བོར་གསུངས་སོ། །ཡང་སློབ་དཔོན་ཆེན་པོ་སུཏྲ་ཙནྡྲས། རིན་ཆེན་མཆོག་ལྔ་དང་། ཕལ་པ་ལྔ་སྟེ་རིགས་བཅུ་གཙོ་བོར་བཤད་པས། མཆོག་ལྔ་ནི། དེ་ཉིད་ཀྱིས། ཟླ་འོད་ཨིནྡྲ་ནཱི་ལ་དང་། །པུ་ཤ་རཱ་ག་དམར་ནོར་བུ། །མརྒད་མཆོག་སྟེ་དེ་རྣམས་ཀྱིས། །ཕྱི་མ་རེ་རེ་རྟུལ་ཚན་མཆོག །ཅེས་གསུངས་པས་དེའི་ཟླ་འོད་ནི་ཆུ་ཤེལ་དང་། ཨིནྡྲ་ནཱི་ལ་དབང་སྔོན། པུ་ཤ་ནི་རིན་པོ་ཆེ་སྤུག་ཡིན། རཱ་ག་དམར་པོ་ནི་པདྨ་རཱ་ག། ནོར་བུ་མརྒད་ནི་ལྗང་སྔོན་ནོ། །ཕལ་པ་ལྔ་ནི། གསེར་དང་དངུལ་དང་མུ་ཏིག་དང་། །རྒྱལ་པོ་འཁྱིལ་བ་བྱུ་རུ་རྣམས། །འདི་དག་རིན་ཆེན་ལྔ་རུ་བཤད། །ཅེས་གསུངས་སོ། །རྒྱལ་པོ་འཁྱིལ་བ་ནི་གཡས་འཁྱིལ་ལམ། །འགའ་ཞིག་ནི་རྒྱལ་པོ་འཁྱིལ་བའི་སྐད་དོད་དུ་ནོར་བུ་རིན་པོ་ཆེ་བཤད་པའང་ཡོད་གསུངས་སོ། །ཡང་སློབ་དཔོན་པདྨས། ཤེལ་དང་དངུལ་དང་མུ་ཏིག་བྱུ་རུ་དང་། །ཞེས་གསུངས་ལ། རིན་ཆེན་འབར་བ་ལས། གསེར་དངུལ་མུ་ཏིག་བྱུ་རུ་དང་། །ནོར་བུ་རིན་ཆེན་རིན་ཆེན་ལྔ། །ཞེས་འབྱུང་ངོ་། །སློབ་དཔོན་ཉིན་འབྱུང་ཟླ་བས། གསེར་དང་། དངུལ་དང་། ཟངས་དང་། མུ་ཏིག་དང་། བྱུ་རུ་དང་ལྔར། རིན་ཆེན་སྣ་ལྔ་གསུངས་སོ། །ཡང་སློབ་དཔོན་ཤཱནྟི་པས། བཞི་བརྒྱ་ལྔ་བཅུ་པའི་འགྲེལ་པར། རིན་པོ་ཆེ་ལྔ་ནི། མུ་ཏིག་དང་། གསེར་དང་། དངུལ་དང་། བྱུ་རུ་དང་། མུ་མེན་ནོ་ཞེས་བཤད་ལ། སློབ་དཔོན་དགའ་བའི་རྡོ་རྗེའི་གསང་བ་འདུས་པའི་དབང་གི་རབ་ཏུ་བྱེད་པར་ཡང་དེ་དང་མཐུན་པར་བཤད་དོ། །ཡང་འདུལ་བ་རྣམ་འབྱེད་ཀྱི་འགྲེལ་པ་ལས། རིན་པོ་ཆེ་རིགས་ལྔ་བཤད་པ་ནི། བཻཌཱུ་དང་། མེ་ཤེལ་དཀར་པོ་དང་། རྡོའི་སྙིང་པོ་དང་། སྤུག་དང་། རིན་པོ་ཆེ་དམར་པོ་རྣམས་སོ། །ཞེས་གསུངས་ཏེ། དེ་ལྔའི་ངོ་བོ་ཡང་། བཻཌཱུ་ནི་རི་བོ་བཻཌཱུ་ལས་བྱུང་བས་ན་བཻཌཱུ་ཞེས་བྱ་སྟེ། དེ་ནི་བོད་སྐད་དུ་ཤིན་ཏུ་དྭངས་པ་ཞེས་པས་ཤས་ཆེ་སྔོན་པོའོ། །མེ་ཤེལ་དཀར་པོ་ནི། ཤཱ་ཤི་ལ་ཞེས་བྱ་སྟེ། དེ་ནི་དུང་གི་རྣམ་པ་ལྟར་མཆོག་ཏུ་དཀར་བ་དང་། རྡོའི་སྙིང་པོ་ནི་མཐིང་དོ། །སྤུག་ནི་རིན་པོ་ཆེ་ཁྲ་བོའོ། །དམར་པོ་ནི་པདྨ་རཱ་ག་ལ་བྱའོ། །ཞེས་པཎྜི་ཏ་ཚུལ་ཁྲིམས་བསྐྱངས་ཀྱིས་གསུངས་སོ། །ཡང་སངས་རྒྱས་ཀྱི་ཡོངས་སུ་དག་པའི་བསྔགས་པ་བརྗོད་པའི་མདོ་ལས། རིན་པོ་ཆེ་སྣ་བདུན་བརྗོད་པ་ནི། གསེར་དང་། དངུལ་དང་། བཻཌཱུ་

དང་། སྤུག་དང་། མུ་ཏིག་དམར་པོ་དང་། རྡོའི་སྙིང་པོ་དང་། ཀེ་ཀེ་རུ་རྣམས་སོ། །ཞེས་གསུངས། ཀེ་ཀེ་རུ་དང་ཀརྐེ་ཏ་ནི་དོན་གཅིག་པར་བཤད། ཡང་སློབ་དཔོན་ཀླུ་སྒྲུབ་ཀྱིས་མཛད་པའི་འབུམ་གྱི་འགྲེལ་པ་ལས་ཀྱང་དེ་དང་མཐུན་པར་གསུངས་སོ། །ཡང་སློབ་དཔོན་ཡང་དག་བདེན་གྱིས། གསེར་ནི་རིན་པོ་ཆེ་ཁ་དོག་སེར་པོའོ། །དངུལ་ནི་རིན་པོ་ཆེ་ཁ་དོག་དཀར་པོའོ། །བཻ་ཌཱུརྻ་ནི་རིན་པོ་ཆེ་ཁ་དོག་སྔོན་པོའོ། །སྤུག་ནི་རིན་པོ་ཆེ་ཁ་དོག་ལྗང་སེར་ཅན་ནོ། །མུ་ཏིག་དམར་པོ་ནི་སྤྲོག་ཆགས་དམར་པོ་ལས་བྱུང་ལ་ངོ་བོ་ཉིད་ཀྱང་དམར་པོའོ། །རྡོའི་སྙིང་པོ་ནི་རིན་པོ་ཆེ་ཁ་དོག་དམར་པོའོ། །ཀེ་ཀེ་རུ་ནི། རིན་པོ་ཆེ་ཁ་དོག་ལྗང་སེར་ཅན་ནོ། །ཞེས་བཞེད་ལ། སློབ་དཔོན་བཙུན་པ་ངོ་བོ་ཉིད་མེད་པ་ན་རེ། རྡོའི་སྙིང་པོ་ནི་ཨནྡྲ་ནཱི་ལ་དང་མཐོན་ཀ་ཆེན་པོ་རྣམས་ཀྱང་ཡིན་ལ། དེ་ཡང་ཨནྡྲ་ནཱི་ལ་ནི་ལྷའི་དབང་པོའི་རིན་པོ་ཆེ་ཁ་དོག་སྔོན་པོའོ། །མཐོན་ཀ་ཆེན་པོ་ནི་ལྷའི་དབང་པོའི་རིན་པོ་ཆེ་ཁ་དོག་སྔོན་པོ་མཆོག་ཏུ་གྱུར་པའོ། །ཞེས་གསུངས། ཨནྡྲ་ནཱི་ལ་ཞེས་པ་ཨིནྡྲ་ནཱི་ལའི་ཟུར་ཆག་པ་ཡིན་པས་མ་དག་པའི་ཡི་གེ་ཡིན་པར་བརྡ་སྤྲོད་དག་ལས་བཤད་དོ། །དོན་ལ་བོད་སྐད་དུ་དབང་སྔོན་ཞེས་པ་ཡིན་ནོ། །

（一）分类

珍宝类药物，有分五类的，也有分七类的，分法很多。《〈吉祥时轮〉注释・白莲花》中说："圣者自在菩萨，将珍宝分为金刚类珍宝四种、上品珍宝五种、中品珍宝五种、下品珍宝五种，共是十九种。金刚类药物是婆罗门、国王、亲王、庶民所产生的金刚珍宝。五种上品珍宝药是蓝宝石、红宝石、月晶、帝青、祖母绿。五种中品珍宝药是金、银、铜、铁、磁铁。五种下品珍宝药是水晶、孜瓦匝底、刀赫若、强吾、绿宝石。这些是主要珍宝药。"

大导师苏儒亚扎那札说："珍宝药主要是五种上品，五种普通品，共十种。五种上品珍宝类药是月光、帝释青、布夏、红莲宝石、玛格达，这些宝石每一种的粉末皆是色彩上乘。"所说的月光即水晶，帝释青即蓝宝石，布夏即冰珠石，红莲宝石即红宝石，玛格达即绿蓝宝石（祖母绿）。五种普通珍宝药，"金、银、珍珠、加保切瓦、珊瑚，这些说是五种珍宝药。"所说的加保切瓦即右旋海螺，也有人说是珍宝的转音。

导师班玛说是"水晶、银、珍珠、珊瑚"。《宝光闪烁》中说："五种上品是金、银、珍珠、珊瑚、珍宝为五种珍宝药。"导师宁穹达哇说："五种珍宝是金、银、铜、珍珠、珊瑚。"导师夏洛达巴在《四百五十之释》中说："五种珍宝药是珍珠、金、银、珊瑚、青金石。"导师嘎贝多吉在《密集灌顶卷》中的说法与此相同。又在《律分别诠释》中说："五种珍宝药是吠琉璃、白火晶、祖母绿、冰珠石、红宝石。"班智达次成江说："这五种药的性状，吠琉璃据说是产自‘贝多尔亚’山，因而称为‘贝多尔亚’，在藏语中的意思是极透明、极蓝；白火晶亦称‘相嘎西拉’，状如海螺，上品色白；祖母绿即‘玛格达’；冰珠石是花宝石；色红者为红宝石。又在《佛全消净赞颂经》中说：‘七种珍宝类药物是金、银、吠琉璃、冰珠石、红珍珠、玛瑙、格格儒等。’”格格儒和嘎格达是同一意思即猫眼水晶。导师龙树论师著的《本草解释》中的说法与此相同。

导师阳达典说：“金是黄色的珍宝，银是白色珍宝，吠琉璃是蓝色珍宝，冰珠石是黄绿色珍宝，红珍珠产自红色动物因而色红，玛瑙是红色珍宝，猫眼水晶是黄绿色珍宝。”导师宗巴俄吾宁麦巴说：“玛脑是‘阿那达尼’和‘通尕千保’，‘阿那达尼’是神的蓝色腹中宝。‘通尕千保’是神的上品蓝色腹中宝。”“阿那达尼”即“恩那扎尼拉”之误，其含意在藏语中称为蓝宝石。

(གཉིས།) ཡོན་ཏན་བཤད་པ།

ནོར་བུ་རིན་པོ་ཆེ་རིགས་གསུམ་གྱི་ནུས་པ་བཤད་པ་སྟེ། དེ་ཡང་གསུམ་གང་ཞེ་ན། ལྷའི་ནོར་བུ་དང་། མིའི་ནོར་བུ་དང་། བྱང་ཆུབ་སེམས་དཔའི་ནོར་བུའོ། །དེ་གསུམ་གྱི་མཆོག་ནི་བྱང་ཆུབ་སེམས་དཔའི་ནོར་བུ་སྟེ། བྱང་སེམས་ལོངས་སྤྱོད་རྫོགས་པ་རྣམས་ཀྱི་སྐུའི་རྒྱན་དང་། སྐུ་གཉིས་ཀྱི་ཞིང་ཁམས་གཞལ་མེད་ཁང་གི་རྒྱན་དུ་བཞུགས་པའོ། །འབྲིང་པོ་ནི་ལྷའི་ནོར་བུ་སྟེ། ལྷ་དབང་བརྒྱ་བྱིན་ལ་ཡོད་པའི་རིན་ཆེན་སྣ་ནྣ་ཛཱ་ཧྲི་དང་། ལྷ་མ་ཡིན་གྱི་དབང་པོ་ཁྲབ་འཇུག་ལ་ཡོད་པའི་རིན་པོ་ཆེ་ཛམྦུ་ཀ་དང་། ཀླུའི་རྒྱལ་པོ་རྣམས་ཀྱི་གཙུག་ནོར་བཻ་ཌཱུ་སྔོན་པོ་རྣམས་དང་། འཁོར་ལོས་སྒྱུར་བའི་རྒྱལ་པོ་རེ་འབྱོན་པ་དང་ལྷན་ཅིག་ཏུ་ནོར་བུ་རིན་པོ་ཆེ་རེ་རེ་འབྱུང་བ་རྣམས་ནི་ལྷའི་ནོར་བུ་སྟེ། དེ་དག་ཕལ་ཆེ་བ་ནི། བཻ་ཌཱུཪྻའི་རིགས་སུ་གཏོགས་པར་བཤད་ཀྱང་དེང་སང་སྙིགས་དུས་འདིར་མིས་རྙེད་པར་དཀའ་བས་བརྗོད་པར་མ་དམིགས་སོ། །མིའི་རིན་པོ་ཆེ་ལ་མཆོག་དམན་གཉིས་ཡོད་པའི་དམན་པ་ནི་རྙེད་པར་འགྱུར་ལ། མཆོག་ཀྱང་དཀོན་པ་ལས་སྲིད་མཐའ་མ་བཀག་པ་ཙམ་འབྱུང་བའོ། །མིའི་རིན་པོ་ཆེའི་ཡོན་ཏན་ཡང་། སློབ་དཔོན་ཀླུ་སྒྲུབ་ནས། རིན་ཆེན་རིགས་གསུམ་གྱིས་དམན་པ་མིའི་ནོར་བུ་མཐུ་ཆུང་བ་སྟེ། དེ་ཡང་ཡོངས་སུ་དག་པའི་ཁ་དོག་དང་ལྡན་པས་ཀྱང་། དུག་དང་། གདོན་དང་། མུན་པ་དང་། སྐྲངས་པ་དང་། ཚ་བ་ལ་སོགས་པའི་སྡུག་བསྔལ་སེལ་བར་བྱེད་པས་ན་ཡོན་ཏན་གྱི་ཁྱད་པར་བདུན་དང་ལྡན་ལ། ལྷའི་ནོར་བུ་རིན་པོ་ཆེ་ལ་ཡོན་ཏན་སྔ་མ་དེ་བདུན་གྱི་སྟེང་དུ། རྟག་པར་ལྷའི་ལུས་ཀྱི་རྗེས་སུ་འབྲང་བ་དང་། ཡང་དག་པ་དང་། སྣ་བར་ཉུང་བ་དང་། ཡང་ཞིང་མི་ལྗི་བ་སྟེ་ཡོན་ཏན་བཅུ་གཅིག་དང་ལྡན་ཞིང་། བྱང་ཆུབ་སེམས་དཔའི་ནོར་བུ་རིན་པོ་ཆེ་ནི། སྔ་མ་ཡོན་ཏན་བཅུ་གཅིག་གི་

སྙིང་དུ་སེམས་ཅན་ཐམས་ཅད་ཀྱི་འཆི་འཕོ་བརྟག་པ་དང་། སྐྱེ་བའི་མཐའ་ཤེས་པ་དང་། ཆོས་ཀྱི་སྒྲ་སྐད་སྣ་ཚོགས་པ་འབྱུང་བ་སྟེ་ཡོན་ཏན་གྱི་ཁྱད་པར་བཅུ་བཞི་དང་ལྡན་པའོ། །ཞེས་གསུངས་པ་དང་། སློབ་དཔོན་ངག་གི་དབང་ཕྱུག་གྲགས་པས། རིན་ཆེན་བརྟག་པའི་བསྟན་བཅོས་གང་། །རྟོགས་པ་མཁས་པ་རྡོ་རྗེ་འཆང་། །ཚེ་ཡི་ནོར་བ་འཆང་བ་ཏུང་། །ཡིད་བཞིན་སྣ་ཚོགས་ནོར་བུ་འཆང་། །ཨིནྡྲ་ནཱི་ལ་རིན་ཆེན་སོགས། །ནོར་བུ་ཆེན་པོ་གཞན་དག་ཀྱང་། །འཆང་བར་བྱེད་པས་འཆི་བ་ཀུན། །བཟློག་པར་འགྱུར་བ་ཐེ་ཚོམ་མེད། །གང་ཕྱིར་ནོར་བུའི་མཐུ་ལ་ནི། །སོམ་ཉི་བྱེད་པ་མི་རིགས་ཏེ། །ནོར་བུ་བསམ་གྱིས་མི་ཁྱབ་པའི། །མཐུ་དང་ལྡན་པར་ཐམས་ཅད་འདོད། །ཅེས་གསུངས་པས། ནོར་བུ་རིན་ཆེན་བསྟེན་པར་འོས་པ་ཁོང་སྨན་དུ་བསྟེན་པ་དང་། མགུལ་སོགས་ལུས་ལ་འཆང་བས་ནད་བཞི་བརྒྱ་གདོན་བགེགས་བཅས་མི་འབྱུང་བར་སྲུང་བ་དང་། བྱུང་བ་གསོ་བ་སོགས་ལ་ནོར་བུ་སྣ་རེའི་ཕན་ཡོན་ཡང་བསམ་གྱིས་མི་ཁྱབ་སྟེ། དཔེར་ན་རིན་ཆེན་རིལ་བུའི་ཕན་ཡོན་གྱིས་ཕྱོགས་ཙམ་མཚོན་པར་ནུས་སོ། །མིའི་རིན་ཆེན་འདིར་ཡང་བསྡུས་དོན་རིན་ཆེན་ལྔ་ནི། སློབ་དཔོན་ཆེན་པོ་ཀླུ་སྒྲུབ་ཀྱིས། གསེར་དང་དངུལ་དང་། མུ་ཏིག་དམར་པོ་དང་། བཻ་ཌཱུ་རྱ་དང་། ཙིནྟ་མ་ཎི་སྟེ་ལྔར་བཤད་དོ། །དེ་ཡང་གསེར་ནི། རི་དང་རྡོ་དང་བྱེ་མ་དང་ཟངས་དམར་པོ་རྣམས་ལས་འབྱུང་ངོ་། །མུ་ཏིག་ནི་ཉའི་ཁོག་པ་དང་རྒྱ་མ་དང་། སྦྲུལ་དང་གླང་པོ་ཆེའི་ཀླད་པ་རྣམས་ལས་འབྱུང་། དངུལ་ནི་ཤིང་དང་རྡོ་སོགས་ལས་འབྱུང་། བཻ་ཌཱུ་རྱ་དང་ཕྲུག་ལ་སོགས་པ་གཞན་དག་ནི་རིའི་ཕུག་ནས་འབྱུང་ངོ་། །བྱུ་རུ་ཞེས་གྲགས་པ་ནི་རྒྱ་མཚོའི་ནང་གི་བྲག་སེར་པོ་དང་ཆུ་འཐབ་པའི་སར་འབྱུང་ངོ་ཞེས་རྡོ་རྗེ་མཁའ་འགྲོའི་འགྲེལ་པར་སློབ་དཔོན་ཛྙ་བ་ཛྙ་དྲས་བཤད་དོ། །མིའི་ནོར་བུའི་མཆོག་ནི་ཙིནྟ་མ་ཎི་སྟེ། ཙིནྟ་མ་ཎི་ཞེས་པ་བོད་སྐད་དུ་ཡིད་བཞིན་ནོར་བུ་སྟེ། དེ་ནི་ཡིད་ལ་ཅི་འདོད་པ་བཞིན་འགྲུབ་པས་ཡིད་བཞིན་ཞེས་བྱ་སྟེ། དེ་ནི་རྒྱ་མཚོའི་ནང་གི་ཀླུ་མོ་པདྨས་སངས་རྒྱས་འོད་དཔག་མེད་ལ་ཕུལ་བ་རྒྱལ་པོ་དྲི་མེད་ཀུན་ལྡན་ལ་ཡོད་པ་ཆོས་རྒྱལ་སྤྱན་མེད་འཁོར་ལྡན་དེད་དཔོན་བཅས་པས་བླངས་པ་ལྟ་བུ་ཡིན་ལ། ཕྱིའི་དགྲ་འདུལ་ནང་གི་གཉེན་སྐྱོང་བ་སོགས་ཐུན་མོང་གི་དངོས་གྲུབ་ཡིད་བཞིན་འབྱུང་བའོ། །

（二）功效

三种珍宝是指神宝、人宝、菩萨宝。三宝之中，菩萨宝为上品，是菩萨和他的受用身的身饰，装饰在二佛身天界的无量宫。神宝为中品，帝释的珍宝萨若孜蒂、非神首领遍入的珍宝扎布嘎、龙王的头饰宝蓝色吠琉璃、转轮王随愿一起产生的每一种珍宝，都包括在神宝之类，这些诊宝大多包括在吠琉璃之类，现在难得，不必特说。人宝分为上、下二品，下品易得，上品稀少难得。人宝的功效次，导师纳嘎祖说："三种珍宝之中人宝威力最小，颜色鲜明，具有消除毒、邪、闷、肿、热等痛苦的七种特殊功效。神宝除具有上述七种功效外，还可使身随神、净身、适言、轻而不重等十一种功效。菩萨宝除上述十一种功效外，还可卜众生的生死、知后世、发出各种经声等十四种特殊功效。"

导师昂格昂秀扎巴说："任何研究珍宝的典籍中，善于晓悟者，均注重佩戴金刚、寿宝、各种如意宝、蓝宝石等，也注重佩戴其他珍宝。珠宝无疑有回遮死亡的威力，珍宝的威力不应有任何的怀疑，珍宝具有一切意想不到的威力。"珍宝应配在内服药中内服，佩戴在身上能预防四百种疾病，防止邪魔祟害。治疗疾病邪魔，每种珍宝也有意想不到的功效，例如珍宝丸皆有同类的功效。

人宝包括五宝。大导师龙树论师说："五宝是金、银、红珍珠、吠琉璃、孜纳达玛尼。"导师巴帕巴扎在《金刚空行解释》中说："金产自山、石、砂、红铜。珍珠产自鱼腔和肠、蛇、大象脑中。银产自木、石。吠琉璃和冰珠石等产自山洞。珊瑚产自海中黄石崖和水拍之处。"人宝中的上品是"孜纳达玛尼"，藏语中其义是"如意宝"，人心里想什么，此宝即能如愿完成，因而称为如意宝。此宝原为大海龙女班玛献给无量光佛之宝，后为智美更登王所有，被却加兼美觉登代本等所取。后来，在降敌战争中，起了护佑作用，使大家共同如意成就。

གཉིས་པ། མཆོག་གི་ནོར་བུ་(རིང་བསྲེལ་)བཤད་པ།

གཉིས་པ་མཆོག་གི་ནོར་བུ་ནི། དེ་བཞིན་གཤེགས་པའི་རིང་བསྲེལ་རྣམ་པ་ལྔ་དང་། དེའི་ནང་ནས་ཀྱང་ཡུངས་འབྲུ་ལྟ་བུའི་རིང་བསྲེལ་རྣམས་ཡིན་ལ། དེ་ནི་མིའི་བསོད་ནམས་འབའ་ཞིག་ལས་ལྷ་སོགས་ཀྱིས་ཐོབ་པར་མི་ནུས་ཏེ། དེ་བཞིན་གཤེགས་པའི་ཆོས་ཀྱི་བསྟན་པ་དང་། དེའི་གདུལ་བྱ་ཤས་ཆེ་བ་ནི་ཛམྦུ་གླིང་ཁོ་ནར་ཡོད་པའི་ཕྱིར་རོ་ཞེས་སྟོན་གྱི་སློབ་དཔོན་རྣམས་གསུངས་པས་ཡང་དག་པའི་ཚད་མའོ། །དེ་ནི་འཆང་བ་དང་མཐོང་ཐོས་དྲན་པས་བསྐལ་པ་སྟོང་དུ་བསགས་པའི་སྡིག་སྒྲིབ་འདག་ཅིང་ས་དང་ལམ་གྱི་ཡོན་ཏན་རིམ་པས་རྫོགས་པར་ནུས་ན་ཐུན་མོང་གཞན་ལྟ་ཅི་སྨོས། དེ་ཡང་རྗེ་རང་བྱུང་རྡོ་རྗེས། རྒྱལ་བའི་རིང་བསྲེལ་ནོར་བུའི་མཆོག །དགོས་འདོད་ཐམས་ཅད་འབྱུང་བར་བྱེད། །ཉན་ཐོས་རང་རྒྱལ་བྱང་ཆུབ་སེམས། །དེ་བཞིན་རྣལ་འབྱོར་ལྡན་པའི་གདུང་། །མཆོད་ཅིང་ལུས་ལ་བཅངས་པ་ཡིས། །གདོན་ཀུན་ཕྱོགས་སུ་ཉེ་མི་ནུས། །ཞེས་གསུངས་སོ། །རྒྱལ་བ་སྲས་དང་བཅས་པའི་རིང་བསྲེལ་འདི་ལ་བརྟེན་

ནས་ནོར་བུ་གཞན་དག་ཀྱང་འབྱུང་བར་བཤད་པས། གཞན་ཡང་བྱིན་རླབས་འབྱུང་བའི་རྒྱུ་མཚན་ནོ། །སློབ་དཔོན་ཀླུ་སྒྲུབ་ཀྱིས། མིའི་ཡིད་བཞིན་གྱི་ནོར་བུ་རིན་པོ་ཆེ་ནི། དེ་བཞིན་གཤེགས་པའི་རིང་བསྲེལ་ལས་འབྱུང་སྟེ། དམ་པའི་ཆོས་ནམ་མ་ནུབ་ཀྱི་བར་ཡུལ་དེའི་གདུལ་བྱ་སྐྱོང་ལ། དམ་ཆོས་ནམ་ནུབ་པར་གྱུར་པའི་དུས་ཀྱི་ཚེ་རིང་བསྲེལ་རྣམས་རྒྱ་མཚོ་ཆེན་པོའི་ནང་དུ་ནོར་བུའི་གཟུགས་སུ་འགྱུར་རོ། །དཔེར་ན་ལོ་སྟོང་ལོན་པའི་ཆབ་རོམ་རིན་པོ་ཆེ་ཤུག་ཏུ་གྱུར་པ་བཞིན་ནོ། །ཞེས་གསུངས་སོ། །སྟོན་སངས་རྒྱས་འཇིག་རྟེན་དུ་བྱོན་པ་རྣམས་ཀྱི་སྐུ་གདུང་རིང་བསྲེལ་དེས་སངས་རྒྱས་དེ་མྱ་ངན་ལས་འདས་ནས་དེའི་དམ་པའི་ཆོས་མ་ནུབ་པར་དེ་ཉིད་ཀྱིས་གདུལ་བྱ་སྐྱོང་ཞིང་། འཕེལ་གདུང་སོགས་སྙིང་ན་ལས་སྦྲིབ་བྱང་ཞིང་སྐྱེ་བ་དྲན་པའི་མི་ལུས་གཙང་མ་ཐོབ་པར་བཤད་ལ། སངས་རྒྱས་དེའི་བསྟན་པའི་ཆོས་ནུབ་ནས་རྒྱ་མཚོ་ཆེན་པོར་ལྷུང་སྟེ། ནོར་བུའི་རིགས་སུ་གྱུར་ནས་ཀླུའི་གདུལ་བྱ་སྐྱོང་བས་ན་ལྷ་ཀླུ་མིའི་ནོར་བུ་མཆོག་དམན་ཐམས་ཅད་རྒྱ་མཚོ་རང་ནས་འབྱུང་བས་ན། རྒྱ་མཚོ་ལ་རིན་ཆེན་འབྱུང་གནས་ཞེས་པའི་དོན་ཏེ། དེའི་མཆོག་རྣམས་ནི་ཀླུའི་ལག་ནས་འབྱུང་ལ། དེ་ཡང་སངས་རྒྱས་དང་ལྷ་དྲང་སྲོང་སོགས་ལ་ཀླུས་ཕུལ་བས་ས་སྟེང་དུ་འབྱུང་བ་དང་། ཕལ་བ་ཐམས་ཅད་ནི་མཚོའི་རླབས་ཀྱི་འཕངས་པས་དེ་དང་ཉེ་བའི་སའི་རྡུལ་སོགས་ལས་འབྱུང་ཕྱིར་མཐའི་རྒྱ་མཚོ་དང་ཉེ་བའི་ཡུལ་རྒྱ་གར་ནག་གི་མཐའ་མ་གཏོགས་པ་ཁད་ཀྱིས་མཐོ་བའི་བོད་དང་བོད་ཆེན་སོགས་མཐའ་མཚོར་འགྱངས་པར་མི་ཡོང་བ་ཡིན་ནོ། །

二、上品珍宝舍利

如来舍利有五种，其中有如同白芥籽般的舍利。这种舍利只有道行福德高深的人外，神等不能得到，因为是如来之法的体现，化机浩大只有南赡部洲才有。往昔的导师如是讲述，应是正确的标准。佩戴这种舍利，观、闻、想这种舍利，千劫所积的罪障也能净除，十地五道的功德也能逐步圆满，其他普通的何须说。

让穹多吉尊者说：“佛舍利为珍宝最，所需所想皆出现，闻听自豪菩萨心，同样瑜伽之舍利，虔诚供奉戴在身，妖魔鬼怪难近身。”如是所述，供奉佛舍为最的这些舍利，说是也能出现其他的珍宝，即出现其他珍宝感应保佑之义。

大导师龙树论师说：“人的如意宝，生自如来舍利，在正法未寂灭期间，护持此域的化机；当正法寂灭之际，舍利在大海中化为珍宝的形色。例如，逾越千年的冰

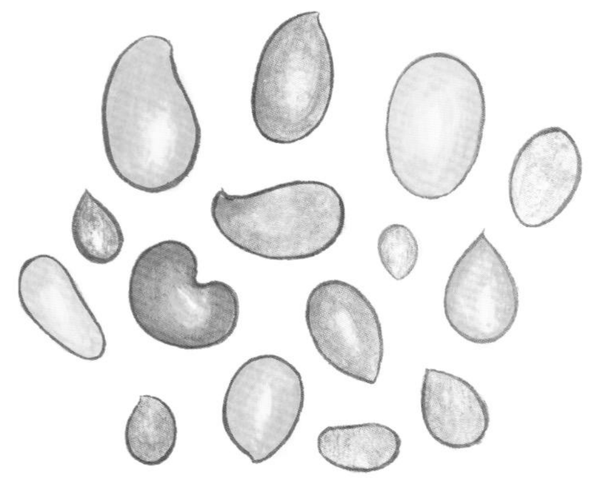

块，化为珍宝冰珠石。”昔日佛临世之遗体火化的舍利，从佛寂灭至正法未寂灭之期间，护持着化机。领纳供奉舍利等，说是能净除业障，思念能净其身。当此位佛的佛法寂灭之际，舍利即落入大海，化为珍宝护持龙之化机。神、龙、人的所有上品珍宝和普通珍宝都出自大海，大海成为珍宝之源。其中的上品珍宝出自龙手，佛、神、仙人等接收龙的献礼，地上才有了这类上品珍宝。

所有的普通珍宝被海浪卷到岸边和临近的地方，所以这些地域出产普通的珍宝。除了濒临大海的汉地和印度海边地带出产外，海拔高的西藏和整个藏族地区等距离大海远而不出产。

ས་བཅད་གཉིས་པ། བྱེ་བྲག་རིན་པོ་ཆེའི་སྨན་གྱི་ནུས་པ་བཤད་པ།

གཉིས་པ་བྱེ་བྲག་རིན་པོ་ཆེའི་སྨན་གྱི་ནུས་པ་བཤད་པ་ནི། བཞུ་བ་དང་མི་བཞུ་བའི་ཁམས་གཉིས་ལས།

第二节　分述珍宝药物功效

各种珍宝药物的性效，分为不熔性和可熔性两类珍宝药物。

དང་པོ། མི་བཞུ་བའི་ཁམས་ཀྱི་རིན་པོ་ཆེ།

一、不熔性珍宝药物

རྡོ་རྗེ།

རྡོ་རྗེའི་ནུས་པས་ཐོག་ཀུན་བཟློག་པར་བྱེད། །ཅེས་པའི་རྡོ་རྗེ་ནི། རྡོ་རྗེ་འདི་རིན་པོ་ཆེ་ཐམས་ཅད་ཀྱི་རྒྱལ་པོ་ལྟ་བུར་དབང་བཙན་པ་ཡིན་པས་རིན་ཆེན་གཞན་གང་ཡང་གཅོད་པ་དང་། བརྡར་བ། འབུགས་པ་སོགས་འདེགས་བྱེད་པས། ཏ་ཧྲའི་སྐྱི་ སྡེགས་སུའང་། རྡོ་རྗེ་ཡིས་ནི་རིན་ཆེན་པས། །ཞེས་སོ། །འདིའི་ཁུངས་ནི། སྔོན་རི་རབ་ཀྱི་ཁོང་གསེང་དུ་བདེན་པའི་སྟོབས་མཐུ་བརྙེས་པའི་དྲང་སྲོང་ཝེ་འཕྲུང་བྱ་བ་ཞིག་ཡོད་པ་དེ་ཚེ་འཕོས་པའི་རུས་པ་ནི་རྡོ་རྗེའི་རང་བཞིན་ཏེ། རུས་པ་དེ་ལྷ་དང་ལྷ་མིན་སོགས་ཀྱིས་ཁྱེར་བ་ལས། རྐང་པའི་རུས་པ་ལས་བརྒྱ་བྱིན་གྱི་ཕྱག་མཚན་རྡོ་རྗེ་རྩེ་བརྒྱ་པ་དང་། རྩིབ་མ་ལས་དབང་ཕྱུག་གི་མདུང་ཐུང་། སོག་པ་ལས་ཁྱབ་འཇུག་གི་འཁོར་ལོ་སོགས་འཚོས་བར་བྱས་ཚོ། དེ་སྙིང་ཕྱོགས་ལྷ་ཡུལ་དུ་འཚོས་པའི་ཕྱེ་མ་འཛམ་གླིང་དབུས་སུ་བབས་པའི་ཁར་ཡུལ་ཆགས་པ་ལ་རྡོ་རྗེའི་གདན་ཞེས་གྲགས་པས་རྡོ་རྗེའི་མཐུས་མཐར་སྲིད་པ་ཡོངས་སུ་ཞིག་པའི་དུས་ཀུང་རྒྱ་གར་རྡོ་རྗེ་གདན་མི་འཇིག་པར་ནམ་མཁར་བྲོ་ཞབས་ལྡིང་བ་ལྟར་འདུག་ཅེས་བཤད་པ་དང་། དེ་ལས་འཚོས་པའི་མཆོན་ཆ་

རྣམས་ཀུང་ཕ་རོལ་གྱི་མཚོན་ཆ་ཅིས་ཀུང་མི་ཚུགས་ཤིང་མི་ཤིགས་པ་དང་། རྡོ་རྗེའི་མཚོན་ཆ་དེ་སྟང་ཚད་ལ་བརྒྱབ་པ་དང་། བརྒྱབ་ཚད་ལ་ཕོག་པ་དང་། ཕོག་ཚད་འཆི་བ་དང་། ཤི་ཚད་འདྲེན་པ་སྟེ་དམ་བཅའ་བཞི་ལྡན་དུ་གྲགས་པ་དེ་ལྟ་བུའི་རིགས་ཡུལ་ཕལ་ཆེར་དུ་ཕྱེ་མ་འཐུལ་བ་ལས་བྱུང་བ་སྟེ། བཛྲ་ཧི་ར། ཞེས་རྡོ་རྗེ་ཕ་ལམ་ཡིན་ལ། འདི་ལ་རིགས་བཞི་ཡོད་པའི་མཆོག་ནི། བཛྲ་བྷཱུ་ཧི་ར། ཞེས་ས་ལས་བྱུང་བ་ནི། མེས་མི་ཚིག་པ་དང་། བརྡུངས་པས་མི་འཛིག། བཅད་པས་མི་ཆོད། བཙར་བས་མི་འཛད་པ་ཡིན་ལ་རྡོ་རྗེ་ཆེན་པོ་ཡང་ཟེར། ཤིན་ཏུ་དྭངས་ལ་དམར་ཞིང་སྨུག་པ་ཞིག་གོ། གོང་ཐང་གསེར་ཉི་ཤུ་རྩ་ལྔའི་སྐོར་ཐང་འཇལ་དགོས་པའོ། །རབ་ནི་བཛྲ་ཤི་ལ་ཧི་ར། ཞེས་རྡོ་ལས་བྱུང་བ་སྟེ་ནུས་པ་སྔ་མ་ལས་དམན་པས་མེས་བསྲེགས་ན་འཛིག་པར་ནུས་མ་གཏོགས་ཡོན་ཏན་གཞན་གསུམ་སྔ་མ་ལྟར་རོ། །གལ་ཏེ་ཆག་ནའང་དཀྲུས་ལ་དུམ་གསུམ་ཁོར་ནར་ཆག་གོ། འདི་ལ་རྡོ་རྗེ་ཆུང་བ་ཟེར། དེ་ནི་ཁ་དོག་སྔ་མ་ལས་དམར་ཤས་ཆེ་བ་སྟེ་སྔ་མ་ལས་ལྔ་སྐོར་གྱིས་གོང་དམན་པས་གསེར་ལྔ་སྡེ་རི་བ་ཡིན། འདི་གཉིས་ཡུལ་དབུས་དང་ལྷོ་ཕྱོགས་ཧྲི་ཏ་ཧྲི་རའི་ཡུལ་ཁོ་ན་ནས་འབྱུང་། འབྲིང་བ་ནི། བཛྲ་ཧི་རཏྣ། ཞེས་པ་དམར་སྨུག་དྭངས་ལ་རིན་ཆེན་གཞན་དྲ་གཙོད་ཐོགས་པ་མེད་པ་སྟོད་ནས་འབྱུང་བས་དངུལ་ལྔ་སྐོར་རི་བ་ཡིན། དམན་པ་ཀོ་རལླ་ཞེས་པ་སྨུག་ཤས་ཆེ་ལ་སྔ་མ་ཙམ་མི་དྭངས་ཤིང་དར་ཡང་སྔ་མ་ལས་ཆུང་བ་ཉོ་རེར་དངུལ་སྐར་དོ་རི་བ་ཡུལ་ཡར་ལུང་དང་ཁམས་ཕྱོགས་མ་ངེས་པ་ནས་འབྱུང་བའོ། །

金刚石　*Adamas*

金刚石能辟诸邪。所说的金刚石，为一切珍宝之冠，质非常硬，可断磨穿透别的珍宝。《如遮悲叹》中说 ：“金刚最硬胜诸宝。”

本品的基源 ：从前，在须弥山的洞隙中，有一位获得圣谛法力的饮乳大仙，他寿终的遗骨具有金刚性。这些骨块被天和非天拿走，腿骨做成帝释天的手中法器金刚百尖，肋骨做成自在天的短矛，胛骨做成遍入天的法轮等。制作这些器械时，上方天界制作的粉末落在南赡部洲的中央，形成称为金刚座的地方。由于金刚的威力，即使最后世毁灭时印度金刚座不会毁灭，在天空如同桶底一样地悬浮。金刚做成的武器，无论怎样对方的武器难以招架，也不能击毁。这些金刚武器，怒恨就打，打就击中，击中就死，死就拖开，盛传具有这样的四大护法威力。如此的大多数地域出现了散落的粉末，称为“帕杂拉荷拉”，即金刚。

本品分为四种。帕杂布黑拉金刚石为特等品，生于土中，火烧不焦，敲打不碎，砍截不断，研磨不损。又称为大金刚石，非常晶亮坚硬，色红而紫。价为黄金的25倍。

帕杂西拉黑拉金刚石为上品，产自石中，性能比上一种差，火烧破裂，其他三

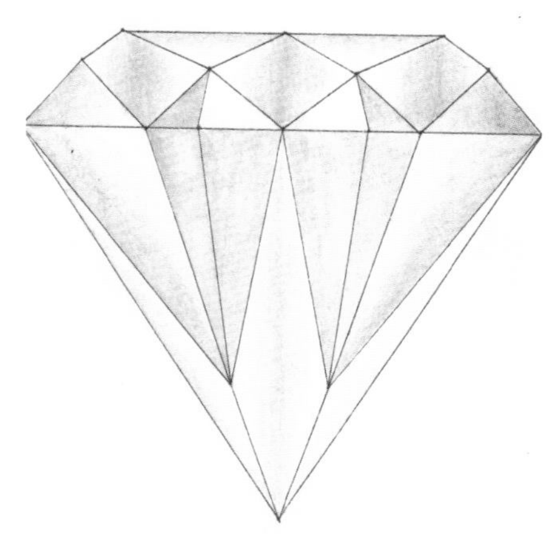

项功效同前。如果破裂，经常纵裂为三棱形，称为小金刚石。颜色较前者更红。价约前一种的五分之一，约为黄金的 5 倍。

上述二品只产于卫地和南方的贝达泊拉地区。

帕杂拉黑拉奈扎金刚石为中品，红紫晶亮而硬，断磨其他珍宝无阻，产自藏北高地。价为白银的 5 倍。

高拉尼扎金刚石为下品，深紫色，不如其他金刚石晶亮坚硬，也不如前几种锋利，产自雅隆和康木不定之地。价每钱约银洋 2 圆。

གཡུ།

གཡུ་ཡིས་དུག་དང་མཆིན་ཚད་སེལ་བར་བྱེད། །ཅེས་པ་ནི་བཻ་ཌཱུ་རྱ་ཞེས་བྱ་བའི་རིན་པོ་ཆེ་སྟེ། རིན་པོ་ཆེའི་རྒྱལ་པོ་འམ་རྫོའི་རྒྱལ་པོ་ལ་འཇུག། འདི་ལ་རིགས་བཞི་སྟེ། བསྔོ་གི་དང་། མ་ཡུ་རཾ་གི་དང་། ཀ་སྔོ་གི་དང་། ཧྲུ་གིའོ། བསྔོ་གི་ནི་མདོག་སྔོ་ལ་དཀར་ཤས་ཆེ་ལ་འོད་ཟེར་དང་བཅས་པའོ། །མ་ཡུ་རཾ་གི་ནི། རྨ་བྱའི་སྒྲོ་ལ་རྟུལ་གྱིས་ཙུང་ཟད་ཕོག་པ་འདྲ་བའོ། །ཀ་སྔོ་གི་ནི་སྔོ་ནག་གི་མདོག་ཅན་ནོ། །ཧྲུ་གི་ནི་མདོག་སྔོ་ནག་སེར་ཁ་དང་བཅས་པའོ། །དེ་ནི་རྒྱ་གར་ལུགས་ཀྱི་ངོས་འཛིན་ལུགས་ཡིན་ལ་གང་ཡང་སྔ་མ་ལ་གསེར་ལྔ་སྐོར་སྤྱོད་ཅིང་ཕྱི་མ་རིམ་པས་སྔ་མའི་བཅུ་སྟེ་ལ་གཉིས་རེ་ཆག་པའི་གོང་ཐང་བྱེད་དོ། །བོད་ཀྱི་ངོས་འཛིན་ལུགས་ནི། གཡུ་རྙིང་གསུམ། བར་གཡུ་གཉིས། གཡུ་གསར་གསུམ་དང་བརྒྱད་དུ་དབྱེ་བ་ཡིན། གཡུ་རྙིང་གསུམ་ནི། སྔོ་ཞིང་དཀར་ལ་བཀྲག་མདངས་ཆེ་ལ་མཉེན་པར་ཡང་མཐོང་བ་དེ་ལ་དྲུག་དཀར་དང་། སྔོ་ཞིང་དམར་མདངས་ཆེ་ལ་སྨུམ་པ་དྲུག་དམར། །དེ་གཉིས་ཟླ་གྱིས་གནོན་པ་དྲུག་དཀར་ལས་ཅུང་སྔོ་བ་ལ་གཡུ་སྤྱང་ཟེར་ཏེ་སྨན་ལ་འདི་གསུམ་མཆོག་ཏུ་ནུས་པ་ཆེའོ། །བར་གཡུ་གཉིས་ནི། དྲུག་དཀར་འདྲ་ལ་དེ་ལས་བཀྲག་ཆུང་ཞིང་འོ་ཁ་ཅན་གཡུ་སྔོན། དྲུག་དམར་ལས་ཅུང་གསར་ལ་མདངས་ཞན་པ་བར་དམར་ཏེ་འདི་གཉིས་ནུས་པ་འབྲིང་བའོ། །གཡུ་གསར་ནི་རིགས་དབྱིབས་མ་ངེས་པ་གསར་ཉམས་ཅན་ནི་རྒྱ་གཡུ་སྟེ་གཡུ་བཙུ་ཡང་ཟེར། ཤིན་ཏུ་གསར་པ་སྔོན་ནི་འདྲ་ལ་རྗེ་སུ་མཁྲིགས་དཀར་གོང་འདྲ་བ་འགྱུར་བའི་འབུམ་པ་ཅན་གཡུ་རེ་དང་། ཁ་དོག་ཞན་པ་སེར་ཁ་དབྱིབས་གསར་རྙིང་མ་ངེས་པ་ལ་དྲུག་སེ་ཞེས་ངན་པའོ། །འདི་རྣམས

ནི་རྒྱ་གར་ན་ཡི་མེད་པས་མཚོ་མ་དྲོས་པའི་གཏིང་ན་ཡོད་པས། ཟླ་བ་བདུན་པའི་དུས་ཆར་ཞོད་ཆེ་དུས་མཚོ་དང་བོད་གངས་ཅན་དུ་འབབ་པའི་ཆུ་འབྲུབས་པས་རྐྱེན་བྱུས་ནས་གངས་ཅན་དུ་ཐོར་བུ་འབྱུང་བ་དང་། འགའ་ཞིག་རྒྱ་ནག་དང་ཞང་ཞུང་ནས་ཀྱང་འབྱུང་ངོ་།།

绿松石（松石、松耳石） *Turquoicum*

绿松石功效解毒，并且治疗肝热病。松石又称为贝若杂珍宝，是众宝之王或众石之王。

本品分为四种：即帕萨木格松石、玛欧若格松石、嘎格哈格松石、帕黍格松石。帕萨木格松石色蓝很白，有光泽。玛欧若格松石色如孔雀翎上微落尘土。嘎格哈格松石色青蓝。帕黍格松石色青蓝微黄。这是印度的识别方法。

藏医药识别的分法，分为八种：陈旧松石三种；中松石两种；新松石三种。三种陈旧松石中，色青白、光泽强、暗处可见者，称为白璁；色青红、光泽强、润滑者，称为红璁；这两种优于其他松石。比白璁略青者称为灵璁。这三种松石皆入药，为上品，功效最好。两种中松，形如白璁、光泽稍弱、微带乳白色者，称为蓝松石；比红璁稍嫩、光泽微弱、色中红者，称为中红松石。二者功效中等。新玉形状不定，质嫩者称为嘉玉松石，也称幅帕吾松石。质非常嫩者色青，状如坚硬的白石英，表面粘有颗粒状的玉渣，色淡微黄，形状不定，称为周赛松石，质劣。这些松石，产自印度海水不热的海底。七月间，暴雨大，藏地雪山洪水倾泻，雪山山麓也零星可见。汉地和象雄地方也有出产。

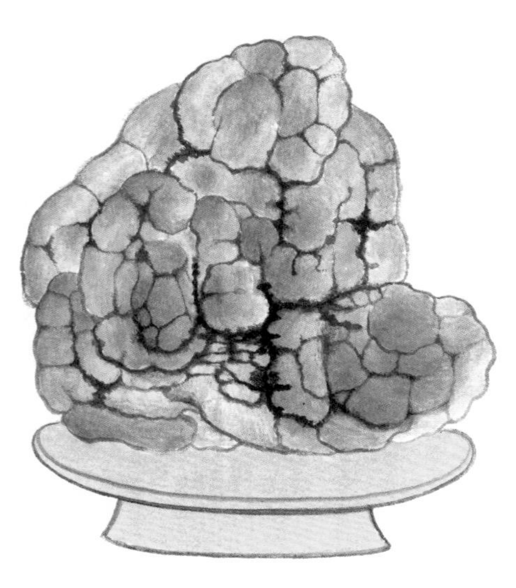

ཨིནྡྲ་ནཱི་ལ།

ཨིནྡྲ་ནཱི་ལས་ནད་ཀུན་མ་ལུས་སེལ། །ཞེས་པ་འདི་ལ་རིགས་གསུམ་སྟེ། ཨིནྡྲ་ནཱི་ལ་དང་། ནཱི་མ་ལ་དང་། ག་ག་ནཱི་ལའོ། ཨིནྡྲ་ནཱི་ལ་ནི། ཁ་དོག་སྔོན་པོ་ནམ་མཁའ་དྭངས་པ་ལྟ་བུ་འོད་ཟེར་འབར་བའི་སྟེང་དུ་རས་བཞག་ན་དེ་ལ་འོད་ཀྱིས་ཕོག་པའི་འོད་ཟེར་སྔོན་པོ་གདུགས་ཕུབ་པ་ལྟ་བུ་སྟེང་དུ་འབྱུང་བ་ཆེ་ཆུང་སོར་མོ་དགུ་ཡིས་འཇུད་པ་ཞིག་འབྱུང་བར་རིན་ཐང་ནི་གསེར་སྟོང་གི་སྐོར་ཐང་རི་གསུངས་སོ། །ནཱི་མ་ལ་ནི་ཁ་དོག་སྔ་མ་ལྟ་བུ་ལ་འོད་སོར་གསུམ་གྱི་

རྒྱ་ཁྱོན་དུ་སྟོན་པོར་ཁྱབ་པ་ཆེ་ཆུང་སོར་གསུམ་གྱི་ནང་དུ་ཆུད་པ་ཙམ་ཞིག་འབྱུང་བས་གོང་ནི་གསེར་བརྒྱ་སྐོར་རེའོ། །ཀ་ཀ་ནཱི་ལ་ནི། སྔ་མ་གཉིསལས་ཅུང་ཟད་གནག་པ། ཉི་མ་གར་ཤར་བའི་ཕྱོགས་སུ་རང་གི་འོད་འབྱུང་ལ། ཆེ་ཆུང་མ་ངེས་པས་གོང་གསེར་བཅུ་སྐོར་བྱེད་དོ། །དེ་གསུམ་ཀ་སིང་ག་ལ་ནསཡོང་བའི་ཆུ་བོ་བཞིའི་ནང་གི་ཆུ་བོ་རྣམ་གཉྫ་ཞེས་བྱ་བའི་ནང་ནས་འབྱུང་བའོ། །

蓝宝石 *Sapphire*

蓝宝石即帝释青，一切疾病皆能治。蓝宝石分为三种：即恩扎罗拉蓝宝石、罗玛拉蓝宝石、嘎嘎罗拉蓝宝石。恩扎罗拉蓝宝石蓝色，如同晴朗的天空一样晶蓝。光泽闪烁，其上覆布，光照布上，蓝光伞状辐射，光照九指宽。价约千金。罗马拉蓝宝石天蓝色，光在三指范围内成蓝色，光照三指宽。价约百金。嘎嘎罗拉蓝宝石色较上述两种稍黑，对着太阳自身闪光，光照宽窄不一。价约十金。三者均产于僧噶拉的四条河之一的达玛冈嘎河中。

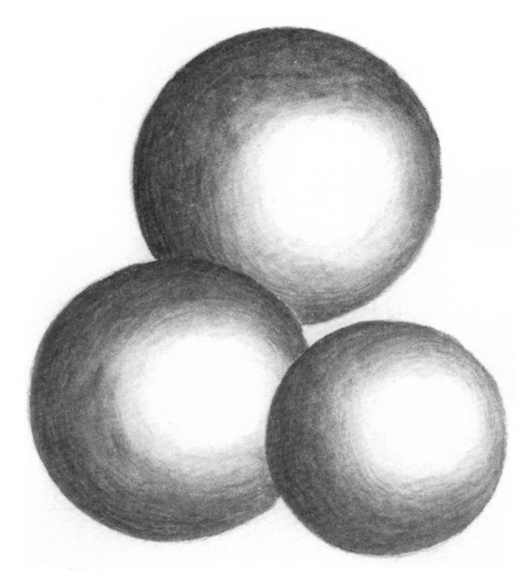

པདྨ་རཱ་ག

པདྨ་རཱ་གས་ནད་དང་གདོན་ཀུན་འཇོམས། །ཅེས་པ་ནི། པདྨ་རཱ་གའམ། པདྨ་རཱ་ག་ཞེས་པདྨ་དམར་པོ་སྟེ། འདི་ལ་རིགས་དགུ་ཡོད་པ་ནི། པདྨ་རཱ་ག་དང་། སཽུ་གྷ་རཱ་ག་དང་། ཛ་ཏི་ནཱ་ག་དང་། ནཱི་ལ་ནཱ་ག་དང་། །མུ་ལ་རཱ་ག་དང་། ཏ་རི་གཽ་རི་དང་། སུག་དང་། བི་ཛ་ཡ་དང་། གཽ་མོ་ད་དང་དགུའོ། །པདྨ་རཱ་ག་ནི་མདོག་ངུར་དམར་རང་འོད་ཀྱིས་སོར་གསུམ་དུ་ཁྱབ་པ། མཐིབ་མཛུབ་ཀྱིས་འདུས་པའི་ཚད་ཙམ་ཡོད་དོ། །སཽུ་གྷ་རཱ་ག་ནི། མདོག་དམར་སྨུག་ཁ་དོག་གཅིག་ལས་འོད་ཟེར་རང་ལས་བདུན་འགྱུར་ཙམ་པ་གསུམ་འབྱུང་བ་ཆེ་ཚད་མཐེབ་མཛུབ་ཀྱིས་འདུས་པ་ཙམ་མོ། །ཛ་ཏི་ནཱ་ག་ནི། སྤྲིན་དམར་མཆེད་པའི་མདོག་ཅན་འོད་ཁྲུ་གང་ཙམ་གྱི་ཚད་ཙམ་དུ་ནར་མོར་འགྲོ་བ་ཆེ་ཚད་ཀྱང་ཙུ་ཏའི་འབྲུ་ཙམ་ཞིག་འབྱུང་ངོ་། །ནཱི་ལ་ནཱ་ག་ནི། ཁ་དོག་སོལ་བ་ལ་མེ་མཆེད་པ་འདྲ་བ་འོད་སོར་གསུམ་ཙམ་ཕྱོགས་གཅིག་ཏུ་ནར་འབྱུང་བ་ཆེ་ཆུང་མཐིབ་སྐོར་མོས་ཚུད་པ་ཙམ་འབྱུང་ངོ་། །མུ་ལ་རཱ་ག་ནི། སེ་འབྲུའི་འབྲས་བུ་ཤིན་ཏུ་སྨིན་པའི་མདོག་ཅན། འོད་ཀྱང་ཁྲག་གི་མདོག་ཏུ་འབྱུང་བ་ཆེ་ཆུང་མཐེབ་ཆེན་

ཙམ་འབྱུང་ངོ་། །ཏ་རི་གོྃ་རི་ནི། གོས་ཆེན་དམར་སྨུག་ཤིན་ཏུ་དྭངས་པའི་མདོག་ཅན་བསྒྱུར་བ་ན་འོད་དམར་པོ་དང་སེར་པོ་གཉིས་ཀ་འབྱུང་བ་ཆེ་ཚད་སྲན་མ་འཕོས་པ་ཙམ་འབྱུང་ངོ་། །པུག་ནི། མདོག་རབ་ཏུ་དམར་བ་འོད་ཟེར་སེར་པོ་སོར་དོའི་ཚད་ཙམ་ཕྱོགས་གཅིག་ཏུ་འགྲོ་བ་ཆེ་ཚད་མཐེབ་མཛུབ་གཉིས་ཀྱི་རྩེས་འདུས་པ་ཙམ་མོ། །བི་ཛ་ཡ་ནི། མེའི་མདོག་ཅན་འོད་ཟེར་སོར་གང་གི་ཚད་ཙམ་ཕྱོགས་གཅིག་ཏུ་འགྲོ་བ་ཆེ་ཚད་སེ་འབྲུའི་འབྲས་བུ་ཙམ་མོ། །གོྃ་མོ་ད་ནི། ཕྱི་མཆིན་ཁ་ལ་ནང་མེ་ལྟ་བུ་ས་ལ་བཞག་ན་འོད་མི་འབྱུང་ལ་མཁའ་ལ་བཏེག་ན་འོད་འབྱུང་བ་ཆེ་ཆུང་ཚད་ངེས་པ་མེད་པའོ། །དེ་རྣམས་ནི་གཙོ་བོ་སིང་ག་ལ་ནས་འབྱུང་། པུག་ནི་ཧཾ་ས་ཕ་ཧི་ནས་འབྱུང་། གོང་ཐང་གི་ཚད་ནི་བཟང་ཤོས་དང་། ཏ་རི་གོྃ་རི་ལ། སླང་པོ་ཆེའི་སྙིང་ནས་རྡེའུ་ཚག་འཕེན་གྱིས་བསྒྱུར་བ་ས་ལ་ཕོག་རྫུན་ཐང་མར་གདལ་བའི་ཚད་ཀྱིས་གསེར་རི་ཞེས་གོང་མེད་པའི་ཚད་དུ་བཤད་པའོ། །

红宝石（映红）Ruby

红宝石治疗诸病，并能防治诸邪魔。红宝石称为斑玛拉嘎，或称斑玛拉嘎达，即红莲之义。红宝石分为九种：即斑玛拉嘎达红宝石、布卡巴拉嘎达红宝石、扎豆拉嘎红宝石、拉拉拉嘎红宝石、木拉拉嘎拉嘎达红宝石、哈若高若红宝石、布嘎红宝石、贝扎亚红宝石、高毛达红宝石等。

斑玛拉嘎达红宝石赤红色，光照三指宽，大如拇指。布卡巴拉嘎达红宝石红紫色，一色发三条比自身大七倍的光，大如拇指。扎豆拉嘎红宝石云红色，光在一肘范围内平行照射，大小约如“祖达”宝石。拉拉拉嘎红宝石色如炭火红色，光在三指范围内射向一方，大如拇指。木拉拉嘎拉嘎达红宝石色如熟透了的石榴子，但有血色，大小约如拇指。哈若高若红宝石色如红紫丝缎，能转红黄二色，大小如泡涨的豌豆。布嘎红宝石色艳红，光黄色，在二指范围内单向照射，大者如两个拇指尖。贝扎亚红宝石火红色，光在一指范围内单向照射，大如石榴子。高毛达红宝石外表肝色，内为火色，放在地下无光，举起发光，大小不一。

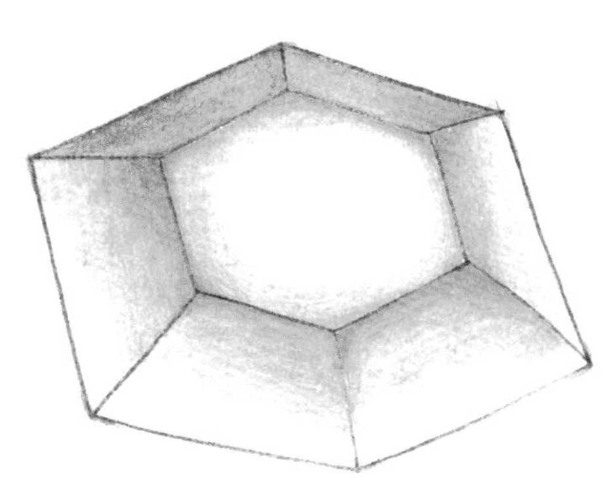

上述诸种红宝石，主要产自僧噶拉。布嘎红宝石产自哈萨瓦多地方，质佳价高。哈若高若据说是大象身上的砂粒所化，价不高。

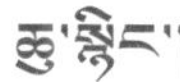

ཆུ་སྐྱིན།

ཆུ་སྐྱིན་མེ་ཡི་འཇིགས་པ་སྲུང་སྐྱོབ་ནུས། །ཞེས་པ་ནི། དཀར་ལ་སྔོ་བ་ཤེལ་ལྟ་བུ་ཆུ་ནང་དུ་བཅུག་ན་དྭངས་པས་མི་མཐོང་བར་ཆུ་དང་འདྲེ་ཞིང་། མེ་སྟེང་དུ་བཞག་ན་མེ་འཆི་བ་དབྱིབས་ཚ་ཚ་འདྲ་བ་སླ་བའི་རིལ་མ་ཙམ་འབྱུང་བའི་རྫོག་པོ་རེས་གསེར་སྲང་རེ་རི་བའོ། །

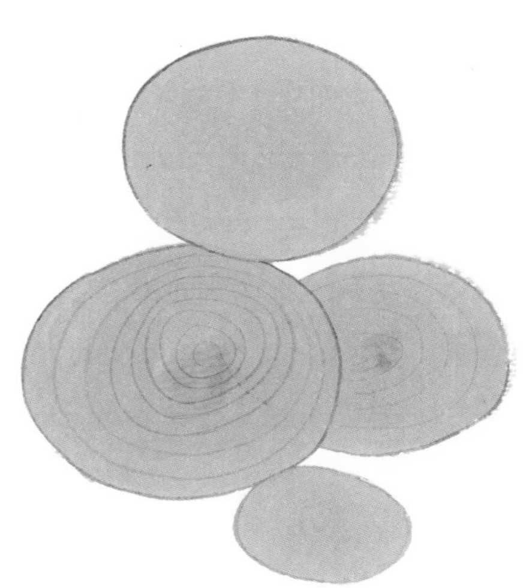

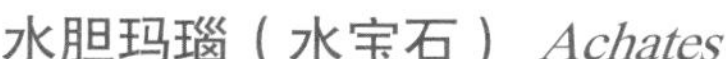

水胆玛瑙（水宝石） *Achates*

水胆玛瑙防火难。色白青如晶，放入水中，与水一色，看不清楚。放在火上，火熄灭。状如泥塑小佛像，大如麝粪。产自僧噶拉和哈萨瓦多、苏卡拉等印度地方，每颗值黄金一两。

སི་རཀ།

སི་རཀ་དུག་དང་འབྱུང་པོའི་གདོན་ཀུན་སྲུང་། །ཞེས་པའི་སི་རཀ་ཞེས་བྱ་བའི་རིན་པོ་ཆེ་ནི། མདོག་སེར་ལ་དྭངས་པ་འོད་སོར་མོ་གསུམ་གྱི་ཚད་ཙམ་ཕྱོགས་གཅིག་ཏུ་འགྲོ་བ། མེ་ལ་བཅུག་ཀྱང་མདོག་མི་ཉམས་ཤིང་མི་འཇིག་པའོ། །དེ་ནི་སིང་ག་ལ་དང་། ཀ་ལིངྐ་དང་། ཧོ་རྨུ་ཙ་ལ་སོགས་པའི་ཡུལ་རྣམས་ནས་འབྱུང་ལ་རིན་གྱི་ཚད་ནི་དངུལ་དང་བརྗེ་བར་བྱེད་དོ། །

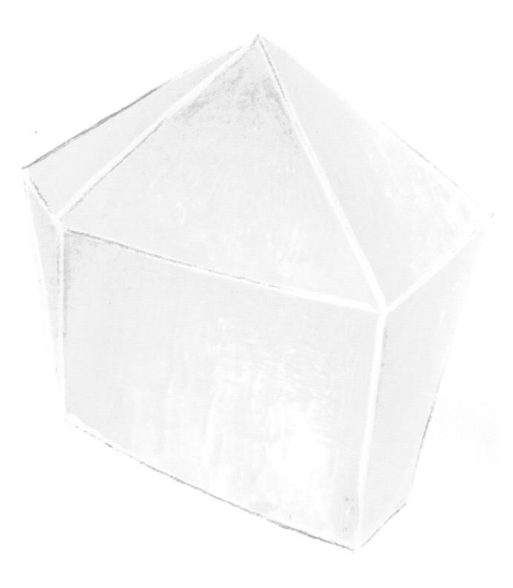

黄水晶（托帕斯）

黄水晶功效防毒，并且防妖魔鬼怪。黄水晶色黄，透亮，光在三指范围内单向照射。放在火中颜色不变，不能烧毁。产自僧噶拉和嘎楞嘎、呼木扎等地。与白银等价交换。

མཎྜ།

མཎྜ་ནད་རྣམས་ཀུན་ལ་མཆོག་ཏུ་ཕན། །ཞེས་པ། མ་ར་ག་ཏ་ཞེས་ཀྱང་ཟེར་ཏེ། འདི་ལ་རིགས་གསུམ་ཡོད་པ་ནི། རཱ་མ་ར་ག་ཏ། ནཱི་ལ་མ་ར་ག་ཏ། ཤི་ཏ་མ་ར་ག་ཏའོ། །རཱ་མ་ར་ག་ཏ་ནི་ཁ་དོག་དམར་སྐྱ་རབ་ཏུ་དྭངས་པའོ། །རིན་ཚད་དངུལ་ཞོ་ཕྱེད་ཀྱི་ཚད་དོ། །ནཱི་ལ་མ་ར་ག་ཏ་ནི། ཁ་དོག་སྔོན་པོ་ལ་དམར་མདངས་ཡོད་པ་ཤིན་ཏུ་དྭངས་པ་རིན་ཚད་དངུལ་ལོག་པོ་བྱེད་དོ། །ཤི་ཏ་མ་ར་ག་ཏ་ནི། མདོག་དཀར་ལ་དམར་བའི་མདངས་ཆགས་པ་ཤིན་ཏུ་དྭངས་པའོ། །རིན་ཚད་དངུལ་ཞོ་བཞི་ཆའོ། །འདི་གསུམ་ཆེ་ཚད་མཐེ་བོང་སུམ་འགྱུར་ཙམ་འབྱུང་། ཡུལ་སིང་ག་ལ་དང་ལགླན་ཞེས་བྱ་བ་ནུབ་བྱང་གི་ཡུལ་ཞིག་ནས་འབྱུང་ངོ་།།

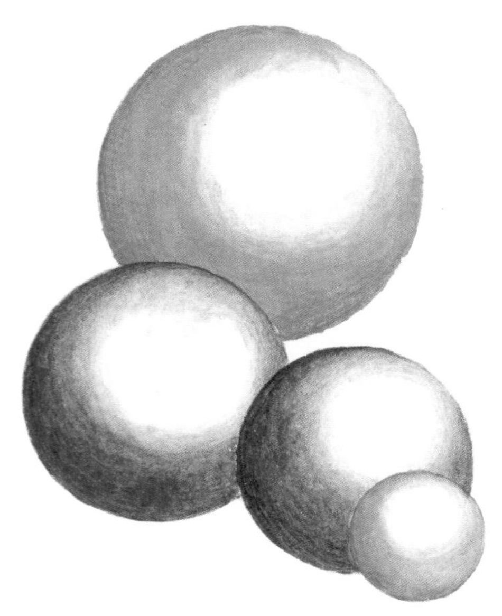

祖母绿（绿宝石） *Emerald*

祖母绿有益诸病。祖母绿又称玛拉嘎豆。本品分为三种：即拉嘎达玛拉嘎豆祖母绿、诺拉玛拉嘎豆祖母绿、西达玛拉嘎豆祖母绿。拉嘎达玛拉嘎豆祖母绿色淡红，非常晶亮；价约半钱白银。诺拉玛拉嘎豆祖母绿色蓝有红色光泽，很晶亮，价银倍增。西达玛这拉嘎豆祖母绿色白有红色光泽，很晶亮，价约四分之一钱白银。上述三品，约有拇指三倍大。产自僧噶拉和拉合曼地方的西北部。

གཟི།

གཟིས་ས་གདོན་མཛེ་ཡི་ནད་ལ་ཕན། །ཞེས་པ། སུ་གཟི་ཞེས་བྱ་བའི་རིན་པོ་ཆེ་སྟེ། རཱ་སུ་གཟི་དང་། ནཱི་ལ་སུ་གཟི་གཉིས་སོ། །རཱ་སུ་གཟི་ནི། ཟངས་ཀྱི་མདོག་ལྟ་བུ་འོད་ཟེར་སོར་ཕྱེད་ཙམ་འབྱུང་བ་ཡོད། རིན་ནི་དངུལ་དང་བཟེ་བའོ། །ནཱི་ལ་སུ་གཟི་ནི་མདོག་སྔོ་ནག་འོད་སོར་གསུམ་གྱི་ཚད་འབྱུང་བ་དངུལ་དང་ལྡ་སྐོར་བྱེད་པའོ། །དེ་གཉིས་མ་ག་དྷ་དང་། སིང་ག་ལ་ནས་འབྱུང་ལ་དབྱིབས་ཟུར་གསུམ་པ་རང་བྱུང་དུ་གྲུབ་པའོ།།

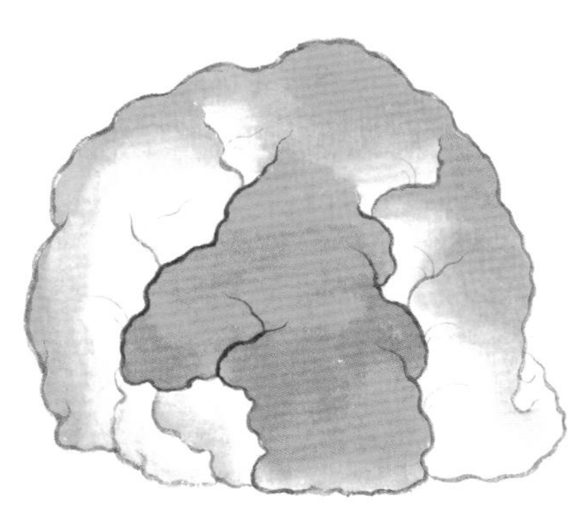

芙蓉石 *rose quartz*

芙蓉石益地魔病，并且有益麻风病。芙蓉石又称苏嘎诺达哈。本品分为两种：即拉嘎达苏嘎诺达哈芙蓉石 、诺拉苏嘎尼达哈芙蓉石。拉嘎达苏嘎诺达哈芙蓉石色如铜色，光照半指宽，与银等价交换。诺拉苏嘎尼达哈芙蓉石色蓝黑，光照三指宽，价约白银五倍。二者均产自玛嘎达哈地方和僧噶拉，成自然三角形。

རྡོ་ཡི་སྙིང་པོ།

རྡོ་ཡི་སྙིང་པོས་མཆིན་པའི་དུག་ནད་སེལ། །ཞེས་པ། རིན་པོ་ཆེ་ཨཤྨ་གརྦྷ་ཞེས་བྱ་བ་ལ་རིགས་གཉིས་ཏེ། ཨཤྨ་གརྦྷ་དང་། དྲུ་མ་ཨཤྨ་གརྦྷའོ། །ཨཤྨ་གརྦྷ་ནི་མདོག་ཤིན་ཏུ་གནག་པ་ལ་འོད་ཟེར་ཤིན་ཏུ་དམར་བ་འབྱུང་། དྲུ་མ་ཨཤྨ་གརྦྷ་ནི་སྔོ་མ་དང་འདྲ་བ་ལ་འོད་ཅུང་ཞིག་གསལ་བའོ། །འདི་གཉིས་ཆུ་ནང་གི་རྡོ་ལས་སྐྱེས་པའི་ཚུལ་དུ་འབྱུང་བས་ཨཤྨ་གརྦྷ་སྟེ་བོད་སྐད་དུ་རྡོའི་སྙིང་པོ་ཞེས་བྱ། ཡུལ་སིང་ག་ལ་དང་སཽ་རཱཥྚ་རྣམས་ནས་འབྱུང་ལ། གོང་ཚད་ནི་སྔོ་མ་ལ་དངུལ་གྱི་དོ་སྙོར་ཕྱི་མ་ལ་བཞི་བོ་བྱེད་པའོ། །སློབ་དཔོན་ཡང་དག་བདེན་པས། རྡོའི་སྙིང་པོ་

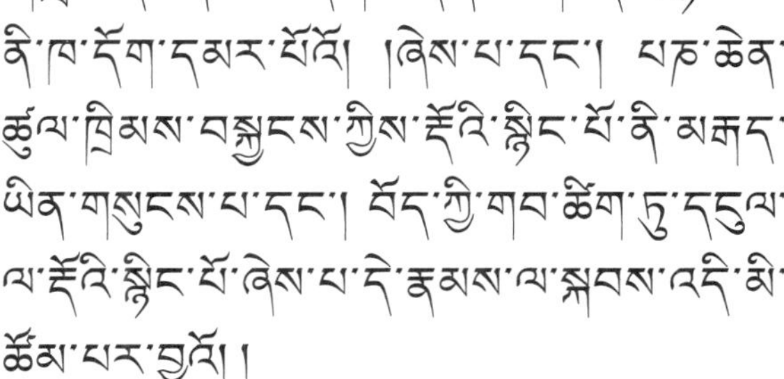

ནི་ཁ་དོག་དམར་པོའོ། །ཞེས་པ་དང་། པཎ་ཆེན་ཚུལ་ཁྲིམས་བསྐྱངས་ཀྱིས་རྡོའི་སྙིང་པོ་ནི་མཆད་ཡིན་གསུངས་པ་དང་། བོད་ཀྱི་གབ་ཚིག་ཏུ་དངུལ་ལ་རྡོའི་སྙིང་པོ་ཞེས་པ་དེ་རྣམས་ལ་སྐབས་འདི་མི་ཚོམ་པར་བྱའོ། །

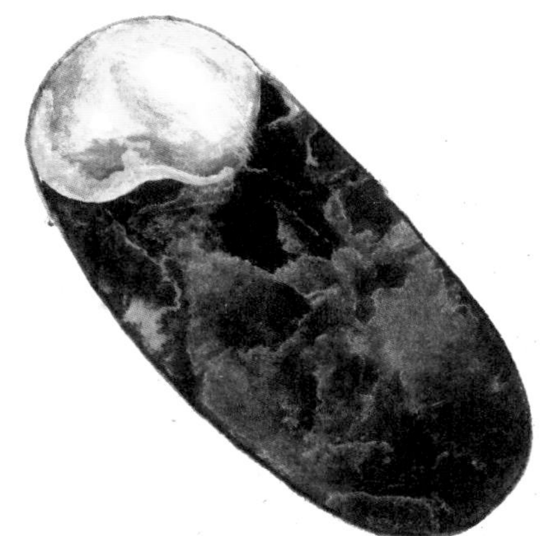

胆青玛瑙（黑玛瑙 ）*Agate*

胆青玛瑙治肝病。胆青玛瑙又称阿玛嘎巴哈。本品分为两种：即阿玛嘎巴哈玛瑙、珠玛阿玛嘎巴哈玛瑙。阿玛嘎巴哈玛瑙色很深黑、光泽甚红。珠玛阿玛嘎巴哈玛瑙色也深黑，光稍亮。二者均产自水里的石中，因而藏语中称为“多益亮保”即“石心”之义。

产于僧噶拉和索拉卡扎地方。前者价为白银两倍，后者与白银等价交换。

导师阳达典巴说："多益亮保色红。"班禅次成江说："多尹亮保是玛拉尕达。"藏语隐语中，把银也称作"多尹亮保"，这里不再详述。临床要分清楚。

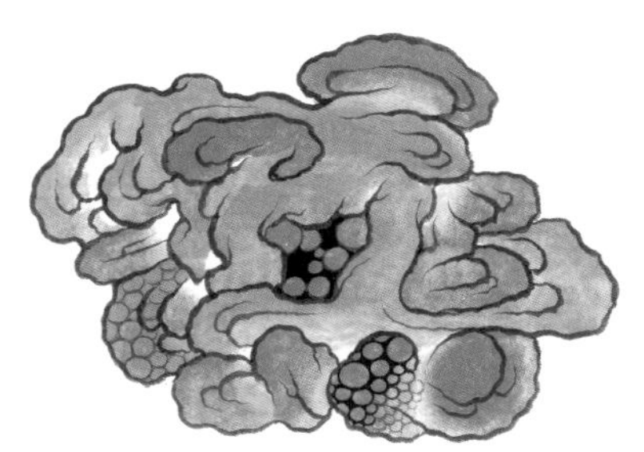

རྨ་བྱའི་མགྲིན་འདྲ།

རྨ་བྱའི་མགྲིན་འདྲས་ཚད་པ་མ་ལུས་སེལ། །ཞེས་པས། རིན་པོ་ཆེ་སྣན་ཞེས་ཟེར་ཏེ། ཁ་དོག་རྨ་བྱའི་མགྲིན་པ་ལྟར་ཤིན་ཏུ་སྔོ་ལ་ནག་པོའི་རི་མོ་ཆ་ཕྲ་བ་མངོན་པ་ཙམ་ཞིག་ཡོད་དོ། །ཡུལ་དེ་ལྷོ་ཀོ་ཊའི་གནས་ནས་འབྱུང་། རིན་ཐང་ནི་དངུལ་ཞོ་བཅོ་ལྔའི་སྦེ་བྱེད་པའོ། །

硅孔雀石 *Chysocolla*

硅孔雀石治热症。硅孔雀石又称为仁波且散那。色如孔雀脖颈之色，非常蓝而带有黑色细纹，产自德卫高扎地方。价约一钱白银买 15 颗。

ནལ།

ནལ་གྱིས་དུག་ཚད་སྦྱར་དུག་མཆིན་ནད་སེལ། །ཞེས་པ། རིན་ཆེན་སྙིང་མ་ཁ་དོག་པདྨ་རཱ་ག་འདྲ་བ་ལ་དེ་ལས་སྨུག་ཤས་ཆེ་བས་མཆིན་པའི་མདོག་ཅན་ཏེ། ཀ་རཱུའི་མདོག་ལྟ་བུ་སྟེ། དེ་ལས་དྭངས་ཤས་ཆེ་བ་རྒྱུན་འབྲུམ་གྱི་ཁུ་བ་ལྟར་དམར་ལ་སྨུག་ཅིང་དྭངས་པ་དུང་གི་སྙིང་དུ་བཞག་ན་དུང་ལ་མེའི་མདངས་འོད་སྤྲིན་པ། དབྱིབས་མ་ངེས་ཀྱང་ཤས་ཆེ་གྲུ་བཞི་ལེབ་མོ་གྲུ་མིག་ཅན་འབྱུང་། ཆེ་ཆུང་ནས་འབྲུ་ནས་མཐེ་བོང་ཙམ་པར་ངེས་མེད་འབྱུང་། དེ་ཡང་རིགས་གཉིས་ཏེ། དམར་ལ་དྭངས་པས་མཆིན་ཁྲག་འཛོམས། །སྨུག་ལ་ནག་པས་དུག་རྙོག་སེལ། །ཞེས་གསུངས་སོ། །

玫瑰红色绿宝石（*Morganite*）*Beryllus Roseus*

玫瑰红色绿宝石，治疗毒热合成毒，并且治疗肝脏病。陈旧的玫瑰红色绿宝石

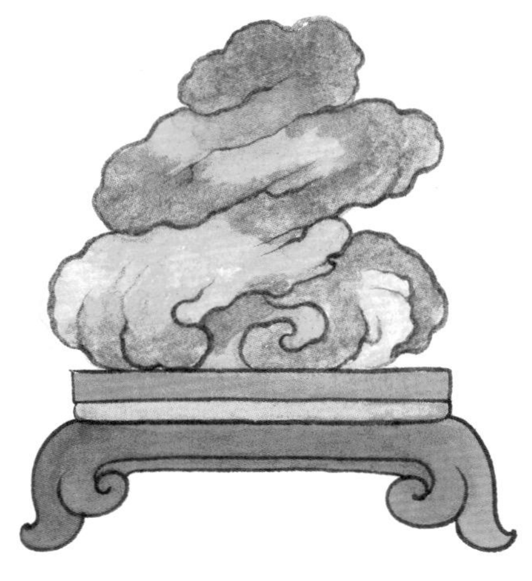

色如红宝石，比此颜色深紫的呈肝色。颜色如同高拉尼扎宝石者，比此更加晶亮，色如葡萄汁，红紫而明亮，置于海螺上，海螺映出火样光泽。形状不一，多为方形片状有方孔。小者如青稞粒，大者如拇指尖，大小不一。本品分为两种：色红而亮者治肝血病，色紫而黑者能解毒。

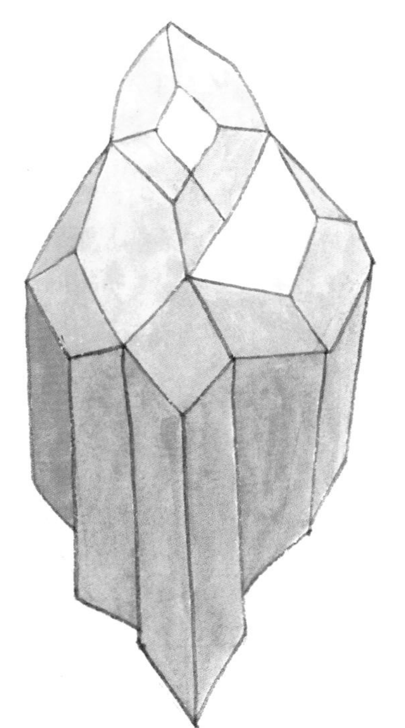

མེ་ཤེལ།

མེ་ཤེལ་གྲང་བའི་ནད་དང་གཟའ་རྣམས་འཇོམས། །ཞེས་པ། སཱུརྱ་ཀཱནྟའམ། སཱུརྻ་ཀཱནྟེ་ཞེས་བྱ་བ་སྟེ། ཁ་དོག་ཤིན་ཏུ་དཀར་བ་རང་གི་འོད་ལས་དེ་མ་ཐག་ཏུ་མེ་འབྱུང་བ་ཡིན། ཡུལ་ལྷོ་ཕྱོགས་མནྡྷ་ལའི་ཡུལ་དང་། ཀསྨི་ར་ལ་སོགས་པའི་རྡོའི་བྲེ་བྲག་ལས་བྱུང་ལ། རིན་ཚད་ནི་དངུལ་ཞོ་གང་ལ་རྡོག་པོ་བཅུ་བྱེད་པ་ཡིན། ད་ལྟ་རྒྱ་ནག་ནས་བཟོས་པའི་ཤེལ་འོད་ལ་མེ་འབར་བ་འབྱུང་བས་ཀྱང་ཚབ་རུང་ལ། དེ་ནི་བཟོས་པའི་རྟགས་སུ་ནང་དུ་ལྦུ་བ་ཁྲ་ཙག་ཅིག་ཡོད་དོ། །

火晶

火晶治疗寒性病，并治中风羊痫风。火晶又称苏杂嘎尼达、苏尔亚嘎尼达。颜色很白，自身光能快速生火。产自南方曼扎拉和嘎米拉等地的石里。价约一钱白银买十颗。现在，汉地造的火晶，自身光中亦生火，可代用。这种人造火晶的特征是中间有一花色气泡。

ཆུ་ཤེལ།

ཆུ་ཤེལ་ཚྭ་གདོན་ཚད་པ་ཞི་བར་བྱེད། །ཅེས་པ། ཙནྡྲ་ཀཱནྟེ་ཞེས་བྱ་བའི་རིན་པོ་ཆེ་སྟེ། མདོག་དཀར་ལ་སྔོ་བའི་ཆ་ཤས་ཅུང་ཟད་ཡོད་པ། ཆོས་བཅོ་ལྔའི་ཟླ་བ་ཉ་གང་བའི་ཟླ་འོད་ལ་མཚན་

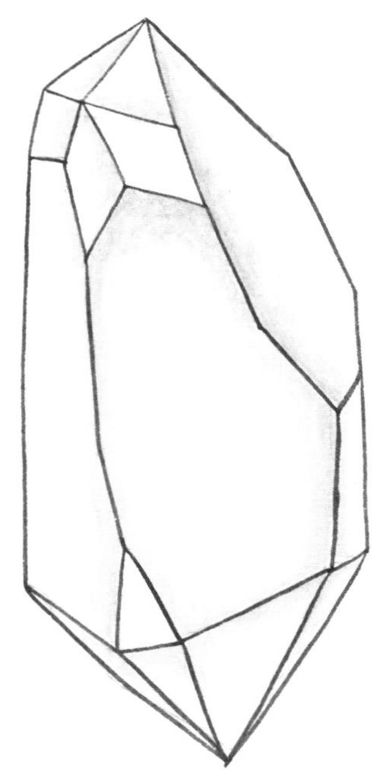

མོ་བསྟན་པ་ཅམ་གྱིས་མོད་ལ་ཆུ་ཤིན་ཏུ་གྲང་མོ་འབྱུང་ཞིང་། རྒྱ་ནི་སའི་ཤེལ་རིགས་སུ་གཏོགས་པས་ཀསྨི་ར་དང་། མ་ལ་ཡའི་ཡུལ་ནས་འབྱུང་བ་ཤས་ཆེ་ལ་རིན་ཚད་ནི་སྔ་མ་དང་འདྲ། འདི་ལུས་ལ་ཡོད་པས་རྒྱ་གར་ནག་གི་རོང་ཚད་ནད་ཀྱིས་མི་ཚུགས་སོ། །རྒྱ་ནག་གི་བཟོ་མ་ཞིག་ཀྱང་འབྱུང་བ་ཚབ་ཏུ་ང་ཅམ་མོ།།

水晶　*Crystallum*

水晶治疗龙魔病，并且息除诸热病。水晶又称赞扎嘎尼达。色白，略带青色。在十五日夜望月，向月光中祈祷，可生非常冰凉的水。质为土晶。产自嘎米拉和玛拉瓦地方。价同火晶。本品携带在身上，在印度和汉地不得低地热病。汉地造的水晶也能代用。

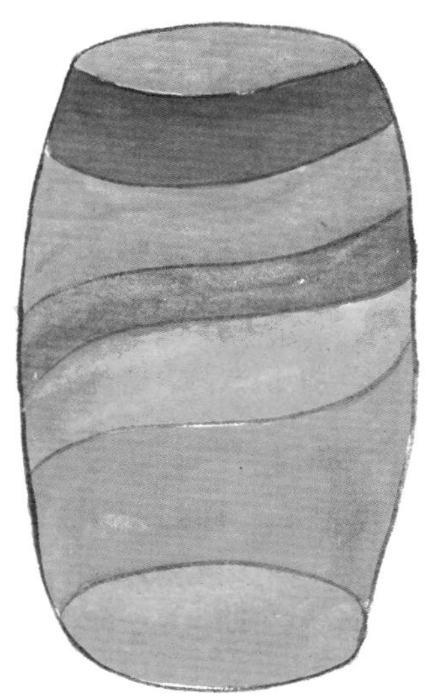

ཁྲ་མན།

ཁྲ་མན་གཟའ་ནད་འབྱུང་པོའི་གདོན་ཀུན་ཐུབ། །ཅེས་པ། དཀར་ཁྲ་མན་ཏེ་འདི་ངོས་འཛིན་མང་ཡང་། གཟིའི་རྒྱུ་ལས་རི་མོ་སྔོ་དཀར་དམར་སོགས་མ་ངེས་པ་ཞིག་ཡོད་ལ། རིགས་གཅིག་ནི་གཟི་ནག་ཁྲ་འགྱུར་མིག་དགུ་པ་ཡིན་པར་བཤད། དཔྱད་དོན་ལས། སྔོ་ལྗང་དམར་སེར་འདྲེས་པ་མིག་སྣ་རྒྱན། །སྤྱི་ལ་སྐྱི་ཞིང་ལ་དྲིལ་འདྲ་ན་བཟང་། །དྭངས་ཤིང་མཁྲེགས་ན་རྒྱ་ཡི་བཟོ་མ་སྟེ། །འདི་ནི་ཆུ་ལས་བྱུང་བའི་རིན་པོ་ཆེ། །ཇ་ཡབ་གླིང་ནས་ཤང་ཤང་ཉིད་ཀྱིས་ཁྱེར། །ཨུ་རྒྱན་མཁའ་འགྲོའི་

གནས་སུ་ཚོང་སྤྱོད་པས། །ད་ལྟ་དཀར་གྱི་ཁ་མན་ཞེས་སུ་གྲགས། །འདི་ཉིད་བཏགས་ན་གཟའ་སྐར་སྡེང་གདོན་ཐུབ། །ཅེས་སོ། །

同心环状玛瑙（花玛瑙　）*Agate*

同心环状花玛瑙，治疗中风降诸魔。同心环状玛瑙又称白花玛瑙。虽然识别方法很多，但上面都有一些猫睛石质形成的不规则的蓝、白、红色花纹，为其特点。一种有猫睛石质的黑色花纹成九眼状。《明辨要旨》中说：“蓝绿红黄色相杂成眼状，重而软蜡块状者质佳；明亮而坚硬者为印度人所造。本品原是水生珍宝，相相人从昂亚朗地区带来，在乌仗卡卓之地售与商人，现在该品称为白花玛瑙。佩戴本品可辟凶煞祟邪。”

ཤེལ།

ཤེལ་གྱིས་སྙིང་འཐིབས་བྲེངས་རྨུགས་རྫོངས་པ་སེལ། །ཞེས་པ། སྤ་ཊི་ཀ་ཞེས་བྱ་བའི་རིན་པོ་ཆེ་སྟེ། འདི་ལ་རིགས་གསུམ་ལས། སྤྱི་མིང་མངོན་བརྗོད་ནི། སྤ་ཊི་ཀ། ཤེལ། པྲ་ཧ་སྭ་རོ། འོད་གསལ་སྙིང་པོ། ཨཙྪ། ཉི་འོད། ཨམྦུ་པྲ་ཧ། ཇོ་བ་འོད་གསལ། པཏ་ཏ་ཛ། རི་སྐྱེས། ད་ཏ་ནོ་པ་ལ། སྲིག་བྱེད། ཤ་ལི་པེཏྟི། ཤཱ་ལིའི་ཕྲེ། རྒྱ་ཏ་ཤེ་ཡཾ། སྦྱངས་ཇོ་བ། གཉྫི་ཀཾ། དྲི་ལྡན། ཙ་ལ་སྣ་ར། རྩ་བའི་སྙིང་པོ། ཨཙྪཱ། དྭངས་པ། ཤུདྡྷ་ཤི་ལ་ཤུ་ཏ། དག་པའི་ཇོ་དཀར། གཏྲ་ཤུ་མཾ། ཟླ་བའི་དྲི། སི་ཏ་པ་ཡཾ། ཇོ་བ་དཀར་པོ་རྣམས་མིང་གི་གྲངས་སོ། །རིགས་གསུམ་ནི། སྤ་ཊི་ཀ་དང་། ཡ་བ་ན་དང་། ཀེཏ་ནའོ། །སྤ་ཊི་ཀ་ནི་དཀར་པོའོ། །ཡ་བ་ན་ནི་ཅུང་ཟད་སྔོ་དྭངས་ཆུའི་མདོག་གོ། ཀེཏ་ན་ནི་ཅུང་ཟད་དམར་བའི་ཆ་ཡོད་པ་སྟེ། ཀུན་ཀྱང་དྭངས་པའི་རང་བཞིན་ཅན་ནོ། །འདི་གསུམ་ཀ་ཡུལ་ཀོཾ་ན་དང་། སིང་ག་ལ་དང་། ཀཤྨི་ར་ལ་སོགས་པ་ནས་འབྱུང་ངོ་། །ཀུན་ཀྱང་དངུལ་སྤུང་རེ་ལ་བརྒྱ་ཕྲེང་གསུམ་རེ་བྱེད་པ་ཡིན། རྒྱའི་བཟོ་མས་ནི་ཚབ་མི་ཡོང་གསུངས་སོ། །

晶石 *Crystallum*

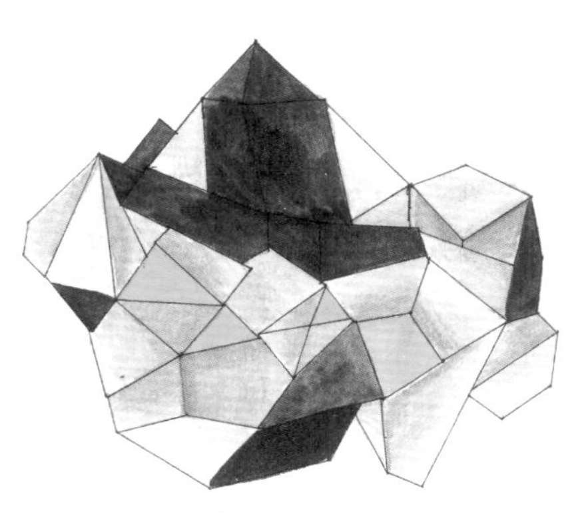

晶石治神志不清，并治昏愦和愚痴。晶石又称萨帕知嘎宝石。本品总的藻语名称有：萨帕知嘎、西、扎巴萨绕、奥萨亮保、阿嘎、尼奥、阿玛扎巴、多哇奥萨、巴巴达扎、若吉、达哈脑巴拉、色西、夏厘博卡扎、夏厘细、多大西厘、江多哇、嘎厘达噶、质旦、札拉萨拉、札哇亮保、阿札察、当巴、徐达西拉

喜大、达贝多嘎、嘎那达洒米、达哇质、斯达巴厘、多哇嘎尔保等。本品分为三种：萨帕知嘎晶石、亚瓦纳晶石、葛巴纳晶石。萨帕知嘎晶石色白。亚瓦纳晶石稍许晶蓝，如同清水色。葛巴纳晶石微红。三者皆晶体性。三品皆产自果达嘎纳、僧噶拉、嘎斯玛拉等地。三种晶石的价格为一两白银可买百珠串三串。印度人造晶石，不可代用。

ཟླུ་རྡ།

ཟླུ་རྡུས་མཆིན་ཚད་རྩ་ནད་དུག་ཚད་སེལ། །ཞེས་དང་། རང་བྱུང་རྫོ་རྗེས་སྨན་ནུས་རྒྱས་པར་བཤད་པ་ལས། བྱུ་རུས་འདུས་པའི་ནད་ལ་ཕན། ཞེས་པ་ལ་མིང་། ཕདྨ་ཀ། མདོག་ཅན། ཕྲ་བ་ལ། སྤོབས་རབ། པི་དྲུ་མ། རྣམ་པར་ཤིང་། སུཧྣ་བ་ནི། བྱུ་རུའི་སྔོན་པོ་ཞེས་དང་། ཕལ་སྐད་དུ། སྔོམ་པ་ལ་དང་། ས་བ་ར་ཟེར། འདི་ལ་རིགས་གསུམ་སྟེ། དམར་པོ་དང་། ནག་པོ་དང་། དཀར་པོ་གསུམ་མོ། །དམར་པོ་ནི་མཆོག་སྟེ་སྨན་ལ་གཏོང་བ་འདི་ཁོ་ནའོ། །ནག་པོ་ནི། ཧོར་ལ་སོགས་པས་གཙིགས་ཆེར་བྱེད་པ་ཡིན། དཀར་པོ་ནི། བོད་ལ་བྲིན་ཡང་རྒྱ་གར་པས་གཙིགས་ཆུང་བས་ལེན་པར་མ་བསྟོན་སྐབས་དཀོན་པར་བཤད། འདི་དག་ནི་མཐའི་རྒྱ་མཚོའི་འགྲམ་གྱི་བྲག་དང་བྱེ་མ་ལས་ཤིང་ལྟར་སྐྱེ་བས་རྒྱུ་དངོས་རྫོ་ཡིན་ཀྱང་། སྐྱེ་ལུགས་ཀྱིས་ཤིང་ཡང་ཟེར་ཏེ། སློབ་དཔོན་ཧཱུྃ་ཆེན་ཀ་རའི་པད་དཀར་ཆུན་པོ་ལས། རིན་ཆེན་བྱུ་རུ་མཚོ་འགྲམ་བྱེ་མའི་ཤིང་། །ཞེས་དང་། རྫོ་རྗེ་མཁའ་འགྲོ་ལས་ཀྱང་དེ་དང་མཐུན་པར་གསུངས། དམར་པོ་ནི་སིང་ག་ལ་དང་། སུ་ཀུ་ཏ་ལ་སོགས་པའི་གླིང་ནས་འབྱུང་། དེང་སང་ཀསྨི་ར་དང་། ནེ་པ་ལའི་ཚོང་པ་རྣམས་ཀྱིས་མང་དུ་ཁྱེར་ཡོང་། དེ་ཡང་དམར་སྐྱ་ལ་རྙིང་པ་དང་། དམར་སྨུག་ལ་གསར་བ་བྱེད་པ་གྲགས་ཆེ་ཡང་དམར་སྐྱ་ཧྲན་གཤེར་ཆེ་བའི་བྱེ་མ་ལས་སྐྱེས་པས་སྨོམ་ཡང་མ་ཚིག་པས་སྐྱ་བ་དང་། དམར་པོ་སྐམ་པའི་བྲག་ལས་སྐྱེ་བས་ཕྲ་ལ་སྨིན་ཅིང་ཚད་པས་གདུངས་པས་དམར་བ་ཡིན། གང་ཡང་རྙིང་པ་ས་མཚམས་སུ་ཟུག་པ་དཀར་ཤས་ཆེ་བ་ཡིན། ཞེས་དང་། བོད་ས་རབས་པ་ལ་སྐྱ་བོ་སྨོམ་པས་གཙིགས་ཆེ་ཡང་། ཕྱི་རབས་པ་དམར་བ་ཁ་དོག་གསལ་བ་ལ་དགའ་བས་བྲིན་ཆེ་ཆུང་གི་དབང་ལས། ད་ལྟ་ཚོང་པ་རྣམས་དམར་པོ་ཆེད་དུ་གཉེར་ནས་བསྐྱུབས་ཡོང་བས་གསར་ཉམས་དང་། དམར་སྐྱ་ཕྱིས་མ་བྲིན་དབང་གིས་མ་བུད་པས་རྙིང་ཉམས་ཡོད་པ་ཡིན་ཛོ་ཀི་རྣམས་སྨྲའོ། །གོང་རགས་པ་དངུལ་དང་མཉམ་འདེགས་ཡིན་རུང་ཆེ་ཆུང་དང་དབྱིབས་ལ་རག་ལས་པའོ། །ནག་པོ་ནི། ནུབ་ཕྱོགས་ཀྱི་ཡུལ་གླིང་སོ་ཀི་ཧྲ་རི་བྱ་བ་ནས་འབྱུང་། གོང་དངུལ་གྱི་བུན་ཚད་དོ། །ལར་རིན་པོ་ཆེའི་གོང་ཐང་འདི་རྣམས་རྒྱ་གར་གྱི་པཎྜི་ཏ་རྣམས་ཀྱིས་མཛད་པའི་བསྟན་བཅོས་ལུགས་ཡིན་པས་རྒྱ་གར་དུ་རིན་ཆེན་བོད་ལས་མོད་ལ་གསེར་དངུལ་དཀོན་པ་དང་། བོད་དེ་ལས་ལྡོག་པས་དེ་ལུགས་ཀྱིས་འཕྲུལ་དགོས་པ་ཡིན།

珊瑚 *Coralliom iaponicum*

珊瑚治疗肝热症，并治脉病毒热症。让穹多吉在《药性广论》中说："珊瑚有益合并症。"本品之名有：窝纳纳嘎、多合建、扎巴拉、多若、帕珠玛、那巴尔兴、芒嘎巴尼、徐如东保等；俗语称：敦巴拉、洒巴拉。本品分红色、黑色、白色三种。红珊瑚为上品，只有此品入药。黑珊瑚霍尔等民族视为珍品。白珊瑚藏地虽有，但印度人不重视采集，比较稀少。三者均生在海边石崖和沙地，形如树，石质。因形态如树，故称为珊瑚树。导师呼青嘎拉在《自莲花束》中说："珍宝珊瑚为海边沙树。"多吉坎卓的说法也与此相同。红珊瑚产自僧噶拉和木勾扎等岛。现在，由噶米拉和尼泊尔的商人大批带来。淡红色的为旧品，紫红的为新品很驰名。然而，淡红珊瑚，生于潮湿的沙地，较粗大，未受热力灼烤而色淡；紫红珊瑚，生于干燥的石崖，较细，成熟，受热之力灼烤而色红。无论哪一种基部插入土故为白色。在藏地，前辈们认为淡红珊瑚较粗大，较为珍重；后人们认为红珊瑚色泽鲜艳，较为喜欢。佐给的商人们说：由于销售量的大小，现在商人们力求带红珊瑚来销售，因而多为新品；淡红珊瑚不畅销，常有旧品。上述珊瑚的价格与银相等。黑珊瑚产自西方的索格达日岛，其价格银要加半。总之，珊瑚的价值，由于印度学者所著的典籍中的说法，在印度珍宝比藏地丰富而金银稀少，藏地与此相反。这是风尚不一之故。

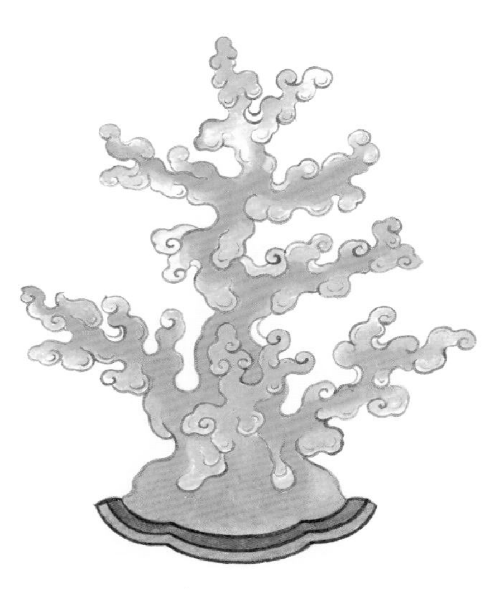

མུ་མེན།

མུ་མེན་དུག་དང་ཆུ་སེར་མཛེ་ནད་སེལ། །ཞེས་པར། རང་བྱུང་རྡོ་རྗེས། མུ་མེན་དུག་དང་སྐྲ་དཀར་འཇོམས། །གསུངས་པའི་མིང་། བཻ་ར་ཏ། མུ་མེན། ནཱ་ཛ་ཕཏ། རྒྱལ་པོ་འཁྱིལ་བ། ནཱ་ཛ་པདྨ། རྒྱལ་པོའི་ཚོད་པན། བི་ནཱ་ཏ་ཛ། རྣམ་གསལ་སྐྱེས་དང་། ཡུལ་སྐད་དུ། ར་བི་ཧི་ཟེར། འདི་ལ་རིགས་གསུམ་སྟེ། གསེར་ཐིགས་འདྲེས་པ་གསེར་མུ་མེན། སྔོ་ནག་ལྷད་མེད་ཤིན་ཏུ་གསལ་བ་མཐིང་མུ་མེན། སྔོ་སྐྱ་རྡོ་དཀར་འདྲེས་པ་གཡུ་མུ་མེན་ནོ། །སྔ་མ་ལས་ཕྱི་མ་རིམ་པས་ཞན། གོང་ལེགས་པ་ལ་དངུལ་གྱི་ལྡེ་སྐོར། འབྲིང་བར་བཅུ་སྐོར། ཐ་མར་ཉི་ཤུ་སྐོར་བྱེད་པར་བཤད། འདི་

ཁ་ཆེ་དང་མང་ཡུལ་གྱི་མཚམས་ན་ཧྲ་སྤྲ་ས་ཏ་བྱ་བའི་རི་དང་སྐམ་ནས་འབྱུང་བ་དང་། ལ་ཛ་གི་རི་ནས་ཀྱང་འབྱུང་བ་ལས་རྒྱ་མཚོ་ལས་མི་འབྱུང་ངོ་།།

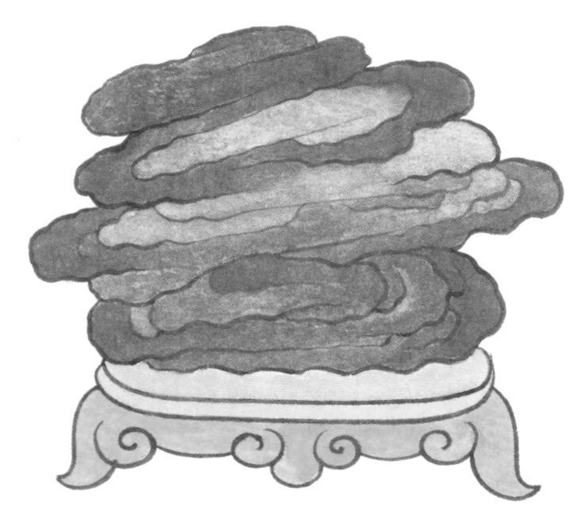

青金石 *Laguritum*

青金石能解诸毒，并治黄水麻风病。 让穹多吉说："青金石功效解毒，并且治疗自发病。"本品之名有：贝拉扎、木孟、拉扎窝达、加保却哇、拉杂巴扎、加保觉半、博拉扎杂、纳木萨吉；方言中称为拉贝智。本品分三种：杂有金点者称金金石、蓝黑质纯者称蓝金石、淡蓝杂有自石者称玉金石。后者比前者质次。本品产自克什米尔和玛域交界处的兰达扎萨达山的山地和旱地，拉札地方的山中也有出产，海中不产。

གཟི་རྙིང་།

གཟི་རྙིང་གཟའ་ཡི་ནད་དང་གདོན་གཟེར་འཛོམས། །ཞེས་པ། རྟོགས་སླ་ལ་གསར་པ་མི་འབྱུང་། དབྱིབས་མདོག་ནག་ཁྲ་སེར་ཁྲ་ཁམ་ཁྲ་དང་། ཟླུམ་པོ་སྟག་ལོག། རྐང་རིང་། ཁྲ་ཚུང་རྣམས་འབྱུང་། སྟོན་བཟོ་ཁྲ་འཁྱོགས་དང་མ་ནོར་བ་གཅེས། སྔང་བའི་མཆོག་ནི་སྟག་ལོག་ཟླུམ་པོ་དང་། རྐང་རིང་འགྱུར་དགུ་ཡིན། འདིས་ཕྱིས་པས་མིག་ནད་ལ་ཕན་པ་དང་། ཆུ་གྲང་དུ་ཞག་གཅིག་སྦངས་པའི་ཆུས་ཁྲག་གིས་གཟེར་བ་ལ་ལྡུག་ཏུ་བརྗེགས་པ། བཙུང་བས་གཟའ་ནད་ཁྲག་ལ་བབས་པར་ཕན། ཁོང་སྨན་དུ་འགྲོ་བའང་ཡོད། མདེའུར་སྦྱར་ནས་བྱ་གདོན་གཟེར་ཐབས་དང་། ལུས་ལ་འཆང་བས་གཟའ་ནད་སྲུང་བར་ཡང་བཤད། འདི་ཀླུས་འཚོས་ནས་ཀླུ་སྒྲུབ་ལ་སྟེར་ཞུལ་ཕྱིས་མ་བྱུང་ཟེར་བའི་ཁ་བཤད་ཙམ་ལས་ཁུངས་མ་མཐོང་།

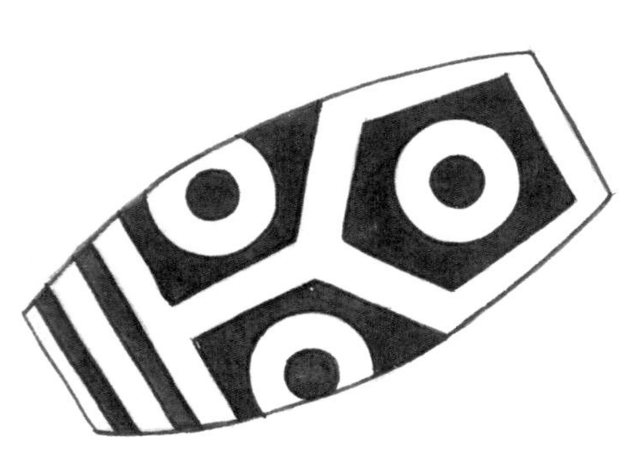

九眼珠

九眼珠治中风症，降伏邪魔止刺痛。 本品容易辨认，新品很少。形色有：黑纹、黄纹、褐纹、圆块虎伏、腿长、眼睛等。人工造的条纹扭曲，注意不要相混。真品圆块虎伏状，纹长九倍。用来擦眼，利眼病。用凉水泡一夜，水可止血痛，内服治中风入血病。也有入内服药的。涂在箭头上镇邪；带在身上可防中风。相传本品为龙蛇所成，产地不详。

མཆོང་།

མཆོང་དང་མཐིང་དག་ཀྱང་དེ་དང་འདྲ། །འདི་ལ་རིགས་བཞི་འབྱུང་བའི་མཆོག་ནི། དཀར་ལ་སྔོ་མདངས་ཅན་དྭངས་པས་ཕྱི་ནང་མི་བསྒྲིབ་པ་ཞིག་འབྱུང་བ་དཀར་མོ་ལག་གཡས་ཞེས་པས། སྡེ་བརྒྱད་སྲུང་ནུས་པའི་ནོར་བུ་ཡིན་པ་དང་། དེ་འདྲ་བ་ལས་དེ་ཙམ་མི་དྭངས་པ་དམར་མདངས་ཆགས་པ་མ་ན་ཧཱུྃ་ཞེས་པའང་སྔ་མ་དང་ཕྱོགས་མཚུངས་ཙམ་མོ། །འདི་གཉིས་མ་ཧཱ་ཙི་ན་ནས་འབྱུང་། ཁ་ཆེའི་ཡུལ་ནས་འབྱུང་བའི་དམར་པོ་དང་། སྔ་རབས་ཀྱི་དཀར་ཁྲ་ཞིག་འབྱུང་བ་དམན་པར་བཤད། ནུས་པ་གཟི་དང་འདྲ་ཞེས་པའོ། །

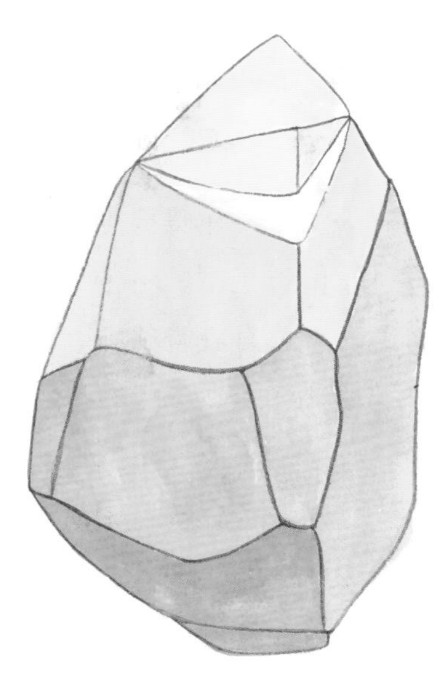

玛瑙 *Achates*

白红玛瑙祖母绿，功效也同九眼珠。本品分为四种。特品白色，有青色光泽、晶亮，里外不暗，称为嘎毛洛尹，是防八部之病的珍宝。状似特品但不如特品晶亮而有红色光泽者，称为玛拉洪，为上品，功效与特品相同。二品均产自玛哈支那。克什米尔产的为红色。前代产的有白斑，二品质劣。四种玛瑙功效与九眼珠相同。

སྤུར་ལེན།

སྤུར་ལེན་མིག་གི་རབ་རིབ་ནད་ལ་ཕན། །ཞེས་པ་ལ་རིགས་གསུམ་སྟེ། མཆོག་ནི། ནི་མ་རི་པ་ཏ་ཞེས་པའི་རྫ་དཀར་པོ་དང་། ན་རི་ཀེ་ལའི་ཆུ་དང་། མཚལ་དང་ཡུང་བ་རྣམས་ཆ་མཉམ་པར་བསྲེས་ནས་ཤེལ་སྣོད་དུ་ཞག་བདུན་ལྷག་པར་བཞག་པས་དེ་ཝོ་ལྟར་ཆགས་པ་དང་། སྣ་ལ་སོགས་པའི་སྣོད་དུ་ཡང་ཞག་བདུན་བསྐྱལ། དེ་རྗེས་དབྱིབས་གང་འདོད་འཚོས་པ་ཡིན་པར་བཤད། ན་རི་ཀེ་ལའི་ཆུ་དང་མཚལ་བསྲེས་པའི་སྟོབས་ཀྱིས་སྤོས་དཀར་གྱི་དྲི་བྲོ་བ་དེ་

ལ་ཀ་སྤུ་ར་ཡང་ཟེར། འདི་འདྲ་བ་རྡོ་ལས་རང་བྱུང་ཞིག་ཀྱང་ཡོད། འདི་ལ་ལྷད་མེད་ཅིང་རྒྱུ་ནང་ཚན་འདྲེས་མ་འདྲེས་ཀྱི་དབྱིབས་འདྲ་བའི་རི་མོ་དཀར་སེར་མཚམས་ཉམས་ཡོད་པ་སྤྲ་མ་དང་། འབྲིང་རྡོ་ལས་བྱུང་བ་དེ་ཕྱེད་ཕྱེད་སོགས་དཀར་སེར་གྱི་ཆ་ཡོད་ལ་ཟུར་དུ་རྡོ་རྩི་ཆགས་པ་ཕྱི་མ་ཡིན། འདི་གཉིས་མིག་ལ་ནན་གྱིས་བཏབ་པས་མིག་ཐུར་མ་མི་དགོས་པར་མིག་འགྲིབ་འབྱེད་པར་དེ་ལ་བོད་ཀྱི་སྤོས་ཤེལ་སྤོས་སྙིང་དུ་འབོད། རིན་ཐང་དངུལ་བའི་སྐོར་དགོས། དམན་པ་ནི། སྤོས་དཀར་ལ་གཞི་བྱས་ནས་རྫས་བཟོ་བྱས་པ། ཡུལ་ཐ་ཊ་ཁམ་པ་ཞྭ་ཏི་རྣམས་སུ་འཚོས་པ་ཁ་བལ་གྱིས་མང་དུ་འཁྱེར་ཡོད་པ་ཁ་དོག་འདྲ་མིན་དང་ཆ་ཆེ་ཆུང་སྣ་ཚོགས་འབྱུང་ལ་དྲི་མ་སྤྲ་མ་དང་ཕྱོགས་མཐུན་པ་ནི་ཚབ་ཏུང་ཙམ་མོ། །གོང་ནི་ཀསྨི་ར་ཏུ་དངུལ་དང་མཉམ་འདེགས་བྱེད་པའོ། །འདི་སྤོས་ཀྱི་རིགས་སུ་འགྲོ་བས་སྤོས་ཤེལ་དང་། སྦུར་མ་ལེན་པས་སྦུར་ལེན་ཟེར་རོ། །

琥珀 *Ambrum*

琥珀治疗白内障。本品分三种：上品与诺玛热巴达白石、那热格拉的水、朱砂、姜黄诸药，等分相混，放入晶石器皿中，过七昼夜，变成酪状，再在藤萝等器皿中放置七天后，可以任意造型。由于与那热格拉的水和朱砂相混，有乳香气味，称嘎布拉。还有一种与此相似，是由石里自然产生的，质纯，有如同内加原料混合未混合之状的间隔相等的黄白花纹。中品产自石里，白黄各半相间，外层旁边有石脂凝结。上述两种，压在眼上，不需动手术，可除去翳障。藏地称为“琥珀晶”“陈琥珀”。价约白银的四倍。下品是以松香为基本原料制成的。塔扎康巴瓦底等地皆有制造，多由克什米尔和尼泊尔人带来，成色不一，大小不等，味和功效同前，可作为代用品。

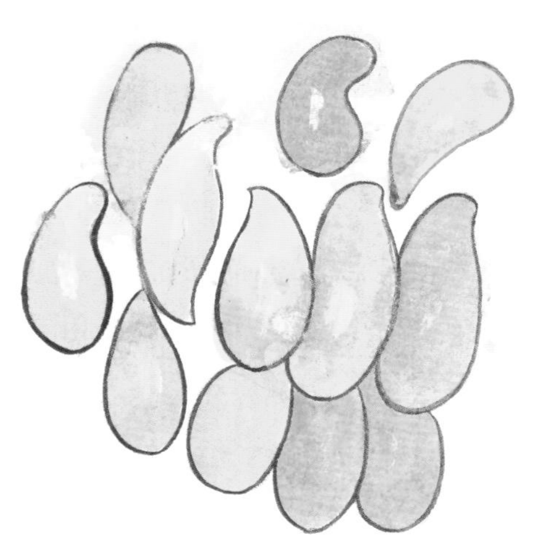

价格与白银相等。这是可归入香料类的琥珀和无甲虫琥珀。

ཆུ་ཡི་ནོར་བུ།

ཆུ་ཡི་ནོར་བུ་ཚད་རིགས་མཐའ་དག་འཇོམས། །ཞེས་པ་ནི། འདི་ལ་རིགས་གཉིས་ཏེ། རྒྱ་ཤང་གི་

འབུམ་འགྲེལ་དུ། འབྱུང་བ་ལྔའི་ནོར་བུ་བཤད་པའི་སྐབས་སུ། ཆུའི་ནོར་བུ་ནི་གངས་སམ། །ཆབ་རོམ་ལོ་སྟོང་ལོན་པ་ལ། །རིན་པོ་ཆེ་སྤུག་ཅེས་པ་གོང་བུར་ཆགས་པར་བཤད་པ་དེ་ཡིན་ལ། རྒྱུ་འཆགས་པ་སྔོ་ཟར་འདྲ་བར་ཡོད་གསུངས་ལ། དེ་ཡང་ཁ་དོག་ཁྲ་བོར་ཡོད་པར་ཚུལ་ཁྲིམས་བསྐྱངས་ཀྱིས་གསུངས་སོ། །རིགས་གཅིག་ལྗང་ཞད་དང་སེར་ཁ་ཅུང་ཟད་ཡོད་པ་ཞིག་ཡོད་པ་ལ། སློབ་དཔོན་ཡང་དག་བདེན་གྱིས། རིན་པོ་ཆེ་སྤུག་ནི་ཁ་དོག་ལྗང་སེར་ཅན་ནོ་གསུངས་པ་དེ་ཡིན་གསུངས།

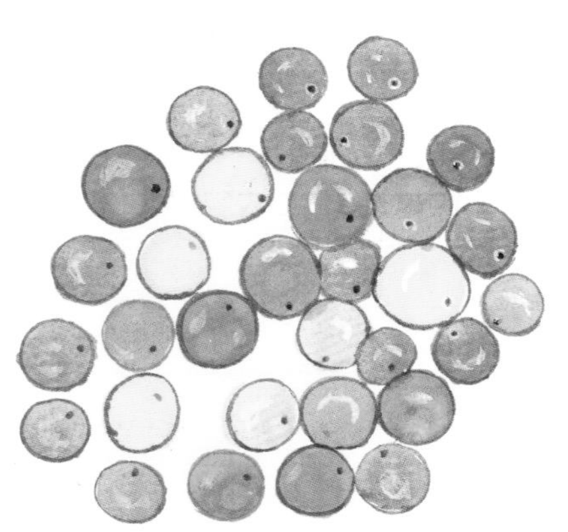

冰珠石

冰珠石治诸热症。本品分为两种。次成江在《和尚之般若疏》中在论述五源之宝时曾说：“冰珠石是雪或冰逾千年而形成的圆珠，其质如同青冰。也有花色的。”另一种色绿微黄，导师阳达典说：“冰珠石为黄绿色。”即为本品。

སུ་ཏིག།

སུ་ཏིག་སྐྲད་པ་འཇོམ་གཙོད་དུག་ནད་སེལ། །ཞེས་པ་མིང་ནི། མུཀྟི་ཀ། མོཀྟི་ཀཾ། གྲོལ་བ་ཅན། མུཀྟ་ཕ་ལཾ། མུ་ཏིག་འབྲས། ཀོ་ཊ་ཛཾ། སྤུག་སྐྱེས། བ་ནྡྷ་སཱི་བ་ལཾ། ཡུལ་སྐད་དུ། ཨེ་ལུ་དང་། པ་མི་ཕ་ལ། ཆུའི་འབྲས་བུ་རྣམས་སོ། །རྒྱ་ནག་སྐད་དུ། གུ་བ་རི། ཧོར་གྱི་ཡུལ་སྐད་དུ། ས་ སྦྲན་ཐ་ཡ་ཟེར། འདི་ལ་རིགས་ཆེན་དྲུག་དང་ཐོར་བུ་བ་བཞི་བཅས་བཅུ་འབྱུང་སྟེ། རིགས་དྲུག་ནི། རཀྟི་མུཀྟི་ཀ་ཞེས་མུ་ཏིག་དམར་པོ་སངས་རྒྱས་སྤྱོག་ཆགས་དམར་པོར་འཁྲུངས་པ་ལས་བྱུང་བས་མཆོག་ཏུ་བཤད་པས་གསེར་བཅུ་སྐོར་རེ་བ་དང་། གཛ་མུཀྟི་ཀ་ཞེས། གླང་པོའི་མུ་ཏིག་ནི། ལུང་ཐང་གི་འབྲས་བུའི་རྡོག་པོ་ཙམ་དཀར་མདངས་ཆེ་བ་གླང་པོ་ཆེ་མཆོག་གི་སྤྱི་བོའམ། མཆེ་བའི་ནང་ནས་འབྱུང་བ་སྟེ་འདི་ཡོད་པའི་གླང་པོ་ཆེ་དེའི་དྲི་ཚོར་བ་ཙམ་ནས་གླང་པོ་ཆེ་ཕལ་པ་རྣམས་འབྲོས་པར་བྱེད་པ་ཞིག་ལས་འབྱུང་བས་རིན་གསེར་གྱི་བཅུ་སྟེ་བྱེད་པ་དང་། བ་ལུ་མུཀྟི་ཀ་ནི། སྔོ་མདངས་ཅན་སྲན་མ་ཆེ་ཚོས་ཙམ་པ་རྒྱ་གར་ལྷོ་ཕྱོགས་ནགས་ཁྲོད་དུ་ཤིང་དུ་ཡ་ཞེས་པའི་འདབ་མར་ཆར་བབས་པ་ལས་བྱུང་བ་རིན་ཐང་གསེར་གྱི་བུན་བྱེད་པ་དང་། རཾ་པ་མུཀྟི་ཀ་ཞེས་ཅུང་ཟད་ལྗང་ཉམས་ཅན་ཆེ་ཆུང་སྲན་མ་ཙམ་པ། རྒྱ་གར་ཤར་ཕྱོགས་ཀྱི་གླིང་ཕྲན་ཛ་བ་དི་བ་བྱ་བ་ཞིག་གི་ཤིང་ཀེ་ལ་ཞེས་པའི་འདབ་མར་ཆར་བབས་པ་ལས་བྱུང་བས་གོང་གསེར་གྱི་ཞོ་གང་དང་བཞི་ཆ

བྱེད་པ་དང་། སཏ་མུ་ཀྟི་ཀ་ཞེས་སེ་འབྲུ་དམར་པོ་སྣོན་པའི་མདོག་འདྲ་བ་ཚད་ཀྱང་དེ་ཙམ་ཞིག་ནུབ་ཕྱོགས་ཧོར་ཡུལ་གྱི་སྦྲུལ་འགའ་ཞིག་གི་ཀླད་པ་ལས་བྱུང་བས་རིན་གསེར་དང་བཟྡེ་བོ་བྱེད་པ་དང་། ཤི་སཾ་ཀ་མུ་ཀྟི་ཀ་ཞེས་རྩུང་ཟད་སེར་ཉམས་ཡོད་པ་ཆེ་ཆུང་མ་ངེས་པ། ཡུལ་སིང་ག་ལའི་རྒྱ་མཚོར་གནས་པའི་སྲོག་ཆགས་ཉ་ཕྱིས་ལས་བྱུང་བ་དང་། ཉ་ཕྱིས་འདྲ་བའི་སྲོག་ཆགས་སྤང་རྩེ་ཞེས་པའི་ལྟེ་བ་ལས་བྱུང་བ་འདི་གཉིས་འདྲ་བ་ལ་མིང་ཤུ་ཀྲུ་བི་ཛཱི། ཉ་ཕྱིས་ས་བོན། སོཏྟི་ཀེ་ཡཾ། ཉ་ཕྱིས་སྐྱེས་རྣམས་ཟེར་བ་གོང་གསེར་དོ་ལོག་འཇལ་དགོས་པ་དང་དྲུག་གོ། ཕྲན་བུ་བཞི་ནི། མུ་ཏིག་མཆོག་ཏུ་གྱུར་པ་ནག་པོ་ཞིག་འབྱུང་བར་བཤད་པ་དང་། རྒྱ་མུ་ཏིག་ཅེས་དཀར་ཉམས་ཅན་དང་། ཨ་མདོའམ་འདོལ་ཁ་ཞེས་སྔོ་ཉམས་ཅན་དང་། སྲོ་མ་ཞེས་རྒྱ་གར་ནག་གིས་སྦྱར་ཏིག་ཞིབ་པ་ཞིག་འབྱུང་བའོ། །དེ་དག་མཆོག་དམན་ནི་གོ་རིམ་བཞིན་ཕྱི་མ་དམན་པའོ། །དེ་ཡང་མིག་མེད་པ་ཡོ། ཤུན་པ་མང་ཞིང་ཕོང་སྟོང་འབྱུང་བ་མ་རིགས་སུ་བྱེད་དོ།།

珍珠　*Margarlta*

珍珠治疗脑漏症，并且治疗解中毒症。本品之名有：木嘎斗嘎、茂嘎斗嘎、卓巴坚、木斗折、果卡杂、布吉；方言中称为埃鲁、巴尼帕拉、曲尹折布等。汉语中称为固哇若。高昌语中称为玛干塔雅。本品分为大珍珠六种，小珍珠四种，共十种。

六种大珍珠：拉嘎达木嘎斗嘎珍珠色红，佛转生为红色动物而产生，为上品。价约十倍的黄金。嘎札木嘎斗嘎珍珠为大象珍珠，大小如油患子，有白色光泽，产自大象的脑骨或犬齿。有此品的大象有刺鼻味气，一般大象一见就逃走。价约十倍的黄金。巴鲁木嘎斗嘎珍珠有蓝色光泽，大小如豆，产自印度南部丛林，一种叫相都亚树的树叶，淋雨后而生成该品。价约黄金加半。然巴木嘎斗嘎珍珠色微绿，大小如豆，产自印度东部的札巴斗巴岛，有一种相格拉树，此树的树叶，淋雨后生成该品。价约一钱又四分之一钱的黄金。萨巴木嘎斗嘎珍珠色如鲜嫩的红石榴籽，大小也如石榴籽，产自西方霍尔地方的一些蛇的脑中。价与黄金相等。西萨嘎木嘎斗嘎珍珠色微黄，大小不一，产自僧噶拉的海生珍珠贝和与珍珠贝相似的生物“蚌孜”的脐部，两种相同，名叫：徐瓜拍孜、尼西萨温、索嘎斗格亚、尼西吉等。价格为黄金加倍。

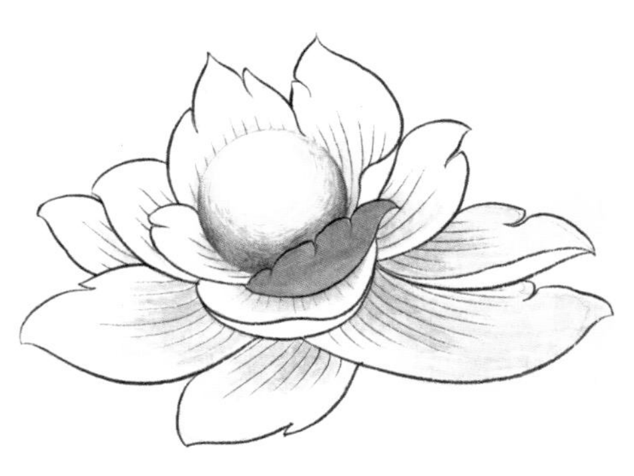

四种小珍珠；上品珍珠为黑色。加木斗合珍珠为白色。安木多珍珠又名多卡珍珠，为蓝色。索玛珍珠为产自印度和汉地

的一种混合的细小珍珠。四种中依次为前者质佳,后者质次。诸种均是无珠眼者为雄;中空壳多者为雌。

ཉ་ཕྱིས།

ཉ་ཕྱིས་མུ་ཏིག་ནུས་པ་ཁྱད་པར་མེད། །ཅེས་པར་མིང་། ཉ་སྐྱོགས། མུ་ཏིག་ཤུན་པ། ཉ་ཕྱིས་རྣམས་ཟེར། འདི་རིགས་གཉིས། བཟང་བ་དུང་ལྟར་འཁྱིལ་བ་མདངས་དཀར་ལ་འོད་དམར་ཞིང་མདངས་ལྔ་འཆར་བ་དང་། ངན་པ་ལེབ་མོ་གཉིས་ཐལ་མོ་སྦྱར་བ་ལྟ་བུ་ཕྱི་ལ་ཆུ་དྲེག་ནག་པོ་ཡོད་པ། ནང་དཀར་ལ་འོད་ལྔའི་མདངས་སྔ་མ་ལས་དམན་ཙམ་འགྲོ་ཞིང་ནང་དུ་མུ་ཏིག་འབྲུམ་ཐྲན་ཡོད་པ་བཟང་། མེད་པ་ངན། ཕྱི་མ་འདི་ཉའི་སོག་པ་ཡིན་སྨྲ་བ་ནི་མ་མཐོང་བའི་ཚོད་གཏམ་སྟེ། གཉིས་ཀ་འབུ་སྐྱོགས་ཀྱི་རིགས་ཡིན། ཕྱི་མ་འདི་རྒྱ་ནག་གི་ཡུལ། ཡན་ཙུ་མན་དང་། ཅི་ཧོ་ཁྲིས་ཟེར་བ་རྣམས་ཀྱི་ཆུ་ནང་དུ་ཆེ་བ་ཁྲུ་རེ་མན་དང་། ཆུང་བ་སེན་མོ་ཙམ་གྱི་བར་འབྱུང་ལ་ནང་དུ་འབུ་མཆེར་པ་འདྲ་བ་ཡོད་པ། སྐང་ནས་ཁ་འབྱར་བའི་འདབ་ནས་ཕྱི་ལ་འབུ་མངོན་པས་རྡོ་གསེང་དུ་འགྲོ་བ་མཐོང་། ད་ལྟ་རྒྱུས་ཕྲེང་བ་དང་པད་འདབ་སོགས་འཚོས་ནས་འཚོང་བ་འདི་ཡིན་ནོ།།

珍珠母 *Concha maroarltlfera*

珍珠母效同珍珠。本品之名有：尼觉、木斗雄巴、尼西。本品分两种：优者状如海螺旋，白色，有红光和五彩光泽。劣者如同两片合掌，外面有黑色水垢，里面色白有五色彩光而比前者稍弱。内有珍珠粒者质佳，无者质次。认为后者是鱼翅的说法，是没有见过真品的乱说。二者均为贝类。后者产自汉地和延居曼、吉霍克等地的河中，大者近肘，小者如指甲。壳内有脾状蠕体虫，从蚌壳口露出虫体,可见在石缝中行走。现在，在市面出售的珠串状和莲座状的蚌壳就是此品。

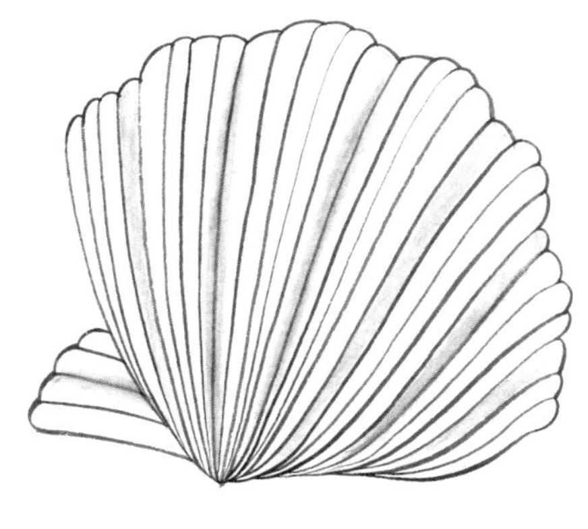

པ་ཏྲ།

པ་ཏྲས་སྦྱར་དུག་བརྟག་དང་སྲུང་བར་ནུས། །ཞེས་པ་ལ་རིགས་གཉིས་ཏེ། ཨ་ཡི་པ་ཏྲ་དང་། ཀ་ལ་པ་ཏྲའོ། འདི་གཉིས་ཀ་དབྱིབས་ཉ་སྐྱོགས་ལྟ་བུ་ལས། ཁྱད་པར་ནང་གི་སྲོག་འབུའི་གཞུང་སྲོག་ཐུར་ཕྲེང་ཐག་ལྟར་ལ་འབུའི་ཤ་ངམ་སོར་ལྔ་དྲུག་ཙམ་རེ་ཕྲེང་བ་བརྒྱུས་པ་ལྟར་ཡོད་པའི་ཤུལ་དང་གའི་ཚིགས་འགགས་ལྟར་ཡོད་པའི་དཀྱིལ་དུ་སྲོག་ཐུར་གྱི་ཤུལ་བུག་ཡོད་ལ་ཤས་ཉ་སྐྱོགས་ལས་སྲབ་པ་ཚད་ཉ་སྐྱོགས་ལས་ཅུང་ཆེ་བ་ཡོད། དེའི་ཨ་ཡི་པ་ཏྲ་ནི་ཤིན་ཏུ་དམར་བའི་འོད་ཅན་ནོ། །གོང་གསེར་དང་བརྗེ་བོ་རེ། ཀ་ལ་པ་ཏྲ་ནི་ཁ་དོག་ཉ་སྐྱོགས་ལེགས་པ་ལྟར་རོ། །རིན་གསེར་གྱི་བྱུན་རྩིས་བྱེད། སྔ་མ་མཆོག་ཡིན། ཕྱི་མ་དམན། གཉིས་ཀ་རྒྱ་མཚོ་ལས་འབྱུང་ངོ་། །འདི་ནང་དུ་ཟས་གླུགས་པས་སྦྱར་དུག་ཡོད་ན་ཚེག་སྒྲ་བཅས་ཡར་བ་དང་ཁོལ་བ་ལྦུ་བ་སོབ་པ་སོགས་སྟོབས་དང་མཐུན་པའི་རྟགས་ཡོད་། སྦྱར་དུག་ཕྲན་བུ་ཞག་རེ་བཞག་པས་མེད་པར་འགྱུར་རོ། །

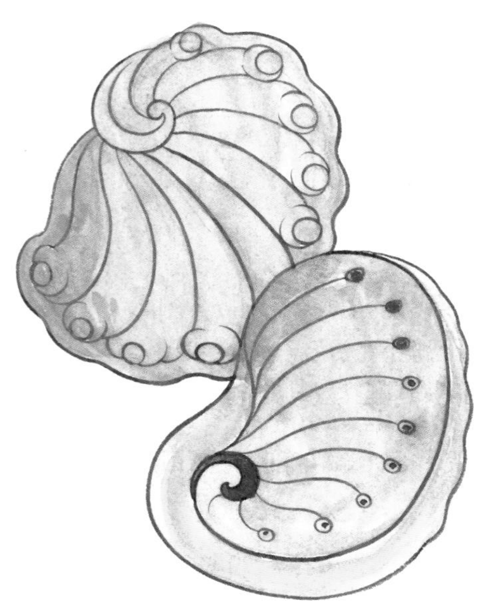

石决明

石决明的功效为检验防治合成毒。本品分为两种：阿伊巴扎和格拉巴扎。二者的形状皆如蚌。特别是虫体中部，留有连接虫体与壳节间的肉刺，贯穿肉内五六指深的遗洞，肉比蚌薄，比蚌壳稍大。阿伊巴扎有很红的光。价格与黄金等价交换。格拉巴扎色如好贝壳，价格比黄金加半。前者质佳，后者质次。二者皆产自大海。巴扎壳中倒入含毒食物时，立即发出“嚓嚓”之声，食物产生泡沫。转换毒食物少许，放置其中，过一夜，毒自消失。

དུང་།

དུང་གིས་རྣག་རྐེམ་འཁྲིངས་འབིགས་རུས་ཚད་སེལ། །ཞེས་པ་ལ་མིང་། ཤཾ་ཁ། དུང་། ཛ་ལ་ཛ། ཚུ་སྐྱེས། ཛ་ལ་ཀ་རཾ་ཀ། ཚུ་ཀ་རཾ་ཀ། སུ་ཙི་ཀ་མུ་ཁ། ཁབ་ཀྱི་ཁ། གསྒུ་ར་དང་། ནི་བུ་ཤ་ནི་རྣམས་ཟེར། འདི་ལ་རིགས་ལྔ་འབྱུང་བ་སྟེ། མཆོག་འཁྱིལ་དམན་གསུམ་དུ་ཕྱེ་ན། དཀྱི་ཊ་ཕཏ་ཤཾ་ཁ་ཞེས་པ་དུང་གཡས་སུ་འཁྱིལ་བ་སྟེ་འདི་སྐྱེ་བ་གཞན་གྱིས་བར་མ་ཆོད་པའི་དུང་སྐྱེ་བ་ལྔ་པ་

ཡིན་པར་བཤད། ཁ་དོག་ཀུནྡ་ལྟར་རབ་ཏུ་དཀར་བ་འབྱུང་། འདི་བཀྲ་ཤིས་པའི་རྫས་ཏེ། བརྒྱ་བྱིན་བྲམ་ཟེ་སྐར་རྒྱལ་དུ་སྤྲུལ་ནས་བཅོམ་ལྡན་འདས་ལ་ཕུལ་བའི་རིགས་སོ། །གཟི་དུང་ཞེས་དུང་མཇུག་འབུད་ཁའི་ཕྱོགས་ཕྲ་ལ་རིང་བ། ཁ་དོག་གཟི་སེར་ཁྲ་འདྲ་བར་ཁྲ་བ་འདི་གཉིས་བཟང་བས་སྔ་མ་མཆོག་དང་ཕྱི་མ་རབ་ཡིན། ཤི་ཏ་ཤཾ་ཁ་འམ། ཤཾ་ཁ་ཤྭེ་ཏ། ཞེས་པ་དུང་དཀར་རམ། དུང་འཁྱིལ་བ་སྟེ། ཡོངས་གྲགས་དུང་དཀར་འདི་སྟེ་འབྲིང་བའོ། །ཀཎྜ་ཤཾ་ཁ། ཞེས་པ་དུང་ཚེར་མ་ཅན་ནམ། དུང་རྭ་ཅན་ཟེར་ཏེ། དུང་གི་ཕྱི་ལ་གཟུགས་མོ་བྱི་ཐུར་འདྲ་བའི་དུང་གི་ཚེར་མས་ཁྱབ་པ་ཞིག་འབྱུང་བ་དང་། རཀྟ་ཤཾ་ཁ་ཞེས་དུང་དམར་ཏེ། སིནྡྷུ་རའི་མདོག་འདྲ་བ་ཞིག་འབྱུང་ཞེས་པ་རྣམས་རིམ་པས་ཞན་པའོ། །འདི་རྣམས་ཡུལ་མ་ར་ཤ་ཏི་དང་། སི་ཀོ་ཏ་ར་དང་། རྡོ་བ་རི་ཀ་ལ་སོགས་ཀྱི་རྒྱ་མཚོའི་ནང་ནས་འབྱུང་ཡའོ། །རིན་ཐང་ནི། གཡས་འཁྱིལ་ལ་གསེར་སྒོར་བརྗེ་བྱེད་པ་དང་། ཕྱི་མ་བཞི་ལ་དངུལ་སྲང་གང་དང་། དེ་ལས་རིམ་པས་ཉོ་དོ་རེ་འབྲི་བར་བྱེད་པའོ། །འདི་དུས་ཚད་སྐབས་མ་གཏོགས་སོལ་མེར་དཀར་སངས་ཚོས་པར་བསྲེག་དགོས། སྨན་ལ་དུང་དཀར་ཡོངས་གྲགས་ལེགས་ཞེས་གསུངས།

海螺　Rapana bezoar (Linnaeus)

海螺干脓穿胀满，并且清除骨热症。本品之名有：夏卡、螺、札拉札、曲吉、札拉嘎然嘎、曲嘎然嘎、苏孜嘎嘎木卡、卡卜吉卡、嘎玛布拉、尼布夏尼等。本品有五种，分为上中下三品。达葛卡那窝达夏卡海螺为右旋螺，本品为生系未被阻断连生五代的螺，色如水银，颜色很白，为吉祥物，是帝释化为婆罗门嘎加王时献给薄伽梵（释迦牟尼称号）之物。司敦海螺，螺尾吹口的一面细长，色花如黄色亚玛瑙。上述二品质佳，前为特品，后为上品。司达夏卡海螺或夏卡窝达海螺，为白螺或旋螺，白螺很驰名，为中品。甘札夏卡海螺为刺螺或角螺,螺表有刺猬状螺刺。拉嘎达夏卡螺为红螺，色如禹粮土色，品位低劣。上述诸品，产自玛拉夏豆和司高达拉、多哇热嘎等大海中。除了清骨热生用外，都需在炭火中煅烧至疏松、色白方可入药，白螺最好。

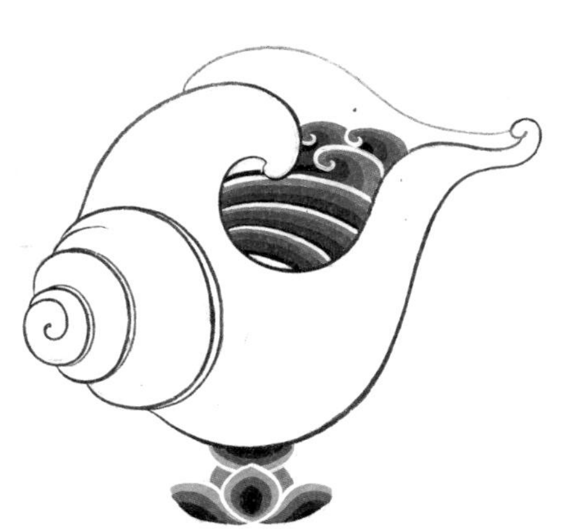

ག་ཛ་དནྟ།

ག་ཛ་དནྟས་གདོན་དང་རིམས་ནད་སྲུང་། །ཞེས་པའི་ག་ཛ་དནྟ་ནི། གླང་པོའི་སོ་སྟེ། བ་ལང་གི་སོ་ཡང་ཟེར་ཏེ། གླང་ཆེན་གྱི་ཡས་ཀྱི་ཁ་ལ་མཆེ་བ་ཕྱི་ལ་ཡར་ཕྱིན་དུ་ཕྱུར་བ། ཐལ་ཀར་ཞེས་པ་རབ་ལ་གཡས་གསུམ་གཡོན་གསུམ་སྟེ་དྲུག་དང་། འབྲིང་ལ་བཞི། ཐ་མར་གཉིས་རེ་འབྱུང་བའི་རབ་ཀྱི་མཆེ་བ་ནོར་བུ་ཡིན་པར་བཤད་ལ། ཆེ་བར་མི་ཆ་ལག་རིང་བའི་འདོམ་གང་ལྷག་ཙམ་ནས་འདོམ་ཕྱེད་ཡན་ཅི་རིགས་ལ་ཕྲ་སྦོམ་སྡོང་ཕྲན་ཙམ་སོགས་འབྱུང་། ཤིན་ཏུ་ལྕི་ལ་ནང་སྟུབས་ཅན་ཏེ་ནོར་འཕྲད་མེད་ཏུང་། དུམ་བུ་ཆུང་ངུ་ནི། མ་ཧེའི་རུས་པ་དང་ནོར་བའི་མགོ་ཆས་ཆུང་ངུ་འཚོས་པ་ཡོད་པས། རུས་པ་གཞན་ལས་འབོལ་ལ་ཁམ་ཞད་ཡོད་པ། འོད་རུས་པ་ལས་ཆུང་བ་གས་ཞིབ་ཆུང་ངུ་འབྱུང་བའོ། །ཁྱད་པར་བརྟག་པ་ནི། གང་ཡིན་པ་དེའི་སྟེང་དུ་མཆིལ་མ་ཐིགས་པ་ནས་ཕྱེད་ཙམ་ཞིག་བླུག་པའི་སྟེང་དུ་རྩྭ་འཇག་སྦྲའི་ཚལ་པ་ཁབ་ཙམ། སྣ་ནས་འབྲུ་ཕྱེད་གཉིས་ཙམ་ཡོད་པ་ཞིག་འཕྲེད་ལ་བཞག་པས། འཕྲེད་ལ་མི་སྡོད་པར་རུས་པའི་སྣ་རྒྱུད་དུ་འཁོར་ན་ངེས་པའོ། །

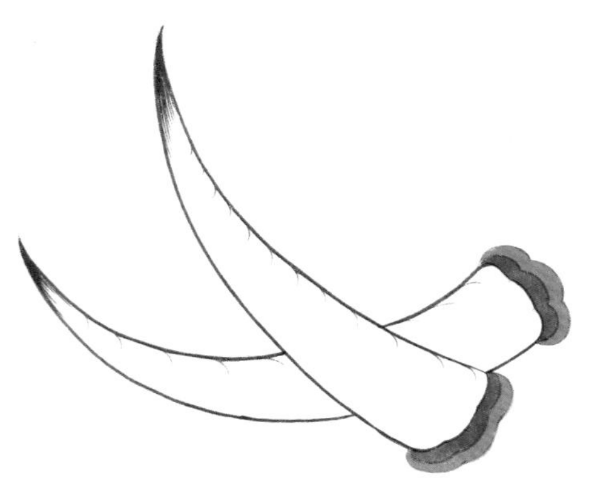

象牙

象牙防邪防疫疠。嘎杂丹达是象牙，也是黄牛牙。大象的上犬牙外伸朝上，称为塔嘎尔，上品为右三左三，共为六牙；中品四牙；下品两牙；犬牙品位最高，为珍宝。犬牙最大者长过一托，多在半托至一托之间，粗细如枝，甚重，中空。虽然本品不易搞错，但碎块容易误为水牛骨和牛骨制作的细小器皿，象牙比别的骨头质密而软，色褐，光比牛骨淡，裂纹细小。特别的检查方法是在上面滴一滴唾液，再在唾液上放半管粗细如针的冰草棍，头端横放两半粒青稞，青稞横放不住，一定转向与骨纹平行的方向，此一定为象牙。

ལྕྭ་བའི་ཧོར་ཟྭ།

ལྕྭ་བའི་ཧོར་ཟྭས་སྦྲུལ་སོགས་དུག་སྲུང་བྱེད། །ཞེས་པ། ལྕྭ་བ་ལ་སོགས་པའི་དབང་པོ་རིལ་བུས་སྦྲུལ་དང་སྦྲུར་དུག་སོགས་ཀྱི་འཇིགས་པ་ལས་སྐྱོབ་པར་བྱེད་པས་ངོས་འཛིན་པ་དང་། ལྕྭ་

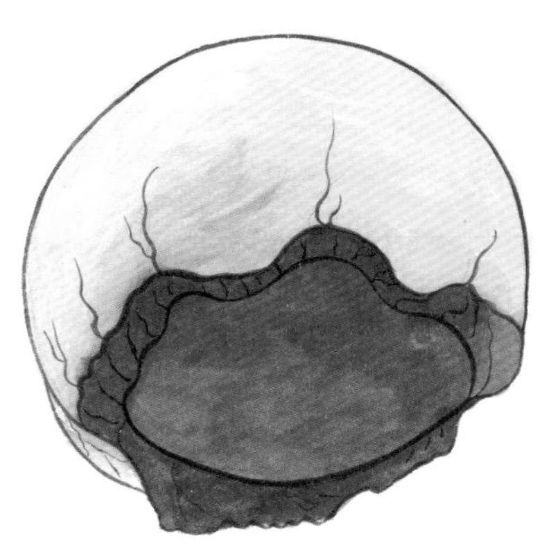

བའི་རྩི་རིལ་གཅིག་ཏུ་འདྲིལ་བ་ཁ་དོག་ནག་ལ་འོད་ཟེར་འབར་བ་ཞིག་ཡོང་བ་ལ་བྱེད་པ་ལུགས་གཉིས་ཏེ། ཕྱི་མ་འདི་ལེགས་པར་སེམས།

麝宝

麝宝防治蛇等毒。本品是麝等动物的腹中宝。一是单用能解蛇毒和食物中毒；二是与麝香混合用，混合后成黑色，有光泽。两种用法，后者为好。

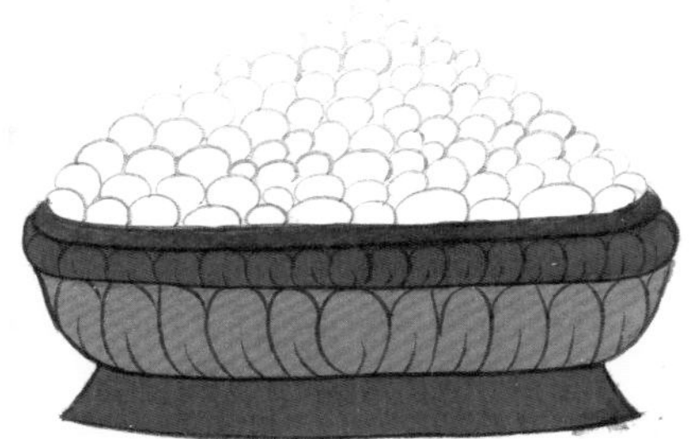

ཆུ་ཚན་རིང་བསྲེལ།

ཆུ་ཚན་རིང་བསྲེལ་གདོན་ནད་ཐམས་ཅད་སེལ། །ཞེས་པ། ཆུ་ཚན་གྱི་སྦུག་སོགས་སུ་ཆུ་ལས་བྱུང་བའི་དབང་རིལ་འོད་ཟེར་འཕྲོ་བ་འབྱུང་བར་བཤད་པས་དེའོ། །

矿泉舍利

矿泉舍利治魔病。矿泉舍利是温泉水洞中产生的一种有光泽的宝石。

གཉིས་པ། བཞུ་བའི་ཁམས་ཀྱི་རིན་པོ་ཆེ།

二、可熔性珍宝药物

གསེར།

གསེར་གྱིས་ཚེ་རིང་རྒས་སྲ་དབྱིག་དུག་སེལ། །ཞེས་དང་། མན་ངག་བེ་བུམ་ལས། གསེར་ནི་རོ་བསྐ་ཞུ་རྗེས་ཁ། །ནུས་བསིལ་དུག་སེལ་ཚེ་འཕེལ་ཡང་། །དུག་དང་ལྡན་པས་སྐྱེ་རྒྱུན་གཅོད། །ཅེས་པའི་མིང་ནི། སོ་ན། གསེར། སོ་ཝརྞ་དང་། སུ་ཝརྞ། མདོག་བཟང་། ཏ་ཏ་ཀ། ཟེ་མཆོག ཙནྡྲི་ཡ། ཙམ་པ་སྐྱེས། ག་གེ་ཡཾ། གཙྪ་སྐྱེས། ཨ་ལཊྟ་ར་སུ་ཝརྞ། རྒྱན་མདོག་བཟང་། ཏ་པ་ནཱི་ཡཾ། བསྲེག་བྱ། ཛཱ་ལཱི་ཀ་རཾ། ས་ལེ་སྦྲམ། ཛཱ་ཏ་རཱུ་པཾ། སྐྱེ་གཟུགས། ཨཥྚ་པ་ད། རྐང་བརྒྱད་པ། ཤ་ཏ་ཀུམྦྷ། བུམ་བརྒྱ་པ། གཻ་རི་ཀཾ། རི་ལས་སྐྱེས། ཀརྟ་སྭ་རཾ། འོད་བྱེད། ཛམྦུ་ན་དཾ། ཛམྦུ་ཆུ་གསེར། ཀ་ལ་ཧཱོཾ་ཏ། ཆ་ཤས་སྦྱོང་། བཙོ་བ་ཛ། མེའི་ས་བོན། ཧཻ་ཛ་སཾ། གཟི་བརྗིད་སྐྱེས། མ་ཧཱ་ཏཱ་ཛཱི། རིན་ཆེན་མེ། ཛ་ཏཾ། སྐྱེས་པ། ཙ་ཀུ་ར་ཛ་ཏཾ། ཙ་ཀུ་ར་སྐྱེས། ཏ་ར་ཛཱི་བ་ནི། འཚོ་བ་སྒྲོལ་བྱེད། རྦུ་རི་ཙཀྲི། སའི་བླ། ཡོ་ཏ་པ་རཾ། ལྕགས་མཆོག ཀུམྦྷ་རཾ། མདངས་ལྡན། ཏཱ་ཏ་ཀཾ ཚོང་འདུས་འཁྲིམ། མ་ཏཱ་ནཱ་ཛ། ཁ་དོག་རྒྱལ་པོ། སུ་ཝརྞ། ཀ་ན་ཀ། ཧེ་མ། ཀཱཉྩ་ནཾ། རུཀྨཾ། མདོག་ལྡན། ཨཱ་ལ། ཧི་ར་ཎྱཾ། ཀ་ན་ཀཾ། ཟླ་ན། གསེར། ཞེས་རྒྱ་བོད་སྤེལ་སྐད་ཀྱི་མིང་གྲངས་དང་། ཧོར་གྱིས། ཨལྟན་ཟེར། ཕྲེ་ཕྲི། ཀ་ན་ཀཾ། ར་ཙན་གསེར་ཟེར་རོ། །འཕྲུལ་སྐད་དུ། སོ་ན། གབ་ཏུ། ལྕགས་ཀྱི་གཙོ་བོ། སའི་སྙིང་པོ། །སྐྱེ་བ་རྒྱུན་གཅོད། ཅེས་ཟེར། འདི་ལ་རིགས་ཆེན་གཉིས་དང་། རིགས་ཕྲན་དྲུག་སོགས་འབྱུང་བས། །རིགས་ཆེན་ནི།

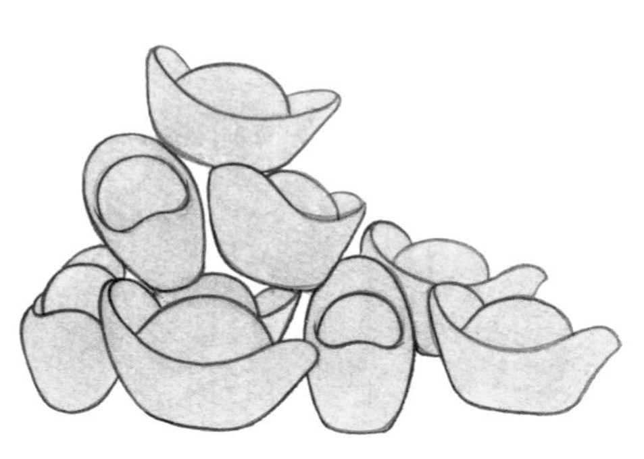

དམར་པོ་དང་། སེར་པོ་གཉིས་སོ། །དམར་པོ་ནི། ཤིང་ཛམྦུ་བྲི་ཀྵའི་འབྲས་བུ་རྒྱ་མཚོར་ལྷུང་བ་ཀླུས་ཟོས་པའི་བྲུན་ཐམས་ཅད་གསེར་དུ་གྱུར་པ་རྒྱ་མཚོའི་རླབས་ཀྱིས་བྱེ་མ་དང་འདྲེས་པར་ཆུ་འགྲམ་དུ་ཆགས་པས་ཛམྦུ་ཆུ་བོའི་གསེར་ཞེས་གྲགས་ལ། ཀླུའི་རྒྱལ་པོས་རིན་པོ་ཆེ་སྣ་བདུན་དང་སྦྲགས་ནས་ཟོས་པས་རིན་ཆེན་བདུན་འདུས་པར་བཤད། གསེར་དེ་བྱ་མི་ཟན་ནམ། བྱ་ཆེ་རིང་གིས་ཟོས་པའི་བྲུན་རྒྱ་ནག་དང་ཧོར་ཡུལ་སོགས་སུ་ཆགས་པ་ཡང་སྔ་མ་ལྟར་ཡོད་པ་རྣམས་ནི། དབྱིབས་ཟངས་དམར་གཡའ་ཆད་པ་འདྲ་བ་ཆེར་དམར་བ་ཞིབ་ཏུ་བརྟགས་ན་འཇའ་འོད་ཅུང་ཟད་ཆགས་པ། དྲིལ་བུ་སོགས་བཅོས་ན་གསུང་ཤིན་ཏུ་སྙན་པ་ཞིག་འབྱུང་བ་ལ། མིང་། ཧྲཻ་ཀླིམ་དང་། ཟུར་ཆག་པར་ཟེ་ཁྲིམ་དང་། ཛ་ཁྲིམ་ཟེར། འདི་ལ་ཀུན་མཁྱེན་པུཎྜ་རཱི་ཀས། ཟེ་ཁྲིམ་སིཀྐུའི་ཆུ་ཀླུང་དག་གི་འབྲས། །གསེར་བཞིན་ཆགས་པས་གསེར་དམར་ཡིན་པར་གྲགས། །འདི་ལ་ཀླུ་ཡི་རིན་ཆེན་སྣ་བདུན་པོ། །མ་ལུས་འདུས་པས་ཡིད་བཞིན་ནོར་བུ་འདྲ། །ཁ་དོག་ཆེར་དམར་ཞིབ་བརྟགས་འཇའ་འོད་སྣང་། །དུག་ཆུས་རེག་ན་དབང་པོའི་གཞུ་ཉིད་སྟོན། །ཞེས་གསུངས་བཞིན་བཙན་དུག་གི་ཆུ་བྱུགས་ན་འཇའ་འོད་ཆགས་པ་དང་། དུག་བརྟགས་ཚེ་ནད་པའི་ཁར་བཙུག་པའམ། ལུས་རྡོད་དུ་འཆང་བས་ཀྱང་དེ་བཞིན་འབྱུང་བ་འདི་ནི་དབྱིག་དུག་ལ་མཆོག་ཏུ་ཕན་པ་བཅས་མཆོག་གི་གསེར་རོ། །གཉིས་པ་སེར་པོ་ལ་མཆོག་དམན་གཉིས་ལས། མཆོག་ནི་ས་ལེ་སྦྲམ་ཞེས་པའམ། ཛམྦུ་ཆུ་བོའི་གསེར་སྔ་མ་དང་རྒྱུ་མཚན་འདྲ་བ། ཁ་དོག་དམར་སེར་གུར་གུམ་གྱི་མདོག་ལྟ་བུ་འོད་ཟེར་འཕྲོ་བ། ཤིན་ཏུ་སྣུམ་པ་དང་། ཕལ་པ་ལ། སེར་ལ་དམར་མདངས་ཅན་དང་། སེར་སྐྱ་སྔོ་མདངས་ཅན་དང་། སེར་སྐྱ་དཀར་ཤས་ཅན་རྣམས་འབྱུང་བ་རིམ་པས་མཆོག་ནས་དམན་པའོ། །ཁུངས་ཡང་། རྒྱ་གར་ནག། གུ་ལང་། ཐོ་གོར་གར་ལོག། མངའ་རི་ཧོ་ནག་ཁམས། སྦྲ་འབྲི། མི་ཉག། ལི་ཆུ་སོགས་ནས་འབྱུང་བ་སྔ་མ་ལེགས་པར་བཤད་ཀྱང་མ་ངེས་སོ། །འོན་ཀྱང་བརྟག་ཐབས་གསུམ་གསུངས་པ་ལྟར་མ་བརྟག་ན་གསེར་འགྱུར་བྱས་པའི་གསེར་མན་དང་ནོར་འཁྲུང་ཆེའོ། །ཡན་ལག་བརྒྱད་པ་ལས། པདྨའི་འདབ་མར་ཆུ་བཞིན་དུ། གསེར་གྱི་ཡན་ལག་ལ་མི་ཆགས། ཚེ་ཡང་རིང་དུ་འཕེལ་བར་འགྱུར། ཞེས་དང་། ཟླ་ཟེར་ལས། གང་གི་ཕྱིར་གསེར་འཐུངས་པར་གྱུར་པས་དུག་ཟོས་པའི་ཡན་ལག་རྣམས་ལ་དུག་དེ་ཆགས་ཤིང་ཞེན་པར་མི་འགྱུར་ཏེ། དཔེར་ན་པདྨའི་འདབ་མར་ཆུ་ཆགས་པར་མི་འགྱུར་བ་དེ་བཞིན་དུ་དུག་ཆགས་པར་མི་འགྱུར་བ་དང་། དེ་བཞིན་དུ་གསེར་འཐུངས་པར་གྱུར་པ་དག་ནི་ཚེ་རིང་ཞིང་འཕེལ་བར་འགྱུར་བ་ཉིད་ཀྱང་ཐོབ་པར་འགྱུར་རོ། །ཞེས་དང་། རང་བྱུང་རྡོ་རྗེས། གསེར་གྱིས་རྒས་པ་རྣམ་པར་འཇོམས། །ཞེས་གསུངས་སོ། །སྲིད་སྲུང་ལ་སེར་པོ་བཟང་ངོ་། །གསེར་རང་བཞིན་གཏོང་དགོས་རིགས་ལ་དུག་ཐལ་ནས་གཏོང་བ་ལ་དུག་འདོན། དུག་དང་ལྡན་པར་གཏོང་དགོས་ལ་དུག་སློང་། ཚོན་དུ་གཏོང་ཚེ། ཁ་དོག་འདོན་པ་ལ་བཙོ་མ་བྱེད་པ་བཙོ་སྦྱད། འདུལ་ལུགས། མདོག་བསྒྱུར། དངུལ་

ཟངས་སོགས་ལ་ཚ་གསེར་བྱུགས་ཐབས། གསེར་ཤོག་བྱེད་ན་བརྟུང་བའི་ལག་ལེན། དེ་རྒྱུག་ཐབས། མགར་དུ་བྱེད་པའི་ཚ་ལ་རྣམས་དང་། ཐལ་སྨན་དགོས་ཆེ་གསེར་སོགས་རིན་པོ་ཆེའི་ཐལ་བ་འོས་ཚད་ཀྱི་ལག་ལེན་བཅས་ཁོ་བོས་ལོགས་སུ་གསལ་བར་བྱས་ཡོད་པ་ལས་ལོངས་ཤིག།

金 *Aurum*

黄金能抗老延年，并能解除珠宝毒。《诀窍琉璃瓶》中说："黄金味涩化味苦，性凉解毒近延年寿，但是有毒能绝育。"本品之名有：索纳、赛尔、索窝那、多合桑、哈扎嘎、索却、杂麦萨雅、札巴吉、尕格亚、冈尕吉、阿浪嘎拉苏瓦纳、见多桑、达巴尼亚、色夏、杂厘嘎然、萨勒扎木、札达如巴、吉苏合、阿卡扎巴达、冈杰巴、夏达固玛巴、布加哇、格若嘎、若勒吉、嘎达萨然、奥杰、札布纳达，札布曲赛、嘎拉道达、恰西江、巴诺塔博杂、美洒温、代杂萨、司吉杰、玛哈达格那、仁青美、札达、吉巴、札古拉札达、札古拉吉、达拉孜巴纳、措哇卓杰、巴胡若札纳扎、洒达哇、洛哈巴拉、介乔、固布然、当丹、哈质嘎、丛都智、玛哈拉札、卡多加保、萨窝那、嘎纳嘎、赫玛、嘎尼杂诺、如嘎玛、多丹、阿拉、嘎纳嘎、巴纳等。这些名称是以梵藏语交替讲述的。霍尔语中称为：阿拉塔洒赛尔、释格、嘎纳嘎、如见赛尔。流行语称为索纳。隐语中称为介吉皂吾、萨亮保、吉哇均焦。本品分为两大类、六小类。两大类为赤金、黄金。

（1）赤金是赡部树的果子，掉到海里，被龙吃后所化之龙粪为金。被海浪卷到海边，与沙相混，称为"部曲吾金"。龙王连同七宝食之所成者，称为"七宝金"。沙金状如火鸡粪、鹤粪。产于汉地和霍尔之地的，形如无锈紫铜，色赤，研细有荧光，铸成铃子，响声清脆，称为泽哈格卡玛。阿婆商夏语中称为斯且、孜且。如同更钦班智达若嘎所说："斯且金产于森林、河边，形如金，色赤者称赤金。赤金具有龙宫七宝，如同万能如意宝，色甚赤，研细有荧光，毒水一触也显荧光。"赤金涂上毒水马上显出荧光。检查毒时，置于病人口中，全身生温。是解珠宝中毒的上品。

（2）黄金分上品和次品两种。上品称萨勒扎木或，赡部曲吾金，成因同前述。红橙色，如红花有光泽，甚润。次品，有黄色带红色光泽的，有淡黄色带蓝色光泽的，有微黄白色的，依次前佳后劣。产自印度、汉地、古朗、洮高嘎尔洛、阿里哲纳康木、嘎智、木雅、里曲等地。虽说前者为佳，但不一定。如不按照三种检验方法检验，往往容易与化成金状的赛曼相混。《八支》中说："如同莲瓣水，真金不怕毒，延年又益寿。"《月光》中说："因某种原因，饮金后，食毒也不中毒，就像莲瓣上水珠停不住一样，毒也形不成。如此，饮金者就能延年益寿。"让穹多吉说："金能抗老。"

固本黄金为好。金性佐使，食毒后饮金毒即解；与毒同服毒性易发作。镀色时，热镀即显金色。没有冶炼炮制的，要冶炼炮制。炮制法，着色法，热镀铜银法，金箔锤打加工法，做焊药法，金灰等珍宝灰加工炮制法，另有专门论述。

དངུལ།

དངུལ་གྱིས་ཆུ་སེར་ནད་དང་རྣག་ཁྲག་སྐེམ། །ཞེས་པར། རང་བྱུང་རྡོ་རྗེས། དངུལ་གྱིས་སོ་ནི་བཟང་པོར་འགྱུར། །ཞེས་དང་། མན་ངག་ཏུ། དངུལ་ནི་གསེར་དང་ཕྱོགས་མཐུན་ལ། །རོ་ཁ་ཞུ་རྗེས་ཁ་ཡང་སྐོམས། །ཞེས་གསུངས། མིང་ནི། རུ་པྱཾ། དངུལ། ར་ཛ་ཏཾ། ཚོན་ཅན། དུཪྵཾ་ཪྞཾ། མདོག་ངན། ཧྣྣ་བི་ཛ། འཕྲོག་པའི་ས་བོན་དང་། ཤྭེ་ཏ་ཁཛྫུ་ར། ཁཛྫུ་རཾ། ཤྭེ་ཏཾ། དཀར་པོ། ཙནྡྲ། ཨིནྡུ། ཧྲ་ར། རུ་པ། རཱུ་པ། ཨརྫ་ཏཾ། ཀླ་ཏེ། ཞེས་དང་གབ་ཏུ། རྡོ་སྙིང་། རྒྱ་ནག་གིས་ཡི་འཛི། ཧོར་གྱིས་མུན་འགུ། འབྱུང་ཁུངས་ས་ལས་བྱུང་བ་དང་། ཤིང་ལས་བྱུང་བ་དང་། རྡོ་ལས་བྱུང་བ་གསུམ་ཡོད། ས་ལས་བྱུང་བ་ནི། ཛམྦུ་གླིང་གི་གླིང་ཕྲན་གཞན་པ་ཨ་ལ་ཡི་ཞེས་བྱ་བའི་ཡུལ་དུ་ས་བྲུས་པའི་ནང་དུ་ཆར་བབས་པའི་རྐྱེན་གྱིས་ཆབ་རོམ་ལྟར་ཆགས་པར་བཤད་པའོ། །དེ་ནི་མཆོག་ཏུ་བཤད། ཤིང་ལས་བྱུང་བ་ནི། ཁྱ་ར་ས་ནའི་ཡུལ་དུ་ཤིང་གི་སྡོང་པོ་རུ་པ་ད་རུ་ཞེས་པ་བསྲེགས་པ་ལས་ཞུན་དུ་བབས་ནས་ཆགས་པར་བཤད་པའོ། །རྡོ་ལས་བྱུང་བ་ནི། དངུལ་རྡོ་སྔོན་པོ་ཁྲོམ་པ་དེ་བཞུས་པ་ལས་འབྱུང་། དེ་ཡང་རྡོ་རིགས་ཀྱི་ཁྱད་པར་ལས་རྡོ་བཞུས་པ་ནས་དངུལ་འབབ་པ་དང་། རྡོ་བཞུས་པས་དང་པོ་ལྩགས་འབབ་པ་དང་། གཤའ་འབབ་པ་དང་། ཞ་ཉེ་འབབ་པ་དང་། ཟངས་འབབ་པ་སྟེ། དེ་བཞི་གང་ཡང་སླར་བཞུ་བཏུལ་བྱས་པས་སྙིགས་མ་དག་ནས་དངུལ་འདུག་པའི་རིགས་ཏེ། ནད་ལ་ཡང་རང་རང་གི་མ་དང་མཐུན་པར་ཕན་གསུངས། རྒྱུད་རིན་ཆེན་སྤུངས་པ་ལས། དངུལ་ནི་མཚལ་ལས་བྱུང་བ་ཡིན། ཞེས་གསུངས་པ། དངུལ་རང་དུ་བྱེད་མཁན་འདུག་ཀྱང་། འདི་དངུལ་ཆུ་ལ་གསུངས་པ་ལས་དངུལ་དུ་དགོངས་པའི་ཁུངས་མ་མཐོང་ངོ་། །དེ་དག་རྒྱུའི་སྒོ་ནས་ས་དངུལ། ཤིང་དངུལ། རྡོ་དངུལ་ཞེས་འདོད་པར་གྲགས་ཀྱང་། བོད་དུ་རྡོ་དངུལ་འབབ་ཞིག་ལས་མི་འབྱུང་ལ། དེར་ཡང་། ལྩགས་དངུལ་སྔོ། གཤའ་དངུལ་དཀར། ཞ་དངུལ་ཁམ། ཟངས་དངུལ་དམར་ཟེར། འོན་ཀྱང་དེང་སང་བོད་ཆེ་ཆུང་དུ་འབྱུང་བ་འདི་ལ་ར་དངུལ་ལུག་དངུལ་གཉིས་སུ་འདུས། ར་དངུལ་སྔོ། ལུག་དངུལ་དཀར་བའོ། །དེ་ཡང་ཧོར་དངུལ་ཤིང་ཁ་མ་བཟོ་དབྱིབས་མ་ངེས་པ་དང་། རྒྱ་དངུལ་འོ་ཁ་མ་སྟེ་འདི་ལ་བོད་དངུལ་བསྲེས་པ་མང་། དེ་ལ་དབྱིབས་ཁྱད། རྒྱ་ནག་གི་ཏ་ཐིག་མ། ལུག་ཐིག་མ། ར་ཐིག་མ། ཏ་དུས་མ། ཡིག་ཕྱན་སོགས་དང་། རྒྱ་གར་ཏཾ་ག་ཡུལ་ཁྱད་ཀྱིས་གྲུ་བའི་ཟླུམ་པོ་གཉིས་ལ་ཚོ་གསུམ་རེ་ཡོད་པ། བལ་པོའི་ཏཾ་ག་ཚོ་ཕྱེད་དང་དོ་རེ་ཡོད་པ། དེར་ཡང་ཡམ་བུ་

དང་། ཡེ་རང་དང་། ཁོ་ཁོམ་གསུམ་པོའི་རང་རྟགས་ཁ་རིས་དང་། རེ་རེར་ཡང་རྒྱལ་རབས་རེ་རེ་བཞིན་གྱི་རྟགས་ཁ་ཡིག་ཨཱཿཧྲཱིཿ་ལོ་རྟགས་བཅས་གསལ་བ་དང་། ནང་པ་ལ་རང་རྟགས་མཚོད་རྟེན། ཕྱི་པ་ལ་དབང་ཕྱུག་གི་རྩེ་གསུམ། ཐུན་མོང་ལ་འདྲེས་པ། ཆོས་རྒྱལ་བ་སུ་རྙ་རའི་བསྐྲུན་པའི་མཆོད་རྟེན་མདའ་གཞུ་བྲིས་པ་སོགས་དང་། དེ་བཞིན་མོན་ཏཾ་ཞེས་ཝ་རེའི་ཚད། རྒྱ་སེར་གྱི་འདྲ་མིན་སྐར་རེ་ལངས་པ་རྣམས་ནི་ར་དངུལ་ཡིན་པར་བཤད། ཁམས་དངུལ་ཝ་ཁ་མ་ལའང་དངུལ་ཁ་མང་སྐབས་མི་འདྲ་བ་ཙུང་འབྱུང་ཡང་རིགས་གཅིག་པར་བྱེད་པ་དང་། གཞན་རྫོ་དངུལ་ནས་ཟངས་ཀྱི་བར་རྣམས་ལས་ལྕགས་དངུལ་མ་གཏོགས་པ་སྣེ་དེ་དག་ལུག་དངུལ་དུ་བརྩི་བ་གཞུང་གི་རྩིས་ལུགས་སོ། །གང་ལའང་ར་མེད་པ་སྣེ་ལྷད་བྲལ་བ་དགོས། དེ་ཡང་རྫོ་ནག་ལ་བྲིས་པས། སེར་ན་རག་འདྲེས། དམར་ན་ཟངས། ནག་ན་ཞ་ཉེ། སྔོ་ན་གཤའ་འདྲེས་པས་མ་དག་བར་བཞུ་བཏུལ་གྱིས་རང་འདུག་བྱེད་ཅིང་གསེར་ལྟར་ཚ་བརྟུང་ཐུབ་པ་དགོས། ར་མེད་པར་རི་མོ་དཀར་ནར་གྱིས་འོང་བ་ཡིན་ནོ། །རང་བྱུང་རྫོ་རྗེས། གསེར་དངུལ་ཐལ་བས་ཤ་རོ་རྨེན་འབྲས་གཙོད། །ཅེས་དང་། མན་ངག་ཁ་ཅིག་ཏུ། དངུལ་ཐལ་རྩུལ་གཙོད་འབྲས་འདུལ་དམུ་ཆུ་སྐེམ། །ཞེས་འབྱུང་བ་རྣམས་ནི་དངུལ་འདི་ཐལ་བ་ཤས་ཆེར་བྱེད་དགོས་པའོ། །

银 *Argentum*

白银治疗黄水病，并且能干涸脓血。让穹多吉说："银能使牙齿变好。"《秘诀续》中说："银与金功效相同。味苦，化味也苦，性轻平。"本品之名有：如恰、欧、拉杂斗、村建、度拉窝纳、多合安、榜嘎贝杂、乔贝萨温、西达卡租拉、卡租然、西斗、嘎尔保、杂那巴、如巴、如吾巴、阿巴扎、拉得等。隐语中称为多亮。汉语中称为银子。

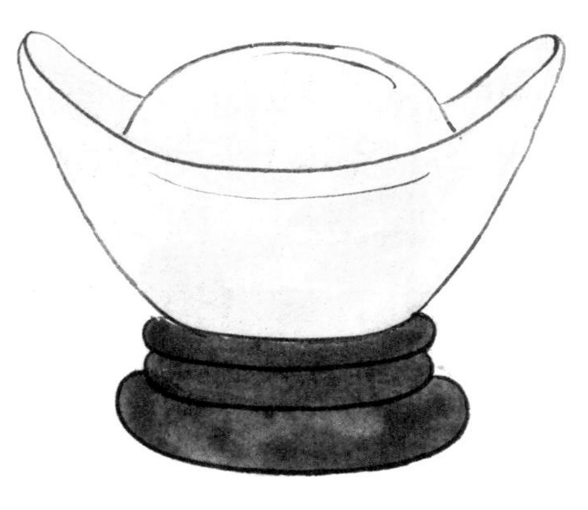

霍尔语中称为门苟。本品分为三种：土生银、木生银、石生银。土生银：据说在赡部州的一个叫作阿拉尹岛的土坑里，由于雨淋形成像冰凌一样的土生银，为银中上品。木生银：卡拉萨纳地方有一种叫如巴达如的树，烧成灰淋制而成。石生银：冶炼放射蓝光的银矿石而得。各类矿石有别，冶炼银矿可得银，冶炼别的混合矿石先得铁、锌、铅、铜。这四种矿石的任何一种，冶炼后重炼都有银，能治相应的病。

《宝堆》中说："银产自朱砂。"银虽

有各自的来源，但认为银是水银的说法，从未见过其根据。银虽分土生银、木生银、石生银，但都称为银。在藏地除石生银外，不产别的银。所产的铁银青色，锌银白色，铅银褐色，铜银红色。但是，现在西藏和其他涉藏地区所产的银，分为“拉银”和“鲁银”两种。拉银青色，鲁银白色。霍尔地方所产的相卡玛银，形状不一。汉地所产的奥卡玛银，多与藏银相混，但形状特别。汉地银有马蹄锞、绵羊蹄锞、山羊蹄锞、马辫、银牌。印度扎木嘎地方特产的两种四方银，重三钱。尼泊尔产的银锞重半钱至三钱。杨布城、伊朗、科科木三地产的各有标志。每种上各有朝代的名号、年号，内表为佛塔，外表为象征权势的山峰。通常混在一起，再刻上法王巴苏昂拉成业的曼扎弓箭。如此，称为门扎的银锞，每锞银重一钱。俄罗斯的各种银锞，每锞重一分。上述诸种为山羊蹄锞。康木银锞、消卡玛，有多种，形状不一，但仍为一类。石生银混有铜。除了铁银外，都算作绵羊蹄锞，这是官制。无论哪一种，都不能混有杂质。混有黑石的色暗，黄色的混有黄铜，红色的混有红铜，黑色的混有铅，青色的混有锌。不纯净的可以冶炼炮制，如同炮制金一样，可以热轧。无杂质的有白色花纹，能延长。

附：金灰、银灰。让穹多吉说：“金灰、银灰去腐肉，治腺疣、疖疮。”一些药诀中说：“银灰去腐肉，治疖疮，干恶性腹水。”这种银要炮制成灰。

དངུལ་ཆུ།

དངུལ་ཆུས་བཅུད་ལེན་ནད་གདོན་ཀུན་འཇོམས་མཆོག །ཅེས་པའི་མིང་ལ། སྟུ་ར། བདུད་རྩི་འམ་དངུལ་ཆུ། སྣ་ད་ར། རྒྱུག་བྱེད། ཙ་པ་ལ། འདེད་བྱེད། སྣ་ར་ཧོ་རམ། ཁུ་བའི་དབང་པོ། ཧ་ར་བཱིརྱ། འཕྲོག་བྱེད་ས་བོན། མ་ཧཱ་དྷཱ་ཏུ། ཁྲམས་ཆེན་པོ། ཤུཀླ་དྷཱ་ཏུ། དག་པའི་ཁམས། སྟུ་ཧ་ཀཾ། མཚལ་སྐྱེས། ཧིངྒུ་ལཾ། དམར་པོར་སྐྱེས། རཀྟི། དམར་པོ། པ་ར་ད། མཆོག་སྦྱིན། ཧཾ་ས་པཱ་དཾ། ངང་པའི་རྐང་པ། ར་ས་ཡ་ན། བཅུད་ཀྱིས་ལེན་པ། པ་ར་ཏ། མཆོག་ལྡན། ར་ས་པ་ར། རོ་མཆོག་ཅེས་དང་། གབ་ཏུ། འབིགས་བྱེད་རྒྱལ་པོ། མཚལ་ཆུ། མཚལ་གྱི་བུ། ཟླ་བའི་གཟུགས་ཅན། ཟླ་བ། ཟླ་བསིལ། བདུད་རྩི་བཅུད་རྒྱལ། ཀུནྡའི་རང་བཞིན། དབང་ཕྱུག་ཐིག་ལེ། ས་བདག་བཅུད་འདུས། རབ་ཏུ་གཡོ་བ། ཆུ་སྨན་རལ་གྲི་རིག་གཙོད། བདུད་རྩི་དར་ཡ་ཀན། ཐིག་ལེ་དར་ཡ་ཀན། བདུད་རྩི་ཟླ་བའི་ཟིལ་བ། སྨན་གྱི་གཙོ་བོ་སྐྱེས། ཟུག་རྔུ་ཞི་བྱེད། ཆུའི་སྨན་པ་དཀར་པོ། བསིལ་བྱེད་གངས་ཀྱི་ཁྱུང་རྒོད། བསིལ་ཆེན་གངས་ཀྱི་ཆུ་རྒྱུན། གནམ་གྱི་བྱ་ཁྱུང་དཀར་པོ། ལྕགས་ཀྱི་དུར་ཕག་སྔོན་པོ། བདུད་རྩི་གངས་ཀྱི་སེང་གེ། བདུད་རྩི་ཆུ་རྒྱུན། གནམ་ལྕགས་རྡོ་རྗེའི་ཁྲབ་རིང་། དུག་རལ་འབར་བ་རྩེ་དགུ། རྫས་ཀྱི་རྡོ་རྗེ་ཕ་ལམ། དེ་དག་མིང་གི་མངོན་བརྗོད་ཡིན་ལ། སྐབས་འགར། ད་ཆུ་ཟེར་བ་ཡོད་པས་མཚལ་ད་ཆུ་དང་མ་ནོར་སྐབས་ཕྱེད་གཅེས་སོ། །འདིའི་

ལོ་རྒྱུས་སྔོན་རབས་མང་ཡང་བཤད་ཁུངས་ཡང་འདྲ་མིན་མང་ཕྱིར་བཞག། དོན་ལ་ལྷ་དབང་ཕྱུག་ཆེན་པོའི་ཐིག་ལེ་ཡིན་པར་བཤད། བྱུང་ཁུངས་རང་བྱུང་ཞིག་བྲག་དབང་ཕྱུག་གི་ལིངྒ་འདྲ་བར་ཡོད་པ་བུད་མེད་ཀྱིས་ལེན་པ་ཆགས་རྐྱེན་གྱིས་འབབ་རྩོལ་སོགས་གཏམ་ཁུངས་འདུག་ཀྱང་བརྟག་དཔྱར་མཆིས། ལག་ལེན་དངོས་ལ། རྒྱ་བོད་ཀྱི་མཚལ་རིགས་གང་རུང་དང་། རྡོ་དངུལ་རྡོ་འདྲ་ལ་བསྲེག་ན་དུད་པར་ཡལ་བ་ཞིག་དང་། རྡོ་ཕ་བོང་ཡོང་བུ་དང་། མིའི་རྟུལ་དྲེག་ཅན་གྱི་གོས་དང་། རོ་གོས་ཚར་ཟག་སོང་བ་དང་། མཚེར་ཤུལ་གྱི་རེ་བ་ཚར་ཟག་སོང་བ་དང་། སྔོ་སྙེའུ་དང་། བྱ་ཕུག་རོན་དང་། འབུ་སྡིག་པ་ནག་པོ་སྟེ། ཟས་སྣ་དགུ་པོ་འདི་གང་རིགས་ལས་འབྱུང་བས་དེའི་ལག་ལེན་ཁོ་བོས་ལོགས་སུ་བྱས་ཡོད་ལ། དེ་དག་ཀྱང་དོན་བསྡུ་ན། རྡོ་ལས་བྱུང་བ་དང་། སྲོག་ཆགས་ལས་དང་། སྔོ་ལས་བྱུང་བ་གསུམ་དུ་འདུས། གང་ཡང་དཀར་ཞིང་གཡོ་བ་ནི་རྒོད། སྔོ་ཞིང་དལ་བ་གཡུང་། རྒོད་གཡུང་གང་ལ་ཡང་། ལྷི་བའི་དུག་དང་། འབིགས་པའི་དུག། རྩིའི་དུག་དང་གསུམ་ཡོད་པས། དེ་གསུམ་བསད་ཐབས། བཀྲུ་བཙོ་སྦྱོང་གསུམ་གྱི་ཚོགས་ལག་ལེན་རྒྱས་པ་གྲུབ་པའི་བསྟན་བཅོས་ཀྱི་དགོངས་པ་དང་། བསྡུས་པ་འདུལ་ཐབས་མི་འདྲ་བ་གྲུབ་པའི་སློབ་དཔོན་མང་པོའི་ཕྱག་ལེན་ཐ་དད་པ་རྣམ་གྲངས་བཅོ་ལྔ་ཙམ་ཡོད་པ་ཁོ་བོས་གཅེས་བསྡུས་སུ་གསལ། ཟས་སྦྱོར་འགའ་ཞིག་གི་སྐབས་དགོས་ཆེད་མ་གཏོགས་ནམ་ཡང་དུག་མ་བསད་པ་སྨན་དུ་གཏོང་བའི་ཐབས་མེད་པ་གནད་ཀྱི་དམ་པའོ།།

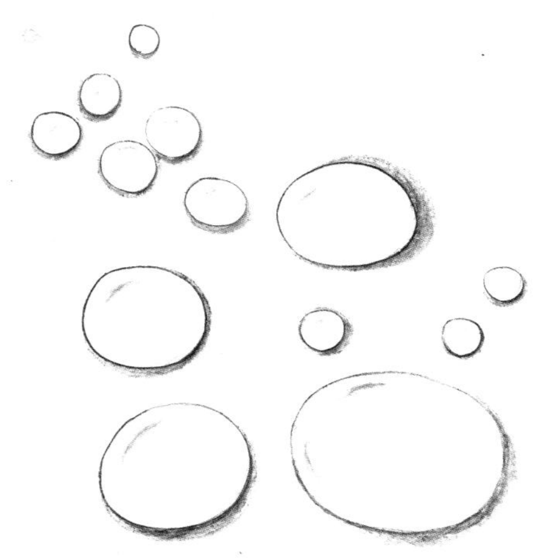

水银（汞）*Hydragyrum*

水银功效能滋补，治病除魔之妙药。

本品之名有：苏拉、都孜或欧曲、萨达拉、居合西、札巴拉、得西、萨拉刀然、库卫昂保、哈拉米杂、超西萨温、马哈达度、康青保、徐达达度、达贝康、苏大嘎、察吉、赫达固拉、玛尔保吉、拉格大、玛尔保、巴拉达、却金、哈萨巴达、昂贝冈巴、拉萨亚纳、居吉连巴、巴拉大、却丹、拉萨巴拉、饶却。隐语中称为：博西加保、察曲、察吉布、达贝苏见、达瓦、达斯、毒孜居加、更达让用、昂秀托勒、萨达居堆、拉都妖哇、曲曼拉致若焦、毒孜达日亚干、托勒达日亚干、毒孜达贝斯哇、曼吉皂吾吉萨、苏欧息杰、曲曼巴嘎尔保、斯杰冈吉琼果、斯青冈吉曲钧、纳木吉夏琼嘎尔保、介合吉都尔帕温保、毒孜冈吉桑格、毒孜曲钧、纳木介合多吉查让、毒若巴哇泽苟、泽吉多吉帕拉等。这些皆是藻语名称。有时本品还称为“达曲”，朱砂也称“达曲”，因而二品不要混淆，临床要分清。

本品之史话，先辈们说法很多，各不相同。一说是天神大自在天之精液，生于状如大自在天生殖器的天然石岩，女性取之情合，因情而射。虽有传说依据，但还需研讨。实际上，汉藏学者皆认为本品生自任何一类朱砂、状如银矿石一样火烧时化烟飘散的一种矿石、自然铜、人的汗垢凝结的衣服、尸衣雨淋、帐圈遗址雨淋、灰条、鸽子、黑蝎子等，这九种物质皆含水银。其操作实践，另有专门说明。

本品总的来说，分为产自石、动物、草三类。无论哪一种，色白而动者性猛烈，青而缓者性温和；无论猛烈或温和，均具有重毒、穿毒、汁毒等三毒。去毒法是洗、煮、炼三法，其操作规程药典中有详细论述。众多导师们讲授的不同的炮制方法有十五种，详见我的《实用制药程式选集・普照日轮》。无论哪一种配方，不去毒不可入药，这一点特别重要。

ཟངས།

ཟངས་ཀྱིས་རྣག་སྐེམ་གློ་མཆིན་ཚ་བ་སེལ། །ཞེས་དང་། རང་བྱུང་པས། ཟངས་ཀྱིས་དམུ་རྫིང་སྐེམ་པར་བྱེད། །ཅེས་དང་། མན་ངག་ཏུ། ཟངས་ནི་རོ་མངར་ཞུ་རྗེས་དང་། །ནུས་བསིལ་གློ་བའི་རྣག་ཆུ་སྐེམ། །ཞེས་པའི་མིང་ནི། ཤུ་ལཾ། ཕ་རི་བྷྲ། བྷྲ་ར། དུམྦར། ཏཱམྲཾ། ཟངས་མ། སྟུ་གྣ་ཀོ། ཉི་མའི་ལུས། རིབྷྲ། འཛོན་དམར། ཨུ་དུམྦ། དམར་མཆོག། རཀྟ། དམར་པོ། བཏྲཾ། གཉིས་བརྒྱད། མླེཙྪ་མུ་ཁཾ། ཀླ་ཀློའི་ཁ། མུ་ནི་བཛྲེ་ལཾ། པོ་ཧི་ཏྣ་ཡཿ། ལྕགས་དམར། ས་རི་ཧཾ། ཡོངས་སྐྱོབ། ཤུལྦ་བ། སི་ཧི་ར། ཞེས་པ་རྣམས་དང་། ཡུལ་སྐད་དུ། ཏཾ་མེ་ཏ་ར། གབ་མིང་དུ། དམར་ཐལ། བཙ་ཉིང་དུ། དམར་ཏུག། ཧོར་གྱིས། རྫས་སི་རྣམས་མིང་སྟེ། འདི་ལ་རིགས་ནི་མཆོག་གཅིག་ཕལ་པ་གཉིས་དང་གསུམ་འབྱུང་། མཆོག་ནི་རང་བྱུང་ཟངས་ཞེས་ས་འོག་ནས་རང་བྱུང་གསེར་ལྟར་འབྱུང་། ད་ལྟ་བོད་དུ་ལྷ་རྩེ་དང་གཙང་རྗེ་ནང་གི་ཉེ་ཆ་ཞིག་ཏུ་ཡོད་པར་གྲགས། ཕལ་པ་གཉིས་ནི་རྡོ་ལས་འབྱུང་སྟེ། རིན་ཆེན་སྤྱངས་པ་ལས། ཟངས་ནི་སྤྱང་མ་དག་ལས་འབྱུང་། །ཞེས་པས་སྤྱང་མཐིང་དང་ཟངས་རྡོ་ཕན་ཚུན་རྒྱུད་གཅིག་པར་མཐོང་། དོན་ལ་རྡོ་བཞུ་བ་པོ་ནས་འབྱུང་། དེ་ཡང་ཁ་དོག་དམར་ནག་གྱོང་ལ། བརྡུངས་ཚེ་སྐད་ངན་པ་ལ་ལྕགས་ཟངས་སམ་ཕོ་ཟངས། དམར་ལ་མཉེན་པ་བརྡུངས་ཚེ་སྐད་བཟང་བ་ལ་གསེར་ཟངས་སམ་མོ་ཟངས་ཡིན། ཟངས་རྫོ་ལྷད་ཡོད་པ་དུག་ཅན་ཏེ། དེ་ནི་སེག་བཏར་གྱིས་བཏར་ཕྱེར་རྒྱ་ཚྭ་ཆང་བཅས་སྦྱར་ནས་

དཀར་ཡོལ་ནང་ན་ཡུན་དུ་བཞག་ཚེ་ཞུ་ནས་སྤྱང་མ་ལྟར་གྱུར་པ་ཆུས་བཀྲུས་པ་མ་ཞུ་བའི་རྡོ་ནག་ལྕི་བ་སྙིགས་མར་ལུས་པའི་ཟངས་དེ་སྤྱང་བྱའོ། །སྨན་གྱི་སྐབས་སུ་ཕལ་ཆེར་ཐལ་སྨན་བྱ་དགོས། རང་བྱུང་པས། ཟངས་ཐལ་ཆུ་སེར་མ་ལུས་སེལ། །ཞེས་དང་། རིན་ཆེན་སྐབས་སུ། ཟངས་ཐལ་མེད་ན་ལུས་ལ་རྔུལ་མི་ཆགས། །ཞེས་དང་། མན་ངག་ཏུ། ཟངས་ཐལ་རྣག་དང་ཆུ་སེར་སྐེམ། །ཞེས་སོ། །སྐབས་འགར། ཟངས་དྲེག་ཅེས་པ་ནི། ཟངས་མགར་བས་བསྲེགས་ལ་བརྡུངས་པའི་དྲེག་པ་ཡིན། འདིས་འོར་དམུ་ཆུ་གློ་རྣག་ལུས་ཀྱི་ཆུ་སེར་སྐེམ་ལ་ཚབས་ནད་ལ་ཕན། ཟངས་སྣོད་མེས་གདུངས་པའི་དྲེག་པ་ལ་བྱེད་པ་ནོར་རོ། །

红铜 *Cuprum*

红铜功效能干脓，清肺肝之热症。让穹多吉说："红铜干腹水。"《秘诀续》中说："红铜味甘化性凉，干涸肺脓。"本品之名有：徐拉、窝若卡塔、达雅卡塔、都玛拉、达码、桑玛、苏嘎果、尼玛磊、若卡塔、钧玛尔、欧都玛瓦、玛却、拉格大、玛保、巴达雅卡扎、尼杰、麦拉杂查木卡、拉洛卡、木尼巴代拉、洛赫达雅、介合玛尔、萨若扎、云觉、徐巴瓦、斯赫拉等。俗语称为达美哈拉。隐语称为玛尔塔。古语称为玛尔如。

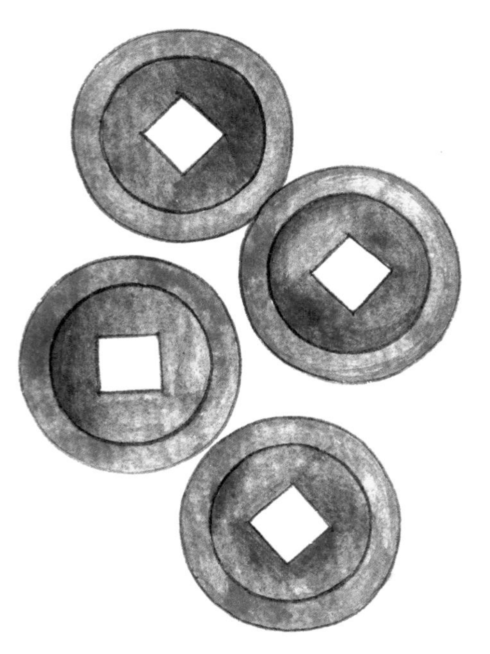

霍尔语称为泽赛。本品分为上品一种，次品两种。上品，为自然红铜，是地下如金一样自然生成的。现在多产自西藏拉泽和藏觉附近。次品，两种皆产自石中。《宝堆》中说："红铜产自孔雀石。"经常可见孔雀石和红铜矿石伴生为一体。只有冶炼铜矿石才能提取铜。红铜矿色黑红而硬，敲打时声音不佳，称为铁铜或雄铜。色红者软，敲打时声音悦耳，称为金铜或雌铜。铜矿石含有杂质，有毒。磨成粉，与硇砂酒调匀，在碗中久放，溶化如石绿，再用水洗，没有溶化的黑石质重，成为沉渣的铜，皆要去掉。入药时，多用铜灰。让穹多吉说："红铜灰干黄水。珍宝药临床用时，无红铜灰身不成汗。"《秘诀续》中说："红铜灰干脓血、黄水。"有时，称为"铜垢"，是铜匠烧打铜时剥落的，能干腹水、肺脓、黄水，有利于"察乃"病。铜垢是铜器火烧时剥落的说法是错误的。

ལྕགས།

ལྕགས་ཀྱིས་མཆིན་དུག་མིག་ནད་སྐྱ་ཐབ་སེལ། །ཞེས་དང་། རང་བྱུང་ལས། ལྕགས་ཀྱིས་ཚ་དང་མཚོན་རྣམས་ལྡོག །ཅེས་པའི་མིང་། ཕོ་ཏ། ཨ་ཡཿ། ལྕགས། ཤསྟྲ་ཀཾ། མཚོན་ཆ་རྣ། ཏིཀྵྞཾ། རྣོན་པོ། པིཎྜཾ། ཀོང་བུ། ཨ་ཡཿ། གར་བུ། ཀཱ་ལ། ནག་པོ། སྣཱ་ལ་སྣི། ཀོང་པ། གི་ར་སྣཱ་ར། རི་སྙིང་། ཨསྨཱ་སྣཱ་ར། རྡོའི་སྙིང་པོ། ཞེས་དང་། གབ་མིང་། ཨཱ་ཡུཿཏ་ར། ཚེ་འཕྲོག། གསོད་བྱེད། གཅོད་བྱེད། ངར་འཕྲུང་ཞེས་ཟེར། འདི་ལ་རིགས་མཆོག་གཉིས། ཕལ་པ་དྲུག་སྟེ། རྒྱུ་ནི་རྡོ་བཞུས་པ་ལས་འབྱུང་། མཆོག་གི་དང་པོ་ནི། གང་རྫེ་ལ་ཞེས་པ་ཞིག་ཨ་ཤའི་ཡུལ་ནས་འབྱུང་བའི་མདོག་ཁམ་ནག་ཞིག་གོ། དེའི་རལ་གྲིས་སྣང་པོ་ཆེ་ཡང་ཕྱེད་ཚད་དུ་ཆོད་པར་ནུས་པ་དེ་ལ་ཡིག་འབྲུ་འདྲ་བའི་རི་མོ་ཡོད་པར་བཤད། གོང་དངུལ་དང་བཅུ་འགྱུར་ཡིན་ཟེར། གཉིས་པ་ལི་ཚེ་རི་བྱ་བ་ནི་ཡུལ་ལགླ་ན་དང་ཀསྨི་རའི་བྱང་ཕྱོགས་ནས་འབྱུང་། མདོག་ཤིན་ཏུ་སྔོ་བ་ཞིག་གོ། དེ་ལས་བྱས་པའི་མཚོན་ཆས་ལན་ཅིག་བསྣུན་པའི་ཤུལ་དུ་ཡང་མ་བསྣུན་ཀྱང་གོམ་པ་བདུན་འདོར་ལོང་གི་ཡུན་ཙམ་དུས། ཡིད་ལ་བརྐྱབ་པར་མི་སེམས་པས་ཀྱང་སྟ་མ་ལྟར་ཕོག་པ་ཞིག་ཡོད་པར་གྲགས་སོ། །ཕྱི་མ་འདི་གསེར་དང་མཉམ་འཛོག་རི་བར་བཤད། དེ་གཉིས་ལ་ལྕགས་མཆོག་ཅེས་ཟེར་རོ། །ཕལ་པ་ནི། སྤྲོག་ཆགས་ལས་བྱུང་བ་དང་། རྡོ་ཁབ་ལེན་ལས་བྱུང་བ་དང་། ལྕགས་རྡོ་ལས་བྱུང་བ་དང་། མདུང་རྩེ་ལས་བྱུང་བ་སོགས་ཡོད་པར་བཤད། བོད་འདིར་དར་བ་ལྕགས་རྡོ་བྱུང་བ་འདི་ཡིན། དེ་ལ་ཁ་དོག་གི་དབྱེ་བས་འབྱུང་བ་ལྔའི་མིང་འདོགས་ཡོད་ཀྱང་མདོར་ན་མཉེན་ལྕགས་དང་། ངར་ལྕགས་གཉིས་སུ་འདུས། མཉེན་ལྕགས་ནི་ཁ་དོག་དཀར་ལ་ངར་མི་འཕྲུང་བ་མོ་ལྕགས་དང་། ཁ་དོག་ནག་ལ་བརྡུངས་རྗེས་དམར་བ་དང་། དཀར་ཡང་ངར་ཆེར་འཕྲུང་བ་ཕོ་ལྕགས་ཡིན། ཁབ་ལེན་ལས་བྱུང་བ་རིགས་བཞི་སྟེ། རང་བྱུང་རྡོ་རྗེས། ཁབ་ལེན་རིགས་ནི་རྣམ་པ་བཞི། །འགུགས་བྱེད་ལྕགས་རྣམས་འགུགས་པར་བྱེད། །གཅོད་བྱེད་འབིགས་བྱེད་སྐོར་བྱེད་རྣམས། །ལྕགས་ཀུན་ལས་བྱེད་ཁམས་མཆོག་ཡིན། །ཞེས་གསུངས་པའི་རྡོ་རིགས་དེ་བཞི་ལས་བྱུང་བ་སྟེ། འགུགས་བྱེད་ཀྱི་ལྕགས་ནི་སྟ་རབས་པས་ཕུར་པ་སོགས་པས་ཁབ་ལེན་པ་དེ་ཡིན། གཏེར་སའི་ཕུར་པ་དང་རྡོ་འདི་རིགས་ལས་བྱས་པ་མང་། གཅོད་བྱེད་དང་འབིགས་བྱེད་ཀྱི་ལྕགས་ཀྱིས་ལྕགས་གཞན་ཤིང་ལྟར་གཅོད་འབིགས་བྱེད་པ་དང་། སྐོར་བྱེད་ཀྱི་ལྕགས་ནི་རྒྱ་ནག་ནས་འབྱུང་བའི་ཕྱོགས་བསྟན་འཁོར་ལོའི་ར་མགོ་བྱས་པ་དེ་ཡིན་པས་གླིང་གི་བྱང་ངོས་རི་རབ་ཀྱི་ལྷོའི་ངོས་ལ་ཁབ་ལེན་གྱི་བྲག་ཡོད་པ་དེ་ལ་བསྐོར་ཏེ་ཕྱོགས་པར་བྱེད་པ་དེ་ཡིན། འདི་བཞི་ནུས་པ་མཐུན་པར་བཟང་། རྒྱ་སོགས་སོལ་རྫས་བཞུ་བསྲེག་བྱས་ནས་བོད་ཀྱིས་ཤིང་སོལ་གྱིས་བསྲེགས་པས་བརྟུང་མི་བཏུབ་པའི་རིགས་ནི་དུག་ལྕགས་ཡིན་པས་ངན། ལྕགས་ཕྱེ་ལྕགས་ཐལ་གང་བྱེད་ཀྱང་ལྕགས་ཞུན་འཐར་ལེགས་པར་བྱ་དགོས། ལྕགས་ཐལ་མཆིན་དུག་དམུ་རྫིང་སྐེམས་པའི་མཆོག །ཅེས་པ་ལྕགས་འཕྲུལ་

ཐལ་བྱས་པ་ཡིན། ལྕགས་ཕྱེས་མིག་ནད་དུག་དང་སྐྲུག་པོ་འཇོམས། །ཞེས་པ་ལྕགས་སེག་བཟར་གྱིས་བཟར་ཕྱེ་སྣུན་གྱིས་དུག་བཏོན་ལ་སྣུན་གྱིས་བཞིག་པའོ། །ལྕགས་ཁུས་མཆིན་ཚད་མིག་ནད་ཤུ་བ་སེལ། །ཞེས་པ་ལྕགས་སྣུན་གྱིས་བཞུས་པའི་ཁུ་བའོ། །ལྕགས་དྲེག་མིག་ནད་སྐྲངས་དང་སེར་ནད་འཇོམས། །ཞེས་པས་ལྕགས་བསྲེག་བརྡུང་བྱས་པའི་གོག་དྲེག་གོ། ལྕགས་སོལ་མིག་སེར་རྡུས་ཞེན་འདོན་པར་བྱེད། །ཅེས་པས་ལྕགས་ཞུན་བྱས་པའི་ཐབ་ཀྱི་སྙི་ཞུན་ཆགས་པ་ལ་སྤགས་དང་སྦྱོར་སྡེ་སོགས་པས་མི་ལ་ཤ་སེར་ལ་ཕན་པའོ། །

铁 *Ferrum*

铁能治疗肝毒症，治疗眼病和浮肿。让穹多吉说：“铁能反水反武器。”本品之名有洛哈、介合、夏萨扎嘎、村恰纳、斗嘎卡拉、龙保、贝尼扎、贡布、阿雅、尕尔布、纳保、萨拉斯、贡巴、格拉萨拉、若亮、阿玛萨拉、多尹亮保等。隐语中称为阿玉哈拉、才超、索杰、焦杰、昂尔通。本品分为上品铁二种，普通铁六种，共八种。皆产自冶炼矿石。上品的第一种称为冈贝拉，产自阿夏地方，黑褐色。据说此铁铸剑，可把象劈为两半。此铁上有字样韵纹理。上品的第二种称为里才若，产自拉嘎玛纳和嘎斯玛拉北部，色甚青。据说用此铁铸的刀剑刺一次，虽然再不刺，走七步后就另有原伤口一样的伤痕。据说此铁与黄金等价。上面两种，为铁之上品。普通铁，据说产自动物、磁石、铁矿石、针铁矿石等。在藏地铁产自达日巴铁矿石。此种铁根据颜色分为五种，但是总的可分软铁和硬铁两种。软铁色白而不硬韧，称为雌铁。色黑，打后色红或色白而硬韧者，称为雄铁。

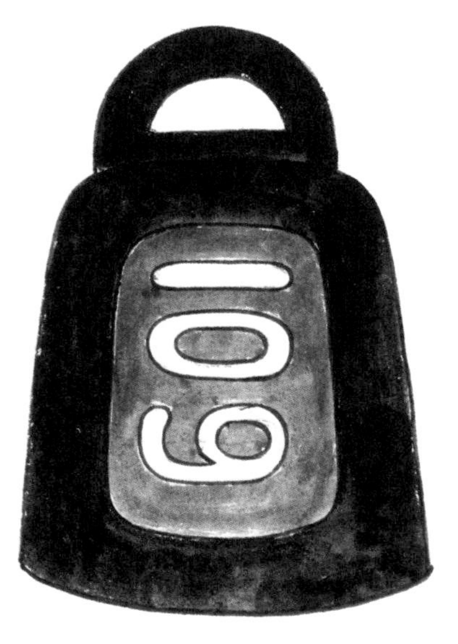

产自磁矿石的铁分为四种。让穹多吉说：“磁铁矿石分为四种：即吸磁、砍铁、钻铁、转铁。诸铁皆由矿石而生，为上品。”如是所述，诸铁皆由此四种矿石提炼。吸铁，先辈们造成橛状，能吸引磁针等铁物，多由矿橛和磁铁矿石造成。砍铁和钻铁能像砍钻木料一样砍、钻其他的铁。转铁，产自汉地，在汉地所造的指南车上，用作指针。地极的北面，须弥山的南坡有磁铁岩，指针绕此而转，区别方向。上述四种铁同效，

质佳。汉地用煤炭冶炼的铁，藏地用木炭冶炼而未锤炼的铁，有毒，质劣。无论铁砂、铁灰，均要很好地熔为铁汁。

附：铁灰功效解肝毒，干涸水臌之妙药。本品为铁炮制成之灰。

铁粉治眼病解毒，并治培根瘀紫症。将铁锉屑，去毒，而成本品。

铁汁功效清肝热，并治眼病黄水疮。本品为铁和药熔制成的汁液。

铁落功效泻眼疾，治疗肌黄目黄病。本品为煅打铁时剥落的铁落。

铁焦治疗目黄疸，清除宿热附骨症。本品为炼铁炉中烧结而形成的，利于肌黄病。

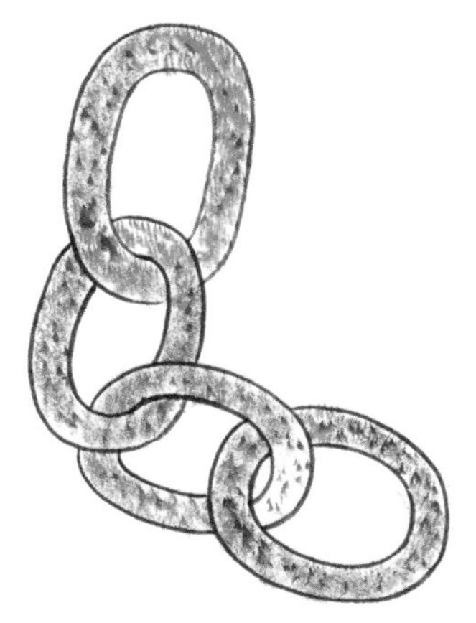

ལྕགས་ཀྱི་བཙའ།

ལྕགས་ཀྱི་བཙའ་ཡིས་མཆིན་པའི་ནད་ལ་ཕན། །ཞེས་པ། དུར་ནང་གི་ས་འོག་ཏུ་སྦས་ལ་བཞག་པས་བཙས་ཏེ་ས་རྡོ་ཕྱེ་འདྲ་བ་སེར་པོར་སོང་བ་དེ་ཡིན།

铁锈

铁锈有益肝脏病。本品为埋入坟墓中的铁生锈而成的石粉一样的黄色铁锈。

ལི།

ལི་ཡིས་མིག་གི་སྐྲ་ཚག་རྫི་འབྲས་འདུལ། །ཞེས་པའི་ལི་ལ་རྒྱ་ལི་བོད་ལི་གཉིས། དེ་རེ་རེ་ལའང་དཀར་དམར་གཉིས་རེ་ཡོད་ལ། རྒྱ་གར་གྱི་ལི་རྫོ་རང་བཞུས་པ་ནས་ལི་འབྱུང་བ་ལི་ཡུལ་གྱི་རི་ལས་འབྱུང་བ་བྱིན་རླབས་ཤིན་ཏུ་ཆེ་བ་ཡིན་ལ། ཕྱུཏྟ་ནྜི་ཀའི་ཞལ་སྔ་ནས། ལི་དཀར་དཀར་དྭངས་ཞུང་ཟད་སེར་བ་ཡིན། །ལི་དམར་དམར་མདངས་ཞུང་ཟད་སེར་བ་ཡིན། འདི་གཉིས་ལི་ཡུལ་རི་ལ་ཐུབ་དབང་བཞེངས། །བྱིན་གྱིས་བརླབས་པ་ལས་འོང་མཆོག་ཏུ་བསྔགས། །ཞེས་པའི་ལི་འདིའི་གཡའ་མིག་ལ་བྱུགས་ན་སྐྲམ་ཚག་ལ་མཆོག་ཏུ་ཕན་ལ། བོད་ལི་ནི་སྟོད་ཀྱི་གཤའ་དཀར་དངུལ་འདྲ་བ་ལ་ཟངས་དུག་སྐོར་བསྲེས་པ་དང་བརྒྱད་སྐོར་བསྲེས་པ་ལ་བལ་པོ་སོགས་ཀྱིས་མཆོད་ཆ་བྱས་པའི་ལི་འདི་འདྲ་བ་དཀར་དམར་འབྱུང་བའི་མེ་ལོང་གི་གཡས་ཀྱང་མིག་ལ་ཕན་ཞིང་། ལི་དེའི་བསྲེག་ཚུག་གིས་རྫོ་འབྲས་འདུལ་བ་ཡིན།

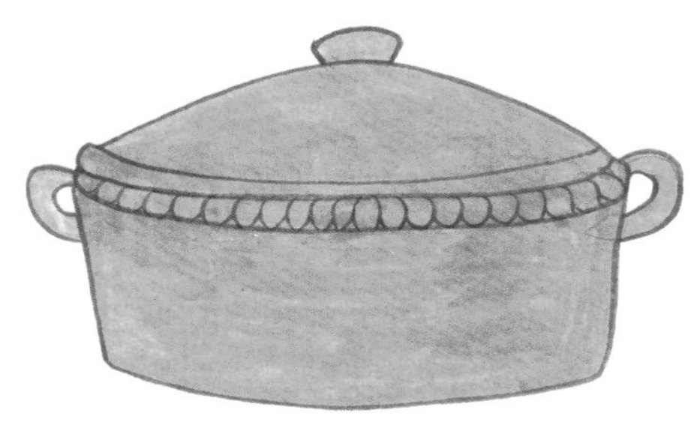

响铜

响铜治眼睛燥疼，并且治瘰疬肿核。本品分为印度响铜和藏响铜两种，每种各分为白、红两种。印度响铜，从响铜矿石中冶炼，产自厘域的山中，威力很大。班扎热嘎夏阿说：“白响铜色白微黄，红响铜色红微黄，二品皆产厘域山，皆为佛加持而成，为铜中上等品。”两种铜的铜锈涂眼皆能治火眼。藏响铜，产自西藏上部地区的锌、银，其中混有六份或八份紫铜，状如尼泊尔做祭器的响铜。白、红两种响铜的铜镜锈也有益眼睛。这类响铜烧热可治癣、疖疮。

འཁར་བ།

འཁར་བ་ར་གན་གཡའ་ཡིས་མིག་ནད་སེལ། །ཞེས་པའི་འཁར་བ་ལ་དཀར་དམར་གཉིས་ཡོད་པའི་རྒྱ་ཁམས་ཚ་བ་སོགས་ནས་འབྱུང་བའི་གཤའ་དཀར་དང་འཇུས་ནས་འབྱུང་བའི་གཤའ་ནག་ལ་ཟངས་བདུན་སྐོར་བསྲེས་པས་གཤའ་དཀར་ནག་སོ་སོར་འབྱུང་ལ། ལར་གཤའ་རིགས་ཀྱི་རྒྱུ་དང་དེ་བཞིན་ཟངས་སྐོར་ཐང་ཁ་ཚར་ཧྲི་ཚ་གསེར་དངུལ་ལ་སོགས་བསྲེ་ཚོད་ཀྱི་དབྱེ་བས་ལི་འཁར་དང་། ལི་ལ་དཀར་སེར་དམར་གསུམ། དེ་ལ་ཡང་མདོག་ལི་སྐྱད་ལི་གཉིས། སྐྱད་ལི་ལ་དཀར་སེར་གཉིས། འཁར་བ་དཀར་སེར་དམར་ནག་བཞི་སོགས་ཀྱི་ལག་ལེན་སྐོར་ཐང་བདག་གིས་བྲིས་པ་ལོགས་སུ་གསལ། དེའི་འཁར་དཀར་འདུལ་མ་སྨན་དང་སྦྱར་ནས་མིག་ལ་བྱུགས་པ་དང་། འཁར་དམར་གཡའ་སག་ཏུ་སློང་ནས་རྗེ་ཤུ་ལ་

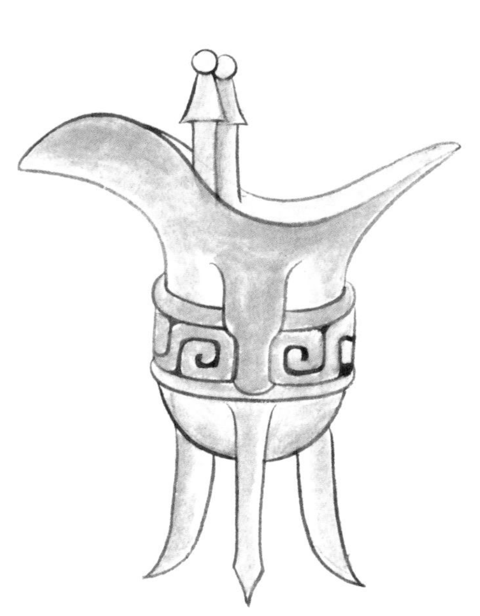

བྱུགས་པས་ཕན་པ་སྨྱོང་གྲུབ་བོ། །

青铜

青铜锈和黄铜锈，功效治疗眼睛病。青铜分白、红两种，为康木、察瓦等地所产的白锡和居地所产的黑锡，与七份铜相混的混合物。因锡分为白锡和黑锡，所以青铜有黑、白两种。总之，锡铜熔化，再与锌、金、银等混合，以成份来分，分为响铜、青铜。响铜分为白、黄、红三种。响铜又分为色铜和音铜两种。音铜分白、黄两种。青铜分白、黄、红、黑四种。其临床炮制法，我另有说明。制白青铜与药配伍可涂眼。红青铜锈涂癣、癞有疗效。

ར་གན།

ར་གན་ནི། རྒྱ་རག་བོད་རག་སོ་སོ་ལ། ཕོ་རག་སྐྱ་བོ་དང་། མོ་རག་ལྗང་སེར་གཉིས་རེ་ཡོད་ཀྱང་། སྐབས་འདིར་བོད་རག་གིས་ཆོག་སྟེ། དེ་ཡང་ཏི་ཚ་དཀར་པོ་ལ་ཟངས་སུམ་སྐོར་བསྲེས་པའི་མོ་རག་ལྗང་སེར་དང་། ཟངས་བཞུས་པར་རག་རྡོ་ཚོད་ཀྱིས་བཏབ་པའི་ཕོ་རག་སྐྱ་བོ་གཉིས་སོ་སོར་འབྱུང་བ། བཞུ་དུས་ཀྱི་དུད་པ་ལ་སྣོད་གཞན་བྱུབ་པར་ཆགས་པའི་སྐྱ་བོ་དེ་དང་བཙྟར་བའི་འདུལ་ཕྱེས་མིག་ལ་ཕན། སྔ་མ་ལྟར་བྱས་པའི་གཡའ་བྱུགས་པས་ཤུ་འབྲས་ཕན་པའོ། །

黄铜　*Aurichalcum*

黄铜分印度黄铜、藏黄铜两种。两种黄铜又分雌、雄两种。雄铜色灰白，雌铜色黄绿。现在，常用藏铜。藏铜分为两种，一为白锌与铜三份混合的雌铜，色黄绿；一为熔炼黄铜矿石而得的雄铜，色灰白。熔炼时的白烟，吸入容器中，凝为灰白色物质，与炮制的铜粉相配利于眼。用前法一样炮制的铜锈治癣、疖疮。

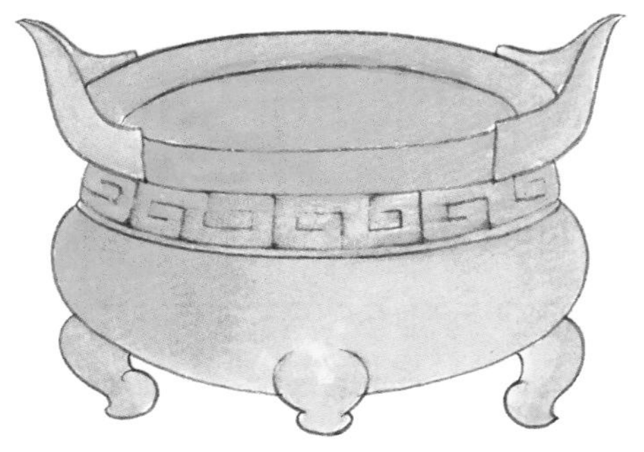

གཤའ་དཀར།

གཤའ་དཀར་རྨ་གསོ་དངུལ་ཆུ་འཆིང་བྱེད་ཡིན། །ཞེས་དང་། རང་བྱུང་པས། ཀླུ་ནི་དཀར་དང་ནག་པ་གཉིས། གདོན་སྲུང་སྐྲ་རྣམས་ནག་པོར་བྱེད། ཅེས་པར་མིང་། ཀླུ་དཀར་དང་། ཉུས་ལྡན་མཆེ་བ་ཅན་དཀར་ཟེར། འདི་ཡང་རྡོ་བཞུས་པ་ལས་འབྱུང་ལ། དེར་ཡང་སྟོད་རྒྱ་གར་ནས་འབྱུང་བ་དང་། སྨད་རྒྱ་ནག་ནས་འབྱུང་བ་གཉིས་རབ་ཏུ་དཀར་ལ་མཉེན་པ་མཆོག་ཡིན། བོད་ཀྱི་གཤའ་དཀར་འབྲིང་། གཤའ་ནག་ངན། འདུལ་མས་རྨ་གསོ་ཤའུ་སྐྱེད་པ་དང་། གཤའ་གང་བྱུང་ཆོག། དངུལ་ཆུ་འདུལ་ཆེན་སྐབས་ཞུགས་བརྒྱད་ཀྱི་གྲས་སུ་དགོས་པ་དང་། དངུལ་ཆུ་ཤ་ལྟར་ཟ་བའི་ལག་ལེན་སྐབས་དགོས་པ་རྣམས་ལ་དཀར་པོ་བཟང་བ་དགོས། འཕྲུལ་ཐལ་བྱས་པས་སྐེམ་སྨན་དང་དུག་སྨན་ལ་འགྲོ་བ་ཡོད་དོ། །

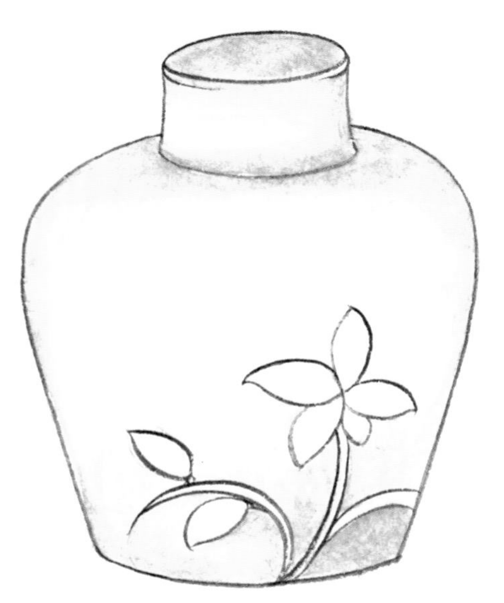

白锡 *Stannum*

白锡愈疮制水银。让穹多吉说：“锡分黑、白两种，能防邪，乌发须。”本品之名有：鲁嘎尔、磊丹且哇见嘎。本品为冶炼锡矿石而得。产自印度和汉地的两种色白质软，为上品。藏地产的白锡，为中品。黑锡质劣。制锡愈疮生肌。无论何种锡，制水银时，占八份，水银会如肉般地被吃掉，水银制后色白者佳。锡灰为干燥药和解毒药。

ཞ་ཉེ།

ཞ་ཉེས་དུག་འཇོམས་ཤ་རོ་གཅོད་པར་བྱེད། །ཅེས་པ་ལ་མིང་། ཞ་ཉེ། ཞ་ནེ། རོ་ཉེ། ཚོན་མོ་ཏ། ཀླུ་ནག། ཀླུའི་དབང་པོ། ཉུས་ལྡན་མཆེ་བ་ཅན་ནག་རྣམས་ཟེར། འདི་དངུལ་རྡོ་འདྲ་བའི་རྡོ་ལས་བབ་པ་དང་། དངུལ་གྱི་ཐལ་གདན་ལས་འབབ་པ་དང་། ས་འོག་ནས་ཐལ་གདན་ཞེས་པའི་རྡོ་ལྷང་སེར་རབ་ཏུ་ལྡི་བ་ལས་འབབ་པ་སོགས་ཡོད་པ་གང་ཡང་བཞུས་པའི་ཁུ་བ་སྐྱེ། རྡོ་ཁྲོད་ལས་དཀར་ནག་གཉིས་འབྱུང་། འཕྲུལ་ཐལ་གྱིས་ཞ་ཉེ་ང་ལ་སྦྱར་བའི་དུག་འཇོམས་འཕྲུལ་ཐལ་ལ་ཞ་དཀར་བཟང་། སྐྲ་དང་སྨར་སྨིན་སོགས་དཀར་བ་ནག་པོར་གཏོང་བའི་སྦྱོར་སྡེ་ལ་ནག་པོ་དགོས། དངུལ་ཆུ་འཆིང་བར་གཉིས་ཀ་ཆ་མཉམ་བཟང་གསུངས་སོ། །

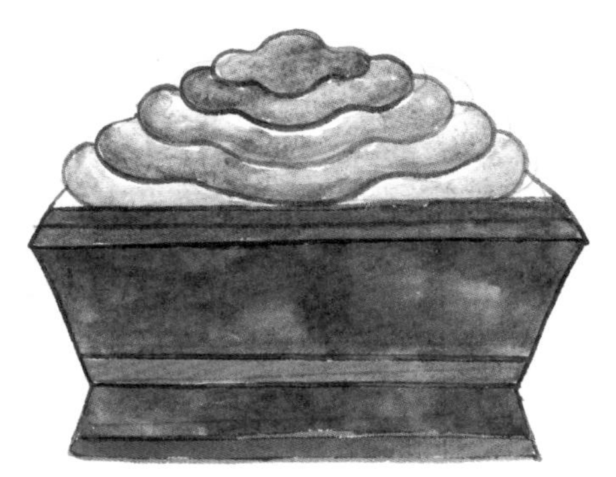

铅 *Plumbum*

铅能解毒去腐肉。本品之名有：夏尼、夏乃、若尼、村毛达、鲁纳合、鲁昂保、磊丹且哇见纳等。本品来源有三种：冶炼像银矿石一样的铅矿石；冶炼银的灰垫石；冶炼地下的一种甚重的黄绿色的叫作灰垫石的矿石。上述三种，无论哪一种，冶炼时流出熔液，分别凝成黑、白两种铅。铅灰与铅配伍能解毒，铅灰白色者质佳。乌发、须、眉时，用黑铅灰。制水银制时，等份配伍为好。

ཏི་ཚ།

ཏི་ཚ་དཀར་པོའི་དུད་པས་མིག་ལ་ཕན། །ཞེས་པར། མིང་སྔོ་ཚོག་ཀྱང་ཟེར། འདི་རྡོ་སྔོན་པོ་དང་དམར་པོ་རིགས་གཉིས་ལས་འབྱུང་། ངོ་བོ་དངུལ་འདྲ་ཡང་དེ་ལས་སྔོ་བ། སོ་བར་བལྡད་པས་སེག་སྒྲ་འབྱིན་པ། སོལ་མེར་བསྲེགས་པས་དུད་པ་སྔོ་སེར་དུ་ཡལ་བ་ཞིག་སྟེ། ཞོད་ནས་ལེབ་མོ་ཤོག་མོར་དོད་པ་དང་། སླད་ནས་གར་བུ་ཁྲིག་པ་བཅག་འཕྲོ་ཅོང་ཞིའི་དབྱིབས་ཏེ། སྔ་མ་མོ་རིགས་བཟང་། ཕྱི་མ་ཕོ་རིགས་དམན། ཟངས་ལ་རག་འཚོས་ན་སྔ་མ་སེར། ཕྱི་མ་དཀར་ཤས་ཆེའོ། །འདི་འཕྲུལ་གོང་བྱས་ནས་བསྲེགས་པའི་དུད་པས་མིག་ནད་མཐའ་དག་དང་ཁྱད་པར་ལིང་ཐོག་ལ་ཕན་ནོ། །

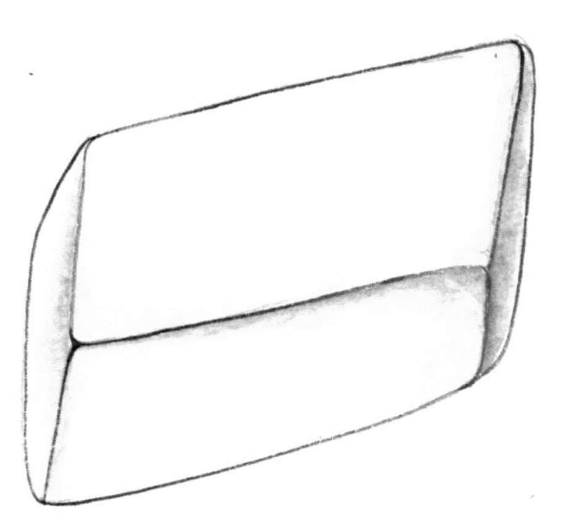

锌 *Zincum*

白锌烟熏益眼睛。本品又名温却。来自青石与红石。状如银，比银色青，牙咬碜牙。在炭火中煅烧，冒青黄色烟。熔块上平，周围翼凸者为雌锌，质佳。熔块圆凸状一断面如寒水石者为雄锌，质次。杂有黄铜时，前者为黄色，后者为白色。本品熔块，烧烟熏治，有益眼病，特别有益翳障。

ཟྲི་ལ།

ཟྲི་ལས་རྨ་རྫུ་རིག་དུག་འཇོམས་པར་ནུས། །ཞེས་པ། རྒྱ་ནག་ནས་འབྱུང་བས་ཁ་དོག་དང་། རྒྱ་གཞའ་དཀར་འདྲ་ལ། དེ་ལས་སྲ་ཞིང་མཁྲེགས་པ། ཏི་ཚ་ལྟར་སོ་མི་སག་པ། ཞུགས་པས་སྐད་ལི་ལ་བསྲེས་པས་སྐད་ཐག་རིང་པོ་འབྱུང་བ་ཞིག་སྟེ། རྒྱས་སྐད་ལི་དྲིལ་བུ་ལ་བསྲེ་བ་དང་། ཟྲེ་ལ་རོང་གི་ཆང་བུམ་དང་། ཆང་འཚོང་བའི་ཆང་འཇལ་སྣོད་རྣམས་བྱེད་པ་དེ་འདུལ་བས་རིག་དུག་ལ་ཕན་པའོ། །འདི་ཟངས་རག་སོགས་ལ་བསྲེས་པའི་སྟོང་ཞེས་པ་ལ་སྟོང་དཀར་དང་སྟོང་དམར་འབྱུང་ལ། ཁ་དོག་དངུལ་འདྲ་བ་ལས་ཅུང་ཁམ་པ་བརྡུང་བ་མཉེན་རྣག་ཆེ་བ་འགོལ་ཞིང་བཞུན་པ་སྟོང་དཀར་དང་། དེ་འདྲ་བ་དེ་ལས་ཅུང་དམར་བ་སྟོང་དམར་ཏེ། དེ་གཉིས་ཀྱང་རིག་དུག་ལ་ཕན་ཞེས་ཟེར།

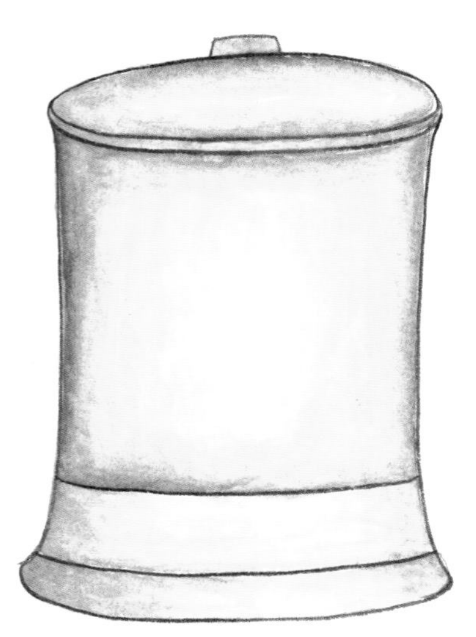

锡镴

锡镴治疮伤脓疖，并且能治梅毒疮。 汉地所产，质色如锡，比锡略硬，如锌而不碜牙。熔汁混入音铜，制成合金，声音传播很远，多铸成响铜铃。司拉戎铜制成酒瓶、量酒器。本品炮制后治梅毒。锡镴与红铜、黄铜混合，称为“东”，分红、白两种，色如银略褐，敲打时软而松。色白者为东嘎尔；色略红者称为东玛尔。二品均能治梅毒。

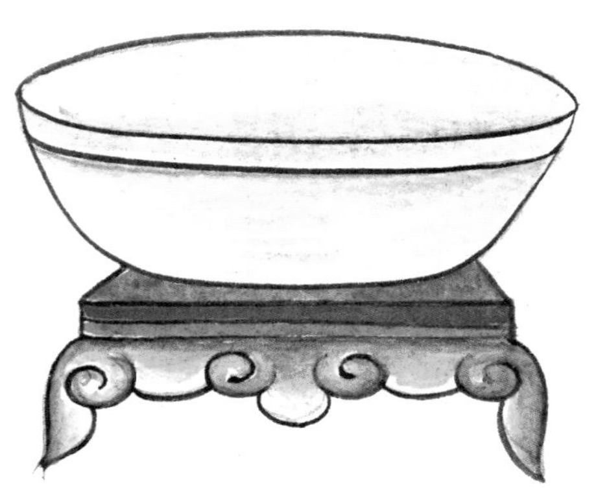

འཁྲི་ནག

འཁྲི་ནག་གདོན་གཟེར་སྲིན་དང་དུག་ནད་འཇོམས། །ཞེས་པ། རྫ་བཞུས་པ་ལས་བྱུང་བའི་འཁྲི་ལྕགས་རྒྱ་ནག་པས་བཞུ་ གླུགས་བྱས་པའི་སྣོད་རིགས་འབྱུང་བ་བརྟུང་དུ་མེད་པ་འདི་དར་ཆེ་བས། ཤེས་སླ་བ་འདིས་གདོན་གཟེར་དང་འབུ་སྲིན་ལས་གྱུར་བའི་དུག་ལ་ཕན་པར་བཤད་པའོ། །

生铁

生铁能镇邪魔痛，并治虫病中毒症。本品是冶炼铁矿石所得的生铁。汉地多铸为容器，不锤炼，这很普遍。因而容易识别。本品有镇痛除邪之效，并治虫毒。

ལེའུ་གཉིས་པ། རྡོའི་སྨན་སྣེ་བཤད་པ།

第二章　石类药物

ས་བཅད་དང་པོ། བཞུ་བའི་ཁམས་ཀྱི་རྡོའི་སྨན་བསྟན་པ།

第一节 可熔性石类药物

ཁབ་ལེན།

ཁབ་ལེབ་མདེའུ་འབྱིན་སྣད་རྡུས་རྩ་ནད་སེལ། །ཞེས་པ་ལ་རིགས་བཞི་སྟེ། འགུགས་བྱེད་དང་། གཅོད་བྱེད་དང་། འབིགས་བྱེད་དང་། སྐོར་བྱེད་དོ། །འདི་ལ་ལྕགས་རྗེ་འདྲ་བའི་རྗེ་སྟེ། སྔོ་ལ་མཁྲིགས་པ་དང་། ནག་ལ་སྣི་བ་དང་། འོད་ཅན་འཁྲིང་པོ་སོགས་དབྱིབས་དང་ཁ་དོག་སྣ་ཚོགས་ལས་མ་ངེས་ཀྱང་། བརྟངས་ན་ལྕགས་ཀྱི་དྲི་མ་མནམ་ཞིང་། ལྕགས་ཀྱིས་བརྟངས་པས་ཁ་སོ་བ་སྤུ་ལྟར་སོབ་ཟིང་ཟིང་ལྡང་བ་ཡོད། མཆོག་ནི་རི་རབ་ཀྱི་ལྷོའི་ངོས་ལ་ཁབ་ལེན་

ཀྱི་བྲག་སེང་གེ་འདྲ་བ་ཡོད་པའི་དབང་གི་ཕྱོགས་བརྟག་འཁོར་ལོའི་སྐོར་ལྕགས་ཁ་བྱང་དུ་བལྟ་བར་འཛིན་ནུས་པ་དེ་ནི། དེ་རིགས་རྒྱ་ནག་ཏུ་མཁར་གྱི་ཕྱོགས་སུ་བརྩིགས་པས་ཁྲབ་ཅན་ལེན་བཏུབ་པ་ཡོད་ཅེས་པའི་རྒྱ་རྒྱ་ནག་ནས་འབྱུང་བས་ཁབ་ཁྲུ་གང་གི་ས་ནས་ལེན་པ་དང་། འབྲིང་ནི་མ་ངེས་པ་ནས་འབྱུང་སྙེ་སོར་དོ་དཔག་པ་ཙམ་ནས་ཁབ་ལེན་ལ་རིམ་པས་ཁབ་གཅིག་ལ་གཅིག་མཐུད། བཅུ་ཙམ་ལེན་ནས་གཉིས་པོ་རིམ་པས་བཟང་ངན་དང་། ཐ་མས་ཁབ་རེག་པ་ལེན་པའོ། །དེ་དག་འགུགས་བྱེད་རིགས་ཡིན་ལ། ཁབ་མ་བླངས་ཀྱང་ངན་པའི་ཁྱབ་པ་མེད་པས། མཁྲེགས་པས་ལྕགས་བཞར་གཅོད་བཏུབ་ཅིང་བཞར་བཞིན་ཕྱེ་མ་འཛིན་པ་གཅོད་བྱེད་དོ། །ཕྱེ་མ་ཆུར་སྦྱངས་པའི་ལྡེ་གུ་ལྕགས་གད་བདར་བྱས་པའི་མཐིལ་དུ་བླུག་ལ་ཞག་འགའ་བཞག་པས་ལྕགས་ཕུག་བཏུབ་པ་འབིགས་བྱེད་དོ། །ཁབ་མི་ལོན་ཀྱང་ཁབ་ལ་བསྐོར་བ་བྱས་པས་ཁབ་བསྐོར་བཏུབ་པ་སྐོར་བྱེད་ཟེར་ཡང་མ་ངེས་སོ། །གང་ཡང་ཁོང་དུ་བཏང་བས་ལྕགས་བཞུ་བ་དང་རྨ་ཁར་འབྱར་བྱས་པས་མདེའུ་འཐེན་པར་བྱེད་དོ།།

磁石　*Magnetitum*

磁石功效退镞弹，并治脉病脑骨病。磁石分为吸铁磁石、砍铁磁石、钻铁磁石、转铁磁石等四类。状如铁矿石，青色者坚硬，黑色者较软，光泽中等，形色不一。敲打时有铁的响声。砸破有铁的气味，断面纤维状。上品产自须弥山南坡狮状磁岩，能吸引罗盘的指针指北，即此品。据说，本品在汉地筑在城的外侧可吸住穿甲衣者。产自汉地的，能从一尺远的地方吸针。中品产地不一，能从二指远的地方吸针。针的另一头又可吸针，连续吸十根。分优次两种。下品，针碰着才吸。这些称为吸铁磁石。虽有不吸针者但质不劣，坚硬能刮铁、砍断铁，刮下的铁屑被吸附，称为砍铁磁石。粉末泡的汁液，滴在铁器上，过几天，铁器被钻透，此称为钻铁磁石。虽不吸针，但能吸针旋转，称为转铁磁石。无论哪一种，内服皆能化铁，敷伤口能排镞退弹。

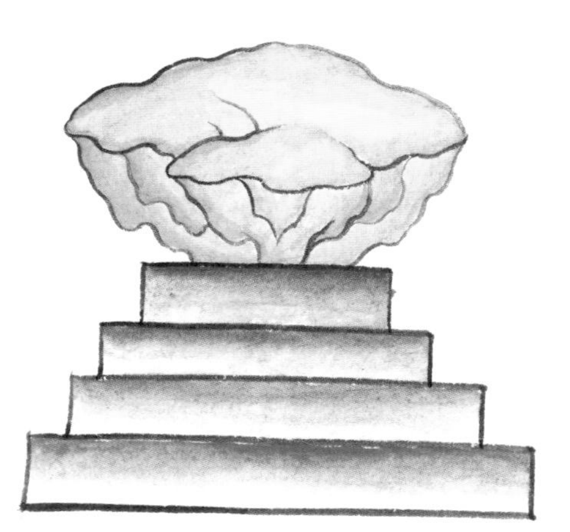

གསེར་རྡོ་དང་དངུལ་རྡོ།

གསེར་རྡོ་དངུལ་རྡོས་ཆུ་སེར་འདྲེན་པར་བྱེད། །རྩ་ནད་སྦྱངས་ལ་དུག་ནད་འཇོམས་པར་བྱེད། །ཅེས་པའི་གསེར་རྡོ་ནི། ཏ་བྲ་སྟེ་ཏ་ཙ་ཡང་ཟེར་བ་ཨུ་སུ་དང་སྐབས་ཕྱེད་དགོས། རྡོ་ཕྱི་སྨུག་ལ་ནང་གསེར་ལྟར་སེར་བ་དེ་ཡིན། །དབྱིབས་ཤས་ཆེ་ཧྲུམ་པོ་འབྱུང་། འགའ་རེ་རྡོ་དཀྱུས་མའི་དབྱིབས་ཀྱང་སྣང་། གང་ལྟར་ཡང་ཤིན་ཏུ་སེར་ལ་འོད་ཆེ་བ་གཡའ་སྔོན་པོ་ར་གན་ཕྱིས་པའི་གཡའ་འདྲ་བ་ཡོད་པ་འབྱུང་། དངུལ་རྡོ་ནི། རྡོ་དབྱིབས་འདྲ་མིན་མང་ཡང་དོན་ལ་
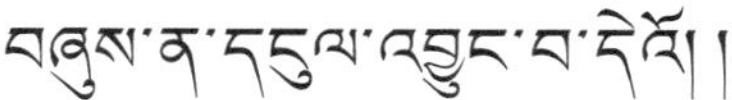
བཞུས་ན་དངུལ་འབྱུང་བ་དེའོ། །

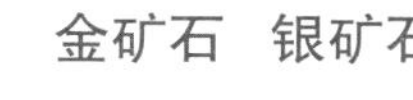
金矿石　银矿石

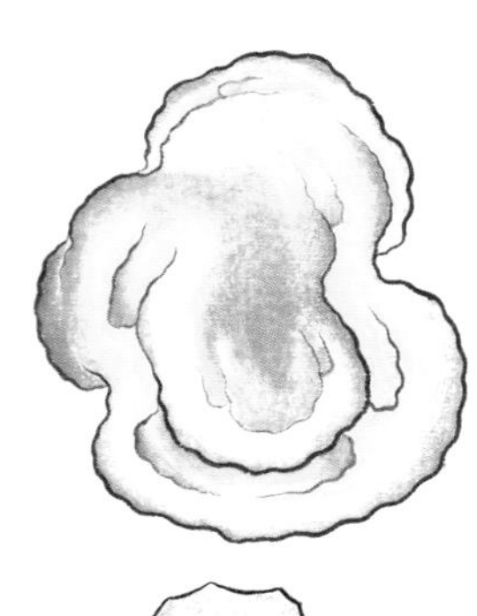

金矿石和银矿石，功效引出黄水病，清泻脉病治毒病。金矿石又称达夏，也称达扎，这与芫荽同名，临床要分清楚。石表紫色，石内如金，黄色。块状，块很大，有些状同普通石头。在任何情况下，甚黄，有光泽，有青锈，锈像黄铜表面的锈。银矿石形状多种，冶炼得银，即为本品。

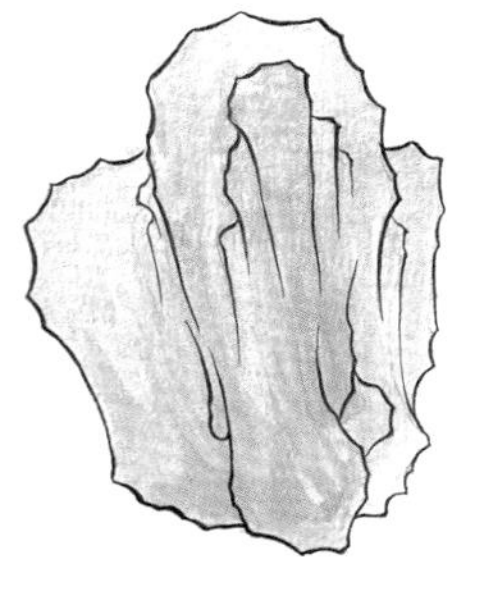

ལྕགས་ཀྱི་རྡོ་བ།

ལྕགས་ཀྱི་རྡོ་བས་ཚེ་འཕེལ་བཅུད་ལེན་བྱེད། །ཅེས་པར་ཁ་དོག་ནག་པོ་དང་སེར་པོ་གཉིས། གང་ཡང་ལྗི་ལ་བཞུས་ན་ལྕགས་འབྱུང་བ་དེ་ཡིན། རྒྱུ་ངར་མཉེན་གཉིས་ཕོ་མོ་རྒོད་གཡུང་རིམ་པའོ། །

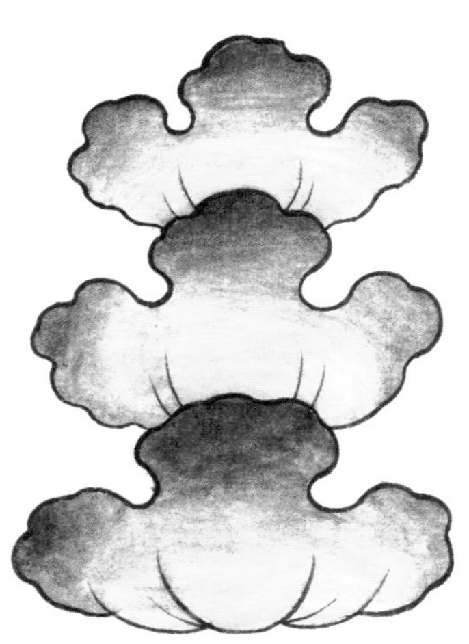

铁矿石

铁矿石滋补延年。铁矿石分黑色和黄色两种，无论哪一种皆质重，冶炼出铁，即为本品。质分硬软两种；亦可以雌雄、猛缓而分。

ཟངས་རྡོ།

ཟངས་རྡོ་ཟངས་མཚུངས་ཁྲད་པར་གློ་རྣག་འདྲེན། །ཞེས་དང་། རང་བྱུང་པས། ཟངས་རྡོ་མཐིང་སྤང་ནད་རྣམས་སྐྱུགས། །ཞེས་པ་ལྟི་ལ་ཟངས་ཆགས་ཡོད་པ་དང་། ཡང་ན་རྡོ་གཞན་ལ་བརྡར་ཤུལ་ཟངས་འདྲ་བ་དང་། ཤས་ཆེ་སྤང་མཐིང་ཡོད་སར་འབྱུང་། རྡོ་རང་ལ་ཡང་སྤང་མཐིང་འགོས་པ་འབྱུང་། ཁ་དོག་མ་ངེས་སོ། །ཕྱེ་མ་རྒྱ་ཚྭའི་ཆུ་དང་སྦྱར་ནས་ཞག་གཅིག་ལོན་ནས་བསིལ་སྐམ་བྱས་པས་སྔོན་པོ་གཡུ་མདོག་འཕྱིན་པ་དེའོ། །མདོར་ན་བཞུས་པས་ཟངས་འབྱུང་བ་ཡིན་ནོ།།

红铜矿石

红铜矿石同红铜，功效能引出肺脓。让穹多吉说：“红铜矿石、石青、孔雀石，催吐诸病。”红铜矿石质重，由红铜形成。与别的石块摩擦，石上有铜痕。多产于有孔雀石、石青之地，矿石本身也粘有孔雀石、石青，颜色不一。粉末与硇砂水调和，过一夜，阴干，显蓝玉色。总之，冶炼得红铜。

རག་རྡོ།

རག་རྡོས་མིག་ནད་རབ་རིབ་སེལ་བར་བྱེད། །ཅེས་པ། རྡོ་དཀར་པོ་སྔོ་མདངས་ཅན་དང་། སྐྱ་སོབ་ཨར་ག་འདྲ་ཞིང་སྦུ་གསེང་ཡོད་པ་སོགས་འབྱུང་སྟེ། གང་ཡང་ཞིབ་ཏུ་བཏགས་ནས་ཟངས་བཞུས་པའི་ནང་དུ་བཏབ་ལ་དཀྲུག་ཅིང་བཞུས་པས་ཟངས་དེ་རག་སྐྱར་བསྒྱུར་བཏུབ་པའོ།།

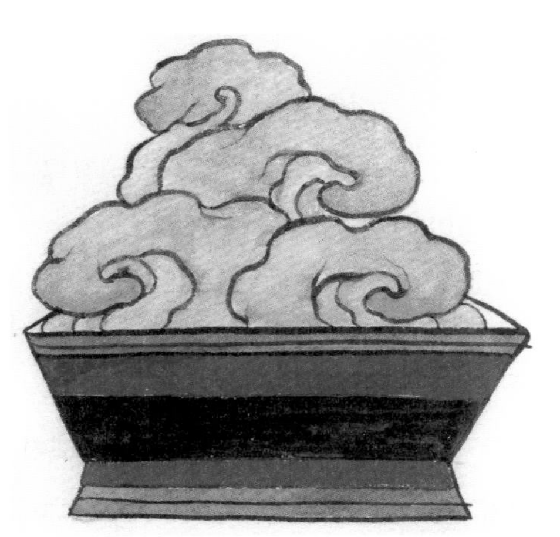

黄铜矿石

黄铜矿石治眼翳。黄铜矿石白色有青色光泽，或灰白色状如碳酸岩石，有小孔。无论哪一种研细，调入红铜熔液中搅拌熔化后，使红铜变成铜灰色。

ཏི་ཚ་སེར་པོ།

ཏི་ཚ་སེར་པོས་རྨ་འབྲུབ་མིག་ལ་ཕན། །ཞེས་དང་། རང་བྱུང་པས། ཏི་ཚ་དམར་ནག་ཆུ་སེར་སྐེམ། །ཞེས་པ་ནི། འགའ་ཞིག་རྡོ་དམར་སེར་གཉིས་ལ་བཞུས་ན་ཞ་ཉེ་འབྱུང་བར་བཞེད་ནའང་། རང་ལུགས་ནི། རྡོ་སེར་པོ་གསེར་རྡོ་འདྲ་བར་སྣང་མཐིང་འགོས་པའམ། བཙའ་སེར་པོ་ཆགས་པ་དང་། དམར་པོ་ཞིག་ཀྱང་འབྱུང་། གང་ཡང་མེ་ལ་བཞུས་ན་དུད་པ་འབྱུང་བ་དང་། ནག་པོ་དངུལ་རྡོ་འདྲ་བ་གཉིས་འབྱུང་། བཞུས་ན་ཏི་ཚ་སྔོ་ཚོག་རང་འབབ་པ་ལ་བྱེད། རྡོ་འདི་རང་ཡོག་གམ། རྡོ་གཞན་ལ་འགོས་པ་འབྱུར་བ་ཅི་རིགས་འབྱུང་ངོ་།།

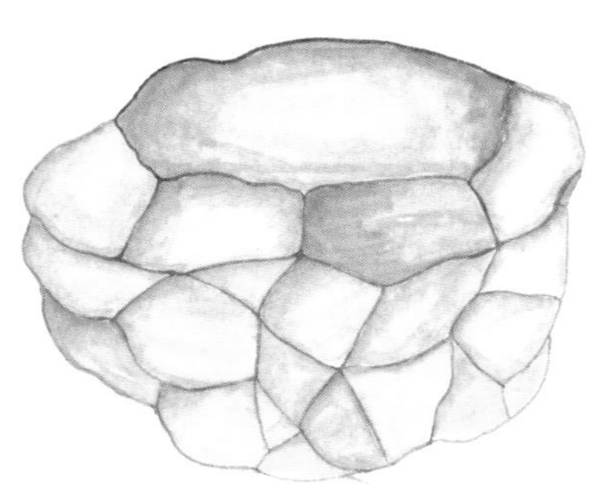

黄花蕊石 *Sphaleritum*

花蕊石愈疮益目。让穹多吉说：“红黑花蕊石干黄水。”有些人将花蕊石分为红黄两种，据说冶炼出铅。我派认为，黄花蕊石矿石（闪锌矿石，ཏི་ཚ་སེར་པོ།）像金矿石，粘有孔雀石、石青或黄锈；也有红锌矿石（ཏི་ཚ་དམར་པོ། Zincitum）。无论哪一种，在火中熔化时冒烟。黑色的像银矿石，有两种，冶炼出青锌（菱锌矿石 ཏི་ཚ་སྔོན་པོ། Smithsonitum）。这种矿石则往往粘有另一种矿石或其他石粒。

གཤའ་དཀར་རྡོ།

གཤའ་དཀར་རྡོ་ཡིས་རྨ་གསོ་ཤ་སྐྱེད། །ཅེས་པ། དངུལ་རྡོ་འདྲ་ལ་བཞུས་ན་གཤའ་འབབ་པ་སྐྱེ་བཟང་ངན་གཉིས། གཤའ་རྒྱུ་དཀར་ནག་དང་། གཤའ་འབབ་ཆེ་ཆུང་ངོ་།།

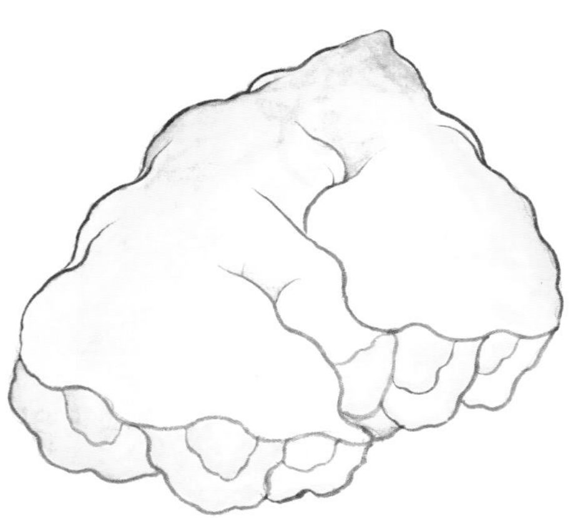

锡矿石 *Cassiteritum*

锡矿石养疮生肌。锡矿石像银矿石，冶炼出锡。以质来分，分优劣两种。以色来分，分黑白两种。产锡有多有少。

ཕ་བོང་ལོང་བུ།

ཕ་བོང་ལོང་བུས་རུས་ནང་རུས་ཆག་སྦྱོར། །ཞེས་དང་། རང་བྱུང་རྡོ་རྗེས། ཕ་བོང་དཀར་པོས་

མིག་ལ་ཕན། །ཞེས་པར། མིང་དམ་ཅན་བླ་རྡོ་ཟེར། དབྱིབས་གྱ་བཞི་རྒྱ་མདུད་བཅད་ཁ་སྣ་ཚོགས་ཀྱང་ཕྱི་སྨུག་ལ་ནང་གསེར་རྡོ་འདྲ་ཞིང་དེ་ལས་དཀར་ཤས་ཆེ་བ་ཡིན། རྒྱུད་ཉིད་རྣམས་སུ། ཕ་བང་ཡོང་བུས་རྩ་ཆད་རུས་ཆག་སྦྱོར། །ཞེས་དང་། གྱ་བཞིས་ཀླད་པ་གསོ་ཞིང་ཆུ་སེར་འདྲེན། །ཞེས་ནུས་པ་བཅས་ཐ་དད་དང་། རང་བྱུང་རྡོ་རྗེས་ཀྱང་སོ་སོར་བཤད་ལ། མཛེས་རྒྱན་དུ། ཕ་བང་ཡོང་བུ་བཞུ་བའི་ཁམས་དང་། གྱ་བཞི་མི་བཞུ་བར་བཤད་བཞིན་ངོ་བོ་ཡང་ཐ་དད་དུ་ཡོད་པར་གཞུང་ལུགས་པས། ཕ་བང་ཡི་གེ་བསད་ལ་འགའ་ཞིག་ཏུ་བརྡབ་སྐྱོན་ཡིན་པར་བཤད་ཀྱང་། ཁུངས་མང་མ་བསྟན་པ་དང་རྡོ་ངོ་མ་འཕྲོད་པས་ནོངས། །

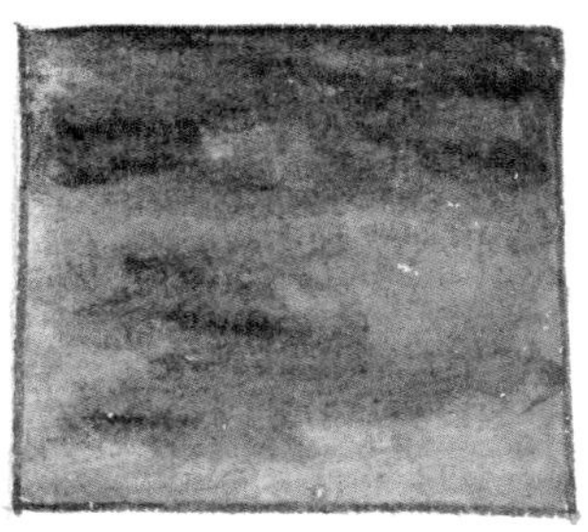

自然铜 *Pyritum*

自然铜治疗脉病，并且愈合骨破裂。让穹多吉说：“白自然铜益目。”本品又称旦木见拉多，形如大块褐铁矿石，断面多种，外面紫色，内像金矿石，比金矿石色甚白。在过去的药典中说：“自然铜续筋接骨。”“褐铁矿石养脑、引流黄水。”二者功效不同。让穹多吉也曾分别论述。《美饰》中说：“自然铜为可熔性药物，褐铁矿石为不熔性药物，性状不同。药典中如果取掉‘帕昂’之名，就要产生混乱。”许多典籍中记载依据不多，矿石性状也不相符合，容易弄错。

ཅོག་ལ་མ།

ཅོག་ལ་མ་ཡིས་རྩ་དང་ལྷ་བ་འཛིན། །ཞེས་པ། འདི་རྒྱ་གར་རྒྱ་ནག་གི་མཚལ་ཅོག་ལ་མ་སྟེ། རང་བྱུང་གི་མཚལ་རྒྱ་ཁབ་གཤིབས་པ་འདྲ་ལ་ཁ་དོག་སྨུག་ཤས་ཅན། བཟོ་ལྦུགས་བྱས་པའི་ཉམས་མེད་པ་ལ་རང་བྱུང་གི་རྟགས་སུ་རྡོ་རྗེ་གཞན་འབྱུར་བ་དེ་ཡིན། འདི་སྐབས་ཁ་ཅིག་གིས་ཅོག་ལ་མ་དང་། ད་ཆུ་གཉིས་གཅིག་ཏུ་བསྡུས་པ་དང་། ད་ཆུ་རྡོ་ཆུ་ལ་བསྒྱུར་བ་དང་། གཉིས་ཀ་མཚལ་དུ་སོང་བ་ཟློས་སྐྱོན་དུ་འདུག། རྒྱུད་ཀྱི་ཡི་གེ་མ་དག་པ་ཡིན་ཞེས་བཙོས་པའི་མི་ཚད་ཉབ་ཉོབ་མང་དུ་བྲིས་འདུག་ཀྱང་ཐལ་

སྐྱིན་ནོ། །རྒྱུད་དཔེ་པར་བྲིས་མང་པོ་ཐམས་ཅད་དག་པར་ཞལ་འཆམས་པ་དང་། སྨན་ངོ་སོ་སོར་ངོས་འཛིན་པ་ལ་བཅོས་དོན་མ་བྱུང་སོང་།

辰砂 Cinnabaris

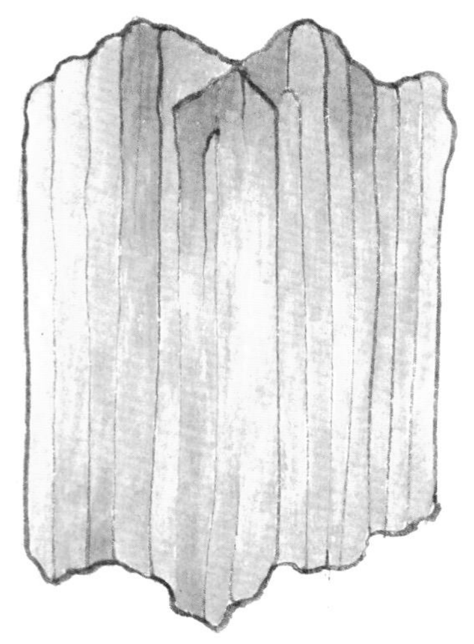

辰砂固脉固软骨。这是产自印度和汉地的朱砂类辰砂。天然辰砂状如针排列，颜色深紫，没有炮制痕迹，具有天然特征，粘有别的石脂。现在，有些人把辰砂与银朱归并为一药，把“达曲”改为“多曲”，二者均归为朱砂，是错误的。说《续》中文字不正确，并加以乱改，胡拉乱扯地写了许多，是重大的错误。《续》的许多版本中进行了改正，但在各类药物介绍中没有改正。

ད་ཚུ།

ད་ཚུས་རུས་པ་ཆག་པ་སྦྱོར་བར་བྱེད། །ཅེས་པ། ཤོང་རོས་དང་དངུལ་ཚུ་སོགས་ལ་བཟོས་ཀྱང་ཟེར་ལ། དབྱིབས་ཅིག་ལ་མ་འདྲ་བ་ལ་ཁ་དོག་དེ་ལས་དཀར་བ་བཟོས་པའི་རྟགས་སུ་སྟོད་དུ་བླུག་པའི་ཉམས་ཡོད་པ་དེ་ཡིན། འདི་ལ་མཚལ་དཀར་ཡང་ཟེར། ད་ཚུ་ཞེས་རྒྱ་ནག་གི་སྐད་ཡིན། རྒྱའི་གྲོང་ཁྱེར་ཚད་པ་སླང་ཟེར་བ་དང་། ཅི་ཧོ་ཁམས་ཟེར་བར་བཟོ་བའི་ཕྱོགས་ཙམ་མཐོང་། དངུལ་ཚུ་དགོས་པར་འདུག། ཞིབ་ཏུ་མི་སྟོན་པར་སྣང་། ཅིག་ལ་མོ་ལ་ཙུའུ་གཤག་ཟེར། དེ་ཉོ་བར་དྲིས་ཚེ་འདི་ས་ཐག་རིང་པོ་ནས་བྲག་གི་གཏིང་ནས་ལེན་དགོས་པས་དཀོན་ལ་གོང་ཡང་ཆེ། ཚོན་བྱེད་ན་ཁ་དོག་ནག་པས་མི་དགའ། ད་ཚུ་ཉོ་བདེ་མདོག་ལེགས་པས་དགའ་ཟེར། སྔར་བོད་ཀྱི་མི་རྒྱ་ཡུལ་དུ་འཁྱར་ནས་ས་བཟུང་བ་གཡུང་དྲུང་རྒྱས་ཟེར་བ་ཞིག་གིས་ལོ་ལྔ་བྱས་ནས། འོ་མི་ཤན་གྱི་སྨན་པ་ལ་དྲིས་པས། ཙུའུ་གཤག་ལ་དུག་མེད་པས་དུག་ལ་ཕན། ཁྱད་པར་རིག་དུག་བསེ་མོག་ལ་ཕན། ད་ཚུ་ལ་དུག་ཡོད་པས་དུག་ལ་གནོད། རིག་དུག་ལ་བྱུགས་ན་གནོད་ཟེར། རྒྱུད་འགྲེལ་དག་པ་རྣམས་ལའང་འདི་ལྟར་འགྲེལ་བ་ཡིན་པས་ཡིད་ཆེས་པའི་ཁུངས་གཏམ་མོ། །

银朱（合成硫化汞）HdragyrumSulphidum

丹银朱愈合骨裂。本品也有说是用雄黄和水银制造的。状如辰砂，色较白，

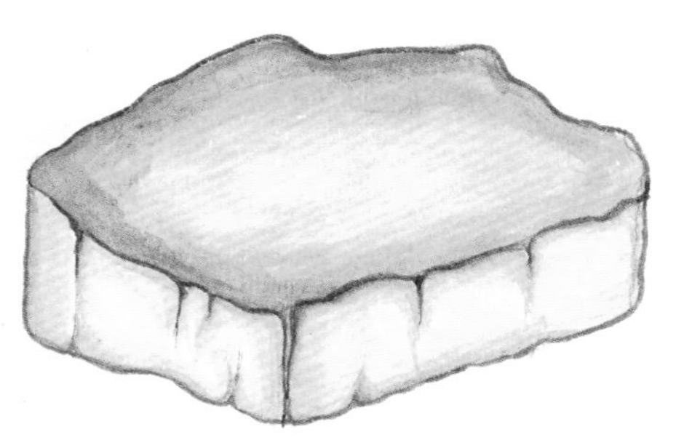

留有加工时注入容器的痕迹。此品又称为“白朱砂”。“达曲”，是汉语。本人曾在汉地的察巴嘎康城和孜河康城看见过加工炮制过程，需用水银，不研细，称雌辰砂为“居夏”。买此品时曾问过，回答说：本品产自遥远地方的石崖深处，稀少价高，做颜料时，因为是黑色不受欢迎；银朱易买，色佳，最受欢迎。从前有位藏族人游历汉地，由一个叫作云仲杰的人做翻译，问过峨眉县的一位医生说是：“居夏（རྩུའུ་གཤག）无毒利于毒，特别有益花柳病、梅毒；辰砂有毒害于毒，敷于梅毒害于病。”《正确续释》中，也是这样解释。因此，这是可信的。

མཚལ།

མཚལ་གྱིས་རྨ་འདྲུབ་གློ་མཆིན་རྩ་ཚད་སེལ། །ཞེས་པ་ལ། མིང་། ཏཾ་ཀ་ན་དང་། ཀླ་ར་ན་ཟེར། བྱུང་ཡུལ་ལས་དྭངས་པའི་རིགས་ལ། ཞག་མཚལ། སོག་མཚལ། མཚལ་པོ་ཆེ། ཞིང་མཚལ། ཁམས་མཚལ་ཞེས་མང་ཡང་། བསྡུ་ན་དཀར་ནག་གཉིས་ལས་མེད། འདི་དང་དངུལ་ཆུ་གཉིས་ཀྱི་ཁུངས་འོག་ནས་འཆད་རྒྱུའི་ཙོང་ཞི་དང་བྲག་ཞུན་ལྷ་བུའི་ཁམས་ལས་བྱུང་ཚུལ་ཡོད་པའི་ལུང་འཕྲོས་སུ། དཀར་པོའི་དྭངས་མ་འཐོར་བ་ལས། དམར་པོ་རྫེས་འབྲང་ཕྱི་ནས་གབ། །གཉིས་ཀའི་བཅུད་འདུས་རིན་ཆེན་མཚལ། །ཁུ་བ་བཏོན་པས་དངུལ་ཆུ་ཟེར། །ཞེས་འབྱུང་། རྒྱ་གར་རྒྱ་སེར་སྟོད་ཧོར་གཙང་དབུས་ཁམས་སོགས་ནས་འབྱུང་། ཁ་དོག་སྨུག་ལ་དངུལ་རྡོའི་དབྱིབས་འོད་ཁྲབ་བེ་བ་འདུལ་ན་སྨུག་ཞས་ཆེ་བ་མཚལ་ནག་གམ། ཕོ་མཚལ་ཟེར། ཁ་དོག་དམར་ལ་དཀར་ཞིང་དྭངས་ཞས་ཆེ་བ་འཇམ་ལ་འོད་ཆུང་བ། འདུལ་ན་དམར་ཞས་ཆེ་བ་མཚལ་དཀར་རམ་མོ་མཚལ་ཡིན། འདི་ལ་ཧིཀྲུ་མ་ཡང་ཟེར། འདི་གཉིས་འབུད་ས་ཡང་ཞས་ཆེ་གཅིག་ལ་ནུས་མཚུངས་ཡང་། གཏོང་ཡུལ་ཕོ་མོ་དང་གཏང་བྱ་མཚལ་གོ་ལྡོག་པ་བཟང་གསུངས། རྩ་བཤལ་དང་མཆིན་གྱི་ཚད་པ་ལ་འདི་ཕོ་ན་དགོས། གཞན་གཉིས་གཏོང་མི་ཉན་པ་དང་། དུག་རིགས་ལ་ཅོག་ལ་མ། ཆུ་སེར་དང་གཉན་རིགས་ལ་ད་ཆུ་དགོས་པར་རིན་རྒྱན་ལས་བཤད་པ་འདི་གནད་ཞིན་ཏུ་ཆེ་བར་འདུག།

朱砂 *Cinnabaris*

朱砂功效愈疮伤，清解肺肝热脉热。

朱砂又称扎嘎那、嘎恰拉那。由于产地不同，又称夏朱砂、蒙朱砂、大朱砂、相朱砂、康朱砂等。总之，只有白、黑两种。朱砂和水银产地的下面，有寒水石和石脂一样的物质，白色的精华，蒸发飞散，红色的外透，覆盖表面，二精凝聚成朱砂，汁液为水银。产自印度和俄罗斯、上部地区、霍尔、前藏、后藏、康木等地。色紫，状如银矿石，闪光，用黄牛尿炮制后深紫者称为“黑砂”，或称为雄朱砂。色红白，透明，光滑而色淡，炮制后深红者称为“白砂”，或称为雌朱砂，又称为亨苟玛。二者差别很大，但功效相同。用药者要分清男女，用药时朱砂相反使用为好。《宝饰》中说：“朱砂清脉、清肝肺热时用黑白二砂，别的病症二砂不可同用；消毒、解毒用辰砂；黄水、炭疽用银炙。”这点非常重要。

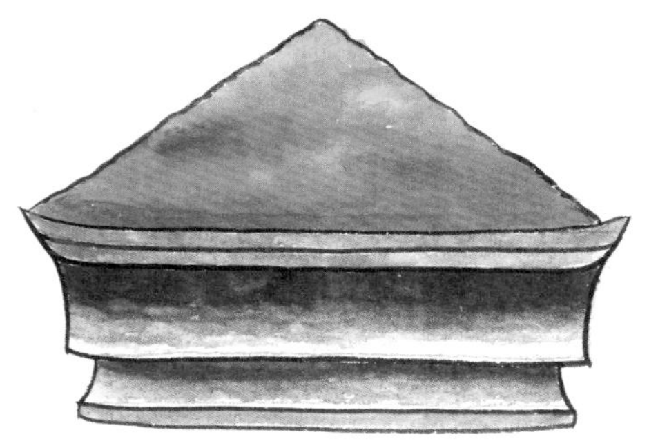

མཚལ་གྱི་ཐལ་བ།

མཚལ་གྱི་ཐལ་བས་རྨ་འབྲས་ཤ་རོ་གཅོད། །ཅེས་པ། མཚལ་ལས་དངུལ་ཆུ་བཏོན་ཤུལ་གྱི་ཐལ་བ་ཡིན།

朱砂灰

朱砂灰去疮伤疤、瘰疬疖疮疤死肌。

本品为朱砂去水银后留下的灰色成分。

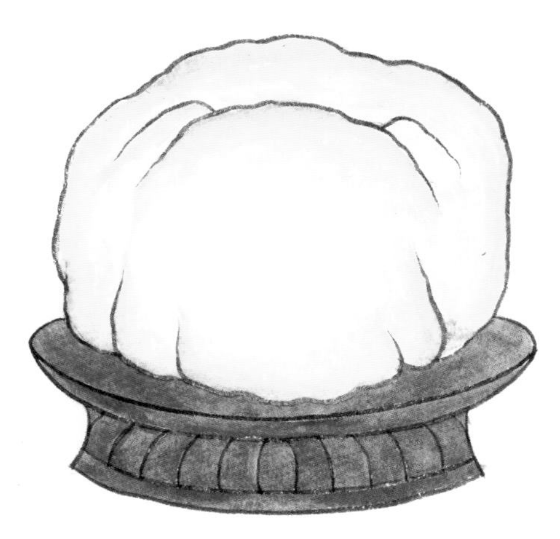

མུ་ཟིའི་རྡོ།

མུ་ཟིའི་རྡོ་ཡིས་དམུ་ཆུ་ཆུ་སེར་སྐེམ། །ཞེས་པ་མུ་ཟི་འབྱུང་བའི་རྡོ་མུ་ཟི་མ་བཏོན་པའི་རྡོ་དེ་མུ་ཟི་ལྟར་དུག་ཕྱུང་བ་དང་། འགའ་ཞིག་མུ་ཟི་བཏོན་ཤུལ་གྱི་རྡོར་བཞེད་ཀྱང་ཕྱི་མ་འདི་བྱུག་སྨན་ལ་བཟང་། ཁོང་སྨན་དུ་མིན་གསུངས། རྗེ་རང་བྱུང་རྡོ་རྗེས་མུ་ཟིའི་རྡོ་བསྲེག་དགོས་པར་གསུངས། བསྲེག་ལུགས་ཞིབ་ཏུ་བཏགས་ལ་རིལ་བུ་བྱས་ནས་དུ་བ་མ་ཤོར་བར་ནུས་ལྡན་དུ་བསྲེགས་པ་འདི་ཤིན་ཏུ་ལེགས།

硫黄石

硫黄石干涸腹水、并且能干涸黄水。硫黄石是没有提取硫黄的硫黄矿石，要像硫黄一样地去毒。有时用提取硫黄后的石类。该品用于外敷药很好，不可作内服药。让穹多吉说:“硫黄石需煅烧。”煅烧法是粉碎后泛成丸，烧至烟快消失而存性者为好。

ས་བཅད་གཉིས་པ། མི་བཞུ་བའི་ཁམས་ཀྱི་རྡོ་སྨན་རྣམས་བཤད་པ།

ད་ནི་གཉིས་པ་མི་བཞུ་བའི་ཁམས་ཀྱི་རྡོ་སྨན་རྣམས་བཤད་པར་བྱ་བ་ནི།

第二节　不熔性石类药物

现在讲述第二节不熔性石类药物。

སྨུག་པོ་ཐལ་རྒྱབ།

སྨུག་པོ་ཐལ་རྒྱབ་ཕོ་ཐལ་མོ་ཐལ་གཉིས། །ཆུ་སེར་འཕྱལ་འདྲེན་རྐེམ་ཞིང་ལྷ་བ་འཛིན། །ཞེས་དང་། རང་བྱུང་རྡོ་རྗེས། ཐལ་རྒྱབ་ཆུ་སེར་ནད་ཀུན་ཕན། །ཞེས་དང་། རྡ་རྨས། ཐལ་རྒྱབ་རུས་པ་ཆག་པ་སྦྱོར། །རྨ་གསོ་རྣག་སྐེམ་ཀླད་རལ་སྡོམ། །ཞེས་པའི་མིང་། ཧྲི་ཡ་སྨུག་འཚེར། ཧྲི་མ་སྨུག་པོ། རྡོ་ག་ཕུར་ཏྲི་ལྷན་ཐེར། ཕོ་ཐལ་ནི་རྡོ་སྨུག་སྲ་ལ་མཁྲེགས་པ། རྒྱ་སྐྱེགས་ཀྱི་དབྱིབས་ལྟར་ལེབ་མོ་ལ་ཕྲི་ལ་འབྲུམ་པ་འོད་དུ་འཚེར་བ་སྦལ་པའི་རྒྱབ་ལྟར་ཡོད་པ། རྡོ་ལ་རི་མོ་

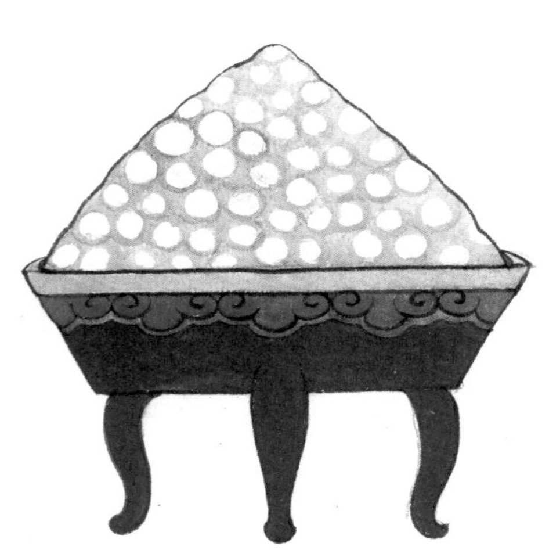

བྲིས་ན་ཁམ་སེར་དོད་པ། བཅག་ན་རྡོ་ཡི་སྣ་ཤུལ་རྒྱ་ཚྭ་བཅག་པ་ལྟར་ལ་འཇམ་ཤིག་གེ་བ། བརྡུང་ཚེ་དྲི་ཞིམ་པའོ། མོ་ཐལ་ནི་ཕོ་མ་ལྟ་བུ་ལ་འབྲུམ་པ་མེད་པ་དང་། སྨུག་པོ་སྣེ་སོལ་བཅག་འདྲའི་གསེང་དུ་དམར་སྨུག་འཛམ་འཕོལ་ཚོན་དམར་སྨུག་ཏུ་སྦྱར་ཉན་པ་ཡོད་པ་ཞིག་བཅས་མོ་རིགས་གཉིས་སོ། །

黛赭石 *Hematitum*

黛赭石分雌和雄，托引并干涸黄水，并且能固敛软骨。让穹多吉说：“黛赭石有益所有黄水病。”达玛说：“黛赭石功效接骨，养伤干脓愈脑裂。”本品之名有：支雅木才、支玛木保、俄嘎吾尔质丹等。

雄黛赭石（钉头赭石），色紫，坚硬，形如紫草茸，扁平，表面颗粒状，有光泽，如青蛙背。在石上划纹，呈黄褐色。敲破时，有石纹，断面如硇砂，光滑。捣碎时有香味。

雌黛赭石（肾状赤铁矿石），如同雄黛赭石，但表面无颗粒状；还有一种，状如紫炭破裂，裂隙红紫。雌黛赭石共有两种。

དཀར་པོ་ཐལ་རྒྱབ།

དཀར་པོ་ཐལ་རྒྱབ་དཀར་པོ་ཆིག་ཐུབ་དང་། །སྨུག་པོ་ཆིག་ཐུབ་ལ་སོགས་དེ་དང་འདྲ། །ཞེས་པའི་དཀར་པོ་ཐལ་རྒྱབ་ནི། རྡོ་དཀར་པོ་ཇམ་འཕྲུག་པ་ཙམ་ལས་དབྱིབས་སྤྱ་མ་ཇི་ལྟ་བའོ། །འདི་ལ་མོ་ཐལ་ཡོད་སྐད་ཙམ་ལས་འདི་འདྲ་ཞེས་ངོ་སྤྲོད་མེད་པ་ཞིག་བི་སྟོན་དུ་བཤད་ཀྱང་། རྒྱུད་ཟ་འགྲེལ་དུ་མ་བཤད་པས་སུས་ཀྱང་གླེངས་པ་མ་ཐོས་སོ། །

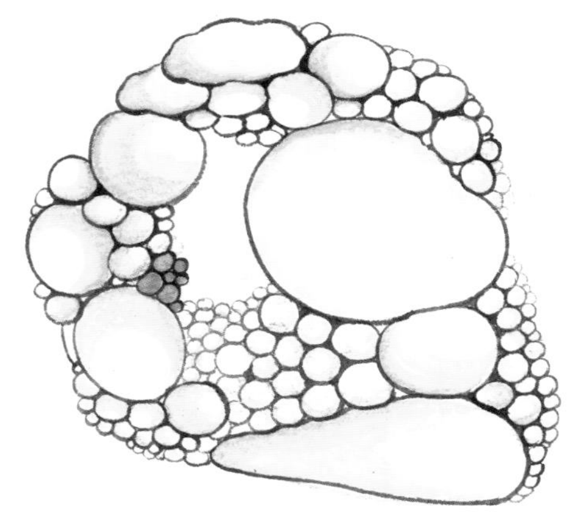

瘤状硅镁石

石药瘤状硅镁石、纤维状之硅镁石、针铁矿石三种石，功效皆同黛赭石。瘤状硅镁石为白色石块，略厚，形状如同黛赭石。说是有雌瘤状硅镁石，但没有见到介绍。虽然《蓝琉璃》中有此说法，而《续》的本续和注释中没有论述，所以也没有听过有谈论。

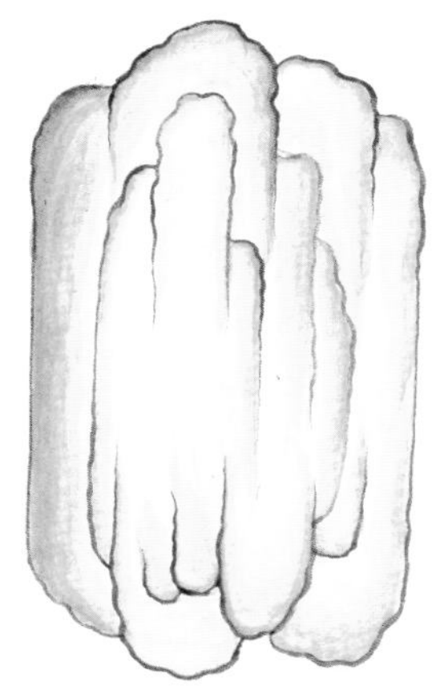

དཀར་པོ་ཚིག་ཐུབ།

དཀར་པོ་ཚིག་ཐུབ་ནི།　དཀར་པོ་མདུང་རྩེ་སྟེ། སྲ་མཁྲེགས་རྩ་སྦོམ་རྩེ་ཕྲ་བཅག་ན་རྒྱ་ཁབ་གཤིབས་པ་ལྟར་ཞིག་ཅིང་རྣོ་ངར་དང་ལྡན་པ། ཆེ་ལ་སྣ་རིང་བ། ཁ་དོག་དཀར་ལ་མགུལ་རིས་ཡོད་པའོ། །

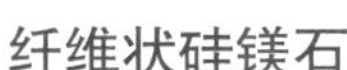

纤维状硅镁石

纤维状硅镁石，亦称“尕尔保敦泽”。石质坚硬，根粗尖细，断面如大针排列。尖锐，大而纤长，有喉状纹。

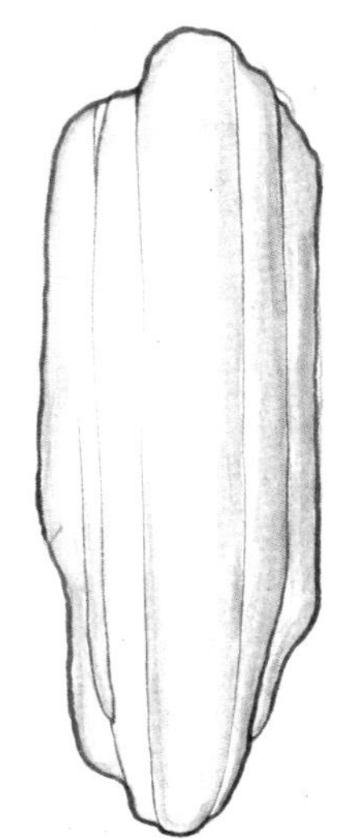

སྨུག་པོ་ཚིག་ཐུབ།

སྨུག་པོ་ཚིག་ཐུབ་ནི། སྨུག་པོ་མདུང་རྩེ་སྟེ། རྡོ་དམར་སྨུག་རི་མོ་བྲིས་ན་སྨུག་པོ་དོད་པ། དོག་སྟེ་མ་ལས་ཆུང་བ་མ་གཏོགས་དབྱིབས་སྟེ་མ་འདྲ་ལ་བརྡུང་ཚེ་རྟ་སྤུ་ལྟར་ཞིག་པའོ། །

针铁矿石

针铁矿石又称“木保敦泽”。为紫红色石块，画纹紫色，纤维状硅镁石略小，而形状相同；捣碎时裂如马毛状。

གངས་ཐིགས།

གངས་ཐིགས་དེ་བཞིན་མཚིན་པའི་ཚ་བ་སེལ། །ཞེས་པར། །རང་བྱུང་པས། གངས་ཐིགས་འབྲུམ་པའི་ཆུ་སེར་སྐེམས། །ཞེས་པ་ལ། རབ་དངོས་གཞི་དང་། དམན་པ་ཚབ་གཉིས་ལས། རབ་ནི་བསྐལ་པའི་གངས་ཆགས་ཏི་སེ་ལ་སོགས་པ་རྣམས་ལས་འབྱུང་ལ། ངོ་བོ་ནི། གངས་དེ་ཉིང་ནས་ཡུན་ལོན་པ་རྡོར་གྱུར་པ་དང་། ཞུ་བའི་ཐིགས་པ་འོག་གི་ས་རྡོ་ལ་དྲིག་པ་འཁར་བ་ལྟར་གོང་བུར་འདྲིལ་བ། དཔེར་ན་ཅོང་ཞི་འདམ་བཏགས་འདྲ་ལ་དཀར་བ་ཟོས་ན་རོ་ཙུང་ཟད་མངར་ཞིང་སོ་མི་སེག་པ་དེ་ཡིན། མ་རྙེད་ན་ཚབ་ལའང་གཉིས་ཏེ། སྲིབ་མཐོན་ཁ་བྱང་དུ་བལྟ་བའི་བྲག་ཕུག་མཐོ་ལ་བསིལ་བ། དབྱར་གཞུང་བར་ཁ་བ་མི་འཇུ་བའི་ཕུག་པའི་སར་དབྱར་ཉི་མ་མི་ཕོག་པར་བྲག་གི་ཐིགས་ཆུ་གོང་བུར་ཆགས་པས་རྡོ་གཞན་དང་གཞན་དག་འབྱར་བར་སྤྲ་མ་ལྟར་ཆགས་པ་དེ་ནུས་མཚུངས་གསུངས་པ་དང་། དེ་ཡང་མ་རྙེད་ན། སའི་གཏིང་ནས་དམ་དུམ་འབྱུང་བའི་རྡོ་དཀར་པོ་སོ་ཅོང་ལྟ་བུ་ཟོས་ན་སོ་མི་སེག་པ་ཆུར་འདུལ་ན་ཆུ་དང་མི་འདྲེས་པ། བསྲེགས་ནས་ཆུར་སྦྱངས་ན་འོ་ལྟར་འགྲོ་བས་མིང་ལྷ་ཞོ་དང་། དཀར་པོ་རྡོ་མཆོག་ཟེར་བ་དེས་ཚབ་བྱེད་པར་འདུག་གོ།

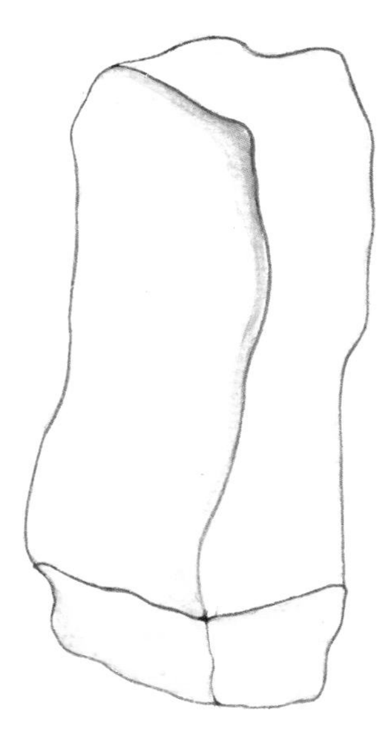

高山风化硬石膏 Galamina

高山风化硬石膏，功效同上清肝热。让穹多吉说："高山风化硬石膏，干痘疹黄水。"本品分为上下两品，上品为正品，下品为代用品。上品产自冈底斯雪山等地，为年深日久积雪所化之石。或为雪融水滴滴在土、石垢上，形成青铜状成团成块的结合体，像寒水石黏泥一样。色白，味微甘，嚼时不碜牙。找不到此石时，有二石可代。一为高山阴面向北的高而阴凉的岩洞中形成乳状石。一为盛夏雪不消的深山，夏天太阳照不到的石岩上形成的乳状石，附着在石岩面上或别的物体上，功效同高山风化硬石膏。上述二石也找不到时，地下深处泥中的雌寒水石状的石也可代用。此石咬时不磣牙，浸入水中不化。煅烧后溶于水，成乳酪状，称为拉肖、嘎尔保乔。

ཅོང་ཞི།

ཅོང་ཞིས་འབྲུ་གཅོད་བད་ཀན་ཚ་བ་སེལ། །ཞེས་པ་ལ། དཔག་བསམ་ལྗོན་ཤིང་ལས། ཅོང་ཞིས་མཆོག་ཏུ་གྲང་ནད་སེལ། །ཚ་བ་ཀུན་སེལ་བདུད་རྩི་འདྲ། །སྐོམས་པར་བྱེད་ལ་ཞུ་རྗེས་དྲོ། །ཞེས་དང་། རང་བྱུང་རྡོ་རྗེས། ཅོང་ཞིས་རུས་པའི་དྭངས་མ་གཅོད། །ཅེས་གསུངས། མིང་ནི། ཤེ་ལོ་ད་ཀ། མཚན་མོའི་འོད་ཅན། གཅོང་ནད་གཅིག་ཐུབ། ཟླ་བའི་བུ། ལྷ་བུའི་ཁམས། རྡོའི་དྭངས་མ། རྡོ་བཅུད། སྲིད་པའི་ཁམས། རྡོའི་ད་བྱིད། རུས་པའི་གསོས། རྡོའི་ཆིལ་བུ། ཆིལ་བུ་དར་ཡ་ཀན། སྲིད་པའི་བྱང་སེམས་དཀར་པོ་རྣམས་ཟེར། བྱུང་ཁུངས་ནི། མ་ལ་ཡའི་དཀའ་འགྲེལ་ལས། བྱུང་ཁུངས་བསྐལ་བའི་དང་པོ་ལ། །ལྷ་བུ་ཡིད་བཞིན་ནོར་བུ་དེ། །གངས་རི་ནགས་འདབ་མཚོ་འགྲམ་དང་། །འཁྱིང་བྲག་དཀར་པོའི་སྟེང་དུ་ཐོན། །ལྷ་ཀླུ་སྲི་བརྒྱད་བུ་མོ་མཐོང་། །འཁྱིང་འགྱུར་འཇོ་སྣེག་བྱེད་ཀྱི་མདངས། །ནུ་མའི་གར་དང་པདྨའི་འགྲོས། །མཐོང་བས་ཡིད་གཡོས་སྐུ་ལ་འཁྲུད། །ཞལ་གྱིས་ལྷགས་གཞིབས་མོད་ལ་ནི། །ཀུན་ནས་ཁམས་གཡོས་དཀར་དམར་ཤོར། །དཀར་པོ་འཁྱིང་བྲག་སྟེང་དུ་བབས། །རྡོ་ལས་དྲོད་སྐྱེས་ཆིལ་བུར་ཆགས། །མིང་ཡང་བདུད་རྩི་ཅོང་ཞི་ཟེར། །གཅོང་ནད་རྒྱུ་དང་མ་ཞུ་དང་། །བད་སྨུག་མཁྲིས་པ་དུག་གྲང་རིགས། །སྐྲན་དང་སྐྱ་རབ་འོར་དམུ་ཆུ། །མདོར་ན་གཅོང་ཆེན་སྡེ་བཞི་དང་། །ཟུང་བརྒྱད་ཕྲ་མོ་བཅུ་དྲུག་སོགས། །(གཅོང་ཆེན་སྡེ་བཞི་ཟུང་བརྒྱད་ཕྲ་མོ་བཅུ་དྲུག་ནི། གསལ་བྱེད་སྒྲོན་མེའི་རྒྱུད་ལས། བད་མཁྲིས་ལྷེན་དང་ལྷུགས་དྲེག་གཅོང་གི་སྡེ། །འབྲུ་སྐྱུགས་འཕྲས་དང་སྐྲན་ཏྲ་གཅོང་གི་སྡེ། །དྲེག་གྲུམ་ཆུ་སེར་ཐིག་ནག་གཅོང་གི་སྡེ། །འོར་དང་སྐྱ་རབ་དམུ་སྐྲན་གཅོང་གི་སྡེ། །ཞེས་གསུངས་སོ། །)འདི་ཡིས་སེལ་ཕྱིར་ཅོང་ཞི་ཟེར། །(ངེས་ཚིག་གོ།)སྔོན་གྱི་དྲང་སྲོང་རྣམས་ཀྱིས་སྨྲས། །ཞེས་ཁུངས་དང་ངེས་ཚིག་ཡོན་ཏན་བཅས་བཤད་ཅིང་། དབྱེ་བ་ཡང་དེ་ཉིད་ལས། ཕོ་མོ་མ་ནིང་བུ་བུ་མོ། །རྩ་བའི་དབྱེ་བ་རིགས་ལྔ་ཡིན། །ཞེས་རྩ་བ་རིགས་ལྔར་གསུངས་པ་དེ་སོ་སོར་ངོས་འཛིན་ན། རྡོ་རྒྱུད་ལས། ཧ་སོ་བཅག་པ་ལྟ་བུ་ནི། མཁྲིགས་ཤིང་ལྡི་ལ་ཆིལ་བུ་འདྲ། །ཁྲག་མཁྲིས་འཛོམས་ཤིང་འདུས་ནད་སེལ། །ཐུབ་དཀའ་ན་སོ་དར་མས་བསྟེན། །ཞེས་ཕོ་ཅོང་དང་། བུ་ཅོང་དུ་གྲགས་པ་ནི། དེ་ཉིད་ལས། དཀར་པོ་གངས་ཐིགས་ཞེས་བྱ་བ། །སྐྱ་སོབ་སྣ་རིང་མཉེན་ལ་འབོལ། །ཆུ་ཚན་སྣན་ཆུ་ཡོད་སར་འབྱུང་། །བཅུད་ལེན་དག་ཏུ་བསྟེན་པར་བཟང་། །བད་ཀན་སྐྱ་སྨུག་སེར་པོ་དང་། །མགོ་ཆག་རྨ་ཡི་བདུད་རྩི་ཡིན། །འདི་གཉིས་ཕོ་ཅོང་རིགས་ཡིན་ནོ། །ཞེས་དང་། ཡང་། སྨུག་ཟེལ་བ་ནུ་ལྟ་བ་ནི། །གཡའ་དང་བྲག་གི་སྦུབ་ཏུ་འབྱུང་། །ནུས་པ་བདུད་རྩི་དངོས་དང་མཚུངས། །ནད་རྣམས་ཀུན་ལ་མཆོག་ཏུ་བཤད། །ཅེས་པ། མོ་ཅོང་དང་། ཡང་། གཡའ་འམ་

བྲག་གི་སྦུབས་དག་ཏུ། །སེར་ལ་དྲེག་པ་ཆགས་པ་ནི། །སེར་པོ་ཧ་ལྡིབས་ཞེས་བྱ་སྟེ། །བཙུད་ལེན་ཤིན་ཏུ་ཆགས་པ་ཆེ། །མཁལ་ནད་ཅན་ལ་བདུད་རྩི་འདྲ། །འདི་གཉིས་མོ་ཙོང་རིགས་ཡིན་ནོ། །ཞེས་མ་དང་བུ་མོ་སྟེ་མོ་ཙོང་གཉིས་དང་། ཡང་། དཀར་དམར་སེར་ལ་སྣ་རིང་མཉེན། །ཕོ་མོ་གཉིས་ཀས་བསྟེན་བྱས་ན། །བདུད་རྩི་ལྟ་བུའི་ནུས་པ་ཡོད། །མིང་ནི་མ་ནིང་ཚོལ་བུ་སྟེ། བཙུད་ལེན་རྣམས་ཀྱི་མཆོག་ཏུ་བཤད། །བསྡུགས་པ་ཕོ་ལ་མོ་ཙོང་སྟེ། །མོ་ལ་ཕོ་ཙོང་མཆོག་ཏུ་བསྡུགས། །མ་ནིང་ཙོང་ཞི་བསིལ་དྲོད་སྐྱོམས། །ཕོ་མོ་གཉིས་ཀས་བསྟེན་པར་མཆོག །ཅེས་རིགས་ལྔ་ངོས་འཛིན་གཏོང་ཡུལ་བཅས་བཤད་པ་དང་། ཡང་དཀའ་འགྲེལ་ལས། ཕོ་ཙོང་རེག་བྱ་རྩུབ་པ་དང་། །མོ་ཙོང་རེག་བྱ་བསིལ་བ་ཡིན། །མ་ནིང་སྐྱོམས་ཤིང་འཇམ་པ་ཡིན། ཕོ་ཙོང་མོ་ལ་མོ་ཙོང་ཕོར། །མ་ནིང་ཕོ་མོ་ཐུན་མོང་ལ། །ཚད་ཤས་ཅན་ལ་བུ་ཙོང་སྟེ། །བ་མོ་ཙོང་ཞེས་གྲང་བ་སེལ། །མཆོག་རབ་འབྲིང་མཐས་ནད་སྐྲོབས་སེལ། །མདོར་ན་ནད་ཅན་ནད་མེད་ལ། །འདི་མཚུངས་གཉེན་པོ་ཡོད་མ་ཡིན། །ཞེས་གསུངས་པས་ལྔ་པོ་དེ་རེ་རེ་ལའང་། མཆོག་དང་། རབ་དང་། འབྲིང་དང་། ཐ་མ་སྟེ་བཞི་རེ་ཕྱེ་བས་ཉི་ཤུར་འབྱེད་དགོས་པ་ཡིན་ཏེ། དཀའ་འགྲེལ་ལས། མཆོག་རབ་འབྲིང་དང་ཐ་མ་ལས། །དབྱེ་བ་རེ་རེར་བཞི་བཞི་འགྱུར། །ཞེས་དང་། ངོས་འཛིན་ཕོ་ཙོང་སྲ་མཁྲེགས་ལྡི། །ཞེས་རྩ་བ་དང་། དབྱེ་བ་ནི། མཆོག་ནི་གྲུ་བཞི་རྒྱམ་ཚྭ་འདྲ། །ཞེས་ཇི་ལྟར་བཅག་ཀྱང་གྲུ་བཞིར་འགྲོ་བ་ཡིན། རབ་ནི་ཧ་སེ་བཅག་པ་འདྲ། །ཞེས་སྲུལ་རྩིངས་ལ་འོད་ཆེ་བ་ཡིན། འབྲིང་ནི་ལ་ཕུག་གཤགས་པ་འདྲ། །ཞེས་སྲུལ་འཇམ་ལ་དཀར་ཞིང་དྭངས་པ་ཡིན། །ཐ་མ་དཀར་གོང་ཕལ་པ་འདྲ། །ཞེས་འོད་ཆུང་ལ་མཁྲེགས་པའམ། ཡང་ན་སྔོ་ཟར་དཀར་གོང་སྲིན་ཅན་འདྲ་བ་ཡིན། དེས་ཕོ་ཙོང་མཆོག་རབ་འབྲིང་བཞི་གསལ་བར་གསུངས་ནས། དེ་བཞིན་མོ་ཙོང་སོགས་ལའང་གསུངས་པ། མོ་ཙོང་ཡང་ལ་གསོབ་པ་སྟེ། ཞེས་རྩ་བ་ངོས་བཟུང་ནས། དབྱེ་བ་ནི། མཆོག་ནི་མང་གི་ག་བུར་འདྲ། །ཞེས་པ་དཀར་ལ་འཇམ་པ་དང་། །རབ་ནི་ཤེལ་ཁབ་གཤིབས་པ་འདྲ། །ཞེས་པ་སྲུལ་ཕྲ་ཞིབ་རིང་བའོ། །འབྲིང་ནི་ཆབ་རོམ་ཟར་བུ་འདྲ། །ཞེས་པ་སྲུལ་འཇམ་ལ་འཐས་པའོ། །ཐ་མ་ཤེལ་གྱི་ཕྱེ་མ་འདྲ། །ཞེས་པ། འོད་དང་བཅས་སྣ་ཐུང་ལ་ཞིབ་པའོ། །ཡང་མ་ནིང་ལ། མ་ནིང་སྐྱོམས་ཤིང་མཉེན་པ་སྟེ། །ཡང་ན་ཏུང་གི་ཏུམ་བུ་འདྲ། །བཀོས་ལེན་བ་སོ་འདྲ་བ་འབྱུང་། །ཞེས་རྩ་བའི་མ་ནིང་རྡོ་རྒྱུའི་ཁྱད་པར་འདྲ་མིན་དང་། དབྱེ་བ་ནི། མཆོག་ནི་རྡོ་རྒྱུས་ལྟ་བུ་འབྱུང་། །ཞེས་འཇམ་ལ་སྣ་རིང་དང་། རབ་ནི་འཕྲུགས་པའི་རྩེ་ལྡིང་འདྲ། །ཞེས་ཞབས་ནས་ཕྱུར་བ་འདྲ་བ་དང་། །འབྲིང་ནི་བ་ཡི་ནུ་མ་འདྲ། །ཞེས་སྟེང་ནས་ཟགས་པ་འདྲ་བ་དང་། །ཐ་མ་ས་མིན་རྡོ་མིན་འདྲ། །ཞེས་སྙི་ལ་ནོག་པའོ། །ཡང་། བུ་ནི་ཕོ་དང་ཕྱོགས་མཐུན་འབོལ། །ཞེས་ཕོ་ཙོང་འདྲ་ལ་དེ་ལས་ཤེད། །ཆུང་ལ་སྐྱོམས་པ་རྩ་བ་དང་། །མཆོག་ནི་སག་རི་ཆགས་པ་འདྲ། །ཞེས་སྲབ་ལ་འབྲུམ་

ཅན་གོག་ལྤགས་འདྲ་བའོ། །རབ་ནི་ཞོ་ཡི་སྤྲིས་མ་འདྲ། །ཞེས་འཇམ་ལ་རྩི་ཆགས་པ་དང་། འབྲིང་ནི་འཕྲིང་པའི་རིས་མོ་འདྲ། །ཞེས་དཀར་སྐྱབ་ཕྲུམ་ཕྲུམ་པའོ། །ཐ་མ་གད་པ་ཆད་པ་འདྲ། །ཞེས་ས་ཕག་འདྲ་བའོ། །ཡང་། བུ་མོ་མོ་རིགས་རྗེས་སུ་མཐུན། །ཞེས་མོ་ཅོང་འདྲ་ཡང་དེ་ལས་སློམས་པ་རྩ་བའི་བུ་མོ་དེ་ལ་དབྱེ་བ་ནི། མཆོག་ནི་ཕག་དཀར་ཟེ་བ་འདྲ། །ཞེས་ཕྲ་ཞིབ་དཀར་འཐོལ་ལོ། །རབ་ནི་འཕྲུགས་སོམ་དུམ་བུ་འདྲ། །ཞེས་སུལ་རྩིང་ལ་ཞིག་པོའོ། །འབྲིང་ནི་གངས་ཐིགས་ངན་པ་འདྲ། །ཞེས་སྐྱི་ལ་ནོག་པའོ། །ཐ་མ་རྐོད་བཏུལ་བྱས་པ་འདྲ། །ཞེས་དཀར་ཉོབ་ཕྱེ་མའོ། །དེ་ལྟར་རྩ་བ་ལྔ་ལ་མཆོག་རབ་འབྲིང་མཐའི་དབྱེ་བས་ཉི་ཤུར་གསུངས་པ་དང་། ཡང་དེ་ཉིད་ལས། དེ་ཡང་ཁ་དོག་རིགས་ལྔ་ཡིས། །ཕྱེ་བྲག་རྣམ་པ་ལྔ་ལྔར་འགྱུར། །ཞེས་གསུངས་པས། རྩ་བ་ལྔ་པོ་དེ་རེ་རེ་ལའང་ལྔ་རེ་སྟེ། དཀར་པོ་ཟླ་འོད་མ་ལ་ཕོ་མོ་མ་ནིང་བུ་བུ་མོ་ལྔ། དེ་བཞིན་དུ། དམར་པོ་མཚལ་མདོག་མ་ལ་ལྔ། སེར་པོ་ཉ་མཁྲིས་མ་ལ་ལྔ། སྔོན་པོ་མཐིང་ཟར་མ་ལ་ལྔ། སྔོ་དམར་ཕུག་སྐྱ་མ་ལ་ལྔ་སྟེ་ཉེར་ལྔའོ། །ཡང་དེ་ཉིད་ལས། བཞི་བཞི་འདུས་པའི་ཅོང་ཞི་སྟེ། །ཅོང་ཞི་བརྒྱ་དང་རྩ་གཅིག་ཡིན། །ཞེས་གསུངས་པས་བཞི་བཞི་གསུངས་པ་ནི། ཁ་དོག་གི་དབྱེ་བའི་ཉེར་ལྔ་པོ་དེ་ལ་སྔར་བཤད་བཞིན་མཆོག་རབ་སོགས་བཞི་བཞིར་དབྱེ་བས་བརྒྱ་དང་། ཁ་དོག་ལྔ་ཀ་འདུས་པ་སྟེ། འོད་ལྔ་ཚང་བ་གཅིག་སྟེ་བརྒྱ་དང་རྩ་གཅིག་ཡིན་ནོ། །ཡང་དེ་ཉིད་ལས། གཉིས་གཉིས་འདུས་པའི་ཅོང་ཞི་སོགས། དབྱེ་བ་བྱེ་བྲག་དུ་མར་འགྱུར། ཞེས་དང་། མཛོས་རྒྱན་ལས། རིགས་དབྱེ་འདུས་ཚོགས་བྱེ་བྲག་ལས། །ཅོང་ཞི་བརྒྱ་ཕྲག་ལྔ་ལ་སོགས། དུ་མར་འགྱུར་བ་དབྱེ་ཤེས་གནད། །ཅེས་གསུང་བ་ནི། ཁ་དོག་འདྲེས་པའི་དབྱེ་བ་སྟེ། དཀར་སེར་གཉིས་ཚོགས་དང་། དེ་བཞིན་དུ། དཀར་དམར་གཉིས་ཚོགས། དཀར་སྔོ་གཉིས་ཚོགས། དཀར་ཕུག་གཉིས་ཚོགས། དམར་སེར་གཉིས་ཚོགས། དམར་སྔོ་གཉིས་ཚོགས། དམར་ཕུག་གཉིས་ཚོགས། སེར་སྔོ་གཉིས་ཚོགས། སེར་ཕུག་གཉིས་ཚོགས། སྔོ་ཕུག་གཉིས་ཏེ་གཉིས་ཚོགས་བཅུ་དང་། དཀར་དམར་སེར་གསུམ་ཚོགས་པ། དཀར་དམར་སྔོ་གསུམ་ཚོགས་པ། དཀར་དམར་ཕུག་གསུམ་ཚོགས་པ། དཀར་སེར་སྔོ་གསུམ་ཚོགས་པ། དཀར་སེར་ཕུག་གསུམ་ཚོགས་པ། དཀར་སྔོ་ཕུག་གསུམ་ཚོགས་པ། དམར་སེར་སྔོ་གསུམ་ཚོགས་པ། དམར་སེར་ཕུག་གསུམ་ཚོགས་པ། སེར་སྔོ་ཕུག་སྐྱ་སྟེ་གསུམ་ཚོགས་དགུ་དང་། དཀར་དམར་སེར་སྔོ་བཞི་ཚང་། དཀར་དམར་སེར་ཕུག་བཞི། དམར་སེར་སྔོ་ཕག་བཞི། སེར་སྔོ་ཕུག་དཀར་བཞི། སྔོ་ཕུག་དཀར་དམར་བཞི་སྟེ་བཞི་འདྲེས་པ་ལྔ་དང་། ལྔ་ཀ་འདྲེས་པ་གཅིག་དང་བསྡོམས་པས་འདྲེས་མ་ཉེར་ལྔ། དེ་རིགས་ལྔར་ཕྱེ་བས་བརྒྱ་ཉེར་ལྔ། དེ་མཆོག་རབ་འབྲིང་ཐས་བཞི་རེར་ཕྱེ་བས་ཅོང་ཞི་རིགས་ལྔ་བརྒྱ་འབྱུང་ལ། དེ་དག་ཀྱང་ཆ་ཆེ་ཆུང་སོགས་དབྱེ་བས་དུ་མར་འགྱུར་ཞེས་བཤད་དགའ་བར་བཤད་པའོ། །དེ་ནད་ལ་གཏོང་ལུགས་ཀྱང་། དཀར་པོ་བད་ཀན་ལ། སེར་པོ་མཁྲིས་པར། དམར་པོ་ཁྲག་ལ། སྔོན་པོ་རླུང་ལ། ཕུག་སྐྱ་འདུས་པ་ལ་གཏོང་བ་གཉེན་པོར་གསུངས་པ་བཅས་རིགས་དང་དབྱེ་བ་ཆ་ཤས་དེ་དག་ཡིད་ལ་ངེས་པར་

བྱས་ནས་སྨན་སྦྱོར་ན་སྨན་པའི་གྲས་སུ་གཏོགས་པའོ། །ཡང་དེ་དག་ཀུན་ཀྱང་སྦྱོར་བཟང་ངན་ནི། དཀའ་འགྲེལ་ལས། འོད་ཅན་ལག་ཏུ་ལྷི་བ་དང་། །ཆུ་འགྲམ་འཁྱུགས་ལྟར་ཆགས་པ་དང་། །གྲེན་ལ་ཤིང་ལྟར་འཕགས་པ་དང་། །ཐུར་དུ་ཆུ་ལྟར་འཐིབས་པ་དང་། །ཆུ་ལ་བ་ལྕྭ་བཞིན་ཆགས་དང་། །ཤེལ་ལྟར་དྭངས་ཤིང་འོད་ཟེར་འཁྲོ། །གཤེར་ཅན་རྡོ་ཅོང་རྡོ་བ་ལ། །སྐམ་ནས་རྡོ་ཡི་དངོས་པོར་འགྱུར། །ཅོང་ཞི་དེ་འདྲ་བཟང་བ་དང་། །ས་རྡོ་གཞན་དང་མ་འདྲེས་ཤིང་། །གང་ཡང་སོ་ཡིས་ཐུབ་ན་བཟང་། །དེ་དག་ལས་ནི་ལྡོག་པ་ངན། །ཞེས་གསུངས་སོ། །དེ་ལྟ་བུའི་ཅོང་ཞི་དེ་ཡང་གང་དུ་གཏོང་ཡང་དུག་འདོན་པ་དང་། བཙུད་ལེན་བྱེད་ན་དེ་སྙིང་བཙུད་དུ་འགྲུགས་པའི་ཚ་ག་རྣམས་མེད་པར་རང་བཞིན་རྡོ་རྐོད་གཏོང་བ་ནི་རྫོངས་པའི་ལུགས་སོ། །ཅོང་ཞི་ནག་པོ་ཞིག་འབྱུང་བ་དུག་ཅོང་ཞེས་ཟེར་ས་ངན་སྐབས་མ་གཏོགས་སྤང་བྱའོ། །

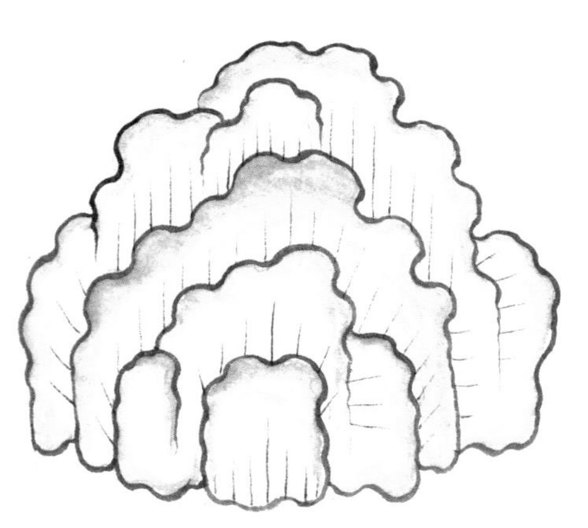

寒水石 Calcitum

寒水石功效止泻，并且治培根热症。《如意宝树》中说："寒水石治热性病，清解诸热如甘露；性平而化性温。"让穹多吉说："寒水石治骨髓炎。"本品之名有：西洛达嘎、参奠奥见、钧奈介图、达卫布、拉布康、多当玛、多居、司贝康、多达杰、锐贝素、多次布、次布达尔亚干、司贝江赛嘎尔保等。其基源,《玛拉雅释难》中说:"第一劫时,神子尹云洛布,来到雪山林缘海滨的白石岩,看见了八部天龙之女,芳姿妖娆,莲步轻摇，一见钟情。情浓相抱，颈交鬓厮，蜜舌互噙，云雨绸缪，射出红白精血。白红精液，洒在白岩，石中生火，凝结为脂，其名称为甘露寒水石。功效能化痼疾，治未消化症、培根病、培根瘀紫症、赤巴病、毒症、寒性病、痞瘤、浮肿、水肿。总之，四纲八部十六支痼疾皆可治疗。"《明灯续》中说："培根、赤巴、胃脘、铁垢诸病为一纲；泻痢、呕吐、疖疮、穿溃诸病为一纲；关节炎、风湿、黄水、黑斑诸病为一纲；水肿、浮肿、腹水、痞瘤诸病为一纲。"昔日的仙人们说：由于消除痼疾，故称为"君杰"（消除痼疾之义）。如是，说明了寒水石的基源、定义、功效。

本品分为雄、雌、中、子、女五种。五种寒水各有各自的识别方法。雄寒水石,《续》中说："断面如马牙，坚硬，重，质如脂；治血病、赤巴病、合病；难治之病可嚼服。"子寒水石，同书中说："又名嘎尔保岗托，灰白，疏松，纤长而柔软，产于温泉、药水泉之地；为滋补良品，是治疗灰紫黄三种培根病和头伤的甘露。”上述二品均为雄寒水石。

雌寒水石（晶体块状石膏），同书中说：“雌寒水石色紫，状如石钟乳，生于岩崖缝隙；功效如甘露，有益诸病。”女寒水石生于岩崖缝隙；色黄，有垢，称为赛尔保尼吉卜，大补，治肾病如甘露。上述二品均沟雌寒水石。

中寒水石（纤维状石膏）状如两种雌寒水石，有白、红、黄诸色，纤长而软，称为玛郎次布；男女内服有甘露之效，为滋补上品。

男人服用雌寒水石，女人服用雄寒水石，功效最佳。中寒水石性凉、温、平，男女皆可内服，为上品。上述为五种寒水石识别的特征。

《释难》中说:“雄寒水石手触觉温，雌寒水石手触觉凉，中寒水石平润。男用雌，女用雄，中寒水石男女皆用;热盛用子寒水石，女寒水石祛寒。特、上、中、下四品，皆能治病。总之，能药到病除，再无如此对治病症之药。”

五种寒水石，各种又分为特品，上品、中品、下品，共是二十种。《释难》中说：“各种都分特、上、中、下四品。”

雄寒水石硬而重。这是雄寒水石的基本特点。详细区分：特品，方形，状如光明盐，不管怎样敲碎，都破裂成方形；上品，状如马牙，破裂纹理粗糙，有光泽；中品，状如切开的萝卜、纹理光滑，色白而亮；下品，状如一般白石，光泽微弱，坚硬，或者色青有白色圆粒。这是特、上、中、下四等雄寒水石的区别。

雌寒水石疏松而软。这是雌寒水石的基本特点。详细区分：特品，状如冰片，色白而光滑；上品，晶针状，纹理细而长；中品，冰凌状，纹理光滑而密实；下品，晶粉状，有光泽，纤维短，纹理细密。

中寒水石性平而软。或为海螺块状，掘取时为象牙状。这是中寒水石的不同的基本特点。详细区分:特品，状如阳起石，光滑，纤维长;上品，状如悬空的冰凌根部，基部珊瑚状;中品，状如黄牛乳头，上部状如水滴;下品，半土半石状，质软，杏黄色。

子寒水石如同雄寒水石，质地疏松。虽像雄寒水石，而质次，块小，平滑。这是子寒水石的基本特点。详细区分;特品，状如鳞片，薄而有颗粒，如同硬皮;上品，状如酸奶皮，光滑而润;中品，状如破碎毡片，色白，薄而柔;下品，状如断崖土疙瘩。

女寒水石同雌寒水石。状如雌寒水石，平滑。这是女寒水石的基本特点。详细区分:特品，状如白猪鬃，纤细，色白，疏松;上品，状如疏松的冰块，纹理粗糙，有裂缝;中品，状如下品高山分化硬石膏，软而黑；下品，状如炮制品，色白，粉末状。上述是五种四品二十种的详细区分。同书中说:“再以五色分，五五二十五。”每种有五色。

白色为月白色，有雄、雌、中、子、女五种。同样，红色为朱砂色，有五种。黄色为鱼胆色，有五种。青色为石青色，有五种。蓝红色为鸽脖色，有五种。共二十五种。

同书中说："再以四品区分，共一百零一种。"所说的四品区分就是说，以色分的二十五种，如上分法，分为特品、上品、中品、下品共一百种。再加上五色五光同一体的一种，共是一百零一种。同书中说："再以二色相杂区分，具体详分种类就更多。"《美饰》中说："以多色相杂具体区分，寒水石分五百种，多种分法很重要。"二色相杂分为白黄相杂、白红相杂、白青相杂、白色鸽脖色相杂、红黄相杂、红青相杂、红色鸽脖色相杂、黄青相杂、黄色鸽脖色相杂、青色鸽脖色相杂，共是十种。三色相杂分为白红黄相杂、白红青相杂、白红鸽脖色相杂、白青黄相杂、白黄鸽脖色相杂、白青鸽脖色相杂、红黄青相杂、红黄鸽脖色相杂、黄青鸽脖色相杂，是九种。四色相杂分为白红黄青相杂，白红黄鸽脖色相杂、红黄青鸽脖色相杂、黄青白鸽脖色相杂、青白红鸽脖色相杂，共是五种。五色相杂一种。诸色相杂共二十五种。再以五种来分，共是一百二十五种。再以四品来分，共是五百种。上述诸种，再以成分大小来分，种类更多，难以数清。诸种临床对症用药法是：白色用于培根病；黄色用于赤巴病；红色用于血病；青色用于隆病；鸽脖色用于合症。这是对症用药法。必须记清类别、区分、成分而配药，才可算作真正的医生。

上述诸种有优有劣。《释难》中说："有光泽，手掂较重，如河边冰凌，上立如木，下滴如水，水中如碱，似晶透明闪光，潮湿生成寒水石，干燥处生成石块，这样的寒水石质佳。没有混杂其他土石，可用牙嚼者佳。与此相反者劣。"这些寒水石无论服用哪一种都要去毒。水溶提纯时，用上部澄清的部分。没有提纯的生用，是愚昧的办法。黑色寒水石有毒，禁用。

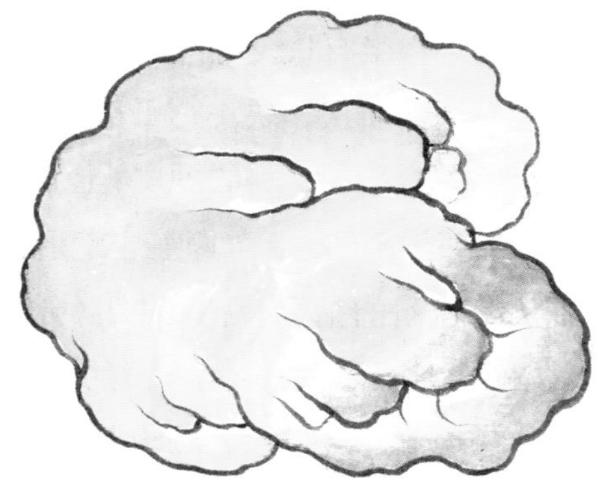

ཞེལ་སྐྱབས།

ཞེལ་སྐྱབས་རུས་སྦྱོར་རྨེན་གཙོད་པ་ཤ་སྐྱེད། །ཅེས་པ་ལ་མདོག་གི་དབྱེ་བས་སེར་སྐྱ་དང་སེར་སྐྱུག་གཉིས་འབྱུང་། གཉིས་ཀ་འོད་དང་ལྡན་པ་མེ་ཏོག་ཞིགས་པོ་འདྲ་ལ་དྭངས་པའོ། །

绿玉髓 Chalcdnoy

绿玉髓功效接骨，去除疤疣生新肌。

本品以颜色来分，分为淡黄和黄褐两种。两种都有光泽。绿玉髓状如上乘火石，晶亮有光泽。

མཁྲིར།

མཁྲིར་ཡིས་རུས་པའི་ཚད་པ་སེལ། །ཞེས་པ་རྗོ་སྨུག་པོ་དང་ནག་པོ་མ་ངེས་པ་ལ། དབྱིབས་མཆིན་པ་སྐྱི་རྙིད་ཅན་འདྲ་བ་གཉེར་པ་དང་། ཞུ་བ་དང་། བབས་པའི་ཉམས་ཡོད་ལ། བཅག་འགྲོ་འོད་དང་ལྡན་ཞིང་སྲ་ལ་མཁྲེགས་པ། ཁ་དོག་ལྗང་སྔོ་སེར་སོགས་ཀྱང་སྣང་ངོ་། །ཟངས་ལྕགས་དངུལ་སོགས་བཞུས་ཤུལ་གྱི་རྗེ་ཞུ་བའི་སློ་ནག་དང་མ་ནོར་པ་གལ་ཆེའོ། །ངོས་འཛིན་འདི་ལ་ཟུར་མཁར་བ་དང་གོང་སྨན་སྐྱེམས་པ་སོགས་ཞལ་འཆམས་ལ། བཻ་སྔོན་དུ་མདོག་མ་ངེས་པར། ལུག་གི་རྭ་འདྲ་བ་དང་། དགའ་འཁྱིལ་གྱི་རི་མོ་ལྷ་བུའི་ཕོ་སྐྱར་གྱི་དབྱིབས་ཅན་རྩིང་བ་ལ་ཕོ། ཞིབ་ཅིང་འཇམ་པ་ལ་མོ། འབྲིང་བར་མ་ཉིད་དུ་འཛིན་གསུངས་པས་འདི་བརྟག་པར་རིགས་སོ།།

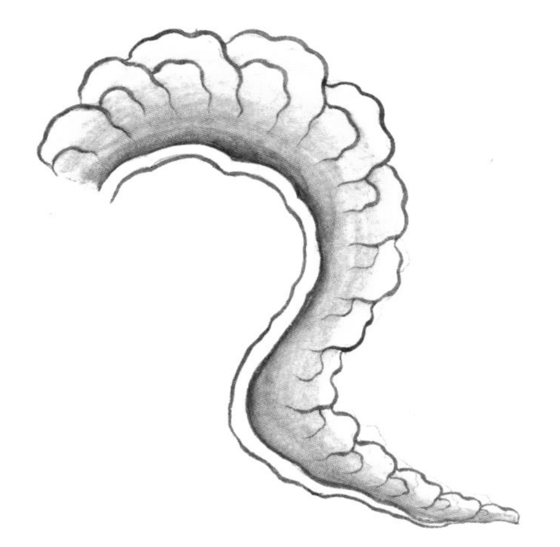

蛇菊石

蛇菊石清除骨热。蛇菊石（腹走类化石）颜色不一，有紫色石和黑色石块。状如肝，有皱纹、溶痕、滴痕，坚硬，断面有光泽，色分绿、青、黄三色。不要与钢铁银等熔炼后的焦黑石搞错，这点很重要。这些识别方法是南方学派和御医们的说法。《蓝琉璃》中说："颜色不一，状如绵羊角，上有旋纹粗糙者为雄，细润光滑者为雌；介于二者中间者为中。"这是基本的鉴别方法。

ཕག་མགོ།

ཕག་མགོས་རུས་པ་གསོ་ཞིང་ཆུ་སེར་འདྲེན། །ཞེས་པ་འདི་ཕག་གི་མགོ་དབྱིབས་འདྲ་བ་མདོག་ཤས་ཆེ་དམར་སེར་སྐྱ་རིས་དོད་པ་དང་མ་ངེས་ན་ཡང་ཡོད་པའོ།།

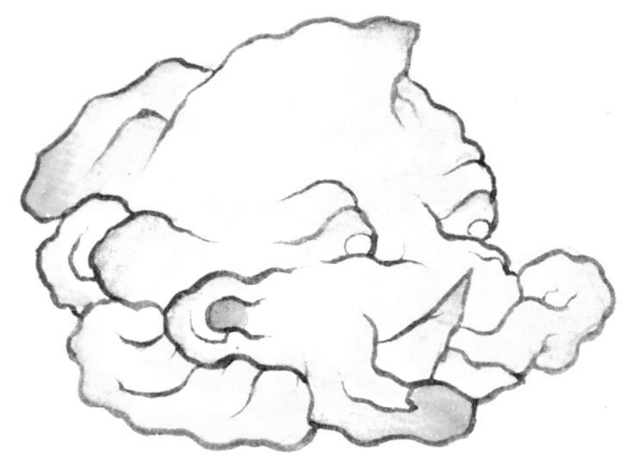

猪头石

猪头石功效养骨，并且能引出黄水。猪头石（贝类化石）为状如猪头、色红橙、皱纹凸起或不凸出的石块。

བྱིའུ་མགོ།

བྱིའུ་མགོས་དེ་བཞིན་ཤ་འུ་སྐྱེད་པར་བྱེད། །ཅེས་པར། རང་བྱུང་པས། བྱིའུ་མགོས་མགོ་ཡི་རུས་ཆག་སྦྱོར། །ཞེས་གསུངས་པ། བྲག་རྫི་དཀར་པོའི་ནང་སོགས་ནས་འབྱུང་བ་དང་། ས་ནང་གྲམ་ཁྲོད་སོགས་ནས་འབྱུང་ལ། རིགས་གཉིས་ཏེ། ཁ་དོག་དཀར་པོ་ཆུང་ལ་འཇམ་པ་བྱིའུ་ནས་ཟན་གྱི་མགོ་འདྲ་བ་མཆོག་དང་། ཁ་དོག་དམར་སྐྱ་དང་སྔོན་པོ་སོགས་ལ་ཁྲའི་མགོ་འདྲ་ཞིང་། གཤོག་པའི་སུལ་རིས་དོད་པ། གཤོག་སྣེ་བཏེག་ལ་ཆེ་བ་རྣམས་དམན་ལ་རྩུབ་པར་གསུངས། འདི་རིགས་ཆག་གས་མེད་ལ་འགོམ་བཙོག་མ་བྱུང་པ། ཇ་ཆང་ཞོ་འོ་འདྲེ་ཅན་གྱིས་གནོད་པས་ཁ་ལད་པའི་ནང་དུ་འཕངས་ནས་བསྐོལ་བསླལ་སོགས་བྱས་ན་ཕན་ཞེས་ཟེར།

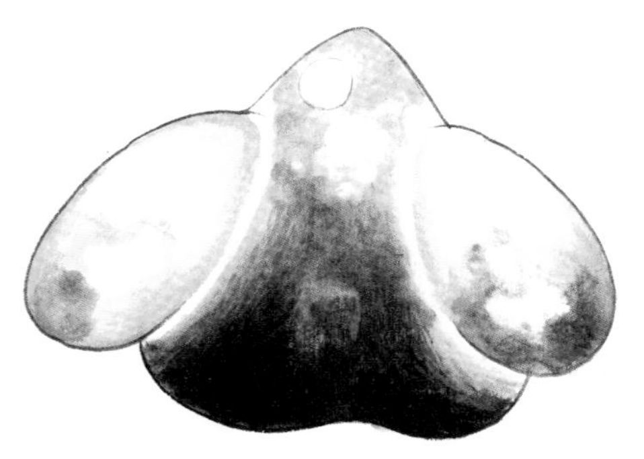

石燕 *Fossilia spiriferis*

石燕同上生新肌。让穹多吉说："石燕愈合头骨破裂。"本品产自白色石岩之中、土中、河滩沙砾中。分为两种，色白，块小，光滑，状如麻雀头者，为上品；色淡红或青，粗糙，状如鹞头，有翅状皱纹凸起，翅尖向上而大者，为下品。本品没有碎裂或污垢，茶酒酪奶遭魔害时，放入本品发酵煎煮为好。

ཏུང་འདྲ།

ཏུང་འདྲས་རུས་སྦྱོར་དངུལ་ཆུ་འཆིང་བར་བྱེད། །ཅེས་པ་ཁ་དོག་མ་ངེས་པ་དུང་དཀར་རམ་འབུ་སྐྱོགས་ལྟར་གཡོན་འཁྱིལ་མང་ལ་གཡས་འཁྱིལ་སྲིད་མཐའ་ཙམ་ཡོད། གཡས་འཁྱིལ་རྫོའི་ནོར་བུར་བཟུང་ལ། འདི་བྱུང་གནས་མཚོ་ཕྱུག་མོའི་མཚོ་ཉིན་གྱི་དོ་བར་ཞིག་ཏུ་མཚོ་རླབས་ཀྱིས་ཕྱིར་འཕངས་པ་མང་བ་དང་། རྒྱ་ནག་སྤྲང་ཆེན་རྩེའི་བླ་མ་རྣམས་ཀྱིས་བྱིན་རྟེན་དུ་

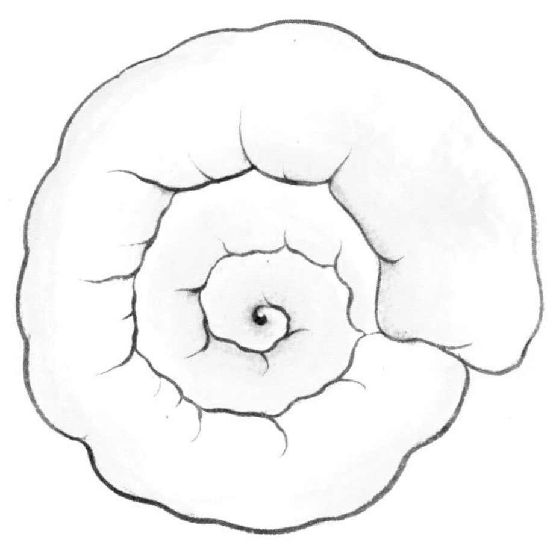

གཡས་འཁྱིལ་གནང་བ་རྣམས་ནི་བྱིན་རླབས་ཀྱང་ཤིན་ཏུ་ཆེ་བར་མཐོང་།

海螺石　*Sinospirifer*

海螺石功效接骨，并且能够制水银。海螺石颜色不一，或如白螺，或如蜗牛壳，多为左旋，也有右旋的，右旋者作为宝石。本品多产自天湖阳面的多洼地方，被浪卷到岸边。我曾见过汉地峨眉山顶的和尚们以此作为加持之物，右旋者福佑很大。

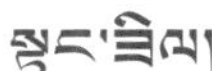

སྣང་ཟིལ།

སྣང་ཟིལ་གསེར་ཟིལ་དངུལ་ཟིལ་རུས་མདོག་འཛིན། །ཞེས་པ་རྗེ་ཁ་དོག་ནག་པོ་བཅག་ན་ཕག་ཟེ་ལྟར་ཞིག་ལ་འོད་ཟེར་འཕྲོ་བའོ། །དེ་ལ་མིང་རྗེ་བྱུང་བ་དང་། སྐྲ་འདྲ་དང་། སྟོང་ཚེ་རོག་པོ་ཡང་ཟེར་ཏེ། ནག་པའི་ཚད་ནི་སངས་རྒྱས་ཀྱི་དབུ་སྐྲ་སོགས་ལ་དབུ་སྐྲ་བྱུང་བ་ལྟར་ནག་པ་ཞེས་དཔེར་མཛད་པ་དང་། འདྲ་དཔེར། སྣང་ཟིལ་ཕག་ཟེ་གཤིབས་པ་འདྲ། །ཞེས་སམ། སྣང་ཟིལ་སངས་རྒྱས་དབུ་སྐྲ་འདྲ། །ཞེས་པ་དང་།

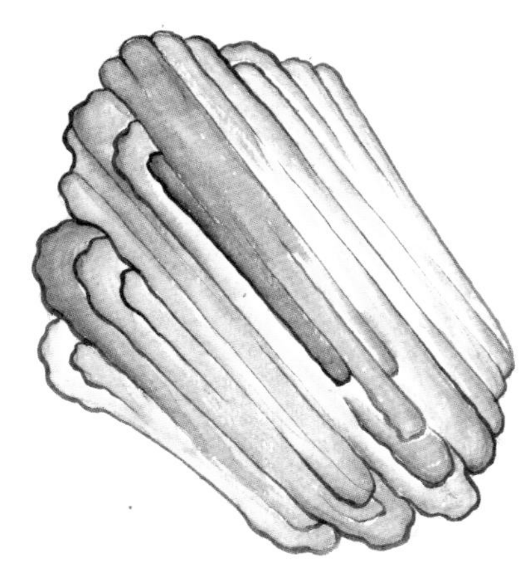

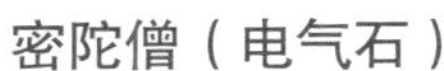

密陀僧（电气石）

密陀僧和金陀僧、玄精石皆荣骨色。密陀僧为黑色石块，断面状如猪鬃，有光泽。本品之名有：绀琉璃、渣扎、东才饶保。黑如佛发者，称为佛发绀，《图谱》中说："密陀僧如并束猪鬃，或密陀僧如佛发。"

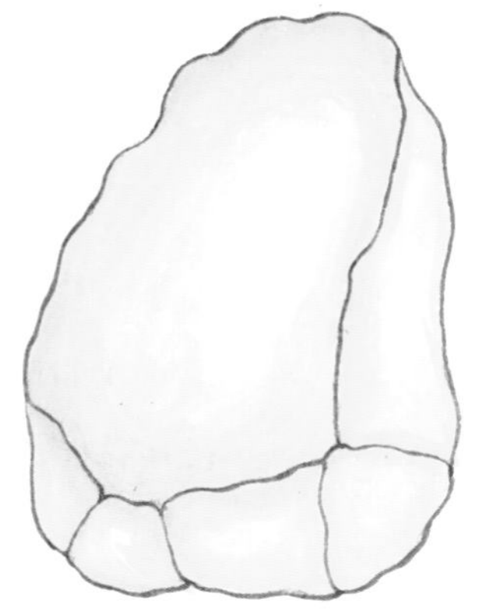

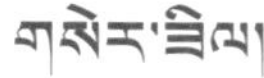

གསེར་ཟིལ།

གསེར་ཟིལ་ནི། རང་བྱུང་རྡོ་རྗེས། གསེར་ཟིལ་ཟངས་དང་ནུས་པ་མཚུངས། །ཞེས་གསུངས་པ། དབྱིབས་མ་ངེས་གསེར་རྡོ་འདྲ་བ་ལས་འོད་དེ་ལས་སྣ་རིང་ལ་འབོལ་བའོ། །

金陀僧

让穹多吉说："金陀僧与铜同效。" 金陀僧形状不一，像金矿石，而光束长，疏松。

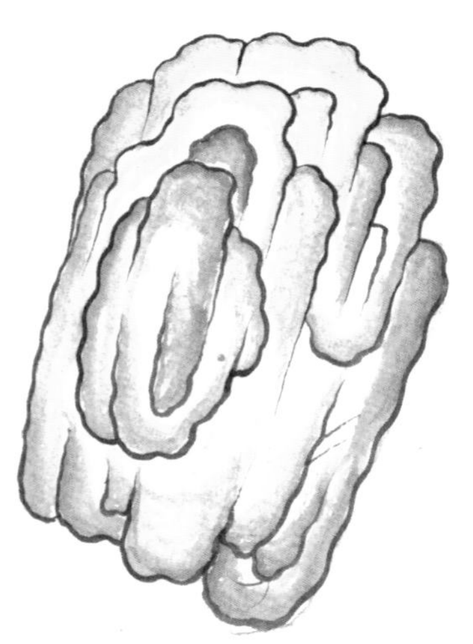

དངུལ་ཟིལ།

དངུལ་ཟིལ་ནི། རང་བྱུང་ཞབས་ཀྱིས། དངུལ་ཟིལ་རྡོ་དུག་སེལ་བར་བྱེད། །ཅེས་གསུངས་པའི་དབྱིབས་ངེས་མེད་འོད་ཁབ་གཤིབས་པ་ལྟར་རིང་ལ་ཁ་དོག་དངུལ་རྡོ་ལས་ཅུང་ལྗང་ལ་དཀར་ཞིང་འབོལ་བ་ཞིག་གོ།

玄精石

让穹夏说："玄精石解石毒。" 玄精石形状不一，光束并成针状，色比银矿石微绿而白，疏松。

གྲུ་བཞི།

གྲུ་བཞིས་སྐྲན་པ་གསོ་ཞིང་ཚ་སེར་འདྲེན། །ཞེས་དང་། རང་བྱུང་པས། ནག་པོ་གྲུ་བཞིས་མཆིན་སྐྲན་ཕན། །ཞེས་གསུངས་པ། རྡོ་སྨུག་ནག་སེར་ཁ་ཅུང་ཟད་ཡོད་པ། དབྱིབས་གྲུ་བཞི་ཁོ་ན་ལས་མི་ཡོང་བ། བཅག་ན་ཕྱི་ནང་ཐམས་ཅད་གྲུ་གཅིག་པ་འདི་ཉིད་(འདི་ལི་ཐང་ལྡུང་འཚོབ་སྐད་ན་མང་དུ་ཡོད་)ཡིན། ཕ་བོང་སྐབས་བཤད་ལྟར་འདི་དང་རྒྱུ་དབྱིབས་ནུས་པ་ཕ་བོང་དང་མི་འདྲ་བ་གསལ་བའོ། །

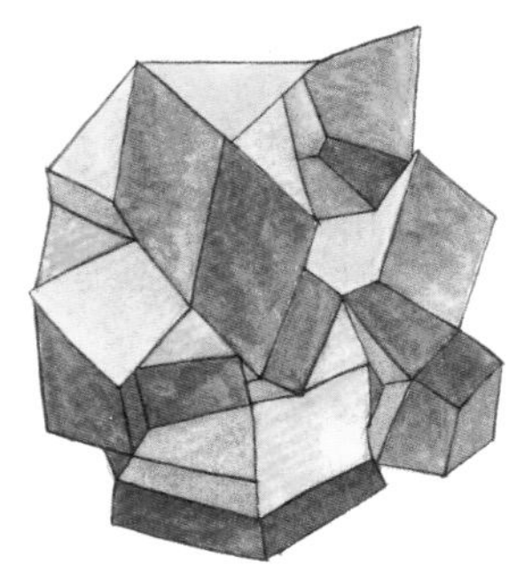

褐铁矿石　*Limonite*

褐铁矿石能养脑，并且能引出黄水。 让穹多吉说 :“黑色褐铁矿石为益肝药。”本品为紫黑微黄的石块，形状为四方体，断面里外质同（理塘隆粗岗出产甚多）。在讲到自然铜时说过，形状功效与自然铜不同。

རྡོ་ཀླད།

རྡོ་ཀླད་ཀླད་པ་སྡོམ་ཞིང་ཤ་རྒྱ་སྐྱེད། །ཅེས་པ་ནི། རྡོ་དཀར་པོ་ཕྱི་དབྱིབས་ཀླད་པ་འདྲ་ལ་ཀླད་འབྲུམ་ཐམ་ཐུམ་ཡོད་པ་སྟེ། ཤིན་ཏུ་མཁྲེགས་ལ་བཅག་འཕྲོ་ཁ་དོག་བཅས་བ་སོ་འདྲ་བ་(འདི་ལྷོ་ཏ་ཤོད་ཟ་མ་རི་ལ་ལུང་ཆུང་གཅིག་གི་རྡོ་ཕལ་ཆེ་བ་འདི་ཡིན་)ཞིག་ཡོད་དོ། །

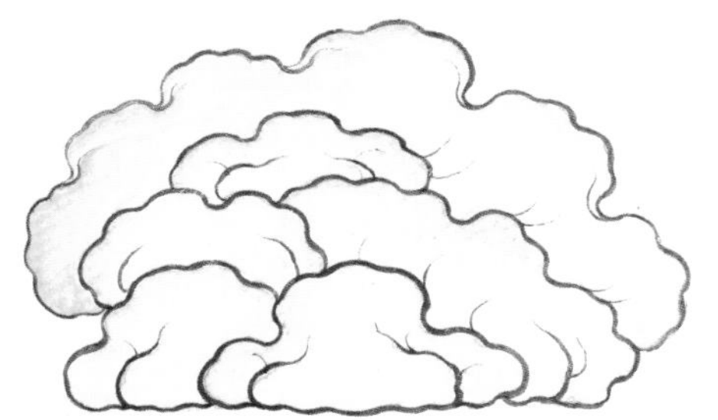

石脑（结核状菱镁矿石）

结核状菱镁矿石，收敛脑漏生新肌。 本品为白色石块，外表脑状，有稀疏的脑凸粒，异常坚硬，断面有光泽，颜色如同象牙（在洛达消萨玛若山的一个小沟里，大多数石块都为本品）。

རྡོ་བ་འབྲུག་ཀླད།

རྡོ་བ་འབྲུག་ཀླད་ཀླད་པ་གསོ་བར་བྱེད། །ཅེས་པར། རང་བྱུང་པས། འབྲུག་ཀླད་ཀླད་པའི་ནད་ལ་ཕན། །ཞེས་གསུངས། རྡོ་དཀར་ཞོ་འདྲ་བ་ལ་ཡང་ཞིང་སྙི་ལ་འབོལ་ཞིང་ཀླད་པ་བརྩེས་པ་འདྲ་བ། བཅག་འཕྲོ་ཤིང་ཆག་འཕྲོ་འདྲ་ལ་ཁར་ཐེོས་ན་ཤིང་ངམ་ཤ་རུ་རྔོན་པ་ཟ་བའི་ཉམས་ལས་རྡོ་ཟ་བའི་ཉམས་མི་འབྱུང་བ་དབྱིབས་རྡོག་དུམ་ལེབ་མ་སོགས་ཡོད་བའོ། །

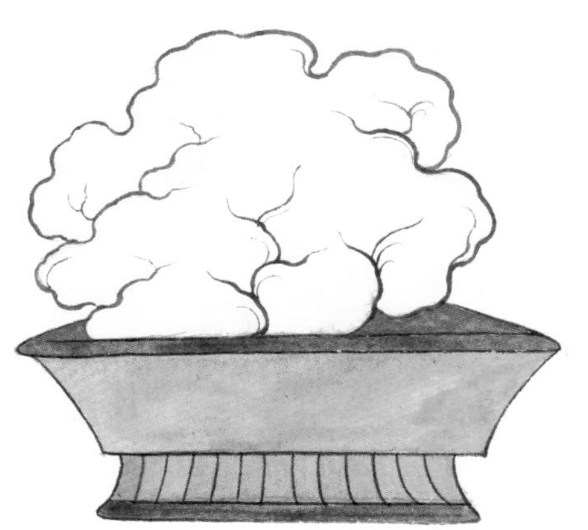

龙脑石（次生菱镁矿石）

次生的菱镁矿石，功效能够滋养脑。让穹多吉说：“次生菱镁石利脑病。”本品为乳酪状白石，轻软疏松，状如龙脑，断面如木裂纹。口中嚼时如同嚼木或生肉，不象嚼石。也有形状为扁块的。

རྡོ་མཁྲིས།

རྡོ་མཁྲིས་ཟྭ་ཡི་རྩ་ཁ་སྡོམ་པར་བྱེད། །ཅེས་པར། རང་བྱུང་རྡོ་རྗེས། རྡོ་མཁྲིས་མཁྲིས་པ་མིག་སེར་སེལ། །ཞེས་གསུངས་པ་འདི་ལ་རིགས་གཉིས། རྡོ་བཙག་སེར་པོ་དང་། དེ་ལས་ཅུང་མཁྲེགས་པ་ལྗང་སེར་མཁྲིས་པ་འདྲ་བ་སྟེ། གང་ཡང་ལྕེ་ལ་རེག་ན་འབྱར་ལ་རོ་ཁ་བའི་རྣམ་པ་ཅན་(འདི་ཡང་ཏ་ཤོད་ཟ་མ་རི་ལས་འབྱུང་སྟེ། རི་དེའི་སྐད་རྒྱུད་དུ་གླིང་གེ་སར་གྱིས་དོག་ཨ་རྫོག་རིན་ཆེན་དཔུང་པ་བཏུལ་ནས་གཏོར་བ་ཡིན་ཟེར་བའི་དེའུ་མང་དུ་འདུག་པར་རྒྱུས་དེའུ་ཟེར་བར་མཐིང་རྒྱུས་དང་རྡོ་རྒྱུས་ཀླད་དེའུ་ལ་རྡོ་ཀླད་མཁྲིས་དེའུ་ལ་རྡོ་མཁྲིས་རྭ་དེའུ་ལ་རྭ་འདྲ་བ་འདུག་གོ་)ཡོད་དོ། །

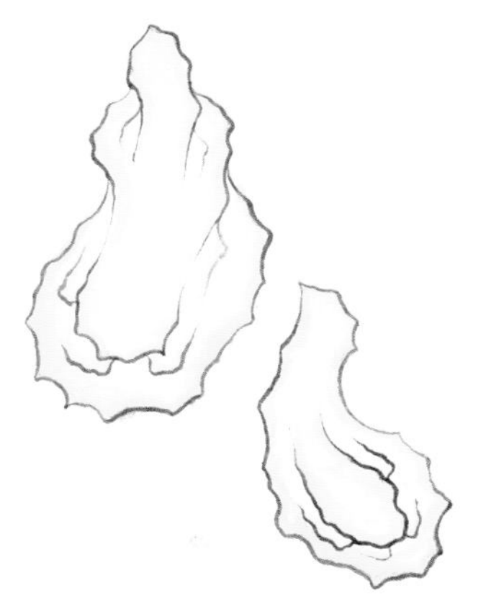

石胆（结核状铁质页炭）石中黄

结核状铁质页炭，收敛创伤之脉口。让穹多吉说：“结核状铁质页炭治黄疸病。”本品分为两种：一为锈黄色石块；一为比前者略硬，色黄绿，胆状。无论哪一种，触舌即被吸附住，苦味。（此石也产自达消萨玛若山。此山为岭·格萨尔打败多阿佐仁青军之地。该地有几种石头：一为石棉石，有马起石和阳起石；一为脑石，有石脑；一为胆石，有石胆；一为角石，有羊角菊石。）

རྭ་འདྲ།

རྭ་འདྲ་རུས་ནད་སྨན་དང་མིག་ལ་ཕན། །ཞེས་པ། རྒྱ་མ་ངེས་པ་ལ་རྭ་ཁྲིག་གཉེར་མ་བཅས་ལུག་རྭ་འདྲ་ལ་སྒོར་འཁྱིལ་སོགས་འབྱུང་བ་(བཻ་ཌཱུར་སྔོན་དུ་མཚེར་བྱེད་པར་སྣང་)དེའོ། །

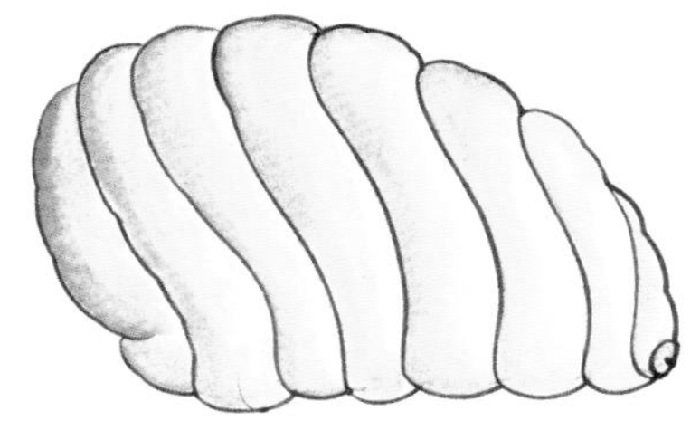

羊角菊石（腹走类化石）

羊角菊石治骨病，并治肿瘤利眼病。本品形状不一，有的状似盘羊角，有的状如绵羊角，有的为圆旋状。（此石在《蓝琉璃》中称为蛇菊石。）

རྡོ་ཚྭ།

རྡོ་ཚྭ་དུས་སྦྱོར་དཔྱལ་གྱི་དུག་ལ་ཕན། །ཞེས་གསུངས་པ་ནི། དུས་ཀྱི་འཁོར་ལོའི་ཡེ་ཤེས་ལེའུའི་ཚིགས་བཅད་གཉིས་པར། རྡོའི་ཚྭ་ནི་ས་རུ་འགྱུར་ཏེ། །ཞེས་གསུངས་པ་དང་། མ་ལ་ཡའི་དཀའ་འགྲེལ་དུ། རྡོ་ཚྭའི་རང་བཞིན་ཚྭ་ཚན་ནི། །ཞེས་སོགས་གསུངས་པ་ལྟར་ལས་རྒྱུ་ནི་ཚྭ་ཚན་སོགས་ཀྱི་གཏིང་རྡོད་ཀྱིས་རྡོ་ཞུ་ནས་ཆུ་རུ་བབས་པ་ཆུ་དང་བསྲོངས་ནས་ཕྱི་རུ་ཐོན་པ་རླངས་པ་ཡལ་བ་དང་ཆུ་ལས་བྱེ་ནས་རྡོ་གཞན་གྱི་ངོས་སུ་ཆུ་དྲེག་ལྟར་ཆགས་པས་ས་མིན་རྡོ་མིན་དུ་གྱུར་པ་སྐྱ་སོབ་བམ་སེར་སྐྱ་སོགས་འདུག་པ་དེའོ། །

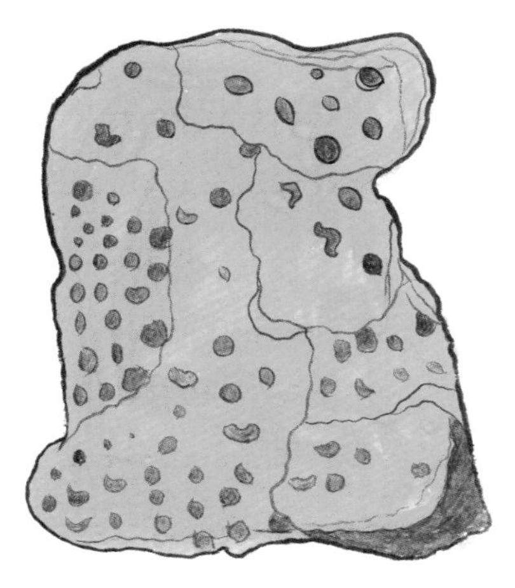

泉华

泉华接骨解银毒。《时轮・智慧章偈颂第二组》中说：“泉华为土化。”《玛拉雅释难》中说：“泉华自性如温泉。”如是所述，本品为温泉深处的热气熔石，滴入水中，随水流出，水汽蒸发，从水中析出，结于其他石面。状如水锈，半土半石，疏松，灰白色或淡黄色。

ལྷོང་རོས།

ལྷོང་རོས་བ་ལྲས་རྨེན་ངན་རྡུལ་བ་གཅོད། །ཞེས་པའི་ལྷོང་རོས་ལ། རང་བྱུང་པས། ལྷོང་རོས་གག་པའི་སྨན་མཆོག་ཡིན། །ཞེས་གསུངས། མིང་ནི། མན་ཤེལ། མ་ནི་ཚ། དམར་པོ་དྲི་ལྡན། ཞེས་ཟེར། རྡོ་དམར་སེར་ལི་ཁྲིའི་མདོག་ཅན་མུ་ཟེའི་དྲི་ལས་ཁྱད་པར་དྲི་ངན་མནམ་པ། མེར་བསྲེགས་ན་དུད་པ་སེར་པོ་བཅས་འཇུ་བ་དེ་ལ་རིགས་གཉིས། དམར་པོ་ཤིན་ཏུ་དྭངས་པས་

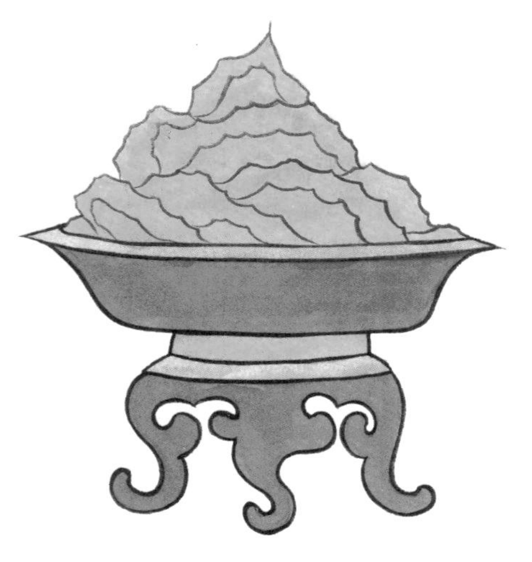

ཕྱི་ནང་མི་བསྒྲིབ་པ་ལྟ་བུ་དེ་མོ། །སྨུག་ལ་སྣ་ཐུང་བ་ཕོ་སྟེ། སྔ་མ་བཟང་ལ་ཕྱི་མ་དམན་ནོ། །

雄黄 *Realgar*

雄黄雌黄除肉疣，并且能够止腐烂。让穹多吉说：“雄黄为治白喉良药。”本品之名有：曼西、玛尼察、玛尔保质丹等。本品为红橙色石块，色如黄丹，有硫黄一样的特殊气味。在火中燃烧，冒黄色烟。分为两种。深红色，里外均匀不暗者为雌；色紫，颗粒粗，为雄。前优后劣。

བ་བླ།

བ་བླ་ནི། རང་བྱུང་ལས། བ་བླས་གདོན་ནད་སེལ་བར་བྱེད། །ཅེས་གསུངས་པའི་མིང་ནི། ཧ་རི་ཏ་ལ། ཨ་གཉེ། སེར་པོ་དྲི་ལྡན། ལྷའི་ན་བཟའ་ཟེར། འདི་ལ་ལྡོང་རོས་ལྟ་བུའི་དྲི་མ་ལ་དེ་ལས་འཇམ་ཙམ་སྦྲོ་བ་མེར་བསྲེགས་ན་དུད་པ་སེར་པོར་འཐུ་བའོ། །དེ་ལ་རིགས་གསུམ་སྟེ། རབ་ནི་ཁ་དོག་དམར་ངམ་ཡོད་པ་ལ་ཤིན་ཏུ་སེར་བ་རྡངས་པ་རྟ་སོ་བཅག་འདྲའོ། །འབྲིང་འོད་དང་ལྡན་པ་གསེར་ཤོག་བརྩེགས་པ་ལྟར་རིམ་པ་ཕྱེ་རྒྱུ་ཡོད་པ་ཁ་དོག་ལྗང་འོད་ཙུང་ཟད་ཡོད་པའོ། །ཐ་མ་སྔོ་ལྗང་འདྲེས་པ་རྡོ་རུལ་ལྟ་བུའོ། །

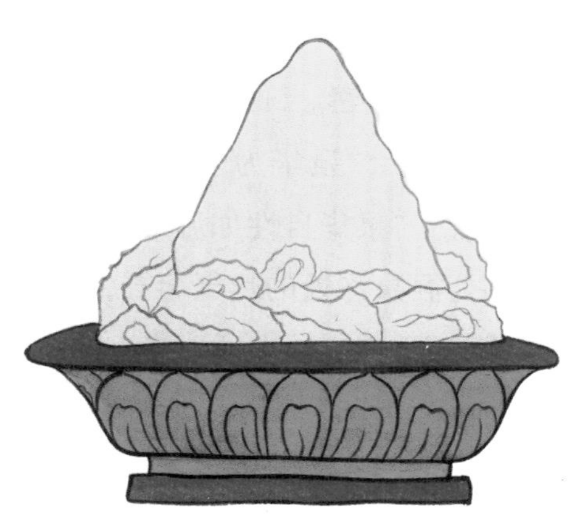

雌黄 *Auripimentum*

让穹多吉说：“雌黄治邪魔病。”本品之名有：哈若达拉、阿嘎奈大、赛尔保智丹、拉尹纳萨等。本品有雄黄一样的气味，稍淡，在火中燃烧，冒黄色烟。分为三种：上品红色或深黄色，断面如马牙破裂；中品有光泽，如金纸重叠，能逐张掀开，色绿，微有光泽；下品青绿相杂，如腐石。

རྡོ་སོལ།

རྡོ་སོལ་རྡོ་རྣམས་འཛེ་ཞིང་རྩ་ཁ་སྡོམ། །ཞེས་པར། རང་བྱུང་ཞབས་ཀྱིས། རྡོ་སོལ་དབྱིག་གི་དུག་ལ་ཕན། །ཞེས་གསུངས་པ། རྡོ་ཁ་དོག་མ་ངེས་པ་ལས་ཁྱད་པར་ནག་ཤས་ཆེ་བ་འབྱུང་ཞིང་། མེ་ལ་བསྲེགས་ན་མེར་འབར་ལ། མ་བསྲེགས་པར་རང་བཞིན་གྲང་མོ་ཆུར་བཙུག་ན་ཡུན་ཙམ་སོང་ནས། རིམ་པས་ཆུ་དྲོས་ཤིང་རླངས་པ་འབྱུང་བ་དང་། ཚ་ཙམ་དང་ཁོལ་བ་སོགས་སྟོབས་མཐུན་འབྱུང་བ་དང་། ཡང་ན་ཆུ་ཐིགས་ཙམ་བྲན་ན་སེག་སྒྲ་དང་རླངས་པ་འཕྱུལ་བའོ། །དོན་ལ་ཆུ་ཚན་ཁོལ་བྱེད་ཀྱི་རྡོ་དེ་ཡིན། འདི་ལ་འགྲེལ་པ་ཁ་ཅིག་ཏུ་རྩ་རྒྱུད་ཆུ་ཚན་སྐབས། རྡོ་ཚོ་རྡོ་ཐལ་བྱེད་རྒྱུའི་རྡོ་རིགས་ལྡེ་བྱེ་རྒྱུའི་རྡོ་ཡིན། ཞེས་དང་། བཤད་རྒྱུད་ནུས་པ་རྐྱང་སེལ་སྐབས། ནག་པོ་མེ་འབར་ཡིན་ཞེས་གསུང་གཉིས་མཛད། སྦ་མ་རྒྱུ་མཚན་བཅས་གསུངས་ཀྱང་མི་འགྲུབ་སྟེ། རྡོ་དེ་བསྲེགས་ནས་གྲང་ཡང་ཆུ་དང་འཕྲད་ཚེ་ཁོལ་བར་བསམས་ནས་ཆུ་ཚན་ཁོལ་བྱེད་དུ་ངོས་ཀྱང་། ཆུ་ཚན་གཏིང་པའི་རྡོ་སྲེག་མཁན་མེད་ལ་རྡོ་དེ་མ་བསྲེགས་པ་བསྐལ་པར་ཆུར་བཙུག་ཀྱང་དྲོས་ཙམ་མི་ནུས་པས། བོད་ཁམས་ཀྱི་བྲག་དཀར་ཐམས་ཅད་དང་། དེའི་ལུང་པའི་རྡོ་གྲམ་ཐམས་ཅད་རྡོ་ཞུན་གྱི་རྡོ་འདི་ཁོ་ན་ཡིན་ཡང་། ཆར་བབ་པ་དང་ཆུ་བོ་སོགས་གང་དང་ཕྲད་ཀྱང་མི་ཁོལ་བར་མ་ཟད་ཟླ་ཚབ་བསིལ་བའི་རང་བཞིན་ནོ། །ཚོས་པར་བསྲེགས་ནས་ལོ་ཟླ་ཞག་ཏུ་གྲང་ཡང་ཆུར་བཙུག་ཚེ་ཁོལ་ཡང་། དེ་རྡོ་ཐལ་དུ་ཞིག་ནས་ཞོ་ལྟར་སོང་ནས་མི་ཁོལ་བའོ། །ཆུ་ཚན་ཁོལ་བྱེད་ནི་བསྐལ་པར་ཡང་མི་འཛེ་མི་འཛིག་མི་གྲང་ལ། ནམ་གྲང་ན་ཆུ་དེ་མེད་ཅིང་ཆུ་དང་ནམ་བྲལ་བའི་ཚེ་གྲང་ངོ་། །སྔར་རླན་ནམ་ཕོག་ཀྱང་སྦ་མ་ལྟར་ཁོལ་ཏེ། ཕ་དམ་པའི་ལས་བརྒྱ་པ་ལས། རྡོ་སོལ་རི་ལ་ཆར་གྱི་རྒྱུན་བབས་ན། དེ་ཉིད་མེ་ཡི་ས་གཞི་ལྟ་བུར་འགྱུར། །ཞེས་གསུངས། རྡོ་ཞུན་དུ་འདོད་པས། ལྷོ་ཕྱོགས་རྒྱ་གདོང་གི་མེའི་རྒྱུའི་རྡོ་སོལ་དེ་ལ་མཐའ་མ་ལྟུགས་རི་ནག་པོས་བསྐོར་བར་བཤད་པ་ལ། དགག་པ་བསལ་ཕྱིར་མི་འགལ་ཏེ། རྡོ་རིགས་སྡོ་ནག་ཆར་སྤྲིན་མདོག་ཅན་དེ་ཡིན་སྐྱ་ཡང་། ཆར་སྤྲིན་མདོག་ཀྱང་མ་བསྲེགས་པར་ཆུ་མི་ཁོལ་ཚུལ་གོང་དུ་བཤད་པས་རྡོ་རིགས་ལྡེ་ལ་ཁྱད་པར་མེད་དོ། །བསྲེགས་པ་གྲང་མོས་ཁོལ་བ་ཙམ་ལ་འཛིན་ན་ཅོང་ཞི་དང་། དུང་དང་འགྲོན་བུ་སོགས་ཀྱང་འདྲའོ། །དེ་ལྟར་གནད་ཤེས་པར་བྱས་ནས་རྡོ་སོལ་ངོ་མ་ཉིད་ཀྱང་ཆུ་ཚན་འགའ་ཞིག་གི་ཁར་རྡོ་སོལ་གྱི་ནུས་རྩད་ལས་བྱུང་བའི་རྡོ་སྐྱ་སོབ་གྲང་མོར་མཆིལ་མ་སོགས་བླུགས་པས་སེག་སྒྲ་དང་རླངས་པ་འབྱུང་ཙམ་པ་དེས་ཏུང་བར་བཤད་དོ།།

乌金（煤精） *Coal*

乌金化石敛脉口。让穹夏说:“乌金解宝石毒。”本品石色不一，特别是深黑色的，在火中烧时能着火。未燃时性寒。烧后放凉，放入水中，水渐温，冒热气，能使水

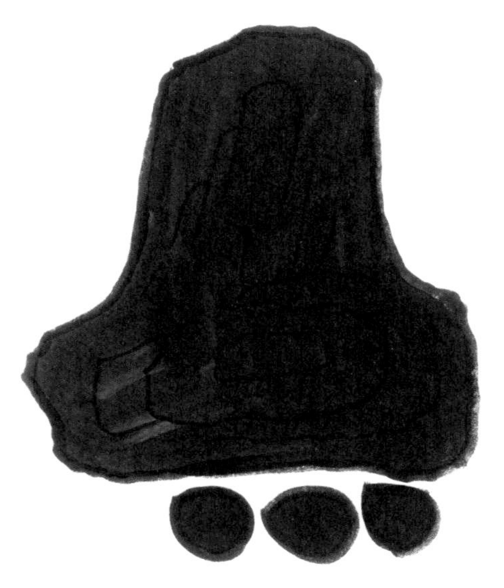

加热和沸腾。若在石上滴水，有爆烈声，冒起热气。这是使矿泉水热之石。关于此石的一些解释，一些人谈到基源温泉时说：“本品为石膏、石灰等五种石类之石。”论述单味药性效时说：“色黑，着火。”前后两说不相符合，前说是不可能的。此石烧后放冷，放入水中有大量气泡冒出，如水沸，此可能是认为温泉是用它烧热的依据。其实温泉深处没有烧石者。此石不烧投入水中，过了千载，水也不能热。藏地的一切白石岩和白石岩沟中所有河滩的石灰石就是此石，无论下雨或遇到河水，不但不能沸，而且如冰凌。所说的烧熟后放置几年几月几天变冷后，投入水中，水也像煮沸一样，这是一种石灰，投入水中时，使水浑如酪，并不能使水沸开。所说的温泉水烧热后，永远不散、不毁、不冷，亦不确切，其实天气寒了，水也变冷了，水若离了地温也就冷了。所说的回潮遇水而沸，帕达巴的《百业》中说：“煤山经常下雨，变成火源地。”说的是石灰。“煤为南方马面山火之料，周围用黑城而围”的说法，不需要多加反驳，只举一例，如石块青黑，色如雨云，雨云色虽青黑，并不是烧的。水不开的情形，上面已经说了。五种石头没有区别。如果认为石头烧后变冷水还能开，那么，寒水石、海螺、贝壳等也就相同了。懂得了这点，在没有找到真正的乌金时，可在一些温泉的周围，找到因煤的功能而形成的一种灰白色的质松软的石块，吐上口水也有嗞嗞声，冒起热气，此石可代用。

སོལ་རྡོ།

སོལ་རྡོས་ཟ་འདྲུབ་ཆུ་སེར་སྐེམ་པར་བྱེད། །ཅེས་པ། གསེག་གཡམ་སྔོན་པོའི་ཁྲོད་སོགས་སུ་འབྱུང་བའི་རྡོ་ནག་པོ་འོད་ཅན་ཤིང་སོལ་འདྲ་ལ་བཅག་ན་སྙི་བ། མེ་ལ་བསྲེགས་ན་ལྷུ་བར་ཁོལ་ཞིང་དུད་པ་འོང་བ། བརྡར་ན་སྣག་ཚའི་ཚབ་ཏུ་ང་ཅམ་པའོ། །འདི་སྙིང་མའི་རྡོ་བསྐྱལ་དུ། སོལ་རྡོ་ནག་པོ་གནོད་སྦྱིན་རྡོ། །དེ་ལ་ཐུན་གྱི་རྡོ་མ་ཉན། །ཞེས་པ་དེའོ། །འདི་རིགས་སྔོ་ནག་གཡའ་མར་ཤས་པ་ཞིག་ཡོང་བ་ནི་ཞིག་ག་ནག་པོ་སྣེ་བཞུ་གོང་བྱེད་པའི་རྒྱུར་ལེགས་པ་ཡིན།

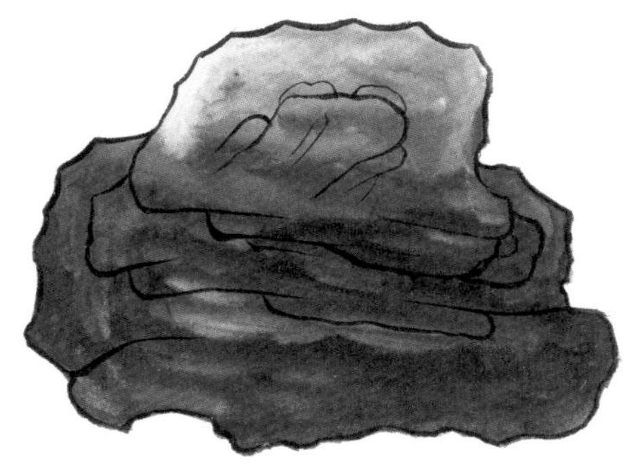

石墨

石墨愈疮干黄水。本品是产自青色片石的一种黑石，有光泽，状如木炭。敲打时松软，火中燃烧时冒泡沫，有烟。磨粉可代替墨。《宁玛激石》中说："煤石黑色，为药叉石,不可作襁物。" 这种石类青黑色，为产自片石中的一种黑色石，是做煅烧罐的上好原料。

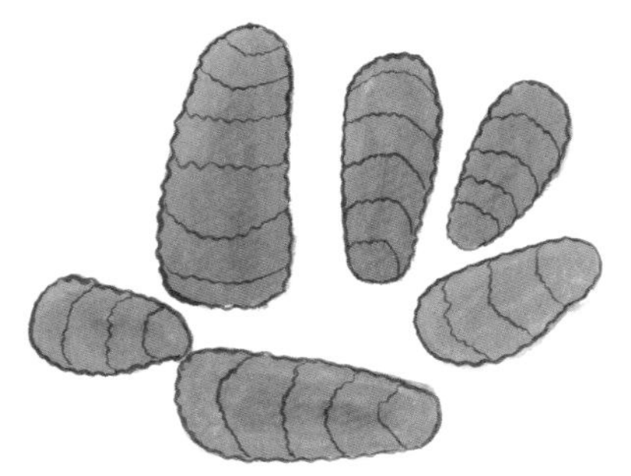

བ་རུ།

བ་རུ་རྡོ་རྒྱུས་མཁྲིང་རྒྱུས་རྩ་བ་གསོ། །ཞེས་པའི། བ་རུ་ནི། དབྱིབས་བ་ཡི་ནུ་མདེའུ་འདྲ་ལ་ཕྱི་ལ་གཉེར་མ་རྭ་ཁྲིག་ལྟར་ཡོད། དབུས་སུ་ནུ་ཁུང་བུ་ག་བཅས་ཡོད་ལ། ཁ་དོག་མ་ངེས་ཀྱང་ཕལ་ཆེར་སྔོ་དཀར་བརྡུངས་ན་རྭ་གཞོབ་དྲི་བ་ཡོང་བ་ཡིན།

珠角石

珠角石以及石棉、阳起石能养韧带。本品状如黄牛乳头，外表有皱纹状如角纹，中心有乳洞，颜色不一，多为淡蓝色。捣碎时有角焦气味。

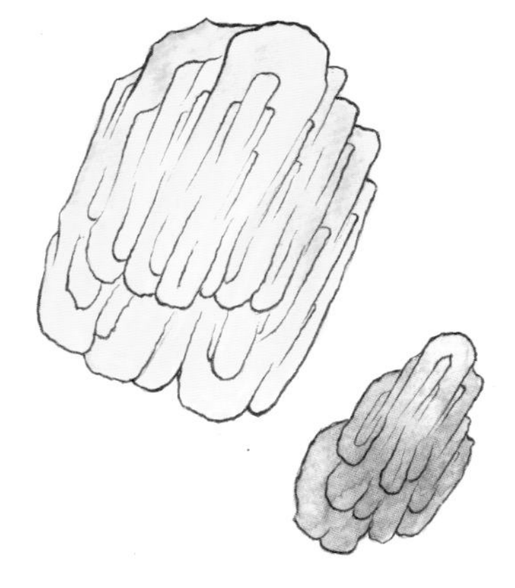

རྡོ་རྒྱུས།

རྡོ་རྒྱུས་ནི། རྫི་རང་བྱུང་པས། རྡོ་རྒྱུས་རྒྱུས་པའི་ནད་ལ་ཕན། །ཞེས་གསུངས་པ་འདི་ལ་བཟང་ངན་གཉིས་ཏེ། གཉིས་ཀ་ས་ནང་ནས་འབྱུང་། བཟང་བ་སྔོ་ལ་དཀར་མདངས་ཅན་རྒྱུས་པ་སྐམ་པོ་འདྲ་བ་བརྟུང་ཞིང་བསད་ན་བྱ་རྒོད་ཀྱི་སྤུ་ལྟར་འབྱུང་བ། ཁར་བལྷད་ན་རྒྱུས་པ་བལྷད་པ་ལྟར་དཀར་འདབ་འདམ་པ་དེ་ནི་བྱ་བལ་མ་སྟེ། རྒྱ་གར་སོགས་སུ་བཀལ་ནས་རས་

སོགས་གོས་འཚོས་པར་བཤད་པའོ། །ངན་པ་ཤིང་ལྟར་ལས། བརྡུངས་ན་ཞིག་ཅིང་མི་འཆག་ལ་དགྲེ་བཀུག་བཏུབ་ཙམ་སོ། །

石棉 Asbestos

石棉（石棉阳起石），让穹多吉说：“石棉阳起石有益韧带病。”本品分为上品和下品两种，两种均产自土中。上品色青，有白光，状如干筋，捣撕时有如兀鹫羽毛状纤维，口中嚼时如同爵筋，有白泥如同鹅绒。据说印度等地用来染布。下品如木，捣时裂而不碎，能撕裂。

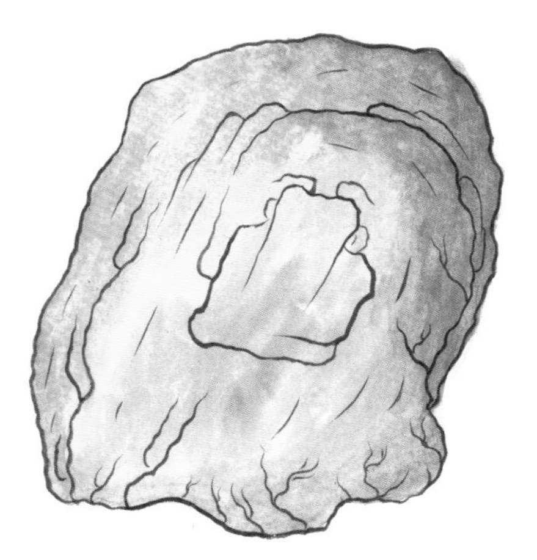

མཐིང་རྒྱུས།

མཐིང་རྒྱུས་ནི། རིགས་གཉིས་ཏེ། དབྱིབས་རྒྱུས་པ་འདྲ་ལ་བརྡུངས་ན་སོག་རྒྱུས་ཀྱོང་པོ་ལྟར་འཛིག་པ་ལ་ལྡ་མ་ལྟ་བུའི་མཉེན་ཆ་དང་འབོལ་བ་མེད་ཅིང་ནན་གྱིས་བརྡུངས་ན་ཕྱེ་མར་འགྲོ་བ་ཡིན། འདི་འདྲ་ལ་ཁ་དོག་གི་དབྱེ་བས་སྔོན་པོ་མཐིང་རྒྱུས་དང་། སྔོ་ལྗང་ལ་སྤང་རྒྱུས་ཞེས་སྤྱི་གསུམ་ལ། རྡོའི་རྒྱུས་པ་རྣམ་གསུམ་ཟེར་རོ། །

阳起石

阳起石有两种，形状如筋，捣时如顽筋碎裂，不如石棉阳起石柔韧、疏松，用力捣可捣成粉末。以颜色来分，青色者称唐居，青绿色者称邦居。上述三种，称为三种石筋。

ལིག་བྲུ་མིག

ལིག་བྲུ་མིག་དང་དེ་བཞིན་བཙག་ཕུགས་རྣམས། །མིག་ནད་རྣུས་ཚད་སེལ་ཞིང་ཆུ་སེར་སྐེམ། །ཞེས་པའི་ལིག་བུ་མིག་ནི། རང་བྱུང་པས། སྨུག་པོ་མིག་གདོན་ཀུན་ལ་ཕན། །ཞེས་གསུངས། མིང་། སོ་ཧྲི་ཛེ་ན། སི་སརྫི་ར་ཟེར། རྡོ་སྨུག་ནག་མདུང་རྩེ་འདྲ་བ་ལ་དེ་ལས་ནག་ཅིང་མཁྲེགས་པའོ། །ལ་ལས་ནག་པོ་མདུང་རྩེ་ཟེར། ཁ་ཅིག་སྨུག་ནག་མདུང་རྩེར་འདོད་པའོ། །འདི་ལ་རིགས་དཀར་སྔོ་ཡང་འོང་བར་བཤད། སློབ་དཔོན་ཧཱུྃ་ཆེན་ཀ་རའི་པད་དཀར་ཆུན་པོ་ལས་རིན་པོ་ཆེའི་རིགས་

བཤད་སྐབས། ཞིག་བྱུ་མིག་ནི་ངོ་བོ་རྡོ་ཡིན་ཞིང་། །དམར་སེར་སྔོ་ལྗང་འདྲེས་པས་མིག་གི་རྒྱན། །འདི་ནི་ཆུ་ལས་བྱུང་བའི་རིན་པོ་ཆེ། །ཞེས་གསུངས་པའི་ལུང་འདིའི་སྒོ་ནས་ཕལ་ཆེར་གྱིས་སྐབས་འདིར་གཟི་ཡིན་གསུངས་པ་དེ་ཡང་རྩ་བ་ནས་ནོར་ཏེ། ལུང་འདི་དཀར་ཁྲ་མན་ལ་དགོངས་པ་ཡིན། ནུས་པ་ཡང་། འདི་ཡི་ནུས་པས་རྒྱུ་སྐར་གནོད་པ་ཐུབ། གསུངས་པ་ཁྲ་མན་གྱི་ནུས་བཤད་དོ། །གཟི་ལ་ངོས་འཛིན་པ་རང་ནོར་བ་ནི། གཟི་ལ་དམར་སེར་སྔོ་ལྗང་གི་རི་མོ་མེད་པས་སོ། །འདི་སྐབས་བཤད་པའི་ཞིག་བྱུ་མིག་དང་ཧཱུྃ་ཆེན་པས་གསུངས་པ་མི་གཅིག་པ་ནི། ཡང་ན་ཧཱུྃ་ཆེན་ཀ་རས་རྡོ་ངོ་མ་ཤེས་ནས་རིན་པོ་ཆེར་རྩིམ་པར་ཟད། ཡང་ན་རྒྱུད་ཆེན་བཞི་མཛད་པ་པོས་རིན་པོ་ཆེ་ངོ་མ་ཤེས་ནས་རྡོའི་སྡེ་ཚན་དུ་བཤད་པར་ཐལ། །ཅིའི་ཕྱིར་ན། ཧཱུྃ་ཆེན་པས། རིན་པོ་ཆེའི་སྡེར་བཤད་ལ། འདི་ནི་ཆུ་ལས་བྱུང་བའི་རིན་པོ་ཆེ་ཞེས་གསུངས། རྒྱུད་འདིར་རྡོའི་སྨན་གྱི་ནུས་པ་བསྟན་པ་ནི། ཞེས་རྡོའི་སྡེར་བཤད་པ་ལས། སྔོན་དུ་རིན་པོ་ཆེའི་སྡེར་མ་བཤད་པས་སོ། །ངོ་བོ་ཡང་རིམ་པས་རྡོའི་གྲས་སུ། །ཞིག་བྱུ་མིག་དང་། བཙག་དང་། ཡུགས་དང་གསུམ་ནུས་པ་ཡང་རིམ་པས། མིག་ནད། རུས་ཚད། ཆུ་སེར་གསུམ་གསུངས་པ་དང་གབ་སྦྱར་ན། ཞིག་བྱུ་མིག་གིས་མིག་ནད་སེལ། བཙག་གིས་རུས་ཚད་སེལ། ཡུགས་ཀྱིས་ཆུ་སེར་སྐེམ་པར་བཤད་པའོ། །འོན་ཀྱང་བཙག་ཡུགས་གཉིས་གཅིག་ཏུ་བརྩི་བ་འགའ་ཡང་འཁྲུལ་ལོ། །

孔雀石（灵母石）

孔雀石和赤石脂、结核状赤铁矿石，治疗眼病清骨热，并且能够干黄水。让穹多吉说：“孔雀石治眼病。”本品之名有：索豆泽纳、司萨贝拉。为紫黑色石块，状如针铁矿石，而比针铁矿石色黑、坚硬，有的称为黑针铁矿石，有的称为紫黑针铁矿石。也有白蓝色的。导师呼青嘎拉在《白莲花束》中论述珍宝类药物时说：“孔雀石性状为石，红黄蓝绿诸色相杂，本是水生珍宝类。”根据此说，多认为是九眼珠，这是错误的。可能说是白同心环状玛瑙。谈到功效时也说：“功效辟邪。”也与白同心环状玛瑙的功效相同。认为是九眼珠当然也是错误的，因为九眼珠无红黄青绿的花纹。这里所说的孔雀石，同呼青所说的不是同一种药物。或者是呼青嘎拉没有认清石性而认为是珍宝，或者是《四大续》的作者没有认清珍宝性质而归在石类。为

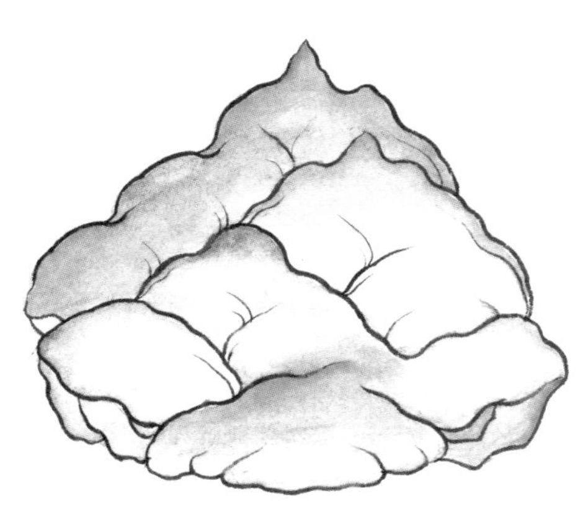

什么呢？呼青将其归在珍宝类，说它是“水生珍宝。”而《四大续》中谈到石类药物的功效时归到石类。没有同前述一样归到珍宝类，性状也归到石类。孔雀石、赤石脂、结核状赤铁矿石三者的药效依次是治眼病、清骨热、干黄水，这是相吻合的。也就是说，孔雀石治眼病，赤石脂清骨热，结核状赤铁矿石干黄水。但是，赤石脂、结核状赤铁矿石二者归在一起也有一些错误。

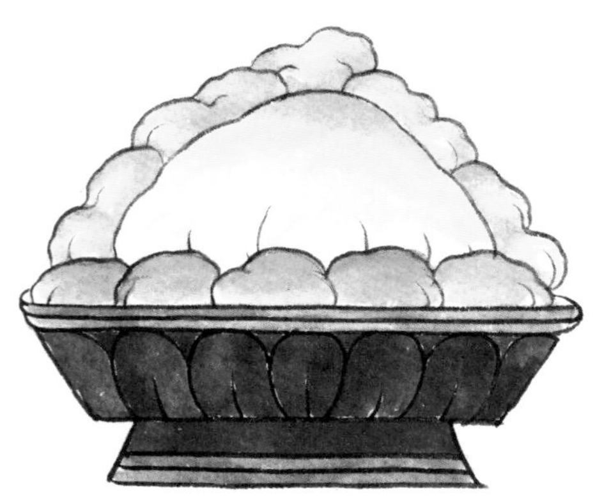

བཙག

བཙག་ནི། རྡོ་བཙག་དམར་པོ་སྟེ། མིང་ནི། གེ་རི་ཀ་དང་། ཧུཾ་ཡ་ཟེར། འདི་ས་འོག་ནས་དོན་པའི་རྡོ་བཙག་དམར་པོ་ཤིང་ཚོན་ཉན་པ་དེའོ། །

赤石脂（土红） *Laberitum*

赤石脂为红色石块，又名格格若嘎、都木亚。产自土下的红色赤石脂如同彩木者，即为此石。

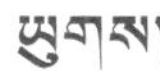

ཕྱུགས།

ཕྱུགས་ནི། རང་བྱུང་པས། སྨུག་གིས་ཟ་ཡི་ཆུ་སེར་སྐེམ། །ཞེས་གསུངས་པར། མིང་། ཕྱུགས་རྡོ། སྨུག་རྡོ། རྗེའུ་ཁྲག་ལྤག་ཟེར། རྡོ་སྨུག་པོ་ལྡི་ལ་འཛམ་པས་ཤོག་བུ་ཤུར་བྱེད་ཐུང་བ། འོད་ཅན་དབྱིབས་ཟླུམ་པ་ལ་ཞིབ་འཛིང་སོགས་ཆུང་མ་ངེས་པ། རི་མོ་དམར་སྨུག་དོད་པ། རྒྱུ་མཚན་གསེར་ས་འོག་ནས་འབྱུང་བའི་ས་ལ་ཕྱུགས་ཟེར་བས། རྗེའུ་འདི་གར་ཡོད་དུ་གསེར་ཡོད་པར་ངེས་འཛིན་ནས་གསེར་རྐོས་པ་རྣམས་ས་འདིར་བརྐོས་ན་གསེར་ཡོད་པར་ཁྱབ། འདིར་ཕྱུགས་རྡོ་འབྱུང་ཅིང་འདུག་ཅེས་

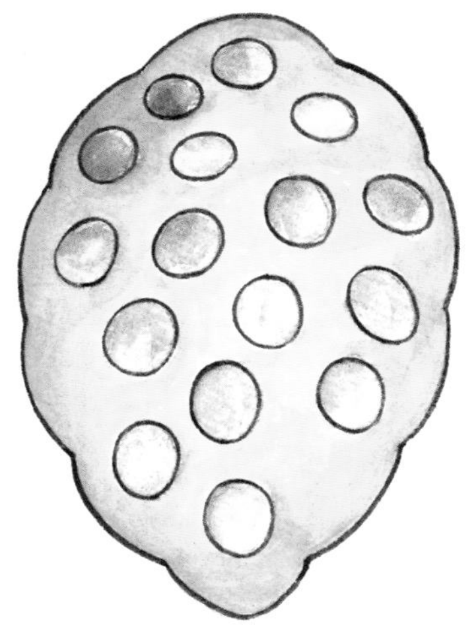

གླིང་བས་གསལ། ཁ་ཅིག་ཏུ་བཙག་ཡུགས་གཅིག་པར་མཛད་ནས། ངོས་ས་སྔོན་ལ་བཟུང་བ་ནོར།

结核状赤铁矿石（赭石）

结核状赤铁矿石，让穹多吉说："结核状赤铁矿石干疮黄水。" 又名：玉多、木多、得吾车达。本品为紫色石块，重而光滑，可磨光纸面，有光泽，圆块状或扁平椭圆状，形状略不一，紫红色花纹凸出。产金的地下出产的一种称为木拉玉。因此，认为有结核状赤铁矿石的地方有金。挖金者们在此处挖金，果得金，该处也出产结核状赤铁矿石。有些人认为赤石脂与结核状赤铁矿石是一物，我认为这种看法是错误的。

རྡོ་ཐལ།

རྡོ་ཐལ་ཕོ་བའི་བད་ཀན་འདྲིལ་བ་གཙོད། །ཅེས་པར། རང་བྱུང་པས། རྡོ་ཞོས་སྟོད་ཀྱི་ནད་རྣམས་སེལ། །ཞེས་གསུངས་པར་སྤྱི་མིང་། བྱ་རྡོ། ཆོས་རྡོ། ཞུན་རྡོ། ཐག་རྡོ། རྡོ་དཀར་ཟེར། རིགས་ནི། རྗེ་ཟུར་མཁར་པའི་རྒྱ་ནག་ལུགས་ཀྱི་རྡོ་ཞུན་སྦྱོར་སྡེ་ལས། རྡོ་རིགས་དཀར་པོ་སོ་སྐྱ་དང་། །སྐྱ་བོ་དམར་སྐྱ་སོ་ནག་ལྦྱ། །རིམ་བཞིན་འོ་མ་ཕུག་རོན་སྐེ། །ཀོ་བོའི་རྒྱབ་དང་ཧ་སྒོ་དང་། །ཆར་སྤྲིན་འདྲ་བ་གང་རྙེད་བཙལ། །བརྟུངས་ཚེ་ན་གཞོབ་དྲི་ལྡན་ཞིང་། །ས་ཡི་འོག་ནས་བཏོན་པ་གཅེས། །ཞེས་པས། དཀར་པོ་འོ་མ་ཁ་དང་། སོ་སྐྱ་ཕུག་རོན་སྐེ་དང་། སྐྱ་བོ་ཀོ་བོའི་རྒྱབ་འདྲ་དང་། དམར་སྐྱ་ཧ་སྒོ་ཁ་དང་། སོ་ནག་ཆར་སྤྲིན་མདོག་དང་ལྡར་ཕྱེ་བར་མཛད་ལ། རྗེ་རང་བྱུང་རྡོ་རྗེས། དེ་སྙིང་སེར་པོ་དང་དྲུག་ཏུ་ངོས་འཛིན་མཛད། གང་ཡང་སོལ་མེས་ཚོས་པར་བསྲེགས་ལ་གྲང་ནས་ཆུ་དྲོན་དུ་བསྐྱུར་ནས་ཁོལ་ཞིང་རྡོ་ཞོར་འཇུ་བའོ། །རྡོ་ཁུས་ཚོས་ཁ་འགྲུགས་ཐུབ་པ་སྟེ། བཙོད་ཚོས་ལ་དམར་སྨུག་དང་། འབྲི་མོག་ལ་མཐིང་ནག། ཡུང་བ་དང་ཞུམ་ཙ་རྣམས་ལ་ཁྲག་མདོག་བྱེད་པ་དེ་ཡིན། བསྲེགས་པ་དེ་ཡང་ཕབ་པའི་བྱེ་བྲག་ལས། གྲང་ནས་ཆུར་བཙུག་བ་བསིལ། དྲོ་འཇམ་དུས་དར་བར་བཙུག་པ་སྙོམས། ཚན་མོ་ཆང་དུ་བཙུག་པ་དྲོད་དེ། ཆོས་གལ་ཆེ་བ་ནི། བདུད་རྩི་སྙིང་ཆུང་ལས། རྡོ་ཡི་ཐལ་བའི་སྨན་རྣམས་ནི། །མ་ཚོས་སྦྱོར་བ་དུག་སྦྱོར་ཡིན། །ཕོ་བའི་མེ་གསོད་རྩ་སྦུབས་འགག །སྐྱེན་དང་ལྷུགས་དྲེག་དམུ་སྐྲན་སྐྱེད། །ཅེས་དང་། ཞལ་གདམས་ལས། རྡོ་ཐལ་གཉེན་པོ་ཆུར་བཞུས་པའི། །ཁུ་བ་དྭངས་མ་སྙིགས་དང་བྲལ། །གར་སྣ་ཞོ་ཕྲུམ་སྣ་ཤོས་ཙམ། །དར་རམ་རས་ཞིབ་ཚགས་ལ་བཙགས། །མ་ཚོས་རྡོ་ཕྱེ་ཉིལ་ཙམ་ཡང་། །འདི་ལ་མ་ཤོར་ས་མ་ཡ། །ཞེས་གསུངས། སོ་སོའི་ཡོན་ཏན་ཡང་། རྗེ་རང་བྱུང་རྡོ་རྗེས། དཀར་པོ་ལུག་གདོང་སྨན་ལ་ཕན། །ཕུག་རོན་སྐེ་འདྲས་ལྷུགས་དྲེག་འཇོམས། །ཀོ་བོའི་རྒྱབ་འདྲས་གྲང་སྨན་འཛིག །ཧ་

སྐྱོ་ཁ་འདུས་འདྲིལ་རྣམས་བཤིག །སྙིང་གའི་རྒྱབ་འདུས་སྐྱོ་སྐྲན་ཕན། །སེར་པོས་མཆིན་མཁྲིས་འཁྲིལ་རྣམས་སེལ། །ཞེས་གསུངས་སོ། །

石灰石 *Limestone*

石灰石的功效为治胃培根凝聚症。让穹多吉说：“石灰石治内腑病。”总名称为：恰多、翠多、训多、折合多、多嘎尔等。

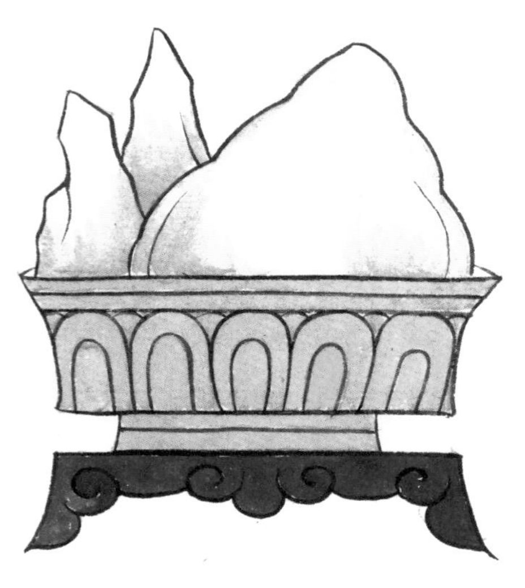

本品之种类，宿喀瓦尊者在《汉医石灰石配伍》中说：“本品分为白、淡蓝、灰白、淡红、深青等五种，依次色如奶乳、鸽脖、玉雕背、马肺、雨云。捣碎时有角焦气味。地下所产质最佳。”如是所述，白者为乳白色，淡蓝为鸽脖色、灰白为玉雕背色、淡红为马肺色、深青为雨云色，以色分为五类。让穹多吉说：“上述五种，再加黄色的一种，共为六种。”无论哪一种，在炭火中煅烧后，放冷，投入温水中，水滚开，变为乳白溶液。溶液可以染色，加茜草成红紫色，加紫草成石青色，加姜黄或大黄成血红色。

石灰炮制：煅烧后放冷投入水，性凉；温时投入酪浆，性平；热时投入酒，性温。石灰入药要特别注意烧熟。《甘露小灯》中说：“石灰未烧熟入药，如毒入药，能杀灭胃阳，堵塞脉道，生痞瘤、铁垢病、腹水痞肿。”《教言》中说：“石灰水溶液沉淀时，浓淡如酪，用绸或细布过滤。生粉大小如芝麻，这点莫忽略。”诸品功效，让穹多吉说：“白色散羊脸肿瘤；鸽脖色治铁垢病；玉雕背色散寒性肿瘤；马肺色破瘀血积聚、癥瘕瘰疬；雨云色能利肺散肿瘤；黄色治肝、胆绞疼。”

ཏ་ཤིག

ཏ་ཤིག་རྩ་སྦྱོང་མོ་རྗེའུས་རྗེལ་ནད་སེལ། །ཞེས་པའི་ཏ་ཤིག་ལ། རང་བྱུང་ཞབས་ཀྱིས། ཐོད་ལེ་ཀོར་གྱིས་རྩ་ལམ་སེལ། །ཞེས་གསུངས་པའི་མིང་། ཁ་ཏཾ་ག། ཏ་ཤིཀྐི། ཁུ་དཀར། ཀ་ཀོ་ཧི་ཀ། ཐོད་ལེ་ཀོར་རྣམས་ཟེར། འདི་ཇོ་མཉེན་གྱི་རིགས་འདྲ་བ་ལ་དྭངས་པས་གཉིང་མཐོང་བ་འདྲ་བ། གོས་དམར་ནག་སོགས་ལ་རི་མོ་དཀར་པོ་དོད་པ། བརྡར་ཕྱེ་ཁར་སྦྱངས་ན་འཇུ་སླམ་པ། ལག་

པར་བྱུགས་ལ་ཕུར་ན་འོད་དང་བཅས་རྩི་འཇམ་པོ་འགྲོ་བའོ། །དེ་ལ་ཁ་དོག་དཀར་དམར་སྔོ་ལྗང་སེར་ནག་རིས་མེད་འབྱུང་། ནུས་པ་སྤྱིར་འདྲ་ནའང་དམར་པོ་བཟང་། དེ་མ་རྙེད་ན་ནག་པོ་བཟང་། གཞན་དམན་གསུངས། ཧ་ཅང་མཁྲེགས་པ་དང་། གསོབ་ཅིང་མི་དྭངས་པ་ངན་ནོ།།

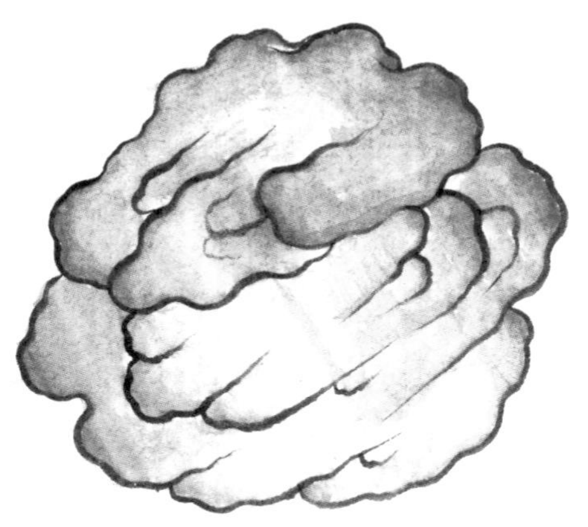

滑石　*Taleum*

滑石功效能泻脉。让穹夏说：“滑石通脉络。”本品之名有：卡扎尕、哈西格嘎、库嘎尔、嘎高智嘎、托勒果尔等。本品状如软石，白色，透明，可在黑红缎上做凸起的白色花纹。磨粉含在口中，像要溶化，擦在手上揉擦，光滑有光。颜色有白、红、青、绿、黄、黑，各色不一。功效大体相同，红色者质佳。无红色时，黑色者质佳。其他均质次。坚硬和疏松、不透明者质劣。

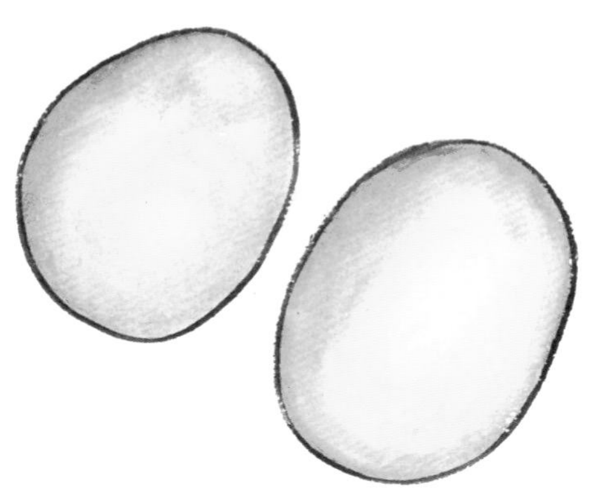

རྨ་རྗེའུ།

རྨ་རྗེའུས་རྗེལ་ནད་སེལ། །མོ་རྗེའུ་ནི། བུད་མེད་ལ་རྗེའུ་ནད་བྱུང་ནས་བཏོན་པ་མོ་རྗེའུ་སྟེ། ཕོ་ལ་གཏོང་བའི་དབང་གཙོར་མཛད་ནས་མོ་རྗེའུ་ཞེས་པ་ལས་ཕོ་ལས་བཏོན་པ་མོར་གཏོང་བ་ཡིན་ཏེ། བདུད་རྩི་སྒྲོན་ཆུང་ལས། ཕོ་ཡི་ལྷན་པའི་ནད་རྣམས་ལ། །མོ་ཡི་རྗེའུ་མཆོག་ཏུ་བསྔགས། །དེ་བཞིན་མོ་ལ་ཕོ་རྗེའུ་ཕན། །རང་ནད་རང་གིས་སེལ་བར་བྱེད། །ཅེས་སོ།།

雌石

雌石治疗结石病。雌石为妇女膀胱结石，主要用于男人膀胱病。雄石为男人膀胱结石，主要用于妇女膀胱病。《甘露小灯》中说：“男性膀胱病用雌石有特效，妇女膀胱病用雄石，药到病除。”

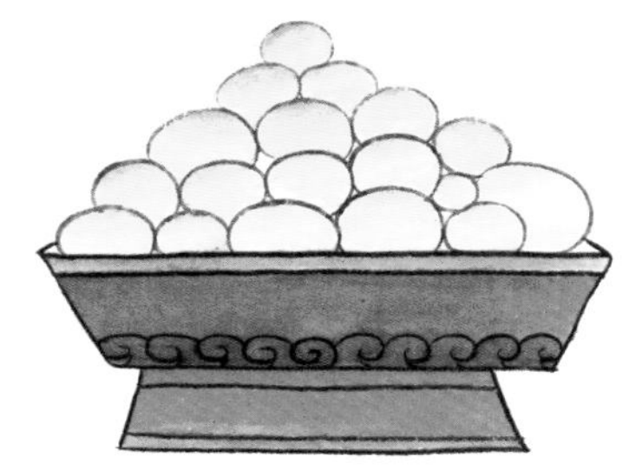

གཙང་ཆབ་རྡེའུ་ཞིབ།

གཙང་ཆབ་རྡེའུ་ཞིབ་ཆུ་འགགས་འབྱིན་པར་བྱེད། །ཅེས་པ་ཆུ་ཆེན་འགའ་ཞིག་དང་། མཚོ་འགའ་ཞིག་ནས་རྡེའུ་དཀར་འཇམ་འོད་དུ་འཚེར་བ་མུ་ཏིག་ལྟ་བུ། ཡུངས་འབྲུ་ཙམ་བྱེ་མ་ལྟར་འབྱུང་བ་དེའོ། །འདིས་མོ་རྡེའུའི་ཚབ་བྱང་བར་བཤད་དོ། །

江河白沙

江河白沙通尿闭。本品为一些大江大河和一些大海中所产细小砂粒。白色，光滑，有光泽，如珍珠，状如芥子大小。可代替雌石入药。

ལྷང་ཚེར།

ལྷང་ཚེར་རྨ་གསོ་དངུལ་འཆིང་ཀླད་པར་ཕན། །ཞེས་པར། རང་བྱུང་པས། ལྷང་ཚེར་དུག་ནད་ཀུན་སེལ་བྱེད། །ཅེས་པ་ལ། རིགས་བཞི་སེར་དཀར་དམར་ནག་པོ། དཀར་པོ་རྡོ་ཤེལ་འདྲ་ལ་དྭངས་ཤིང་མཉེན་པ་ཤིང་གྲོ་བའི་པགས་པ་ལྟར་ཕྱི་ནང་མང་དུ་ཕྱེ་བཏུབ་པ་དངུལ་ཤོག་ལྟ་བུས་ཤེལ་སྒོ་བྱེད་ནུང་པ། གོད་པོར་འདུལ་ན་ཆུར་མི་འགྱོར་ཞིང་། བསྲེགས་ན་ཞོ་ལྟར་ཆུར་འདྲེས་པས་དཀར་ཚོན་ཉན་ལ། གོད་པོ་ནས་ཙམ་དུ་བརྡུངས་ལ་ཨ་རག་བཟང་པོར་སྦྱར་ནས་པགས་ཐང་དུ་སྣག་ཚ་ལྟར་མཉེས་པས། ཞིག་ནས་ཚོན་དུ་སྦྱར་ན་དངུལ་མདོག་འབྱུང་ཞིང་ཁ་རྒྱ་དང་ཐབས་ཀྱིས་བསྒྲུབས་ན་གསེར་འགྱུར་ནུང་བའོ། །

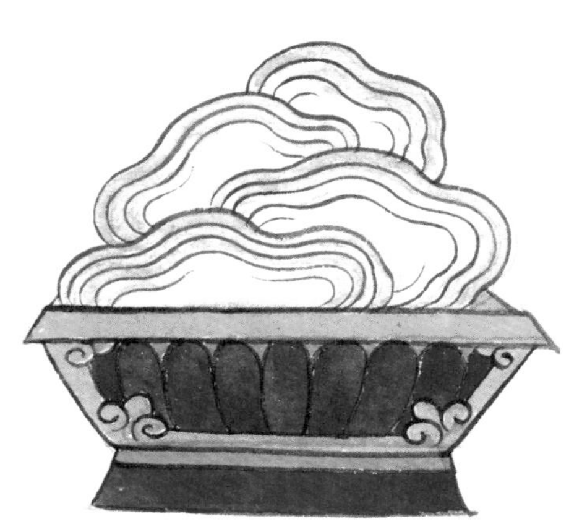

云母（白云母） *Muscovitum*

云母功效益疮伤，并且制银益脑病。让穹多吉说："云母解诸毒。"本品分为四种，即白、黑、红、黄。白云母，状如晶石，柔软，如桦树皮，能层层剥落，如银箔，可做玻璃。

生药炮制时，不用水调，燃烧时如乳酪，若用水调可调作白色颜料。生捣如青稞粒大小，调入好酒，在皮上如墨搓揉，破碎后调配成颜料，成银色，并可调配成金色。

ལྷང་ཚེར་ནག་པོ།

ནག་པོ་ནི། རྒྱ་སྟ་མ་འདྲ་ལ་ཁ་དོག་ནག་པོ། རྡོ་ལ་རི་མོ་བྲིས་ན་དམར་སྨུག་དོད་པ་སྐྱེ་འདི་དཀོན་པས་རྡོ་གཞན་ལ་འབྱར་བ་སོགས་ལས་ཆེར་མི་འབྱུང་འདུག   དངུལ་ཆུ་བཙོ་བཀྲུ་ན་ནག་པོ་འདི་རང་དགོས་གསུངས། དངུལ་ཆུ་ཟ་བྱེད་ཀྱི་ཁམས་བརྒྱད་ཀྱི་ཡབ་གཅིག་ཡིན་ཕྱིར་དངུལ་ཟ་ཡང་ཟེར། ལྷང་ཚེར་དམར་པོ་ཡང་ཡོད་པས་ནག་པོ་དང་འདྲ་ཞེས་པ་ཡང་མཐོང་།

黑云母 *Biotitum*

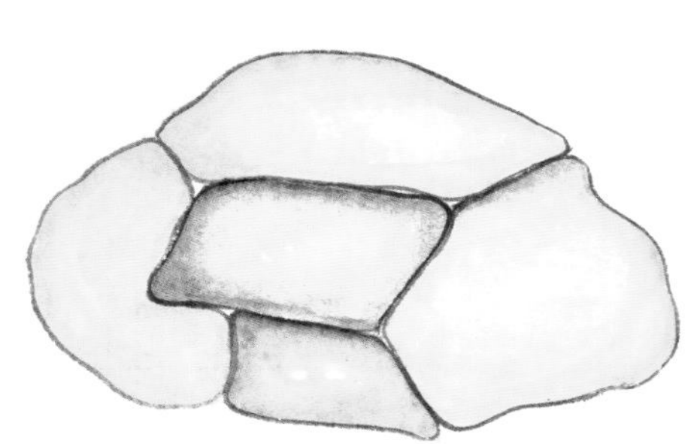

黑云母，质同白云母，色黑。在石上画纹，呈红紫色。本品稀少，除附着于别的石上外，出产不多。炮制水银时，需用黑云母，是煮炼炮制水银的八种药之一，故称欧洒。红云母，色红，质同黑云母，也曾见过。

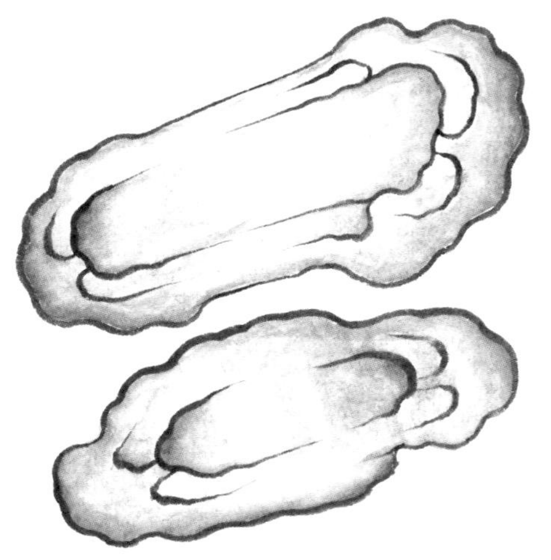

སྤང་མ།

སྤང་མས་ཆུ་སེར་སྐེམ་ཞིང་ཞིང་ཏོག་གཙོད། །སྐྲ་སྐྱེ་ཕོ་མཚན་ནད་སེལ་ནད་ཀུན་སྐྱུགས། །ཞེས་ཡོངས་གྲགས་སྤང་ཚོན་ལྤང་གུ་སྐྱེ། སྤང་མཐིང་གཉིས་ཀ་ཟངས་རྡོའི་གཡའ་ལས་ཆགས་པའོ། །

石绿（孔雀石）*Malachitum*

石绿功效干黄水，并能去除眼白翳，生发并治阴茎病，也能催吐各种病。本品又名榜村江固。石绿和石青，二者皆由铜矿石锈形成。

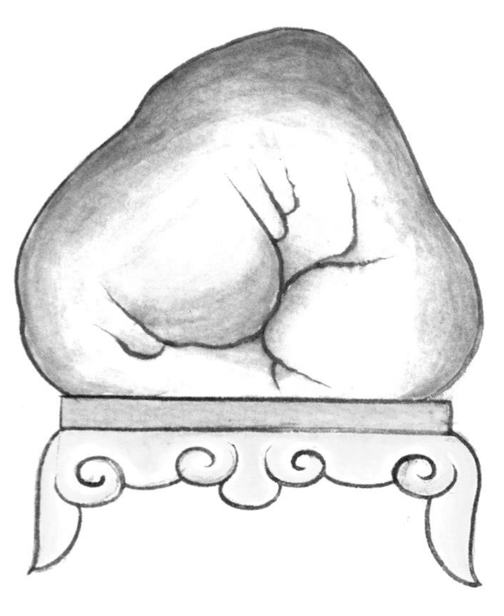

མཐིང་སྔོན།

མཐིང་སྔོན་མཁལ་ནད་ཆུ་སྲི་རྒྱུས་འགྲམས་སེལ། །ཞེས་པར། རྗེ་རང་བྱུང་པས། ཟངས་རྡོ་མཐིང་སྤྱང་ནད་ཀུན་སྐྱུགས། །ཞེས་པའང་ཚོན་མཐིང་ཡོངས་གྲགས་ཏེ། རྒྱ་མཐིང་ཤིང་ཕྱེ་འདྲ་བ་ནི་མ་ཡིན་ནོ། །

石青（蓝铜矿石） *Azuritum*

石青功效治肾病，并治尿涩筋劳损。让穹多吉尊者说：“铜矿石、石青、石绿催吐诸病。”本品也称为村唐。加唐状如木末，并非此品。

དཀར་གོང་།

དཀར་གོང་གྲིབ་འདོན་གདོན་སྐྲོད་དུག་ལ་ཕན། །ཞེས་པར། རང་བྱུང་པས། དཀར་གོང་གྲིབ་ཅན་སོ་གྲིབ་སེལ། །ཞེས་གསུངས་པ་ལ་མིང་། དཀར་གོང་། མཁར་གོང་། ཨ་དཀར། ཐུན་རྡོ། རྡོའི་ཕྱག་རྡོར། གདུག་པ་ཚར་གཅོད། ཁུངས་ནི། ཕྱག་ན་རྡོ་རྗེས་ཡུངས་ཀར་དང་འདི་གཉིས་གདུག་པ་འདུལ་ཕྱིར་ཛམྦུ་གླིང་དུ་ཐུན་དུ་འཐོར་བ་དང་། མ་འོངས་པའི་དོན་དུ་ཚངས་པས་རྡོ་གཞན་གྱི་དཀྱིལ་དུ་སྦས་སོགས་བཤད་ཁུངས་འགའ་ཟུང་ཡོད་ཀྱང་བཞག། རིགས་གྲིབ་ཅན་དང་གྲིབ་མེད་གཉིས། གྲིབ་ཅན་སྔོ་ལ་མཁྲིགས་ཤིང་འོད་དང་ལྡན་པ་འབུ་གྲིབ་སོང་བའི་ཤུལ་ལྟ་བུའི་བུག་གསེང་ཡོད་པའོ། །གྲིབ་མེད་ནི་དཀར་ལ་དྭངས་པ་ལུག་ཚིལ་འདྲ་བའོ། །གང་ཡང་རྐྱང་མེད་ལ་དྭངས་པ་དགོས། ཅོང་ཞི་ངན་རིགས་དང་མ་ནོར་བ་གལ་ཆེ། དེ་ཡང་མི་ནོར་བའི་གཟེར་ནི། སོལ་མེར་ཚོས་པར་བསྲེགས་ལ་ཆུར་བཙུག་པས་ཅོང་ཞི་ཞོ་ལྟར་འཇུ། དཀར་གོང་མི་འཇུ་བའོ། །འདི་ཚ་ལ་དང་སྦྱར་ནས་ཡོལ་གོ་འཆོས་པ་ལ་དཀར་ཡོལ་ཟེར་བའི་དོན་ནོ། །

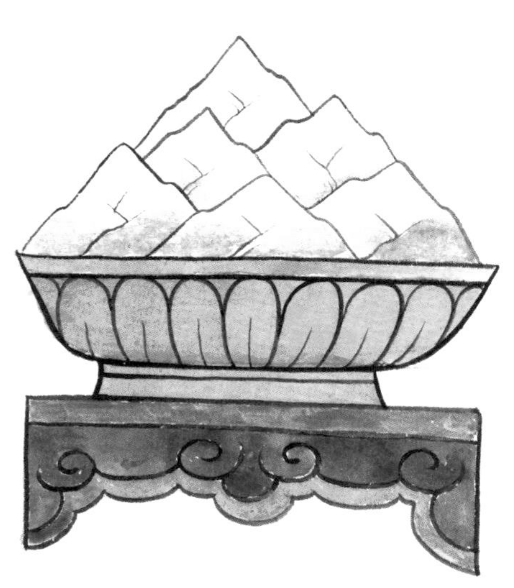

白石英（白脂石） *Quartz*

白石英功效驱虫，驱邪有益中毒症。让穹多吉尊者说：“白石英治虫牙。”本品之名有：嘎光、卡尔光、阿嘎尔、通多、多恰多尔、都巴察交等。

相传，金刚手为了除恶除害，将白芥籽和白石英这两种法物，撒在赡部洲，作为禳灾之物。梵天为了未来，将禳物藏入别的石心，即成本品。本品分为有虫石英和无虫石英两种。有虫石英，色青，坚硬，有光泽，虫去后留有虫穴小洞。无虫石英，色白如羊脂。无论哪一种，皆要纯净无杂质。要特别注意不要与下等寒水石相混。为了不认错，可用下法检验：将白石英在炭火中烧熟，投入水中，寒水石成乳状溶液，而白石英不溶。本品与硼砂相配可做瓷釉，故称为瓷釉。

རྡོ་དྲེག

རྡོ་དྲེག་དུག་དང་ཚད་པ་རྙིང་པ་སེལ། །ཞེས་པར། དཔག་བསམ་ལྗོན་ཤིང་ལས། རྡོ་དྲེག་འདུས་པའི་འཁྲུ་བ་གཅོད། །སྐྱུགས་དང་ཡི་ག་འཆུས་པ་སེལ། །ཞེས་དང་། གསོ་བ་རིག་པའི་རྩ་བ་ལས། ཕ་བང་དྲེག་པ་བསིལ་ལ་སྐམ། །དུག་དང་ཆུ་སེར་གསོ་བར་བྱེད། །ཅེས་པར་མིང་། ཤི་ལ་པུཥྤ། བྲག་གི་མེ་ཏོག བྲག་གི་ཨུཏྤལ། དབུགས་མེད་པགས་པ། ཕ་བང་དྲེག་པ། བརྟན་པོའི་དྲེག་པ། སྨུག་པོའི་བུ། བྲག་རྩི། རྡོ་དྲེག་རྣམས་ཟེར། རྒྱ་བྲག་ལ་དྲེག་པ་མེ་ཏོག་རིས་སུ་ཆགས་པ་དེ་ཡིན། ཁ་དོག་དམར། སེར། དཀར། ལྗང་། ནག་ལྔ་འབྱུང་། མཚུར་ཡོད་པའི་བྲག་དྲེག་ནི། ཁ་དོག་མཚུར་གྱི་རྒྱུའི་རྗེས་སུ་འབྲང་བས་ངེས་པ་མེད། དེ་མ་ཡིན་པར། མིག་སྨན་ལ་དཀར་པོ། དུག་ཚད་སྐབས་དམར་པོ་དང་སེར་པོ་གཉིས། ནག་པོ་ངན་རྫས་ལ་འགྲོ། སྨན་ལ་གང་བཏང་དུག་འདོན་དགོས། དེ་ཡང་ཁ་ཅིང་དུ་བལྟ་བའི་སྲིབ་ཀྱི་བྲག་དྲེག་བཟང་བར་བཤད།

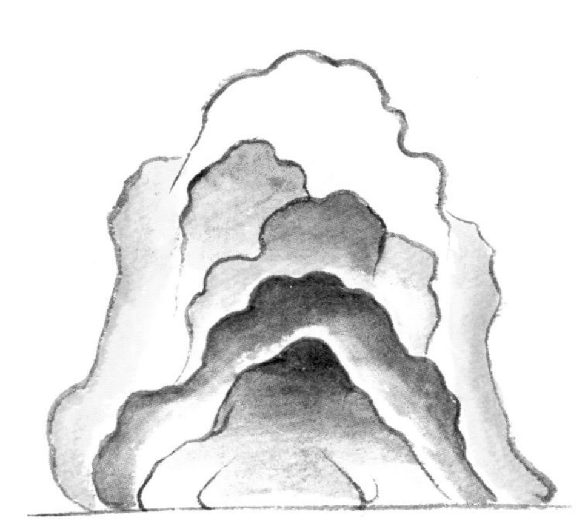

石花　Parmela tinctorumDespr

石花解毒清宿热。《如意宝树》中说：“石花止合病泻泄，治呕吐、食欲不振。”《医学之本》中说：“磐石之花凉而燥，功效解毒干黄水。”本品之名有：西布克巴、哲格美多、哲格欧巴拉、布梅巴巴、帕榜折巴、丹保折巴、木保恰、哲孜、多折等。

本品为石岩面上形成花状之垢，颜色有红、黄、白、绿、黑等五种。有矾石的石岩之石花，其颜色与矾石的色泽一致，也不一定相同。眼药用白石花，毒热用红石花和黄石花，黑石花为劣品。无论哪一种石花入药必须去毒。以朝北阴面石岩的石花为佳。

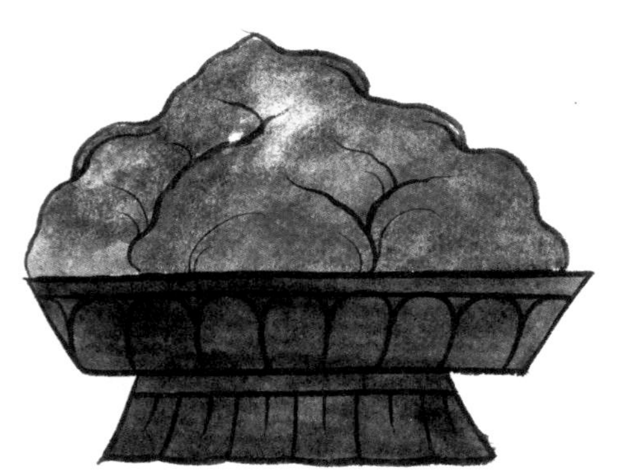

རྡོ་སྐྱུར།

རྡོ་སྐྱུར་གྲང་བ་བད་ཀན་ཕོ་ནད་སེལ། །ཞེས་པ་རྡོ་ཁ་དོག་མ་ངེས་པ་ཕྱི་རྩེ་སེར་ལྗང་སྔོ་ཁམ་ཡོད་པ་སྙི་ཞིང་རོ་མཚུར་དང་ཕྱོགས་མཐུན་ལ་མི་བསྐ་ཞིང་སྐྱུར་ཤས་ཆེ་བའོ། །

矾石

矾石功效治寒症，并且治培根胃病。

矾石的颜色不一，外有黄、绿、蓝、褐等，质软，味同矾，不涩而甚酸。

འཛོང་།

འཛོང་གིས་རྨ་རྙིང་ཤ་རོ་སེལ་བར་བྱེད། །ཅེས་པ་ལ། དཀར་སྔོ་གཉིས་ཡོད་པའི་དཀར་པོ་ལ་སྔོ་ཐིག་དང་གསེར་བྱེ་འདྲེས་པ་འབྱུང་བའི་རྡོ་རྒྱུ་ནི། ལྷ་སའི་རྡོ་རིང་གི་རྒྱུ་དེ་ཡིན་ཡང་དེ་ལས་དཀར་ཤས་ཆེ་བའོ། །སྔོན་པོ་ནི། དེ་ལས་སྔོ་བ་དྭངས་པ་ཁ་དོག་ནས་སྔོན་མ་སྨིན་པའི་གསུས་གསར་བཏགས་པའི་ཟན་འདྲ་བ། གཉིས་ཀས་ཕ་ལམ་ལྟར་གཡུ་བྱུར་བརྡར། དྲ་ཐུབ་པའོ། །

花岗岩　*ranite*

花岗岩石治旧疮，并且能够去死肌。

本品有白蓝两种，白的一种杂有蓝点和金砂，石质即拉萨石碑的石质，而颜色甚白。蓝的一种比此蓝，晶亮有光泽，颜色如同新收蓝青稞青籽磨的麦索团。二者皆坚硬如同金刚石，能够磨切玉石、珊瑚。

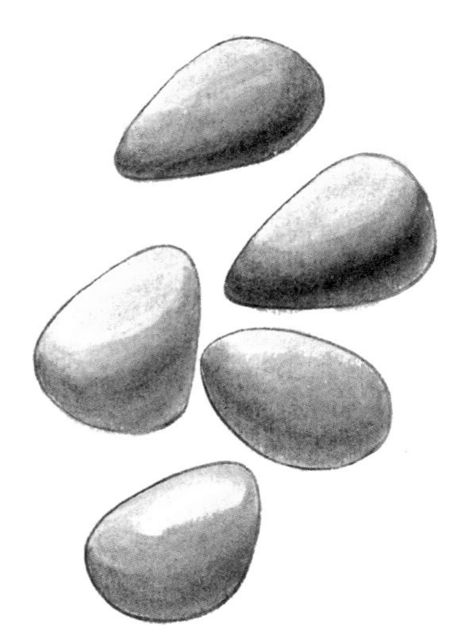

རྒྱ་མཚོའི་རྡོ་བ།

རྒྱ་མཚོའི་རྡོ་བས་ཚ་བའི་སྲིན་ལ་ཕན། །ཞེས་པ། གནམ་མཚོ་ཕྱུག་མོའི་དོ་སྣོར་རྡོའི་རིལ་བུ་འོད་ཟེར་འཕྲོ་བ་ནག་པོ་ཞིག་འབྱུང་ལ། གཏྲ་པས་རིལ་ནག་ས་བོན་བཏབ་པ་ཡིན་ཞེས་པ་དེས་ཕན་པ་སྐྱོང་བ་དང་། དེ་ལྟ་བུའི་མཚོ་རྡེའུ་ཁ་དོག་མ་ངེས་ཀྱང་དབྱིབས་ཟླུམ་པོ་དང་འབུ་འདྲ་བ་སོགས་ཡོང་བའོ། །

湖卵石

湖卵石治热虫病。本品为天湖产的一种放射光泽的黑卵石。相传是噶玛巴播种的黑丸种子，此石领纳了恩惠。如此的湖卵石，颜色不一，圆球形或虫形。

ཆུ་རྡོ།

ཆུ་རྡོ་གྲང་སོའི་དུགས་ཀྱིས་ཁྲག་གཟེར་འཇོམས། །ཞེས་པ། སྲིབ་ནས་ཁ་བྱང་བལྟའི་ཆུ་བསིལ་ཐ་ཆབ་འབབ་པའི་དཀྱིལ་སྐམ་པ་དང་། ཉི་མ་མཐོང་མ་སྐྱོང་བ་ཆུ་དང་བཅས་སྣོད་དུ་མཚན་མོ་བླངས་ལ་གནམ་མ་མཐོང་བས་གྲང་དུགས་བྱེད་པའོ། །

水底卵石

水底卵石冷罨疗，能够治疗血刺痛。北向石山阴面流下的水中底部的卵石，不见太阳之时带水捞起，放入容器内，夜晚取出来，不见天日冷罨。连同没见太阳的水，夜间捞入容器中，不见天日，凉熨治血痛。

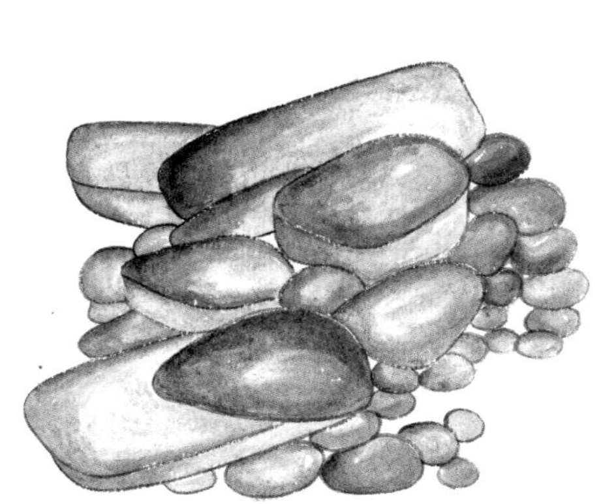

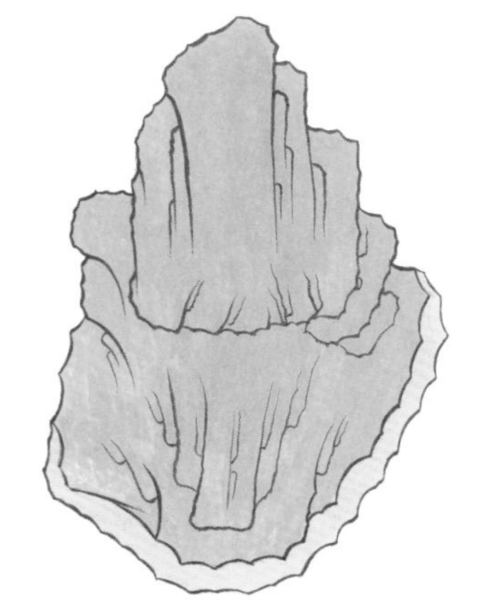

བྲག་རྡོ།

བྲག་རྡོས་རྡོད་དུགས་གྲང་བ་སེལ་བར་བྱེད། །ཅེས་པ། ཉིན་བྲག་དཀར་པོ་ཉི་མས་གདུངས་ལ་ཆར་མི་ཕོག་པའི་དམར་རྩི་ཆགས་པ་དེ་བསྲོས་པས་ཚ་དུགས་བྱེད་པའོ།།

白岩石

白岩石热罨祛寒。本品为向阳白石岩上日晒而雨未淋的凝结着红色石釉的白岩石，烤热熨治，能祛寒。

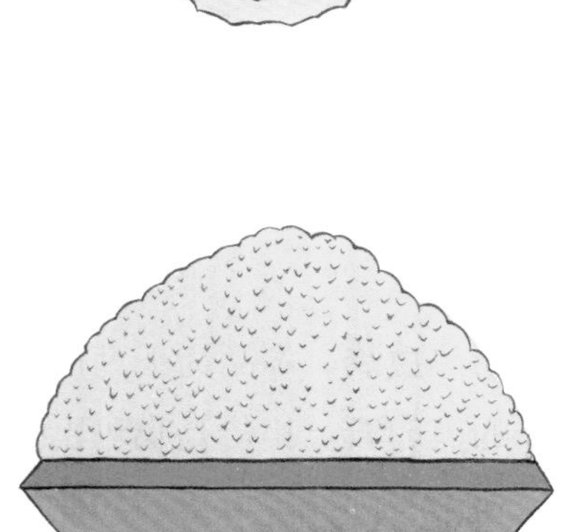

བྱེ་མའི་དུགས་ལུམས།

བྱེ་མའི་དུགས་ལུམས་མཁལ་ནད་ཚིགས་འགྲམ་སེལ། །ཞེས་པ། ཆུ་ཆེན་འགྲམ་གྱི་བསྐལ་བ་བྱེ་མ་རྩིང་ཤོས་སྤུར་མོས་མི་ཚོགས་ཙམ་ས་མེད་པར་རླུང་ལ་ཕུར་བའི་བྱེ་མ་ཆང་དུ་བརྩོས་ལ་ཚ་དུགས་དང་ལུམས་བྱས་པས། གྲང་བའི་མཁལ་ནད་དང་ཚིགས་འགྲམ་པར་ཕན་པའོ།།

细沙

细沙热罨治肾病，并治关节劳损症。本品为大河岸上久积、粗糙、手捏难成团、无 土、风能扬起的细沙。酒炒热熨和热熏，可治寒性肾脏病、关节劳损疼痛。

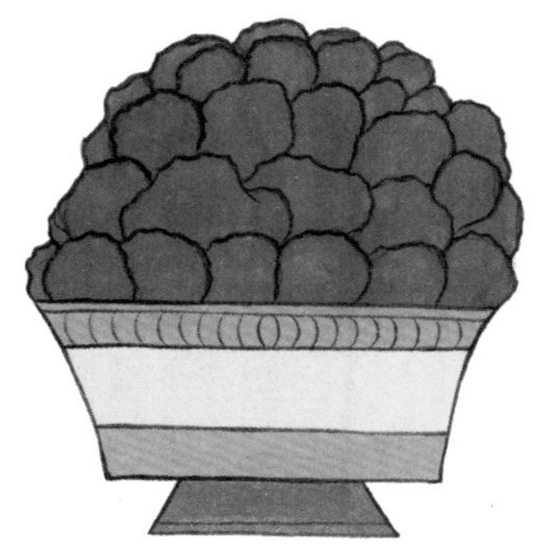

བྱེ་མ་རེག་གཙོད།

བྱེ་མ་རེག་གཙོད་ཤ་རོ་རྨེན་འབྲས་གཙོད། །ཅེས་པ། རྡོ་དམར་སྨུག་གཡའ་མའི་དབྱིབས་ཁྲག་ཤ་བཙོས་མ་དང་ཕྱོགས་འདྲ། ཚོན་སྨུག་ཉན་པ། འགའ་ཞིག་མདུང་རྩེར་འདོད་པ་དེ་འདེབས་སྨན་དང་སྦྱར་བའོ།།

赤沙页岩

赤沙页岩去死肉，并去疤痕去死肌。本品为红紫色的页岩，状如炒熟的血肉。可作紫色颜料。有人认为是针铁矿石，与外撒药粉配用。

ལེའུ་གསུམ་པ། སའི་སྨན་སྡེ་བཤད་པ།

ད་ནི་བར་གྱི་གསུམ་པ་སའི་སྨན་གྱི་སྡེ་ཚན་བཤད་པ་ལ། རང་བྱུང་དང་བཙོས་པ་གཉིས་ལས།

第三章　土类药物

土类药物分为两类：天然土类药物和炮制的土类药物。

ས་བཅད་དང་པོ། རང་བྱུང་གི་ས་སྨན་རྣམས་བཤད་པ།

དང་པོ་རང་བྱུང་གི་ས་རྣམས་བཤད་པ་ནི།

第一节　天然土类药物

现在讲述天然土类药物。

གསེར་གྱི་ཕྱེ་མ།

གསེར་གྱི་ཕྱེ་མས་མཁལ་ནད་རྒྱ་འགགས་སེལ། །ཞེས་པར། རང་བྱུང་རྡོ་རྗེས། བྱེ་མས་མཁལ་ནད་རྒྱ་ནད་སེལ། །ཞེས་གསུངས་པ་ནི། མཚོ་ཕལ་ཆེར་དང་། ཆུ་ཆེ་ཕྲན་དང་། རྡོ་འཛིང་དཀར་

གྱི་གསེབ་སོགས་ནས་འབྱུང་བས་བྱེ་མ་གཞན་དང་འདྲེས་པ། ཟུར་དུ་གསེར་ཞག་འོད་ཉིལ་ཉིལ་བྱེད་པར་ཡོད་ལ། ཆུང་ལ་ཞིབ་པ་ལེབ་མོ་སྲབ་མཐུག་ཤོག་བུ་ཙམ་པ། ཁ་དོག་གསེར་ཤོག་ལྟ་བུ་འོད་དང་བཅས་ཁར་སྦྱངས་ན་ཚུང་ཟད་ལན་ཚྭ་བ། སོས་བལྡད་པས་ཕྱི་ནང་མང་དུ་བྱེ་བའོ། །ཁ་དོག་སེར་པོ་དང་དཀར་སེར་བཟང་། དུད་ཁ་དང་ཁམ་པ་ངན། རྡོ་བརྡུང་བའམ་ཆུའི་བྱེ་མ་བཅས་བླངས་ལ། ཀ་ཏོ་ར་ཡངས་པའི་ནང་དུ་སྤྱིན་ཚུང་ཟད་བསྲེས་པའི་ཆུ་བྱེ་མའི་སུམ་འགྱུར་ཙམ་བླུགས་ལ་བསིག་ཅིང་གཡེང་བས་གསེར་བྱེ་ཟུར་དུ་ཕྱེ་ནས་པིར་སོགས་ཀྱིས་བྱབས་ལ་བསགས་པས་ལེན་པ་ཡིན། འདྲ་ཡིག་དུང་གི་མིག་ལས། གསེར་གྱི་བྱེ་མ་གསེར་ཕྱེ་ཐུམ་པོ་འདྲ། །ཞེས་གསུངས་པས། ནོར་འཕྲང་ཆུང་ཡང་རྫོངས་སྤྲོལ་ངན་འཇག་འགར། ཤིང་ལྷུམ་རྩ་འབྲས་ཞིབ་མོ་དང་། གཙང་རྗེའུ་སོགས་བྱེད་པ་ནོར། འོན་ཀྱང་ནུས་པ་གོ་མ་ལོག་པ་ཙམ་ཡོད་པར་བཤད།

金礞石（海金沙、碎金精石） *Vemiculiturm*

金礞石治疗肾病，并能开通尿闭症。让穹多吉说："金礞石治肾病、脉病。"本品产自大部分海中、大小河中、白花岗岩石缝隙等处，或混在其他沙里。从旁看金光闪烁，细小扁平，薄厚如纸，色如金箔，有光泽，含在口中微咸，用牙咬里外碎裂成许多小粒。黄色和淡黄色者质佳，烟色和褐色者质劣。本品由砸石或淘沙而得。在大盆里，盛三倍于沙的略含胶质的水，进行筛选，金沙会分离到一旁，可用毛笔扫取。《图鉴螺眼》中说："金沙如金粉包裹。"说法错误虽小，但有一些糊涂。认为本品是草木细果和江河白沙，也是错误的。但是，功效没有说错。

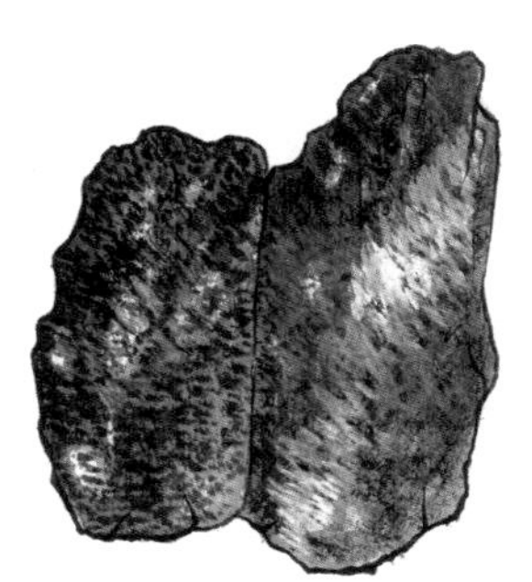

སིནྡྷུ་ར།

སིནྡྷུ་ར་ཡིས་རྨ་ཚད་རྡོར་རྨ་གསོ། །རྩག་ཁྲག་སྐེམ་ཞིང་སེམས་ཚིག་རྨ་ལ་ཕན། །ཞེས་པ། སིནྡྷུ་ར་ཞེས་པ་བོད་སྐད་དུ། རྒྱ་མཚོའི་དྲིག་པ་དང་། ར་ཚགས་པ་དང་། ཁྲག་ལའང་འཇུག། སྐད་དོད་

ཕལ་ཆེར་དང་། མཁྱེན་བརྩེ་ལོ་ཙཱ་བའི་སྡེ་ཚན་བདུན་པ་སོགས་སུ་ལི་ཁྲི་དང་སྐད་དོད་གཅིག་པར་མཛད་ཀྱང་། སྒྲ་གཅིག་དོན་མང་དུ་ངོ་བོ་སོ་སོར་གསུངས་པ་བཞིན་ཐ་དད་དོ། །དོན་ལ་ཆུའི་དྲེག་པ་ཡིན། རྒྱ་བལ་སོགས་ནས་རྒྱ་མཚོའི་འགྲམ་དུ་ཆགས་པ་དང་། ཙ་རི་གཡུ་མཚོའི་ཕོ་བྲང་སྐྱོག་མོ་སོགས་ནས་འབྱུང་། གནས་བཟང་སོགས་ཀྱི་བྲག་ཕུག་རླན་དང་མ་བྲལ་བའི་འགྲམ་དུ་ཁྲག་ཆགས་པ་ལྟ་བུ། རོ་མངར་ལ་སོ་ཐམ་ཐམ་འབྱར་བ་ཡོད་པ་སོགས་བཟང་། གང་ཞེ་ན། གསང་སྔགས་འགའ་ཞིག་ཏུ། རྡོ་རྗེ་རྣལ་འབྱོར་མའི་ཟླ་མཚན་ཡིན་པར་བཤད་པས་གནས་བཟང་ནས་ལེན་པ་བཟང་མ་གཏོགས་གཞན་ཀོ་མོ་དང་ཆུ་ཚན་སོགས་ལ་ཆགས་པའི་ཀོ་བཙག་དམར་སེར་དང་ཁྱད་མེད། ཆུ་ལས་བྱུང་ཕྱིར་མེས་ཚིག་རྨ་ལ་གཉེན་པོར་གྱུར་པའོ། །

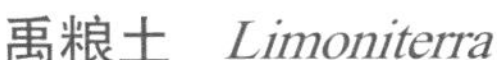
禹粮土　*Limoniterra*

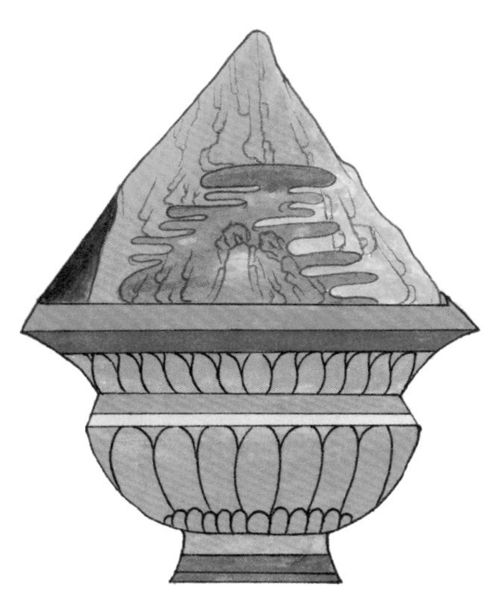

禹粮土清除脉热，养脏器伤肝脓血，治疗火烧之伤疮。禹粮土之名有：加措折巴、拉切合巴、赤合。在口语和青泽翻译家的《七章》等,黄丹与禹粮土乃作为一物，但名同物异，功效各别，正好相反。其实物为水锈。本品产于印度、尼泊尔等地的海边和杂若玉措的颇章交合茂等地，以及圣地等处的潮湿石洞的边上。凝结如血、味甘、粘牙者佳。在一些密咒中说禹粮土是天神多吉纳交尔玛的月经，因而，圣地所产者佳。其余的与沤皮池、温泉等处所形成的红黄色皮锈没有区别。由于生于水，可对治烧伤。

ལི་ཁྲི།

ལི་ཁྲིས་རྩལ་གཙོད་ཤ་ཚད་རྩ་ཚད་སེལ། །ཞེས་པ། སའི་དྭངས་མ་ཡིན་པར་བཤད་ལ། ལྷ་མོ་བརྟན་མས་བཀྲ་ཤིས་པའི་རྫས་སུ་བཙོམ་ལྡན་འདས་ལ་ཕུལ་བ་ཡིན། རིགས་ནི་རྒྱ་གར་ནག་བལ་པོ་སོགས་ནས་མང་དུ་འབྱུང་ཡང་། ཁ་དོག་ཏུར་སྨྲིག་དྭངས་པ་བཟང་། དམར་ཤས་ཆེ་

ལ་ལན་ཚྭ་བྲོ་བ་དང་། ཤིང་ཕྱེ་ཁ་དོག་བསྒྱུར་པ་རྣམས་རྒྱ་ནག་གི་བཟོ་མ་ཞན། བལ་པོས་ཞཉེ་ལས་བཟོས་པར་གྲགས་པ་ཚོན་དུ་བྱུགས་པ། ཡུན་ལོན་ནས་ནག་པོ་འགྱོ་བ་ཡང་ངན། རྒྱགར་ནག་བལ་བོ་སོགས་ནས་རང་བྱུང་ཁ་དོག་ཤིན་ཏུ་གསལ་ལ་བྱེ་མ་འདྲེས་པ། སྦྱིན་ཚུས་བསིངས་ལ་བཙགས་པས་དྭངས་འབབ་ཆེ་བ་བཟང་། བྱེ་མ་ཉུང་བ་བཟང་འབབ་ཆེ་ཚུང་ནི་ཕྱེ་མ་སྣམ་པོར་གྱི་ཁབ་སོགས་ལྕགས་བྱང་མ་སྣུམ་མེད་པ་བཙུག་པས་ལྕགས་ལ་མཐུག་པོར་འགོས་པ་འབབ་ཏུ་ཆེ། མི་འགོས་པ་བྱེ་མ་ཆེ་བ་ཡིན། ཁར་བྲོ་བ་མེད་པ་བཟང་། བཟོ་མ་དང་རང་བྱུང་བརྟག་པ་ནི། སྦྱིན་ཤས་ཚུང་བ་རེ་བྱས་ནས་ཚོན་དུ་བྱུགས་པར། དགོང་མོ་མུན་ཏུབ་སྐབས་རྒྱང་མ་ནས་བལྟས་པས་ངམ་ནག་པོར་མཐོང་ན་བཟོ་མ་ཡིན། སྐྱ་བོར་མཐོང་ན་རང་བྱུང་ཡིན་ནོ།།

黄丹　*Minium*

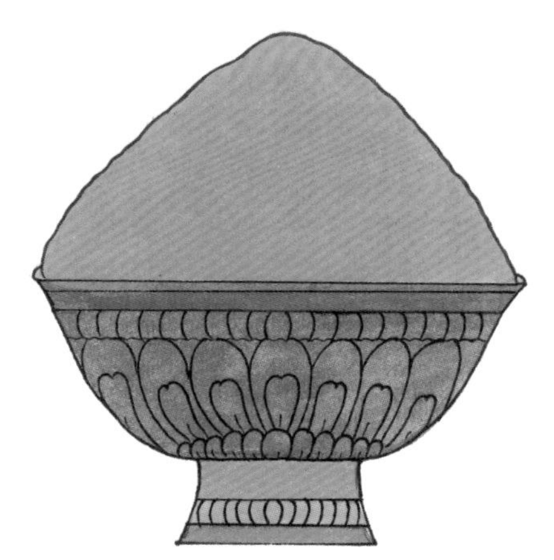

黄丹功效止腐烂，清解肌热和脉热。本品为土之精华，是天女丹玛献给薄伽梵天的吉祥物。产于印度、汉地、尼泊尔等地，种类很多，但红色者佳。色深红、味咸、木屑色者，系汉地制品，质量较次。尼泊尔从铅提取者最驰名，可作颜料，日久变为黑色者质劣。印度、汉地、尼泊尔所产天然品颜色鲜艳，混有沙粒。用胶水稀释过滤后，着层厚者佳，含沙少者佳。所谓着层薄厚，是干粉粘附在无油的刀针等熟铁上，粘附厚者谓着层厚。不粘附者含沙量大。口含无味者佳。鉴别天然品与制品时可用胶水涂一窄道，撒上黄丹，晚上天黑时在远处观看，见黑色者为制品，见灰色荧光者为天然品。

རམས།

རམས་ཀྱིས་མིག་དང་མེས་ཆིག་རྔ་ལ་ཕན། །ཞེས་པར། རང་བྱུང་པས། རམས་ནི་གདོན་གྱི་ནད་ལ་ཕན། །ཞེས་གསུངས། རིགས་གསུམ་སྟེ། ཚོན་རམས་དང་། ཆོས་རམས་དང་། རྒྱགས་རམས་སོ། །ཚོན་རམས་ཡང་ཞིང་མཁྲིགས་ལ་མཐིང་ནག་དམར་འོད་ཆགས་པ་བཟང་། ཆོས་

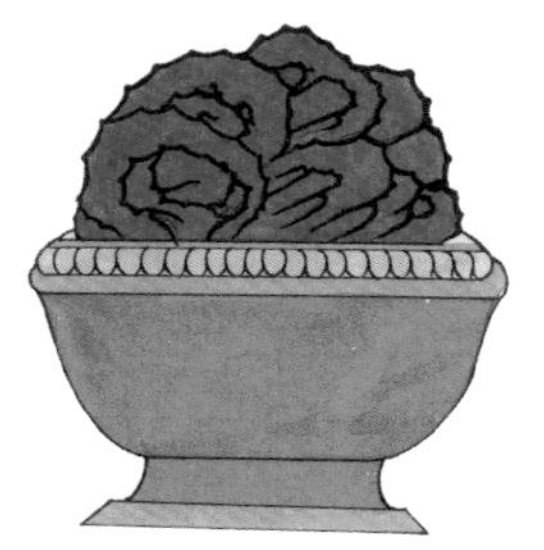

རམས་དེ་ལས་ཅུང་ཙམ་སྔོ་ནག་དམར་འོད་ཆུང་འཕྲིང་། རྒྱུགས་རམས་སྔོ་སྐྱ་འོད་མེད་ལྗི་བ་ངན། འདི་འགའ་ཞིག་གིས་སེང་གེའི་བྲུན་ཡིན་སྨྲ་ཡང་མི་འཐད་དེ། སེང་གེ་མཐོང་མཁན་མེད་པར་དཀོན་ལ། རམས་རབ་ཏུ་མོད་པས་སོ། །ཁ་ཅིག་ཤིང་གི་ཁནྡ་བཤད་ཀྱང་ཁནྡའི་ཉམས་དབྱིབས་མེད་ལ། ཚོན་གྱི་རྣམ་དབྱེ་ལས་ས་ཡིན་པར་བཤད་དང་། དངོས་ཀྱང་ས་ཡིན་པར་མངོན།།

蓝靛

蓝靛功效利眼疾，并且治疗火烧伤。让穹多吉说："蓝靛治疗邪魔病。"本品分为三类：石蓝靛、青蓝靛、淡蓝靛。石蓝靛轻而硬，石青色，有红色光泽者为上品。青蓝靛色较前者浅，青蓝色，红光较弱，为中品。淡蓝靛淡蓝色，无光，性重，为下品。一些人说该品是狮子粪，这种说法不对，狮很少见，而蓝靛非常丰富。也有人说是树脂膏，但没有脂膏形状。在颜料分类中说是土，实质就是土。

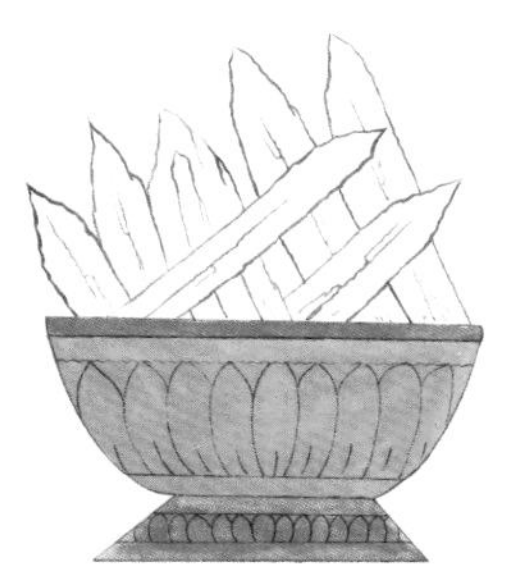

རྒྱ་མཚོའི་ལྦུ་བ།

རྒྱ་མཚོའི་ལྦུ་བས་མཁལ་ཚད་ཀླད་ནད་སེལ། །ཞེས་པ། མཐའི་རྒྱ་མཚོའི་རླབས་ཀྱི་ལྦུ་དྲིག་བྲག་ལ་ཆགས་པ་སྤྲབ་ལེབ་དཀར་པོ་ཉ་ཕྱིས་ཀྱི་རྒྱུ་འདྲ་ལ་དཀར་ཤས་ཆེ་ཞིང་གཉེར་རིས་ཞིབ་མོ་ཅན་མཁྲེགས་པ་དང་དམན་པ་དེ་ལས་གསོབ་པའོ། །འདི་གཉིས་ཀྱིས་མཁལ་ནད་དང་མགོ་ཀླད་མིག་གིས་གཙོས་པའི་ཚད་པ་ལ་ཕན། ཁྱད་པར་ཀླུ་སྨན་ཏེ་ཀླུའི་ཀླད་པ་ཉམས་པ་གསོ་བར་བྱེད་དོ། །འགའ་ཞིག་ཤིང་གི་རྐང་དཀར་གསོབ་ཞིག་ལ་བྱེད་པ་ནོར་བ་ཡིན་ནོ།།

海螵蛸

海螵蛸清解肾热，并且能够治脑病。本品为海边浪沫在岩石上结成的白色薄膜，质如贝壳，色甚白，有细纹。坚硬者为上品，较前疏松者为下品。二品均治肾脏病，清头脑眼病为主之热，特别是可作癞疮药，能治龙头状癞疮。有些人说该品是疏松的木髓，这是错误的。

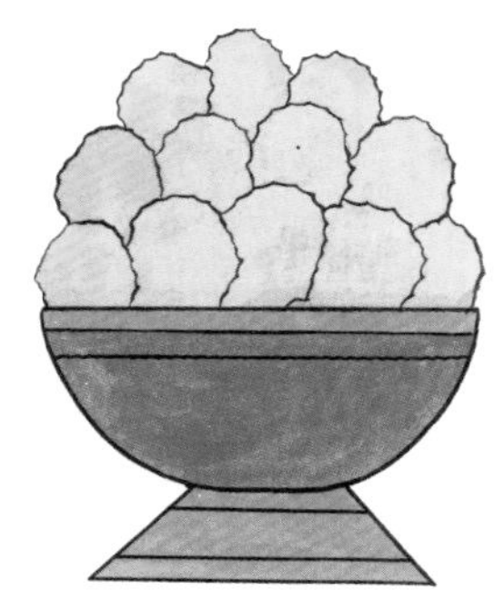

ཐབ་ཀྱི་ས་ཚིག

ཐབ་ཀྱི་ས་ཚིག་རྒྱུ་མའི་སྲིན་ནད་སེལ། །ཞེས་པ། རང་དགེ་འདུན་པའི་ཐབ་ཆེན་འོག། མིན་ཀྱང་ལོ་མང་དུ་མེ་ཆེར་བུས་པའི་ཐབ་འོག་གི་ས་ཚིག་ལན་ཚྭ་ཙུང་ཟད་བྲོ་བའོ།།

灶心焦土

灶心焦土治肠虫。本品为大灶腔中或多年大火烧的灶腔的焦土。味微咸。

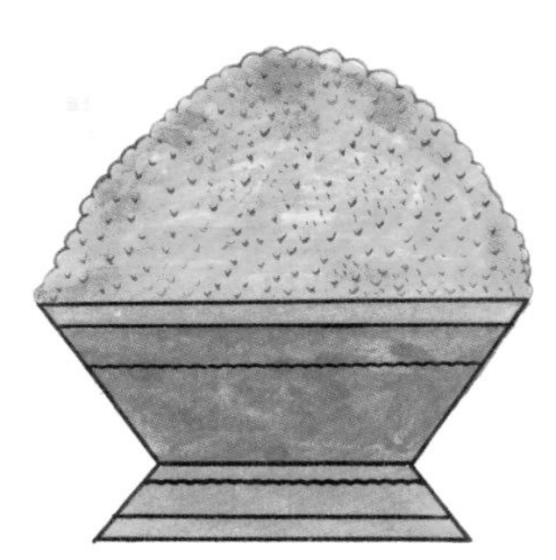

མཚེར་སྒྲོང་།

མཚེར་སྒྲོང་ཕྱུར་དུག་ཆུ་དུག་གྲེ་འགགས་སེལ། །ཞེས་པ། ཕྱུགས་ལྷས་ཀྱི་རྫིང་ཆུ་འཁྱིལ་བའི་འོག་ཁྲུ་གང་བརྐོས་པའི་ས་སྔོ་མ་ལྷར་བཀྲུངས་པའི་ཆུའོ། །འདིས་ཕྱུགས་རིགས་ཆུ་དུག་ན་བ་ལ་ཕན་ནོ།།

药土

药土治疗转化毒，并治水毒喉阻闭。本品为畜棚积水池下面，掘深一尺取的土，用水泡取清水。可治牲畜水毒病。

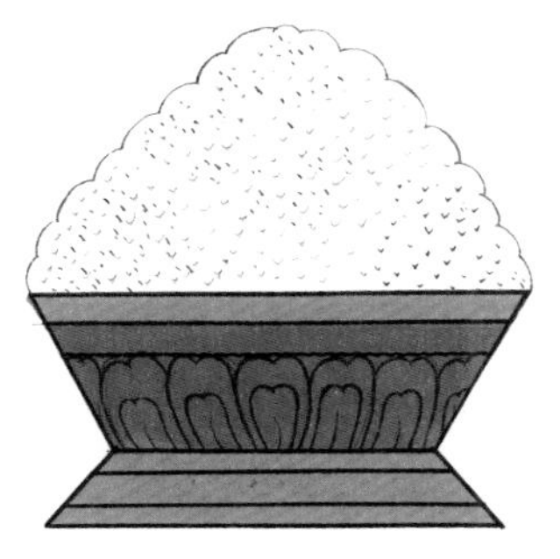

དཀར་རྩི།

དཀར་རྩིས་ཁ་ཟས་ཞེན་པའི་ནད་འགོགས་བྱེད། །ཅེས་པ། ཚོན་དུ་འགྲོ་བའི་ལྕྭ་བུན་བྱུང་ན་བཟང་། མ་རྙེད་ན་རས་གཞི་འདུལ་རྩི་ཉན་པའི་ས་དཀར་ཏེ། གང་ཡང་ཞག་རྩི་ཆགས་པ་

བཟང་། འདི་ལ་མཚོད་རྟེན་ན་བཟའ་ཡང་ཟེར།

观音土

观音土的功效为剥除胶著肌骨病。本品以可作颜料的洛温土为上品。找不到该土，可用布过滤炮制的白土。无论哪一种，状如凝脂者佳。

ས་སྐྱག

ས་སྐྱག་ཚ་སྐྲངས་འཇོམས་ཤིང་རྒྱུ་རྩི་སྲུང་། །ཞེས་པ། སའི་རྐེད་པའམ། བྲག་གི་གསེང་སོགས་སུ་རིམ་པས་ཆགས་པའི་ས་འདམ་རྗོ་མེད་པ་མར་ལྟར་སྣུག་ལ་དམ་རྩི་དང་ས་ཞག་ཁ་རྩི་ཆགས་པ་མྱངས་ན་ཞིམ་ཞིང་ཟ་སྤྲོ་བ། ཁ་དོག་དཀར་དམར་སེར་སོགས་ཡོང་བ་དེས་ཚ་བ་ལས་གྱུར་པའི་སྐྲངས་འཇོམས་ཤིང་། བྱིས་པ་སོགས་ཀྱི་རྒྱུ་མའི་རྩི་སྲུང་བར་བྱེད་པས་དམར་བཤལ་ལ་ཕན། རྙོགས་པས་འདི་ལས་ས་རྙོགས་བྱུས་ན་སྐྲངས་འཇོམས་པར་རྙོགས་ལས་ས་ནུས་པ་མི་ཆུང་ངོ་། །མ་རྙེད་ན་དབྱར་མཚོ་ཆུང་སྐམ་རྗེས་ཀྱི་ས་འདམ་གྱི་ཁར་ས་ཞག་ཆགས་པས་ཚབ་རུང་བར་བཤད།

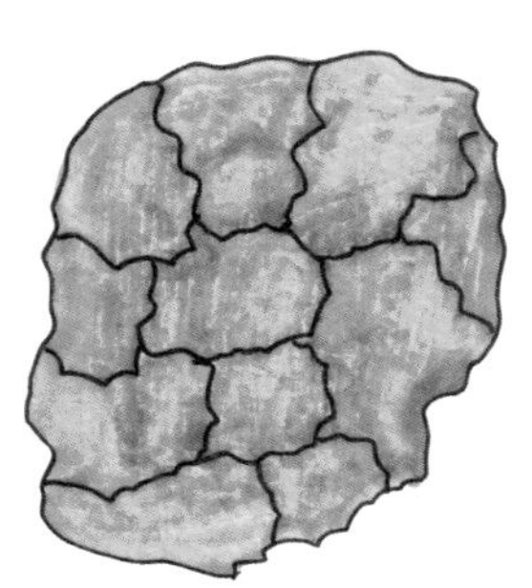

泥皮（高岭土）

泥皮功效消热肿，并且保护小肠液。本品为半崖或岩隙中形成的一层一层的泥皮，无石，如酥油，表面油脂状，口中含时喷香欲餐，颜色有白、红、黄等，能治热肿，护小儿等的肠液，止赤痢。找不到时，夏天小池水干后形成的泥皮也可以代用。

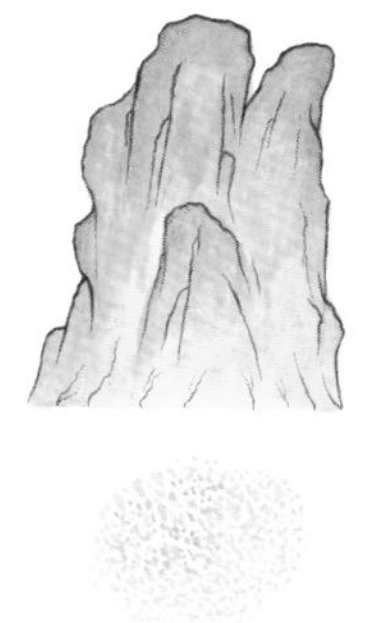

སེ་ཏུལ།

སེ་ཏུལ་འཁྲུགས་ཚད་དུག་ནད་སེལ་བར་བྱེད། །ཅེས་པ། རོ་སྐོར་ལུགས་ཀྱི་ཕྲེང་པ་ལས། ཡོ་སྟོང་ཡོན་པའི་སེ་ཏུལ་ནི། བསིལ་ལ་འཇམ་པས་རིམས་ལ་ཕན། ཞེས་པ། གྱང་རྙིང་ས་རལ་བྲག་རྩ་སོགས་ལས་འབྱུང་བའི་བ་རྩྭ་ལྟར་

ཆགས་པའི་ས་ཁ་དོག་སེར་སྐྱ་རོ་ཁ་བ་དེའོ།།

墙头硝

墙头硝治紊乱热，并且治疗中毒症。《味气铁鬘》中说："千年墙头硝凉润，能够治疗疫疠病。"墙头硝状如旧墙、崖根等处所产的碱，淡黄色，味苦，即本品。

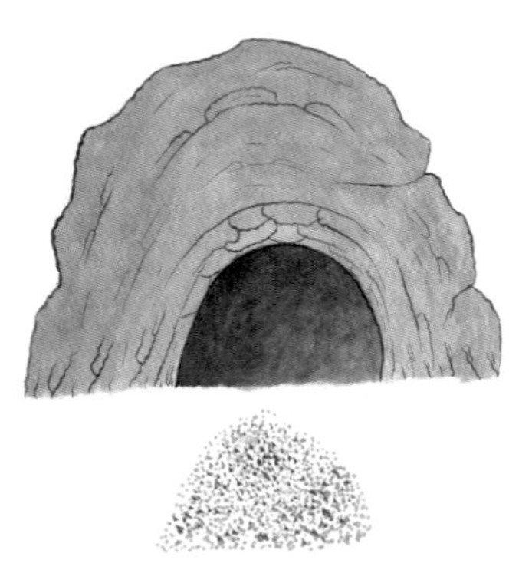

བྱི་སའི་དུགས།

བྱི་སའི་དུགས་ཀྱིས་གྲང་རླུང་ཚ་བས་ནད་སེལ། །ཞེས་པ། བྱི་ཁུང་ཁ་ཤར་དུ་ལྟ་བའི་སྒོའི་ས་ཕུང་འགོམ་ལམ་མ་བྱས་པ་བསྲོས་པའི་ཚ་དུགས་བྱེད་པའོ།།

鼠洞土

鼠洞土烤热熏罨，治疗寒隆察乃病。本品为洞口向东的鼠洞口的土堆，烤热熏罨。

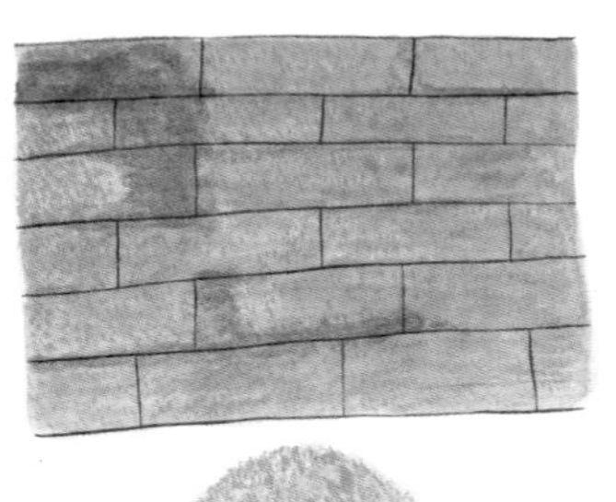

གྲོག་ཞིང་།

གྲོག་ཞིང་རྨ་དང་གཟེར་སྐྲངས་ཆུ་སྲི་སེལ། །ཞེས་པ། རབ་མཆོད་རྟེན་དང་ལྷ་ཁང་། མིན་ཀྱང་གྱང་རྙིང་གད་རལ་སོགས་ཀྱི་ངོས་ལ་ཆར་ཡུན་དུ་ཕོག་པས་སའི་འཇམ་ཆགས་པ་ལས་རྩྭའི་རྣམ་པ་མེ་ཏོག་གི་ཟེའུ་འབྲུ་འདྲ་བ་ཡམ་ཙམ་སྐྱེས་པས་ཅུང་ཟད་སྤུང་གི་རྣམ་པར་གྱུར་པའི་ཁ་ས་དེ་བསྲོས་པའི་ཚ་དུགས་བྱེད་པ་ཡིན།

爬岩茸（苔藓）

爬岩茸治疗疮伤，止疼消肿治尿濇。本品为塔、神殿、旧墙、崖面等处长期雨淋而形成的绵土上生长的草形花丝状植物，略成垫状。烤热熏熨罨。

ས་བཅད་གཉིས་པ། ལས་ཀྱི་བཙོས་པས་གཙང་བར་བྱས་པའི་ས་སྨན་བཤད་པ།

ད་ནི་གཉིས་པ་ལས་ཀྱི་བཙོས་པས་གཙང་བར་བྱས་པའི་ས་སྨན་བཤད་པ་ནི།

第二节　炮制土类药物

现在讲述炮制土类药物。

སྨུ་ཟྲི་དཀར་པོ། སྨུ་ཟྲི་སེར་པོ།

སྨུ་ཟྲི་དཀར་སེར་གདོན་འཛོམས་རྒྱག་ཁྲག་སྐེམ། །ཞེས་པར། རང་བྱུང་པས། སྨུ་ཟྲིས་མཛེ་དང་ཆུ་སེར་སྐེམ། །ཞེས་གསུངས་པར། མིང་། སོ་ལ་ཧི། ག་སྲི་ཏ། གཟླ་ཀ་ཏེ། དྲི་ཅན། དྭགྲངཟླ། དྲི་ངན། མ་ཡུ་ར་ཤི་ཁ། ཆ་བྱའི་གཙུག་ཕུད། པ་ཏྲ་ལ་ཧི། པ་ཏ་ཧི་ལ། ཀཟླ་ཀ། སྟོབས་ལྡན་ཞགས། གབ་མིང་དྭ། ཚ་བའི་དབྱུགས་ཅན། ས་བཅུད། གསེར་ལྡན། སའི་ཁྲོ་ཆུ། ཟ་བྱེད། བཙུན་མོ་དམར་ཆ། ར་ཙ་མེ་འབར་ཟེར། རྒྱ་ནག་སྐད་དུ། སྒོ་གིར་ཟེར། འདི་ལ་རིགས་དཀར་སེར་ལྡང་ནག་བཞི་ཡོད། དཀར་སེར་གཉིས་ཆུ་ཚན་དང་ཉེ་བའི་ས་སོགས་ལས་འབྱུང་བ་ཤས་ཆེ། དཀར་སེར་གཉིས་ཁ་དོག་གི་ཁྱད་ཙམ་ཟད་ཅམ་མ་གཏོགས་འདྲ། འདི་ལེགས་ཤོས་དྭངས་པ་ལྷད་མེད་པ། སྤྲིས་ཤེལ་དྭངས་མ་འདྲ་བ་དང་། ལྷད་ཅན་ས་རྗེ་དང་བ་གླ་སོགས་འདྲེས་པ་འབྱུང་ལ་གང་ཡང་མེ་ལ་བསྲེགས་ན་འབར་བ་དང་། དུད་པ་དང་། དྲི་མ་དུགས་ལ་སྣོད་དུ་བཞུས་ན་མར་ལྟར་འཇུ་བ་འབྱུང་བས་བཞུ་བཙལ་ལེགས་པས་གྲུངས་པར་བྱས་པ་དང་། ངན་རྫས་དང་ཤ་རོ་གཅོད་པ་སོགས་འདེབས་སྨན་མ་གཏོགས་ཁོང་སྨན་ལ་གཏོང་ཚེ་དུག་འདོན་པ་གལ་ཆེའོ། །

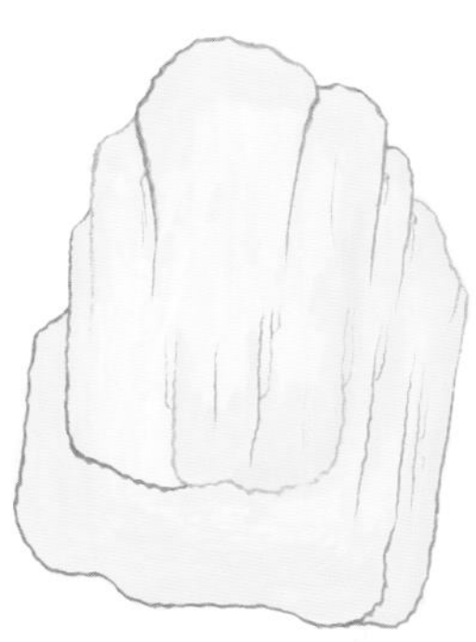

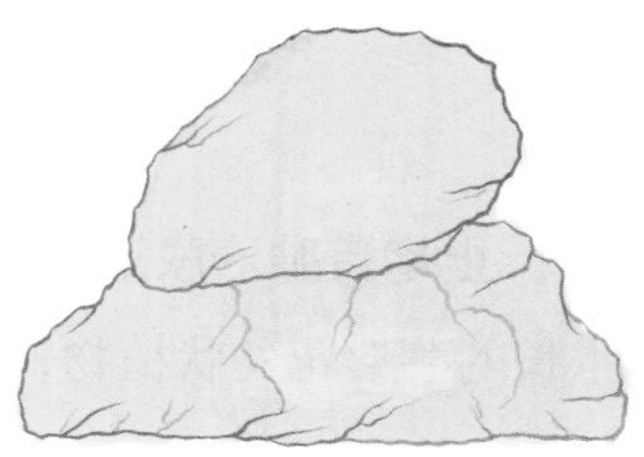

白琉黄　黄琉黄　*Sulphur nativum*

白、黄硫黄降邪魔，并且能够干脓血。让穹多吉说:“硫黄能治麻风病，干黄水。”本品之名有：索拉亥、尕司拉、甘达嘎代、质见、度嘎达、质俺、玛玉拉西卡、玛恰租普、巴扎拉亥、巴扎世拉、甘达嘎、多丹夏等。隐语中称为：察哇布见、萨居、赛丹、萨超曲、萨杰、宗茂玛恰、拉扎麦巴。汉语中称为高葛尔。本品分为白、黄、绿、黑四种。

白、黄二硫大多产自温泉附近的土中。白、黄二硫除颜色略有区别外，基本一样。质佳者坚硬，无杂质，状如琥珀。混有杂质者，多混有土、石、雌黄。无论哪一种，燃烧时均着火，烟和气味浓烈。在容器中熔化状如酥油，很容易熔制，因此多为制品。次品除了外用去腐肉外，内服必须去毒，这点很重要，必须注意。

མུ་ལྫིང་།

མུ་ལྫིང་ནི། རང་བྱུང་ཞབས་ཀྱིས། མུ་ལྫིང་གཉན་ཚད་སེལ་བར་བྱེད། །ཅེས་པ། རྒྱུ་དབྱིབས་སྔ་མ་འདྲ་ནའང་། ཁ་དོག་ལྫིང་གུ་སྟེ་མཆོག་དམན་གཉིས། མཆོག་ནི་ཤིན་ཏུ་ལྫིང་གུ་གསལ་བས་སྔ་རབས་རྣམས་ཀྱིས་ལྷ་ཚོན་མཛད་པས། སྤང་མ་མེད་པ་འདི་རང་བལ་རིས་སྙིང་པ་དག་ཚོན་ལྫིང་མཛད་པས། སྤང་མཐིང་མེད་པ་རྒྱ་རའི་ལུགས་ཞེས་སྐྱ་ར་ལྷ་ཆེན་པོའི་ཚོན་སྦེབ་ལས་མུ་ལྫིང་བཤད་པ་ཁོ་ནའོ། །དམན་པ་ནི་ལྫིང་ཡང་ཚོན་མི་བཏུབ་ཙམ་མོ། །

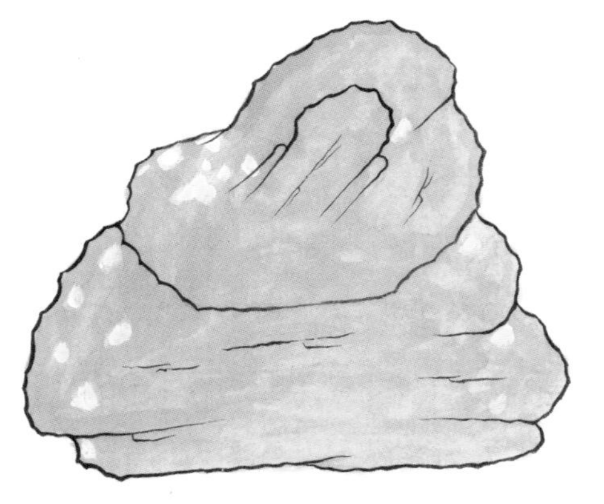

绿硫

绿硫治伴行瘟热。让穹夏说：“绿硫治瘟热。”绿硫性状同前，但色绿，分上品、下品两品。上品甚绿，前辈们多作为神像着色颜料。没有石绿时，本品可将羊毛、图像染成绿色，没有石青时只有绿硫可配成余甘子青果色。下品，绿色，不能做颜料。

མུ་ཟི་ནག་པོ།

ནག་པོ་ནི། རང་བྱུང་པས། ནག་པོས་ཀློག་པའི་ནད་ལ་ཕན། །ཞེས་པ། རིགས་གསུམ་སྟེ། ས་ནང་ནས་བྱུང་བའི་རྡོ་སྡོན་དངུལ་རྡོ་འདྲ་ལ། དེ་ལས་སྣ་རིང་བ་དང་། ས་རལ་བྲལ་ལྦིབས་དང་། རྡོ་

བཙག་པའི་ནང་སོགས་ནས་འོང་བའི་སྔོ་ཉིལ་ཐལ་བ་ལྟ་བུ་དང་། སའི་སྐྱེད་གསེང་སོགས་སུ་ཆགས་པའི་ལེབ་མོ་ཤོག་བུ་བརྩེགས་པ་འདྲ་བ་རྣམས་སོ། །གང་ཡང་མེ་ལ་བསྲེགས་ཚེ་མུ་ཟི་དྲི་བ་དང་། ཉི་མས་དྲོས་ཚེ་ཡང་དེ་བཞིན་དྲི་བ་ཡིན། བཟང་བ་མཚན་མོ་མེ་ཉིལ་ལ་བཏབ་པས་མེ་སྔོན་བུན་ནེ་བ་འབར་བ་དང་། འབྲིང་བ་ཉིན་མོ་གྲིབ་མའི་ནང་དུ་མེར་བཏབ་པ་དུད་པ་འཕྱུལ་ཙམ་སོ། །ཐ་མ་བསྲེགས་པས་མུ་ཟི་དྲི་ཙམ་སོ། །འདི་བཟང་ཡང་བཞུ་བཏུབ་པ་མ་མཐོང་ངོ་། །

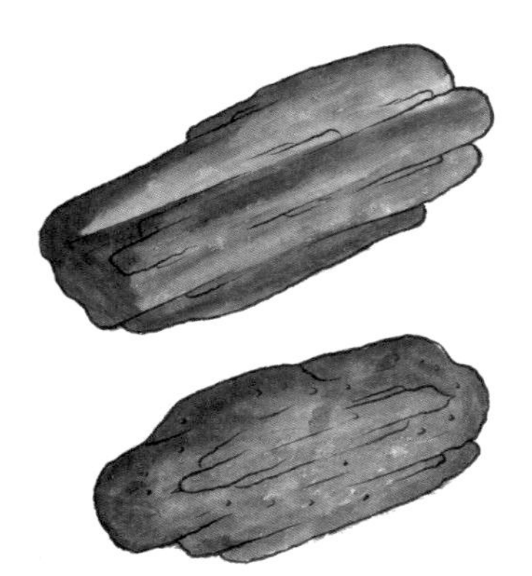

黑硫

黑硫治邪魔疔毒。让穹多吉说："青硫治炭疽、疔疮。"本品分为三种：土生的状如青石、银矿石，而比此纹长；产自腐土地带和砸石等者状如青灰；在土崖裂隙等处形成的块状扁平，状如叠纸。无论哪一种，在火中燃烧时有硫黄气味，太阳晒时也有硫黄气味。上品晚上撒在炭火上，起蓝色火焰；中品，白天在阴影中撒在火上冒烟；下品，燃烧时，有硫黄气味。本品虽好，未见熔制品。

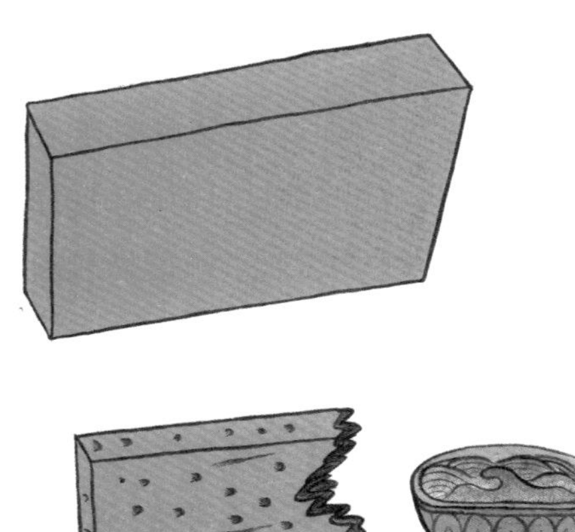

སོ་ཕག་ཁུ་བ།

སོ་ཕག་ཁུ་བས་གྲི་བ་སྐམ་པ་སེལ། །ཞེས་རང་བྱུང་ཞབས་ཀྱིས་གསུངས་པ་དང་། དཔག་བསམ་ལྗོན་ཤིང་ལས། སོ་ཕག་མཆིན་པའི་དུག་ནད་སེལ། །གྲི་བ་སྐམ་པ་རྣོན་པར་བྱེད། །ཅེས་པ། ལྷ་ཁང་གི་ཆུ་ལེན་ཛ་གྲོ་བྱས་པ་གཡུ་རྩེ་ཡོད་མེད་གང་རུང་དང་། མ་རྙེད་ན་ཛ་གསར་ཡོངས་མ་སྨྱུད་པས་རུང་བའོ། །ཐང་དུ་བཏང་བས་ཁ་ལྕེ་གྲེ་བ་སྐམ་པ་ལ་ཕན། བསྲོས་པའི་དུགས་ཀྱིས་མ་ཞུ་འཇུ་བར་བྱེད་པ་ཡིན།

新砖瓦汁

新砖瓦汁治喉干。让穹夏说：“新砖瓦汁治喉干。”《如意宝树》中说：“新砖瓦汁治肝毒病、咽干。”神殿上接水的瓦，不管有无琉璃釉子均可用。找不到时新瓦也可用，入汤，可润口、舌、喉干燥，热熨可化积食，治消化不良。

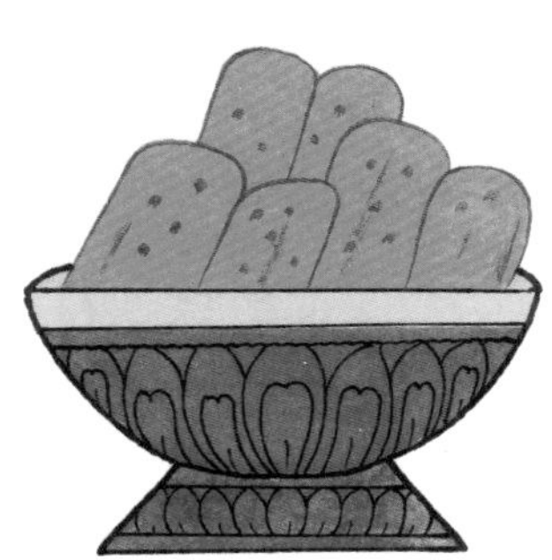

ཕེའུ་དུགས།

ཕེའུ་དུགས་ཀྱིས་ཚད་པ་རླུང་ལྡན་འཛོམས། །ཞེས་པ། ས་སྦྱོར་རྫ་མ་ལྟར་བྱས་ལ་སོ་མ་བཏང་བའི་ས་ཕག་གྲོ་མོ་ལས་མཐུག་ཙམ་བཅོས་ལ་སྐམས་པ་དང་། མེ་ལ་བསྲོས་པའི་དུགས་ཀྱིས་རླུང་ཚད་འཐབ་དུས་རླུང་གསང་བདུགས་ན་ཕན་པ་ཡིན།

新砖瓦坯

新砖瓦坯烤热罨，功效治热隆并病。泥做的缸状新干瓦坯，火上烤热，罨熨隆穴，治隆热交攻。

ལེའུ་བཞི་པ། རྩིའི་སྨན་སྡེ་བཤད་པ།

ད་ནི་བར་གྱི་བཞི་པ་རྩིའི་སྨན་གྱི་ནུས་པ་བཤད་པར་བྱ་བ་ལ། ཤིང་ལྡུམ་སྔོ་དང་སྲོག་ཆགས་རྡོ་ལྔ་ལས་བྱུང་ཁུང་མཚོན་ཙམ་ཞིག་བཤད་པ་ནི།

第四章　精华类药物

精华类药物，包括产自木、湿生草类、旱生草类、动物、石类等五物的汁液精华药物。

ག་བུར།

ག་བུར་ཚ་བ་རྒྱས་པ་ཐོག་བབས་གསོད། །སྙིང་ཞིང་ཞེན་པའི་ཚ་བ་རྩད་ནས་འབྱིན། །ཞེས་པ་ལ། རྒྱུད་རིན་ཆེན་སྤུངས་པ་ལས། བསིལ་གྱི་རྒྱལ་པོ་ག་བུར་ཡིན་ཏེ་བསིལ་ལ་རྩུབ། །གློན་པོ་ཙུ་གང་མེད་ན་རྩུབ་པས་ཚ་བར་ཕྱོག །ཅེས་དང་། གདམས་པ་སུམ་ཅུ་པ་ལས། ག་བུར་བསིལ་ཡང་གྲང་ཞིང་སྐམ་ལ་རྩུབ། །རྒྱལ་གློན་རྒྱང་རྒྱུག་རྒྱས་པའི་ཚ་བ་སེལ། །སྨན་འཕྲོད་གཞན་གྱིས་གཞན་ཡང་ཡང་པར་བྱེད། །ཅེས་དང་། རང་བྱུང་རྡོ་རྗེས། རྩི་སྨན་རྒྱལ་པོ་ག་བུར་ཏེ། །ཀཱཙྪ་ག་བུར་རྒྱས་ཚད་སེལ། །ཤེལ་ནི་རྩུབ་བསིལ་དེ་དང་འདྲ། །སྤྲག་ཟིལ་སེར་མཉེན་ཁྲག་མཁྲིས་སེལ། །མང་ན་རླུང་ལྡན་ཚད་པ་འཛོམས། །ཞེས་དང་། རྣམ་སུ་མིས། སྨན་གྱི་རྒྱལ་པོ་ག་བུར་ཏེ། །ཙུ་གང་གློན་

གྱིས་མ་བསྒྱུར་ན། །ནུས་པ་བསིལ་བས་ཚད་པར་ལྡོག །ཁ་ཚ་བསྐ་རྩུབ་བསིལ་ཡང་སྐྱོང་། །ཞེས་དང་། ཕྲིན་ལས་རྒྱུད་ལས། དེ་རིགས་མང་དང་སྟག་ཟེལ་ཤེལ་དང་གསུམ། །མང་ནི་སེར་ལ་སྣ་རིང་མཉེན་ལ་འཇམ། །ཡང་ན་དཀར་འཇམ་ཁ་བ་བསྙོངས་པ་འདྲ། །འཇམ་ལ་བསིལ་བས་ཀླུང་ལྡན་ཚ་བ་སེལ། །སྟག་ཟེལ་མདངས་སེར་སྲུལ་མང་ཕོ་ཅོང་འདྲ། །མང་བས་རྩུབ་བསིལ་ཚ་བ་ཀུན་ལ་རྒྱུག །ཤེལ་ནི་དཀར་ལ་ཀྲོན་ཏེ་འཁྱག་པ་འདྲ། །ཤིན་ཏུ་བསིལ་བས་རྒྱས་ཚད་རྐྱང་པ་འཇོམས། །ཞེས་པའི་མིང་ནི། ཀརྤུ་རཾ། ག་པུར། ཙ་ན་སྣ་ར། སྤྲིན་གྱི་སྙིང་པོ། ཧི་མ་བ་ལུ་ཀཱ། ཁ་བའི་ཕྱེ་མ། སི་ཏཱ་ཧྲ། འོད་དཀར་ཅན། རེ་ཧུ་སྣ་ར། རྟུལ་གྱི་སྙིང་པོ། ཙནྡྲ་སི་ཧླ། ཟླ་བའི་མིང་ཅན། ཙནྡྲ་བྷསྨ། ཟླ་བའི་ཐལ་བ། ཧི་མྣ་ཏ་ཡ། ཁ་བའི་མིང་ཅན། པདྨ་ཀརྗོག་བྱེད། ཏ་རུ་སྣ་ར། ཤིང་གི་སྙིང་པོ། ར་ས་ཀེ་ས་ར། རོའི་གེ་སར། ཧི་མ་གརྦྷ། བསིལ་བའི་སྙིང་པོ། ཞེས་དང་། གབ་ཏུ། ཟླ་བ་སེང་གེའི་འོ་མ་ཟེར་རོ། །འདིའི་བྱུང་ཁུངས་འགྲེལ་བྱེད་དག་སྣ་ཚོགས་པར་སྨྲ་བ་ནི། ཤས་ཆེར་ཙནྡན་གྱི་ཐང་ཆུར་བཞེད་ལ། དེ་ཡང་ནུས་པའི་ཁྱད་པར་ནི། ས་མཆོག་ལ་མང་། གོ་ཤཱིརྵ་ལ་སྟག་ཟེལ། སྦྲུལ་སྙིང་ལ་ཤེལ་འབྱུང་ཞེས་དང་། ཁ་ཅིག་གོ་ཤཱིརྵ་དང་སྦྲུལ་སྙིང་མི་ཡུལ་དུ་མེད། ས་མཆོག་ལས་བྱུང་ཞེས་གསུངས། དེར་བཞེད་ནའང་ཚུལ་མང་བ་ནི། ཕྱོགས་ཀྱི་ཁྱད་པར་ལས་ཕྱེ་བ་དང་། ས་སྟོད་སྨད་ཀྱི་ཁྱད་པར་ལས་ཕྱེ་བ་དང་། ཉིན་སྲིབ་སོགས་དྲོ་གྲང་གི་ཁྱད་པར་ལས་ཕྱེ་བ་དང་། ཤིང་རྐན་གཞོན་གྱིས་དང་། བླངས་ནས་གསར་རྙིང་གིས་དང་། དབྱར་དགུན་སོགས་དུས་ཀྱིས་དང་། ཡང་ཁ་ཅིག་ཁཎྜར་འདོད་པ་དང་། ཁ་ཅིག་ས་འོག་ནས་བརྐོས་པ་དང་། ཁ་ཅིག་གངས་རྙིང་ལས་བྱུང་ཞེས་མང་མོད། འོན་ཀྱང་ངེས་པར་འཕགས་ཡུལ་གྱི་མཁས་པའི་གདམས་པ་དང་། ངོས་མཐོང་རྒྱུས་ཅན་གྱི་ཇོ་གི་རྣམས་ཀྱི་རྒྱུས་གཏམ་བཅས་ཞལ་འཆམས་པ་ནི། ཤིང་ཀཙྪ་ཞེས་པ་ལས་བྱུང་བ་སྟག་ཟེལ་ག་པུར་ཞེས་མདངས་སེར་ལ་སྲུལ་མང་བ་ཅན་དེ་ནུས་པ་བསིལ་བའི་འབྲིང་པོ་དང་། ཤིང་ཚེནྡྲིང་ཞེས་བྱ་བ་ལས་བྱུང་བའི་ག་པུར་ནི། མང་ག་པུར་ཞེས་སེར་ལ་སྣ་རིང་མཉེན་པ་ཞིག་དང་། ཡང་དཀར་ལ་འཇམ་པ་ཁ་བ་བསྙོངས་པ་འདྲ་བ་ཞིག་དང་། རིགས་གཉིས་འབྱུང་བ་དེ་བསིལ་བའི་ནང་གི་བསིལ་ཤེད་ཆུང་བ་དང་། ཧྲི་ཤིང་མ་ཞེས་པ་ལས་བྱུང་བ་ཤེལ་ག་པུར་ཞེས་ཤིན་ཏུ་དཀར་སྔོ་འཁྱག་པའི་དུམ་བུ་འདྲ་བ་བསིལ་བའི་བསིལ་བའོ། །འདྲ་ཡིག་དུང་ཤེལ་ག་པུར་ནི་གངས་དཀར་ཚལ་པ་འདྲ། །སྟག་ཟེལ་ག་པུར་འབྲི་མར་གཤགསཔ་འདྲ། །མང་ག་པུར་ནི་ཁ་བ་བསྙོངས་པ་འདྲ། །ཞེས་གསུངས་སོ། །

冰片

冰片清热如雷殛，根除宿热胶著热。《宝堆》中说："凉性君药是冰片，药性凉而燥，若离臣药竹黄时，效燥不清热而反生热。"《明释三十章》中说："冰片虽凉而寒、燥、糙，君臣相佐可退高烧，相和可使他药性轻。" 让穹多吉说："精华类君药为冰片，冰片治高烧热盛。樟脑性糙，凉，功效同前；艾片色黄，柔润，治血、赤巴病；龙脑冰片治隆热并病。”达玛萨莫说：“药中之王为冰片，臣药竹黄不佐辅，功效凉而不清热，苦、辛、涩、糙、凉而钝。”《事业续》中说：“冰片分为龙脑冰片和艾片、樟脑三种。”龙脑冰片（མང་ག་པུར། Borneo－camphora）色黄，纤长，柔润，或者白润如雪，润凉可清隆热。艾片（སྣག་ཟེལ་ག་པུར། Nagi－camphora）有黄光，多皱纹，状如雄寒水石。

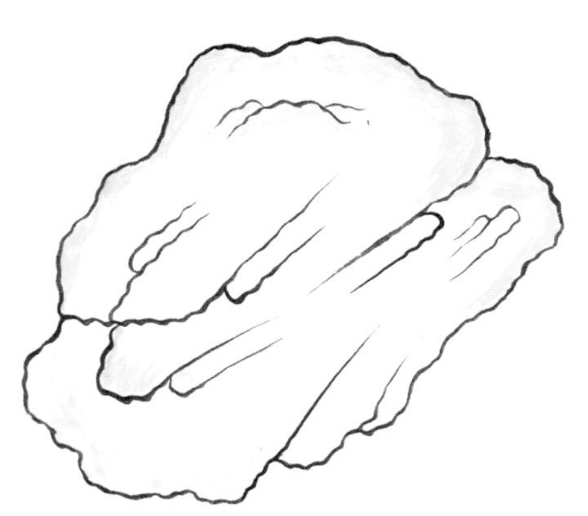

樟脑（ཤེལ་ག་པུར། Camphora）色白，状如冰，苦、凉，可退高烧。本品之名有：嘎大布然、嘎布尔、嘎纳萨拉、阵吉娘保、赫马巴鲁嘎、卡贝西玛、斯达扎、奥嘎尔见、若鲁萨拉、杜吉娘保、旃陀萨杂尼、达卫贝芒见、旃陀巴玛、达卫塔哇、喜玛哈亚、卡卫芒见、贝达嘎、多合杰、达如萨拉、相格亮保、锐格萨尔、饶格萨尔、赫玛嘎拉巴、司卫娘保等。隐语中称达哇桑格奥玛。

关于冰片的来源，有各种说法。大多数说法是龙脑香树脂。其功效的区别是：龙脑香树 Dryobalanops arormaticagaertn · F · 产龙脑冰片；艾脑香（艾纳香）树 Blumea blsamifera(L.)dc 产艾片；蛇心樟树 Cinna－monum camphora 樟脑。有些说法认为，在人间没有艾脑香树和蛇心樟树所产的两种龙脑香，人间的冰片产于龙脑香树。该品的分法很多，如地域之别、地势高低之别、阴阳寒热之别、树的老幼之别、取后新老之别、冬夏季节之别等。有的说是膏汁的，有的说是地下挖掘的，有的说是陈雪变成的等等。但是，圣地的学者们的说法和真正见过实物的佐格们的说法，认为嘎尼杂树产艾片，黄光，皱纹多，性凉，为中品；茨岗树产龙脑冰片，分为两种：一种色黄、纤长、柔软，一种色白、光润、状如雪花片，两者皆小凉；贝玛树产樟脑，色青白，状如冰粒，最凉。《图鉴螺眼》中说：“凉药药王为冰片，樟脑洁白状如雪花片，艾片状如牦牛的酥油，龙脑冰片洁白如雪团。”

ཀཱ་ཏི།

ཀཱ་ཏིས་རླུང་འཛོམས་སྙིང་གི་ནད་རྣམས་སེལ། །ཞེས་པར། ཙིས་ཉི་ཟླའི་འཁོར་ལོ་ལས། ཀཱ་ཏི་པ་ལ་སྨན་ལ་ལྡི་བས་སྙིང་ནད་སྟོང་པ་སེལ། །ཞུ་རྗེས་བསིལ་དུ་འགྲོ་བས་མཁལ་ནད་ཅན་ལ་

ངན། །གྲོགས་ཀྱི་སྟོབས་ཀྱིས་རིམས་ནད་སེལ་བར་བཤད། །ཅེས་དང་། ཞང་གཟི་བརྗིད་འབར་གྱིས་བདུད་རྩི་ཐིགས་པ་ལས། ཛཱ་ཏིས་དྲོད་སྐྱེད་ཟས་འཇུ་སྙིང་རླུང་སེལ། །ཞེས་སོ། །ཛཱ་ཏི་ནི་སྐྱེ་སའི་དེའི་མིང་ཡིན་ལ། འདི་ལ་འགྲེལ་བྱེད་མང་བར་འཁྲུལ་ལུགས་དགག་པ་དང་། ཡིན་ལུགས་བཞག་པ་མང་དུ་བྱ་རྒྱུ་འདུག་ཀྱང་བཞག་ལ། མདོ་དོན་ནི། ཛཱ་ཏི་ཞེས་པ་རྒྱ་སྐད་དེ། བོད་སྐད་དུ་སྣ་མ་ཞེས་པར་སྟོན་གྱི་ལོ་ཙཱ་བ་རྣམས་ཀྱིས་བསྒྱུར་རོ། །འཆི་མེད་མཛོད་ཀྱི་རྒྱ་དཔེ་ལས། སུ་མ་ནཱ་མཱ་ལ་ཏཱི་ཛཱ་ཏི་སཔྟཱ་པཱ་ན་བ་མཱ་ལི་ཀཱ། ཞེས་ཡོད་པ་བོད་སྐད་དུ། ཡིད་བཟང་སྣ་མའི་མེ་ཏོག་དང་། །ཛཱ་ཏི་འདབ་བདུན་གཞོན་ནུའི་ཕྲེང་། །ཞེས་རྣམ་གྲངས་སུ་བསྒྱུར་ཞིང་། དེའི་འགྲེལ་པ་འདོད་འཇོར། དེས་ན་སུ་མ་ནཱ་ལ་སོགས་པ་གསུམ་ནི་ཛཱ་ཏིའི་ཤིང་གི་མིང་སྟེ། སུ་མ་ནཱ་ནི་ཡིད་བཟང་མ་དང་། མཱ་ལ་ཏི་ནི་ཕྲེང་བ་ཅན་དང་། ཛཱ་ཏི་ནི་སྣ་མའོ། །ཞེས་ཛཱ་ཏིའི་ཤིང་ངོས་བཟུང་ནས། དེའི་འབྲས་བུ་བཤད་པ་ལ། རྒྱ་དཔེར། ཛཱ་ཏི་ཀོ་ཥ་ཛཱ་ཏི་ཕ་ལ། ཞེས་པ་ལ། ཛཱ་ཏི་ཕུབས་ཅན། ཛཱ་ཏིའི་འབྲས་བུ་ཞེས་བསྒྱུར་ལ། དེའི་འགྲེལ་པར། དེ་ནས་ཛཱ་ཏིའི་མིང་ལ། ཛཱ་ཏིའི་སྣ་མའམ། སྦྲི་ཤིང་སྣ་མ་དང་། ཀོ་ཥ་ཕུབས་ཅན་དང་། ཛཱ་ཏི་ཕ་ལ་ཛཱ་ཏིའི་འབྲས་བུ་སྟེ། སྤོས་ཀྱི་རྒྱལ་པོའི་ལིག་ཤི་བེར་ཞེས་པའོ། །ཞེས་དང་། སྨྲ་སྦྱོར་ངེས་པར། ཛཱ་ཏི་ཕ་ཏྲི་དང་། ཛཱ་ཏི་ཀོ་ཥ་དང་། སུ་མ་ནཱ་དང་། སཱླིག་དང་། མཱ་ལ་ཏི་དང་། ས་ཀྲི་ཀ་དང་། སོ་མ་ན་དང་། ནི་ཤ་མི་ནི་དང་། དེ་དག་ནི་ཛཱ་ཏི་བརྟའི་མིང་ངོ་། །ཞེས་སྣ་མའི་མེ་ཏོག་བསྟན་ནས་དེའི་འབྲས་བུ་སྟོན་པ་ལ། ཛཱ་ཏི་ཕ་ལ་དང་། ཛཱ་ཏི་ཤ་སྶཾ་དང་། ཤ་ལུ་ཀ་དང་། མཱ་ལ་ཏི་ཕ་ལ་དང་། ཛཱ་ཏི་ཀྲིཧཾ་དང་། སུ་ཏཾ་སོ་མཐྲ་དང་། ས་ཕ་ལ་མ་དང་། དེ་དག་ནི་ཛཱ་ཏི་ཕ་ལའི་མིང་ངོ་། །ཞེས་བཤད་ཅིང་། དབྱེ་བ་ནི། དཀའ་འགྲེལ་ལས། དབྱེ་བ་ཛཱ་ཏི་རིགས་གཉིས་ཏེ། ཆེ་ཞིང་ཆུང་ཟད་སྐྱུམ་པ་དང་། ཆུང་ཞིང་ཏོག་ཏུ་འདྲིལ་བའོ། །གཉེར་མ་ཅན་ནི་མ་སྨིན་པ། ལང་ཀའི་གླིང་ནས་འོང་བ་དང་། གླིང་གཞན་དག་ནས་འོང་བ་ཡིན། །ཞེས་གསུངས་པས། ལང་ཀ་པུ་རི་ཞེས་པའི་སྦྲིན་ཡུལ་ནས་འོང་བ་དང་། གླིང་གཞན་སེ་ག་ལ་དང་། མ་ལ་ཡ་དང་། ཤང་ཤང་གི་གླིང་སོགས་ནས་འོང་བ་ཡིན་ཏེ། བྱུང་ཚུལ་ཡང་། དེ་ཉིད་ལས། ཛཱ་ཏི་ལང་ཀ་མ་ཞེས་པ། རྡོ་རྗེ་གདན་དུ་སྲིན་པོ་རྣམས། །དུས་བཟང་མཆོད་པ་ཕུལ་དུས་གསོལ། །འབྱུང་པོ་གདུག་པས་དོན་དུ་བསྲིག །རང་གི་ཡུལ་ལ་ལོ་མ་དག །ཛམྦུ་གླིང་པ་རྣམས་ཀྱིས་བླངས། །ཞེས་གསུངས་པ་བཞིན། ལང་ཀའི་སྲིན་པོས་རྡོ་རྗེ་གདན་དུ་མཆོད་པར་ཕུལ་བའི་ཕུང་པོ་ལ་འབྱུང་པོ་གདུག་པས་ཕྲག་དོག་གིས་མེ་བརྒྱབ་པས་མེས་ཚིག་པ་མང་བར་བཤད། དེ་དག་སོ་སོར་ཇི་ལྟར་བརྟག་ན། དེ་ཉིད་ལས། ཛཱ་ཏི་ཆེ་ཆུང་གོ་ཡུ་ཙམ། །བཅག་ན་དཀར་སྨུག་འདྲེས་པ་འོང་། །བསྲེགས་པ་དང་བསྐམས་ན་དྲི་མ་ཞིམ། །ཕྱི་སྐོགས་འདུག་ན་ཕྲལ་ནས་བརྟགས། །ལང་ཀ་མ་ནི་མེས་ཚིག་འདྲ། །ཡང་ན་སྨུག་ཞིང་ཞིམ་པ་ཡིན། །ཞེས་དང་། གླིང་གཞན་ལས་འོངས་དེད་དཔོན་

དང་། །ཤང་ཤང་སོགས་ཀྱིས་ཁྱེར་ནས་འོང་། །མ་ལ་ཡ་ནས་བྱུང་བའང་ཡོད། །ཅེས་སོ། །དེར་ཡང་། །སིཾ་ག་ལ་སོགས་དཀར་ཞིང་ཆུང་། །ཞེས་གསུངས། ཡང་བཟང་ངན་དེ་ཉིད་ལས། ཛཱ་ཏི་སྲ་མཁྲེགས་རབ་ལྡི་ཞིང་། །སྨུམ་ལ་དྲི་ཆེ་རོ་ཚ་བཟང་། །དེ་ལས་ལྡོག་པ་ངན་པ་ཡིན། །ཞེས་དང་། དེ་ཉིད་ལས། ཛཱ་ཏི་མཁལ་མ་གོ་ཡུ་འདྲ། །ཞེས་དང་། འདྲ་དཔེར་ཡང་། ཛཱ་ཏི་སྒྲེག་པའི་སྒོ་ང་འདྲ། །གསུངས། འདྲ་ཡིག་དུང་མིག་ལས། ཛཱ་ཏི་མི་མགོ་སྐམ་པོ་འདྲ། །ཞེས་གསུངས། ཛཱ་ཏིའི་མེ་ཏོག་ལ། བཙྭ་ཛཻ་བ་ཀ་ཡང་ཟེར། མེ་ཏོག་རབ་ཏུ་དམར་བ་ཞིག་གོ། འབྱུ་ཤག་ཟངས་གྱི་བུམ་པ་ལས། རྒྱ་གར་སྐད་དུ། ཤུག་དུ་ཧཾ། རྒྱ་ནག་གིས་ཞི་དེའུ་ཧ་དང་ལིག་ཤི་བེར། བོད་དུ་སྤོས་ཀྱི་རྒྱལ་པོ། སྤག་གཟིག་ཕྲོམ་དུ་སྲི་ཤིང་། མི་ཉག་ཏུ་སྣ་མ་ཟེར་བར་བཤད།།

肉豆蔻 *Myristica fragrans Houtt*

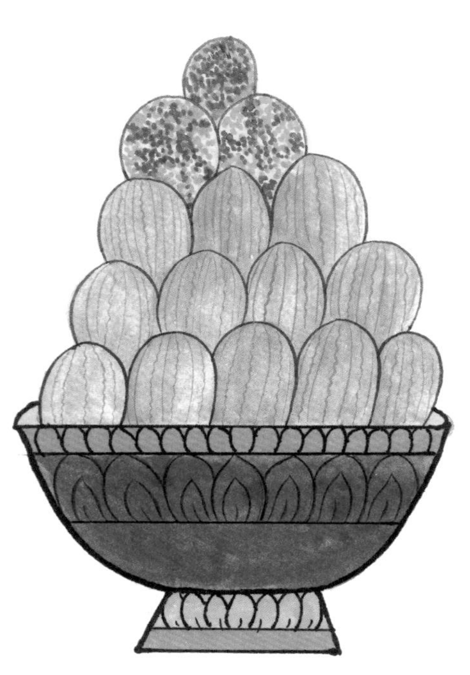

肉豆蔻功效祛隆，并且治疗心脏病。《计算日月轮》中说 ：“肉豆蔻润、重，治心虚病 ；化性凉，对肾病有害 ；佐药力助治时疫病。”相司吉巴在《甘露之滴》中说：“豆蔻生胃阳，消食，祛心隆。”

豆蔻因产地的树而得名。对此有许多解释，错误的说法需要驳正，对正确的解释需要叙述。总的来说，札豆为印地语，藏语中称为“纳玛”，这是以前的翻译家们译的。《长生宝库》梵文书中有“苏玛纳、玛拉豆、杂豆、萨巴达巴纳、巴玛厘嘎”等的说法，在藏语中译为益桑纳玛美多、杂豆达登雄努昌。该书的解释《如意》中说 ：“如此，苏玛纳等三名是豆蔻树的名称，苏玛纳即益桑玛，玛拉豆即昌瓦见，杂豆即纳玛。”此说为豆蔻树的识别之法。其果实该书中说，梵语称杂豆高卡、札豆帕拉。藏语中译为杂豆布见、杂豆斋布。该书的解释中说 ：“其名有杂豆纳玛或司相纳玛、高卡布见、杂豆帕拉、杂豆斋布，即香料王之奈西贝尔。”《声明确定》中说 ：“杂豆帕智、杂豆高卡、苏玛纳、萨里玛嘎、玛拉豆、萨智嘎、索玛纳、诺夏莫诺，皆为杂豆巴达之名。”其义为豆蔻花。“其果实称为 ：杂豆帕拉、杂豆夏萨亚、夏鲁嘎、玛拉豆帕拉、杂豆米达、苏达索曼扎、萨帕拉玛，皆为杂豆帕拉之名。”

其分类，《释难》中说：“豆蔻分为两种，一种个大而略油润；一种个小成团。有皱纹者未成熟。产自朗嘎山，别的地方也出产。”朗嘎山即朗布热，为森域之地，别的地方为僧噶拉、玛拉雅、相相岛等地。

其来源，同书中说：“豆蔻又叫朗嘎玛。罗刹在金刚宝座，享用着吉时供奉。毒恶部多放火烧，许多供物烧焦了。在原地生叶结果，世人们摘取果实。”这是说、朗嘎的罗刹，在金刚座上，享受吉时良辰的供奉，毒恶部多很嫉妒，放火焚烧。许多供品烧焦了，转生为豆蔻。

其鉴别方法，同书中说：“豆蔻大小如槟榔，断面白紫相间，燃烧时气味芳香，外皮容易剥落。朗嘎玛豆蔻如火燎，或者油润而重。别的岛上产的，由商船和相人等带来，也有从马拉亚带来的。”“僧噶拉产的色白而小。”

其质量优劣，同书中说：“豆蔻坚硬性重润，气味香浓味辛者优；反之则劣。”同书中说：“豆蔻肾状如槟榔。”《图谱》中说：“豆蔻如烧蛋。”《图鉴螺眼》中说：“豆蔻如干人头。”

豆蔻花亦称巴那达胡孜巴嘎，颜色甚红。《虫窝铜瓶》中说：“梵语中称徐都哈，汉语中称为西得哈、奈西贝尔，藏语中称贝吉加保，波斯语中称司相，木雅语中称纳玛。”

ལི་ཤི།

ལི་ཤིས་སྲོག་རྩའི་ནད་དང་གྲང་རླུང་སེལ། །ཞེས་པར། རིན་སྤུངས་ལས། ལི་ཤི་ཚ་ལ་རྩུབ་པ་སྟེ། །གྲང་སེལ་འབྲུམ་བུའི་ནད་ལ་ཕན། །ཞེས་དང་། གདམས་པ་སུམ་ཅུ་པ་ལས། ལི་ཤི་སྐམ་ཞིང་རྡོ་ལ་ཡི་ག་འབྲིད། །ཕོ་བ་མཆིན་པའི་དྲོད་སྐྱེད་ཁ་ཟས་འཇུ། །ཞེས་པ་ལ་མིང་། ཥཊྐ། ལ་བཾ་ག།ལ་པ་གྲ། ལི་ཤི། ཤྲཱི་སཾ་ཛྙཱ། དཔལ་གྱི་མིང་ཅན། དེ་བ་ཀུ་སུ་མ། ལྷའི་མེ་ཏོག་ཟེར། རྒྱ་ནག་པས་ག་རམ་བུ་ལ་ཟེར། རིགས་གཉིས་འབྱུང་སྟེ། དཀའ་འགྲེལ་ལས། ལི་ཤི་ལི་ཁྲོད་རྣམ་པ་གཉིས། །ཞེས་དང་། ཁུངས་ཀུང་ཛྙ་ཧི་དང་འདྲ་བར་བཤད་ལ། དབྱེ་བ་ཡང་དེ་ཉིད་ལས། ལི་ཤི་སིཾ་ག་ལི་ཁྲོད་ཅན། །འབྲུ་རྣམས་ཆེ་ཞིང་རགས་པོ་ཡིན། །གཞན་ནས་འོངས་པ་དེ་ལས་ཕྲ། །ཞེས་གསུངས། བརྟག་པ་ཡང་། ལི་ཤི་སྨུག་ཅིང་སྤྲ་ལ་ལྡི། །དྲི་བཟང་རོ་ནི་ཚ་ལ་ཁ། །འབྲུ་རྣམས་ཉམས་པ་མེད་ན་བཟང་། །ཞེས་དང་། བརྡ་སྤྲོད་ལས། ལི་ཤི་ལ་ཤི་མེད་ན་བཟང་། །ཞེས་པས། སྨུག་དང་གང་བུ་མེད་ཅིང་སྐྱ་ལ་སྙི་བ་སད་པོ་འདྲ་བ་ནི་ལ་ཤའོ། །གང་བུ་ཅན་ལ་བུམ་པ་ཅན་ཡང་ཟེར་རོ། །འདྲ་དཔེར། ལི་ཤི་ཟངས་ཀྱི་གཟེར་ཆུང་འདྲ། །ཞེས་སོ། །

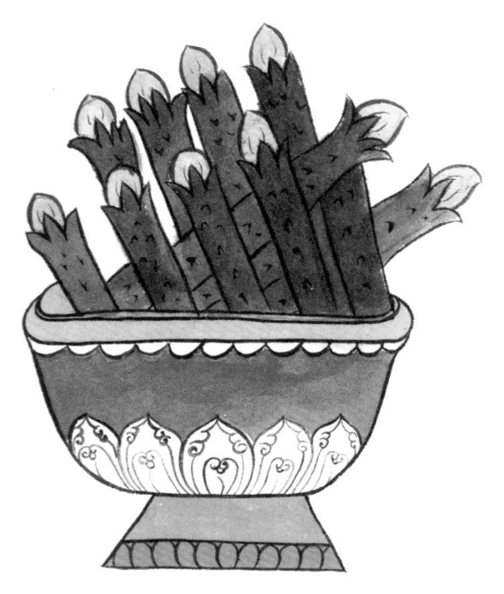

丁香 *Eugenia aromatica Baill*

丁香治疗命脉病，并且治疗寒隆症。《宝堆》中说：“丁香性热、糙，祛寒，治疮痘病。”《明释三十章》中说：“丁香性燥、温，舒胸开胃，生胃肝之阳，消食。”本品之名有：拉巴昂嘎、拉巴嘎拉巴扎、厘喜、世萨杂尼、巴吉芒建、得瓦固苏玛、拉益美多等。汉语中称嘎然布。本品分为两种,《释难》中说:“分为公丁香、母丁香。”产地与肉豆蔻相同。

其区分方法，同书中说：“僧噶拉丁香为公丁香，颗粒大而粗。别处产的比此细小。”

其鉴别方法，同书中说:“丁香紫色，坚硬，重，气香，味辛、苦，无瘦粒者佳。”《释义》中说：“丁香无枯死粒者佳。”不油润，无果，色灰，软如霜打者为死丁香。花蕾状称为瓶状丁香。《图谱》中说：“丁香状如小铜瓶。”

སུག་སྨེལ།

སུག་སྨེལ་མཁལ་ནད་གྲང་བ་མ་ལུས་སེལ། །ཞེས་པར། ལྕགས་ཀྱི་ཕྲེང་བ་ལས། སུག་སྨེལ་ནུས་པ་ཐམས་ཅད་ཡང་བ་ཡིན། །རང་གི་ནུས་པ་ཞུ་ནས་རྫོད་དུ་འགྲོ། །ཞེས་དང་། བདུད་རྩི་ཐིགས་པར། སུག་སྨེལ་དྲོ་སྐམ་ཕོ་བའི་ནད་ལ་ཕན། །ཞེས་པར། རིགས་གཉིས་ཀྱི་མཆོག་གི་མིང་ལ། སྦུ་གྨཻ་ལ། སུ་ཀྵ་མེ། ཨེ་ལ་ཕྲ་མོ། ཨེ་ལ་རྩི། ཏྲི་པི་ཏྲི། སེག་བརྡར་རིས་ཟེར། རྒྱ་གར་ནས་ཡོང་བ་ཤིང་གི་ཡལ་ག་ཁབ་ཙམ་རེ་ལ་གང་བུ་དཀར་པོ་ཟུར་གསུམ་པ་རྩེ་མོ་ལྕགས་ཀྱུ་ལྟར་གུག་པ་ལྔ་བཅུ་ཙམ་རེ་སྐྱེ་བ། ནང་འབྲས་ཟུར་གསུམ་ལེབ་མོར་སེག་བརྡར་རིས་དོད་པ་དྲི་བཟང་བའོ། །ཕྲེང་ཁྲུངས་དཀའ་འགྲེལ་ལས། སུག་སྨེལ་རྒྱ་མཚོའི་གླིང་ཕྲན་དང་། །ལྷོ་ཕྱོགས་ཧྲི་ཏའི་ཡུལ་དང་ནི། །མ་ལ་ཡ་ནས་འབྱུང་བ་སྟེ། །ལྷུམ་བུ་ཞིག་གི་འབྲས་བུ་ཡིན། །ཞེས་དང་། བརྟག་པ་ཡང་། སུག་སྨེལ་ཙུང་ཟད་དཀར་བ་དང་། །སེག་བརྡར་རི་མོ་གསལ་བ་དང་། །བཙག་ན་དཀར་ཞིང་དྲི་མ་ཆེ། །དཀར་གོང་ཕྱེ་མ་མེད་ན་བཟང་། །ཞེས་གསུངས། དེར་ཡང་གང་བུ་ཆེ་ཞིང་དྲི་དང་ཆེ་ལ་ནང་འབྲས་རྩིངས་པ་རྒྱ་མཚོའི་ཕ་རོལ་ནས་ཡོང་བས་བཟང་། དྲི་འཛམ་ལ་གང་བུ་སོགས་ཆུང་ལ་ཞིབ་པ་ཧྲི་ཏ་ནས་འོང་བ་ཞན། སྨོམས་པ་འབྲིང་བ་མ་ལ་ཡ་ནས་

འོང་བ་འཕྲིང་། གོང་བུ་ཁ་བྱེ་ནས་འབྲས་བུ་སིལ་བུར་འགྲོ་བ་སྨིན་པས་བཟང་། མཉེན་ལ་ཁ་འཇེད་དཀའ་བ་མ་སྨིན་པས་དམན་པ་ཡིན། འདྲ་དཔེར། སུག་སྨེལ་བྲ་བོ་སྨིན་པ་འདྲ། །ཞེས་སོ། །ཡན་ལག་བརྒྱད་པར། ཨེ་ལ་ཕྲ་སྦོམ་གཉིས་བཤད་པའི་ཕྲ་བ་བཤད་མ་ཐག་པ་འདི་ཡིན་ལ། སྦོམ་པ་ནི་སྤུ་བོ་དང་། མོན་དང་སློ་ཡུལ་ནས་འོངས་པའི་གང་བུ་ཆེ་ལ་རིང་བ་སྔ་མ་ལས་སུམ་འདབ་ཀྱིས་ཆེ་ཡང་ཟུར་གསུམ་མ་ཡིན་པར་འཇོང་མོ་འབྲུར་སེག་བརྡར་རི་མོ་མེད་པ་འདི་ལ། ཧྲི་ཡི་རི། ཨེ་ལ་སྦོམ་པ། སློ་སུག་གམ། མོན་སུག་ཟེར་བ་སྔ་མ་ལས་དམན་ཡང་ནུས་པ་ཕྱོགས་ཆེར་མཐུན། དཀའ་འགྲེལ་ལས། སུག་སྨེལ་ཕུག་བུ་ཀོ་ལ་འདྲ། །དེ་ལས་ཆུང་བ་གྲུ་གསུམ་སོགས། །གོང་མ་ཆུང་ལ་འོག་མ་ཆེ། །ནང་དཀར་སྣུམ་ཞིང་རོ་ཁ་ཚ། །དྲི་མ་བཟང་ན་ཀུན་ཀྱང་བཟང་། །ཞེས་སོ། །འདྲ་ཡིག་ཏུ། སུག་སྨེལ་བྲ་བོ་གྲུས་མ་འདྲ། །ཞེས་གསུངས་སོ། །སྐབས་འགར། ཀ་ཀོ་ལར་ཨེ་ལ་སྦོམ་པ་ཟེར་བས་སྐབས་བརྟག་དགོས་སོ། །

白豆蔻　*Amomum compactum Soland ex Maton*

白豆蔻治肾寒症。《铁鬘》中说:“白豆蔻性轻，化性温。”《甘露之滴》中说:“白豆蔻温、燥，治胃病。”本品分为上品、下品两种。上品之名有:苏格玛拉、苏嘎卡麦、埃拉叉茂、埃拉孜、质贝质、赛达锐。产自印度的，一根针粗的树枝上结着白色三角荚果五十多粒，角尖弯如铁钩。种仁三角形，扁平，有锉纹凸起，气味芳香。

其产地,《释难》中说 :“产于海岛、南方贝达地方和玛拉雅。产于玛拉雅者，为湿生草类果实。”

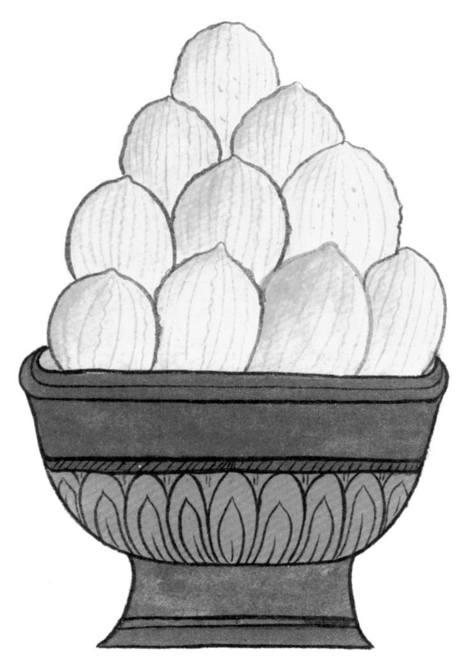

其鉴别方法，同书中又说 :“白豆蔻色略白，皱纹清晰，外皮棕灰色，气味浓，无白色粉末者佳。”果实大、饱满，香气浓，产自大海彼岸者佳。气味淡，果实小而细，产自贝达地方者次。平滑，果实中等大小，产自玛拉亚者为中品。果壳开裂，果实滚动者，为成熟品，质佳。果实柔软而难裂开者，为未成熟品，质劣。《图谱》中说 :“白豆蔻像成熟的荞麦粒。”《八支》中说 :“白豆蔻有大小两种，小者如前述。大者产自波密、门隅、珞隅，果实大而长，比上述长约三倍，果仁非三棱形，而是椭圆形，果实上无皱纹，称为 : 知贝若、埃拉

保巴、路蔻、门蔻，比小白豆蔻质次，但功效相同。”《释难》中说：“白豆蔻状如草果，比此略小者，三角形，上端微小，下端稍细，内白，干燥，味苦、辛，气味芳香者功效较好。”《图鉴螺眼》中说 ：“白豆蔻卵圆形有棱。” 有时，草果也称为埃拉保巴，临床要注意鉴别。

ཀ་ཀོ་ལ།

ཀ་ཀོ་ལ་ཡིས་ཕོ་མཆེར་གྲང་བ་སེལ། །ཞེས་པར། ལྷུགས་ཕྲེང་ལས། ཀོ་ལ་ཙུང་ཟད་ཛྲ་ལ་ཞུ་རྗེས་བསིལ་དུ་འགྲོ། །ཚ་ཞིང་རྩུབ་ལ་ཞུ་རྗེས་བསིལ་དུ་འགྱུར། །ཞེས་དང་། བདུད་རྩི་ཐིགས་པར། ཀ་ཀོ་ལ་ཡང་རྡོ་ཞིང་འཇུ་སྟོབས་ཆེ། །ཞེས་དང་། དཀའ་འགྲེལ་ལས། ཀོ་ལ་བཟང་པོ་མ་ལ་ཡ། །གླིང་ཕྲན་རྣམས་ལས་སྐྱེ་བ་སྟེ། །ངན་པ་རྒྱ་གར་ཤར་ནུབ་དང་། །ལི་ཡུལ་རོང་རྒྱུད་ཀུན་ཏུ་འབྱུང་། །འདི་ཡང་རྩ་ལྟུམ་འབྲས་བུ་ཡིན། །གསུངས་སོ། །རིགས་དབྱེ་ཡང་། དེ་ཉིད་ལས། ཀོ་ལ་དཀར་སྨུག་ཁོད་གཡུང་གཉིས། །དཀར་པོ་སྐྱ་ལ་གང་བུ་སྲབ། །སྨུག་པོ་གང་བུ་འབྲུ་རྣམས་སྨུམ། །ཀོ་ལ་ཆུང་བ་སུག་སྨེལ་ཙམ། །རི་མོ་ནག་ཅིང་དཀར་བས་གཡོགས། །གང་བུའི་ནང་ནས་ཕན་ཚུན་འདྲེས། །དྲི་རོ་ག་པུར་ཙུང་ཟད་འདྲ། །ཆེ་བ་རྒྱ་སྲན་འབྲས་བུ་ཙམ། །གང་བུ་སྐྱ་ལ་ནང་ཤོག་ཅན། །ཞེས་པ་དང་། ལྷོ་མོན་ནས་ཀྱང་དཀར་སྨུག་གཉིས་ཡོང་བས། དཀར་པོ་ཆེ་ལ་པགས་པ་མཐུག། སྨུག་པོ་ཆུང་ལ་སྲབ། འདི་གཉིས་སྨན་ལ་གཏོང་བར་སྨུག་པོ་དང་སྤྲོས་ལ་དཀར་པོ་བཟང་ཞེས་ཟེར་ཡང་། དོན་ལ་དྲི་རོ་གང་བཟང་ལེགས། སྤྲོས་སྦྱོར་ལས། བཟང་པོ་དྲུག་ལས་ངད་པ་ཀ་ཀོ་ལ། །ཆེ་ཕྲེར་སྤྲོས་ལ་ཐལ་བའི་ཉེས་པ་མེད། །ཅེས་སོ། །འདྲ་དཔེར། ཀ་ཀོ་ལ་མི་ཤ་ཀན་ཐུལ་གྱོན་འདྲ། །ཞེས་དང་། དུང་གི་མིག་ལས། ཀ་ཀོ་ལ་ནི་དྲེས་རྫོག་འདྲ། །ཞེས་དང་། འདྲ་བཤད་ལས། ཀོ་ལ་མི་ཤ་ཀན་སེན་མོ་འདྲ། །ཞེས། སྨན་ཚོང་དག་གིས་ཀོ་ལ་བྱིད་བྱིད་ཐུ་ལུ་འདྲ། །ཞེས་སོ།།

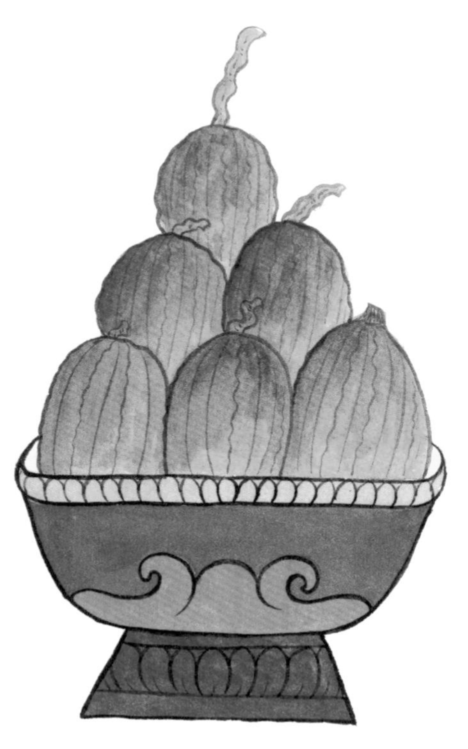

草果　*Amomum tsao–kocrevost et lem*

草果祛脾胃寒症。《铁鬘》中说:“草果微温，化性凉、辛、糙，化性凉而泻。”《甘露之滴》中说：“草果温，消化力大。”《释难》中说：“草果佳品产自玛拉雅、南方诸海岛。印度东部和西部、厘域河谷等地的为劣品，为湿生草类之果。”

其分类，同书中说：“草果分为白、紫两种。白草果色淡白，果壳薄。紫草果果壳仁油润。小草果状如向白豆蔻，外表满布黑白纹，壳内果仁相粘连，气味微如冰片，大者如蚕豆，果壳灰白，内有果隔膜。”珞、门两地出产的，也分白、紫两种。白草果个大皮厚，紫草果个小皮薄。二者皆入药，饱满者为佳，气味好者佳。《香药配伍》中说：“佳品之中草果气味大而香，炭亦无害。”《图谱》中说：“草果像老人穿大氅。”《螺眼》中说：“草果像马蔺果实。”《图论》中说：“草果像老人指甲。”药商们说：“草果像地鳖虫。”

ཙ་གང་།

ཙ་གང་གློ་ཆད་ཀུན་སེལ་རྒྱ་ཚད་གཅོག །ཅེས་པར། བདུད་རྩི་ཐིགས་པ་ལས། ཙུ་གང་བསིལ་ལྡན་མིག་སེར་ནད་ལ་ཕན། །ཞེས་གསུངས་པའི་མིང་ནི། ཧྲཾ་པ་ལོ་ཙྪ་ན། ཏག་ཤེར། ཀྲ་མ་ཀླི་རི། ཐཾ་ཤ་རོ་ཙ་ན། ཀླིག་མ། རྩི་འཛམ་ཟེར། འདི་ལ་རིགས་གསུམ་སྟེ། མཆོག་ནི་རྩིའི་གཙོ་བོར་བཤད་བཞིན། ཡུལ་ཕྱཱ་ནྣ་ཊ་སྣི་དང་། མ་ག་དྷ་སོགས་སུ་ས་ལ་བཏབ་པའི་ཤིང་སྐྱུག་མ་ལྟ་བུའི་ཁང་ལས་འབྱུང་བ་ཡིན་ཏེ། དཀའ་འགྲེལ་ལས། ཙུ་གང་ཕྱཱ་ནྣ་ཊ་སྣི་ལ། །སར་བཏབ་ཞེས་བྱ་འོད་མའི་རིགས། །དེ་ཡི་རྒྱུ་རུ་གྱུར་པ་ཞིག །སོ་ནམ་བྱས་པའི་སྦུབས་ནས་འབྱུང་། །ཞེས་གསུངས་པ་བཞིན། ཡུལ་གྱི་མིང་། རྒྱ་གར་སྐད་དུ་ཕྱཱ་ནྣ་ཊ་སྣི། བོད་སྐད་དུ་འཁོར་མོ་འཇིག་ཅེས་པར། ཤིང་ཕཾ་ཤ་རོ་ཙྪ་ན་ཞེས་པ་སྐྱུག་མའི་རིགས་ཞིག། ས་ལ་བཏབ་ནས་སོ་ནམ་བྱས་པའི་ཁང་ལས་བྱུང་བ། ཁ་དོག་དཀར་ལ་སེར་ཁ་ཙུང་ཟད་ཡོད་པ་དབྱིབས་ཏ་ཤིག་བཙར་ཕྱེ་འདྲ་བ། འཛམ་ཞིང་སྣུམ་ལ་འབོལ་བ། ལག་པ་སོགས་ལ་མི་འགོས་ཤིང་། ཞིབ་ཀྱང་དར་རས་ཁང་སག་གི་བའི་ནང་དུ་གཏུམས་ཀྱང་མི་འཐུལ་བ། ཁར་འཇུ་ཞིང་བྲོ་བའི་རོ་མི་གསལ་བ། ཡུན་དུ་སྦྱངས་ན་ཙུང་ཟད་མངར་ཉམས་ཡོད་པའོ། །འདྲ་ཡིག་དུང་གི་མིག་ལས། ཙུ་གང་དག་ལ་རིགས་གསུམ་ལས། །ཤིང་གི་ཙུ་གང་མཆོག་ཡིན་པ། །འབྲས་ཀྱི་ཕྱེ་མ་དཀར་ཞིབ་ནི། །མར་དཀར་དག་གིས་སྦྲུས་འཕུར་འདྲ། །ཞེས་དང་། དཀའ་འགྲེལ་ལས། ཡང་ལ་རོ་རབ་མི་གསལ་བ། །ཚྭ་སྙིང་དངོས་མེད་འཇུ་བས་བཟང་། །ཞེས་གསུངས། འབྲིང་པོ་ནི། དཀའ་འགྲེལ་ལས། མཚན་མ་ཕྲེ་ཏ་པུ་རིའི་ཡུལ། །རང་བྱུང་དྲི་ཆུའི་ནང་ནས་སྐྱེ། །ཕུང་པོ་ཤིན་ཏུ་ཆེ་བ་ལ། །ཚྭ་སྣ་འོང་བའི་ས་

ལས་སྐྱེ། །ཞེས་གསུངས་པས། གསང་ཆེན་རྒྱུད་ལས་བཤད་པའི་ཡུལ་ཉེར་བཞི་འདི་ནི། རྒྱ་གར་ནག་སོགས་ཡུལ་ཆེན་དང་། ཡུལ་དྲུག་གི་དུམ་རེར་ཡང་ཡུལ་ཕྲན་དང་། ཡུལ་ཕྲན་གྱི་གནས་ཆེ་ཆུང་དང་། ལུས་ཀྱི་གནས་སོགས་སྦྱར་བའི་ཆེ་ཕྲ་དུ་མ་འབྱུང་བའི་གནས་ཆེན་གངས་རི་ཏི་སེའི་ཡོགས་སུ་མཚན་མའི་གནས་ཏེ། ཡུལ་ཉེར་བཞིའི་ཡབ་རྒྱ་གར་སྐད་དུ་པྲེ་ཏ་པུ་རི། བོད་སྐད་ཡི་དྭགས་ཀྱིས་གང་བ་མ་འམ། ཡི་དྭགས་ཀྱི་གྲོང་དུ་འཇུག་པ་དེར་ཡབ་དབང་ཕྱུག་ཆེན་པོའི་ལིངྒའི་དབྱིབས། བྲག་ལས་དེའི་ཁམས་ཀྱི་ཚུལ་དུ་ཆུ་དང་བསྡོངས་ནས་འབབ་པ་ཆུ་ཅུ་གང་། ཡུམ་ཨུ་མའི་གཀྐོ་ལའི་དབྱིབས་ཀྱི་གྲོག་མོ་ལས་འཐོས་པའི་ཅུ་གང་ད་ལྟ་གངས་རི་བསྐོར་བ་རྣམས་ཀྱིས་འཁྱེར་ཡོང་བ་འདི་ནི་ཟུ་མ་ཕྱཱ་ཏྲ་ཋ་སྙི་མ་དེ་ལས་ཅུང་དམན་ཡང་ནུས་པ་བཟང་སྟེ། དཀའ་འགྲེལ་གོང་འཕྲོས་སུ། པྲེ་ཏ་པུ་རིའི་ཅུ་གང་ཡང་། །དེ་ལས་དམན་ཏེ་གོང་བཤད་པ། །ཏ་ཤིག་བརྡར་བའི་ཕྱེ་མ་འདྲ། །མང་དུ་སྤྱུངས་ན་ཅུང་ཟད་སེར། །འཇམ་ཞིང་དཀར་བ་ཤིས་པར་བྱ། །ཞེས་དང་། དྭང་མིག་ལས། ཆུ་ཅུ་གང་འབྲིང་སྟེ་བག་ཕྱེ་སིག་མེད་འདྲ། །ཞེས་སོ། །ཐ་མ་ནི་བོད་ཁམས་མ་ངེས་པའི་གནས་བཟང་གར་ཡང་འབྱུང་བ་ནི། བྲག་ཕུག་གཏིང་རིང་བ་ཕལ་ཆེར་ལས་འབྱུང་སྟེ་ཉི་ལྷགས་རླུང་གསུམ་གྱིས་མ་གདུངས་པའི་བྲག་ཆུ་རླན་དང་མ་བྲལ་བའི་བྲག་ངོས་ལ་ཆགས་པ། བཟང་ཤོས་ནི་རས་སག་ཏུ་གཏུམས་ལ་བཙིར་བས་ཆུ་སྡོ་སངས་ཀྱིས་དོན་ནས་འགྲོ་བ། ཡང་ལ་འཇམ་ཞིང་རོ་མེད་པ་ཡོད་བས། ཆུ་དེ་མ་བསིངས་པར་བསིལ་སྐམ་བྱེད་པར་གསུངས། དེ་རིགས་ཕལ་ཆེར་རྐས་ནས་རྗེར་གྱུར་པའི་སྲ་མཁྲེགས་ཅན་དང་། ལན་ཚྭ་བྲོ་བ་སོགས་ནི་གཞན་རྐྱེན་གྱིས་བསྒྱུར་པ་ཡིན་པས་ངན་ལ་སྤང་བྱའོ། །དྭང་མིག་ལས། ས་ཅུ་གང་ཐ་མ་རྡ་སོ་བཅག་པ་འདྲ། །གསུངས་སོ། །བཏྲ་སྦྱོར་ལས། ཅུ་གང་དཀར་ལ་རོ་མེད་བཟང་། །འཇམ་ལ་སོ་མི་སིག་པ་དགོས། །ཞེས་དང་། དཀའ་འགྲེལ་ལས། ཅུ་གང་དཀར་ཞིང་ཅུང་ཟད་དྭངས། །བཏེག་ན་ཡང་ཞིང་སོ་མི་སིག །རོ་མི་གསལ་ཞིང་ལྕེ་སྟེང་དུ། །བཞག་ན་བྲ་བོའི་ཡོས་ལྟར་འཇུ། །ཡུན་རིང་མྱངས་ན་ཅུང་ཟད་མངར། །དེ་འདྲའི་ཅུ་གང་བཟང་པོ་ཡིན། །ཞེས་གསུངས་པ་ལྟ་བུ་ལས། དམན་པ་ནི་ནམ་ཡང་བླང་བྱ་མ་ཡིན་ནོ། །པི་ཊི་སྨན་གཞོན་པས། ཐབས་ཀྱི་ཆུ་ལས་བྱུང་བ་ཡི། །གུཧྱ་ཅུ་གང་ཤེས་རབ་ཀྱི། །མཚན་དབྱིབས་བྲག་ཕུག་ལ་ཆགས་པ། །འཁོར་ལོ་སྡོམ་དང་ཕག་མོའི་བཅུད། །ཡིན་ཞེས་རང་བྱུང་བཟང་པོས་བཤད། །བྱིན་རླབས་ཅན་གྱི་གནས་མ་གཏོགས། །དམན་ལས་འབྱུང་བ་མ་མཐོང་ངོ་། །ཞེས་གསུངས་པ་བཞིན།

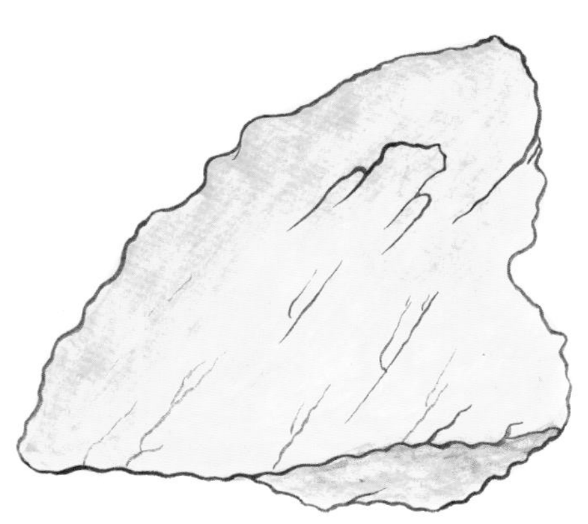

འཕགས་པ་རང་བྱུང་བཟང་པོས་ཅུ་གང་བདེ་བྱེད་ཀྱི་སྦྱོར་ཆེན་འཁོར་ལོ་ཡིག་སྣ་དང་བཅས་པར་བཤད་ཅེས་སྨན་ནག་པས་གསུངས་པས། ཅུ་གང་མཆོག་འབྲིང་དམན་གསུམ་གནས་བྱིན་རླབས་ཅན་དུ་འབྱུང་བར་བཤད་པའོ།།

天竺黄

竹黄治疗肺热症，并且清除疮伤热。《甘露之滴》中说："竹黄性凉湿，有益目黄疸。"本品之名有：巴巴奥杂那、达合西尔、达玛格卡若、把夏若扎那、尼合玛、孜见木等。

本品分为三类。

上品竹黄(天竺黄 སྨྱུག་ཅུ་གང་།)为精华药物之君药，产于窝拉纳斯、玛嘎达哈等地，生于种植的华蒽劳竹 Schizostachoum chinense Rendle 之茎干。《释难》中说："窝拉纳斯产竹黄，土中种植之竹树，精华成为药原料，产于竹树茎洞中。"此地名，印地语中称窝拉纳斯，藏语中称科尔毛解。另一种竹子窝夏饶扎那竹即青皮竹 Bambusa txtili Mc - clure，此竹种植后未结种子的茎干上形成竹黄，色白，微有裂纹，状如滑石磨的粉，光滑，油润，疏松，不沾手，用绸和细布包裹也不漏出。含在口中味淡不辨；口中久含，略有甘味。《图鉴螺眼》中说："三种竹黄中，竹生竹黄为上品，细如白米粉，如同涂有白酥油。"《释难》中说："轻而味淡，舌上溶化，化后无迹，质为上品。"

中品石灰华（ཆུ་ཅུ་གང་། Calciosinti）《释难》中说："参玛折达布热山，天然尿生石灰华；块状生得非常大，生在产盐土壤中。"《大秘续》中所说的"二十四地"是指印度、汉地等广阔地区和"六域"地区及其每块大小地方、附着于身界之地的大小地方，圣地雪山冈底斯山之侧为参玛之地。"二十四地"中的"雅哇"之地，印地语称折达布热，藏语称益达吉冈哇玛或益达吉庄。产于此地的石灰华，状如父大自在天的睾丸，从石岩上跌落，随水依山坡而下，故称为"曲居岗"即石灰华，与母乌玛的阴核状的石灰华相杂，散布在山沟。现在此种石灰华由朝雪山的人带来。此种石灰华虽比窝拉纳斯竹黄质次，但功效良好。《释难》中接着说："折达布热山石灰华，上面已谈到此品位低，如同滑石磨得粉，堆的多了颜色略变黄，光润，细绵，颜色白。"《螺眼》中说："石灰华本为中品，如同面粉无砂粒。"

下品石膏（ས་ཅུ་གང་། Gypsum）西藏、康木之地处处都产，大多生于深洞的风吹日晒不到的潮湿的石岩上。最好的，用布包裹挤压，会流出青色汁液。或者光滑细绵，无味，水分不漏洒掉而风干。这类大多老化成石，坚硬。味咸者为别的因素所形成，质劣，不可入药。《螺眼》中说："石膏断面如马牙破裂。"《释义》中说："石膏色白、无味、光滑、绵细不碜牙者佳。"《释难》中说："石膏色白，微透明，质轻，不碜牙，味淡，舌面上溶化时味如炒荞麦，口含良久味略甘。如此之石膏为上品。"下品无论何时也不使用。帕吉曼云巴说："从水中取的更达石膏，形成在状如般若佛阳物的岩洞中，收缩成团，汁如猪的油脂。天然石膏为佳品，只有福地生石膏，从未见过贱地生石膏。"曼纳巴说："圣者让钧桑保在《石膏安宁配方论》中用各种文字论述过。"如上所述，上中下三种竹黄皆生于福地。

གུར་གུམ།

གུར་གུམ་མཆིན་ནད་ཀུན་སེལ་རྩ་ཁ་སྡོམ། །ཞེས་པར། དཔག་བསམ་ལྗོན་ཤིང་ལས། གུར་གུམ་མཆིན་པའི་ཚ་བ་སེལ། །ཞེས་དང་། ལྷུགས་ཕྲེང་ལས། གུར་གུམ་བསིལ་ལ་ལྗི་བས་རང་གི་ནུས་པས་མཆིན་ནད་གསར་རྙིང་སེལ། །ཞེས་དང་། བདུད་རྩི་ཐིགས་པར། གུར་གུམ་བསིལ་ཞིང་ཁྲུས་ཟུངས་འཕེལ་བར་བྱེད། །ཅེས་གསུངས་པའི་མིང་ནི། ཀུང་ཀུ་མཾ། གུར་གུམ། ཀུ་སུ་མ། མེ་ཏོག ཀླ་རཾ། དཔལ་བ། ཨགྣི་གཾ། མེ་ལྡན། ཏ་རི་ཙནྡནཾ། ཏ་རི་ཙནྡ་ཅན། བ་རཾ་སྨསྟི་ར། ཁ་ཆེར་མཆོག་སྐྱེས། སྨསྟི་ར་ཛནྨ། ཁ་ཆེར་སྐྱེས། ཡོ་ཏི་ཏ་ཙནྡ་ནཾ། ཙནྡན་དམར་ཅན། དྷི་པ་ནཾ། སྣང་བྱེད། ལྦུཊ། ཉི་མ། སཾ་ཀོ་ཚཾ། ཡང་དག་འཕྲུམ། རཀྟ་སཾ་དྷྱ་གཾ། དམར་མིང་ཅན། སོ་ཧྲ་ཧྲཾ། དྲི་ཞིམ། སུ་གནྡྷ། དྲི་བཟང་། རཀྟཱཀྵ། ཁྲུས་དམར། ཨགྣི་ཤྲིག། མེའི་རྩེ་མོ། ཀུ་སུ་མྦྷ་གཾ། མེ་ཏོག་དོན་ཅན། སིད་ཨུ་ཐ། ཏི་ཙཀྲ། ཡུལ་སྐད་དུ། ཟི་ཚི་ཀུ་ས། ཀུ་ས་ནི། ཀེ་ས་ར། ཀུ་སུམྦྷ། གབ་ཏུ། མཆིན་སྨན་གཙོ་བོ། ལི་ཁྲིའི་མདངས་ཅན། ལེ་བཀན་རྩེ། ཉི་མ་གུང་རྙེད། འཛམ་དབྱངས་མདོག་ཅན་ཟེར། རྒྱ་ནག་པས། ཟ་ཕན་ཟེར་རོ། །འདིའི་ཁུངས་དང་ལོ་རྒྱུས་ནི། གུར་གུམ་འདི་ནི་སྨན་ཐམས་ཅད་ཀྱི་རྩ་བ་ཡིན་པས། ཙ་ར་ཀ་ལས། ཚངས་པའི་སྨན་སྦྱོར་སྟོང་དང་རྩ་གཉིས་ཀྱང་། །རྩ་བ་གུར་གུམ་སེ་འབྲུ་གཉིས་ལ་ཐུག །ཅེས་གསུངས་པས། གྲང་སེལ་ཐམས་ཅད་ཀྱི་རྩ་བ་སེ་འབྲུ་དང་། ཚ་སེལ་ཐམས་ཅད་ཀྱི་རྩ་བ་གུར་གུམ་ལ་མཛད་པའི་དོན་ནི། སྟོན་རྒྱ་མཚོ་བསྐྱབས་པའི་ཚེ། བདུད་རྩིའི་བུམ་པའི་ཁ་རྒྱན་དུ་ལྷའི་མེ་ཏོག་སུ་གནྡྷ་ཀུ་སུ་མ་བྱུང་བ་དང་། བདུད་རྩིའི་ཟེགས་མ་ས་ལ་འཐོར་བ་ལས། ཀེ་ས་ར་པདྨ་ལི་འཁྲུངས་པ་འདི་དག་རྒྱ་འདྲ་བ་ལས་ཆེས་སྔོན་དུ་བསྐལ་པ་རྫོགས་ལྡན་ཚེ་ལོ་བརྒྱད་ཁྲིའི་དུས། རྒྱལ་པོ་ལག་བསྐྱང་གིས་སངས་རྒྱས་འཁོར་བ་འཇིག་སྤྱན་དྲངས་པའི་ཚེ། ལྷ་རྣམས་ཀྱིས་མེ་ཏོག་གུར་གུམ་གྱི་ཆར་ཕབ་པས་སྟོན་པའི་སྐུ་ལ་མཆོད་པའི་ཆ་ཤས་ཆེས་གསལ་བར་གྱུར་པ་དང་། དེ་རྗེས་བསྐལ་པ་ཉིས་ལྡན་ཚེ་ལོ་དྲུག་ཁྲིའི་དུས། རྒྱལ་པོ་ལྷས་བསྟན་གྱི་རིང་ལ་སངས་རྒྱས་གསེར་ཐུབ་འཇིག་རྟེན་དུ་བྱོན་པ་སྐུ་འཁྲུངས་ཚེ་ལྷ་རྣམས་ཀྱིས་གུར་གུམ་གྱི་ཆུས་ཁྲུས་གསོལ་བ་དང་སྐྱེམས་སུ་ཕུལ་བས། སངས་རྒྱས་ཀྱིས་གུར་གུམ་གྱི་ཡོན་ཏན་ལ་བསྔགས་པའི་ཚིགས་སུ་བཅད་པ་ཉི་ཤུ་རྩ་ལྔ་དང་བཅས་གསོ་དཔྱད་འབུམ་པའི་ཚ་སེལ་གྱི་རྩ་བར་བཞག་ནས། མི་མཇེད་ཀྱི་བདག་པོ་ཚངས་པ་ལ་གནང་། དེ་ལ་བརྟེན་ནས

ཚངས་པས་སྨན་སྦྱོར་སྟོང་དང་རྩ་གཉིས་ཉམས་སུ་བཞེས་པ་དང་། དེ་རྗེས་བསྐལ་པ་སུམ་ལྡན་ཚེ་ལོ་བཞི་ཁྲིའི་དུས། རྒྱལ་པོ་ཀྲི་ཀྲིའི་རིང་ལ་སངས་རྒྱས་འོད་སྲུངས་འཇིག་རྟེན་དུ་བྱོན་པའི་ཚེ། སྐུ་འཁྲུངས་མ་ཐག་ལྷ་རྣམས་ཀྱིས་གུར་གུམ་གྱི་ཆུས་ཁྲུས་གསོལ་བ་དང་། སྐྱེམས་སུ་ཕུལ་བས་སྐུ་མཚན་དཔེ་འབར་བ་དང་། གསུངས་དབྱངས་ཡན་ལག་དྲུག་ཅུ་རྫོགས་པའི་རྐྱེན་དུ་སྨིན་པས་སངས་རྒྱས་ཀྱིས་མེ་ཏོག་དེ་ལ་མངོན་པར་བསྟོད་པས། དེའི་ཚེ་དགྲ་བཅོམ་པ་པདྨོའི་དཔལ་ཞེས་བྱ་བ་སངས་རྒྱས་ཀྱི་མཐུས་རྫུ་འཕྲུལ་གྱིས་ལྷ་ཡུལ་དུ་ཕེབས་པས། ལྷ་རྣམས་ཀྱི་བསོད་ནམས་ཀྱི་མཐུས་ཆོས་བཟང་ལྷའི་འདུན་སར་གུར་གུམ་གྱི་སྐྱེད་ཚལ་ཡོད་པ་ནས་ས་བོན་བླངས་ཏེ་དྲག་ཤུལ་ཅན་གྱི་རི་ལ་བཏབ་བོ། །དེ་རྗེས་སྨན་གྱི་ལྷ་མོ་ཡིད་འཕྲོག་མས་སྨན་ཐམས་ཅད་ཀྱི་ས་བོན་འདེབས་པ་དང་ལྷན་ཅིག་ཏུ་ལྷའི་སྨན་པ་ཐ་སྐར་སྐྱེས་ཀྱི་བུ་ཐང་གྲོ་དང་དཔལ་གྲོ་གཉིས་སངས་རྒྱས་ཀྱི་བཀའ་དང་། ཚངས་པའི་ལུང་གིས་བསྐུལ་ནས་རི་དྲག་ཤུལ་ཅན་ལས་ས་བོན་བླངས་ཏེ་རི་བོ་བྱ་རྐང་དུ་བཏབ་བོ། །དེ་ནས་ཁ་ཆེའི་ཡུལ་ཆུས་གང་སྟེ་རི་རྣམས་ཀྱི་སྟོད་ལས་ཆེར་མི་མངོན་པའི་དུས་དེའི་རི་ཕུག་ཏུ་དགྲ་བཅོམ་པ་ཉི་མ་གུང་པ་བྱ་བ་ཞིག་ཐུགས་དམ་ལ་བཞུགས་པར། ཀླུའི་དབང་པོ་རྣམས་མངོན་པར་དད་ཅིང་ཆོས་ཞུ་བའི་ཚེ། དགྲ་བཅོམ་པས་ཀླུ་རྣམས་ལ། དཀོན་མཆོག་མཆོད་པ་དང་། འགྲོ་བའི་ནད་ཀྱི་སྡུག་བསྔལ་བསལ་བའི་ཕྱིར་གུར་གུམ་འདེབས་པའི་ས་རྒྱ་ཞིག་བསླང་ན། དེ་ལ་ཀླུ་རྣམས་དགྱེས་པས་གནང་བ་དང་། དེའི་ས་མངོན་པར་བྱ་བའི་ཕྱིར་མཚོ་ཕྲི་བ་དང་སྨིན་པའི་གྲོགས་གསོལ་ཏོ། །ཞེས་བཀའ་བསྩལ་པས། གསོལ་བ། ཉིད་ཀྱི་ཆོས་གོས་ཀྱིས་གང་ཁེབས་པའི་ས་རྒྱ་འབུལ་བ་དང་བཅས་ཕྲིན་ལས་བསྒྲུབ་བོ། །དགྲ་བཅོམ་པས་ངའི་ཆོས་གོས་སངས་རྒྱས་ཀྱིས་མ་གནང་བས་ས་ཆུ་ལ་འགེབ་པར་མི་བཏུབ་བོ། །གསུངས་པས། འོ་ན་མཁའ་ལ་བཏེག་པའི་གྲིབ་མ་ལ་ཚོད་ཀྱིས་ཤིག། དགྲ་བཅོམ་པ་ནང་པར་ནམ་མཁའ་ལ་རྫུ་འཕྲུལ་གྱིས་འཕུར་ཏེ་ཉི་མ་འཆར་བའི་རིའི་གསང་རྩེ་ལ་ཆོས་གོས་འཕྲུར་བས་དེའི་ཡུལ་ལྗོངས་ཕལ་ཆེར་གྲིབ་མས་ནོན་ཏོ། །དེར་ཀླུས་ས་ཕུལ་བཞིན་མཚོ་ཕྲིས་པས། དགྲ་བཅོམ་པས་རི་བྱ་རྐང་ཅན་ནས་ས་བོན་བླངས་ཏེ་བཏབ་ནས། སངས་རྒྱས་ཀྱི་བསྟན་པ་ཇི་སྲིད་གནས་ཀྱི་བར་སྐྱེ་བར་སྨོན་ལམ་བཏབ་པ་དང་། ཀླུས་གྲོགས་བགྱིས་པས་སྐྱེས་པ་དང་། ཡུལ་དེར་མི་ཡང་རིམ་པས་ཆགས་པར་གྱུར་ཏོ། །དེ་བཞིན་དུ་པཎ་ཆེན་ནཱ་རོ་པས་ཀྱང་རི་བོ་བྱ་རྐང་ནས་ས་བོན་བླངས་ཏེ་ཕུལླི་ཧ་རིར་བཏབ་པ་དང་། དེ་ལས་འཕྲོས་པ་མ་ལ་ཡ་སོགས་སུ་ཡང་སྐྱེས་པ་དང་། དེ་མ་ཡིན་པའི་དེ་དང་ནུས་པ་ཕྱོགས་མཐུན་པ་ཙམ་ལྷུམ་རྣར་བཏབ་བ་ལེ་བཀྲན་མ་ནི་རྒྱ་གར་གྱི་ཡུལ་ཕལ་ཆེར་དུ་སྐྱེ་བ་དང་། དེའི་རྒྱུན་བལ་ཡུལ་དུ་འང་དེ་ལས་དམན་ཙམ་རྟག་པར་སྐྱེས་པ་དང་། དེ་ལས་དམན་པ་ཙམ་བོད་ཀྱི་ལྷུམ་རྣར་ཡང་སྐྱེ་བ་ན་དེ་རྣམས་ནི་ཁུངས་བྱུང་གི་ལོ་རྒྱུས་སོ། །དེས་ན་གུར་གུམ་གྱི་མཆོག་ནི་

བྱ་རྐང་མ་དང་། རབ་ནི་རྒྱ་གར་སྐད་དུ་ཀཱསྨི་ར། བོད་སྐད་དུ་ཁ་ཆེ་སྟེ། ཡུལ་གྱི་མིང་མེ་ཏོག་ལ་ཐོགས་པ་ཁ་ཆེ་མ་དང་། དེ་དང་འདྲ་བ་པུཎྜི་ཏ་རི་དང་མ་ལ་ཡར་སྐྱེས་པའོ། །འབྲིང་པོ་ནི་རྒྱ་གར་ཕལ་དུ་སྐྱེ་བ་ལི་བཙན་མ་དང་། དེ་ལས་ཅུང་དམན་པ་བལ་པོ་གུར་གུམ་དང་། ཐ་མ་བོད་ཀྱི་ལྷུམ་རྫར་སྐྱེ་བ་སྟེ་མཆོག་རབ་འབྲིང་མཐའི་དབྱེ་བས་རིགས་ལྔའོ། །

མ་ལ་ཡ་འགྲེལ་ལས། གུར་གུམ་བྱ་རྐང་ཁ་ཆེ་མ། །ལི་བཙན་བལ་བོད་རྣམ་པ་ལྔ། །ཞེས་བྱ། ཁུངས་ཡང་དེ་ཉིད་ལས། གུར་གུམ་དྲག་ཤུལ་ཅན་རི་ནས། །དྲང་སྲོང་རྣམས་ཀྱིས་བྱ་རྐང་དུ། །ས་བོན་ཕྱིར་ནས་བཏབ་ལས་བྱུང་། །དགྲ་བཅོམ་ཉི་མ་གུང་པ་ཡིས། །བྱ་རྐང་རི་ནས་ས་བོན་བླངས། །ཁ་ཆེའི་ཡུལ་ལྗོངས་ཆགས་མ་ཐག །སྔོན་ལམ་ས་བོན་ལྷན་ཅིག་བཏབ། །བདེ་ལེགས་ཟེའུ་འབྲུས་བརྟུས་པ་ཡིས། །དེང་སང་སོ་ནམ་དགོས་ཞེས་ཟེར། །པུཎྜི་ཏ་རིའི་དགོན་པ་ན། །གུར་གུམ་སྐྱེ་བ་ཡིན་ཕྱིར་བརྟག །མ་ལ་ཡ་ནས་འབྱུང་བ་མཆོག །ལི་བཙན་རྒྱ་གར་ཡུལ་ཀུན་སྐྱེ། །བལ་པོ་གུར་གུམ་ཞེས་གྲགས་ཡོད། །མེ་ཏོག་འདབ་མས་བརྟུས་པ་ཡིན། །བོད་ཀྱི་གུར་གུམ་གོ་བ་སླ། །ལྷུམ་རྫའི་ནང་དུ་སྐྱེ་བ་ཡོད། །ཅེས་སོ། །དེ་དག་སོ་སོར་ངོས་འཛིན་པ་ཡང་དེ་ཉིད་ལས། གུར་གུམ་དམར་སེར་སིལ་བུ་ལ། །དྲི་ཞིམ་རོ་མངར་ཁུ་བ་ཆེ། །ཞེས་སྤྱིའི་བཤད་པ་དང་། བྱ་རྐང་བ་ནི་ལོ་མ་དང་། །མེ་ཏོག་སྔོན་པོ་ཅུང་ཟད་འདྲ། །རྩ་བ་དོ་བའི་སྟོང་པོ་འདྲ། །དྲི་རོ་ལྷག་པར་བཟང་བ་ཡིན། །ཞེས་བྱ་རྐང་མ་སྟེ་འདི་ཤིན་ཏུ་དཀོན་པའོ། །ཁ་ཆེ་མ་ནི་རབ་ཏུ་སེར། །གེ་སར་ཁམ་ན་གཞན་མ་འདྲེས། །ཞེས་པ་འདི་ཁ་ཆེ་མ་སྟེ། རྒྱ་གར་ནས་ཛཱ་ཀི་རྣམས་ཀྱིས་འཁྱེར་ཡོང་བ་དང་འདི་རྣམས་འདྲ་བ་ལས་ཛཱ་ཀིས་འཁྱེར་བའི་མ་ལ་ཡ་ནས་འོང་བ་དང་། པུཎྜི་ཏ་རི་ནས་འོང་བ་སིལ་བུ་ཡིན་ལ། ཁ་ཆེ་ནས་འོང་བ་ཕལ་ཆེར་བཀྲ་ཞིས་དམ་བཀྲུས་བསྟམས་པ་མང་། འདི་ལ་རིང་ཐུང་ཁྲུ་གང་རེ་ཙམ་ཡོད་པར་གསུངས། དེ་ཉིད་ལས། ལི་བཙན་དྲི་རོ་མི་གསལ་ཡང་། །ཁ་དོག་དམར་སེར་གསལ་ན་བཟང་། །ཞེས་རྒྱ་གར་གྱི་གུར་གུམ་སྟེ། དྲི་རོ་ཆེར་མེད་ཀྱང་ཁ་དོག་ཤིན་ཏུ་གསལ་ལ་ཁུ་བ་སེར་པོ་འབབ་པ་དང་། བལ་པོའི་གུར་གུམ་ནག་ལ་ཉོབ་པ་ཁུ་བ་མེད་པ་འབྱུང་། འདི་གཉིས་ལོ་མ་ཆེ་ལ་རྐང་རིང་པ་མི་ཚད་ཙམ་འབྱུང་ཟེར། བོད་ཀྱི་ལྷུམ་རྫའི་གུར་གུམ་ཡང་། དེ་ཉིད་ལས། བོད་ལ་ལྷུམ་རྫའི་ནང་དུ་སྐྱེ། །དྲི་ཞིམ་ལི་ཁྲིའི་མདོག་ཅན་མཆོག །གེ་སར་སྨུག་པོ་འདུག་པ་འབྲིང་། །སྐྱོ་ལ་དྲི་མ་ཆུང་ན་ངན། །ཞེས་སོ། །བཟང་ངན་བརྟག་པ་ནི། དེ་ཉིད་ལས། གུར་གུམ་ཤིན་ཏུ་མི་དམར་ཞིང་། །ཤིན་ཏུ་སྨུག་པ་མ་ཡིན་པ། །དམར་སེར་སྟུམ་ཞིང་ཞྭི་བ་དང་། །རོ་མངར་དྲི་མ་ཆེ་ལ་ཞིམ། །ཁུ་བ་དམར་སེར་གར་ན་བཟང་། །དེ་ལས་ཇི་ལྟར་ལྡོག་བཞིན་ངན། །ཞེས་གསུངས་བཞིན་ཁ་ཆེ་མ་ཡང་ཁུ་བ་བཏོན་པ་ཡོད་པས། དྲི་རོ་དང་ཁུ་བ་གསུམ་གཙོ་ཆེ། དྲི་རོ་ལས་ཀྱང་ཁུ་བ་རྟགས་ཆེ་བ་ཡིན། སེར་ལ་འཛམ་པ་དང་། ནག་ལ་ཟན་སྐམ་འདྲ་བ་ཁུ་བ་སོང་བ་ཡིན། སྨུག་ལ་སྟུམ་ཞིང་

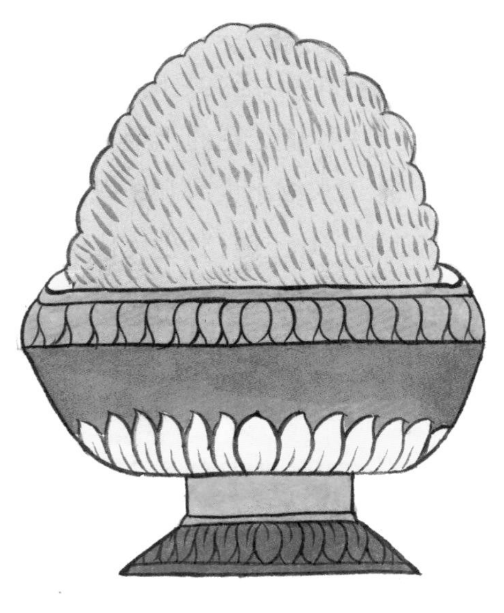

གྲོང་པ་བཟང་། དེས་ན། འདྲ་དཔེར་ཡང་། གུར་གུམ་གཡག་ཤ་ཁྲེ་མ་འདྲ། །ཞེས་སོ། །

红花

红花治一切肝病，能封闭脉口止血。《如意宝树》中说：“红花清肝热。”《铁鬘》中说：“红花性凉、重，治新老肝病。”《甘露之滴》中说：“红花性凉，培元健身。”本品之名有：贡荀玛、荀荀木、固苏玛、麦朵、达哈然、巴巴、阿格纳嘎、麦丹、哈若旃檀、哈若旃檀见巴然嘎米拉、卡且尔乔吉、嘎米拉杂纳玛、卡且尔吉、洛贺大旃檀、旃檀玛尔见、斗巴纳、朗杰、苏尔雅、萨果杂、尼玛、阳达库、拉嘎大萨杂尼嘎、玛芒见、索巴巴、质辛木、苏干达、质桑、拉岗大嘎、累玛尔、阿格纳释嘎、麦泽茂、古苏玛塔嘎、麦朵端见、司木塔、尼赞达呼。方言中称为：司次固萨、固萨尼、格萨若、古苏玛巴哈。隐语中称为：青曼皂吾、厘赤当见、奈干孜、尼玛贡林、嘉木样多见。汉语中称洒潘。

红花的来源和历史：红花为众药之本。《札拉嘎》中说：“梵天的药方有一千二十二方，红花、石榴二品为本。”治一切寒症之药石榴为本，治一切热症之药红花为本。其因如下：

从前，大海裂缝之时，由于甘露宝瓶口没有被神花苏干达哈固苏塞严，甘露之滴洒在地上，生成红花。从此，红花传了下来。

太初圆满之劫的八万年时，洛江王邀请拘留孙佛，天神们降下了红花雨，在祖佛贵体成了一些明显的相好。此后，二劫的六万年时，拉丹王时代，金寂佛降世，天神们用红花水浴洗和饮用，佛留下了赞颂红花功效的偈颂二十五颂，作为《医诊十万颂》的清热之本，给予娑婆世界之主梵天。依此，梵天配出了一千零二十二方。此后，三劫的四万年时，稚格王时代，饮光佛降世，一生下来，天神们用红花水浴洗和饮用，佛身相好光闪烁。因妙音六十支缘成熟，佛对红花作了赞颂。

此时，阿罗汉班玛巴幻化成佛的法相，来到神界，用神福威力从善法堂的红花园中摘采了红花种子，种植在哲徐见山。

此后，在药物女神益超玛播种所有药种的同时，神医塔嘎吉的儿子唐卓和巴卓两神，受佛的命令和梵天教诫的促使，从折徐见若山摘采了红花种子，种植在夏冈山。

此后，在克什米尔地方除冈得若山的上部其他地方还未露出水面的时候，在此山的山洞里有一位阿罗汉尼玛贡巴在修行。龙王们在笃信和听讲经文之时，阿罗汉向龙王们说：“尊敬三宝，为了消除众生的痛苦，需要一块种植红花的土地。”龙们一听说，非常喜悦，就给了。为了这块土地露出水面，他请求缩小大海和予以帮助，使其愿望圆满。按照请求，龙们给了他用他的法衣能盖住的一片土地，让他完成事业。阿罗汉说：“我的法衣不是佛赐的，不能盖在土地和水上。”龙们说：“那么，将你的法衣举在空中，以落在地面的法衣影子为限。”于是，阿罗汉早上幻化飞天，藏在太阳升起的山上，将法衣挂在山头。这块地方，大都被影子遮住。此时，龙依照允诺奉送土地，缩小了大海。阿罗汉于是从夏冈山摘采了红花种子，播种在这块土地上。由于龙们的帮助，红花出了芽，生长起来。此地也逐渐有人居住了。

同样，班禅纳绕巴也从夏冈山摘采了红花种子，种在布卡巴哈若山。接着，在适宜红花生长的玛拉雅山等地也生长着红花。此外，在条件相同的花园中也有种植的红花。雷干玛红花生长在印度大部地区。比此种品位略次的尼泊尔红花也在尼泊尔常有种植。比此种品位略次的西藏红花，在西藏地区的花园中也在种植。

上述是红花的来源和历史。

红花分为五种。特品为夏冈玛红花。上品为克什米尔红花，印地语中称迦什米逻，藏语中称卡且，因地名命了花名，称为卡且玛。布卡哈热山和玛拉雅山产的红花与此同效。中品为雷干玛红花，印度大部分地方皆产。次中品为产于尼泊尔的尼泊尔红花。下品为产于西藏的园植红花。《玛拉雅之释》中说：“红花有夏冈玛红花、克什米尔红花、雷干玛红花、尼泊尔红花、藏红花五种。”至于红花的产地，同书中说：“仙人们从哲徐见若山带来红花种子，种在夏冈山，就有了夏冈玛红花；阿罗汉尼玛贡巴从夏冈山采了红花种子，带来在克什米尔地方，祈祷后下了种，祝愿说，愿福佑种子有收获，从此开始能种植。布卡巴哈热山寺院，是红花最初的产地。玛拉雅红花为上品，雷干玛红花印度各地皆产，尼泊尔红花产于尼泊尔。此药皆是采集花瓣加工成的。西藏红花最常见，处处园中有种植。”

关于各种红花的识别，同书中说：“总的来说，红花色红黄，零散，气香，味甘，汁多。分别来说，夏冈玛红花混有少许叶子和蓝花，根如辛菜茎，气味非常好，产品奇少。克什米尔红花色很黄，花蕊黄褐色，没有混入其他杂质，该品大多由佐格人从印度带来；从玛拉雅和布卡巴哈热山零星带来的，与前相同；从克什米尔来的大多称为哇嘎卡，包裹严密，长短约一肘。雷干玛红花气味淡、色红黄鲜艳者佳。印度红花气味不大而颜色鲜艳，有黄色汁液。尼泊尔红花色黑，软弱，无汁液。上述两种，叶大茎长。西藏园红花种植于西藏园中，气香，黄丹色者为上品，花蕊紫色者为中品，灰白色气微者为下品。”

其质量鉴别，同书中说：“红花不很红，也不很紫，而是色红黄，油润，性重，味甘，气浓而香。汁液红黄色浓者佳；与上述相反者次。”如上所述，克什米尔红花能挤出汁液，以气、味、汁三者为主要特征，汁更是主要特征。含汁液者色黄柔和，黑色如干米粒者已失汁液，色紫油润硬者佳。因此《图谱》中说：“红花如牦牛肉粉。”

གི་ཤང་།

གི་ཤང་རིམས་དུག་མཆིན་ནད་སྟོད་ཚད་སེལ། །ཞེས་པར་མིང་། གོ་རོ་ཙ་ན། སིང་ཀ་ལ། གླང་ཆེན་མཁྲིས་པ། གླང་ཆེན་རྩེ། དུད་འགྲོའི་མེ། ས་གས་ཞེས་ཟེར། ངོ་བོ་ནི། གླང་པོ་ཆེའི་མཆིན་མཁྲིས་ལས་བྱུང་བ་སྟེ། འདི་ལ་མཆོག་དམན་གཉིས་ཡོད་པའི་མཆོག་ནི། གླང་ཆེན་ཤི་བའི་མཆིན་མཁྲིས་ལས་བླངས་པ་དམར་སེར་སྨུག་ལ་སྨུམ་མདངས་ཆགས་པ། མཁྲིགས་པ་བཅག་འཕྲོར་དམར་སེར་རིམ་པ་དོད་པ། ཕྱི་ལ་ལྷུགས་རྩི་ཆགས་པ་དྲི་རོ་བཟང་ལ་མཁྲིས་རོ་ཅུང་ཟད་ཡོད་པ། སྨན་གཞན་དང་སྦྱར་ཚེ་ཞུང་དུས་ཀྱང་ཡུན་དུ་འདུལ་བས་ཁ་དོག་སེར་པོར་བསྒྱུར་པ། ཇི་ལྟར་འདུལ་བཞིན་ཇེ་ཆེར་སེར་བ། ཐོས་ཚེ་སོ་མི་སེག་པ་དེ་ནི་ལྷད་མེད་པས་བཟང་ངོ་། །ཅུང་ཟད་དེ་ལས་དམན་པ་ནི་སྔ་མ་ལས་སེར་ལ་འབོལ་བའོ། །ལར་གླང་པོ་ཆེར་ཆང་གར་མ་མང་དུ་བླུད་པས་མཆིན་མཁྲིས་རྒྱས་ནས། ཁ་སྣངས་དང་ཁ་ཆུ་དྲི་ཆུ་སོགས་ལ་གི་ཤང་གི་རྒྱུན་འབབ་པས་ཞག་རེའི་ཁ་སྣངས་ཡང་ས་སྟེང་དུ་ཕུང་པོར་ཆགས་འདུག་པར་བཤད་པས་དེ་ལ་ས་མ་འདྲེས་པ་སྔ་མ་དང་འདྲ་བའི་ནུས་པ་ཡོད་ལ། ཇེ་ཕུཏྟ་རི་ཀས། སྦྱོས་བྱེད་ཀྱིས་ཐད་མགྲིན་པ་ནས་ཟགས་པའི། །གི་ཤང་དྲི་བཟང་བུང་བའི་གཏེར་འཛིན་པ། །ཞེས་པས། དྲི་རོ་མཆོག་ཏུ་བཟང་ལ་སེར་ཤས་ཆེ་བའོ། །དེ་ལ་ས་འདྲེས་པ་དང་། བསྲེས་པ། གཞན་བཟོ་མ་རིལ་བུར་དྲིལ་ནས་ཕྱི་ནང་མང་པོ་བཀོན་བུ་བྱས་པ་སྟེ། ལྷད་ཅན་རྣམས་ནི་མིག་དང་ཁས་བརྟགས་པས་ཤེས་པར་འགྱུར་རོ། །གཞན་མི་དང་སེམས་ཅན་ལ་ཡང་ཡོད་པའི་མི་ལས་བྱུང་བ་བཟང་། སེམས་ཅན་ཊ་ཕྲན་དང་རི་དྭགས་ལས་བྱུང་བ་འབྲིང་། ཊ་སྤྲུན་དང་ར་ལུག་གཅན་གཟན་ལས་བྱུང་བ་དམན་ནོ། །སེམས་ཅན་མཚན་མོ་འཕྲུན་སྒྲ་འབྱིན་པ་དང་། ཁྱད་པར་བ་གླང་མཛོ་རྫོལ་སོགས་མིག་དམར་སེར་མཚན་མོ་འཕྲུན་པ་ལས་ཡོད་གསུངས་པ་བཞིན་ངེས་པར་འབྱུང་བ་མཐོང་ངོ་།།

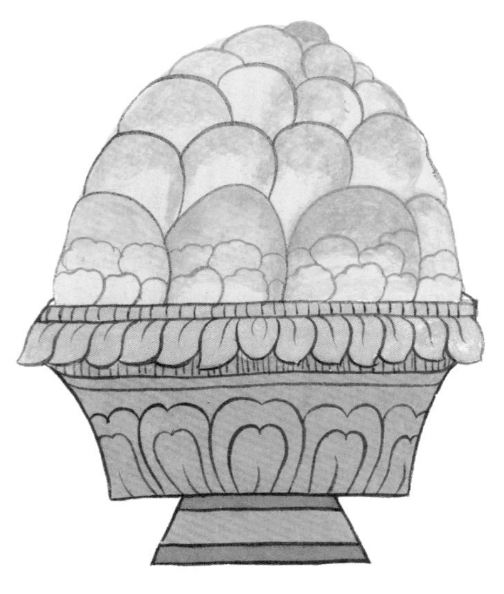

象黄（包括牛黄）

象黄功效治疫毒，并治肝病腑热病。本品之名有：高饶札那、桑嘎拉、朗青赤巴、朗青孜、都卓麦、萨格等。本品产自大象的肝胆，分为上品和下品两种。上品，大象死后，从肝胆中取出，色红黄带紫，油润有光，坚硬，断面红黄色，层纹显明，外表形成一层铁汁状物，气味芳香略有胆味。与其他药物配合时，略加少许搅拌，颜色也变黄，越拌越黄。没有杂质，口嚼时不碜牙者，为上品。比此略次一些的色更黄，质疏松。据说，给大象多灌酒，其肝胆胀大，口中呼出之气和唾液、尿等也能排出象黄，每一夜口呼出之气在地面上形成一颗象黄。没有混入土沙者，功效同前。吉布班智达若嘎说：“大象从喉排出的象黄，气味芳香赛过绀琉璃宝。”本品气味甚好，色深黄。在该品中掺杂土沙别物者，是人工制造的，为团粒状，仅是在外层包裹了一些象黄。有杂质时，眼看口尝能辨别出来。此外，人和动物也有“黄”。人黄为上品；小骆驼和野生食草动物产的“黄”，皆为中品；老骆驼和山羊，绵羊及野生食肉物动物产的“黄”为下品。动物在夜晚呻吟，特别是黄牛、犏牛、犏乳牛所生的犊等，眼黄赤，夜晚呻吟者一定有黄。我亲眼所见，这一说法不错。

གླ་རྩི།

གླ་རྩིས་དུག་སྲིན་མཁལ་ནད་གཉན་ཚད་སེལ། །ཞེས་པར། རིན་སྤུངས་ལས། གླ་རྩི་ཤིན་ཏུ་བསིལ་བའི་མཆོག །ཅེས་པར་མིང་། ཀསྟུ་རི། སྲི་ག་མ། རི་དྭགས་ཀྱི་ཆ། ཟུར་ཆག་པར། ཀ་དུ་རི། གབ་ཁུ། རི་དྭགས་ལྟེ་བ། ལྟེ་བའི་དྲི། དྲི་ཅན་ལྟེ་བ། འདོམས་ཀྱི་ངར་རྩི། སྦྲུལ་དུག །དྲིའི་རྩི། རི་དྭགས་རྩི་རྣམས་ཟེར། རིགས་ལ་བརྟག་པ་ནི། གླ་ནག་དང་། གླ་སྐྱ་གཉིས་ཏེ། གླ་ནག་ནི་ནགས་ནང་དུ་གནས་པའི་གླ་བ་སྤོ་ནག་གཟུགས་ཆུང་ལ། ཐང་ཤིང་གི་རྩེ་སྟོད་ལ་ཉེ་བར་འཛེག་ཐར་བ། དེ་ལ་རྩི་ཤིན་ཏུ་ཆེ་ལ་དྲི་མངར་ཞིང་ཁྱབ་ཆེ་བ། རྩི་ཁའི་སྤུ་དམར་སེར་སྤུ་ཤིན་ཏུ་ཕྲ་བ། ཤི་བའི་ཤ་ཡང་རྩིའི་དྲི་མས་ཁྱབ་པས་ཟ་མི་བཏུབ་པ་འབྱུང་བར་བཤད་པ་དེ་ཤིན་ཏུ་བཟང་། གླ་སྐྱ་ནི་དཀྱུས་མ་ཡིན། ཡུལ་ལ་བརྟག་པ་ནི། སྐམ་ཤས་ཆེ་ལ་ཤིང་ཕུར་མོང་མང་བ། རྩྭ་ངན་པ་སྐྱེ་སའི་གླ་རྩི་བཟང་། དེ་ལས་ལྡོག་པའི་ཡུལ་ནི་ངན་པ་ཡིན། དབྱིབས་ལ་བརྟག་པ་ནི། རྩི་རིལ་

གཅིག་རྫོག་ཏུ་དྲིལ་བ་བཟང་མཆོག་ཡིན། རྩི་འབྲུམ་རིལ་བུ་མང་བ་འབྲིང་། རྩི་འབྲུམ་ཡང་སྦྲ་མཁྲིགས་ཅན་ཕྱེ་ལ་ནག་རྩི་སྣུམ་འོད་ཆགས་པ་བཟང་། རྩི་ཉོབ་ཕྱེ་མ་ངན་པའོ། །ཁ་དོག་ལ་བརྟག་པ་ནི། སེར་པོ་རབ། དམར་ཁམ་འབྲིང་། ནག་པོ་ཐ་མའོ། །འདི་ཡང་དྲིའི་ལས་བྱེད་པ་ཡིན་པས་དྲི་མ་ཡལ་བར་པར་བུར་བཙུག་ལ་ཁ་སྤྲ་ཚིལ་གྱིས་བཀག་ནས་ཉར་ཚགས་དགོས་པར་བཤད། འདི་དང་ཤིང་ཀུན་ག་པུར་ཙནྡན་དཀར་པོ་རྣམས་ཚགས་དམ་པར་བྱ། ལུགས་གཅིག་ཉར་ཚགས་ བྱས་པའི་ཕྱི་ནས་སྣུམ་ཆེ་དྲི་མི་འབྲོ་བ་དགོས། བྲོ་ན་རང་ཉམས་པ་དང་སྨན་གཞན་ལ་གནོད་པར་བཤད། ཁྱད་པར་བྱུ་རུ་ལ་དྲིས་གོས་ན་ཆག་གས་བྱེད་པ་དང་། བུམ་རྫས་ཀླུ་སྨན་སོགས་ལ་རེག་མི་རུང་ངོ་། །བཙུད་ལེན་དུ་གླ་རྩི་གཏོང་ན་དུག་གསོད་དགོས་པར། རྡོ་རྗེ་མཁའ་འགྲོའི་འགྲེལ་པར་བཤད། །འདི་ལ་མ་གི་ཡང་ཟེར་ཏེ། མ་གི་ཏ་འཇུག་པ་མང་ལ། དཔག་བསམ་ལྗོན་ཤིང་ལས། དབང་པོ་མེ་ཏོག་མ་གི་ཏ། །གསུམ་པ་འབྲུ་ཡི་མ་གི་ཏ། །རི་རལ་ཤིང་གི་མ་གི་ཏ། །སྔོག་སྐྱ་སྤྱོད་ཀྱི་མ་གི་ཏ། །མ་གི་ཏ་ལ་མང་བཤད་དོ། །ཞེས་པས་སྐབས་འཇུག་ཤེས་དགོས་སོ། །

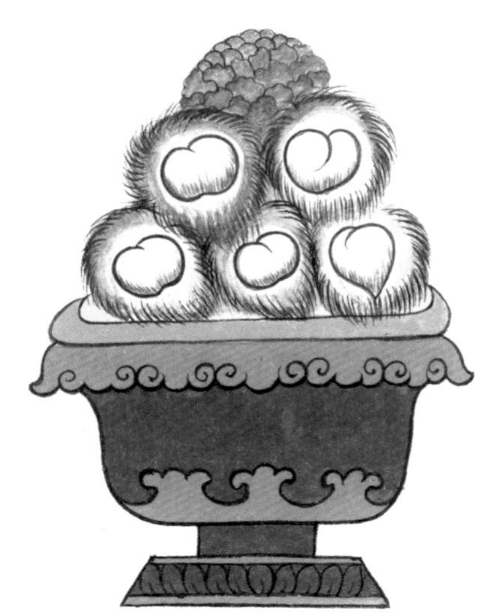

麝香

麝香解毒治虫病，并治肾病瘟热病。《宝堆》中说："麝香甚凉，为上品。"本品之名有：若达吉恰、苏尔恰巴、嘎都若。隐语中称为：若达得哇、得哇质、质见得哇、多木吉昂尔孜、珠毒、质孜、若达孜等。本品分为黑麝和灰白麝两种。

黑麝即林麝，生活于林中，色青黑，体小可攀缘于松树梢脱逃。香仁多，气浓烈。脐窝毛红黄色，很细。死后，麝肉香气浓烈，不能吃。本品甚佳。

灰白麝即普通麝，从地域来分，产于干旱、蒿多、草坏的地方的麝香为上品。相反者为下品。从形状来分，单生一粒者为上品；生成许多小粒者为中品，小粒坚硬、外黑色、有油光者佳；生为粉末、糊状者为下品。从颜色来分，色黄者为上品，色红褐者为中品，色黑者为下品。

本品为气效药物。为防止气味散发，要装入瓶中，黄蜡封口保存。本品与阿魏、冰片、白檀等相仿，保存方法一样，瓶外面涂油，防止气味散发。气味飞散功效降低，并有害于他药，特别是珊瑚染上该品气味后要破裂。不能接触瓶装治癫药物。用来做滋补品时，要去毒。《金刚空行之解释》中说："本品叫玛格，常称玛格达。"玛格达"有许多种。《如意宝树》中说："有佛手参花玛格达、三果玛格达、贯众玛格达、大蒜玛格达，玛格达很多。"临床要具体来分。

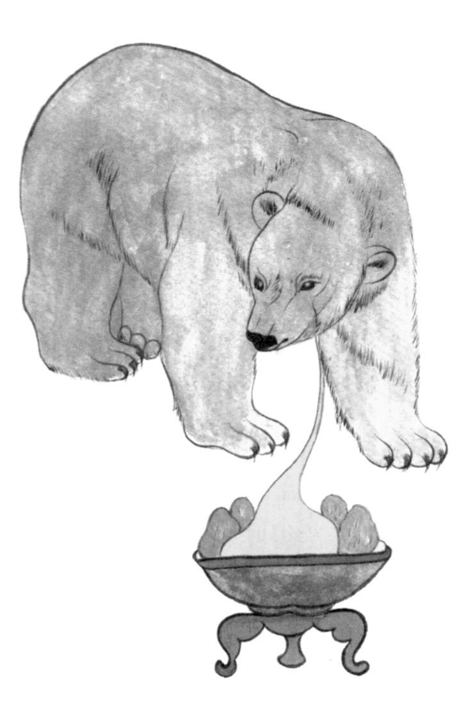

དོམ་མཁྲིས།

དོམ་མཁྲིས་རྩ་སྡོམ་རུལ་གཅོད་ཤ་བསྐྱེད། །ཞེས་པའི་མིང་། ཏྲ་ལུ་སིདྡྷ། ཏི་ཛོ་ཏ་ཏི། ཨཱ་ཡུ་ཕུཏྲི། སྲོག་གི་མེ་ཏོག། ཐུགས་ཀར་མེ་མཉམ། ནག་པོ་བཅད་འབྱོར། གཡའ་ཀྱི་བཅད་འབྱོར། རྩ་སྡོམ་ཤུགས་ཆེན་རྣམས་ཟེར། རིགས་གསེར་མཁྲིས་སེར་པོ། གཡུ་མཁྲིས་སྔོན་པོ་གཉིས། ནམ་ལྷའི་དབང་གིས། དབྱར་གཡུ་མཁྲིས། དགུན་གསེར་མཁྲིས་ཟེར་ཡང་མ་ངེས་པར་སེམས། དོམ་མཁྲིས་བཟང་ངན་ཆུ་ལ་དྲིས། །འཇའ་ཡི་ཀ་བ་ཚུགས་ན་བཟང་། །ཟེར་བའང་འདུག། ཡིན་མིན་ཐེ་ཚོམ་ན། མཁྲིས་པའི་ཁ་པགས་མཉེས་པས་མི་འཆག་པར་སྐྱ་སོབ་ཏུ་སོང་ན་དོམ་ཡིན། པགས་པ་ཡར་ཞིང་ཆག་དྲིད་སོགས་གཞན་ཡིན་ཟེར་བ་བདེན་པ་ཤས་ཆེ་བར་སེམས།

熊胆

熊胆功效封脉口，并且止腐生新肌。本品之名有：质孜达若，索格美多、图嘎麦念、纳保介焦尔、亚吉介焦尔、札多木徐青等。本品分为两种：金胆，黄色；玉胆，青色。由于季节不同，夏季为玉胆，冬季为金胆。但这种说法不一定正确。

熊胆好坏，滴入水中便知，有"虹柱"直立者佳。这是否对，还有疑问。胆皮柔软不破，色灰黑，虚松者，为黑熊胆；胆皮鼓起，破裂者，为棕熊胆。这一说法很对。

དབང་པོ་རིལ་བུ།

དབང་པོ་རིལ་བུས་དུག་འཇོམས་ནོར་བུ་ཡིན། །ཞེས་པའི་ཁུངས་ནི། རིན་སྤུངས་མཛེས་རྒྱན་ལས། སྔོན་གྱི་ཚེ་ན་ལྷ་རྣམས་དང་། །ལྷ་མིན་བདུད་རྩི་འདོད་པ་མཐུན། །རྒྱ་མཚོ་བསྲུབས་ཚེ་བདུད་རྩིའི་སྔོན། །དུག་བྱུང་ཚངས་པས་རབ་གཟིར་བས། །ཕྱུང་བྱེད་དུག་དངོས་ཞི་གྱུར་ཡང་། །ནུས་པ་རྒྱུ་དང་མི་རྒྱུ་བའི། །དུག་རིགས་ལས་གྱུར་འཇིག་རྟེན་ཁྱབ། །དེ་ཚེ་ལྷ་དབང་བརྒྱ་བྱིན་གྱིས། །གཉེན་པོ་འབྱུང་བར་སྨོན་ལམ་བཏབ། །སླར་ཡང་མཚོ་བསྲུབས་བདུད་རྩི་བྱུང་། །རླངས་པའི་ཟིལ་ཕྲོམ་དངུལ་ཆུ་ཡི། །ཐིགས་པ་ས་ལ་འཐོར་བ་ལྟར། །ས་སྙིང་ཁྱབ་པས་འབྱུང་བཞི་ལས། །གྲུབ་པའི་སྨན་རིགས་ཐམས་ཅད་ལ། །བདུད་རྩིའི་ཟེགས་མ་སླ་རྩེ་ཙམ། །རིལ་བུར་འཐོར་བས་མ་ཁྱབ་མེད། །དེ་ཕྱིར་ས་སྙིང་སྨན་མིན་པའི། །ས་རྡོ་རྩི་ཤིང་གང་ཡང་མེད། །སྨན་ལ་བདུད་རྩིའི་མཐུས་ཁྱབ་པའི། །ནུས་ལྡན་སྨན་ཀུན་འཇོམས་བྱེད་དེ། །སེམས་ཅན་ཀུན་གྱིས་ཟོས་པའི་བཅུད། །བརྒྱ་བྱིན་སྨོན་ལམ་མཐུ་བརྟས་པས། །སེམས་ཅན་མ་ངེས་འགའ་ཞིག་ལ། །དྭངས་མ་བདུད་རྩིའི་དབང་པོ་གང་། །རིལ་བུར་འདྲིལ་བ་ལུས་ལ་ཆགས། །དེ་ཉིད་དུག་རིགས་མ་ལུས་པ། །འཇོམས་བྱེད་རིན་པོ་ཆེ་རུ་གྲུབ། །དེ་ནི་ལྷ་དབང་མཐུས་གྲུབ་པས། །དབང་པོ་རིལ་བུ་མིང་དུ་གྲགས། །ཞེས་དང་། དྲང་སྲོང་གྲུབ་པའི་བསྟན་བཅོས་ལས། སྔོན་དུས་གངས་རིའི་བདག་པོ་མགྲིན་སྔོན་གྱིས། །སངས་རྒྱས་བསྟན་ལ་གནོད་པར་བྱ་བའི་ཕྱིར། །འཛམ་གླིང་དུག་རིགས་ཀུན་གྱི་བཅུད་བསྡུས་ནས། །སྦྱོར་བ་མི་འདྲ་སུམ་བརྒྱ་དྲུག་ཅུ་བཙམས། །དེ་ཡི་གཉེན་པོ་ལྷ་དབང་བརྒྱ་བྱིན་གྱིས། །སྨན་རིགས་སུམ་བརྒྱ་དྲུག་ཅུའི་བཅུད་བསྡུས་ནས། །སྨོན་ལམ་བཏབ་སྟེ་ནམ་མཁའི་དབྱིངས་སུ་གཏོར། །ཏ་ལའི་དུག་རིགས་གང་དུ་དར་བའི་སར། །འདི་ཉིད་དེ་ཡི་གཉེན་པོར་སྨིན་པར་ཤོག །དེ་སྐད་བརྗོད་མཐུས་དབང་རིལ་ཞེས་བྱ་བྱུང་། །དེ་ཡང་སེམས་ཅན་སྤྱི་མཐུན་བསོད་ནམས་ཀྱིས། །སྔོན་གྱི་སྨན་བཅུད་དེང་འདིར་རྡོ་རྩི་སྔོ། །ཆུ་ལ་སོགས་པར་བྱུང་བ་སུས་ཟོས་པ། །ཁོང་དུ་སྨིན་ནས་རིལ་བུ་གཅིག་ཏུ་འགྲིལ། །ཕལ་ཆེར་གླང་ཆེན་ཆ་བྱ་གླ་བ་དང་། །ར་རྒོད་སོགས་ལས་འབྱུང་ལ་མཐའ་འཁོབ་ཀྱི། །ཡུལ་རིགས་རྣམས་སུ་འབྱུང་བས་མང་བ་ཡིན། །ཞེས་དང་། ཡང་མན་ངག་ཁ་ཅིག་ཏུ། སྔོན་ཚེ་ལྷ་དབང་བརྒྱ་བྱིན་གྱིས། །རིན་ཆེན་སྣ་ལྔའི་བཅུད་བསྡུས་ནས། །རིལ་བུར་དྲིལ་ཏེ་རྒྱ་མཚོར་འཕངས། །གླང་པོས་རྒྱ་མཚོའི་ཆུ་འཐུངས་པས། །དབང་རིལ་གླང་པོ་ཆེ་ལས་བྱུང་། །མཚོ་རྟ་ལ་ཡང་ཡོད་པར་བཤད། །ཉ་ཆེན་ཡོལ་མོ་ལས་བྱུང་རབ། །གླ་བ་ལས་ཀྱང་འབྱུང་བར་བཤད། །ཅེས་དང་། གཡུང་དྲུང་འཁྱིལ་པ་ལས། སྔོན་དུས་སྟོན་མཆོག་དབང་པོ་གཤེན་རབས་ཀྱིས། །སྐྱབས་གནས་སྲུང་མར་བཅས་ལ་རིན་ཆེན་དང་། །འབྲུ་སོགས་མཆོད་པ་ཕུལ་ནས་དམོད་འདི་བོར། །སྙིགས་དུས་མ་རུངས་བདུད་ཀྱི་སྤྲུལ་པ་འགས། །ཟས་ངན་དུག་སྦྱོར་ཉེས་པ་ཡོད་མིན་གྱི། །མི་ཆེན་སྤྱོག་ལ་ཏུར་ཐུམ་བྱེད་དུས་

སུ། །དེ་ཉིད་འཛོམས་བྱེད་སྨན་མཆོག་རིན་པོ་ཆེའི། །མཐུ་ལྡན་རང་བྱུང་དངོས་གྲུབ་བསྐུལ་དུ་གསོལ། །གསུངས་པས་ལྷུང་བཟེད་ནང་དུ་དངོས་གྲུབ་ཀྱི། །རིལ་བུ་རིགས་ལྔ་བྱུང་བ་ཕྱོགས་བཅུར་བོར། །ཕྱོགས་ཀུན་ཁྱབ་ནས་འགྲོ་ལ་ཕན་པར་ཤོག །ཅེས་གསུངས། དབང་གི་གནས་ལ་མ་ངེས་པར། །སྲོག་ཆགས་ཀུན་དང་ཁྱད་པར་རྨ་བྱ་སོགས། །སྲོག་རྩ་རུ་རྩེ་མཁྲིས་པ་སྐྱད་པ་དང་། །ཕོ་ལོང་རྒྱ་མ་མཆིན་པ་སོགས་ལས་འབྱུང་། །རྒྱ་གར་སྨན་གྱི་ནགས་སུ་སྐྱེས་པའང་ཡོད། །ཡུལ་དེའི་སླ་བ་དཀར་པོ་སྨན་ཟ་བའི། །རྩི་ཤའི་ཁ་ལྟེམས་དག་ལས་ངེས་པར་འབྱུང་། །ཞེས་འབྱུང་ངོ་། །དེའི་རིགས་དང་ཡོན་ཏན་བཤད་པ་ནི། གྲུབ་པའི་གཞུང་ལས། །རིགས་ནི་དཀར་སེར་དམར་ལྗང་སྔོ་དང་ལྔ། །རིན་ཆེན་རྣམ་པ་ལྔ་ཡི་རྒྱུ་དང་མཐུན། །འོན་ཀྱང་འབྱུང་བའི་ཤས་ཀྱི་ཆེ་ཆུང་ལས། །དཀར་པོ་ཆུ་ལ་སེར་པོ་ས་ཤས་ཆེ། །དམར་པོ་མེ་ལ་ལྗང་གུ་རླུང་ཤས་ཆེ། །སྔོན་པོ་ནམ་མཁའ་ལས་བྱུང་ནུས་པ་ཡང་། །འབྱུང་བཞིའི་སྨན་དང་ནུས་པ་མཐུན་པར་བཤད། །ཅེས་དང་། སྐང་ཆེན་དབང་རིལ་གོ་རེ་ཙ་ན་སྟེ། །སྤྲུལ་དང་རྨ་བྱ་སླ་བ་གསུམ་པོ་ལས། །བྱུང་བ་ལ་ནི་དབང་པོ་རིལ་བུ་ཟེར། །ཆུ་མིག་ནང་ནས་བྱུང་བའི་རིལ་བུ་ལ། །སྨན་ཆུ་དབང་རིལ་ཞེས་སུ་འབྱུང་བ་ཡིན། །སྦལ་པ་ལས་བྱུང་དབང་ལྡན་རིལ་བུར་འབོད། །སྤྲུལ་དང་སྦལ་བའི་ལྟོ་བ་ནས་བྱུང་བར། །ཀླུ་རྒྱལ་ནོར་བུ་ཞེས་བྱ་ཤིན་ཏུ་བཟང་། །ཞེས་གསུངས། ཡང་ཁ་ཅིག་ཏུ། དཀར་པོ་ལྷ་ཡི་རིལ་བུའི་རིགས་ཡིན་རབ། །དམར་པོ་བཙན་གྱི་དབང་རིལ་ཡིན་པ་འབྲིང་། །སྔོན་པོ་ཀླུ་ཡི་དབང་རིལ་ཐ་མའོ། །ཞེས་དང་། ཧྨ་སྭ་མིས། དཀར་པོ་རྒྱལ་པོའི་རིལ་བུ་བཟང་ཤོས་ཀྱིས་མི་ཏྲ་བདུན་འཚོ་ཐུབ། སྔོན་པོ་རྫེའུ་རིལ་བུ་འབྲིང་བས་ལྔ་ཐུབ། དམར་པོ་ཀློན་གྱི་རིལ་བུ་ཐ་མས་གསུམ་ཐུབ། །ཅེས་གསུངས། མཛོས་རྒྱན་ལས། དཀར་པོ་རྒྱལ་རིགས་དམར་སེར་རྫེའུ་རིགས། །ལྗང་སྔོན་འབངས་རིགས་རིམ་པས་དང་པོ་མཆོག །ཕྱི་མ་ཕྱི་མ་རིམ་གྱིས་དམན་པར་བཤད། །ཅེས་གསུངས། དྭགས་པོ་རིན་པོ་ཆེས། སེར་པོ་གསེར་མདོག་གིས་མི་ཏྲ་བཞི་སོས། ནག་པོ་མཆོང་མདོག་གིས་མི་ཏྲ་དགུ་སོས། དེ་མན་སྔོན་པོ་དམར་པོ་དཀར་པོ་གསུམ་གྱིས་མི་ཏྲ་གསུམ་རེ་སོས་གསུངས། གཡུང་དྲུང་འཁྱིལ་པ་ལས། དཀར་པོ་ཆེ་བ་ཅོ་གའི་སྒོ་ང་ཙམ། །རྒྱལ་པོ་རིལ་བུས་མི་ཏྲ་བཅུ་གསུམ་སོས། །དམར་སེར་འབྲིང་བ་ཤྭ་བའི་རིལ་མ་ཙམ། །ཀློན་པོ་རིལ་བུས་མི་ཏྲ་དགུ་འཚོ་ཐུབ། །ཆུང་བ་ལུག་གི་རིལ་མ་ཙམ། །བཙུན་མོ་རིལ་བུས་མི་ཏྲ་བདུན་ལ་ཕན། །སྔོ་དང་དཀར་པོ་ཡང་ཆུང་སྲན་མ་ཙམ། །འབངས་ཀྱི་དབང་རིལ་ཡིན་པས་སྟོ་མ་ཡིས། །མི་ཏྲ་ལྔ་འཚོ་ཕྱི་མས་གསུམ་ལ་ཕན། །ཁ་དོག་དབང་དང་ཁྱད་པར་ཆེ་ཆུང་ལས། །ཆེ་དང་སྲ་མཁྲེགས་ལྡན་པ་བཟང་བའི་རིགས། །ཆུང་དང་གསོབ་ལ་བཀྲག་འཚེར་མེད་ངན་རིགས། །ཞེས་བཤད་དོ། །བཟང་ངན་ཡང་བཤད་པ་དེས་གསལ་ཡང་། གྲུབ་པའི་བསྟན་བཅོས་ལས། ཡོར་ཆེན་ཉ་དང་སྐང་ཆེན་སྤྲུལ། །སྦལ་པ་རྨ་བྱ་ལས་འོངས་མཆོག །ཆུ་

གནས་གཞན་ལས་བྱུང་བའང་བཟང་། །ཕྱུགས་རིགས་ལས་བྱུང་ངན་པ་སྟེ། །མི་དང་རི་དྭགས་ལས་བྱུང་འབྲིང་། །གླ་བ་ལས་བྱུང་རྩི་རིལ་ངན། །ཞེས་དང་། མཛོས་རྒྱན་ལས། ལྡི་མཁྲིགས་སྔོ་བསིལ་ངར་ལྡན་པ། །མཆོག་གམ་གསར་པ་ཡིན་པས་བཟང་། །དེར་ལྟོག་ཡང་སྐྱི་སེར་ཁྲ་དང་། །སྐྱ་སོབ་རྒྱུ་ངན་རིགས་ཡིན་ནམ། །ཡང་ན་སྔོན་ཆད་ནད་པ་ལ། །བཏང་བའི་སྐྱིགས་མ་ངར་ཡལ་ངན། །ཞེས་སོ། །རྣམ་སྦྱ་མིས། བཏིག་ན་ལྡི་ལ་དངོས་པོ་ཆེ་བ། སྲ་ལ་མཁྲིགས་པས་ངར་ཆེ་བ། ཁར་མི་འཇུ་བ། སྦྱངས་ན་སྒྲི་མེད་པ། དར་ཁ་དོག་སྣ་ཚོགས་ཀྱི་སྟེང་དུ་བཞག་ཚེ་མདངས་ཆགས་པ་དེ་ནི་དབང་རིལ་ཐྲོལ་མེད་པ་ཡིན་པས་མཆོག་ཏུ་བཟང་། དེ་ལས་ལྡོག་པ་ཐྲོལ་ཅན་ཡིན་པས་ངན་ནོ། །ཞེས་གསུངས། ལེགས་ཉེས་བརྟག་པ་མང་ཡང་། ཟིན་ཏིག་ལས། བཙན་དུག་རྩི་བཞིན་བཏགས་པའི་ཕྱི། །ཆུར་སྦྱངས་གར་སླ་འོ་མ་ཙམ། །དཀར་ཡོལ་ནང་བླུགས་དེ་ནང་དུ། །དབང་རིལ་བསྐྱུར་ལ་ནུབ་པར་བྱ། །ཞག་གཅིག་བཞག་ནས་ནང་པར་བལྟ། །དཔའ་བོ་གོས་སུ་གྱོན་པ་ན། དབང་པོ་རིལ་བུ་རབ་ཏུ་བཟང་། །དཔའ་བོ་གདན་བཏིང་དབང་རིལ་འབྲིང་། །དཔའ་བོ་མཐའ་བསྐུས་དབང་རིལ་ཐ། །དྭངས་པའི་ཆུ་མཐར་དུག་མེད་གཅེས། །ཞེས་གསུངས་པ། འདི་རང་གསལ་ཡང་བརྟགས་ནས་དེ་མ་ཐག་ངལ་གསོ་བའི་མན་ངག་བྱ་དགོས་སོ། །གོང་སྨན་པས། གླུད་པོས་རྗེ་སྐྲན་སྐྲིན་དང་ཟག་སྐྲན་སྐམ། །དབང་རིལ་འདོད་པ་མཁས་པས་སྤྱང་བའི་གནས། །ཞེས་གསུངས་པ་ལྟར་ཞིབ་ཏུ་བརྟག་པར་བྱ། འདིའི་ལག་ལེན་སྐོར་གསུམ་སོགས་ཞིབ་པ་ཟབ་གསལ་སྙིང་ཐིག་ཅེས་པ་པོ་བོས་ལོགས་སུ་བྱས་པར་གསལ་ལོ། །

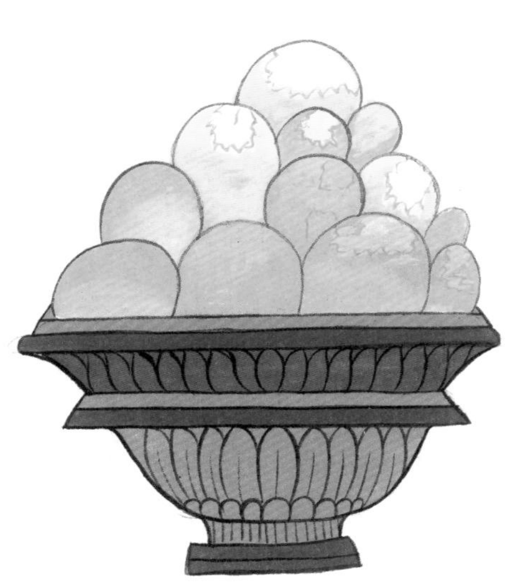

腹中宝

腹中宝为解毒宝。本品的来源，《宝堆美饰》中说：“很早以前，神和非天们同取甘露宝瓶，大海裂缝时未取得甘露宝瓶前，先产生了毒。梵天特别受苦，驱散了成形真毒，毒化为动的和不动的毒，遍及全世界。此时，帝释作了祈愿，又一次大海裂缝，产生了甘露。甘露之汽如同水银珠散滚地面一般，遍布大地。因而，四源所成之一切药物，无不结有甘露的细小之滴。因此，地上的土石草木无不为药，甘露的天赋之力遍及诸药，药物就具有一切功效。众生食物的精华，充满着帝释祈愿的天赋之力。在一些动物的体内，精华、甘露凝聚成粒，成为腹中宝。此药可解诸毒，成为解毒之珍宝。此药为帝释天赋之力所成，因此称为昂保诺布。”章松珠巴的《经论》中说：“很早以前，雪山之主郑宛，为了谋害桑杰丹，集世间所有的毒精，配成不同的三百六十种毒精之剂。帝释配了对治的三百六十剂药精，祈愿后洒向天空，说道：‘哈拉之毒所到之处，但愿此药去对治。’这句祈愿之词的威力化为腹中宝。这也是由于众生之福。昔时的药物精华，而今还在石水草木上，无论何种动物一吃，便在腹中成熟，凝结成丸。大多产生在大象、孔雀、麝、山羊、野牛体内和边远地区。”一些医药歌诀典籍中说：“从前，帝释集五宝之精，团成丸投入大海。大象常饮海水，因而腹中宝产自大象。海马也产腹中宝。大翅鱼所产的腹中宝为上品。麝也有腹中宝。”《永固旋聚》中说：“从前，端却昂保辛然向护法神供献珍宝和粮食等，正在这时浊世丑类魔的儿子化身，在粗食淡饭中掺入毒，欲毒死有罪无罪的所有大人。此时，他祈祷说：‘天赐对治此毒的具有珍宝威力的灵丹妙药。’真的在缘钵中有了五粒仙丹。于是，他将仙丹撒向十方，并祝愿说：‘遍及各方，普益众生。本品产地不定，一切动物体内皆产，特别是孔雀等。如禽兽的命脉、角尖、胆、脑、胃、大小肠、肝等器官中。印度药物书中说也有林中产的，在该地方有一种白麝吃了药草，口中吐出腹中宝。”

本品的种类和功效，《成就经论》中说：“本品分白、黄、红、绿、青五种，五种珍宝同质，但成分大小不同。白色者水大；黄色者土大；红色者火大；绿色者风大，功效好；青色者生自天空，功效轻，与四源药功效相一致。大象腹中宝称为高饶扎纳；蛇、孔雀、麝三者所生的称为‘昂保诺布’；泉水中所生的称为‘药水宝’；青蛙生的称为‘蛙宝’，蛇和龟腹中所生的称为‘龙王宝’，质最佳。”有些说：“白色者称天神宝，为上品；红色者称地神宝，为中品；青色者称水族宝，为下品。”达玛萨莫说：“白色者称君宝，为上品，可治七人马；青色者称王宝，为中品，可治五人马；红色者称臣宝，为下宝，可治三人马。”《美饰》中说：“白色者为君宝，红色黄色为王宝，绿色青色为民宝。前为上品，逐级质次。”达保仁保且说：“黄色为金色，治四人马；黑色为玛瑙色，治九人马；青色和红色、白色三者，治三人马。”《永固旋聚》中说：“白色者大如云雀蛋，为君宝，治十三人马；红色、黄色者中等，大如鹿粪，为臣宝，治九人马；小者如羊粪，为妃宝，治七人马；青色和白色者大小如豆，为民宝，前者治五人马，后者治三人马。”以大小来分，大而坚硬者佳，小而疏松无光泽者劣。

其质量好坏，《成就经论》中说：“大翅鱼、大象、蛇、青蛙、孔雀产生之腹中宝为上品，别的水生动物产生之腹中宝次之，牲畜产生之腹中宝较劣，人和草食野生动物产生之腹中宝为中品，麝生之腹中宝质劣。”《美饰》中说：“重、硬、青、凉者为上品，或为新生，质佳；与此相反，轻、软、黄、花、灰白、疏松者劣，或为以前病人用过的残品，质劣。”达玛萨莫说：“手掂重，块大，坚硬，口含不化，无腥臭味，放在各种丝织物上有光泽者，为无杂质的佳品；相反有杂质的为劣品。”鉴别好坏的方法很多，但《藏医临床札记》中说：“乌头带汁磨为粉，调入水中，浓淡如乳，倒入碗中，投入腹中宝下沉，放置一夜，次晨观察，乌头粉末包裹如穿衣者为上品，乌头粉末如铺毡者为中品，乌头粉末集于四周者为下品，周围的清水无毒。”这种方法，这里说得很清楚。御医说：“患者用腹中宝催熟痈疖肿毒、干脓肿，为精于运用腹中宝者所戒。”据此，使用时必须细细检查。关于本品临床运用和检验我在《细微深明精滴》中另有说明。

བྲག་ཞུན།

བྲག་ཞུན་ཚད་པའི་ནད་རྣམས་ཀུན་ལ་ཕན། །ཁྱད་པར་ཕོ་མཆིན་མཁལ་ཚད་སེལ་བའི་མཆོག །ཅེས་པར། རིན་སྤུངས་ལས། བྲག་ཞུན་བསིལ་ལ་རྡོ་བས་མཆིན་ནད་རྙིང་པ་སེལ། །ཞེས་དང་། དཔག་བསམ་ལྗོན་ཤིང་ལས། ཤི་ལ་ཛ་དུར་ཆུ་སྲི་སེལ། །མཆིན་པའི་ཚ་བ་སེལ་བའི་མཆོག །ཅེས་གསུངས་པའི་མིང་ནི། ཨ་ག་ཡ། ཨ་བ། ཤི་ལ་ཛྫ་ཏུར། ཤི་ལ་ཛ་དུར། ཨ་ལྷི་རི། གབ་མིང་དུ། སྲིད་པའི་བྱང་སེམས་དམར་པོ། ཨུ་མའི་མངལ་ཁྲག བྲག་དར་ཡ་གན། ཁྲག་དར་ཡ་གན། བྲག་གི་ཁྲག བྲག་གི་ཏ་ཧྲི་ར། ཁྲག་འདྲ། བྲག་གི་རཀྟ། ས་སྙིང་ནད་འཇོམས། བྲག་གི་བདུད་རྩི། འབྱུང་བའི་ཁྲག རིན་ཆེན་བཅུད། སྲིད་པའི་ཁམས་དམར། ཁམས་ལྔའི་བཅུད་སྨན། མཆིན་མཁྲིས་ནད་སེལ། མཆིན་པའི་རྩི་རྣམས་ཟེར། བྱུང་ཁུངས་ནི། གོང་དུ་ཅོང་ཞིའི་སྐབས་བདུད་རྩི་བུམ་པ་ལས་བྱུང་བའི་ལུང་གི་འཕྲོས་སུ། དམར་པོ་ངོ་ཚ་བྲག་ལ་བྲོས། །བྲག་ལས་རྡོད་སྐྱེས་བྲག་ཞུན་བྱུང་། །ཞེས་ཅོང་ཞི་བྲག་ཞུན་མཚལ་དངུལ་ཆུ་ཁུངས་གཅིག་པར་རང་སྐབས་ཐོར་ཙམ་བཤད་པ་གོ་བསྒྲིག་པས་གསལ། དེ་ཡང་། ཡན་ལག་བརྒྱད་པར། སོས་ཀ་ཚད་པས་གདུངས་བྲག་ལས། །གསེར་སོགས་འབྱུང་ཁུངས་དྲུག་གི་བཅུད། །རྒྱ་སྐྱིགས་ཁུ་བ་ལྟར་འཛག་གང་། །དེ་ནི་བྲག་ཞུན་ཞེས་སུ་བཤད། །ཅེས་གསུངས་པས། ལུང་བ་ཁ་བྱང་དུ་བསྟན་པའི་བྲག་གི་གས་གསེང་སྦུབ་སོགས་ནས་བུར་ཞུན་ལྟར་བྲག་གི་བཅུད་ཞུ་བ་གཅིག་ཏུ་འཁྱིལ་ནས་འབབ་པ་ཡིན་ཏེ། དེ་ལའང་རིགས་དྲུག་དང་། བཞི་དང་། ལྔ་ལ་སོགས་པར་བཤད་པ་ནི། དེ་ཉིད་ལས། གསེར་དང་དངུལ་དང་ཟངས་ལྕགས་ཆོན་མོ་སྣ། །ཞ་ཉེ་དང་ནི་རྣམ་པ་དྲུག་རྣམས་ཀྱི། །ཁམས་རྣམས་ལས་ནི་རང་རང་ཁུ་བ་འཛག །ཅེས་པས། གསེར་ཞུན། དངུལ་ཞུན། ཟངས་ཞུན། ལྕགས་ཞུན། ཆོན་མོ་སྣ་

ཞུན། ཞ་ཉེའི་ཞུན་དང་དྲུག་གོ། དེ་དང་མཐུན་པར་ཁར་ལྟའི་གཞུང་ལས། བྲག་ལ་སོས་ཀའི་ཉི་མས་རབ་གདུངས་ནས། །གསེར་དང་དངུལ་དང་ཟངས་ལྕགས་ཚོན་མོ་སྣ། །ཞ་ཉེ་དང་ནི་རྣམ་པ་དྲུག་རྣམས་ཀྱི། །ཁམས་རྣམས་ལས་ནི་རང་རང་ཁུ་བ་འཛག །ཅེས་འབྱུང་ངོ་། །རིགས་བཞིར་གསུངས་པ་ནི། བདུད་རྩི་བམ་བརྒྱད་ལས། ཤར་ལྷོ་ནུབ་བྱང་གར་ཡང་འབྱུང་། །བྲག་ཕུག་སྟོང་པ་ཡོད་པ་ལས། །བདུད་རྩི་ཞུ་བ་འཛག་པ་ནི། །རིན་ཆེན་སྣ་ཚོགས་འབྱུང་བ་སྟེ། །ཞེས་པས། འདིར་ཡང་རིགས་ཀྱི་ཡུམ་བཞིའི་རཀྟ་ཟགས་པར་བཤད་པས། ཕྱོགས་བཞིའི་ཡུམ་བཞིའི་རང་བཞིན་རིན་པོ་ཆེ་སྣ་བཞིའི་ཁུ་བ་འཛག་པ། གསེར་དངུལ་ཟངས་ལྕགས་བཞིའི་མདོག་འབྱུང་བར་བཤད་པ་དང་། རིགས་ལྔར་བཤད་པ་ནི་དཔལ་ལྡན་རྒྱུད་བཞིའི་དགོངས་པ་སྟེ། ཚོན་མོ་སྣ་ཞེས་ཞ་ཉེ་དཀར་པོ་འམ་གཤའ་ནག་ལ་ཟེར་བས་དཀར་ནག་གི་ཁྱད་ཙམ་མ་གཏོགས་གཅིག་པས་ན་འདིར་ཡང་གཅིག་ཏུ་བསྡུས་པས་ལྔ་སྟེ། འགྲེལ་པར། གསེར་ཞུན་དམར་སེར་མངར་ཁ་ཚེ་རིང་གསོས། །དངུལ་ཞུན་མདོག་དཀར་ཁ་མངར་མཛེ་ནད་འཇོམས། །ཟངས་ཞུན་དམར་ལྷང་ལན་ཚྭ་རྣག་ཁྲག་སྐེམས། །ལྕགས་ཞུན་མདོག་ནག་པ་གཅིན་མཆིན་ནད་སེལ། །ཞ་ཉེ་ཁ་དོག་དྲི་རོ་དེ་ལས་དམན། །ཞེས་དང་། ཡང་གསེར་ལས་བྱུང་བའི་བྲག་ཞུན་ཁ་དོག་དམར་སེར། རོ་མངར་ཁ། ནུས་པ་བསིལ་སྣུམ། ནད་རླུང་མཁྲིས་སེལ་ཞིང་ཚེ་སྲིངས་བྱེད། དངུལ་ལས་བྱུང་བ་ཁ་དོག་དཀར་པོ། རོ་ཁ་མངར། ནུས་པ་བསིལ་སྐམ། ནད་ཆུ་སེར་ནད་དང་མཛེ་ནད་སེལ། ཟངས་ལས་བྱུང་བ་ཁ་དོག་རྨ་བྱའི་མགྲིན་པ་འདྲ་བ། རོ་ཁ་ཚ། ནུས་པ་བསིལ་ཡང་། ནད་བད་མཁྲིས་སེལ་ཞིང་རྣག་ཁྲག་སྐེམས། ལྕགས་ལས་བྱུང་བ་ནི་ཁ་དོག་ནག་པོ། རོ་ཁ་ཞིང་ཚུང་ཟད་ལན་ཚྭ་བ། ནུས་པ་ཚ་ལ་རྣོ། ནད་བད་ཀན་ནད་དང་མཆིན་ནད་སེལ། ཞ་ཉེ་དཀར་ནག་རང་རང་གི་མདོག་དང་མཚུངས་ལ། རོ་ནུས་བྱེད་ལས་ལྕགས་ལས་ཅུང་ཟད་དམན་པའོ། །ཞེས་བཤད་དོ། །དེ་ལྟར་རྩ་བའི་རིགས་ལྔ་མ་འཁྲུལ་བར་ངོས་བཟུང་ནས། དེ་ལྔ་ཙམ་ལ་བློ་ཕྱོགས་གཅིག་ཏུ་གཏད་ནས་བསྟད་པས་ངོས་མི་ཟིན་ཏེ། སྔར་ཅོང་ཞིའི་སྐབས་སུ་བཤད་པ་བཞིན། རིགས་གཉིས་རེ་འདྲེས་པ་དང་། གསུམ་རེ་འདྲེས་པ་དང་། བཞི་རེ་འདྲེས་པ་དང་། ལྔ་ཀ་འདྲེས་པའི་དབྱེ་བ་དང་། དེ་དག་ཀྱང་མཆོག་དང་། རབ་དང་། འབྲིང་དང་། ཐ་མ་སྟེ་བཞིས་བསྒྱུར་པའི་དབྱེ་བ་བརྒྱ་དང་བཅོ་ལྔ་ནི་ངེས་པར་ཤེས་དགོས་སོ། །དེའི་ཤུགས་ཀྱིས་ཆ་ཤས་ཆེ་ཆུང་གི་དབྱེ་བ་དཔག་ཏུ་མེད་པའང་ལེགས་པར་བརྟགས་པས་རང་ཤུགས་ཀྱིས་ཤེས་པར་འགྱུར་ཏེ། རྒྱུད་ལས། ལེགས་པར་དཔྱད་ན་མངོན་ཤེས་ཕྲ་མོ་འཆར་ཞེས་སོ། །དེ་ཡང་། མ་ལ་ཡ་འགྲེལ་ལས། དེ་ལས་ཕན་ཚུན་གཉིས་འདྲེས་དང་། །གསུམ་དང་བཞི་དང་ལྔ་འདྲེས་དང་། །མཆོག་རབ་འབྲིང་དང་ཐ་མ་ལས། །དབྱེ་བ་བརྒྱ་དང་བཅོ་ལྔ་དང་། །ཆ་ཤས་ཆེ་ཆུང་གིས་དབྱེ་བ་ལས། །བྱེ་བྲག་རྣམ་པ་དུ་མར་འགྱུར། །རྐྱང་པ་ལྔ་ལས་གཉིས་འདྲེས་བཅུ། གསེར་ཞུན་བཞི་སྟེ་དངུལ་ཞུན་བཅུ། ཟངས་དང་ཞ་ཉེ་འདྲེས་པ་གཉིས། །གསུམ་གསུམ་

འདྲིས་པས་བཅུ་ཡིན་ཏེ། །གསེར་འདྲིས་ལྔ་དང་ལྕགས་འདྲིས་གཅིག །གཅིག་ལྷན་ལྔ་དང་རེ་རེ་ནས། །མ་གཏོགས་བཞི་བཞི་འདྲིས་པ་གསུམ། །རིགས་ལྔ་ཐམས་ཅད་འདྲིས་པ་གཅིག །ཅེས་འཕྲུལ་ལུགས་གསུངས་པ་འདི་ལ་རྗེའུ་བཀྲམ་པས་རྟོགས་སླ་བ་ཡིན། སྔར་ཡང་རྩ་བའི་རིགས་ལྔ་གསལ་བར་གསུངས་པ་ནི། དཀའ་འགྲེལ་དེ་ཉིད་ལས། གསེར་ལས་བྱུང་བ་དོམ་མཁྲིས་འདྲ། །ཁུ་བ་གུར་གུམ་ཆུ་དང་འདྲ། །རོ་ནི་མངར་ཞིང་ཙུང་ཟད་ཁ། །གསེར་གྱི་གཡའ་འདྲ་སྦྲོ་བ་ཡིན། །དངུལ་ལས་བྱུང་བའི་བྲག་ཞུན་ནི། །ཁ་དོག་དྭངས་སྐྱ་ཞོ་ཁྲིས་འདྲ། །རྙིང་དུས་འོ་མའི་ཁྲིས་མ་འདྲ། །རོ་ཁ་ཙུང་ཟད་དངུལ་དྲི་བྲོ། །ཟངས་ཞུན་དམར་ཞིང་ཙུང་ཟད་ལྤང་། །རྙིང་དུས་ཁ་དོག་དམར་སྐྱ་འབྱུང་། །རོ་ཁ་ལན་ཚྭ་ཙུང་ཟད་བྲོ། །ཟངས་ཀྱི་དྲི་རོ་ཙུང་ཟད་ཡོད། །ལྕགས་ལས་བྱུང་བའི་བྲག་ཞུན་ནི། །ཁ་དོག་སྔོ་ནག་རྙིང་པའི་དུས། །རམས་ཁུ་འདྲ་ཞིང་རོ་དང་དྲི། །ལན་ཚྭ་བྲོ་ཞིང་ཙུང་ཟད་ཁ། །ལྕགས་ཀྱི་དྲི་མ་ཙུང་ཟད་མནམ། །ཞ་ཉེ་དངུལ་གྱི་མདོག་མཚུངས་ཤིང་། །རྙིང་དུས་ཞོ་ཡི་ཁ་ཆུ་འདྲ། །ལྕགས་མཚུངས་ཙུང་ཟད་ནུས་དམན་ནོ། །ཞེས་རྩ་བ་ལྔ་དང་། དེ་ལས་མཆོག་རབ་སོགས་དབྱེ་བ་ཡང་། དེ་ཉིད་ལས། གསེར་བྱུང་མཆོག་ནི་སྨྱུག་ཤེལ་འདྲ། །རབ་ནི་དོམ་མཁྲིས་མདོག་ཅན་ནོ། །འབྲིང་ནི་བུ་རམ་མདོག་ཅན་དམར། །ཐ་མ་ཆང་གི་ཉིང་ཁུ་འདྲ། །རོ་ནི་གོང་ལས་རིམ་པས་དམན། །རྙིང་དུས་རིམ་པས་འོག་མ་ལས། །གོང་མ་གོང་མ་ཁ་དོག་དྭངས། །དངུལ་ཞུན་མཆོག་ནི་ཅུ་གང་གི། སྦྱི་མ་ཆུ་ཡིས་གང་བ་འདྲ། །རབ་ནི་སྤྲང་རྒོད་དཀར་པོ་འདྲ། །འབྲིང་ནི་འབྲས་སྤྱིའི་ཟན་སྐམ་འདྲ། །ཐ་མ་བག་ཟན་སྐམ་པོ་འདྲ། །རྙིང་དུས་རོ་གསལ་དྲི་མ་མནམ། །ཁ་དོག་དཀར་དམར་རིམ་པ་བཞིན། །གོང་ལས་འོག་མ་དྭངས་པའོ། །རོ་ནི་གོང་ལས་འོག་མ་དམན། །ཟངས་ཞུན་མཆོག་ནི་མན་ཤེལ་འདྲ། །རབ་ནི་ཙནྡན་དམར་པོ་འདྲ། །འབྲིང་ནི་ཡུངས་རྗེ་དམར་པོ་འདྲ། །ཐ་མ་ཁྲག་སྐམ་དྲོས་པ་འདྲ། །ཁ་དོག་རོ་རྣམས་རྙིང་པའི་དུས། །མངར་དང་ལན་ཚྭ་ཙུང་ཟད་ཁ། །ཁ་དོག་རིམ་བཞིན་གོང་མ་དྭངས། །རོ་ནི་དེ་ལས་ལྡོག་པའོ། །ལྕགས་ཞུན་མཆོག་ནི་རྐྱུགས་རམས་སམ། །རྐྱ་སྣུག་འདྲིས་པའི་རམས་དང་མཚུངས། །རབ་ནི་ཁྲག་སྐམ་རྗེག་པོ་འདྲ། །འབྲིང་ནི་ཁང་པའི་དུད་ཁྲག་འདྲ། །ཐ་མ་འདམ་ནག་གོང་བུ་འདྲ། །རྙིང་དུས་ཁ་དོག་རིམ་བཞིན་དྭངས། །རོ་ཁ་ཙུང་ཟད་ལན་ཚྭ་བྲོ། །རོ་ནི་རིམ་པས་འོག་མ་དམན། །ཞ་ཉེ་མཆོག་ནི་རྗེ་ལོ་འདྲ། །རབ་ནི་རྗེ་སྔོན་དུམ་བུ་འདྲ། །འབྲིང་ནི་ཆུ་བ་སྐམ་པོ་འདྲ། །ཐ་མ་ལྕགས་ནག་དུམ་བུ་འདྲ། །རྙིང་དུས་ཁ་དོག་རིམ་པས་དྭངས། །རིམ་བཞིན་ཆུ་དང་ཐ་ཆྭབས་དང་། །ཁ་ཆུ་བ་ཆུ་སྣུག་ཚ་འདྲ། །མཆོག་དམན་རིམ་བཞིན་རང་རང་གི། གཡའ་དྲི་ཆེ་ཆུང་བྲོ་བ་ཡིན། །ཞེས་དང་། འདུས་པ་ལ་ཡང་། རིགས་ལྔ་འདུས་པ་མཆོག་གི་མདོག །སྣ་ཚོགས་ཟེར་འཕྲོ་དྲི་དང་རོ། །དབྱར་དུས་བ་ཆུ་འདྲ་ལ་མངར། །ཆེར་དུས་ཚོས་སྣ་འདྲེས་པ་འདྲ། །རབ་ནི་རྒྱ་ཚོས་ཁཎྜ་འདམ། །ལྕགས་ཀྱི་སོལ་རྡོག་འདྲ་བའོ། །རྙིང་དུས་ན་ཆུང་ཆུ་དང་འདྲ། །འབྲིང་ནི་ཚོགས་མ་སྐམ་པོ་འདྲ། །རྙིང་པའི་མདོག་ནི་དེ་དང་མཚུངས། །ཐ་མ་བུར་སྣུག་འདྲིས་པ་འདྲ། །རིམ་བཞིན་དྲི་རོ་དམན་པ་ཡིན། །འདུས་རིགས་དྲི་རོ་སྦྱོང་བ་ནི། །སྲིད་འཕེལ་འགྱུར་གཉིས་འདྲིས་པ་

ཡིན། །ཁ་དོག་དྲི་རོ་གཉིས་གཉིས་གསལ། །ཁ་ཅིག་འདྲེས་པ་དེ་དང་མཚུངས། །ཤུས་ནི་ཚེ་ཚུང་དབང་གིས་ནི། །ཁ་དོག་དྲི་རོ་ཚེ་ཚུང་འབྱུང་། །ཞེས་གསུངས་ལ། ཡང་སྦྱོར་བཟང་ངན་ཀྱང་། དེ་ཉིད་ལས། སྦྱོར་ནི་ཁ་དོག་དྲི་རོ་གསལ། །ཆུ་ལ་སྦྱར་ན་སྙིགས་མ་མེད། །བཏེག་ན་ལྷི་ཞིང་མཁྲེགས་པ་བཟང་། །དྲེག་མཁྲེགས་འཇམ་ཞིང་དྲོ་ན་བཟང་། །གཡང་ས་ཆེ་བའི་རོས་བྱུང་བཟང་། །ས་རྡོ་སེམས་ཅན་བྲུན་མ་འདྲེས། །བྱིན་རླབས་ཅན་གྱི་གནས་བྱུང་བཟང་། །དེ་ལས་ལྡོག་པ་ངན་པའོ། །ཞེས་གསུངས་པ་འདི་དག་ནི་ཟབ་གསལ་རྒྱས་ཞིབ་གོ་བདེ་དོན་གསལ་དུ་འདུག་ཕྱིར་ལུང་ཚིག་འདི་བཅད་པ་ལྷུགས་སུ་གཏོང་བའི་ལྷན་པོ་གདབ་མ་དགོས་སོ།།

岩精

岩精治疗诸热症，特治胃肝肾热症。《宝堆》中说：“岩精凉锐，治肝病旧症。”《如意宝树》中说：“岩精治尿濇，清肝热有特效。”本品之名有：阿嘎亚、阿哇、西拉扎都尔、阿格哈若等。隐语中称为斯贝江赛玛保、欧麦昂赤、折达尔亚干、赤达尔亚干、折格赤、折各洳斗哈拉、赤合扎、折格拉格达、萨当奈交、折合格都孜、钧贝赤、仁青居、司贝康玛尔、康昂居曼、青赤奈赛、青贝孜等。

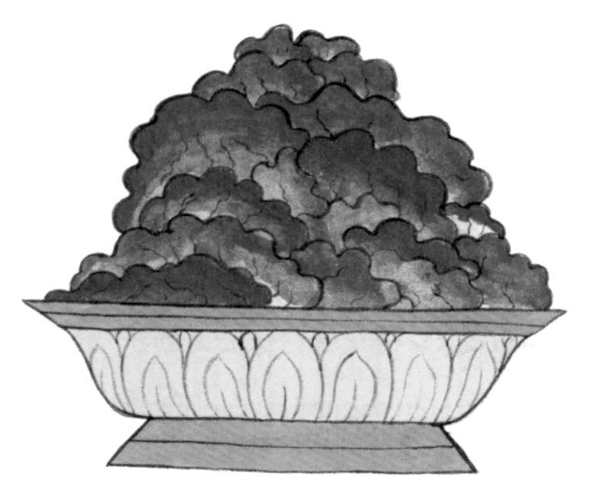

岩精的来源，上述寒水石之节中说：甘露宝瓶出现的余物，飘向红色石岩，石岩生火而生岩精。如同上述，岩精与朱砂、水银同源。《八支》中说：“夏天炎热时，金等六精熔如紫草茸汁，从石岩里流出来，这就是岩精。”沟口朝北的石岩缝隙里精液一样的岩石精汁聚集在一起流出来，即岩精。

岩精的分类，有分为 6 种、4 种、5 种之说。同书中说：“6 种之说是金、银、铜、铁、锡、铅等 6 金流出各自的熔汁。”岩精分别称为金岩精、银岩精、铜岩精、铁岩精、锡岩精、铅岩精等，与此说相同。《朝向经论》中说：“夏天的太阳特别炎热，石岩中的金、银、铜、铁、锡、铅等 6 精流出各自之汁。”即成岩精。4 种之说，《甘露八部》中说：“东南西北皆产，从石岩空洞里，流出甘露熔汁，生成各种珍宝。”这也是说，种之四母的“拉嘎大”漏流而出，即流出了四方之四母性的四种珍宝汁液，分别呈现金、银、铜、铁之色。五种之说，《医学四续》中认为：“村达茂一词为白铅或黑锡，除有黑白的区别外为一物，在此归为一物，共是五种。”该书的解释中说：“金岩精红黄，味甘苦，益寿；银岩精白色，味苦甘，治麻风；铜岩精红绿，味咸，干脓血；铁岩精黑色，治肝病、尿病；铅岩精色、气、味皆比铁岩精差。”又说：“金生的岩精红黄色，味甘苦，性效凉润，治隆病、赤巴病；银生的岩精白色，味苦甘，性凉燥，治黄水病；铜生的岩精色如硅孔雀脖颈，味苦辛，性效凉轻，治培赤并病；铁生岩精黑色，味苦微咸，性效热锐，治培根病；黑白铅生的岩精色同各自的颜色，味性效比铁生岩精略次。”这样，就可无误地识别五种岩精，但不能认为五种岩精都单一存在。如同前面谈到寒水石时谈过的一样，还有两种混合的、三种混合的、四种混合的、五种混合的等区别。这些又有特品、上品、中品、下品四等之分，共有 115 种，一定要分清楚。该品所含的成分大小的区别虽不一定，但很好地鉴别后，便可知道。《续》中说：“很好地鉴别后便知它的细微差别。”《玛拉雅之释》中说：“本品有 2 种、3 种、4 种、5 种相混合的。又分特品、上品、中品和下品，详分 115 种。所含成分之区别，具体分为若干种：即有 5 单种；2 种混合的 10 种；金脂 4 种；银脂 10 种；铜和铅混合的 2 种；3 种混合的 10 种；金混合的 5 种；铁混合的 1 种；4 种混合的 3 种；5 种混合的 1 种。”上述变化的说法，如同数石子一样容易理解。

再说一说 5 种基本岩精的显著特点。《释难》中说：“金岩精如熊胆，汁如红花水，味甘微苦，如金锈；银生岩精乳白色，色白如乳酪皮，湿时如奶皮，味苦微有银气味；铜岩精色红微绿，湿时色淡红，味苦微咸，微有铜气味；铁岩精黑蓝色，湿时如蓝靛汁，味咸微苦，微有铁气味；铅生岩精色如银，湿时色如酪浆水，效如铁岩精而微次。”特品、上品的特点，同书中说：“金岩精特品琥珀色，上品为熊胆色，中品为红糖色，下品为酒精色，其味逐种前佳后次，湿时前者比后者颜色鲜艳。银岩精特品如粘满石膏粉，上品如生白蜜，中品如干米粉团，下品如干面粉团，湿时味鲜有气味，色白红，逐次后者比前者鲜艳，味后者比前者次；铜岩精特品如火晶，上品如红檀，中品如赭石色，下品如干血，湿时味甘咸微苦，颜色逐次前者鲜艳，味与此相反；铁岩精特品如紫靛或如混墨紫靛，上品如干血块，中品如房子的烟油，下品如乌泥丸，湿时颜色逐次前鲜后淡，味苦微咸，味逐次后者淡；铅岩精特品如石叶，上品如青石块中品如干筋，下品如黑铁蛋，湿时颜色逐次前鲜后淡，逐次如水、波、雪水、黄牛尿、墨水，逐次分为上品、下品，有大小不同的锈味。”混合的岩精，“五种混合，特品有各种颜色，气味如夏天黄牛尿，味甘；大者如诸色混合，上品如朱红膏，如铁炭块，湿时如少女尿；中品如干渣，湿时如前；下品如糖墨混合，逐次气味较次。各种气味，两种混合的，两种的颜色气味明显，部分混合的与此相同。混合成分的多少，产生的颜色、气味不同”。

总之，其好坏的区别，同书中说：“颜色气味明显，溶入水时无沉淀物，手掂时重，坚硬者，质佳；垢硬，光滑，有味者，质佳；绝壁上产者，质佳；没有混杂土石、动物粪便者，质佳。与此相反者，质劣。”这些内容深奥而明晰，广泛而详细，义明易懂，故不必作过多的解释。

ལེའུ་ལྔ་པ། ཤིང་གི་སྨན་སྡེ་བཤད་པ།

ད་ནི་བར་གྱི་ལྔ་པ་ཤིང་གི་སྨན་གྱི་ནུས་པ་བཤད་པ་ལ། འབྲས་བུ་མེ་ཏོག་ལོ་མ་སྡོང་པོ་ཡལ་ག་ཤུན་པ་གསུམ་ཆུ་བ་དང་བདུན་དུ་འདུས་ཤིང་རྩ་བ་བཤད་ཀྱང་། བྲ་མའི་རྩ་ཟེར་བ་ཙམ་ལས་ལག་ལེན་སྐབས་ཆེར་མ་བཤད་པས་ཟུར་དུ་མ་ཕྱུང་བའི་ས་བཅད་བདུན་པོ་རིམ་པས་བཤད་པ་ནི། ཤིང་སྨན་སྡེ་ལ་སྤྱིར་སྨན་རིགས་དགུ་བཅུ་གོ་བརྒྱད་བསྡུས་པ་དང་། དེའི་ཁོངས་སུ་སྨན་སྣ་བརྒྱ་དང་བརྒྱད་ཅུ་རྩ་གཉིས་འདུས་ཡོད།

第五章　树类药物

树类药物，分为果实、花、叶、干、枝、皮、树脂等七类，以及根。根类药物只有锦鸡儿根，临床没有多论，仅作附述，没有另成一节。树类药物共包括九十八种，内含一百八十二味药物。

ས་བཅད་དང་པོ། འབྲས་བུའི་སྨན་གྱི་རྣམ་པ་བསྟན་པ།

第一节 果实类药物

ཨ་རུ་ར།

ཨ་རུ་ར་ནི་ནད་རྣམས་ཀུན་ལ་མཆོག །ཅེས་པ་འདི་སྨོན་ལམ་གྱི་མཐུ་དང་ངོ་བོའི་རོ་ནུས་པ་གང་ཐད་ནས་ནད་དོ་ཅོག་གི་གཉེན་པོ་ཡིན་པས་སྨན་མཐའ་དག་གི་རྒྱལ་པོར་གྱུར་ཕྱིར། རྒྱུད་དང་མན་ངག་ཐམས་ཅད་དུ། །སྨན་མཆོག་རྒྱལ་པོ་ཨ་རུ་ར། །ཞེས་བསྔགས་པ་འདི་ནི། སྔོན་ལྷ་དང་ལྷ་མ་ཡིན་གྱིས་བདུད་རྩི་ལོངས་སྤྱོད་པའི་དུས་སུ། ཚངས་པའི་ཞལ་ནས་ཐིགས་པ་སར་ལྷུང་བ་ལས་འབྱུངས་པ་དང་། སྒྲ་གཅན་གྱི་མགྲིན་པ་ལ་འཁོར་ལོས་བཅད་པ་ནས་སར་ལྷུང་བ་ལས་འབྱུངས་པ་གང་ཡང་རི་རབ་ཀྱི་རྩེར་ལྷའི་གནས་སུ་འབྱུངས་པ་ཡིན་ཏེ། གསོ་དཔྱད་ཕྲན་བུ་ལས། རྣམ་པར་རྒྱལ་བ་ཞེས་བྱ་བ། །རྣམ་སྲུས་ལ་སོགས་གནོད་སྦྱིན་གྱི། །གཞལ་མེད་ཁང་གི་ཡོགས་སུ་སྐྱེ། །སྔོང་པོ་རིན་ཆེན་ལྔ་ལས་གྲུབ། །ལོ་མ་པཉྩ་ལི་ཀ་དང་། །མེ་ཏོག་ཨུ་དུམ་ཝཱ་ར་འདྲ། །འབྲས་བུ་ཨ་རུ་རྣམ་རྒྱལ་ཞེས། ཞེས་གསུངས་སོ། །དེ་ཡང་ལྷའི་བཙུན་མོ་བློ་གྲོས་བདེ་བྱེད་མས་ཨ་རུ་ར་རྣམ་པར་རྒྱལ་བ་སྔོན་པོ་རྣའི་མགོ་ཙམ་པ་ཞིག་སེམས་ཅན་གྱི་དོན་དུ་བཏུས་ནས། དེ་སྨན་གྱི་ལྷ་མོ་བདུད་རྩི་མའི་སྤྲུལ་པ་གྲུབ་པའི་ལྷ་མོ་ཡིད་འཕྲོག་མ་ལ་ཕུལ་ནས། ཡིད་འཕྲོག་ལྷ་མོ་བདག་ལ་གསོན། །དཔྱིབས་ལེགས་མཛེས་ཤིང་ཡོན་ཏན་རྫོགས། །སྨན་མཆོག་རྣམ་རྒྱལ་རྫོགས་པོ་འདི། །གྲུབ་པའི་ལྷ་མོ་ཁྱོད་ལ་འབུལ། །བདག་ལ་བརྩེ་བས་ལེགས་བཞེས་ནས། །ཕྱི་རབས་སེམས་ཅན་དོན་ཕྱིར་དུ། །སྨོན་ལམ་ས་བོན་འདེབས་པར་མཛོད། །འབྲས་བཟང་སྨིན་པར་གདོན་མི་ཟ། །ཞེས་ཞུས་པ་བཞིན་ཡིད་འཕྲོག་མས་ཨ་རུ་ར་དེ་བསྣམས་ནས་རྒྱ་གར་རྡོ་རྗེ་གདན་དུ་བྱོན་ཏེ། ཕྱོགས་བཅུའི་རྒྱལ་བ་རབ་འབྱམས་སྤྱན་དྲངས་ལ་མཆོད་བསྟོད་ཀྱིས་མདུན་བསུས་ཏེ། བླ་མ་དཀོན་མཆོག་ཐུགས་རྗེ་དང་། །བདག་གི་ལྷག་བསམ་རྣམ་དག་མཐུས། །རྒྱུ་འབྲས་བསླུ་མེད་བདེན་སྟོབས་ཀྱིས། །སྨོན་ལམ་བཏབ་བཞིན་འགྲུབ་པར་ཤོག །བདུད་རྩིའི་མཆོག་གྱུར་རྣམ་རྒྱལ་འདི། །ཤར་ཕྱོགས་སྤོས་ངད་ལྡན་འབྱུངས་ནས། །རྩ་སྔོང་ཡལ་ག་ལོ་མ་དང་། །པགས་པ་མེ་ཏོག་འབྲས་བུ་ཡིས། །འགྲོ་བའི་རུས་པ་ཤ་ཡན་ལག །རྩ་རྒྱུས་པགས་པ་དོན་སྣོད་དང་། །དབང་པོའི་ནད་རྣམས་སེལ་བྱེད་ཤོག །ཨ་རུ་རིགས་ལྔ་འབྱུངས་པའི་གཙོར། །རོ་དྲུག་ནུས་བརྒྱད་ཞུ་རྗེས་གསུམ། །ཡོན་ཏན་བཅུ་བདུན་ཀུན་རྫོགས་པས། །ཉེས་གསུམ་མཚན་

ཉིད་ཉི་ཤུ་དང་། །ཁྱད་པར་བཞི་ཡི་ནད་སེལ་ཤོག །སྨན་རྒྱལ་ནོར་བུ་དེ་ཡི་འཁོར། །ཨ་རུ་རིགས་བཞི་ལེགས་འཁྲུངས་ནས། །སྨན་སྦྱོར་གང་བྱེད་དེ་ཡི་གཙོར། །སྨན་མཆོག་འདི་ཉིད་བྱེད་གྱུར་ཅིག །སྤྲུལ་པའི་རི་བོ་སྤོས་ངད་ལྡན། །འཕགས་མིན་སོ་སྐྱེས་བགྲོད་པར་དཀའ། །དེ་ཕྱིར་ས་ཕྱོགས་གཞན་ཀུན་ཏུ། །རིགས་ལྔའི་ས་བོན་ཐེབས་སྨིན་ཤོག །སྨན་མཆོག་རྣམ་རྒྱལ་འདི་ལ་སོགས། །ནུས་ལྡན་སྨན་རིགས་ཐམས་ཅད་ཀྱིས། །མི་མཇེད་འཇིག་རྟེན་ཁམས་ཁྱབ་ནས། །འགྲོ་བའི་ནད་ཀུན་ཞི་བྱེད་ཤོག །ཅེས་སྨོན་ལམ་བཏབ་བཞིན་སྐྱེས་པར་བཤད་པ་འདི་ནི་གཡུ་ཐོག་སྙིང་མའི་རྣམ་ཐར་ལས་བཤད་པའོ། །དེ་ལྟར་ཡིད་འཕྲོག་ལྷ་མོའི་སྨོན་ལམ་གྱི་མཐུས་སྤྲུལ་པའི་གནས་ཆེན་ལྟ་ན་སྡུག་གི་ཤར་ཕྱོགས་སྤོས་ངད་ལྡན་གྱི་རི་ལ་ཨ་རུ་རྣམ་པར་རྒྱལ་བ་གཙོ་བོར་གྱུར་པའི་རིགས་ལྔ་ཤིང་གཅིག་ལ་ཚང་བར་སྐྱེས་ལ། རྣམ་པར་རྒྱལ་བ་ནི་སྤོས་ངད་ལྡན་ལས་ཡུལ་གཞན་དུ་མི་སྐྱེ་ཡང་། སྨོན་ལམ་གྱི་མཐུས་རིགས་གཞན་ནི་ཡུལ་ཕལ་ཆེར་དུ་སྐྱེ་བ་ཡིན། དེ་ཡང་འཚོ་མཛད་གཞོན་ནུའི་སྨན་གྱི་སྡེབ་སྦྱོར་ལས། རྒྱ་གར་གནས་བཟང་སེམས་ཅན་བསོད་ནམས་ཆེ། །འཕགས་པའི་བྱིན་རླབས་ཡིད་འཕྲོག་སྨོན་ལམ་མཐུས། །ཤར་ཕྱོགས་སྤྲུལ་པའི་རི་བོ་སྤོས་ངད་ལྡན། །སྨན་མཆོག་རྒྱལ་པོ་ཨ་རུ་རྣམ་རྒྱལ་འཁྲུངས། །དྲི་ཡིས་ཁྱབ་པའི་ས་ཕྱོགས་ནད་མེད་ཅིང་། །སྨན་པའི་རྒྱལ་པོས་བྱིན་རླབས་སྤྲུལ་པའི་སྨན། །རྒྱ་གར་ལི་ཡུལ་བལ་ཡུལ་ལ་སོགས་པའི། །ཡུལ་ཁམས་གཞན་དུ་སྨན་མཆོག་འདི་མི་སྐྱེ། །ཆ་འདྲ་ཙམ་རེ་སྨོན་ལམ་སྟོབས་ལས་འབྱུང་། །དེ་ལ་ནུས་པའང་ཆ་འདྲ་ཡོད་པར་གསུངས། །ཞེས་དང་། གསོ་དཔྱད་ཐྲབ་བུ་ལས། གསེར་མདོག་ཤ་ཆེན་འབིགས་བྱེད་དང་། །ཙ་སྟུང་རྩེ་སྟུང་ཟུར་མ་རྣམས། །རྒྱ་གར་བལ་ཡུལ་གར་ཡང་སྐྱེ། །ཞེས་དང་། ཟུར་རྗོལ་ལས། ཡིད་འཕྲོག་མ་དེའི་སྨོན་ལམ་མཐུ་སྟོབས་ཀྱིས། །ས་ཕྱོགས་གཞན་དུ་ཆ་འདྲ་ཡོད་པར་སྲིད། །སྨན་སྟོང་འདི་ཡིས་ཁྱད་ཆོས་བཅོ་བརྒྱད་པོ། །ཨ་རུ་གཞན་རྣམས་ཡོན་ཏན་ལྡན་ན་ཡང་། །རང་རང་སྐབས་སུ་བབ་པའི་ཡོན་ཏན་ལས། །རྣམ་པར་རྒྱལ་བའི་ཡོན་ཏན་ཆ་འདྲ་བ། །ཆོས་ཀྱི་སྤྱན་ལྡན་མཁས་གྲུབ་དམ་པ་རྣམས། །སྨན་མཆོག་ཨ་རུའི་ཡོན་ཏན་བརྗོད་པ་ནི། །བདུད་རྩི་རྣམ་པར་རྒྱལ་བ་ཁོ་ནར་དགོངས། །མི་ཤེས་ཤེས་རབ་འཆལ་བའི་བླུན་པོ་རྣམས། །རྣམ་པར་རྒྱལ་བའི་ཁྱད་ཆོས་བཅོ་བརྒྱད་དེ། །ཨ་རུ་རིགས་བཞི་དག་ལ་ཚང་བར་འདོད། །སྨོངས་པའི་ཆོས་ལུགས་མཁས་རྣམས་བཞད་གད་གནས། །ཅི་ཕྱིར་རྣམ་པར་རྒྱལ་བའི་ཡོན་ཏན་རྣམས། །ཨ་རུ་རིགས་བཞི་དག་ལ་ཚང་ཞེས་དང་། །མཁས་པའི་ཡོན་ཏན་བླུན་སྨོངས་སྐྱེ་བོ་ལ། །ཚང་ཞེས་བརྗོད་དང་ཁྱད་པར་ཅི་ཞིག་ཡོད། །གསེར་དང་ར་གན་མཉམ་པ་ཇི་ལྟར་འདོད། །ཅེས་གསུངས་སོ། །ཟུར་མཁར་ཧྣཚྭ་སྭ་མིས། ལྟ་ན་སྡུག་གི་ཤར་ཕྱོགས་སུ། །སྤོས་ངད་ལྡན་པའི་རི་བོ་ལ། །ས་བདག་ལག་པ་ཆེན་པོ་དང་། །ཀླུ་ཡི་ལྷ་མོ་གཙང་ཆེན་གཉིས། །ཆགས་སྤྱོད་སྐུ་ལ་འཁྲུད་པ་ལས། །ནུས་པ་ཟླ་མཚན་ས་ལ་འཁྱིལ། །ཨ་རུ་ར་ཡི་ནགས་ཚལ་འཁྲུངས། །རྒྱ་གར་

ཡུལ་དུ་ཤིང་སྐྱེས་པ། །ཧ་ལ་ཧ་ཞེས་བྱ་བར་གྲགས། །བོད་ཀྱི་ཡུལ་དུ་ཤིང་སྐྱེས་པ། །ཀླུ་ཤིང་འོམ་བུ་ཞེས་བྱར་གྲགས། །རྩ་བས་ཉེས་པའི་ནད་རྣམས་སེལ། །སྟོང་པོས་ཤ་ཡི་ནད་རྣམས་སེལ། །ཤུན་པས་པགས་པའི་ནད་རྣམས་སེལ། །ཡལ་གས་རྩ་རྒྱུས་ནད་རྣམས་སེལ། །ལོ་མས་སྣོད་ཀྱི་ནད་རྣམས་སེལ། །མེ་ཏོག་དབང་པོའི་ནད་རྣམས་སེལ། །འབྲས་བུས་དོན་སྙིང་ནད་རྣམས་སེལ། །རིགས་ནི་རྣམ་པ་ལྔ་ཡོད་དེ། །ཞེས་གསུངས། རིགས་ལྔ་བཅས་སྐྱེ་ཚུལ་ཡང་། ཟུར་རྫོལ་ལས། སྟོང་པོའི་དབུས་ན་ཨ་རུ་རྣམ་པར་རྒྱལ། །ཤར་ཕྱོགས་འཇིགས་མེད་ལྷོ་ཕྱོགས་ཤ་མཐུག་དང་། །ནུབ་ཕྱོགས་འཕེལ་བྱེད་ཟླུམ་པོ་ཞེས་བྱ་དང་། །བྱང་ཕྱོགས་སྐེམ་པོ་སུལ་མང་རིམ་བཞིན་འབྱུངས། །ཞེས་སོ། །སྐྱེ་ཚུལ་བཅས་ངོས་འཛིན་ཡང་། བྲང་ཏི་པས། དབུས་ཀྱི་ཕྱོགས་ཀྱི་ཤིང་རྩེ་ལས། །རྣམ་པར་རྒྱལ་བའི་འབྲས་བུ་འབྱུངས། །ཁ་ནི་ཟུམ་ལ་གྲི་བ་ཕྲ། །རྩ་བའི་གོ་སུལ་རེ་རེ་ལ། །ཉི་མའི་འོད་ཟེར་ཤར་བ་འདྲ། །ཤར་གྱི་ཕྱོགས་ཀྱི་ཤིང་རྩེ་ལས། །གསེར་མདོག་ཅེས་བྱའི་འབྲས་བུ་འབྱུངས། །གསེར་གྱི་མདོག་ཅན་དང་སྣོང་འདྲ། །སུལ་ནི་ལྔ་འམ་བརྒྱད་ཡོད་དོ། །ལྷོ་ཡི་ཕྱོགས་ཀྱི་ཤིང་རྩེ་ལས། །ཤ་ཆེན་ཞེས་བྱའི་འབྲས་བུ་འབྱུངས། །སྦྲང་བུར་ཚངས་པར་བཅང་པ་འདྲ། །ནུབ་ཀྱི་ཕྱོགས་ཀྱི་ཤིང་རྩེ་ལས། །འབིགས་བྱེད་ཅེས་བྱའི་འབྲས་བུ་འབྱུངས། །ནག་ཅིང་དཀྱིལ་དུ་ཉུས་པ་མེད། །བྱང་གི་ཕྱོགས་ཀྱི་ཤིང་རྩེ་ལས། །རྩེ་སྟུང་ཞེས་བྱའི་འབྲས་བུ་འབྱུངས། །སེར་ནག་སུལ་ཅན་ལྟུང་མོ་འདྲ། །ཨ་རུ་ར་དེ་རྣམ་ལྔ་པོ། །སོ་སོའི་ཤིང་ལས་སྐྱེ་བའང་ཡོད། །ཅེས་དང་། ཧྲཱ་སྭ་མིས། ཨ་རུ་རྣམ་པར་རྒྱལ་བ་ནི། །ཀུ་བའི་མཐུག་འདྲ་ཁྲུད་པར་དུ། །བཀྲ་ཤིས་དོན་ཀུན་འགྲུབ་ཅེས་པ། །ཨ་རུའི་ནང་ན་ཨ་རུ་ཡོད། །བསྐྱོད་ན་ཁྲིག་ཁྲིག་ཟེར་བ་ཡོད། །དེ་ནི་ཡིད་བཞིན་ནོར་བུ་ཡིན། །རྣམ་པར་རྒྱལ་བ་དག་ཏུ་འདོད། །རབ་འབྲིང་ཐ་མའི་དབྱེ་བ་ནི། །ཀུ་བའི་མཐུག་འདྲ་རབ་ཏུ་བཤད། །གསུམ་འབྲེལ་དག་ཏུ་ཡོང་བ་དེ། །རྣམ་པར་རྒྱལ་བ་འབྲིང་དུ་བཤད། །གཉིས་འབྲེལ་རྣམ་རྒྱལ་ཐ་མ་ཡིན། །འཕེལ་བྱེད་ཟླུམ་པོ་ཞེས་བྱ་བ། །ད་ལྟ་གསེར་མདོག་ཅེས་སུ་གྲགས། །བདུད་རྩི་ཤ་མཐུག་ཅེས་བྱ་བ། །ཁ་དོག་དམར་སེར་དག་ཏུ་འདོད། །ད་ལྟ་ཤ་ཆེན་ཞེས་སུ་གྲགས། །སྐེམ་པོ་སུལ་མང་ཞེས་བྱ་བ། །མཆུ་སྟུང་ཞེས་སུ་བཤད་པ་ཡིན། །འཇིགས་མེད་ནག་པོ་སླ་རིལ་འདྲ། །འབིགས་བྱེད་དཀྱིལ་དུ་ཉུས་པ་མེད། །ད་ལྟ་ནག་ཚུང་དག་ཏུ་འདོད། །ཅེས་གསུངས། དེ་ལྟ་བུའི་ཨ་རུ་དེའི་ཁྱད་པར་གྱི་ཆོས་ཡང་། རྩ་རྒྱུད་ལས། རོ་དྲུག་དང་ལྡན་པ། ནུས་པ་བརྒྱད་དང་ལྡན། ཞུ་རྗེས་གསུམ་དང་ལྡན། ཡོན་ཏན་བཅུ་བདུན་རྫོགས་པ། །ཞེས་བཤད་པ་དང་། བཤད་རྒྱུད་དུ། ཨ་རུ་ལན་ཚྭ་མ་གཏོགས་རོ་ལྔ་ལྡན། །ཞེས་ལན་ཚྭ་བའི་རོ་མེད། །དེ་མ་གཏོགས་པའི་རོ་ལྔ་ཡོད་ཅེས་པ་འདི་འགྲེལ་བྱེད་དག་སྣ་ཚོགས་གསུངས་པར་སྣང་ལ། ཁོ་བོས་ཀྱང་། མཁས་པར་ཞལ་བཞེས་པ་འགའ་ལ་དྲི་བ་ཕུལ་ཡང་ཐོག་འགྲོ་དོན་གསལ་གསུང་མཁན་མ་བྱུང་བས། དེ་ནི་ཁོ་བོས་དཔྱེ་བར་བྱ་སྟེ། རོ་དྲུག་ལྡན་པར་བཤད་པ་ནི།

ཡན་ལག་ནག་པོའི་རྒྱུད་ལས། ཨ་རུ་ར་ནི་རིགས་ལྔ་སྟེ། རོ་དྲུག་ནུས་པ་བརྒྱད་དང་ལྡན། ཞེས་དང་། བདུད་རྩི་བུམ་པ་ལས། རིགས་ལྔ་རོ་དྲུག་ནུས་པ་བརྒྱད། །ཞུ་རྗེས་གསུམ་ལྡན་ནད་རིགས་འཇོམས། །ཞེས་གསུངས་པ་ནི། ཨ་རུའི་རིགས་སྤྱིར་བཤད་པ་དང་གཙོ་བོའི་ཡོན་ཏན་བྱེ་བྲག་བཤད་དེ་སོ་སོར་མ་ཕྱེས་པར་སྤོམ་དུ་བཤད་པ་སྟེ། མི་ཕྱེ་བའི་དོན་ཡང་ལན་ཚྭ་མ་གཏོགས་ཐུན་མོང་ཡིན་ཕྱིར་རོ། །རོ་དྲུག་ལྡན་སོགས་གསུངས་པ་དེ་ནི་ཨ་རུ་རྣམ་རྒྱལ་ཁོ་ན་ལ་གསུངས་པ་ཡིན་ལས་གཞན་ལ་མིན་ཕྱིར། རྩ་རྒྱུད་དུ་གསུངས་པ་ནི། རྣམ་པར་རྒྱལ་བའི་ཁྱད་ཆོས་ཡིན་ལ། གསེར་འོད་དུ། ཨ་རུ་ར་ནི་རྣམ་གཅིག་ལ། །རོ་ནི་རྣམ་པ་དྲུག་དང་ལྡན། །ཞེས་དང་། དྲང་སྲོང་ཙ་ར་ཀས། དེ་ཡང་རྣམ་པར་རྒྱལ་བ་རོ་ལྔ་ལྡན། །ཙུང་ཟད་ཙམ་ནི་ལན་ཚྭའི་བག་དང་བཅས། །བཀྲ་ཤིས་དོན་ལྡན་འདུ་བའི་ནད་རྣམས་སེལ། །ཞེས་དང་། ཨ་ཙ་རའི་རྗེའུ་སྐོར་ལས། ཨ་རུ་ར་ནི་རྣམ་གཅིག་ལ། །རོ་དྲུག་ནུས་བརྒྱད་ཡོན་ཏན་ལྡན། །ཞུ་རྗེས་གསུམ་ཚང་ནད་ཀུན་འཇོམས། །འདི་ནི་རྣམ་པར་རྒྱལ་བའོ། །ཞེས་གསལ་བར་གསུངས་པས་རྣམ་རྒྱལ་གྱི་ཁྱད་ཆོས་རོ་དྲུག་ནི། མངར་བ། སྐྱུར་བ། ལན་ཚྭ་བ། ཁ་བ། ཚ་བ། བསྐ་བའོ། །ནུས་པ་བརྒྱད་ནི། ལྕི་བ། སྣུམ་པ། བསིལ་བ། རྟུལ་བ། །ཡང་བ། རྩུབ་པ། ཚ་བ། རྣོ་བའོ། །ཞུ་རྗེས་གསུམ་ནི། མངར་བ། སྐྱུར་བ། ཁ་བའོ། །ཡོན་ཏན་བཅུ་བདུན་ནི། འཇམ་པ། ལྕི་བ། དྲོ་བ། སྣུམ་པ། བརྟན་པ། གྲང་བ། རྟུལ་བ། བསིལ་བ། མཉེན་པ། སླ་བ། སྐམ་པ། སྐྱ་བ། ཚ་བ། ཡང་བ། རྣོ་བ། རྩུབ་པ། གཡོ་བའོ། །ནད་ཀུན་འཇོམས་པའི་དོན་ཡང་། བཤད་རྒྱུད་ལས། བཅུ་དང་བདུན་གྱིས་མཚན་ཉིད་ཉི་ཤུ་འཇོམས། གསུངས་པས་སྨན་གྱི་ཡོན་ཏན་བཅུ་བདུན་གྱིས་ནད་ཀྱི་མཚན་ཉིད་ཉི་ཤུ་འཇོམས་པ་སྟེ། ནད་ཀྱི་མཚན་ཉིད་ཉི་ཤུ་ནི། །རླུང་གི་མཚན་ཉིད་རྩུབ་ཅིང་ཡང་བ་དང་། །གྲང་ཞིང་ཕྲ་ལ་སྲ་ཞིང་གཡོ་བ་དྲུག །མཁྲིས་པའི་མཚན་ཉིད་སྣུམ་བཅས་རྣོ་ཞིང་ཚ། །ཡང་ཞིང་དྲི་མནམ་འཁྲུ་ཞིང་གཤེར་བ་བདུན། །བད་ཀན་མཚན་ཉིད་སྣུམ་ཞིང་གཤེར་བ་དང་། །ལྕི་རྟུལ་འཇམ་བརྟན་འབྱར་བག་ཅན་དང་བདུན། །ཞེས་སོ། །འཇོམས་ཚུལ་ནི། རླུང་ལ། འཇམ་པས་རྩུབ་པ་བཅོམ་དང་། །དེ་བཞིན་དུ། ལྕི་བས་ཡང་བ། དྲོ་བས་གྲང་བ། བརྟན་པས་གཡོ་བ། སྣུམ་པས་ཕྲ་བ་དང་། མཉེན་པས་སྲ་བ་བཅོམ་མོ། །མཁྲིས་པ་ལ། སྐྱ་བས་སྣུམ་པ། རྟུལ་བས་རྣོ་བ། བསིལ་བས་ཚ་བ། ལྕི་བས་ཡང་བ། སླ་བས་དྲི་མནམ་པ། སྐམ་པས་འཁྲུ་བ་དང་། གཤེར་བ་འཇོམས་སོ། །བད་ཀན་ལ། སྐྱ་བས་སྣུམ་པ། ཚ་བས་བསིལ་བ། ཡང་བས་ལྕི། རྣོ་བས་རྟུལ་བ། གཡོ་བས་བརྟན་པ། རྩུབ་བས་འཇམ་པ་དང་། སྲ་བས་འབྱར་བག་ཅན་འཇོམས་པའོ། །ཕྱི་རབས་པ་ཁ་ཅིག་ནི། འདི་བཞིན་གཉེན་པོ་མ་སྦྱད་པར། །ཡོན་ཏན་བཅུ་བདུན་ནད་ཀྱི་མཚན་ཉིད་ཉི་ཤུའི་གཉེན་པོར་མ་འདངས་པས། དྲི་མ་མནམ་པའི་གཉེན་པོར་གཤེར་བ་དང་། འབྱར་བག་གི་གཉེན་པོར་སྐྱོང་བ་དང་། ཕྲ་བའི་གཉེན་པོར་སྦོམ་པ་གསུམ་གློ་བུར་དུ་བསྣན་ནས་ཡོན་ཏན་ཉི་ཤུ་ཁ་བསྐང་འདུག

པ་ཁྲབ་ཚུང་ལ། ཡོན་ཏན་བཅུ་བདུན་ལས་ལྷག་པའི་གཤེར་བ་སྐྱོང་བ་སྦྱོམ་པ་ཟེར་བ་འདི་འདྲ་མ་བཤད་པར་སྟོན་པ་མི་འཐད་ལ་སྟོན་ཡང་མི་དགོས་ཏེ། སླ་བ་ལས་གཤེར་བ་དོན་གཅིག་པས་མི་དགོས། རྩུབ་པ་དང་སྐྱོང་བ་དོན་གཅིག་པས་མི་དགོས། སྲ་བ་དང་སྐྱོང་བ་དོན་གཅིག་པས་མི་དགོས་སོ། །ཨ་རུ་ར་གཞན་བཞི་ལ་དགོངས་ནས། བཤད་རྒྱུད་དུ། ཨ་རུ་ལན་ཚྭ་མ་གཏོགས་རོ་ལྔ་ལྡན། །ཞེས་དང་། ཡན་ལག་བརྒྱད་པར། ཨ་རུ་རོ་བསྐ་ཞུ་རྗེས་མངར། །རྩུབ་ཅིང་ལན་ཚྭའི་རོ་མེད་ཀྱང་། །དྲོད་ཆེ་ཟས་འཇུ་ཡིད་གཞུངས་བྱེད། །ཅེས་གསུངས་པས་བཞི་པོ་ལ་ལན་ཚྭ་བའི་རོ་མེད་པའོ། །ཨ་རུ་རོ་བསྐ་ཞེས་པ་ཡང་། བསྐ་བ་ཀྲུང་པ་མ་ཡིན་ཏེ། བསྐ་པ་ཤས་ཆེ་བ་ལས་རོ་གཞན་རྗེས་སུ་འབྲང་བ་ནི་སོ་སོའི་སྐབས་སུ་གསལ་བའོ། །ལྔ་པོའི་ངོས་འཛིན་དང་དབྱེ་བ་སྨྲར་ཡང་ནི། བཤད་རྒྱུད་དུ། དེ་ལ་རིགས་ལྔ་ནས་རྣམ་རྒྱལ་འཇིག་པ་མེད་པ། །བདུད་རྩི་འཕེལ་བྱེད་སྐེམ་པོ་ལྔ་ཡིན་ཏེ། །ཞེས་གྲངས་དང་། ངོ་བོ་ནི། རྣམ་པར་རྒྱལ་བ་ཀུ་བའི་མཇུག་མ་འདྲ། །ཞེས་དཔེར་མཛད་བཞིན་ཆག་ཚང་ཀུ་བ་ལྟར་སེར་ལ་དམར་མདངས་བཅས་མཇུག་མ་རིང་ལྟོ་བ་ལྡིར་བའོ། །དེ་ཡང་རྣམ་པར་རྒྱལ་བ་ཆེ་བ་དངོས་ནི་ལྷ་ཡུལ་ནས་འཕོས་པའི་ནོར་བུ་ཡིན་པ་རྒྱལ་ཆེན་བསོད་ནམས་ཅན་རེ་རེ་ལས་མི་རྙེད་ལ། སྤྱོས་ངད་ལྡན་དུ་ཡང་ཤིང་གི་རྩེར་རེ་ཟུང་ལས་མི་འབྱུང་བ་བུམ་པའི་ཁར་འཇོག་པའི་དུང་ཆོས་འཁྱིད་པོ་ཙམ་ཁ་འབྱུང་བ་ཡང་རྒྱལ་ཕྲན་རྣམས་ཀྱིས་ཚགས་ནས་ཆོང་པས་ཁྱེར་དབང་མེད། གཞན་བཞི་མང་པོར་སྐྱེ་བ་ལོ་རེ་བཞིན་སྐྱེ་བས་མོད། རྣམ་རྒྱལ་ལོ་དུས་བསྐལ་པ་དགེ་བའི་དུས་མ་གཏོགས་ལོ་གཅིག་ཅིག་མི་འབྱུང་ཞེས་ཇོ་ཀི་རྣམས་སྨྲ་བར་འདུག་གོ། རྣམ་རྒྱལ་བསྟེན་པའི་ཕན་ཡོན་ཡང་། རླུང་མཁྲིས་བད་ཀན་འདུ་བའི་ནད་རྣམས་སེལ། །ཞེས་དང་། འཆང་བའི་ཕན་ཡོན་ནི། ཁྱད་པར་བཀྲ་ཤིས་དོན་ཀུན་འགྲུབ་པས་བཟང་། །ཞེས་སོ། །གཞན་བཞི་ནི། འཇིགས་མེད་ཟུར་ལྔ་མིག་ནད་གདོན་ལ་བསྔགས། །ཞེས་པ་ཟུར་ལྔ་པ་འཛོང་མོའོ། །བདུད་རྩི་ཤ་མཐུག་སྐེམ་པོ་ཤ་འཕེལ་བྱེད། །ཅེས་ཤ་ཆེ་ལ་མཐུག་པའོ། །འདྲ་དཔེར་ཡང་། ཤ་ཆེན་ཟན་སྐྱོན་ཆངས་བཅངས་འདྲ། །ཟེར། འཕེལ་བྱེད་ཀླུམ་པོ་བུམ་འདྲ་རྒྱ་ལ་བསྔགས། །ཞེས་བུམ་པའི་ལྟོ་བ་ལྟར་ལྡིར་བ་སྐྱེ་བ་རུ་རའི་དབྱིབས་ཅན་ནོ། །སྐེམ་པོ་སྲུལ་མང་བྱིས་པའི་མཁྲིས་ནད་སེལ། །ཞེས་ཤ་ཚུང་བས་སྐེམ་པོ་སྐྱེ་སྲུལ་མང་པོ་ཅན་ཏེ། འདི་རིགས་རྩ་བ་ཕྲ་རིང་ལ་རྩ་སྣུང་རྩེ་མོ་ཕྲ་རིང་ལ་མཆུ་སྣུང་ཟེར་བ་དབྱེའོ། །དེ་ལྔ་ཀ་འབང་གསེར་མདོག་འབབ་ཞིག་ཡིན་པར་གསུངས། །ལར་ཨ་རུ་རྒྱ་གར་མ་ཐམས་ཅད་གསེར་མདོག་ལྟ་བུའི་ཁ་དོག་དང་སྙིང་ལ་ཤ་ཆེ་བ་ཤ་སྟུག་གོ། བལ་པོ་སོགས་རོང་གཞན་དུ་སྐྱེ་བ་ནི་ཕལ་བ་སྐྱེ་ཞིབ་ལ་ཤ་ཚུང་མདོག་ནག་པ་ཁོ་ནའོ། །གང་ཡང་མ་སྨིན་པ་སྔོ་ཞིང་ཚུང་ལ་སྐྱུར་བ་དང་། རྗེས་ཕྱོག་པས་ཚིག་ལ་གསོབ་པ་རུལ་བ་རྣམས་ནི་ངན་ལ། ཤ་ཆེ་བ་རུས་སྲ་བ་བཅད་འཕྲོ་འོད་དང་ལྡན་ལ་མཁྲེགས་པ། དབྱིབས་རྒྱེང་བ་བཟང་ངོ་། །ཡང་ཨ་རུ་ར་རིགས་བདུན་དུ་དབྱེ་

པ་ནི། བདུད་རྩི་བམ་པོ་བརྒྱད་པ་ལས། ལྷ་རྫས་དགེ་བ་ཨ་རུ་ར། །རིགས་བདུན་ས་ལ་ལྷུང་བ་ནི། །བརྒྱ་བྱིན་བདུད་རྩི་འཐུངས་པའི་ཚེ། །ཐིགས་པ་བདུན་ནི་ས་ལ་ལྷུང་། །རླུང་གིས་ཁྱེར་ཏེ་ས་ལས་སྐྱེས། །བདུད་རྩིའི་གཙོ་བོར་རབ་ཏུ་གྲགས། །ཞེས་དང་། གླུ་སྒྲུབ་ཀྱིས། སྨྲ་གཅན་བདུད་རྩི་རྐུས་པ་དང་། །སྐྱེ་བཅད་ས་ལ་འཛག་གྱུར་པའི། །བདུད་རྩི་ཐིགས་པས་ལྷུང་བ། །རླུང་གིས་རྣམ་པ་བདུན་དུ་ཕྱེས། །ཞེས་དང་། བདུན་པོ་དེ་ཡང་སོ་སོར་བཤད་པ་ནི། བདུད་རྩི་སྙིང་པོར། ཨ་རུ་ར་ནི་རྣམ་པ་བདུན། །རྣམ་པར་རྒྱལ་བ་བུམ་གྱི་མགྲིན། །གསོ་བྱེད་བདུད་རྩི་འཇིགས་མེད་དང་། །འཕེལ་བྱེད་སྐེམ་པོ་རྣམ་བདུན་ནོ། །དེ་དག་རོ་ནི་རྣམ་ལྔར་ལྡན། །ཞེས་སོ། །དེ་བདུན་ཡང་ངོས་འཛིན་པ་ནི། གསོ་དཔྱད་ཕྲན་བུ་ལས། རྣམ་པར་རྒྱལ་བའི་ཁ་དོག་ནི། །ཧི་བྱི་ཁ་ལྟར་ལྔ་ན་སྤྱུག །མགྲིན་པ་ཕྲ་ལ་ལྟོ་བ་ལྡིར། །འཇའ་ཚོན་སྣ་ལྔ་འཁྱུག་པ་ཡོད། །གསེར་མདོག་སེར་ལ་ཞི་བར་གནས། །ཤ་ཆེན་མཐུག་ལ་ཤ་ཡང་ཆེ། །འབིགས་བྱེད་དཀྱིལ་དུ་རུས་པ་མེད། །རྩ་སྐྱང་རྩ་ངོས་རིང་བ་ཡིན། །དེ་བཞིན་མཆུ་སྐྱང་མཆུ་ངོས་རིང་། །དེ་གཉིས་ཡོད་ན་ཟུར་མར་འདོད། །ཅེས་སོ། །བདུན་པོ་དེའི་བྱེད་ལས་གང་ཞེ་ན། བདུད་རྩི་བམ་པོ་བརྒྱད་པ་ལས། རྣམ་རྒྱལ་ཀུ་བའི་མཐུག་མ་འདྲ། །བུམ་གྱི་མགྲིན་ནི་སྨན་དུ་ཤིས། །གསོ་བྱེད་ཀྱིས་ནི་དབང་པོ་གསོ། །འཇིགས་མེད་ཀྱིས་ནི་སྨྱོ་འདྲེ་ཐུབ། །རྩི་བྱེད་ཀྱིས་ནི་རྨ་རྣམས་འདུབ། །སྐྱེད་བྱེད་ཀྱིས་ནི་སྲིད་འཕེལ་བྱེད། །འབེབས་བྱེད་ཀྱིས་ནི་ནད་ཀུན་བཤལ། །གསེར་འདྲ་ཆུར་བཙུག་གཏིང་འགྲོ་བདུན། །ཞེས་གསེར་མདོག་ཆུའི་སྟོད་དུ་བསྐྱུར་ཚེ་གཏིང་པར་བྱེད་བ་དགོས་སོ། །རྗེ་རང་བྱུང་རྡོ་རྗེས། ཨ་རུ་ར་ལ་རིགས་བདུན་ཡོད། །བཙུད་ཀྱིས་ལེན་པར་ཤ་ཆེན་ཏེ། །དྲི་དང་བཤལ་ལ་སྐྱང་པོ་མཆོག །རྣམ་རྒྱལ་འཇིགས་མེད་གདོན་ལ་བསྔགས། །འཚོ་བ་གཙང་བ་འཕེལ་བ་གསུམ། །ཐམར་ཤེས་བྱ་དེ་རྣམས་སོ། །ཞེས་གསུངས་སོ། །ཡང་དེ་ལས་ཕྲ་བ་རིགས་བརྒྱད་དུ་ཕྱེ་བ་ནི། དྲང་སྲོང་ཙ་ར་ཀའི་བདུད་རྩི་བམ་པོ་བཞི་པར། ལྷ་མིན་གྱིས་བརྐུས་བདུད་རྩི་ཟེགས་མ་ནི། ས་ལ་ལྷུང་བ་རླུང་གིས་བརྒྱད་དུ་ཕྱེས། །དེ་ནི་ཧ་རི་ཏ་ཀ་བརྒྱད་གྱུར་པ། །རྣམ་པར་རྒྱལ་བ་བདུད་རྩི་གསེར་མདོག་ཅན། །འཆི་བ་མེད་དང་ཀུན་ནས་ཤ་རྒྱས་དང་། །འཇིགས་མེད་འཕེལ་བྱེད་སྐེམ་པོ་མཆུ་རིང་བརྒྱད། །དེ་ཡང་རྣམ་པར་རྒྱལ་བ་རོ་ལྔ་ལྡན། །ཙུང་ཟད་ཙམ་ནི་ལན་ཚྭའི་བག་དང་བཅས། །བགྲ་ཤེས་དོན་ལྡན་འདུ་བའི་ནད་རྣམས་སེལ། །བདུད་རྩི་སྐྱུར་ཞིང་དྲོད་སྐྱེད་གསེར་མདོག་འཕྲིན། །འཆི་མེད་མངར་ཁ་མཁྲིས་སེལ་(མིའི་ཚེ་)རིང་དུ་(འཚོ་ཞིང་)གནས། །ཤ་ཆེན་མངར་སྐྱུར་ལུས་ཀྱི་ཤ་ཚོལ་སྐྱེད། །འཇིགས་མེད་ཚ་ཁ་གདོན་དང་མིག་ནད་སེལ། །འཕེལ་བྱེད་མངར་བག་རྨ་རྣམས་འདུབ་ཅིང་བཏས། །སྐེམ་པོ་ཁ་བསྐ་བྱིས་པའི་ནད་གདོན་འཇོམས། །མཆུ་རིང་མཆུ་ནི་མངར་ཁ་ནད་རྣམས་འཁྲུ། །རྩ་བ་བསྐ་ཚ་སྐྱུར་བས་འཁྲུ་བ་གཅོད། །ཅེས་གསུངས་སོ། །དེ་ལྟར་ཨ་རུ་སོ་སོར་རོ་ནུས་ཕྱེ་ལ་གང་ལ་གང་དམིགས་པའི་གཏོང་ལུགས་དགོས་ལ། དེ་

ཙམ་དུ་འང་མ་ཟད་ཤིན་ཏུ་སྲ་བའི་སྒོ་ནས་ཨ་རུ་ར་རེ་རེ་ལའང་ཕྱི་ནང་སོགས་ཀྱི་ཁྱད་པར་ལ་རྩའི་དབྱེ་བ་ཡང་ཡོད་པ་འབྱེད་ནས་གཏོང་ལུགས་དགོས་ཏེ། བདུད་རྩི་སྙིང་པོར། དེ་ཡི་བྱེ་བྲག་གནས་པའི་ས། །ཁ་བ་དང་ནི་ཚ་བའི་རོ། །དེ་ཡི་རྩ་རྩེ་གཉིས་ལ་གནས། །སྐྱུར་བའི་རོ་ནི་དབུས་ཀྱི་ཤ། །བསྐ་བ་ཡང་ནི་ཕྱི་ཤུན་ལ། །མངར་བ་རུས་ལ་ཉེ་ལས་བྱུང་། །ཞེས་དང་། བདུད་རྩི་བུམ་པར། རོ་དྲུག་བསྟན་པ་འདི་ལྟ་སྟེ། །དཀྱིལ་དང་མཐའ་ནས་མངར་སྐྱུར་བ། །སྲོལ་ནི་ཁ་ལ་རྩ་རྩེ་རྩུབ། །ཞབས་ནི་བསྐ་ལ་ལན་ཚྭ་བྲོ། །ཞེས་གསུངས་པའི་ཕྱི་མ་འདི་རྣམ་པར་རྒྱལ་བ་ལ་དགོངས་པའོ། །དེ་ལྟ་བུའི་དབྱེ་བ་ཤེས་པས་ཨ་རུ་སྨན་ལ་གཏོང་ཚེ། སྤྱང་ལྟོགས་ལུག་རོ་དང་འཕྲད་པ་ལྟར་གར་ཟིན་གང་ཐད་ནས་མི་གཏོང་བར་སྨན་པས་ནད་པ་དྲང་པོར་བཅོས་བསམ་པ་རྣམས་ཀྱིས་ཚིག་འདི་ཡིད་ལ་ངེས་པར་གྱིས་ལ། ཨ་རུ་ཕྲུག་ཏུ་ཟིན་པ་ནས་ཚིག་འདི་ཞེ་གཤར་གྱིས་ལ་དྲན་པ་ཁོང་དུ་ཡོད་པ་ལྟར་མཛོད་ལགས། རླུང་ནད་རྒྱུང་པར་རྩེ་མོ་ཚ་བས་གཏོང་། །མཁྲིས་ལྡན་རླུང་ལ་མངར་བས་རུས་ཉེ་གཏོང་། །བད་ལྡན་རླུང་ལ་སྐྱུར་བས་དབུས་ཤ་གཏོང་། །མཁྲིས་ནད་རྒྱུང་པར་རྩ་བ་ཁ་བས་ཐོངས། །མཁྲིས་པ་བད་ལྡན་བསྐ་བས་ཕྱི་ཤུན་གཏོང་། །བད་ཀན་རྒྱུང་པར་ཚ་བས་རྩེ་མོ་གཏོང་། །བད་མཁྲིས་ལྡན་ལ་བསྐ་བས་ཕྱི་ལྤགས་སམ། །རྣམ་པར་རྒྱལ་བའི་རྩ་བ་ལན་ཚྭ་གཏོང་། །འདུས་པའི་ནད་ལ་ཀུན་ཚང་གཏོང་བ་ཡིན། །དེར་ལྟོག་སྙིང་པོའི་རྩེ་མོ་སྦྱོང་ལ་གཏོང་། །འབྲུ་བ་གཅོད་ན་རྩ་སྙིང་གཏོང་བ་གཅེས། །ཅེས་པ་འདི་ནི་ཁོ་བོས་ཚིགས་སུ་བཅད་པའོ། །དེར་ཡང་ནམ་མཁའི་མཚན་འཆང་བས། །རྩེ་ཚ་བ་དང་ཤུན་ལྤགས་བསྐ་བས་རླུང་སེལ། །རུས་ཉེ་མངར་བས་མཁྲིས་པ་སེལ། །རྩ་བ་ཁ་བས་བད་ཀན་སེལ། །དབུས་སྐྱུར་བས་ཆུ་སེར་སེལ། །དེ་ཀུན་སྦྱོར་འདུས་པས་ལུས་ཀྱི་རྒས་ནད་སེལ། །འགྲུབ་ནས་ཚེའི་རིག་འཛིན་བརྙེས་པས་དུས་མ་ཡིན་པའི་འཆི་བ་སེལ། །ཞེས་གསུངས། ཁོ་བོའི་མྱེས་རབས་གོང་བྱུང་རིན་པོ་ཆེ་ཅན་པ་ཤི་ལ་ཏས། ཨ་རུ་རོ་ལྔ་ལན་ཚྭ་མེད་ཀྱང་དྲོ། །མངར་དང་ཁ་བས་རླན་ཅིང་འབྲུ་བར་བྱེད། །སྐྱུར་དང་ཚ་བས་གྲང་རླུང་ནད་ཀུན་སེལ། །ཕྱི་ཤུན་པགས་པས་སྐེམ་པར་བྱེད་པ་ཡིན། །ཞེས་གསུངས། ཡང་ཨ་རུ་ར་རྩ་རྩེ་སྙིང་པོ་གཏོང་བ་འདིར་ཡང་། འབྲུ་བར་བྱེད་པ་དང་། འབྲུ་བ་གཅོད་པར་བྱེད་པ་གཉིས་ཀ་ཨ་རུ་ར་ལ་ཚང་བས། དེ་གོ་མི་འབྱེད་པར་སྨན་པ་ཕལ་ཆེར་ནི་གོ་བའི་ཤེས་རབ་གོང་མའི་ཞལ་རྒྱུན་གང་ནས་ཀྱང་ཤིན་ཏུ་དམན་པའི་བདག་ཉིད་ཁོ་བོ་དང་སྐལ་བ་མཉམ་པས་རིག་པ་འདིར་ཐ་ཆད་པ་དག་ནི་ཨ་རུའི་མགོ་མཇུག་ཀྱང་མི་འབྱེད་པར། གང་རིང་བ་ལ་མཆུ་སྙུང་ཞེས་འབོད་པ་མཐོང་བས་དམན་པ་བདག་གིས་ཀྱང་དམན་པ་བདག་འདྲ་ལ་མཆི་མ་འཁྲུགས་པར་འགྱུར་ཏེ། དེ་ལ་དབང་མེད་སྙིང་རྗེས་འདི་བྲིའོ། །

ཁྱོད་དག་ལེགས་པར་གཟིགས་དང་། ཨ་རུའི་རྩེ་མོ་མཁྲང་ལ་ཕུག་རྟགས་པ་དང་། རྩ་བ་སྐྱེས་པའི་ཤིང་གི་ངར་པ་གོག་ཤུལ་ཡོད་པས་གསལ་མོད། དེས་ན་རིང་ཐུང་ལ་ངེས་པ་མ་

མཆིས་སོ། །འོ་ན་རྩ་རྩེ་ནོར་བ་ལ་སྐྱོན་ཅི་ཡོད་སྙམ་ན། བཤད་དེ། ཨ་རུའི་རྩེ་མོ་ཕྱུག་རྟགས་པ་ངོས་ལ་རོ་ཁ་མངར་ཤས་ཆེ་བས་འབྲུ་བར་བྱེད་དེ། རྒྱུ་མཚན། རྒྱུད་ལས། ཐུར་འགྲོ་ས་དང་ཆུ་ལས་འབྱུང་བའི་ཕྱིར། །ཞེས་བཞིན། ས་ཆུ་གཉིས་གྱེན་དུ་བཏེག་ཀྱང་རང་གཤིས་ཀྱི་ནུས་པས་ཐུར་དུ་འབབ་པ་ལས་མེད་པ་ནི། ཨ་རུ་རྩ་བ་ནས་མེ་རླུང་གི་ནུས་པ་གྱེན་དུ་འབར་བས། ལྕི་བ་ས་དང་རླན་པ་ཆུ་བཅས་གྱེན་དུ་འདེད་པར་བྱས་པས་འབྲས་བུ་དེ་རབ་ཏུ་རྒྱས་པར་བྱས། རང་ལྡིད་ཀྱིས་རྩེ་མོ་ཐུར་དུ་གུག་ཚེ་ས་ཆུའི་རང་བཞིན་རང་ལྡིད་ཀྱིས་མཚུ་སྣེར་མར་ལྷུང་བས་ས་དང་ཆུས་བསྐྱེད་པའི་རོ་མངར་བ་ཤས་ཆེ་བ་དང་། ཆུ་རླུང་གིས་བསྐྱེད་པའི་རོ་ཁ་བ་ཡང་ཡོད་པས། མངར་བའི་ཆ་དེ་ས་ཆུས་བསྐྱེད་པ་ལ་ནུས་པ་སྣུམ་ལྕི་འཇམ་བརྟན་སླ་བསིལ་རྟུལ་མཉེན་བརྒྱད་དང་ལྡན་ལ། ཁ་བའི་ཆ་དེ་ཆུ་རླུང་གིས་བསྐྱེད་པས། ནུས་པ་སླ་བསིལ་རྟུལ་མཉེན་ཡང་རྩུབ་གཡོ་བ་བདུན་དང་ལྡན་ཏེ། མངར་ཁ་གཉིས་ཀྱི་ནུས་པ་བཅོ་ལྔ་པོ་དེ་རྫས་གཅིག་གི་སྟེང་དུ་ཚོགས་པས། སླ་བསིལ་རྟུལ་མཉེན་བཞི་གཉིས་ཀ་ལ་ཡོད་པ་འཕྲད་པས་གཅིག་གྲོགས་གཅིག་གིས་བྱེད་པས་སྟོབས་ཆེར་གྱུར་ལ། མངར་བའི་ལྕི་འཇམ་བརྟན་གསུམ་ཐོག་མའི་ནུས་པ་ཡིན་པས། ཁ་བའི་ཐ་མའི་ཡང་རྩུབ་གཡོ་གསུམ་བཅོམ་པས་བཤལ་མི་འབབ་པར་བྱེད་དེ་གྱེན་དུ་འདེགས་བྱེད་ཀྱི་དགྲ་རླུང་རྩུབ་པ་སོགས་མཚན་ཉིད་དྲུག་ལྡན་དེ་མི་ལྡང་བར་བྱས་པས། སྦྱོང་སྨན་རྗེ་ལ་འཇམ་པའི་རྒྱུ་མཚན་དུ་གྱུར་པའོ། །དེས་ན་བླ་རྒྱུད་ལས། མཚུ་སྨྱུང་བྱང་མ་ཁ་ཤོར་འདྲ། །ཞེས་དང་། ཕྱི་རྒྱུད་དུ། དེད་དཔོན་ཨ་རུ་མཚུ་རིང་དན་རོག་དང་། །ཞེས་དང་། ལྡོ་བ་སྲུ་ན་ཨ་རུ་མཚུ་རིང་མུར། །ཞེས་དང་། འབྲུ་བའི་ཤུགས་དལ་ཨ་རུ་མཚུ་རིང་ལྷག །ཅེས་འབྱུང་བས་སོ། །དེས་ན་རོ་ནུས་བྱེད་ལས་འདི་ཤེས་བཞིན་ཨ་རུའི་མཚུ་འབྲུ་གཅོད་ལ་བཏང་ན་ཚོད་ཨེ་སྲིད། ཕན་པ་ལས་གནོད་པ་ཆེ་བར་མི་འཛེམ་མམ་གཞིག་པ་གནང་དང་། ཡང་བཤད་དེ། མཚུ་རིང་གི་རྩ་བ་ཤིང་ལ་བྲུག་པ་ངོས་ལ། རོ་བསྐ་བ་དང་ཚ་སྐྱུར་ཤས་ཆེ་བས་འབྲུ་བ་གཅོད་དེ། རྒྱུ་མཚན། རྒྱུད་ལས། གྱེན་འདྲེན་སྨན་ནི་མེ་དང་རླུང་ཡིན་ཏེ། །ཞེས་བཞིན། མེ་རླུང་གཉིས་ཐུར་དུ་བུབ་ཀྱང་རང་གཤིས་ཀྱི་ནུས་པ་གྱེན་དུ་འབར་བ་ལས་མེད་ཕྱིར། མེ་རླུང་གི་ནུས་པ་གྱེན་དུ་ཕྱུར་པ་ཨ་རུའི་རྗེང་པ་ནས་ཡར་འགྲོ་བས་འབྲས་བུ་རྒྱས་པར་བྱེད་པ་སྟེ། བསྐ་བའི་ཆ་ནི་ས་རླུང་གིས་བསྐྱེད་པས། དེ་ལ་ནང་འཆམས་པར་བྱས་པས། གྲང་རྟུལ་སྐམ་རྩུབ་ལྕིའི་ནུས་པ་ཡོད་ལ། ཚ་བའི་ཆ་ནི་མེ་རླུང་གིས་བསྐྱེད་པས། ཡང་རྩུབ་རྣོ་ཚ་སྣུ་གཡོ་སྐམ་པ་བདུན་དང་ལྡན་ལ་སྐྱུར་བའི་ཆ་ནི། མེ་ས་གཉིས་ཀྱིས་བསྐྱེད་པས། ཚ་རྣོ་རྩུབ་གཡོ་སྣུམ་ལྕི་བརྟན་སྐམ་བརྒྱད་དང་ལྡན་པའོ། །རོ་འདི་གསུམ་ཀ་ལ་སྐམ་པའི་ནུས་པ་ཡོད་པ་རྫས་གཅིག་གི་སྟེང་དུ་ཚོགས་པས། གཅིག་གྲོགས་གཅིག་གིས་བྱེད་པས་མཆོག་གི་སྟོབས་ཀྱིས་འབྲུ་བའི་སླ་གཤེར་སྐམ་པར་བྱེད་དེ། བསྐ་བ་ལ། ཊཱི་ཀཱ་མུན་སེལ་སྒྲོན་མེ་ལས། སྐམ་པ་ནང་འཕྲད་ཤིན་ཏུ་སྐམ། །ཞེས་དང་། ཤིན་ཏུ་སྐམ་ཕྱིར་

འབྲུ་མི་སྲིད། །ཅེས་དང་། ཚ་སྒྱུར་གཉིས་ལ། དེ་ཕྱིར་འབྲུ་གཙོད་ཚ་སྒྱུར་མང་། །ཞེས་དང་། ཀླུ་རྒྱུད་ལས། ཐུགས་ཀར་དོམ་དང་རྩ་སྟོང་གཉིས། །རྩ་སྟོམ་འབྲུ་གཙོད་ནུས་པ་མཚུངས། །ཞེས་གསུངས། དེས་ན་རོ་ནུས་བྱེད་ལས་འདི་ཤེས་བཞིན་སྦྱོང་སྨན་དུ་བཏང་ན་འབྲུ་ཨེ་སྲིད་སོམས་དང་། ཕན་པ་ལས་གནོད་པ་སྐྱོབས་མི་ཆེ་འམ། ལར་སྨན་ཚད་ལྡན་ཞིག་མཛད་ན་རྡེའུ་འགྲེལ་རྒྱས་ཚད་བྱ་དགོས་པ་མི་མཛད་ཀྱང་ཨ་རུ་རྫོག་པོ་གཅིག་གི་རྡེའུ་འགྲེལ་མ་མཛད་པས་སྨན་པ་ཡོད་ཚོད་དུ་མི་འདུག་གོ། འདི་བཞིན་སྨན་སྣ་རེ་ལ་བྲི་བཤད་ཉབ་ཉོབ་འདི་ལྟར་ན་སྨན་སྣ་བརྒྱ་ཕྲག་མང་པོའི་འགྲེལ་པ་ཐོག་མཐའ་མེད་པར་ཤེས་ཀྱང་འདི་ནི་གནད་ཀྱི་སྐབས་སུ་བབས་པ་དང་། འདིས་འགྲེས་པའི་རིགས་ཀྱིས་གཞན་དག་ཙུང་གོ་བར་ཕན་སེམས་དཀར་པོས་སྤྲོས་པ་མང་སྐྱོན་དུ་མི་འགྲོ་བར་སེམས་སོ། །ཡང་ཨ་རུའི་ཆེ་བ་ནི། ཧྰཱ་སྭ་མིས། ལྷ་རྣམས་ཀུན་གྱི་བདུད་རྩི་ཨ་རུ་ར། །དེ་ཕྱིར་ཨེ་ལའི་རྒྱལ་པོ་ཟེར། །གནོད་སྦྱིན་རྣམས་ཀྱི་ནོར་བུ་སྟེ། །དེ་ཕྱིར་གཙུག་གི་ནོར་བུ་ཟེར། །མི་རྣམས་ཀུན་གྱི་ནད་སེལ་སྨན། །དེ་ཕྱིར་སྨན་མཆོག་རྒྱལ་པོ་ཟེར། །ཀླུ་རྣམས་ཀུན་གྱི་སྦྱོས་སེལ་རྩི། །དེ་ཕྱིར་ཤིང་སྔོན་ཟུར་མང་ཟེར། །འགྲོ་དྲུག་སྡུག་བསྔལ་སྐྱོབ་པའི་མ། །དེ་ཕྱིར་ཤིང་གི་ལྷ་མོར་གྲགས། །ཞེས་གསུངས། ངེས་ཚིག་ནི། ཅ་ར་ཀའི་འགྲེལ་པ་ལས། ཨ་ཞེས་བྱ་བ་ཡི་གེ་ཀུན་གྱི་མཆོག །རླུང་མཁྲིས་བད་ཀན་ལས་གྱུར་ནད་རྣམས་སེལ། །རུ་ཞེས་བྱ་བ་ཤ་རུས་པགས་པར་ལྡན། །ཉེས་པ་རྣམ་གསུམ་སེལ་བར་བྱེད་པ་ཡིན། །ར་ཞེས་བྱ་བ་བསེ་རུ་ལྟ་བུ་སྟེ། ལུས་ཟུངས་བདུན་གྱི་ནད་རྣམས་སེལ་བར་བྱེད། ཨ་རུ་ར་ཞེས་དེ་ཕྱིར་བརྗོད། །ཅེས་གསུངས་སོ། །ཨ་རུའི་མིང་གི་རྣམ་གྲངས་མངོན་བརྗོད་ནི། རྒྱ་གར་དང་བོད་སྐད་སྦྱེལ་བ་སྟེ། བི་ཛ་ཡ། རྣམ་པར་རྒྱལ་བ། ཨ་བྷ་ཡ། འཇིགས་མེད། ཨ་མྲི་ཏ། འཆི་མེད་དམ་བདུད་རྩི། ཕཎྜ་ཀ་ར། འཕེལ་བྱེད། ཀྲི་ཤཱ་ལཱ་ཀཿ། སྐེམ་པོ། ཀྲི་ཤཱ། སྐེམ་པོ། མ་ཧཱ་བ་ལམ། ཤ་ཆེན། ཨ་རོ་ཧ་དྲིཀྵཱ། མཚུ་སྟོང་། །དྲིཀྵཱ་མཛྫ་ཐ། མཚུ་རིང་། །སུ་ལྷ་ར་ན། རྩ་སྟོང་། །སྣཱ་ལ་དྲིཀྵཱ། རྩ་རིང་། ཀུཥྨ་ཀཎྛ། ཐུམ་མགྲིན། ཛ་ཕཎྜི། འཚོ་བྱེད། ཨ་བྱ་ཐྣཿ། ནད་སེལ། བ་ཡ་སྠཿ། ན་ཚོད་གནས། སུ་ཏ་ནི། ཚོ་ཅན། ཏ་ནྲི་ཏ་ཀཱི། །ཚད་པའི་མདངས་འཕྲོག། མ་ཧཱ་བ་ཏི། གསེར་ལྡན། སོ་ན་བཀྲ། གསེར་མདོག། ར་ས་ཡ་ན། བཅུད་ལེན། པ་ལྷཿ། འབྲས་བུ་ཅན། ཤི་བཱ། ཞི་བ། ཅི་ཏ་ཀཱི། སེམས་བྱེད། ཤྲི་ཡ་སཱི། དགེ་ལེགས་ཅན། ཧྲ་ཧླ། དཔལ་ཡོན་ཅན། ཤ་ཀྲ་པྲི་ཥྚཿ། བརྒྱ་བྱིན་སྤྲོས། པྲི་ཐི། ནང་འདོར། ཧ་བ། བདེ་བྱེད། ཨ་མོ་གྷཱ། དོན་ཡོད། སྣཱ་བ་ནི། དག་བྱེད། དེ་ཝཿ། ལྷ་རྫས། ཀཱ་ཡསྠཱ། ལུས་གནས་བྱེད། པྲ་མ་ཐཱ། ནད་རབ་འཇོམས། ར་ས་བ་ཏི། རོ་ལྡན། ས་མྲྀཐཾ། ནུས་ལྡན། ར་ས་ཀ་སྐ་ལ། རོ་བསྐ། ཀ་ཥཱ་ཡ་ཀཾ། བསྐ་ཤས་ལྡན། །རཱ་ཛ་དུ་ཧི་ར། རྒྱལ་པོ་སྐེམ་པོ་རྣམས་ཟེར་ལ། གབ་མིང་དུ་ཡང་། ཨ་ཧྲཱི་ཏྲ། ཨེ་ལ། གསེར་རོག། གསེར་སྔོན་ཟུར་མང་། ཤིང་སྔོན་སེར་པོ། ཤིང་གི་ནོར་བུ། སྨན་མཆོག་རྒྱལ་པོ། དུག་འཇོམས། དུག་སེལ། རྒྱ་ནག་སྐད་དུ། ཨུ་ཨུད། ཧོར་གྱི་སྐད་དུ། ས་ཡི་མེ་ཞེས་ཟེར། ནག་ཆུང་ལ་ཀུན་དགའ་ཡང་ཟེར། །འབྲུངས་

དཔེར། ཨ་རུ་ར་ཞེས་བྱ་བའི་ཤིང་། །སྟོང་པོ་ཆེ་ལ་ལོ་མ་མཐུག །མེ་ཏོག་སེར་པོའི་འབྲས་བུ་ལ། །རིགས་ནི་བརྒྱད་དམ་བདུན་ནམ་ལྔ། །རོ་ནི་དྲུག་དང་ལྡན་པ་སྟེ། །ནུས་པས་ནད་ཀུན་སེལ་བར་བྱེད། །ཅེས་པ་ལྟར། ཤིང་སྟོང་ཆེ་ལ་ཕྱི་སྐོགས་མདོག་སོགས་སྐྱར་གའི་སྟོང་པོ་འདྲ་བའི་བར་ཤུན་ལྤང་སེར། ལོ་མ་ལྤང་གུ་མཐུག་པ། མེ་ཏོག་སེར་པོ་འཆར་ལ། འབྲས་བུ་ནག་སེར་རིགས་གཉིས། ནག་པོ་དཀྱུས་མ་རིགས་གཅིག་དང་། སེར་པོར་གོང་བཞིན་དབྱེ་རིགས་ཡོད་པའོ། །འདྲ་ཡིག་ལས། ཨ་རུ་ར་ནི་ཡུངས་ཆུང་སྐམ་པོ་འདྲ། །ཞེས་དང་། འདྲ་དཔེ་ལས། རྣམ་རྒྱལ་མཚུག་རིང་ཀུ་བ་འདྲ། །གསེར་མདོག་གསེར་གྱི་སྒོ་ང་འདྲ། །ཤ་ཆེན་སྤལ་པ་འགྲངས་པ་འདྲ། །འཇིགས་མེད་སྤལ་སྒོང་ལྟོང་མོ་འདྲ། །འཕེལ་བྱེད་སེ་འབྲུའི་གང་བུ་འདྲ། །སྐྱོང་པོ་རིལ་བ་སྦྱི་བླུགས་འདྲ། །ཞེས་གསུངས་སོ། །

诃子　*Terminalia chehulaRetz*

诃子总的来说时，治疗诸病为上品。无论祈愿的威力、性味、功效，都能对治诸病，成为众药之王。在诸种药典和歌诀中，都称“佳品药王为诃子”。

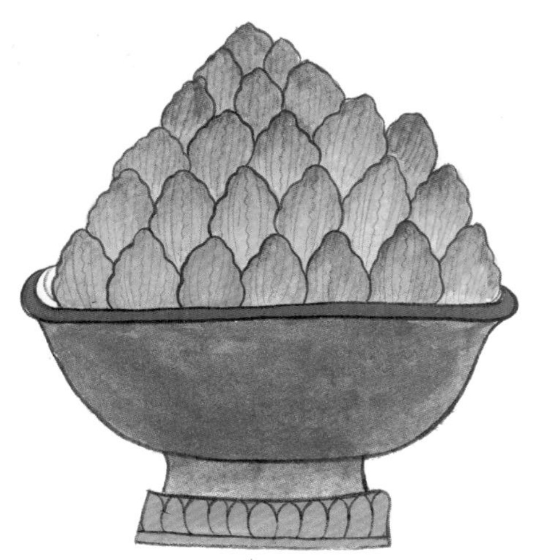

诃子的来源：从前，神和非天分享甘露之时，梵天口里掉下一滴甘露，生成诃子树。又说“罗睺的喉管被法轮砍断时，甘露洒到地上，生成诃子树”。无论哪一种说法，都认为诃子树生在须弥山顶神住的地方。《医术点滴》中说：“尊胜诃子树生长在那木赛等药叉的无量宫的旁边。树由五宝生成，叶如碧玉，花如紫铜，果为尊胜诃子。”神之王后洛哲德杰玛为了众生，采到一颗大如马头的青色的尊胜诃子，赐给药物女神毒孜玛的化身女神益超玛，说道：“益超拉茂听我言，这颗形状美观功效齐全的尊胜诃子是上品神药，现在送给你，作为我的怜悯的礼品。为了后代的众生，种下这颗祈愿的种子，无疑，美好的果实会成熟。”益超玛拿着这颗诃子，来到印度的金刚座地方，邀请十方殊圣，供颂前迎，祈祷说：“顶礼三宝！我赤诚真挚地祝愿，愿无伪真正之力，默佑实现祝愿！愿甘露所化的尊胜诃子，生长在东方香积山，它的根、干、枝、叶、皮、花、果消除众生的骨、肉、肢、脉、筋、皮、脏、腑、器官的疾病。愿五种诃子之首，具有六味、八性、三化

味、十七效，治疗三灾性的二十种病，特别是四病。愿药王珍宝降到此地，四种诃子茁壮生长，各种配方以诃子为主。愿香积山神幻之山，非圣生牙的生物难以行走，在别处一切地方，五种诃子的种子成熟。愿上品神药尊胜诃子具有一切药物的功效，广布痛苦难忍的全世界，消除众生的一切疾病。”这样祈祷后，就长出了诃子树。这故事原见《前宇妥传》。这样，由于益超拉茂祈愿的威力，神幻的圣地壮丽的东方香积山上，长出一棵结着以尊胜诃子为主的五种诃子的诃子树。虽然尊胜诃子除香积山外别的地方不生长，但是由于祈愿的威力，别种诃子在别处大都生长。耆婆的《药物配伍》中说：“印度圣地众生的福份大，圣者福佑和益超玛祈愿的威力，东方神幻的香积山，生长出药中之王尊胜诃子，气味所及之地没有疾病，药王福佑所之药，除印度、于阗、尼泊尔等地外，别的地方不生长此种上品神药，由于祈愿之力而生相仿之药，功效也相似。”《医术点滴》中说：“金色诃子、肥厚诃子、补养诃子、尖尾诃子、尖嘴诃子、萨尔玛诃子，印度和尼泊尔处处皆产。”《旁穿》中说：“由于益超玛祈愿的威力，条件相同的别处可能也有。”尊胜诃子药树，有十八种特点。别的诃子虽然具有功效，但各自的功效不一，与尊胜诃子的功效部分相似。慧眼的医哲们，所说的上品神药诃子的功效，是仅指尊胜诃子而言的。不懂而伪装智慧的愚人，将尊胜诃子的十八种特点，认为其他四种诃子也具有，愚人的做法成为智者的笑料。为什么说尊胜诃子的功效其他四种诃子都具有？这与说智者的学问愚人也具有，有什么区别呢？就像将黄金与黄铜混在一起一样。宿喀·达玛萨莫说：“美丽的东方香积山，地王拉巴青保和江河水神藏青，爱恋地紧紧地拥抱，经水的功效在地旋聚，长出了诃子树林。印度生长的诃子树，称为扎拉哈；西藏生长的诃子树称为鲁相俄布，根治骨病，干治肌肉病，皮治皮肤病，枝治脉、筋病，叶治内腑病，花治器官病、果治心等脏器病。诃子共分五种。”

五种诃子的分类，《旁穿》中说：“树冠中间生的诃子为尊胜诃子，东面生的诃子为无畏诃子，西面生的诃子为补养诃子，北面生的诃子为干沟诃子。”五种诃子的生态识别，章第巴说：“树冠中间的树梢上，结着尊胜诃子，口闭合，喉部细，基部皱纹细密，状如阳光照射；东面的树梢上，结着金色诃子，色如金，状如鸭蛋，基部有五条或八条皱纹；南面的树梢上，结着肥厚诃子，如同切下的蜂窝；西面的树梢上，结下补养诃子，色黑，无核；北面的树梢上，结下尖嘴诃子，色黑黄，有皱纹，状如柳叶。这五种诃子，也有分别生于不同的树上的。”达玛萨莫说：“尊胜诃子状如葫芦尾，称为扎西敦更珠，诃子里面有核，摇时沙沙作响，这是如意宝。尊胜诃子分为上中下三品：葫芦尾状者为上品；三果连生的为中品；二果连生的为下品。

补养诃子为圆形，现在叫金色诃子。都孜肉厚诃子，多为红黄色，现在叫肥厚诃子。干沟诃子，多皱纹，现在叫尖嘴诃子。无畏诃子色黑，状如麝香粪。补养诃子中间无核，现在多叫藏青果。”这些是识别诃子的要点。

五种诃子的性味功效，《根本续》中说：“诃子有六味、八性、三化味、十七效。”《论述续》中说：“诃子有除咸味外的五味。”这就是说诃子没有咸味，除此以外有五味。对此有各种解释，我向学者提出了这一问题，但没有解释清楚。其实，据我的区分，所说的有“六味”是从《黑八支续》中“诃子五种，有六味八性”的说法而来。《甘露宝瓶》中说：“诃子五种，六味、八性、三化味，能治诸病。”这是总说诃子的种类和主要的具体功能，没有一一分开。不分开的原因是除了咸味都一样。“有六味”的说法，仅仅是说尊胜诃子，其他的没有说。《根本续》中说的是尊胜诃子的特点。《金光》中说：“诃子一体有六味。”章松扎拉噶说：“此亦诃子有五味，略带咸味，具有祥瑞之义，治合并症。”《阿扎拉石子算》中说：“诃子一体有六味、八性、十七效、三化味，治诸病。”这就是尊胜诃子。这里说得很清楚，尊胜诃子的特点是：具有甘、酸、咸、苦、辛、涩六味；具有重、润、凉、钝、轻、糙、热、锐八性；具有甘、酸、苦三化味；具有缓、重、温、润、稳、寒、钝、凉、柔、稀、燥、浮、热、轻、锐、糙、动十七效。诃子在临床上的应用，《论述续》中说：“十七效治二十属性病。”这是说，诃子的十七效能治二十种属性的病。所谓的二十属性的病是：隆病有糙、轻、寒、细、刚、动等六属性；赤巴病有润、锐、热、轻、气味浓、泻、湿等七属性。培根病有润、湿、重、钝、缓、稳、有黏液等七属性。治法是：隆病，缓治糙，重治轻，温治寒，稳治动，润治细，柔治刚；赤巴病，浮治润，钝治锐，凉治热，重治轻，稀治气味浓，燥治泻和湿；培根病，浮治润，热治凉，轻治重，锐治钝，动治稳，糙治缓，刚治黏液。一些后辈人，认为上述治法不对治，十七效不够治二十属性的病，因此补充了气味浓用湿对治，黏液用硬对治，细用粗对治三项，增加至二十效，但范围较小。除了十七效，其余湿、硬、粗不需说，不需要增加。稀与湿同意，糙与粗同意，刚与硬同意，因而不需要。其余四种诃子，《论述续》中说：“诃子除咸味有五味。”《八支》中说：“诃子味涩，化味甘，无咸味，性糙，大热，消食，舒心。”如上所述，四种诃子无咸味。虽说诃子味涩，但不是单纯的涩味，很涩而带有其他后味，在论述各种诃子时已经说得很清楚了。五种诃子的认识和区分，《论述续》中说：“诃子分尊胜诃子、无畏诃子、甘露诃子、补养诃子、干沟诃子等五种。”其性状，尊胜诃子状如葫芦尾，色如葫芦黄而有红色光泽，尾长，果实中部卵形。本品为大尊胜诃子，是由南方来的珍宝，除有福的帝王得一两粒外，多不得。香积山地方的诃子树梢上，也结一两粒。状如塞瓶口的中等海螺者，王侯们管得很严，商人们无权贩卖。其他四类出产很多，每年都产，而尊胜诃子，佐格们说："尊胜诃子除了福劫才产外，不是每年都产。"尊胜诃子内服，可治隆赤培根合并症。身上佩戴，以扎西敦更珠诃子最好。其他四种："五棱无畏诃子治眼病"，所说的五棱是椭圆形；"都孜肉厚诃子增肌、肉多而厚"，《图谱》中说："肉多而厚者能润燥"；"补养诃子圆形如瓶，治疮"，瓶腹突出，状如毛诃子；"干沟诃子多皱纹，治小儿胆病"，肉少而干，多皱纹，柄细长，基部圆，尖而细长，称为"尖嘴"诃子。五种诃子皆为金色。总之，印度所产诃子皆为金色，皮粗，个大，肉厚。尼泊尔等地的河川地带所产的诃子，颗粒小，肉少，皆为黑色。无论哪一种，未成熟者青色，果小，味酸。状如青果，焦黄、松软，腐烂者质劣。肉多、核坚、断面平整、坚实、外表粗糙者，质佳。

诃子有分为七种的。《甘露八部》中说："诃子为神品，共分为七种。帝释饮甘露时、七滴甘露洒落在地上，被风吹走，化为诃子树，成为药中之王。"龙树论师说："罗睺偷饮了甘露，颈脖被砍断，甘露滴洒在地上，被风吹成七瓣。"诃子分为七种，将各种分别来叙述。《甘露精义》中说："诃子分为七种，分为尊胜诃子、尊胜瓶颈诃子、保养诃子、甘露诃子、无畏诃子、补养诃子、干沟诃子等七种。这些诃子有五味。"七种诃子的识别，在《医学点滴》中说："尊胜诃子色如金，很美丽；尊胜瓶颈诃子两头细，中部鼓腹；保养诃子五彩缭绕；甘露诃子金黄性重；无畏诃子肉厚而轻；补养诃子果心无核；干沟诃子基部果柄长，嘴尖而长，柄长嘴尖者称为萨尔玛诃子。"七种诃子的功效，在《甘露八部》中说："尊胜诃子状如葫芦尾；尊胜瓶颈诃子为良药；保养诃子补养器官；无畏诃子治癫狂；甘露诃子敛伤愈疮；干沟诃子培元；补养诃子泻诸病。诸品金黄色，放入水中，沉底。"让穹多吉尊者说："诃子有七种。肉厚诃子滋补，尖嘴诃子下泻，尊胜诃子和无畏诃子镇邪，其余三种滋养生肌。"诃子有分为八种的。章松札拉嘎在《甘露第四部》中说："非天们偷饮甘露，甘露滴洒在地上，被风吹成八滴，化为八种诃子，诃子分为尊胜诃子、甘露金色诃子、无死诃子、普遍增肌诃子、无畏诃子、补养诃子、干沟诃子、尖嘴诃子等八种。尊胜诃子有五味，微有咸黏液，具有祥瑞之义，治合并症；甘露金色诃子味酸，提升胃阳，去黄疸；无死诃子味甘苦，治赤巴病，延年益寿；肉厚诃子味甘酸，生肌胖体；无畏诃子味辛苦，除邪，治眼病；补养诃子味甘，愈伤破疮；干沟诃子味苦涩，治小儿邪病；尖嘴诃子，果尖甘苦，泻诸病，基部涩辛酸止泻。"

上面对各种诃子的性味功效分别予以述说。这还不够，还需要对每种诃子更详细地区分内外的性味和用法。《甘露精义》中说："诃子从部位来分，苦味和辛味在基部和尖端，酸味在果肉，涩味在外皮，甘味在近果核。”《甘露宝瓶》中说：“六味的分布位置，中部和外围甘酸，皱纹苦，果尾和果尖糙，基部味涩。”这是尊胜诃子各部位之味的分法。懂得了这些区分法，诃子入药时，不要像“饿狼逢羊尸”般地乱用，一定要按味而用，不可有啥用啥。医生想要医治病人，必须牢记这句话：诃子拿手中，用法记心头。隆病宜辛味，用果尖；赤巴隆并病，宜甘味，用果肉；培根隆并病宜酸味，用中层果肉；赤巴病宜苦味，用果尾；赤巴培根并病宜涩味，用外皮；培根赤巴并病宜涩味，用外皮或用尊诃子果基味咸部分；合病用全果。与此相反，尖嘴诃子的果尖用于下泻，果尾用于止泻。上述为我的归纳。纳木卡参强巴说："果尖味辛和果皮味涩治隆病，近核果肉味甘治赤巴病，果味苦治培根病，果肉中层味酸治黄水病，全果能抗老，并能治非时夭折。”我们的前辈赞巴西拉哈说：“诃子有五味，没有咸味，性温；甘苦能湿润下泻；酸辛治寒气诸病；外皮能燥湿。”在诃子果尾果尖的使用上，说是诃子有泻下和止泻两种功效，这一点还没有说清楚，一般的医生也知道得不大清楚。我也没有分清头尾，认为那一端长就叫果尖，这就完全错了。若仔细看看，诃子尖端细而尖，尾部有除去木质果柄的明显痕迹，长短不一。那末，尾尖错了有何妨害呢？诃子尖端尖，味苦甘，能下泻。其原因是《续》中所说的“下行者生于土水”。土水二者，虽是抬起来，但由于本性的功效，亦然向下。诃子树根部，由于火风功效向上，将性重的土和性湿的水，促行向上，因而果肉很圆满。由于自身重，果尖下垂，这是土水性重，而使嘴尖向下。具有土水所生之味甚甘，也有火风所生之苦味。甘味生自土水，因而具有润、重、缓、稳、稀、凉、钝、柔八性。苦味生自火风，因而具有稀、凉、钝、柔、轻、糙、动七性。甘苦二味之十五性相聚一物，稀、凉、钝、柔四性，二者均具，相辅相佐，因而效力强。甘味之甘、缓、稳三者为初性，苦性之末为轻、糙、动三性，因而不下泻。上升之风的糙等六种属性不足，因而，化为泻药之锐、缓二性。因此，《龙续》中说：“尖嘴诃子果尖状如铁甲片的豁嘴。”《后续续》中说：“尖嘴诃子性如巴豆，果实饱满坚实，嘴长而似喙。”泻力缓慢。因此，了解性味功效后，当将诃子果尖用于止泻时，应该考虑其有无效果，是否害比益大。又说：“尖嘴诃子的果尾生在木柄上，味甚涩、辛、酸，止泻。”其因是《续》中所说的功效上引之药，性为火、风。火风虽下垂而性向上，火风性向上，从诃子的基部上行，因而果实圆满。涩味由土风所生，充满果内，具有寒、钝、燥、糙、重五性。辛味由火风所生，具有轻、糙、锐、热、浮、动、燥七性。酸味由土火所生，具有热、锐、糙、动、润、重、稳、燥八性。上述三味中，燥性相聚在一物，相辅相佐，力强，能燥稀湿。关于涩味，《注释除暗明灯》中说:“燥相佐更燥”，“因更燥能止泻”。因而止泻多用辛酸二味。《龙续》中说：“熊胆和尖尾诃子，涩脉止泻功效相同。”这样，了解了诃子性味功效后，用作泻药时，要想想能否下泻，益比害大还是小。有人说，作为标准的本草药书，对他药未做详尽完整的论述，但对诃子一药作了详尽的论述，因而医生还是不易掌握药物的。因为，对一味药这样详细地描述，对数百味药始终未做详尽解释，这是着墨要点，并想通过这一解释，有益于了解其他药物，因而我想这是没有错处的。还有大诃子，达玛萨莫说：“是诸神的甘露诃子，因而称为诃子之王；是诸药叉的珍宝，因而称为至宝；能治人的各种病，因而称为药之王；能治癞疮的糜烂，因而称为多角树蛋；能解众生之苦，因而称为树的女神。”诃子在藏语中称“阿肉拉”，其词的含义如同《扎拉嘎解释》中说：“‘阿’为众字之最，能治隆、赤巴、培根所转化之病；‘肉’为具有肉骨皮，能治三灾病；‘拉’为象犀角，能治七精之病。因此，称为阿肉拉。”本品之名有那巴尔加哇（那木加）、吉合迈、其美、都孜、排西、格木保、夏千、曲亮、曲浪、札亮、札让、布木镇、措西、奈赛、纳措奈、次见、察贝当超、赛尔丹、赛尔多、居连、斋布见、西哇、赛木西、格洛见、巴云见、加兴斋、朗刀尔、得西、东约、达合西、拉泽、类奈西、奈然交木、饶丹、类丹、饶嘎、嘎西丹、加保格木保等。隐语中称为埃拉、赛尔饶、赛光苏尔芒、相光赛尔保、相格洛布、曼却加保、毒焦木、毒赛等。汉语中称乌欧。高昌语中称阿厘麦，果粒黑而小者也叫更尕。

《图鉴》中说：“诃子树，树大叶厚，花黄色，果实有八、七、五种，有六味，功效能治诸病。”如同此说，诃子树树干高大，外皮的颜色等如核桃树的中皮，黄绿色，叶厚色绿，花黄色，果实有黑黄两种，黑色者为普通品，黄色者如上述分类。《图鉴螺眼》中说：“诃子如小干蔓菁。”《图谱》中说：“尊胜诃子如长尾葫芦，金色诃子如金蛋，肉厚诃子状如蛙膨胀，无畏诃子状如蝌蚪，补养诃子状如石榴花苞，尖嘴诃子状如铸丸。”

བ་རུ་ར།

བ་རུ་ར་ཡིས་བད་མཁྲིས་རྩ་སེར་སེལ། །ཞེས་པར། སློབ་དཔོན་དཔའ་བོས། ཡོན་ཏན་ཅུང་དམན་བ་རུ་ར། །ཞུ་རྗེས་ཚ་མངར་སྐྲ་མིག་ཕན། །ཞེས་དང་། གདམས་པ་སུམ་ཅུ་པར། བ་རུ་ར་ནི་ཞུ་རྗེས་མངར་ལ་སྐོམས། །བད་ཀན་རྩ་སེར་ནག་པོ་སྐེམ་པར་བྱེད། །ཅེས་དང་། རང་བྱུང་རྡོ་རྗེས། བ་རུ་ར་དང་སྐྱུ་རུ་ར། །འདུ་བའི་ནད་རྣམས་སེལ་བར་བྱེད། །ཅེས་པའི་མིང་ནི། ཧྲུ་ཊ་བ་ལ། འབྱུང་པོའི་གནས། ཀ་ལ་དྲུ་མ། སྟོད་པའི་ཞིང་། ཨཀྲ་ར། མིག རུ་ཁ། ཚེམ་བྱེད། ཨུ་ལྦཀྲ། མིག་གི་རྩ་བ། སཔྟ་སྣ་ད་ས། དཔག་བསམ་ཤིང་། བ་ན། ནགས། ཧྲེ་ཁ་རྗེ། སྨན་གྱི་སྒོ། ཕཀྟ་ཏ། དུ་ལི།

བ་རུ་ར། མ་ཧི་ཊ། ས་ཧི་ཊ། བ་ཧི་ག། བི་ཧྲི་ཏ་ཀ། བ་ཧི་ཏ་ཀ། བ་ཧུ་ཕ་ར། ཕ་སཧྲ་ཀ། བ་ལ་ཧ། ཧི་ཤ་གོ་ལ། ཧྲ་ཧི་ར་རྣམས་དང་། ཡང་སཾ་སྤུ་ཏི་ལས། ཀླི་ཀླའི་འབྲས་བུས། ཞེས་པ་ལ། མན་ངག་སྒྲེ་མར། དེ་ནི་བད་ཀན་མཐར་བྱེད་དེ། བ་རུ་རའོ་ཞེས་བཤད། རྒྱ་ནག་གིས་ཧོ་ཟེའུ་ཞེས་ཟེར། དོལ་པོར་པ་ལ་ཏ་ཀ། གྲུ་གུར་ཧི་ཤ་ཀོ་ལ་ཟེར། གབ་ཏུ་ཤིང་སྔོན་སྐྱ་བོ་ཟེར། འབྲུངས་དཔེར། བ་རུ་ར་ཞེས་བྱ་བ་ནི། །ཤིང་སྡོང་སེར་སྐྱ་ཆེ་བ་ལ། །ལོ་མ་ལེབ་མོ་མདངས་མི་གསལ། །མེ་ཏོག་དཀར་པོ་ཆུང་བ་ཡིན། །ཨ་རུ་ར་ཡི་ཡོན་ཏན་ཚང་། །ནུས་པས་བད་མཁྲིས་རླུང་གསུམ་དང་། །ཆུ་སེར་ནག་པོ་སེལ་བར་བྱེད། །ཅེས་གསུངས། རྡོ་རྗེ་མཁའ་འགྲོའི་འགྲེལ་པར། འབྲས་བུའི་རིགས་ཁ་དོག་ལྗང་གུ་ནི། །མ་སྨིན་པའི་རྟགས་ཡིན་ཡང་། །བ་རུ་ར་ནི་ལྗང་གུ་ལེགས་པའི་རྟགས། །ཞེས་གསུངས། ཁ་དོག་གསལ་ལ་མཁྲེགས་པ་བཟང་བ་ཡིན།

毛诃子（毗梨勒） *Terminaliabellerica(Gaeitn) Roxb*

毛诃子治培赤病，并且治疗黄水病。导师巴保说:“毛诃子功效略次，味辛、甘，利目，生发。”《明释三十章》中说:“毛诃子化味甘，性平，治培根病，干黑色黄水病。”让穹多吉说：“毛诃子和余甘子治合病。”本品之名有：均保奈、嘎拉珠玛、作贝相、莫合、如卡、次木杰、莫格扎巴、巴萨木相、巴那、纳合、曼吉德、都厘、帕肉拉、巴赫嘎、巴赫达嘎、巴胡窝拉、巴拉哈、知夏高拉等。汉语中称哈木色吾。塔波地方称为巴拉达嘎。朱固地方称为斋夏高拉。隐语中称为相贡加吾。《图鉴》中说：“毛诃子树高大，皮淡黄色，叶扁平，光泽不鲜，花小，白色。毛诃子功效齐全，治隆、培根、赤巴三灾病症、黑色黄水病。”《金刚空行解释》中说:“果实色绿者虽未成熟，但毛诃子以色绿者为佳。”颜色鲜明，坚硬者佳。

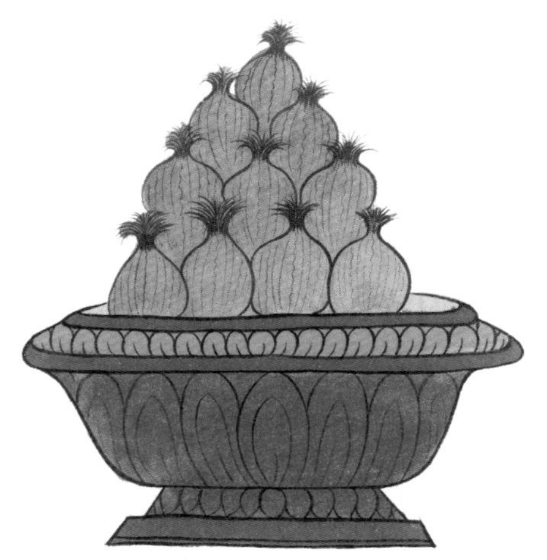

སྐྱུ་རུ་ར།

སྐྱུ་རུ་ར་ཡིས་བད་མཁྲིས་ཁྲག་ནད་སེལ། །ཞེས་པར། རོ་སྙོར་ལས། སྐྱུ་རུ་ར་ནི་བསིལ་ལ་རྩེ་བས་མཁྲིས་པ་སྟོད་དུ་ལྷུང་བ་དང་མཆིན་ནད་གསར་པ་སེལ། །ཞེས་དང་། བདུད་རྩི་ཐིགས་པར། སྐྱུ་རུ་ར་བསིལ་མཁྲིས་སེལ་རླུང་མི་སྐྱེད། །འབྲས་

བུ་གསུམ་པོ་བཅུད་ལེན་སྨན་གྱི་མཆོག །ནད་ཀུན་ལ་ཕན་ཁྱད་པར་མིག་ནད་སེལ། །ཞེས་གསུངས། མིང་ནི། ཨཱ་མ་ལ་ཀྱི། སྐྱུ་རུ་ར། ཏླཱཏྲ། དཔལ་ལྡན། ཤི་བླཿ། ཞི་བྱེད། རིཙྪ་ཕ་ལ། རྒྱལ་འབྲས། ཨ་སྨྲི་ཏ། འཆི་མེད། མཚྭ་བ་ཡསྨཱ། ན་ཚོད་བཅུད་གནས། པཉྩ་སྣ་ར། བཅུད་ལྡེ་ལྡན། བླི་ཧྲ། མ་མ། ཨཱ་མ་ལ། ཨཱ་ལ་ཀཾ། ཨ་མླ། ཨ་སྨྲི་ཏོདྦྷ་བ། བདུད་རྩི་ལས་བྱུང་བ། བླ་ཧི། ཧླ་ཧི་ཕ་ལ། ཤི་ཧྲ་ཀ། སོ་མ་སི་ལ། ཛ་མུ་ཤ། ཧླ་ཏུཀྐུ་ཏ། གབ་ཏུ། གྱུ་ནོམ་པ། སྐམ་སེལ། སྨིན་འགགས། ཁྲག་འབྱེད། ཨ་མ་པ། ཟེར་རོ། །

འབྱུང་དཔེར། སྐྱུ་རུ་ར་ཞེས་བྱ་བའི་ཤིང་། །ཚད་པ་ཆེ་བའི་ཡུལ་དུ་སྐྱེ། །སྡོང་པོ་རིང་ལྷེམ་ལོ་མ་ཆེ། །མེ་ཏོག་དཀར་སེར་མདངས་མི་གསལ། །ཞེས་བཤད་ཀྱང་མིག་མཐོང་དངོས་ལ་གཞན་འདྲ་ཡང་ལོ་མ་ཕག་ཟེ་ལྟར་སིབ་སིབ་པོའོ། །འདིའི་འབྲས་བུ་ཤ་རུས་ཐྲལ་ནས་སྐམ་པ་བཟང་། དེ་ཡང་དཀར་དམར་གཉིས་ལས་དཀར་བ་བཟང་། དམར་བ་ངན། འབྲས་བུ་ཚེ་རཀྟ་ལྟ་བུ་ཤ་སྲབ་རིལ་མོ་སྒོག་པོ་ཤིང་སྐམ་ལས་བཏུས་པ་རོ་གྲོ་བ་ཆེར་མེད་པ་ཕན། འདྲ་ཡིག་ལས། སྐྱུ་རུ་རག་ཤ་སེར་པོ་འདྲ། །ཞེས་སོ། །

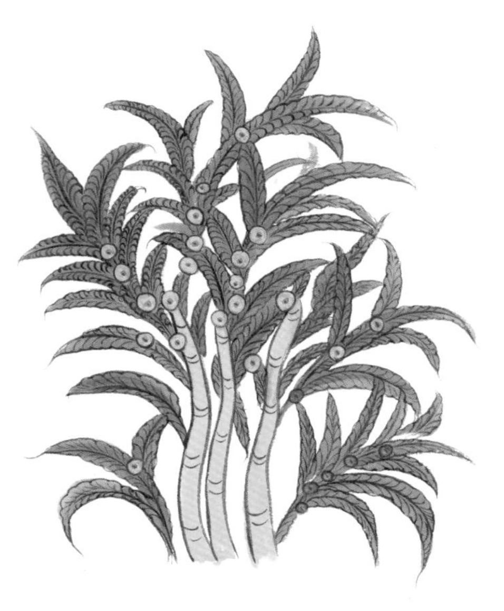

余甘子　*Phyllanthus emblica L.*

余甘子治培赤病，并且治疗血分病。《味气铁鬘》中说：“余甘子性凉、锐，治赤巴病入六腑和新发肝病。”《甘露之滴》中说：“余甘子性凉，治赤巴病，不生隆，三果为滋补上品，利诸病，特别治眼病功效尤好。”本品之名有：居肉拉、巴丹、稀西、加折、其美、纳措居奈、居阿丹、玛玛、阿玛拉、都孜奈均巴、索拉司拉、扎木夏等。隐语中称为：加脑木巴、高木赛、孟格、东合解、阿玛巴等。《图鉴》中说：“余甘子树生于热带，干长柔软，叶大，花淡黄色，光泽不鲜。”但亲眼所见时，其他如上述，而叶如猪鬃疏松。果实核肉分离，干者质佳。

本品分白红两种，白色者质佳，红色者质次。果实状如山桃，果肉薄，圆粒形，果壳裂成瓣。果实采自干树者，味不浓，为次品。《图鉴螺眼》中说：“余甘子状如黄色桃。”

སྙིང་ཞོ་ཤ།

སྙིང་ཞོ་ཤ་ཡིས་སྙིང་གི་ཚད་པ་སེལ། །ཞེས་པར། རོ་སྣོར་ལས། སྙིང་ཞོ་ཤ་ནི་དྲོ་ལ་སྙོམས། །ཞེས་སོ། །རང་བྱུང་པས། སྙིང་ཞོ་ཤ་ཡིས་སྙིང་ནད་སེལ། །ཅེས་གསུངས། མིང་ནི། ཨསྦ་ལི། སྙིང་ཞོ་ཤ། བ་ཏ། འབྲས། ཙིཏྲ་ཀ། ཡང་སྐབས་འགར་བྲི་ཧ་ཏི་ཟེར་སྟེ། གཏྲ་ཀ་རི་ལའང་འཇུག་པས་སྐབས་ཕྱེབ་དབང་ཆེ། འདི་གནོད་སྦྱིན་བསྒྲལ་བའི་སྙིང་གར་སྐྱེས་པས་གནོད་སྦྱིན་སྙིང་འབྲས་ཀྱང་ཟེར། ཤིང་ཙྩུ་ཏའི་འབྲས་བུ་ཡིན་པར་བཤད་པས་ཙྩུ་ཏ་པ་ལ་ཟེར། འཁྲུངས་དཔེར། སྙིང་ནད་སེལ་བའི་ཞོ་ཤ་ནི། །རོང་གི་ནགས་ཀྱི་གསེབ་ན་སྐྱེ། །སྡོང་པོ་ཆེ་ལ་ལོ་མ་མཐུག །མེ་ཏོག་དཀར་པོ་རབ་ཏུ་མཛེས། །འབྲས་བུ་སྙིང་འདྲ་སྙིང་ཞོ་ཤ། ཞེས་བཞིན། ཀློ་ཡུལ་ནས་འབྱུང་། ཤ་ཆེ་བ་བཟང་། ཤ་ལོག་ཟླུམ་ལེབ་བྱས་པ་ཡོད་པ་མཆོག་ཏུ་བཟང་། རུས་པ་འབྲས་བུའི་དུག་ཏུ་བཤད་ཀྱང་སྙིང་ཞོ་ཤ་ལ་རུས་པ་བཟང་གསུངས། འདྲ་ཡིག་ལས། སྙིང་ཞོ་ཤ་མི་སྙིང་འདྲ། །གསུངས་སོ། །

广酸枣　*Choerospondia axil–laris(roxb.) Burttet Hill*

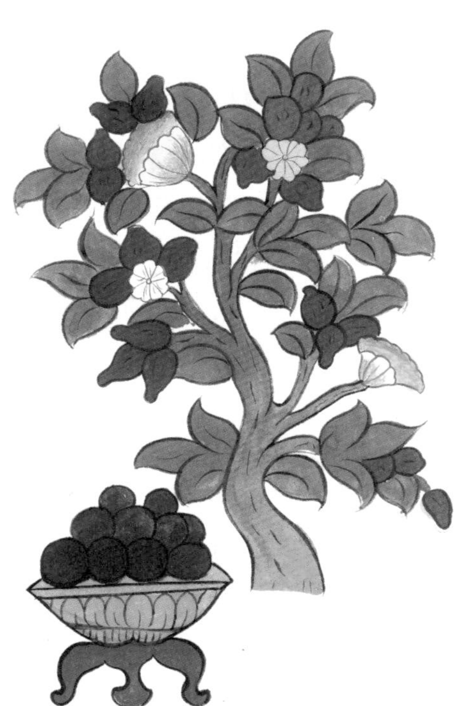

广酸枣清除心热。《味气铁鬘》中说：“广酸枣性温、平。”让穹多吉说：“广酸枣治心脏病。”本品之名有：娘肖夏、帕达、斋等。有时又称为智哈斗、干扎嘎若。悬钩子也称此名，临床要分清。本品原由巡海夜叉之心坎而生，因而又称为脑金亮斋。又说是租达树的果实，称为租达帕拉。《图鉴》中说：“治心脏病的广酸枣，生长于热带河川地带的林间，树大，叶厚，花白色，非常美丽，果实心形。产自珞隅地方的，肉厚，质佳。果肉成圆块扁平状者最佳。虽说核为果实之毒，但广酸枣的果核质佳。”《图鉴螺眼》中说：“广酸枣形如人心。”

མཁལ་མ་ཞོ་ཤ།

མཁལ་མ་ཞོ་ཤས་མཁལ་ཚད་སེལ། །ཞེས་པར། རོ་སྙོར་ལས། མཁལ་ཞོ་ཡང་དྲོ་ལ་སྙོམས། །གསུངས། རང་བྱུང་པས། མཁལ་མ་ཞོ་ཤ་རིགས་གསུམ་དང་། །ཨ་འབྲས་འཇམ་འབྲས་སྲ་འབྲས་གསུམ། །མཁལ་ནད་གྲང་ནད་ཀུན་ལ་ཕན། །གསུངས། མིང་། ཤ་ལུཀྐ། །ཤ་ལུ་ན། ལྷ་ག་པ་ལ་ཟེར། འབྲུངས་དཔེར། མཁལ་མ་ཞོ་ཤ་ཞེས་བྱ་བ། །ཤིང་སྡོང་ཕྲ་ལ་ལོ་མ་འཇམ། །མེ་ཏོག་མཐིང་ནག་མཛེས་པ་ལ། །གང་བུ་སེར་པོའི་ནང་དག་ནས། །འབྲས་བུ་མདོག་ནག་མཁལ་མ་འདྲ། །རོ་ནི་མངར་ལ་སྣུམ་པ་ཡིན། །རང་གི་ནུས་པས་མཁལ་ནད་སེལ། །ཞེས་པ་ལ་རིགས་དཀར་དམར་ནག་གསུམ་ཡང་རིམ་པས་གོང་མ་བཟང་། །འདྲ་ཡིག་ལས། མཁལ་མ་ཞོ་ཤ་མཁལ་མ་འདྲ། །ཞེས་སོ། །

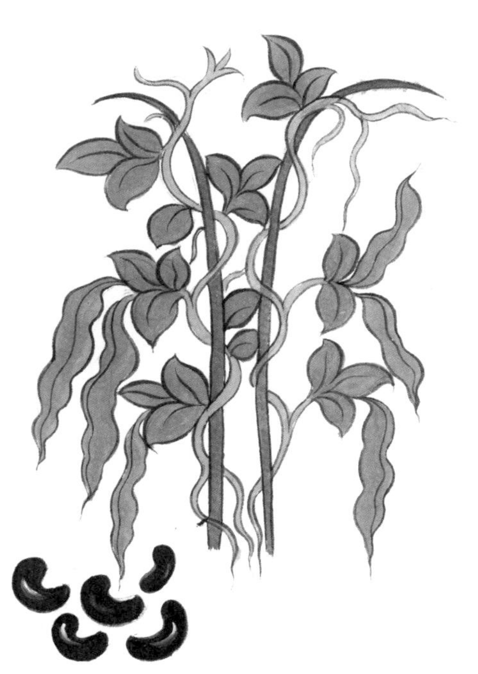

刀豆　*Canavalia gladiate(tacq) DC*

刀豆清除肾热症。《味气铁鬘》中说：“刀豆轻、温，平。”让穹多吉说：“三种刀豆和芒果核、云实、蒲桃均能治肾寒症。”本品之名有：夏隆尕、夏鲁纳、旅尕帕拉等。《图鉴》中说：“刀豆茎细；叶光绵软，花石青色很美丽，角果黄色，种子黑色肾形。味甘性润。功效治肾脏病。”本品分为白、红、黑三种，逐次前佳后次。《图鉴螺眼》中说：“刀豆形如肾状。”

ཀླ་གོར་ཞོ་ཤ།

ཀླ་གོར་ཞོ་ཤས་མཆེར་ཚད་སེལ། །ཞེས་པར། རོ་སྙོར་ལས། གོང་མ་གཉིས་བཤད་ནས། ཀླ་གོར་ཞོ་ཤ་དེ་ལས་བསིལ། །ཞེས་དང་། བདུད་རྩི་ཐིགས་པར། ཀླ་གོར་ཞོ་ཤ་དྲོ་སྙོམས་སྐྲངས་པར་བྱུགས། །དེ་འཇིབས་ས་བོན་འཕེལ་བར་བྱེད་པའི་མཆོག །ཅེས་དང་། རང་བྱུང་པས། ཀླ་གོར་སྐྱོ་ནད་བད་ཀན་ཕན། །ཞེས་གསུངས། མིང་། ཤ་ལུ་ཀ། གླང་མིག མཆེར་པ་ཞོ་ཤ་ཟེར། འབྲུངས་དཔེར། ཀླ་གོར་ཞོ་ཤ་ཞེས་བྱ་བ། །ཤིང་སྡོང་ཆུང་ལ་ཕྲ་བ་ཡིན། །འབྲས་བུ་ནག་ཁྲ་མཁལ་མའི་

དབྱིབས། །ཞེས་པ་ཤིང་སྡོང་ཕྲ་ལ་ལོ་མ་སྒོར་མོར་མཐུག་པ། མེ་ཏོག་དཀར་པོ་གང་བུ་སྙིང་འདྲ་བའི་ནང་དུ་འབྲས་བུ་ནག་ཁྲ་མཁལ་དབྱིབས་ལས། ཁྱད་པར་མིང་དང་མཐུན་པར་ཟླ་བ་ཕྱེད་པའི་དབྱིབས་ཅན། །སྐང་དུ་འབྲས་སྒོ་ནག་པོའི་ཆ་ག་དོད་པ་སྟེ། །འགའ་རེར་དཀྱིལ་སྤུབ་མཐའ་མཐུག་མཆེར་དབྱིབས་ཡོད་པ་བཟང་གསུངས། འདྲ་ཡིག་ལས། ཟླ་གོར་ཞོ་ཤ་ཟླ་བ་ཕྱེད་ཚལ་འདྲ། །ཞེས་གསུངས་སོ། །

白花油麻藤子　*Mucuna birdwoodianaTutcher*

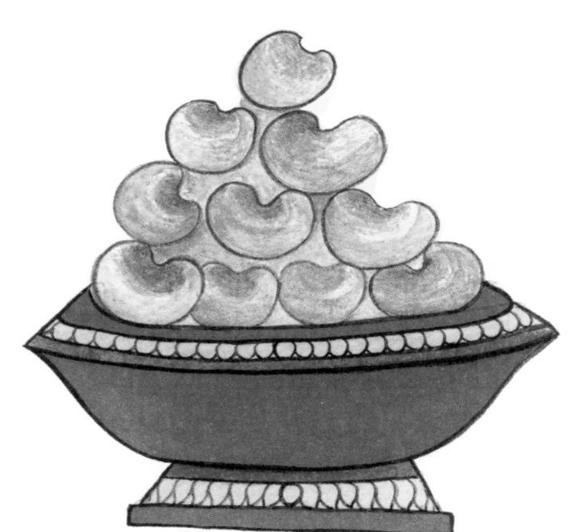

油麻藤子清脾热。《味气铁鬘》中说：“油麻藤子比上述二药凉。”《甘露之滴》中说：“油麻藤子温平，外敷消肿，种仁为滋养良药。”让穹多吉说：“油麻藤子治肺病、培根病。”本品之名有：夏鲁嘎、拉嘎肖下、朗莫合、且尔哇肖夏等。《图鉴》中说：“油麻藤子树小而细，果实黑花，肾状。”如上所述：油麻藤子树细，叶圆而厚，花白色，荚果心状，种子肾形，表皮有黑色花纹。种子形状半月形，上面有凸起的黑色种脐，描述尤其逼真。以饱满充实肥厚、状如脾形者为佳。《图鉴铁鬘》中说：“油麻藤子状如半月形。”

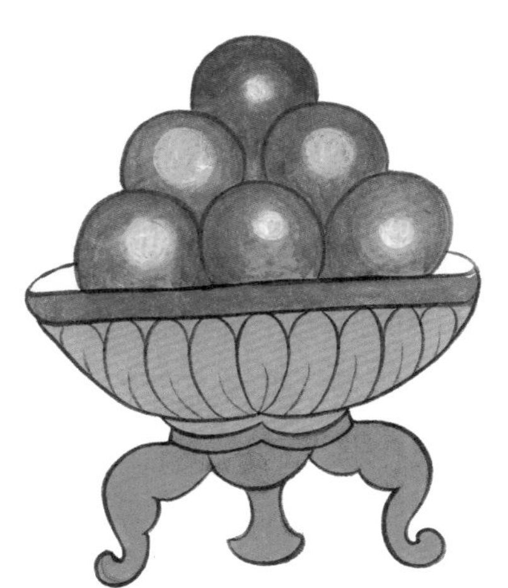

མཆིན་པ་ཞོ་ཤ།

མཆིན་པ་ཞོ་ཤས་མཆིན་ཚད་ཀ་རྩ་དཀར་སེལ། །ཞེས་པར། མིང་། བ་མཁལ་སྨུག་པོ་ཟེར། འབྲུངས་དཔེར། བ་མཁལ་སྨུག་པོ་ཞེས་བྱ་བ། །ལྷོ་རོང་ཚད་པའི་ཡུལ་དུ་སྐྱེ། །ཤིང་སྡོང་མཆོག་ཏུ་ཆེ་བ་ལ། །གང་བུ་འདོམ་ཕྱེད་ཙམ་ནང་ནས། །འབྲས་བུ་དམར་པོ་སྐྱང་མིག་འདྲ། །ཞེས་འབྲས་བུ་དམར་ལ་སྨུག་ཞད་ཡོད་པ། མཆིན་པའི་མདོག། དབྱིབས་ཅན་ལེབ་མོ་

མཐེབ་སྐྱོར་ཙམ་པའོ། །འདྲ་ཡིག་དུང་མིག་ལས། མཆིན་པ་ནོ་ཤ་མཆིན་པ་འདྲ། །ཞེས་སོ། །

榼藤子 *Entada phaseoloides(L) Mepp*

榼藤子治疗肝毒，并且治疗白脉病。本品又名巴卡木保。《图鉴》中说 ：“榼藤子产于南方热带川地，树高大，荚果半托长，内含状如牛眼的红色种子。”红色种子上有紫色线条，色形如肝，扁平，大小如拇指肚。《图鉴螺眼》中说 ：“榼藤子像肝。”

ཨ་འབྲས།

ཨ་འབྲས་སྲ་འབྲས་འཛམ་འབྲས་མཁལ་ནད་སེལ། །ཞེས་པར། གདམས་པ་སུམ་ཅུ་པ་ལས། ནོ་ཤ་གསུམ་པོ་རང་རིགས་འཕྲོད་དང་སྦྱོར། །གང་ཡིན་ཉེས་གསུམ་འཇོམས་པར་བྱེད་པ་ཡིན། །ཞེས་པའི་ཨ་འབྲས་ནི། མིང་། ཨ་མྲ་ཕ་ལ། ཨམྲ། ཨ་འབྲས། ཧྲ་དུ་རས་ནི། ཤ་འབྲས་ཟེར། འབྲུངས་དཔེར། ཨ་འབྲས་ཤིང་སྡོང་ཆུང་བ་ལ། །ལོ་མ་ལྕུམ་གྱི་ལོ་མ་འདྲ། །མེ་ཏོག་སྔོན་པོ་གདུགས་ལྟར་ཕུབ། །འབྲས་བུ་ཤ་བའི་རླིག་པ་འདྲ། །རོ་ནི་སྐྱུར་ལ་མངར་བ་ཡིན། །རང་གི་ནུས་པས་མཁལ་ནད་སེལ། །ཞེས་པའི་འབྲས་བུ་གང་བུ་ནར་མོ་མཐེབ་ཆེན་སྦོམ་པ་ཙམ་ལ་ཤ་བའི་སྤུ་འདྲ་བ་སྐྱེས་ལ་རྩ་རིས་ཡོད་པའོ། །གང་བུ་ལྕི་ལ་དཀྲོགས་པས་སྒྲོག་སྒྲོག་ཟེར་ན་ནང་འབྲས་བཟང་། ཡང་ལ་སྒྲོག་སྒྲ་མེད་ན་རུལ་བའམ་འབུས་ཟོས་པས་ངན་ནོ། །འདྲ་ཡིག་ཏུ། ཨ་འབྲས་ཤ་བའི་རླིག་འབྲས་འདྲ། །ཞེས་སོ། །

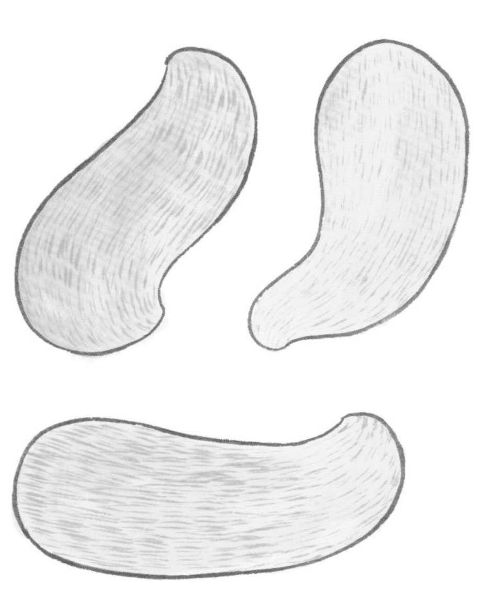

芒果核 *Mangifera indica L*

芒果核海南蒲桃，以及大托叶云实，三者皆治肾脏病。《明释三十章》中说 ：“三实配伍各自适合的药物，无论哪一种皆治三灾病。”芒果核之名有 ：阿玛帕拉、阿斋、夏斋等。《图鉴》中说 ：芒果树小，叶如酸模叶，花蓝色，伞形，果实如鹿睾丸甚大，味酸、甘。功效治肾脏病。”外表生有鹿毛状毛，有脉纹。果实重，摇时嘎嘎响者，果实质佳；果实轻，摇时无嘎嘎响声者，已腐朽或被虫食，为劣品。《图鉴螺眼》中说 ：

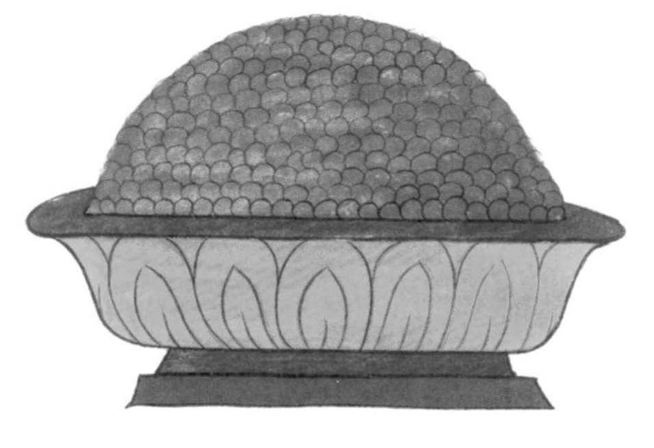

"芒果核形如鹿睾丸。"

ཤྲ་འབྲས།

ཤྲ་འབྲས་ནི། ཛ་འབྲས་ཀྱང་ཟེར། སྐྱེ་ཚུལ་ནི། ཤྲ་འབྲས་ཤིང་སྡོང་འབྲིང་བ་ལ། །ལོ་མ་ཐུ་མའི་ལོ་མ་འདྲ། །འབྲས་བུ་ནག་པོ་ཤུག་འབྲུ་ཙམ། །དབྱིབས་ནི་བུམ་འདྲ་ཁ་དོག་ནག །ཤྲ་མཁྲེགས་ལྕགས་ཀྱི་བུམ་ཆུང་འདྲ། །ཞེས་སོ། །འདི་ལ་རིགས་གཉིས་ལས། ཆེ་བ་ལུག་རིལ་ཙམ་འབར་འབུར་མང་ལ་སྙི་བ་དེ་ངན། ཆུང་ངུ་ནར་ཞད་ཡོད་པ་བུམ་རྫབ་ཅན་མཁྲེགས་པ་དེ་བཟང་། འདྲ་ཡིག་ཏུའང་། ཤྲ་འབྲས་ལྕགས་ཀྱི་བུམ་ཆུང་འདྲ། །ཞེས་སོ། །

海南蒲桃（乌墨） *Syzginmcumini(L.) Skeels*

海南蒲桃名叫沙斋，又称札斋。蒲桃树树干中等，叶像高山柏叶，果实黑色，大小如柏果，状如瓶，坚硬如铁小瓶。本品分大小两种：大者如羊粪，表面凹凸，质软，为劣品；小者表面有长纹，状如瓶，坚硬，为佳品。《图鉴螺眼》中说："蒲桃状如小铁瓶。"

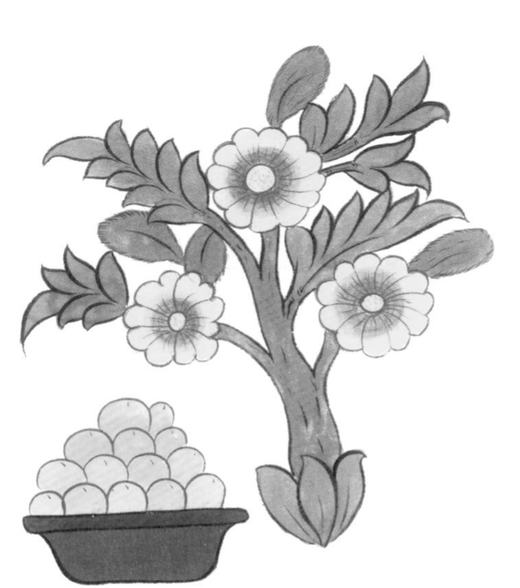

འཛམ་འབྲས།

འཛམ་འབྲས་ནི། མིང་། མཆུ་པ་ལ། འབྲས་ཕྱོན། གཙུ་སྒོང་། སྦྲུལ་སྒོང་ཟེར། སྐྱེ་ཚུལ་ནི། འཛམ་འབྲས་ཤིང་སྡོང་ནག་ཤས་ཆེ། །ལོ་མ་སེབ་པོ་ཚེར་མ་ཅན། །མེ་ཏོག་སེར་ལ་གང་བུ་ནི། །འཛོང་མོའི་ནང་གི་འབྲས་བུ་ནི། །སོ་སྐྱ་ཐལ་ཀ་སྒོ་ང་འདྲ། །སྲུགས་ན་ནང་ནས་རྒྱུག་སྐད་སྒྲོགས། །ཞེས་སོ། །འདྲ་ཡིག་ལས། འཛམ་འབྲས་སྦྲུལ་གྱི་སྒོ་ང་འདྲ། །ཞེས་སོ། །

大托叶云实 *Caesalpiniacrstg L*

大托叶云实名叫加木哲，又名玛尼扎

帕拉、斋温、玉贡、珠贡等。大托叶云实树深黑色，叶碎裂有刺，花黄色，果实椭圆形，种子淡青灰色，卵状，摇动时壳内有滚动声。《图鉴螺眼》中说“大托叶云实状如蛇蛋。”

ཀ་རྣ་ཉྫ།

ཀ་རྣ་ཉྫ་ཡིས་ཕོ་བའི་མེ་དྲོད་སྐྱེད། །ཅེས་པ་ལ། མིང་། ཀ་རྣ་ཛྷ། ལག་སྐྱེས་ཟེར། ཞེས་ཟུར་མཁར་གྱིས་གསུངས་ཀྱང་། གང་བུ་ཐལ་མོ་ཁ་སྦྱར་འདྲ་བས་དེའི་མིང་ཡིན་ཨ་ཙ་རས་ཟེར་བ་རང་སྐད་དོད་ཀྱང་མཚུངས། ཀ་ར་ལག་པ། ཨཉྫ་ཐལ་མོ་ཡིན། ལག་པའི་ཐལ་མོ་ཞེས་སོ། །དོན་ལ་འདི་ངོས་འཛིན་ལུགས་མང་དུ་བྱུང་ལ། བྲང་ཧྲིས་འཇམ་འབྲས་ཡིན། ཞེས་གཡུ་ཐོག་པས་གསུངས། ཞེས་དང་། ཆེར་རྗེ་ཞིག་པོས་སྤྲིན་བུ་དམར་ལེབ་ལ་ངོས་བཟུང་བ་དང་། བྱང་པ་ཤང་དཀར་བས། སྣ་དམར་དུ་བཞེད་པ་དེར་ལེགས་པར་རྟོགས་ཤིག་ཅེས་ཟུར་མཁར་བས་གསུངས། སྐྱེམས་པ་ཚེ་དབང་འཇམ་འབྲས་སུལ་མང་བར་ཡོད་གསུངས། འགའ་ཞིག་ཟླ་གོར་ཞོ་ཤའི་རི་མོར་འདོད། ཡན་ལག་བརྒྱད་པའི་རང་འགྲེལ་དུ། ཀ་རྣ་ཉྫ་རྣམ་པ་གཉིས་དང་། ཞེས་རིགས་གཉིས་ཡོད་པར་གསུངས། མེས་པོའི་ཞལ་ལུང་དུ། དོན་དུ་འཇམ་འབྲས་རང་ཡིན། འཇམ་འབྲས་དང་ཀ་རྣ་ཉྫ་གཅིག་པར་གོང་དུ་བཤད་མོད། འོ་ན་བློས་པར་འགྱུར་རོ་ཞེ་ན། གོང་དུ་ནུས་པ་ཁྲད་པར་བའི་དབང་དུ་བྱས་པ་ཡིན་ལ། འདིར་ནི་སྨད་ཀྱི་འབྲས་སྨ་གསུམ་པོ་མཉམ་དུ་མཁལ་ནད་སེལ་བའི་དབང་དུ་བྱས་པའོ། །ཞེས་དང་། འབྲི་གུང་ཆོས་གྲགས་པས། ཡན་ལག་བརྒྱད་པའི་རང་འགྲེལ་ལས། ཀ་རྣ་ཉྫ་རིགས་གཉིས་གསུངས་པས། འཇམ་འབྲས་ལ་རིགས་ཆེ་ཆུང་གཉིས་འབྱུང་བ་ལ་དགོངས་སོ། །ཞེས་གསུངས། འཇམ་འབྲས་དང་གཅིག་པ་ལས་རིགས་ཆེ་ཆུང་གཉིས་གསུངས་པར་འདི་ཞེས་མ་གསུངས། ཕྱི་རབས་ཁ་ཅིག་ཏུ། ཀ་རྣ་ཉྫ་འཇམ་འབྲས་ཀྱི་སྐད་དོད་ལ་མི་འཇུག་ཅིང་། ཀ་རྣ་ཉྫའི་མིང་གི་རིགས་དང་འཇམ་འབྲས་ཀྱི་སྐད་དོད་མི་འདྲ་ཙམ་འདུག་པ་དང་། རྒྱང་སེལ་ཐ་དད་པས། དེ་གཉིས་གཅིག་པ་ནི་མིན་ངེས་ལ། ཏིང་མཐུན་གྱི་སྦྱོར་བའི་ཚེ་ནའང་འཇམ་འབྲས་མཁལ་མའི་གྲང་བ་སེལ་བས་ནུས་

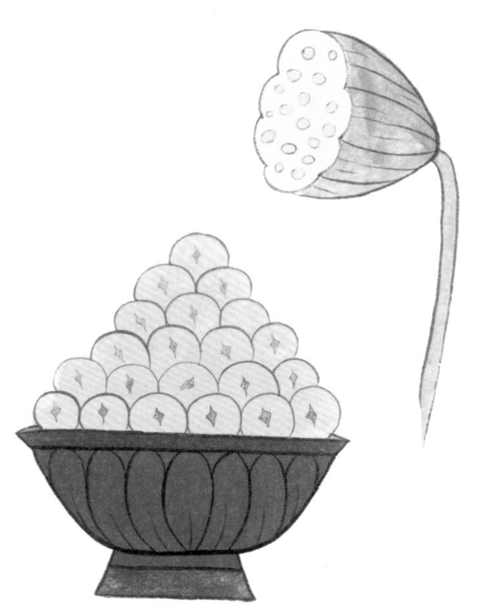

པ་མི་འགལ་ཙམ་ཡིན་ཀྱང་ཕོ་བའི་མེ་དྲོད་སྐྱེད་པ་སོགས་ཁྱད་པར་གྱི་ནུས་པ་མི་ཚང་ཞིང་། འཁྲུངས་དཔེ་ཁུངས་མ་དང་ངོ་མ་འཕྲོད་ཀྱང་། ངོ་བོ་ནི། ཤིང་དྲོད་ཅན་གྱི་འབྲས་བུ་རོ་དང་ཞུ་རྗེས་ཤིན་ཏུ་ཁ་ལ་སྤྲུལ་གྱི་སྔོ་ང་ལྟ་བུ་ཞིག་འོངས་ལ། དེ་ལ་མཁས་མཆོག་དཔའ་བོས། མདོག་ཁམ་ནག་དང་ལྗང་གུ་གཉིས་སུ་གསུངས་ཀྱང་དེང་སང་ཆེས་དཀོན་པས། དེ་རྗེན་སྟོབས་འགྱུར་བའི་དབང་གིས་ཕོ་བའི་མེ་དྲོད་རྣམས་སྐྱེད་པར་བྱེད་ལ། ཏུང་མཐུན་སྦྱོར་ན། འཇམ་འབྲས་ལས་སྨན་སྣ་ལ་ནུས་པ་སྤྱི་དགོས་གཉིས་ཀ་ཚང་ངོ་། །ཞེས་གསུངས། འདི་དག་ནི་གོང་མ་དགོངས་པ་རྣམས་ནི་གསལ་ཁ་ཆེ་བ་མ་མཛད། རྗེས་འཇུག་དག་པ་རྣམས་ནི་ཤེས་ལ་ཁད་པར་ཞིབ་དཔྱེ་མ་ཕྱེད། མ་དག་འཁྲུལ་པ་རྣམས་ནི་འོལ་ཚོད་འབབ་ཞིག་འཆད་པའོ། །འགའ་ཞིག་ནི་འོལ་ཚོད་རྒྱང་བ་སྟེ། སྐད་དོད་མི་འདྲ་གསུངས་པ་ནི་སྐད་དོད་རང་མ་གོ་བ་ཡིན། ཀ་ནྫཱུ་ཞེས་པ་ཟུར་མཁར་པས་ལག་སྐྱེས་ལ་བསྒྱུར་པ་རང་ཡང་ཤེས་ལ་ཁད་པ་སྟེ། ཀ་ར་ལག་པ། ཛ་སྐྱེས་པ་ཡིན་ཡང་། བར་དེར་ཨན་སྦྲ་ལྟག་པ་ལུས་སོ། །གང་ཡིན་ན། ཀ་ར་ལག་པའོ། །ཨྫཱུ་ཐལ་མོ་སྟེ། ཀ་ར་དང་ཨྫཱུ་མཚམས་སྦྱར་ལ་མཚུངས་འདྲའི་ཚིག་ཀ་ནྫཱུ་བྱུང་། དེ་གང་ཞེ་ན། འཇམ་འབྲས་ཀྱི་ནང་ནས་རིགས་གཅིག་གི་གང་བུ་ཐལ་མོ་ཁ་སྦྱར་འདྲ་བའི་ནང་ནས་འབྲས་བུ་སྤྲུལ་སྔོང་འདྲ་འབྱུང་བས། ཛཱ་ཀི་ཕལ་ཆེར་རྒྱ་མཚན་བཅས་གསུངས་ནས་མིང་ཡང་ཨྫཱུ་ལི་ཟེར་མོད། རྒྱང་སེལ་ཐ་དད་གསུངས་པའི་ལན་ནི་མེས་པོའི་ཞལ་ལུང་གིས་ཆོད་དོ། །འཇམ་འབྲས་ལ། །ཕོ་བའི་མེ་དྲོད་སྐྱེད་པའི་ནུས་པ་མེད་གསུངས་པ་ནི། ཕྱི་རྒྱུད་སེ་འབྲུ་བརྒྱད་པའི་འཁྲུལ་འཁོར་དུ། འཇམ་འབྲས་བསྐྱེབས་པས་ཕོ་བའི་མེ་དྲོད་སྐྱེད། །གསུངས་པ་འདི་ཐུགས་ཀྱི་ཡུལ་དུ་མ་ཤར་བས་ལན། ཤིང་དྲོད་ཅན་གྱི་འབྲས་བུ་རོ་དང་ཞུ་རྗེས་ཁ་བ་ཡོད་གསུངས་པ་མ་བརྟགས་པའི་གསུང་སྟེ། ཤིང་དྲོད་ཆེན་ལ་འབྲས་བུ་ཁ་བ་སྐྱེ་ཐབས་མེད་ལ། རོ་ཁ་བས་མེ་དྲོད་སྐྱེད་མི་ནུས་ཏེ། རོ་ཁ་བ་ནི་འབྱུང་བ་ཆུ་རླུང་གཉིས་ཀྱིས་སྐྱེད་པས་ན། ཆུའི་ཡོན་ཏན་སླ་བསིལ་ལྕི་རྟུལ་སྣུམ་འཇམ་མཉེན་བདུན་དང་། རླུང་གི་ཡོན་ཏན་ཡང་གཡོ་གྲང་རྩུབ་སྐྱ་སྐམ་དྲུག་སྟེ། ཁ་བ་ལ་ཡོད་པའི་ཡོན་ཏན་བཅུ་གསུམ་པོ་འདིས་ནང་ན་ཕོ་བའི་མེ་དྲོད་སྐྱེད་པ་གང་ཡོད་གཟིགས་དང་། དཔའ་བོས་འཇམ་འབྲས་ཀྱི་ཁ་དོག་གཉིས་གསུངས་པ་ངོས་མ་ཟིན་པས་དེང་སང་ཆེས་དཀོན་གསུངས་པ། སྔོན་བྱོན་རྣམས་ཀྱིས་ངོས་བཟུང་བ་མིན་པར་མཛད་ན། སྔར་ནས་ངོས་མ་ཟིན་མ་མཐོང་བར་ཐལ་བས། དེང་སང་དཀོན་སླ་བ་ལས་སྔར་ནས་དཀོན་པས་མེད་སླ་བ་འཐད་དོ། །སྨན་སྣ་གཏོང་བ་འཐད་ཅེས་བྱུང་པའི་རྗེས་སུ་འབྲངས་ན། ཕྱི་རྒྱུད་རྐོང་མ་ཁ་ཕྱེ་སྦྱོར་སྐབས། ཀ་ནྫཱུ་དང་བཅའ་སྣ་ཙི་ཏྲ་ཀ་གསུངས་པར་ཀ་ནྫཱུ་ལ་སྣ་ལན་གཅིག་དང་བཅའ་སྣ་ལ་ལན་གཅིག་སྟེ་ལན་གཉིས་བསྒྱུར་དགོས་སམ་གཟིགས་ཤིག། འོ་ན་གང་ལ་འདོད་ཅེ་ན་རང་ལུགས་ནི། འཇམ་འབྲས་རིགས་གཉིས་ལས། ནང་འབྲས་ཁ་དོག་སྔོ་

ཞེས་ཆེ་བ་ཕྱིའི་གང་བུ་རླུམ་པོ་ནས་བྱུང་བ་ནང་གི་ཚི་གུ་རོ་འཇམ་པ་དེ་ལ་རྒྱ་སྐད་དུ་མཛྫ་ཕ་ལ། བོད་སྐད་དུ་འཇམ་པའི་འབྲས་བུའོ། །ཕྱིའི་གང་བུ་ཐལ་མོ་སྦྱར་འདྲའི་ནང་འབྲས་ཅུང་ཟད་ཁམ་ཞད་ཡོད་ལ། སྐྱེམས་པས་གསུངས་བཞིན་སུལ་རིལ་རིལ་སྤུས་བྲིས་པ་ཙམ་རླུམ་འཁོར་དུ་མང་དུ་དོད་པ། ནང་ཚིག་རོ་ཀྱོང་ལ་རྩུབ་པ་དེ་ལ་རྒྱ་སྐད་དུ་ཀ་ནྫ་ལི། བོད་སྐད་དུ་ལག་པའི་ཐལ་སྦྱོར་ཞེས་པའོ། །རྩ་མ་ལས་ཕྱི་མ་དྲོད་ཆེ་བ་ཡིན། ཡན་ལག་བརྒྱད་འགྲེལ་དུ། རིགས་གཉིས་གསུངས་པའང་དེའོ། །

建莲子（芡实）

建莲子提升胃阳。本品之名较多，各家说法不一。建莲子之名称为嘎拉尼札，宿喀瓦说是拉吉，义为手生。但阿札拉说：“因果实如手掌相合，意思是合掌，所以又叫嘎拉洛巴，或称阿尼札塔毛、拉贝塔毛。”认为是此义的人很多。字妥说：“章迪认为是大托叶云实。”且尔吉西保认为是紫铆。强巴相嘎瓦则认为是红姜。因此，宿喀瓦说：“对此药要很好地了解认识。”杰木巴才昂说：“大托叶云实皱纹多。”但也有人认为皱纹多想是油麻藤子。《八支自注》中记载：“嘎拉尼札有两种。”《祖先言教》中记载：“嘎拉尼札和大托叶云实是同一种药物，这点上述已说过。那么，如若说这是重复，是由于上述功效的区别，这是因为与下述的三实同治肾脏病。”直贡曲札巴说：“《八支自注》中说嘎拉尼札有两种，想是大托叶云实也有大小两种之故。”但是“除了说大托叶云实分大小两种外，并没有说与大托叶云实是同一种药物。”后世的一些人认为，嘎拉尼札和大托叶云实二者的对字不同，名称也不同，单药的功效也相异。大托叶云实是治肾寒病，没有提升胃阳的功效。嘎拉尼札是能提升胃阳的，但没有治肾寒的功效。因此，二者肯定不是同一药物，而且与《图鉴》中来源的记载也不相符。其本体是，本品是相召坚树的果实，味和化味很苦，形状如蛇蛋。学识极渊博的巴保说：“嘎拉尼札有黑褐色和绿色两种，但而今非常稀少，为了增强药力提升胃阳，因此，在配伍方剂时，除了大托云实外，需加高良姜增强总的功效，二药等量配制。”这是上述不明确，因而一些后辈似懂非懂，没有详细鉴别而作出了错误的揣测。一些说法是纯粹的揣测，说对字不一，实际上是没有懂得对字。宿喀瓦把“嘎拉尼札”改称“拉吉”，对此也是略知一些。嘎拉洛巴、札吉巴之名虽对，但是遗漏了“安”音音素，为什么呢？在于“嘎拉洛巴”一词。阿尼札塔毛一词中，用“嘎拉”代替“阿尼札”的相似方法，形成了“嘎拉尼札”。为什么呢？这是因为大托叶云实的一种，角果状如合掌，内含种子如蛇蛋，佐格人大都如此说，其名也称为阿尼札厘。“单药功效相异”的说法，《祖先言教》中做了决定性的回答。大托叶云实“无提升胃阳的功效”的说法，《后续续》的八味石榴子配方中说：“配伍大托叶云实提升胃阳。”这是出乎意外的答复。“相召坚树果实味和化味苦”的说法也是没有鉴别的说法。相召坚树高大，不生苦味的果实，苦味也不能提升胃阳。苦味由水风所生，水有稀、凉、重、钝、润、缓、柔七效，风有轻、动、寒、糙、浮、燥六效，苦味具有的十三效里，哪有一效能提升胃阳呢？至于巴保所说的“大托叶云实有两种颜色”，其实也是没有识别清楚，因而说“而今稀少”。否认导师们的识别，就是说以前无识无见，与其说“而今稀少”，还不如说过去稀少。如若附和北派医家的说法认为是高良姜，那么在《后续续》的配方“嘎拉尼札、干姜、小米辣”中就要加一味高良姜代替嘎拉尼札，岂不是姜重复两次吗？那么，究竟是什么药物呢？我认为，两种嘎拉尼札中，果仁青色，果实圆形，内核光滑者，梵语中称玛尼札帕拉，藏语中称加木斋即大托叶云实。果实状如合掌，果仁微褐，正如杰木巴所说皱纹多，围绕圆形果核，内核坚硬粗糙，梵语称嘎拉尼札厘，藏语中称为拉巴塔交即建莲子，后者比前者大热。《八支自注》中所说的“两种”就是这两种。

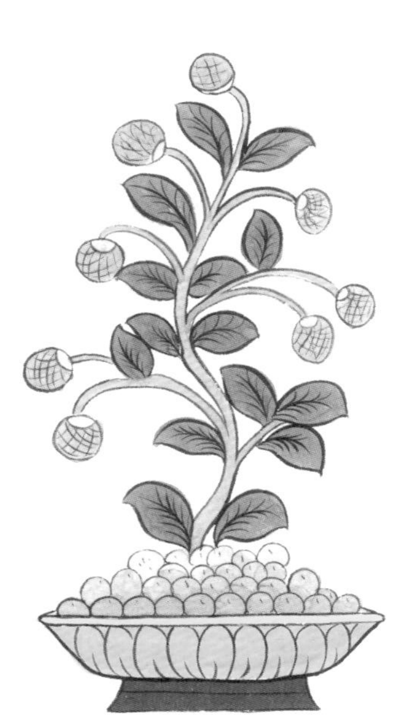

ན་ལེ་ཤམ།

ན་ལེ་ཤམ་གྱིས་བད་ཀན་གྲང་བ་སེལ། །ཞེས་པ་ལ། སློབ་དཔོན་དཔའ་བོས། ན་ལེ་ཤམ་ནི་མཁྲིས་སྐྱེད་རྩོ། །རྩུབ་ཅིང་དྲོད་སྐྱེད་ཡི་ག་འབྱེད། །རོ་དང་ཞུ་རྗེས་དག་ཀྱང་ཚ། །བད་ཀན་འཛོམས་ཤིང་ཡང་བ་ཡིན། །ཞེས་དང་། ལྷུགས་ཕྲེང་ལས། ན་ལེ་ཤམ་ནི་དྲོ་ལ་རྩུབ་སྙེ་གྲང་བ་སེལ། །རྒྱུན་དུ་མང་བསྟེན་ཀླུང་སྐྱེད་ཟེར། །ཞེས་དང་། བདུད་རྩི་ཐིགས་པར། ན་ལེ་ཤམ་ནི་མཁྲིས་སྐྱེད་རྩུབ་ཅིང་རྩོ། །དྲོད་སྐྱེད་རོ་དང་ཞུ་རྗེས་གཉིས་ཀ་ཚ། །ཡང་ཞིང་བད་ཀན་འཛོམས་པས་ཡི་ག་འབྱེད། །ཅེས་དང་། རྗེ་རང་བྱུང་རྡོ་རྗེས། གྲང་ནད་ཀུན་འཛོམས་ན་ལེ་ཤམ། །ཞེས་གསུངས། མིང་ནི། ཨ་བ་ཀུ་ཙ། ཨ་བསྐུ་ཛ། ཤི་ཀུ་མ་ནི། ཏ་རེ་ཧུ། མ་ཧྲི་ཙེ། སོ་བཟླ་ན། ན་ལེ་ཤམ། ཕོ་བ་རིས། ཕོ་ཚེ། དྲོད་སྐྱན་ཧྲིལ་

སོ་རྣམས་ཟེར། འདི་ལ་རིགས་དཀར་ནག་གཉིས་ཡོད་དེ། ནག་པོ་ཕོ་བ་རིས་ཡོད་པ་རོ་ཤིན་ཏུ་ཚ་བ་བཟང་། དཀར་པོ་དེ་ལས་རོ་འཇམ་ལ་རི་མོ་མེད་པ་ཁ་སྦྱོར་གྱི་དབྱིབས་ཅན་དམན་པ་ཡིན། དེ་ལ་སྤྲ་ཚ་ནི་སོ་བཞྭ་ཟེར། འགའ་ཞིག་རི་མོ་ཡོད་པ་ཕོ་བ་རིས། རི་མོ་མེད་པ་ན་ལེ་ཤམ། ཞེས་ཀྱང་ཟེར། ནག་པོ་དྲོད་ཆེ་ཚ་ལ་རྩུབ། དཀར་པོ་དེ་ལས་འཇམ་པས་སྐབས་སྦྱར་གཏོང་། འདྲ་ཡིག་ལས། ཕོ་རིས་སྲན་མ་བཙོས་སྐམ་འདྲ། །ན་ལེ་ཤམ་ནི་བྲ་རིལ་འདྲ། །ཞེས་གསུངས།

胡椒　*Pipen nigrum L.*

胡椒治培根寒症。导师巴保说：“胡椒生赤巴，性锐、糙，提升胃阳，开胃口，味和化味皆辛辣，治培根病，性轻。”《铁鬘》中说：“胡椒温燥，祛寒，久用量大生隆。”《甘露之滴》中说：“胡椒生赤巴，性锐、糙，提升胃阳，味和化味辛，性轻，治培根病，开胃口。”让穹多吉说：“一切寒症用胡椒。”本品之名有：阿巴固札、阿巴固杂、西固玛尼、泡瓦热、哈若努、玛若泽、纳奈夏木、泼才、召曼灼茂等。

本品分为黑白两种。黑胡椒有脐纹，味甚辛辣者，质佳。白胡椒比黑胡椒味温和，无纹，口闭合形者，质次。本品又称为巴嚓尼索巴尼札，有纹者称为泡瓦热，无纹者称为纳奈夏木。黑胡椒，大热，辛辣，性糙；白胡椒比黑胡椒温和。因而，要对症而用。《图鉴螺眼》中说：“泡瓦热像煮后晒干的豆子，纳奈夏木像鼠兔粪。”

པི་པི་ལིང་།

པི་པི་ལིང་གིས་གྲང་ནད་མ་ལུས་སེལ། །ཞེས་པ་ལ། དཔའ་བོས། པི་པི་ལིང་རྙིན་བད་སྐྱིད་མངར། །བསིལ་ཞིང་ལྕི་ལ་སྣུམ་པ་ཡིན། །སྐམ་པོ་དེ་ལས་ལྡོག་པ་སྟེ། །སྣུམ་ཞིང་རོ་ཙ་རོ་ཚ་ལ། །ཞུ་རྗེས་མངར་ཞིང་བད་རླུང་དང་། །ལུད་པ་དབུགས་མི་བདེ་སེལ་འགྲུབ། །ཞེས་སོ། །རོ་སྙོར་ལས། པི་ལིང་ནི་སྣུམ་ལ་ལྕི་བས་གྲང་རླུང་སེལ། །གློ་ཡི་ནད་ལ་ཕན་པས་གྲོགས་ཀྱི་སྟོབས། །དེ་ལས་བད་ཀན་སྨུག་པོ་དག་ལ་སྦྱོང་། །ཚད་པ་ཕྱོགས་ཙམ་སྐྱེད་པར་བྱེད། །ཅེས་དང་། ཞང་གཟི་བརྗིད་འབར་གྱིས། པི་པི་ལིང་ནི་སྣུམ་ལ་ཞུ་རྗེས་མངར། །བད་རླུང་ལུད་པ་དབུགས་མི་བདེ་སེལ་འགྲུབ། །འདི་ཡིས་རོ་ཙ་ཁ་ཅིག་བཅུད་ལེན་ཟེར། །ཞེས་དང་། རང་བྱུང་རྡོ་རྗེས། ཉེས་པ་གསུམ་སེལ་པི་པི་ལིང་། །ཞེས་དང་། འཚོ་མཛོད་གྲུབ་པས། པི་ལིང་རོ་ཚ་ནུས་པ་རྣོ། །རྩུབ་དྲོ་ཡང་ལ་སྙོམས་པ་ཡིན། །ཞེས་དང་། བསྡུས་པར། པི་ལིང་རོ་ཚ་ཞུ་རྗེས་བསྐ། །ཞེས་གསུངས། མིང་ནི། ཀྲི་ཥྚ། ནག་པོ། བཻ་དེ་ཧཾ། ལུས་འཕགས་སྐྱེས། མ་ག་དྷི། ཡུལ་དབུས་སྐྱེས། ཙྪ་པ་ལ་ཀ་ན། ཟེག་མ་གཡོ་བྱེད། ཨུ་ཤ་ཎཱ། སྲིག་བྱེད། ཤཽཎྜ། པི་པླ་ལི། སེལ་སེལ། བྱང་ཆུབ་ལྗོན་ཤིང་། དྲོད་སྨན་ནར་མོ། སྤོད་ནར། ནག་པོ་ཚོ་རྒྱ། ནག་པོ་གྲོག་ཁེད། གྲོག་མའི་གཟུགས་ཅན། སྨན་ནག། བྱི་རིལ། དྲོད་

སྨན་ལྗང་མོ། དྲོད་སྨན་འཇོང་མོ། ཚ་བ་ལ། རྒྱ་ནག་གིས། ཨ་རི་ཏ་ཏ། ཧོར་གྱི་སྐད་དུ། འདར་སིལ་སིལ་ཟེར། འདི་ལ་རིགས་ལྔ་ཡོད། སྔོ་ནག་ཚུང་དུ་འབྲས་འབྲུམ་ཡི་མ་དོད་པ་འདྲ་བ་མོ་རིགས་མཆོག། ལྕགས་སྨྱུག་མ་ཟེར་བ་དང་། དེ་ལས་ནག་ལ་འབྲུམ་པ་ཡང་གསལ་བ་ཕོ་རིགས་ཏེ། རབ་བྱི་རིལ་མ་འདི་གཉིས་རྒྱ་གར་ནས་ཡོང་བ་ཡིན། རྒྱ་ནག་ནས་ཆེ་ལ་མཐོ་རེ་ཙམ་ཡོད་པ་ཤིན་ཏུ་ཚ་མངར་བྲོ་བ། འབྲུམ་འབྲས་འཇམ་པ། ཁ་དོག་ཁམ་སེར་སྦྲོག་ཤིང་བཅས་བཀས་ནས་སྐམ་པ་ཡོང་བ་ནི་དབང་ཕྱུགས་པི་ལིང་ཞེས་བཟང་བ་དང་། ཀློ་མོན་ནས་འབྱུང་བའི་ཁམ་པ་འབྲུམ་པ་རྟིང་ལ་རོ་འཇམ་པ། མདའ་སྨྱུག་གི་ཕྲ་སྦོམ་སོར་བཞི་ཙམ་ཡོད་པར། ག་ཛ་པི་པར་ཞེས་སྣང་པོའི་པི་ལིང་དུ་གྲགས་པ་དང་། ཀོང་པོ་སོགས་བོད་རོང་ནས་ཡོང་བ་དམར་ལ་འབྲུམ་པ་གསལ་ཞིང་རོ་འཇམ་པ་ཕྲ་ལ་ཐུང་པ་སྟེ། དེ་དག་རིམ་པས་ཕྱི་མ་དམན་པའོ།།

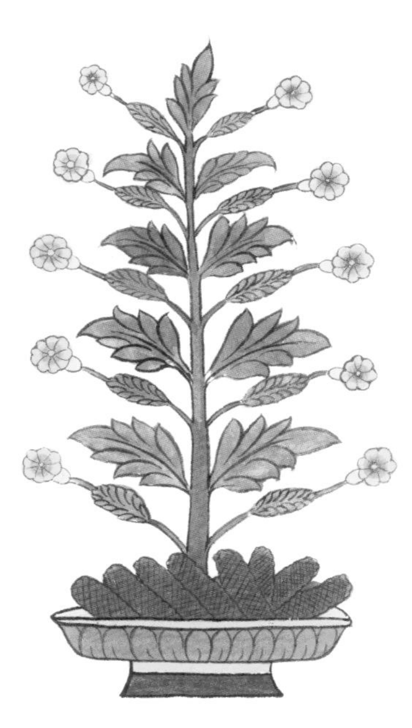

荜茇 *Piper longum L*

荜茇治一切寒症。导师巴保说："荜茇生湿生培根，性凉、重、润，燥与此相反，润而壮阳，味辛化味甘，治培隆的合并症、咳痰、气不顺、下泻。"《味气铁量》中说："荜茇润、重，祛寒气，利肺病有佐力。培根木保病忌用，能生热。"相司吉巴尔说："荜茇性润，化味甘，治培隆合并症、咳痰、气不顺、下泻，并能壮阳滋补。"让穹多吉说："除三灾病用荜茇。"措札珠巴说："荜茇味辛，效锐、糙、温、轻，平。"《精义集要》中说："荜茇味辛，化味涩。"本品之名有纳保、贝德哈木、类普吉、域卫吉、索玛天西、毕毕灵、灼西、赛赛、江曲均相、召曼纳尔茂、保纳尔、纳保卓格、卓玛苏见、曼纳、西若、召曼江茂、召曼均茂、察哇拉等。汉语中称阿若哈达，高昌语中称达尔斯斯。

木品共分为五类。色青黑，果穗小粒凸出者为雌，称为介吕玛，为特品。比此黑，而穗粒也清晰者为雄，称为齐若玛，为上品。二品均产自印度。产自汉地者穗大，长约一扎，味甚辛辣、甘，颗粒圆滑，黄褐色，果茎裂，干燥，称为旺肖荜茇，为佳品。产自珞隅、门隅之地者，色褐色，颗粒密紧，味不很辣，果茎粗细约四指，称为尕杂荜巴尔、浪保荜茇。产自工布等藏地河谷地带者，色红，颗粒清晰，味不很辣，细而短。这五种荜茇，依次前优后渐次劣。

བྱི་ཏང་ག།

བྱི་ཏང་ག་ཡིས་སྲིན་སེལ་མེ་དྲོད་སྐྱེད། །ཅེས་པར། རྩིས་ཀྱི་ཟླའི་འཁོར་ལོ་ལས། བྱི་ཏང་ག་ནི་ཚ་ཞིང་རྣོ་སྐྱེ་སྲིན་དང་སྐྱ་རྦབ་སེལ་ཏེ་རྣོ་བས་འཁྲུ། །ཞེས་དང་། རང་བྱུང་པས། བྱི་ཏང་ག་དང་མ་ཏུ་རྩེ། །སྲིན་ནད་སེལ་བའི་སྨན་དུ་གསུངས། །ཞེས་པའི་མིང་ནི། བི་ཊངྒ་ཟེར། འབྲུངས་དཔེར། བྱི་ཏང་ག་ཞེས་བྱ་བའི་སྨན། །སྡོང་པོ་ཕྲ་ལ་རིང་བ་སྟེ། །ལོ་མ་སྐྱ་ཚུབ་རྩུབ་པ་ཡིན། །མེ་ཏོག་སྔོ་དམར་ཆུང་བ་ལ། །འབྲས་བུ་སྲན་མ་སད་ཁྱེར་འདྲ། །རོ་ནི་སྐྱུར་ལ་མངར་བ་ཡིན། །ནང་ནུས་འབྲུ་རེས་སྲིན་བུ་ཡི། །གྲོང་ཁྱེར་བཅོ་བརྒྱད་འཇོམས་པར་ནུས། །ཞེས་པ་འབྲས་བུ་དམར་སྐྱ་སྡོང་པ་འདྲ་བས་སེང་སྒྲ་སྒྲོགས་པ་སྲན་མ་ཙམ་པ་དེའོ། །

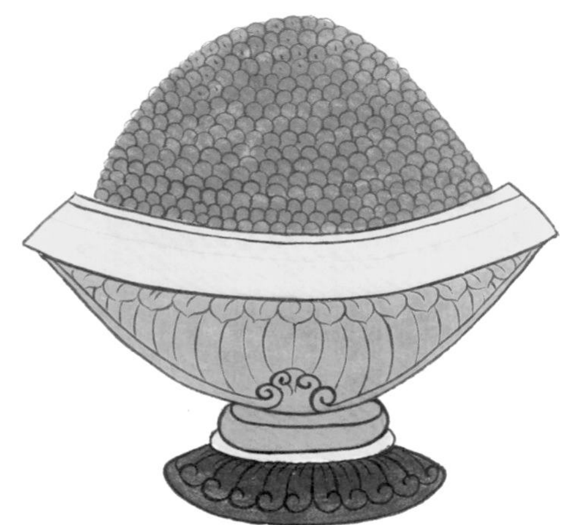

酸藤果 *Embella laetal L.Mez*

酸藤果治疗虫病，并且能提升胃温。《计算日月之轮》中说：“酸藤果辛、锐，杀虫，治浮肿，锐而泻。”让穹多吉说：“酸藤果和紫铆为治虫病药物。”酸藤果又名拨胀嘎。《图鉴》中说：“酸藤果茎细长；叶灰色，小而粗糙；花蓝红色，小；果实如豆粒大小，味酸甘；功效能治虫病。”果实淡红色，摇时有响声，状如豆。

མ་ཏུ་རྩེ།

མ་ཏུ་རྩེ་ཡིས་སྲིན་ནད་སེལ་བར་བྱེད། །ཅེས་པའི་མིང་། གུལླཱ། ཤྭེ་ཏ་གུལླཱ། མ་ཏུ་རྩེ་དཀར་པོའོ། །རཀྟ་གུལླཱ། མ་ཏུ་རྩེ་དམར་པོའོ། །གབ་ཏུ། སྲིན་བུ་དམར་ལེབ་ཟེར། འབྲུངས་དཔེར། །སྲིན་ནད་འཇོམས་པའི་མ་ཏུ་རྩེ། །ས་གཞི་དྲོད་ཆེའི་ཡུལ་ན་སྐྱེ། །ལོ་མ་སྔོ་བུན་ཕུང་པོ་ཆེ། །སྡོང་པོ་ཕྲ་མོ་མེ་ཏོག་སེར། །འབྲས་བུ་དམར་སེར་བྱིའུ་མཆིན་འདྲ། །རོ་ནི་ཁ་ལ་མངར་བ་ཡིན། །ནང་གི་ནུས་པས་སྲིན་ནད་འཇོམས། །ཞེས་པས། མེ་ཏོག་རྩ་བ་སྔོན་པོ་རྩེ་སེར་པོ་གང་བུ་སྦུ་ཅན་གྱི་ནང་ནས་འབྲས་བུ་ལྷྭ་ཙམ་འོང་བ་སྟེ། འདྲ་དཔེར། མེར་རྩེ་བུ་མོའི་བྱ་ལེ་འདྲ། །ཚེ་གུ་བྱིའུ་མཆིན་

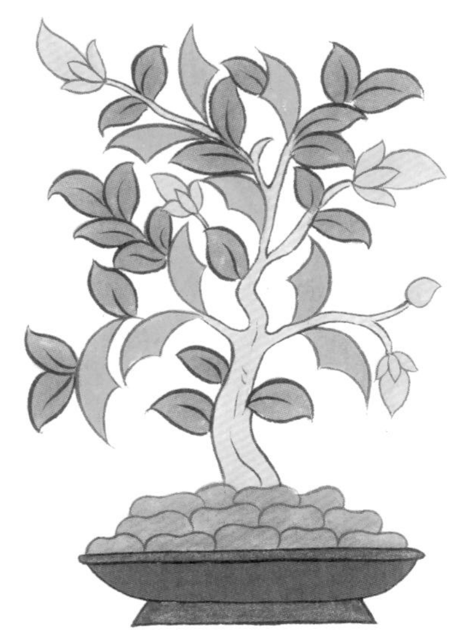

འདྲ་ལ་དམར། །ཞེས་སོ། །འདི་ལ་དཀར་དམར་རིགས་གཉིས་ཡོད་པ་ཡིན།

紫铆　*Butea monsperma(Lam) ktze*

紫铆功效治虫病。本品之名有：固尼札、玛茹孜、玛茹孜尕保、玛茹孜玛保等。隐语中称为森布玛奈等。《图鉴》中说："治虫病药物紫铆，产于温热地方，叶大，青色，茎细，花黄色，果实红黄，色如鼠肝，味苦、甘。功效治虫病。"花基部蓝色，尖黄色，果实被毛，内有种子五粒。《图谱》中说："紫铆形如女孩阴核，种子色如鼠肝，红色。"本品分红、白两种。

ཀོ་བྲེ།

ཀོ་བྲེས་སྲིན་གསོད་རྡུལ་གཅོད་ཟོ་རིམས་སེལ། །ཞེས་པར། བདུད་རྩི་ཐིགས་པར། བསེ་ཤིང་འབྲས་བུ་དྲོ་ཞིང་སྐམ་པས་ནི། །ཆུ་སེར་སྐེམ་ཞིང་རྨེན་སེལ་བཙུད་ལེན་འགྱུར། །ཞེས་དང་། རང་བྱུང་པས། ཀོ་བྲེ་སྨུག་པོ་སེལ་བའི་མཆོག །ཅེས་པར། བ་ཏ་ལ་ཀ།ཧྲལླ་ཏ་ཀ།ཧྲི་ལ་བ། མ་ནུ་བསེ་ཤིང་། བསེ་མ་ནུ། ཀོ་བྲེ། བསེ་འབྲུམ། བསེ་འབྲས། མ་ནུ་ཁྲག་ཅན་ཟེར། ངོ་བོ་བསེ་ཤིང་དཀར་ནག་གཉིས་ཡོད་པའི་བསེ་དཀར་གྱི་འབྲས་བུ་སྟེ། འབྲས་བུའི་ཕྱི་སྐོགས་སྐྱེ་མཚམས་སུ་རྒྱལ་པའི་ཁ་སྒྲོ་ལྟར་འདུས་ཤིང་། ཕྱི་དབྱིབས་ནི། ཀོ་བྲེ་ཏ་ཡི་ནུ་མདེའུ་འདྲ། །ཞེས་པ་ལྟར་དང་། ནང་དུ་སྨུམ་དམར་པོ་ཁྲག་འདྲ་བ་ཡོད་པས། ཀོ་བྲེ་ཁྲག་གི་རྒྱལ་པ་འདྲ། །ཞེས་པ་ལྟར་རོ། །འདི་ཆེར་བྱུགས་ན་པགས་འོག་གི་ཆུ་སེར་ཕྱིར་འབྱིན་པ་དང་པགས་པ་བརྟོལ་པར་བྱེད། འདིའི་སྨུམ་གྱིས་རྒྱ་ནག་གིས་རྩི་བྱས་པའི་བསེ་ཧོར་སོགས་ཚ་གྲང་གང་ཡང་ཐུབ་པ་དེ་ཡིན། དུག་བསྲུང་མ་ཤེས་པས་ལག་ལེན་མི་བཏུབ། རིག་དུག་ཆེ་བས་མཐའ་མི་རྣམས་ཀྱིས་བསེ་དུག་གམ་སེ་དུག་གམ་བསེ་མོག་ཅེས་པའི་རིག་དུག་འདི་ལ་འཚོས་པ་ཡིན།

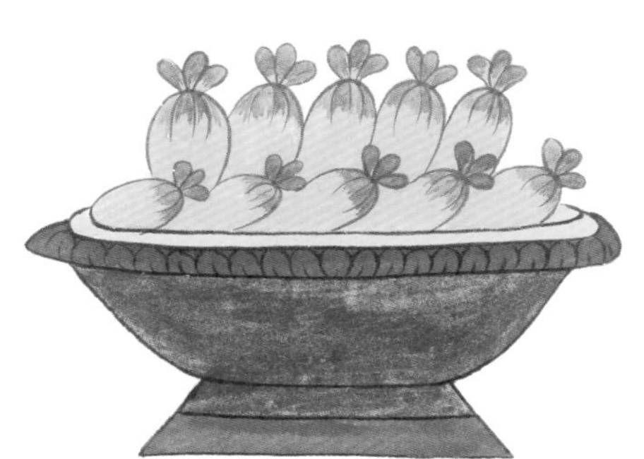

肉托果　*Senecarpus anacardius L.F.*

肉托果杀虫止腐，并且治疗胃疫疠。《甘露之滴》中说："肉托果温燥，干黄水，治肉疣、滋补。"让穹多吉说："肉托果治培根瘀紫症有特效。"本品之名有：巴达拉嘎、玛努赛兴、赛玛努、果西拉、赛珠木、赛斋、玛努车见等。本品分为黑漆树和白漆树两种。白漆树的果实为白肉托果，果实外壳着生处有袋状翼，外形如马乳头，果仁油润红色如血，因而说肉托果状如血袋。涂抹此药，能够穿皮，拔出皮肤下的黄水。肉托果油，汉地制成膏，能治寒热痈疽疮。如若不懂防毒，就不能用此药。接触毒大，人们用此制作接触传染毒。

ད་ཏྲིག

ད་ཏྲིག་ཚ་གྲང་འཁྲུ་བ་གཅོད་པར་བྱེད། །ཅེས་པར། ལྕགས་ཕྲེང་ལས། ད་ཏྲིག་བསིལ་ལ་སྙོམས་པ་ཡིན། །ཞེས་དང་། གདམས་པ་སུམ་ཅུ་པ་ལས། ད་ཏྲིག་སྐམ་པས་འཁྲུ་བ་གཅོད་བྱེད་ཅིང་། །ལུས་ཀྱི་ཡན་ལག་ཁྲག་རྒྱུས་འཕེལ་བ་དང་། །སྐྱུགས་དང་ཡི་ག་འཆུས་པ་སེལ་བར་བྱེད། །ཅེས་དང་། རང་བྱུང་ཞབས་ཀྱིས། ད་ཏྲིག་འཁྲུ་གཅོད་དབུགས་ནད་སེལ། །ཞེས་པར་མིང་། ཨམླི་ཡ་དང་སྐྱུར་མོ་ཟེར། འབྱུངས་དཔེར། ད་ཏྲིག་ཅེས་བྱའི་ཤིང་དེ་ནི། །ཚད་པ་ཆེ་བའི་ནགས་ལས་སྐྱེ། །སྡོང་པོ་ཆེ་ལ་ཤུན་པ་སྐྱ། །མེ་ཏོག་དམར་ཆུང་ལོ་མ་སྒོར། །འབྲས་བུ་ལུག་ཤིག་སྒོ་ང་འདྲ། །རོ་ནི་མངར་ལ་སྐྱུར་བའོ། །རང་གི་ནུས་པས་འཁྲུ་བ་གཅོད། །ཅེས་འབྲས་བུ་དམར་པོ་ལབ་སོན་ཙམ་ལེབ་ལ་སྨན་མ་དམར་ཕྱེ་རྩི་སྣུམ་ཆེ་ལ་སྐྱུར་བ་དེའོ། །

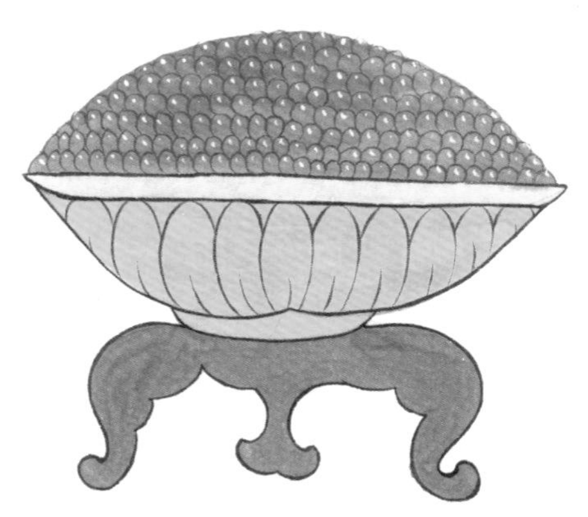

盐麸果

盐麸果止寒热泻。《铁鬘》中说："盐麸果性凉而平。"《明释三十章》中说："盐麸果性燥，止泻痢，活四肢血脉，治昏晕、呕吐、食欲不振。"让穹夏说："盐麸果止泻，治气痛病。"本品又称居尔茂。《图鉴》中说："盐麸果树生长在热带林中。树大皮灰，花小，色红；叶圆；果实如羊虱虮子，味甘、酸。功效止泻。"果实如萝卜子，稍扁，红色，粉汁油润，味酸。

སྨག།

སྨག་གིས་ཚ་གྲང་འདྲེ་བའི་རིགས་ཀུན་གཅོད། །ཅེས་པར་མིང་། སྐབས་འགར་མ་མ་མིག་ཟེར་བ་སྤུལ་པའི་སྒོ་ང་ལ་ཡང་ཟེར་བས་སྐབས་ལས་ཤེས། འདི་ཤིང་མ་ལི་གྲུམ་ཤིང་གི་སྡོང་སྐྱེ། ཤིང་རྒན་གཞོན་གྱི་ཁྱད་པར་ལས་དཀར་དམར་གཉིས་ཡོད། དཀར་པོ་བག་ཕྱེ་རྗེན་བཏགས་འདྲ་བ་དང་། དེ་ལས་དམར་བ་གྲོ་མའི་ཕྱེ་མ་འདྲ་བ་གཉིས་འབྱུང་། གཉིས་ཀ་རོ་བསྐ་ལ་ཅུང་ཟད་ལན་ཚྭ་བ་ཡོད། མེ་ལ་བསྲེགས་ན་ཁོལ་ཉམས་དང་། བཙོས་ན་སྤྱིན་ལྟར་འཁྲིགས་ནས་འོང་བའོ། །འདི་འབྲས་བུའི་སྡེར་མི་འོས་ཁང་གི་རིགས་ཏེ་ས་བཅད་མ་ཟིན་པས་འདྲེ་གཅོད་གྲས་སུ་བཀོད་པའོ། །

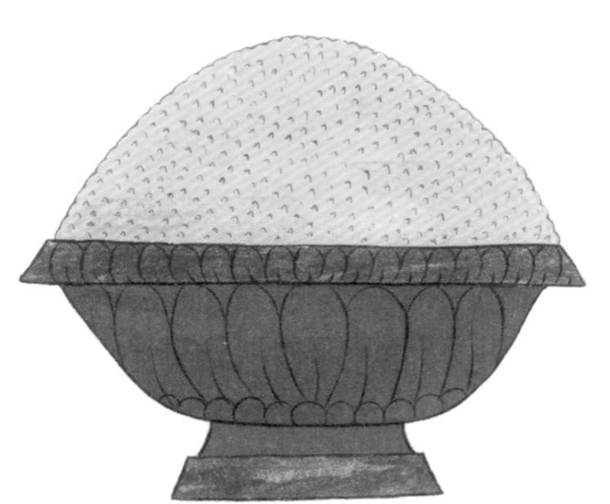

莎木面（西谷米）

莎木面止寒热泻。本品又名玛玛莫合，有时称为巴巴高阿。莎木面为玛奈珠木树（西谷椰子 Metroxylumsago Rotth）的树干，由于树有老幼之分，因而分红、白两种。白莎木面状如纯净的生面粉；红莎木面状如蕨麻粉。二品皆味涩微寒。火中烧时膨胀发泡，煮时如胶坚硬。本品不应归在果类药物，而应归在树干药物类，或应归在止泻药物类，此处分类不当。

སོ་ཆ།

སོ་ཆས་ནད་ཀུན་གྱེན་འདྲེན་སྐྱུགས་སྨན་མཆོག །ཅེས་པར། རོ་སྙོར་ལས། པོ་སོ་ཆ་ནི་དྲྭ་ལ་རྡོ། །ཞེས་དང་། གདམས་པ་སུམ་ཅུ་པར། སོ་ཆ་རླུན་ཞིང་གྱེན་ལ་འདྲེན་པའི་མཆོག །ཅེས་དང་། རང་བྱུང་པས། པོ་སོ་ཆ་ཡིས་ནད་རྣམས་སྐྱུགས། །ཞེས་པར་མིང་། རྒྱ་གར་པས། མ་ཏ་པ་ལ། ཕྲོམ་ཏུ། སྐྱཨུ་ཟག་ཐ། རྒྱ་ནག་ཁུ། ཟི་ར་ཀྲ། བོད་སྐད་དུ་པོ་སོ་ཆའོ། །འབྲུངས་དཔེར། སྟོད་དུ་འདྲེན་བྱེད་སོ་ཆ་ནི། །ཚད་རོང་དག་ལས་སྐྱེ་བ་ཡིན། །ཤིང་སྡོང་ཆེ་ལ་རབ་ཏུ་མཁྲིགས། །ལོ་མ་སྨུམ་ལ་ཕྲ་བ་སྐྱེ། །མེ་ཏོག་དཀར་ལ་འབྲས་བུ་ནི། །མི་རྒན་དག་གི་འབྲས་བུ་འདྲ། །རོ་ནི་ཚ་ལ་ཡིད་ཙམ་སྨུམ། །རང་གི་ནུས་པས་བད་ཀན་སོགས། །ནད་རྣམས་ཐམས་ཅད་གྱེན་དུ་འདྲེན། །སྐྱུགས་སྨན་ཀུན་གྱི་གཙོ་བོ་ཡིན། །ཞེས་བཞིན་ལས་ཤིང་ཚེར་མ་ཅན་འབྲས་བུ་མིའི་

སྐྱིག་འབྲས་འདྲ་བ། ཁམས་སྐམ་ཅམ་གྱི་ནང་དུ། །ཚི་གུ་དོང་གཞི་འབྲུ་འདྲ་བ་ཡོད་པ་དེ་ཡིན། རྒྱ་ནག་ནས་ཆེ་ཆུང་དེ་ཙམ་ལ་འབྲས་བུ་ཟུར་གསུམ་ཁྱོགས་མཚོན་ཙམ་པ་ནག་ལ་རྩུབ་པའི་ནང་དུ་ཚི་གུ་རང་གང་དཀར་སེར་སྣུམ་པ་དེས་ཀྱང་འདྲེན་པར་འདྲ་བ་དང་། ཁ་ཅིག་ལུང་ཏང་གི་ཕྱི་ལྤགས་འདྲ་དཔེ་བཤད་ལྟར་བ་དེས་བྱེད་པ་ཡང་སྐྱུགས་འདྲེན་ཐུབ་པར་བཤད་པ་དང་། ལྕུམ་སོ་ཆ་ཞེས་པ་སྟག་ཡུངས་པའང་ཟེར། སྤྲིབ་ཀྱི་སྟག་མ་སོགས་ཤིང་སྲུབ་ཆེ་ལ་འདོལ་བའི་ས་ལས་སྐྱེས་པ། སྡོང་པོ་ཁོང་སྟོང་མཐོ་གང་ཙམ་པ་ལ་གྲ་མ་མེད་པའི་སྙེ་མ་འདྲ་བ། ནང་དུ་འབྲུ་རྒྱ་མེན་པའི་ས་བོན་འདྲ་ལ་ཞིབ་པ་ཅན་གྱི་རྩེ་ང་པ་ཞུངས་རྫོག་འདྲ་མཇུག་མ་ཤིང་གི་ཙ་ཕྲན་འདྲ་བ་ཅན་དེས་ཀྱང་འདྲེན་ཤེད་ཆུང་ཙམ་འདྲེན་པས་ན་ཕྱི་མ་རིམ་པས་དམན་པའོ། །

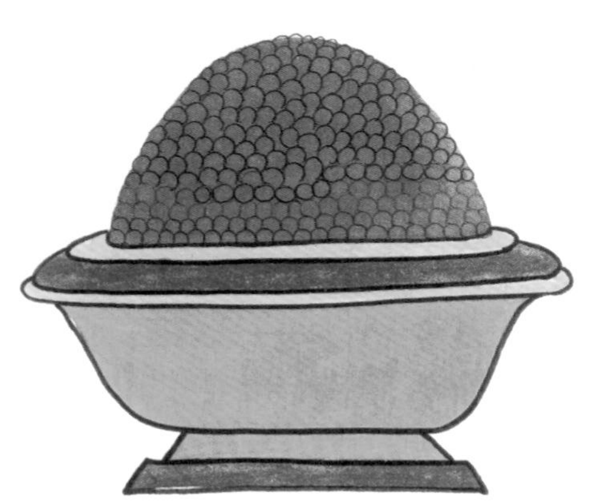

娑罗子

娑罗子引吐诸病，为催吐之特效药。《味气铁鬘》中说："娑罗子温、锐。"《明释三十章》中说："娑罗子性湿，为引吐诸病的良药。"让穹多吉说："娑罗子引吐诸病。"本品之名，梵语中称为玛达巴拉，高昌语中称为固萨塔，汉语中称为斯拉嘎卡，藏语中称保稍恰。《图鉴》中说："引吐药物娑罗子，产予热带川地。娑罗子树大，木质坚硬；叶细油润；花白色；果实状如老人睾丸。味辛微有油味。功效能引吐培根等病，为引吐药之冠。"如上所述，本品之树，树干有刺，果实状如人的睾丸，褐色，干燥，内有果核如皂角子。产于汉地的，分大小两种，果实三角形，色黑粗糙，内有果核，色白黄，油润；引吐功效同上述。一些人认为，按照《图谱》中所说，油患子外皮功效也能引吐。草娑罗子（丁座草 Boschniakia himalaica hook . f.et Thoms），又称达云巴，生于阴暗的桦树等林隙的松软地带，茎中空，高约一扎，果穗无芒，有状如罂粟一样的种子，基都细小，状如须根，尾端如木质细根，也有较小的引吐功效。后者比前者劣。

དན་རོག

དན་རོག་ཁྲི་ཁནྡྷས་དྲག་པོར་སྦྱོང་། །ཞེས་པའི་དན་ད་ནི། སློབ་དཔོན་དཔའ་བོས། ཨ་རཎྜ་མར་ཚ་ཞིང་ཁ། །ཞུ་རྗེས་མངར་ལྕི་འབྲུ་བ་ཡིན། །ཞེས་དང་། རོ་སྙོར་ལས། དན་ད་སྙོམས་ལ་རྣོ་བ་ཡིན། །ཞེས་དང་། རང་བྱུང་པས། དན་རོག་སྦྱོང་བྱེད་གསོད་བྱེད་མཆོག །ཅེས་གསུངས་པར་མིང་། ཨ་རཎྜ་ཟེར། འདི་ལ་རིགས་གསུམ་སྟེ། དན་རོག་དང་། དན་ཁྲ་དང་། ཏུས་སྤལ་མའོ། །དན་རོག་ནི། འཁྲུངས་དཔེར། དན་རོག་དྲོད་ཀྱི་ཡུལ་དུ་སྐྱེ། །རྩ་བ་སྦོམ་ལ་ཤིན་ཏུ་རིང་། ལོ་མ་ཆེ་ལ་ཅུང་ཟད་རྩུབ། །སྡོང་པོ་སྦུབས་ཅན་ཚིགས་པ་ཅན། །རང་གི་ནུས་པས་བད་ཀན་དང་། །འདུས་པའི་ནད་རྣམས་སྐྱུགས་བཤལ་བྱེད། །ཅེས་དཔྱིབས་ཏ་ལམ་ལོ་སྡོང་སྐྱེ་ལུགས་ལྷུམ་འདྲ་ལ་ཁ་དོག་ལྗང་གུ་འགའ་རེར་དམར་ཤས་ཆེ་བ། ཚིགས་ཐག་ལྷུམ་སྡོང་ལས་ཐུང་བ། ལོ་མའི་རྐང་དང་སྡོང་པོ་གཉིས་ཀ་ཁོང་སྟོང་ལ། ས་གཞི་ནས་རྩེ་མོ་བྱིང་ཆེ་བ། དགུ་འམ་ལྔར་གྱིས་པ་ཆེ་བ། ལྷུམ་ལོ་ཙམ་ནས་ཆུང་བ། ལྷུམ་པའི་ལོ་མ་ཙམ་པར་ཅི་རིགས་སྐྱེ་བ། མེ་ཏོག་དཀར་པོ་རྩེ་མོར་ག་བུ་ཟ་རམ་བརྩེགས་ཚེར་མས་གང་བར་སྐྱེ་བ། གང་བུ་ཏུས་སྤལ་སུམ་སྒྲོམ་ཁ་སྦྲིད་ཀྱི་རྣམ་པར་ཡོད་པའི་ནང་དུ་འབྲས་བུ་ནག་ཆུང་ཤིན་ཏུ་འཇམ་པ་བྱུང་ན་དེ་ལ་ཛ་ཡི་ཕ་ལ་ཞེས་མཆོག་གོ། དན་ཁྲ་ནི། གཛྫ་ཛྫ་བ་ཏསྐཾ། དྲི་ཟའི་ལག་པ་ཟེར། འཁྲུངས་དཔེར། དཧྲ་ཁྲ་བོ་ཞེས་བྱ་བ། །སྲིབ་རི་ནགས་ཀྱི་ནང་དུ་སྐྱེ། །ལོ་མ་ཅུང་ཟད་རྩུབ་པ་ཡིན། །སྡོང་པོ་རིང་ལ་འཁྲི་ཞིང་སྐྱེ། །གང་བུ་གོང་དང་འདྲ་བའི་ནང་། །འབྲས་བུ་ཁྲ་བོ་དན་རོག་འདྲ། །ཞེས་བཞིན་འབྲས་བུ་སྨུར་བུ་སྐེ་བཅད་པ་འདྲ་བ་ཁྲ་བོ་འབྱུང་ངོ་། །ཏུས་སྤལ་བ་ནི། མོན་སྐྱེས་སྟ་མ་ལས་ཆེ་ལ་རྩུབ་པ་སྤལ་པའི་དཔྱིབས་ཅན་དེ་ངན་པའོ། །

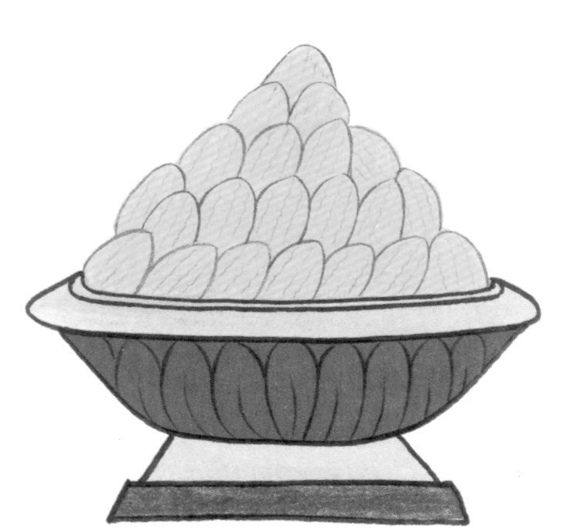

巴豆　*Crootn tiglium L*

巴豆干漆脂猛泻。导师巴保说："巴豆味辛、苦，化味甘、重，为猛泻药。"《味气铁鬘》中说："巴豆性平、锐。"让穹多吉说："巴豆为泻药、杀虫药之上品。"本品分为三类：巴豆、蓖麻、如巴玛。

巴豆，《图鉴》中说："巴豆生于温暖之地。根粗而很长；叶大微粗糙；茎中空，有节。功效吐泻培根病、合病。”如上所述，叶茎生态状如大黄，色绿，有些很红，节间比大黄短，叶柄和茎皆中空，从地面至尖端直立。叶九深裂或五深裂，比大黄叶小，如蜀葵，叶形多种。花白色在花梗尖端总状叠生。遍身生刺。果角像三龟相对，里面有黑色种子，小而圆滑，称为札益帕拉。本品为佳品。

蓖麻 Ricihus communis L ，蓖麻又名智萨拉巴。《图鉴》中说：“蓖麻生于阴山林间。叶略粗；茎长缠绕他树；果角同上述，内生花种子。”如上所述，其种子像去头螵蛸。

如巴玛，产于门隅，比前者大，粗糙，龟形，为劣品。

ཐླི་ཁཎྜ།

ཐླི་ཁཎྜ་ནི། རོ་སྔོར་ལས། ཐླི་ཁཎྜས་ཚད་པ་སྐྱེ་ཞིང་འབྲུ། །གསུངས། མིང་། ཀླི་ར་དང་། བསེ་ཚ་ཟེར། བསེ་ཤིང་དཀར་པོ་དབྱིབས་བ་ལི་ཀ་འདྲ་བ་ལ། ལུང་པ་དོག་པོར་ནགས་ནང་དུ་ཉིན་སྲིབ་སྤྲེལ་ནས་ཤིང་གཞན་ལ་འཁྲི་ཞིང་སྐྱེ་བ། རྩ་རྩེ་ཕྲ་སྦོམ་མེད་པ་ཐག་པ་འདྲ་ལ། ལོ་མ་མེ་ཏོག་མེད་པ། ཐྲིགས་ན་ཚི་འབབ་པ། ཚི་དེས་གང་རེག་པའི་པགས་པར་ཤུ་འབྲུམ་བྱེད་པ་ཞིག་ཡོད་པ། རྒྱ་ནག་ཏུ་སྐྱེ་བས་ཤིང་ཐུན་རྣམས་ཁུར་ཐག་བྱེད་པ། ཤིང་དེའི་ཚི་ལས་ཁཎྜ་བྱས་པ། འབྲས་ཀྱི་རྩམ་པས་སྦྲུས་པ་ཕབས་རྫོག་འདྲ་བ་དང་། མ་སྦྲུས་པ་བུར་ཞུན་འདྲ་བ་གཉིས་འབྱུང་བའོ། །ཁཎྜ་ཞེས་པ། བོད་སྐད་དུ་དུམ་བུ་ཟེར་ལ། དུམ་བུ་གཅིག་ཏུ་གདུས་པས་ཁུ་བ་འཐག་པ་ལ་ཟེར་ལ། ཐླི་ཁཎྜ། དཔལ་གྱི་དུམ་བུ་སྟེ། ཙནྡན་དཀར་པོའི་མིང་ལ་ཡང་འཇུག་པས་མ་ནོར་བ་སྐབས་ཀྱིས་ཤེས་སོ། །འདྲ་དཔེར། ཐླི་ཁཎྜ་ཕབས་རྫོག་འདྲ། །ཞེས་སོ།།

漆树干脂　*Rhus verniciflua Stokes*

漆树干脂猛泻。《味气铁鬘》中说：“漆树干脂生热，为泻药。”本品又称赛肖。本品为白漆树，状如木通，生于狭窄山沟阴阳交界处的林中，缠绕在别的树上。根梢粗细一样状如绳，无叶无花；割断后流乳状白液，粘到皮肤上会引起丘疹。产于汉地的，樵夫砍作背绳。本树白液制成膏，有调入炒米粉为锭者,有不调米粉如糖液者,共两种。“坎扎”一词,在藏语中称为“都木布”,称为库巴陀巴,释坎扎又称为巴吉都木布。白檀也称此名,不能搞错,用时要分辨清楚。《图谱》中说 :“漆树干脂如酒釉块。”

རྡོང་ག།

རྡོང་གས་མཆིན་ནད་སེལ་ཞིང་འཇམ་པོར་འབྱིན། །ཞེས་པར། ལྷུགས་ཕྲེང་ལས། དོང་ག་ཚ་ལ་དྲོད་སྐྱེད་ལྗི་བའི་མཆོག །ཅེས་དང་། བདུད་རྩི་ཐིགས་པར། དོང་ག་ཚ་སྙོམས་བག་ཅམ་རླན་པས་འབྱིན། །མཉེས་པའི་ཁུ་བས་ཡན་ལག་སྐྲངས་པ་སེལ། །ཞེས་དང་། རང་བྱུང་པས། དོང་ག་སྨུག་པོས་སྦྱོང་བར་བྱེད། །དོང་གའི་ཤིང་གིས་དུག་ལ་ཕན། །ཞེས་གསུངས། མིང་། ཀརྞི་ཀ་ར། སྭརྞ་མ་ཀ་ར། ཉ་ཤ་ཀ་ར། ཤ་མྱུང་ཀ། ཨ་རགྭ། རྣ་ཛ་བྲིཀྵ། ལྗོན་ཤིང་གི་རྒྱལ་པོ་རྣམས་ཟེར། འབྲུངས་དཔེར། སྨན་མཆོག་དོང་ག་ཞེས་བྱ་བ། །དབེན་ལ་དྲོད་ཆེའི་ས་ལས་སྐྱེ། །ལོ་མ་མེ་ཏོག་ཆེ་བ་ལ། །རང་ཉིད་ཤིང་གཞན་ལ་འཁྲིལ་སྐྱེ། །འབྲས་བུ་ལོང་ཀ་ཁྲག་བརྒྱངས་འདྲ། །རོ་ནི་མངར་ལ་ཡིད་ཙམ་ཚ། །རང་གི་ནུས་པས་ནད་རྣམས་སྦྱོང་། །ཞེས་པའི་གང་བུ་སྨུག་པོའི་ནང་དུ་ཚིགས་མཚམས་རེར་འབྲས་བུ་དཀར་པོ་འོད་ཅན་རེ་ཡོད་པ་དེ་གཏོང་བ་ཡིན། བྲང་ཏི་པས། དོང་གའི་ཚིགས་པ་རེ་རེའི་བར། བྱིས་པ་འབྲུ་བྱེད་རེ་རེ་ཡོད། མཆིན་དུག་སྦྱོང་བའི་གསང་སྨན་ཡིན། །གསུངས། འདྲ་དཔེར། དོང་ག་མི་བརྒྱུགས་རྟགས་འགྲེང་འདྲ། །ཞེས་དང་། འདྲ་ཡིག་ཏུ། དོང་ག་ཁྲག་རྒྱུ་ནག་པོ་འདྲ། །ཞེས་སོ།།

腊肠果(婆罗门皂角) *Cassia fistula L*

腊肠果治疗肝病,并且能缓泻渚病。《味气铁鬘》中说:“腊肠果味辛,生阳,效重,为上品。”《甘露之滴》中说:“腊肠果辛平,有黏液,湿而泻。搓洗汁液,消散四肢肿胀。”让穹多吉说 :“紫色腊肠果为泻药,腊肠木解毒。”本品之名有:尼夏嘎、东嘎、夏娘嘎、钩相格加保等。《图鉴》中说:“腊肠果为上品药,生于僻静温暖之地。叶大,花大,自身缠绕其他树而生,果实如血肠,味甘微辛。功效泻诸病。”如上所述,紫色果实中,每一节中有一粒白色有光泽的种子。章第巴说 :“腊肠果每一节中有一

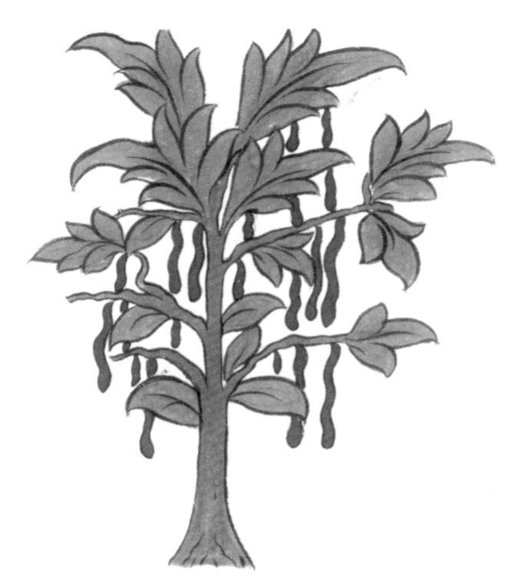

粒种子，为泻肝毒的良药。”《图鉴》中说：“腊肠果鼓胀饱满。”《图鉴螺眼》中说：“腊肠果色如黑色血肠。”

སོ་མ་ར་ཛ།

སོ་མ་ར་ཛས་པགས་ནད་ཆུ་སེར་སེལ། །ཞེས་པར། ལྕགས་ཀྱི་ཕྲེང་བར། སོ་མ་ར་ཛ་བསིལ་ལ་རྩུབ་པ་སྟེ། །རང་གི་ནུས་པས་ཆུ་སེར་འཇོམས་པ་ཡིན། །ཞེས་དང་། རང་བྱུང་བས། སོ་མ་ར་ཛས་མཛེ་ནད་སེལ། །ཞེས་གསུངས། མིང་ནི། སོ་མ་ར་ཛ། ཟླ་བའི་རྡུལ། ཙནྡྲ་རེ་ཁ། ཟླ་བའི་རི་མོ། ཀཱ་ལ་མི་ཥི། ལུག་ནག། ཨིནྡྲ་ར་ཛ། ཟླ་ཚེས་ཀྱི་རྡུལ། སུ་བཀླི་ཀ། འདབ་བཟང་། ཀྲིཥྚི་ཕ་ལ། འབྲས་ནག་པོ། བླ་གུ་ཧྲཱི། སུ་རི་ཕ་ལྷི། རྡུལ་པའི་འབྲས་བུ། ན་ཧི་མ་ར། མཛེ་འཇོམས། བི་ཛ་ཡ། རྣམ་རྒྱལ། སོ་མ་བཀླི་ཀ། ཟླ་བའི་ལྕུག་མ་རྣམས་སོ། །འདི་རྒྱ་བལ་དང་ལྷོ་མོན་གར་ནས་ཡང་འབྱུང་བས་གང་བུ་ཟུར་གསུམ་པའི་ནང་ནས་འབྲས་བུ་ལབ་སོན་ནམ། ཐང་ཕྲོམ་འབྲུ་ཙམ་ལ་ནག་པོ་མཁལ་དབྱིབས་ནེའུ་ལེའི་རི་མོ་ཡོད་པ་སྣུམ་ཅན་དེ་ཡིན། འདྲ་ཡིག་ལས། སོ་མ་ར་ཛ་བྱིའུའི་མཁལ་མ་འདྲ། །ཞེས་དང་། འདྲ་དཔེར། སོ་མ་ར་ཛ་ཐང་ཕྲོམ་འབྲས་བུ་འདྲ། །ཞེས་སོ། །ད་ལྟ་མྱ་ངན་མེད་པའི་ཤིང་གི་འབྲས་བུ་དང་། སྤྱང་གི་བོང་བུ་དང་། སྲོ་མ་ར་ཞེས་ཞིང་སྐྱེས་སྲོ་རྒྱུད་ཡོད་པ་ལ་བྱེད་པ་རྣམས་ནི་དོན་མེད་གསུངས་སོ། །

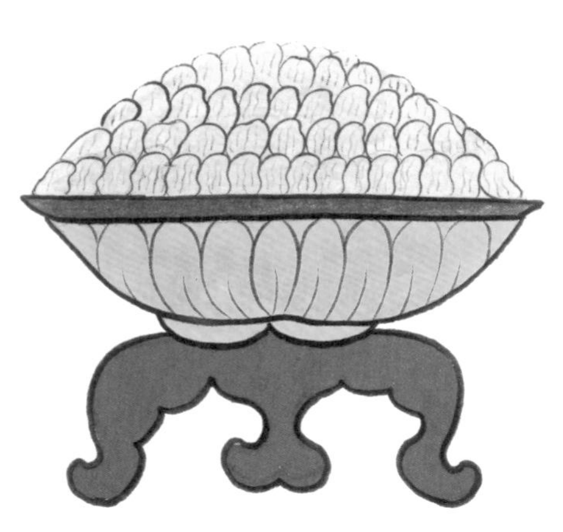

黄葵子（黄蜀葵） *Abelmoschus manihot(L.) Medic*

黄葵子治疗皮肤病，并且治疗黄水病。《铁鬘》中说：“黄葵子性凉、糙，功效治黄水病。”让穹多吉说：“黄葵子治麻风病。”本品之名有：索玛拉札、达瓦都、达瓦若茂、鲁纳、达才吉都、达卜桑、斋纳保、如贝斋布、泽交、那木加、达瓦居玛等。本品产自印度、汉地、尼泊尔、珞隅、门隅等地。果荚三角形，内有种子，状如萝卜子或莨菪子，黑色，肾形，有花纹，具油汁。《图鉴螺眼》中说：“黄葵子像鼠肾。”《图谱》中说：“黄葵子像莨菪子。”现在有人说是无忧树的种子和江格邦布、索玛拉札等田生麻类植物种子，与实物不符，真是无由之谈。

ཐལ་ཀ་རྡོ་རྗེ།

ཐལ་ཀ་རྡོ་རྗེ་དག་ཀྱང་དེ་བཞིན་ནོ། །ཞེས་པར། ལྷུགས་ཕྲེང་ལས། ཐལ་ཀ་སྙོམས་ལ་ཡིད་ནད་སེལ། །ཆུ་སེར་འཛོམས་དང་ཞུ་བ་གསོ་བར་བྱེད། །ཅེས་དང་། རང་བྱུང་པས། ཐལ་ཀས་གཟའ་དང་ཆུ་སེར་འདྲེན། །གསུངས་པའི་མིང་། ཨོ་ཏེ། ཤ་རི་རཾ་ཛེར། འདི་སྔོན་སངས་རྒྱས་ཀྱི་རིང་བསྲེལ་ལས་བྱུང་བར་བཤད། འཕྲེངས་དཔེར། ཐལ་ཀ་རྡོ་རྗེ་ཞེས་བྱ་བ། །ཤིང་སྡུང་ཕྲ་ཞིང་ཆུང་བ་ལ། །མེ་ཏོག་སེར་པོ་སྙུལ་ཅན་ཏེ། །ལོ་མ་འབྲས་བུ་ཆུང་བ་ཡིན། །གང་བུ་རིང་ལ་འབྲས་བུ་ནི། །ཁྱི་ཡི་ཕོ་མཚན་འདྲ་བ་ཡོད། །རོ་ནི་ཡིད་ཙམ་ཁ་བ་ཡིན། །རང་གི་ནུས་པས་ཆུ་སེར་སྐེམ། །ཞེས་དང་། འདྲ་ཡིག་ཏུ། ཐལ་ཀ་རྡོ་རྗེ་ཁྱི་ཡི་ཕོ་མཚན་འདྲ། །ཞེས་སོ། །འདྲ་ཡིག་ལ་བརྟེན་ནས་ཚང་གང་པ་ལ་བྱེད་པ་དང་། འཕྲེངས་དཔེར་འཁྲུལ་ནས་བྲ་མའི་འབྲས་བུ་ལ་བྱེད་པ་རྣམས་ནོར་བའོ། །འདི་ལ་ཕོ་མོ་རིགས་གཉིས་ཏེ། ཕོ་རིགས་གང་བུ་ཕྲ་མོའི་ནང་ནས་འབྲས་བུ་སེར་འཛེང་ཅན་དང་། མོ་རིགས་དེ་ལས་ཆེ་བའི་ཀྲི་ཀ་ཡོད་པ་ཞིག་ཡོད་ལ། གཉིས་ཀ་སྲ་མཁྲེགས་འོད་དུ་འབར་བའོ། །འདི་ལ་ཆེ་བཤད་ཁུངས་གཏམ་མི་འུང་ཙམ་འདུག་ཀྱང་བཞག་ལ། དོན་དུ་བཅུད་ལེན་རོ་ཙའི་ནུས་པ་ཆེ་བར་བཤད་དོ། །

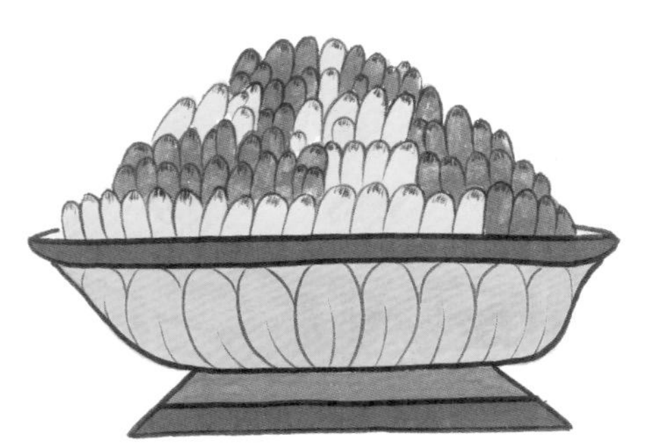

决明子　*Cassia tora L*

决明子功效同上。《铁鬘》中说 :“决明子性平，治瘾病、黄水病、脓疖。” 让穹多吉说 :“决明子治癫痫，托引黄水。” 本品之名有 : 奥雅、塔嘎多吉、夏若然木。相传本品由从前的佛骨生成。《图鉴》中说 “决明子树干细小 ; 花黄色，有皱纹 ; 叶小;果小，果实长，种子像雄狗生殖器;味微苦，功效干黄水。”《图鉴螺眼》中说:“决明子像雄狗生殖器。”根据《图鉴螺眼》应为强冈巴树。《图鉴》中误作短叶锦鸡儿种子，是错误的。本品有雌雄两种。雄决明子果实细，内有椭圆形黄色种子 ; 雌性决明子果实较粗大。二者都坚硬，有光泽。关于本品有不少说法，实际都是说的决明子一物，本品滋补功效大。

སེ་ཡབ།

སེ་ཡབ་བད་ཀན་ཚ་བ་སེལ་བར་བྱེད། །ཅེས་པར། ལྷུགས་ཕྲེང་ལས། སེ་ཡབ་རྡོ་བར་བྱེད་པ་

ཡིན། །ཞེས་དང་། རང་བྱུང་པས། སེ་ཡབ་བད་ཀན་སེལ་བ་སྟེ། །ཞེས་གསུངས། མིང་། ཙི་ཙ་ནི། དྲ་བ་ཐིང་སྣད་ཟེར། འགྲུངས་དཔེར། སེ་ཡབ་ཤིང་སྡོང་ཆེ་བ་ལ། །ལོ་མ་ཆེ་ལ་མེ་ཏོག་དཀར། །གང་བུ་རིལ་ལ་འབྲས་བུའི་དབྱིབས། །མ་རུ་རྩེ་དང་འདྲ་བ་ཡིན། །རོ་ནི་སྐྱུར་ལ་ཡིད་ཙམ་མངར། །རྣ་བའི་ནད་ཀྱི་བདུད་རྩི་ཡིན། །ཞེས་པ་ལ་མཆོག་དམན་གཉིས། མཆོག་གམ་ཕོ་རིགས་ནི། ལྷོ་མོན་གྱི་མཐིལ་ནས་འབྱུང་བ། ལོ་སྡོང་མེ་ཏོག་སོགས་ཀུ་ཤུ་འདྲ་ལ། འབྲས་བུ་བུར་ཉིང་བསྐོངས་པ་ལྟ་བུའི་རྩིལ་མོའི་ནང་འབྲས་རུས་པ་མཁྲེགས་པ་མ་རུ་རྩེ་འདྲ་བའོ། །དམན་པ་མོ་རིགས་ནི། སྡོང་པོ་ཚེར་མ་ལྟ་བུ་ཚེར་མ་ཅན་ལོ་མ་མེ་ཏོག་གོང་མཚུངས། འབྲས་བུ་སྟར་ཀ་སྔོ་རྗོག་འདྲ་བ་ནང་དུ་ཚིག་གུ་ལེབ་མོ་མང་བ་འབྱུང་བ། སྤུ་བོ་སོགས་ཀྱིས་ཚོས་ཀྱི་སྐྱུར་ཁུ་བྱེད་པ་ཐིང་སྣད་ཟེར་བའོ། །འདིའི་འབྲས་བུ་བཀས་ཚལ་སྐམ་པ་ལ། འདྲ་དཔེར། སེ་ཡབ་མི་རྒན་རྣ་མཆོག་འདྲ། །ཞེས་པ་ལ་བརྟེན་ནས། ཀུ་ཤུ་ལ་བྱེད་པ་འཁྲུལ། ཀུ་ཤུ་རོ་མངར་བ་དང་། སེ་ཡབ་སྐྱུར་བས་མི་འདྲའོ། །

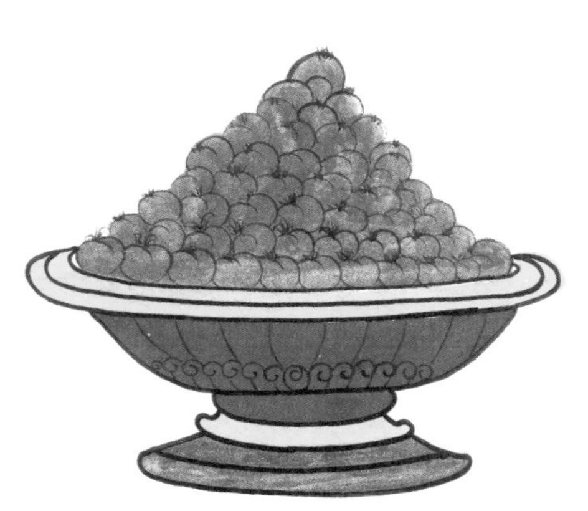

木瓜 *Chaenomelec speciose(Sweet) Nakai*

木瓜清除培根热。《铁鬘》中说：“木瓜生阳。”让穹多吉说：“木瓜治培根病。”本品之名有：孜札尼、赛亚、扎哇唐拉。《图鉴》中说：“木瓜树大，叶大；花白；果实圆球形，种子状如紫铆子。味酸微甘，是治耳病的甘露。”本品分为上品和下品。上品或称雄品，产于珞隅和门隅的低洼地区，茎、叶、花如苹果树，果实圆球形，色如旧蔗糖，种壳坚硬，如紫铆子;下品或称雌品，树如荆棘，有刺，叶花同上，果实状如青皮核桃，内有许多扁核，波密等地用本品煮酸液，称为唐拉。木瓜剖为两半晒干,《图谱》中说:“木瓜状如老人耳朵。”据此作为苹果,是错误的。苹果味甘，木瓜味酸，二者不同。

ཀུ་ཤུ།

ཀུ་ཤུས་རྒྱུ་ཡོང་འཁྲིག་འབྲུ་གཟེར་བ་འཛོམས། །ཞེས་པ། འགྲུངས་དཔེར། ཀུ་ཤུ་ཞེས་བྱ་ཁམ་བུའི་རིགས། །སྡོང་པོ་ལོ་མ་མེ་ཏོག་རྣམས། །ཁམ་བུ་དག་དང་འདྲ་བ་ལ། །འབྲས་བུ་ཁམ་བུ་

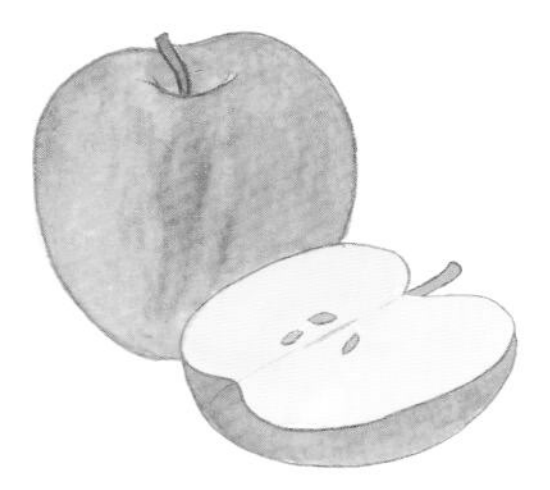

འདྲ་ལ་ཆེ། །རོ་ནི་མངར་ལ་སྐྱུར་བ་ཡིན། །རང་གི་ནུས་པས་རྒྱུ་ནད་སེལ། །ཞེས་བཞིན་ལས། འབྲས་བུའི་ནང་དུས་ཁམ་ཚོགས་འདྲ་བ་མེད་ལ་སེ་ཡབ་ལྟར་ཚོགས་ཞིབ་མང་བ་ཡིན། འབྲས་བུའི་ཤ་མངར་སྐྱུར་པོ་སོགས་པའོ། །

苹果　*Malus pumila Mill*

苹果治疗大小肠，淥鸣紊乱刺痛症。《图鉴》中说："苹果为杏类植物，树干、叶、花等皆似杏树，果实外形似杏而大，味甘、酸。功效治肠病。"果实内部不像杏核，而像木瓜，中隔很多，果肉味甘、酸。

སེ་འབྲུ།

སེ་འབྲུས་ཕོ་བའི་ནད་རྣམས་མ་ལུས་སེལ། །མེ་དྲོད་སྐྱེད་ཅིང་བད་ཀན་གྲང་ནད་འཇོམས། །ཞེས་པར། ལྷུགས་ཕྲེང་ལས། སེ་འབྲུ་སྐྱུར་ཏེ་ཞུ་རྗེས་དྲོད་དུ་འགྲོ། །ཕོ་མཚིན་མེ་དྲོད་ཉམས་ལ་ཕན་པ་ཡིན། །ཞེས་དང་། རང་བྱུང་པས། སེ་འབྲུས་བད་རླུང་ཀུན་གཞི་སྨོམས། །ཞེས་དང་། བསྡུས་པར། སེ་འབྲུ་སྐྱུར་ཡང་མངར་བས་འཇུ། །དང་། གྲུབ་པས། སེ་འབྲུ་རོ་སྐྱུར་ནུས་པ་ཚ། །རྣོ་རྩུབ་གཡོ་སྣུམ་སྐམ་ལ་ཡང་། །དང་། ཞང་སྨན་པས། སེ་འབྲུས་དང་ག་འགགས་པ་སེལ། །གྲང་ནད་ཀུན་དང་གློ་རླུང་འཇོམས། །ཞེས་སོ། །མིང་། སེ་ལ་ཤ་ཧུ། མཆིན་ནད་ཀྱི་དགྲ། ཏྲ་ཊི་མ། ཕ་ལ་ཏ་ཀཱ་མ་ཏུ་ར། གབ་ཏུ། ཕོ་བའི་གཉེན་ཟེར། འབྲུངས་དཔེར། སེ་འབྲུ་ཞེས་བྱ་དྲོད་ཀྱི་ཤིང་། །སྡོང་པོ་གདུགས་ཀྱི་ཚུལ་དུ་འཁྱིལ། །ལོ་མ་སྔོར་མོ་ཆུང་བ་སྟེ། །མེ་ཏོག་དཀར་པོ་རབ་ཏུ་མཛེས། །གང་བུ་ཀུ་བའི་དབྱིབས་དང་འདྲ། །ནང་འབྲས་དམར་པོས་ཕྱུར་བུར་གང་། །རོ་ནི་སྐྱུར་མངར་ནུས་པ་སྣུམ། །རང་གི་ནུས་པས་གྲང་རླུང་སེལ། །ཕོ་བའི་མེ་དྲོད་སྐྱེད་པའི་མཆོག །ཅེས་གསུངས། ཡུལ་མངའ་རིས་དང་ཀློ་མོན་ནས་འབྱུང་བ་སྨུག་ཅིང་སྐྱུར་ཚོས་ཀྱི་དོན་དུ་ཁུ་བ་མ་བཏོན་པ་བཟང་། ཁུ་བ་བཏོན་པ་ངན། ཁམས་ནས་ཡོང་བ་ལ་ཟྭལ་མེད་ཀྱང་སྐྱེ་སའི་ཚད་དང་མ་སྨིན་པ་སོགས་འབྲས་བུ་སྐྱ་བོ་ཞན། དམར་ལ་སྨུམ་པ་བཟང་ངོ་། །

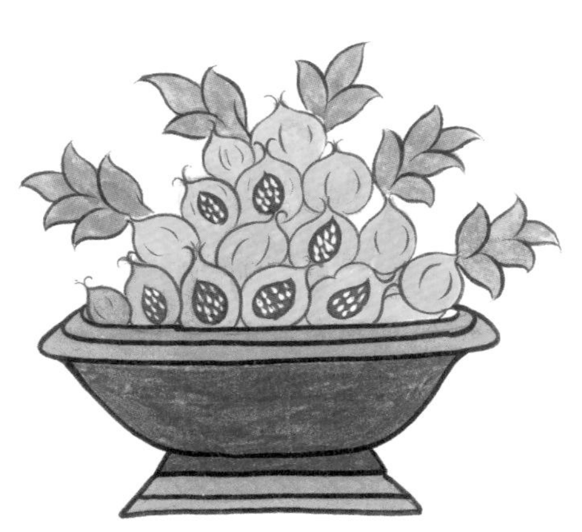

石榴　*Punica granatum L*

石榴治一切胃病，并且能提升胃阳，并治疗培根寒症。《铁鬘》中说："石榴味酸，化性温，治肝胃阳衰。"让穹多吉说："石榴治一切培根、隆病。"《精义》中说："石榴酸、甘，助消化。"珠巴说："石榴味酸，效热、锐、糙、动、润、燥、轻。"相曼巴说："石榴开胃口，治一切寒症、肺隆病。"本品之名有：青奈吉扎、色珠、帕拉达嘎、玛乎拉。隐语中称泼哇尼。《图鉴》中说："石榴为温带树；树冠伞状，叶小，圆形；花白色，很美丽；果实状如葫芦，内部装满红色种子，种子状如珊瑚。味酸、甘、性润。功效祛寒气，为提升胃阳的良药。"产自阿里和珞隅、门隅之地者色紫，味酸。不失去果汁者佳，失去果汁者劣。产自康木之地者，品优无假。产地炎热者，和未成熟者灰色果实质劣；果实色红，油润者质佳。

སེ་འབྲུ།

སེ་འབྲུས་གློ་བཀྲ་ཁྲག་འཇུ་བད་ཀན་གཅོད། །ཅེས་པར། རོ་སྙོར་ལས། སྐྱུར་བུ་རྗོ་ལ་ཡང་བས་གློ་དང་གྲེ་བར་བད་ཀན་ཞུགས་པ་དག་ལ་ཕན། །ཞེས་དང་། དཔག་བསམ་ལྗོན་ཤིང་ལས། སྐྱུར་བུས་མ་ཞུ་མཆིན་ནད་སེལ། །ཞེས་དང་། རང་བྱུང་པས། སྐྱུར་ཞུན་སྐྱུར་བུས་གློ་ནད་སེལ། ཞེས་སོ། །ཤིང་གི་མིང་། སྐྱུར་བུ། གླ་བ་ཚེར་མ། གླེ་ཚེར། འཚོས་ཚེར་ཟེར། འབྲུངས་དཔེར། སྐྱུར་བུ་གདུག་རྩུབ་ཚེར་མར་སྐྱེས། །འབྲས་བུ་བྱིའུ་སྨྲ་གུ་འདྲ། །རོ་ནི་སྐྱུར་ཞིང་ལྕེ་འབིགས་བྱེད། །རང་གི་ནུས་པས་གློ་ནད་སེལ། །ཞེས་པ་འདི་ལ་རིགས་གསུམ། གང་ཡང་ཤིང་ཚེར་མ་ཅན་ནོ། །ཆེ་བ་གནམ་སྐྱར་རོང་ཆེན་དུ་སྐྱེ། །ཉག་རོང་རྒྱ་ཡུལ་སོགས་སུ་ཤིང་ཁང་བརྩེགས་གཉིས་རེ་ཙམ་སླེབ་པར་སྐྱེ། འབྲིང་བ་བར་སྐྱར་བར་ཤོད་དུ་སྐྱེ་བ་མི་ལུས་ལྷག་ཙམ་དང་། ཆུང་བ་ས་སྐྱར་ཁ་སྟོད་ཆུ་འགྲམ་གྲམ་ཐང་དུ་སྐྱེ་བ་ལོ་མ་འོག་དཀར་པོ་ཅན་ཆུ་སྲིན་ལྐར་སྦྲ་བ་མཐོ་རེ་ལྷག་ཙམ་པ་སྐྱེ། ཆེ་ཆུང་གཉིས་ཀྱི་འབྲས་བུ་སེར་པོ་ཆུ་སེར་རྒྱལ་པ་འདྲ་བ་རྗོལ་ལ་ཁད་ཞུན་དུ་བྱ་བ་ཡིན། འདི་གཉིས་གློ་དང་གྲེ་བར་བཟང་། ཞུན་དུ་བསྐོལ་བའི་ཁ་ཞག་མར་ཁུའི་རང་བཞིན་སྔོན་མེ་ཏུང་བ་ཡོད། བར་སྐྱར་འབྲས་བུ་ནས་འབྲུ་ཙམ་སྲུ་ལ་སྨམ་པ་གསེར་སྨིན་ཅན་སྨུམ་ཙུང་ཟད་ཡོད་པ་དེ་

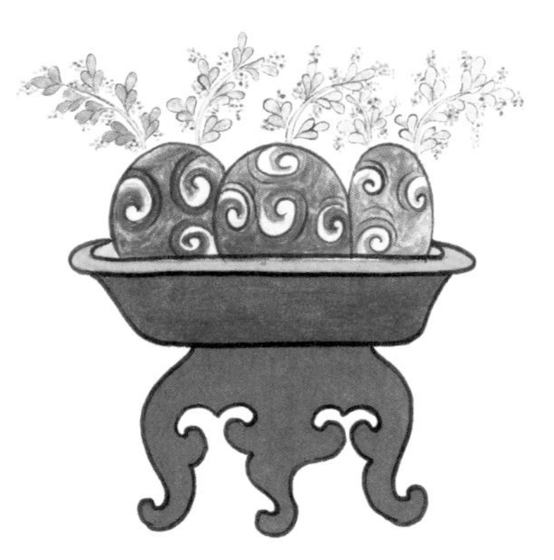

ཁྲག་ལ་བཟང་། སྟར་བུ་རྒུན་འབྲུམ་སྐྱུ་རུ་ར་གསུམ་ནི་སྔོན་སྲ་གཅན་ཁའི་བདུད་རྩི་ཐིགས་པ་ལས་བྱུང་བར་བཤད་པ་ཡོད་དོ།།

沙棘果（酸柳） *Hippophae rhamnoides L.*

沙棘果挖除肺病，化血并治培根病。《味气铁鬘》中说:“沙棘果锐、轻，治培根病，入肺、喉。”《如意宝树》中说：“沙棘果治消化不良、肝病。”让穹多吉说：“沙棘果膏治肺病。”本品之名有:达尔布、拉巴才尔玛、来才尔、测采尔等。《图鉴》中说:“沙棘树皮黑，粗糙，生刺；果实如刚生下的鼠崽，味酸刺舌。功效治肺病。”本品分为三种，无论哪一种树皆有刺。大者称为纳木达尔(江孜沙棘 Hippophae rhamnoides L.subsp gyantsensis Rous）生于河谷川地，聂绒、印度、汉地等处，约有两层房高。中者称为巴达尔（肋果沙棘 Hippo-phae neurocarpa S.W.Liu et T.N.Ho),生于山沟,树身约有人高。小者称为萨达尔（西藏沙棘 Hippophae thibetana Schlecht)，生于高地的溪水畔、河滩，叶背面白色,状如鞭麻,茎干细小,高约一扎。大小两种的果实皆为黄色,状如黄水泡，刺破有水状汁液，二者对治肺病，咽喉疾病有益。汁液熬煮时的浮油如酥油，可点灯。中沙棘果大如青稞，硬而干，金黄色，微油润，益血。相传，沙棘果、葡萄和余甘子三药为昔日罗睺口中的甘露之滴所化。

རྒུན་འབྲུམ།

རྒུན་འབྲུམ་གློ་ནད་སེལ་ཞིང་ཚད་པ་སྦྱོང་། །ཞེས་པར། རིན་སྤུངས་ལས། རྒུན་འབྲུམ་སྐོམས་ལ་ཡང་བས་གློ་ལ་ཕན། །ཞེས་དང་། དཔའ་བོས། རྒུན་འབྲུམ་འབྲས་བུའི་མཆོག་ཡིན་ཏེ། །རོ་ཚ་མིག་ཕན་བཤང་གཅི་སླ། །མངར་ཞིང་ཞུ་རྗེས་སྙུམ་པ་དང་། །ཙུང་ཟད་བསྐ་ཞིང་བསིལ་ལ་ལྗི། །ཞེས་དང་། དཔག་བསམ་ལྗོན་ཤིང་ལས། རྒུན་གྱིས་གློ་བའི་ཚད་པ་སེལ། ཞེས་དང་། རང་བྱུང་པས། རྒུན་འབྲུམ་ཁྱིས་པའི་གློ་ནད་སེལ། །ཞེས་པའི་མིང་། ཨ་ས་ཤ་ཏ། དྲ་ཀྵཱ། མྲིཧྣི་ཀཱ།རྒུན་འབྲུམ། གོཾ་སྟ་ནི། བའི་ནུ་མ། ར་ས་ནཱ། རོ་ལྡན། མ་རྒྱ་ར་ས། རོ་མངར། རྒྱ་ནག་པས། མ་སིབ་ཟེར། འབྲུངས་དཔེར། རྒུན་འབྲུམ་ཤིང་ཐོག་ཀུན་གྱི་བཅུད། །རོང་གི་གནས་ཀྱི་ནང་དུ་སྐྱེ། །ལོ་མ་སྔོར་ཆུང་སྡོང་པོ་རིང་། །དབྱིབས་ནི་དབྱི་མོང་སྡོང་པོ་འདྲ། །མེ་ཏོག་དམར་ཆུང་མཐོང་བ་དཀའ། །འབྲས་བུ་དམར་སེར་འོད་དང་ལྡན། །རོ་ནི་མངར་ལ་ཙུང་ཟད་སྐྱུར། །རང་གི་ནུས་པས་འབྲུ་བ་གཙོད། །ཁ་ཅང་མང་ན་འབྲུ་བར་བྱེད། །ཅེས་བཤད་ཀྱང་། གོ་རོང་སོགས་ཀྱི་རྒུན་ལྟར་ན། སྡོང་པོ་གནམ་སྟར་འདྲ་ལ་ཡལ་ག་དབྱི་མོང་ལྟར་ལས་ཁྲི་བཤམས་པའི་སྟེང་དུ་འདོམ་བརྒྱད་དགུ་ཙམ་ཁྱབ་པར་བསྐྱལ་པ། ལོ་མ་ལྕུམ་པའི་ལོ་མ་འདྲ་བ་འབྲས་བུ་དམར་

སྨུག་རྫོལ་ལ་ཁད་པ་ཡལ་ཕྲན་མཐོ་རེ་ལ་འབྲས་བུ་བརྒྱ་ལ་ཉེ་ཙམ་སྐྱེ་བ་ཡོད། འདྲ་དཔེར། ཡལ་ག་མཐོ་རེར་འབྲས་བུ་བརྒྱ། །འབྲས་བུ་རེ་ལ་ཏུས་པ་གསུམ། །ཏུས་པ་རེ་ཡི་སྟེང་འོག་ཏུ། ཕོ་མོ་གཉིས་ཀྱི་མཚན་མ་གསལ། །འབྲས་བུ་རློན་པ་ཁྲག་རྐྱལ་འདྲ། །བསྐམས་ནས་བྱང་ནག་རོ་སྐམ་འདྲ། །གསུངས། རིགས་ནི་དྲུག་ཡོད་དོ། །མགོ་དཀར་སོགས་ནས་འོང་བའི་འབྲས་བུ་དམར་སེར་མཚུ་སྟོང་ཆེ་བ་དང་། རྒྱ་གར་ཀ་ཤྨཱི་ར་ནས་འོང་བའི་སེར་པོ་དང་། མངའ་རིས་ཀྱི་འབའ་ཤའམ། པ་ཏྲ་ཤིང་ཀ་ཟེར་བའི་ནག་པོ་སྲན་མ་ཙམ་པ་ནང་དུ་ཏུས་པ་མེད་པ་རོ་ཤིན་ཏུ་ཞིམ་པ་དང་། ཁམས་ཚ་བ་དང་གོ་རོང་སོགས་ནས་འབྱུང་བའི་དམར་པོ་དཀར་ཤས་ཆེ་ལ་མངར་བ་དང་། དམར་སྨུག་ནག་ཤས་ཆེ་ལ་སྐྱུར་བ་དང་། དྭགས་པོ་ནས་སྔོན་པོ་ཞིག་འོང་བ་རྣམས་སྔ་མ་བཟང་ལ་ཕྱི་མ་རིམ་པས་ཞན་པ་ཡིན།

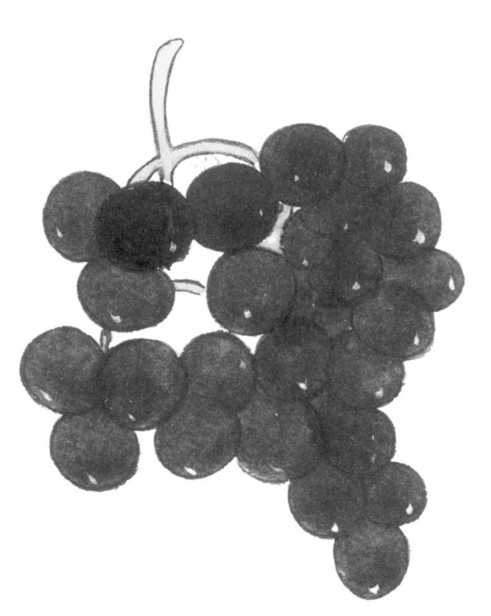

葡萄 *Vitis vinifera L.*

葡萄治肺病清热。《宝堆》中说："葡萄性平、轻，利肺。"巴保说："葡萄为果串上品，味辛，明目，利二便；化味甘，效润，微涩，凉而重。"《如意宝树》中说："葡萄清肺热。"让穹多吉说："葡萄治小儿肺病。"本品之名有：阿洒夏达、更珠木、巴鹿玛、饶丹、饶阿尔等。汉语中称玛斯卜。《图鉴》中说："葡萄集众果之精，生于河川地带的林间。茎长，状如木通；叶圆，中等大；花红色，很小，很难碰见；果实红黄色光泽，味甘、微酸。功效止泻，多食腹泻。"生于高绒河川地的葡萄，茎干如大沙棘，茎如木通，长约八九托，盘托而生，叶如蜀葵叶，果实红紫，成串生于枝条上端，每串近百粒。《图谱》中说："每串葡萄近百颗，每颗葡萄三粒核，每核的上下两端，雌雄二性很明显，鲜果如血泡，干后状如黑甲虫尸体。"

本品共分六种。高嘎尔等地产的，果实红黄色，尖大；产于印度嘎米拉等地的，果实黄色；产予阿里地区的巴夏和巴如相嘎等地的，果实黑色，粒大如豆，内无核，非常香甜；产于康木炎热地带和高绒川地等地的，果实淡红色者味甘，红紫而黑的味酸；产于塔波地方的蓝色。前者质佳，后者依次质次。

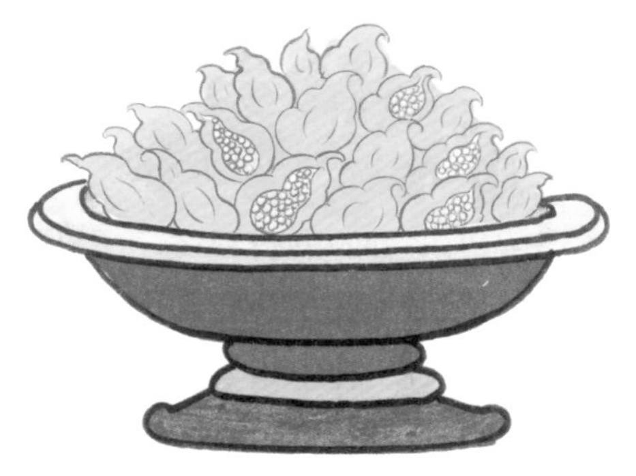

སེ་རྒོད་འབྲས་བུ།

སེ་རྒོད་འབྲས་བུས་དུག་ཚད་མཆིན་ཚད་སེལ། །ཞེས་པ་ནི། སེ་བ་རྒོད་གཡུང་གཉིས་ཡོད་པའི་རྒོད་པའི་འབྲས་བུའོ། །

蔷薇果　*Rosa sertata Rolfe*

蔷薇果治毒热症，并且治疗肝热症。本品为园生、野生两种蔷薇中的野蔷薇果实。

སྲིན་ཤིང་སྣ་མའི་འབྲས་བུ།

སྲིན་ཤིང་སྣ་མའི་འབྲས་བུས་སྲིན་ནད་སེལ། །ཞེས་པའི་མིང་། ཀོ་གླངས་པ། ཛ་ཡ་དཀར་པོ། སྟག་ཆུང་བ། སྟག་བུ་ཆུང་ཟེར། འབྲུངས་དཔེར། སྲིན་ཤིང་སྣ་མ་ཞེས་བྱ་བ། །ཉིན་སྲིབ་གཉིས་ཀའི་མཚམས་སུ་སྐྱེ། །པགས་པ་དངུལ་གྱི་མདོག་ལྟར་དཀར། །མེ་ཏོག་རྒྱ་ཚོས་མདངས་དང་ལྡན། །འབྲས་བུ་དམར་པོ་འོད་ཟེར་འབར། །ནུས་པས་ཕོ་བའི་མེ་དྲོད་སྐྱེད། །ཅེས་དང་། བྱེ་བ་རིང་བསྲེལ་ལས། དྭགས་པོ་ལྷ་རྗེའི་ཐུགས་བཅུད་ནི། །བོད་ན་མི་སྐྱེ་རྒྱ་ན་སྐྱེ། །ཉིན་ལ་མི་སྐྱེ་སྲིབ་ལ་སྐྱེ། །སྲིབ་ཀྱི་ཉིན་བུ་ཆུང་ན་སྐྱེ། །ནག་པོ་རྒྱ་ཡི་ཡུལ་དུ་སྐྱེ། །སྨན་མཆོག་འདི་ཡི་མཚན་ཉིད་ནི། །རྩ་བ་སྦྲུལ་ནག་ཆུན་པོ་འདྲ། །ཡལ་ག་ཤ་བའི་རྭ་ལག་འདྲ། །ལོ་མ་སྟག་གི་རྣ་བ་འདྲ། །མེ་ཏོག་དཀར་དམར་སྔོ་དང་གསུམ། །སྐྱེ་སའི་ས་ཡིས་བསྒྱུར་པའོ། །ཞེས་པས་རོང་དུ་སྐྱེས་པ་ལ་རོང་སྐྱེས་ནག་པོ་ཟེར། བློ་གྲོས་རྒྱལ་པོས། སྲིན་ཤིང་སྣ་མ་ནི་ཡུལ་སྐད་དུ་ཀོ་གླངས་པ་ཟེར་བའི་མེ་ཏོག་དམར་སྐྱ་ལ་འབྲས་བུ་སྲུན་མ་ཙམ་སྨིན་ནས་ནག་པོར་འགྱུར་བ་དེ་ཡིན་ནོ་གསུངས་སོ། །འདིའི་ལོ་སྟོང་བཅས་ཁཎྜ་བྱས་པ་ལེགས་པ་ཡིན། ཛྙ་ཧྲིའི་མིང་སྲི་ཤིང་སྣ་མ་དང་འདིར་སྲིན་ཤིང་ཟེར་བ་མཐའ་རྟེན་ན་ཡོད་མེད་ཡི་གེ་དག་མིན་སྐབས་ཀྱིས་མ་ནོར་བ་དགོས། །

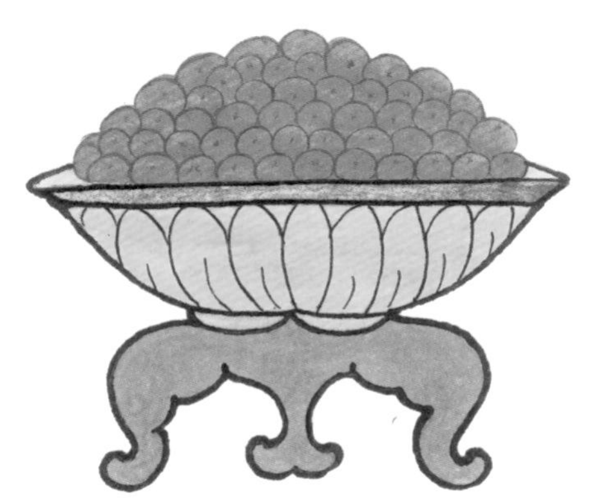

瑞香果　*Daphne tangutica Maxim*

瑞香果治疗虫病。本品之名有：高朗巴、札亚尕尔保、达合琼巴、达合布琼等。

《图鉴》中说："瑞香生于阴阳交界处。皮银白色，花朱红色，有光泽，果实红色有光泽。功效提升胃阳。"《千万个舍利》中说："瑞香，藏地不产，印度产，阳坡不生，阴坡生，生于阴坡微阳处，汉地也出产。"这味良药的生态，根如一盘黑蛇，枝如鹿角，叶如虎耳，花白、红、蓝三色，因生地而异。产于川地的称为戒吉纳保。洛哲加保说："瑞香俗语中称为高朗巴。花淡红色，果实如豆，成熟后变为黑色，即为本品。"瑞香的茎叶等熬膏也为佳品。豆蔻也称为"司相纳玛"，音与瑞香子相似，但音同字不同，要辨清实物，不要搞错。

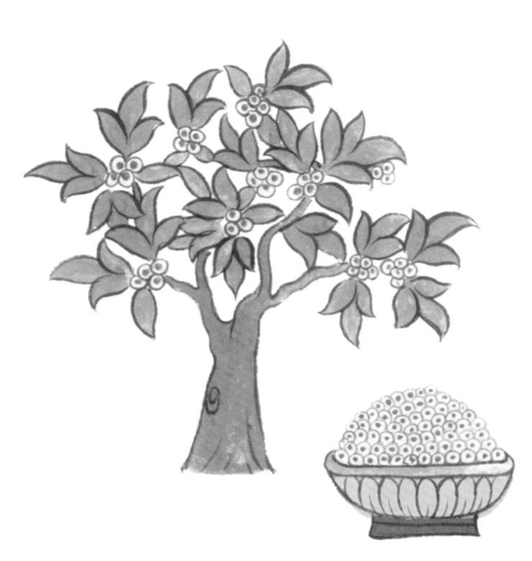

འཕང་མའི་འབྲས་བུ།

འཕང་མའི་འབྲས་བུས་སྙིང་ཚད་མོ་ནད་སེལ། །ཞེས་པར། རང་བྱུང་པས། འཕང་མའི་འབྲས་བུས་སྙིང་ནད་སེལ། །ཞེས་གསུངས། འཕྲུངས་དཔེར། འཕང་མ་ཞེས་བྱ་ལོ་མ་ཕྲ། །སྡོང་པོ་ཚུང་ཟད་ཆེ་བ་ལ། །འབྲས་བུ་སྨུག་པོ་རོ་ནི་མངར། །རང་གི་ནུས་པས་སྙིང་ཚད་སེལ། །ཞེས་བཤད། ལོ་མ་ཕྲ་སེབ་ཕྲུངས་པ་འདྲ་བ། སྡོང་པོ་སྐྱ་བོ་ཚུང་ཟད་ཆེ་ཞིང་ཡལ་ག་ཐད་སོར་ཐོན་པ་འབྲས་བུ་དམར་སྨུག་སྲན་མ་ཙམ་འབྱུང་། དཀར་ནག་རིགས་སུ་ཕྱེ་བ་ཕལ་བས་འཕང་སྐྱ་དང་འཕང་ནག་ཟེར་བ་དེའོ། །ཚར་ལེབ་དང་ཁྲི་ཤིང་བ་ལ་བྱེད་པ་ནོར་བའོ། །

金银忍冬　*Loniceramaackii(Rupr) Maxim*

金银忍冬清心热，并且治疗妇女病。让穹多吉说："金银忍冬果治心脏病。"《图鉴》中说："金银忍冬叶细，灌木，果实紫红色，味甘。功效清宿热。"如上所述，金银忍冬叶细，树皮灰色，丛生灌木，枝很多，果实紫红色，大小如豆粒。本品分黑白两种，俗称灰白忍冬和黑忍冬。将此认作是察尔奈卜（张枝栒子）和且相巴（西藏忍冬），是错误的。

སྐྱེ་བའི་འབྲས་བུ།

སྐྱེ་བའི་འབྲས་བུས་མཁྲིས་པ་སྐྱེན་དུ་འདྲེན། །ཞེས་པར། དཔག་བསམ་ལྗོན་ཤིང་ལས། སྐྱེ་འབྲུམ་དུག་འཇོམས་བད་ཀན་སྐྱེད། །ཅེས་དང་། རང་བྱུང་པས། སྐྱེ་ཚེར་འབྲས་བུས་གག་པ་སེལ། །ཞེས་པར། མིང་། ངང་པ་ཆིག་རྒྱུག ངང་པ་གསེར་སྒོང་། ངང་པ་ཆིག་ཐུབ། སྐྱེ་འབྲུམ། གཙོ་འབྲུམ། གཙོག་སླ། གཙོ་དུ་རྣམས་ཟེར། འཁྲུངས་དཔེར། ངང་པ་ཆིག་རྒྱུག་དར་ཡ་ཀན། །ཚེར་མ་སྐྱ་བོ་དག་ལས་སྐྱེ། །ལོ་མ་ཕྲ་ལ་ཆུང་བ་ཡིན། །མེ་ཏོག་སྔོན་པོ་ཆུང་བ་ལ། །གང་བུ་ནར་མོ་འབྲས་བུ་ནི། །ངང་པ་ཆིག་རྒྱུག་སྲན་མ་ཙམ། །རོ་ནི་ཁ་ལ་དྲི་ཞིམ་པ། །རང་གི་ནུས་པས་སྲིན་ནད་དང་། །གག་པ་འཇོམས་པར་བྱེད་པ་ཡིན། །ཞེས་ལུང་ཤོད་བྱེ་མར་སྐྱེ་བའི་ཚེར་སྐྱའོ།།

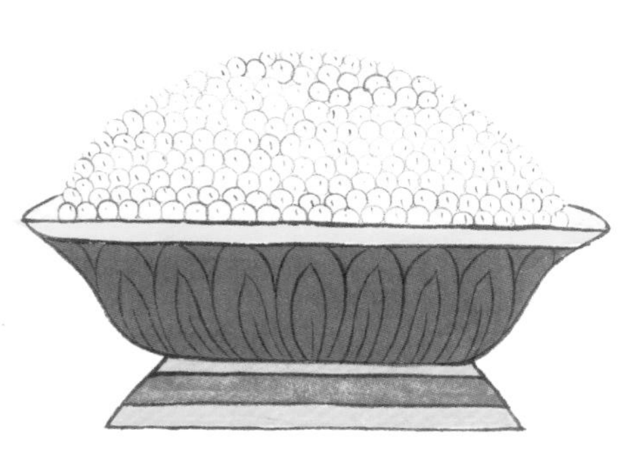

砂生槐籽　*sophora moocroftiana(wall) Benth.Ex Baker*

砂生槐籽吐胆病。《如意宝树》中说："砂生槐子解毒，生培根。"让穹多吉说："砂生槐子治白喉病。"本品之名有：昂巴且居、昂巴赛尔贡、昂巴且图、吉珠木、吉崔寨吾、皂珠木、交拉、皂都等。《图鉴》中说："砂生槐子为最有疗效的药物之一，遍体生灰白刺，叶细小，花小，蓝色，果荚长，种子如豆粒，味苦，气香。功效治虫病、白喉病。"如上所述，本品为生于山沟口沙地的灰白色刺丛。

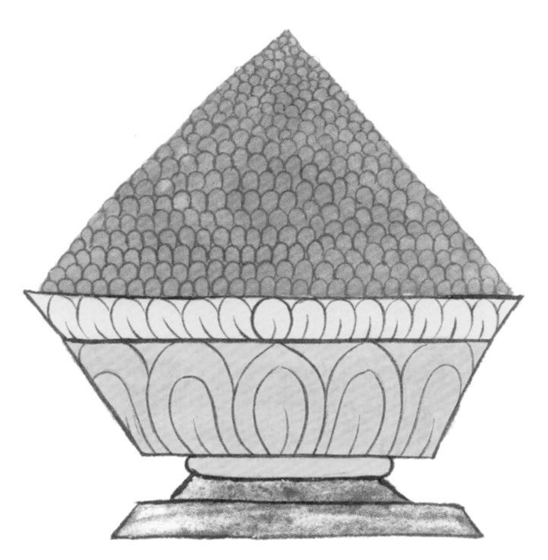

ཚར་འབྲུམ།

ཚར་འབྲུམ་ཡན་ལག་ཚ་སེར་བྲེར་བ་སྟུད། །ཅེས་པ་ཚར་བུ་སྟེ། འདི་ལ་རིགས་གསུམ། ལུང་ཤོད་སྐྱེ་བའི་ཚར་དཀར་པགས་པ་དམར་པོ་ཅན་དང་། ཚར་ནག་ནག་པོ་ཚེར་མ་ཅན་ཏེ་སྲ་ཤིང་སྐྱ་སྟེའུ་ཐོ་བ་སོགས་ཀྱི་ཡུ་བ་བྱེད་པ་དང་། ཁ་སྟོད་བྲག་ལ་འཁྱར་བའི་ཚར་ལེབ་གསུམ་གྱི་འབྲས་བུའོ།།

栒籽　*Coloneas tertenuiqes Rehd et Wils*

栒籽敛四肢黄水。本品分为三种。生于山沟口的白栒，皮红色。黑栒，皮黑色，有刺，木质坚硬，可作斧锤柄把。贴生于高地石岩上的为扁栒，茎扁。本品为上述三种栒子的果实。

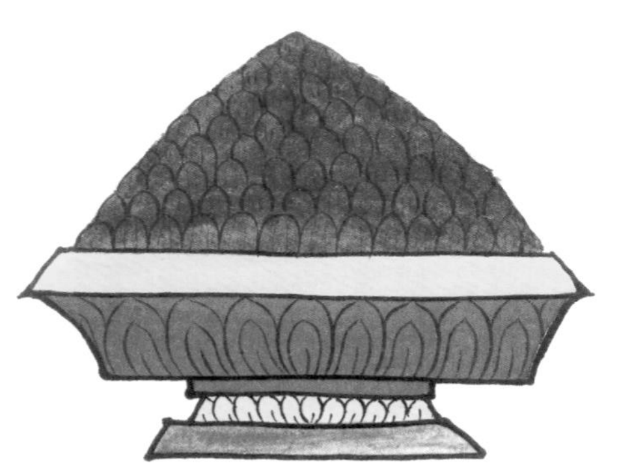

ཤྲ་འབྲུམ།

ཤྲ་འབྲུམ་མཁྲིས་པ་གྲམ་དང་གཞང་འབྲུམ་སེལ། །ཞེས་པ། ཤུག་པའམ་སྲྭ་མ་ཚེར་མ་ཅན་གྱི་འབྲས་བུའོ། །འདིས་མཁྲིས་པ་གྲམ་པ་སྐྱེ་ཕྱིར་བ་བསྡུ་བ་དང་པགས་ལ་རྒྱས་པ་འཇོམས་ཤིང་གཞང་འབྲུམ་ལ་ཕན་ནོ།།

高山柏籽　*Sabina sauomata(Buchhsm) Amt*

高山柏籽治痔疮，并治胆汁扩散症。本品为高山柏和刺柏的果实。功效收敛胆汁扩散症，治皮肤瘙痒、痔疮。

རྒྱ་ཤུག་འབྲས་བུ།

རྒྱ་ཤུག་འབྲས་བུས་འགགས་འཕྲིན་ཚབས་ནད་དང་། །དྲེག་དང་གློ་མཆིན་མཁྲིས་པའི་ནད་ལ་ཕན། །ཞེས་པར། དཔག་བསམ་ལྗོན་ཤིང་ལས། ཇི་ལས་མཁལ་མཆེར་ནད་རྣམས་སེལ། །ཆུ་སེར་ལྷང་པའི་ནད་ལ་ཕན། །ཞེས་དང་། རོ་སྐོར་ལས། རྒྱ་ཤུག་འབྲས་བུ་སྐོམས་ལ་ཚ་བས་མཁལ་ནད་སེལ། །ཞེས་དང་། རང་བྱུང་པས། དེ་བ་ད་རུས་ཚད་པ་སེལ། །ཞེས་པར། མིང་། དེ་བ་ད་རུ། ལྷ་ཤིང་། ཇི་ལ། སུ་རུ་ཙནྡན་སོགས་ཟེར། ངོ་བོ་ཤུག་པ་སྐྱེ་འདི་རིགས་ལ་ལུག་ཤུག་ཤུག་འཇམ་དང་། ར་ཤུག་ཚེར་ཅན་གཉིས་འབྱུང་བའི་སྟ་མ་སྐྱེ། དེ་ལ་ཆེ་འབྲིང་ཆུང་གསུམ་འབྱུང་། ཆེ་བ་ཉག་རོང་སོགས་སུ་སྐྱེ་བའི་ཤུག་པ་ཙ་སྔོང་སེར་ལ་སྐྱུམ་ཆོ་ཅན་དྲི་མ་ཞིམ་པ་སྤོས་བྱེད་པ་ལ་དེ་བ་ད་རུ་ཟེར། འབྲིང་བ་གཙང་འགྲམ་སོགས་སུ་སྐྱེ་བའི་ཤུག་པ་ལོ་མ་གཡག་ཊ་ལྟར་ཐུར་དུ་འཕྱངས་པའི་ཁྲིད་ནས་མེ་ཏོག་གམ་སྨེ་མ་ཟ་རམ་བརྩེགས་ཆེ་བ་ཁྲུ་གང་ནས་ཆུང་བ་མཛུབ་

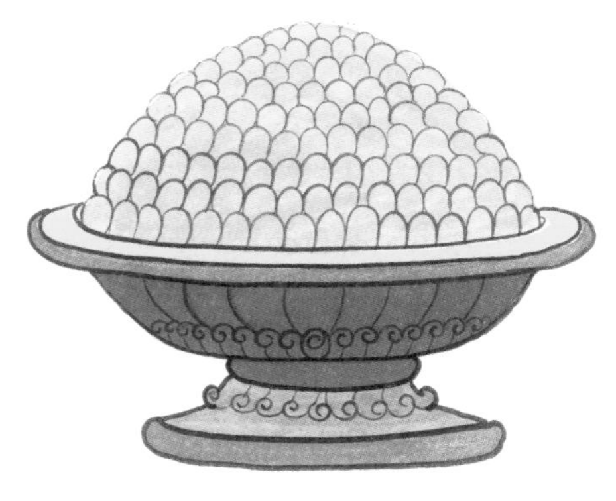

ཤོ་ཅམ་དངོས་བསྟན་ཛོ་ཀི་རྣམས་ཀྱིས་འཁྱེར་བ་སོགས་ཏེ་ཤུག་པ་ཁྲོ་ཞལ་ཅན་གྱི་འབྲས་བུ་དང་། ཆུང་བ་ནགས་ཡོད་ས་གར་ཡང་ཉིན་དུ་སྐྱེ་བའི་ཤུག་འཇམ་སྡོང་པོ་ཆེ་ཆུང་གང་ཡང་ཐང་ཤིང་ལྟར་སྐྱེ་བའི་འབྲས་བུའོ།།

圆柏果　*Sabina przewalskii kom*

圆柏果开闭解热，并且治疗痛风症，利肺利肝利胆病。《如意宝树》中说：“圆柏果治肾病、脾病、尿滴、膀胱病。”《味气铁鬘》中说：“圆柏果性平，味辛，治肾脏病。”让穹多吉说：“圆柏果清骨热。”本品之名有：得哇达如、加徐塞吾、拉相、吉拉、徐巴超见、苏如赞檀等。本品分为绵柏和刺柏两种。绵柏分为大中小三种。大者生于河川、垭豁等地，根干黄色，有油汁，气味芳香，可作香料，称为得哇达如；中者生于山溪旁边等处，叶如牦牛尾下垂，叶丛有花穗或果穗，重叠如塔，大者约一扎，小者约一指长，佐格们带来的为徐巴超见的种子；小者为生于林地向阳处的绵柏种子，无论大小，状如杉树。

གོ་ཡུ།

གོ་ཡུས་མཁལ་མའི་ནད་སེལ་སོ་རྣེ་མཆོག །ཅེས་པ་ཡོངས་གྲགས་པོ་འབྲས་ཀྱིས་ཇ་བྱེད་པ་སྟེ། ཤིང་སྡོང་ཆེ་ལ་མདོག་སྐྱ་བ་རྩ་རྩེ་ཕྲ་སྦོམ་སྙོམས་ལ་ལོ་མ་རིང་བ། འབྲས་བུའི་ཕྱི་སྐོགས་རྩྭ་ལྟ་བུ་སུམ་རིམ་གྱིས་གཏུམས་པ་ཁ་ཐུར་དུ་བསྟན་པའི་ནང་འབྲུ་རིལ་མོ་སྲ་མཁྲེགས་ཏོག་གི་རྣམ་པ་སྟེང་འབུར་འོག་ལེབ། སྟེང་ཀླད་པའི་འབྲུམ་ཉམས་ཅན་བཞོགས་ན་རྩ་རིས་ཁྲ་ཁྲེམ་མེ་བ་དེའོ།།

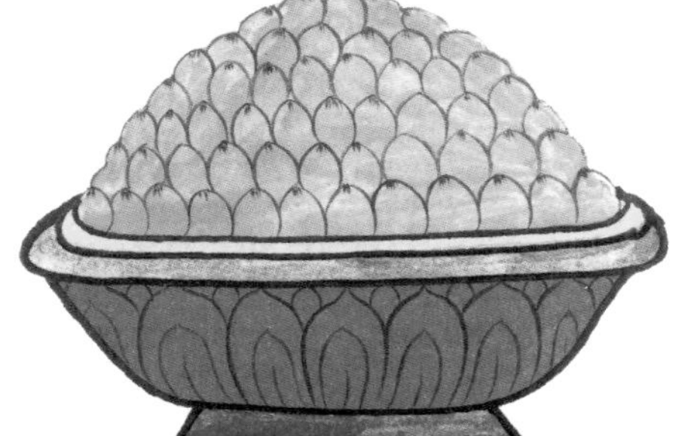

槟榔　*Areca catecihu L*

槟榔功效治肾病，保护牙齿上品药。相传槟榔果作为茶饮。槟榔树树干高大，灰白色，根尖粗细均匀，叶长，果实外面状如用草包裹三层，果尖朝下，内有种子一枚，坚硬，上端凸出，下端扁平，上端有脑状突粒，侧面有脉纹斑点。

གཡེར་མ།

གཡེར་མས་རྩ་འབྱེད་སྲིན་གསོད་ཁ་ནད་དང་། །ཟ་ཕྲུག་ལ་ཕན་ཆང་ནད་འཇོམ་པར་བྱེད། །ཅེས་པར། རང་བྱུང་པས། གཡེར་མའི་ཤིང་གིས་རྩ་ལམ་འབྱེད། །ཅེས་དང་། ལྕགས་ཕྲེང་ལས། གཡེར་མ་ཚ་ལ་རྩུབ་པས་རླུང་ནད་སྙིང་ལ་ཞུགས་པ་འདོན། །ཞེས་དང་། དཔག་བསམ་ལྗོན་པར། གཡེར་མས་སྐེམ་པར་བྱེད་པ་སྟེ། །ཕོ་ནད་མཐའ་དག་སེལ་བར་བྱེད། །ཅེས་པར། མིང་། ཤིང་ཨ་ཙ་ར། རྩ་འབྱེད། སྤོར་ཚ། ཁ་གདངས་ཟེར། འགྲུངས་དཔེར། གཡེར་མ་ཞེས་བྱ་ཤིང་གི་རིགས། །ཤིང་ནག་གདུག་རྩུབ་ལོ་མ་ཅན། །མེ་ཏོག་སེར་ཆུང་འབྲས་བུ་ནི། །རོ་དང་ལྡན་ཚ་རབ་ཏུ་རྩུབ། །རང་གི་ནུས་པས་སྐད་ཀྱང་སྟེར། །རྩ་ཁ་འབྱེད་པའི་མཆོག་ཏུ་བཤད། །ཅེས་འབྲས་བུ་ཕྱི་དབྱིབས་ཙུ་སུ་འདྲ་ལ་དམར་ལ་རྩུབ་པ་ཁ་གདངས་པའི་ནང་དུ་འབྲུ་ཚིགས་སུ་མཁྲིགས་ནག་པོ་སོལ་བ་ལྟ་བུའི་རིལ་ནག་ཡོད་པ་ཁ་ཚ་བ་དེའོ། །སྙིང་ལ་ངར་ཆེ་བར་ཚ་གཡེར། ཞིབ་ལ་ངར་ཆུང་བར་བྱིས་གཡེར་ཟེར་རོ། །

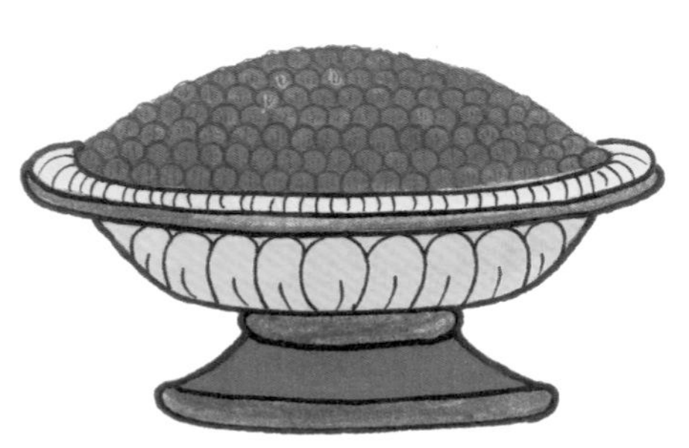

花椒　*Zanthotylum bungeaunm Maxim*

花椒功效通脉络，杀虫治疗口腔病，并且止痒能醒酒。让穹多吉说：“花椒舒脉。”《铁鬘》中说：“花椒辛、糙，治隆病入心。”《如意宝树》中说：“花椒性燥，治各种胃病。”本品之名有：相阿扎拉、尹尔玛、札解、保尔察、卡当等。《图鉴》中说：“花椒树树皮黑色，粗糙，叶粗糙，花小，棕红色，果实味辛，性糙。功效治喑哑，为舒脉络之上品药。”如上所述，果实外形状如芫荽子而色红，粗糙，果壳裂口，内有果核，果核色黑，坚硬。果实饱满，辛辣者，称为辛椒；果实瘦小，辣味淡者，称为青椒。

ཁམ་བུ།

ཁམ་བུས་སྐྲ་སོགས་སྤྲ་སྐྱེ་རྩ་སེར་སྐེམ། །ཞེས་པའི་ཚིག་ཀུར་ཤིང་ཐོག་བཅུད་ལྡན་ཟེར། རང་བྱུང་པས། ཁམ་བུ་སེར་ཁམ་མཁྲིས་པ་སེལ། །ཞེས་པ་ལ་རིགས་གསུམ། མིང་། ཨ་ཤྲུ་ཡང་ཟེར། རི་ཁམ། ལྷུང་ཁམ་གཉིས། ལྷུང་ཁམ་ལ་རྒྱ་ཁམ་བོད་ཁམ་གཉིས། སྤྱིར་འགྲུངས་དཔེར། ཁམ་བུ་ཞེས་བྱ་ཤིང་གི་མཆོག །སྡོང་པོ་ཆེ་ལ་རབ་ཏུ་མཁྲིགས། །ལོ་མ་རྒྱ་ལྕང་ལོ་མ་འདྲ། །མེ་ཏོག་དཀར་པོ་འབྲས་བུ་དམར། །རང་གི་ནུས་པས་རྨ་ནད་སོས། །ཞེས་རི་ཁམ་རོ་ཁ། ལྷུང་ཁམ་མངར། རྒྱ་ཁམ་འབྲས་བུ་ཆེ་ཞིམ་ཏུས་པ་སུལ་རིས་མང་། བོད་ཁམ་དེ་ལས་རོ་སོགས་དམན་

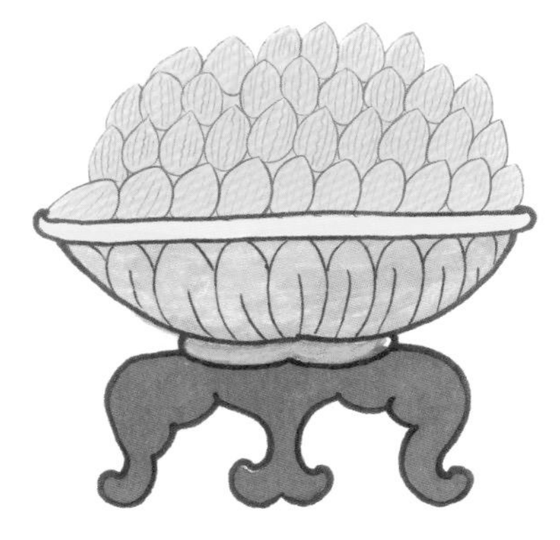

ལ་རྡུས་པ་འཇམ། བཟའ་ཤིང་སྟེ་ཀུན་གྱི་ཟས་སུ་བྱེད་པས་འཁྲུལ་བ་ཆུང་། ཤ་རྡུས་བསྲེགས་པའི་ཐལ་བས་རྨ་གསོ་ཆུ་སེར་སྐེམ་པར་བྱེད་ལ་ཚི་གུའི་མར་བྱུགས་པས་སྐྲ་དང་སྨར་སྨིན་རྔོངས་སོགས་སྐྱེའོ། །

杏仁　*Armeniaca vulgaris Lam*

杏仁生发生眉等，并且干涸黄水病。本品又称为相桃居丹。让穹多吉说：“杏仁治赤巴病。”本品又名阿徐祥。分为三种：山杏 [Armeniaca vulgaris Lam.var. ancu(Maxim.) Yu et Lu]、川杏两种，川杏又分为汉杏和藏杏。总之说来，《图鉴》中说：“杏树为树中上品。树大木硬，叶如杨树叶，花白色；果实红色。功效愈疮。”山杏味苦；川杏味甘。汉杏果大，香甜，核多皱纹。藏杏比汉杏等较次，核光滑。此果处处都吃，不易搞错。肉核烧灰，能愈疮，干黄水。杏仁油涂抹，能生发，乌须。

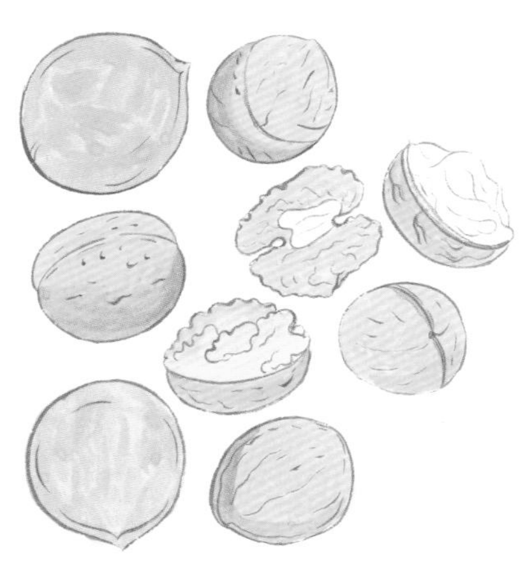

སྟར་ཀ།

སྟར་ཀས་རླུང་སེལ་ཡན་ལག་འཁུམས་པ་བསྲང་། །ཞེས་པར། རང་བྱུང་པས། སྟར་འབྲས་རླུང་ནད་སེལ་བ་ཡིན། །ཞེས་དང་། དཔག་བསམ་ལྗོན་ཤིང་ལས། སྟར་ཀས་རླུང་སེལ་བད་ཀན་སྐྱེད། །ཅེས་པ། བཟའ་ཤིང་ལྕང་མ་འདྲ་བའི་འབྲས་བུ་ནོར་འཕྲང་ཆུང་། ཕྱི་ལྤགས་འབྲས་སྐོགས་ཀྱིས་སྐྲ་ནག་པོར་བྱེད་པ་དང་སྐྱེ་བར་བྱེད་པ་ལ་འགྲོ། ནང་ཚིགས་རླུང་ལ་ཕན་ཞིང་བྱུགས་པས་རླུང་ནད་གཟུགས་འཁུམས་ལ་ཕན་ནོ། །

核桃　*Juglans regia L*

核桃功效治隆病，舒展四肢治痉挛。让穹多吉说：“核桃仁祛隆。”《如意宝树》中说：“核桃祛隆，生培根。”核桃果树状如大叶杨树，果实不易认错。外皮和果壳能乌发生发，内核果仁祛隆，核桃油涂抹治隆病、痉挛。

ལྷུང་ཏོང་།

ལྷུང་ཏོང་རྟ་ཡི་གཉན་དང་མགུལ་འགགས་སེལ། །བསམ་སེའི་ནད་སེལ་ས་བོན་ལས་ཏུང་བྱེད། །ཅེས་པ། མིང་ན་ག་བན་དེ་དང་། རི་བོང་མིག་ཀྱང་ཟེར། གང་བུ་ལ་རི་བོང་མིག་ཏུས་ཟེར། ཤིང་སྡོང་ཆེན་པོའི་འབྲས་བུ་གང་བུ་མིའི་རླིག་འབྲས་འདྲ་བའི་ནང་ནས་འབྲས་བུ་ནག་ལ་དམར་སྨུག་ཉམས་ཅན་འོད་དང་ལྡན་པ་དེས་གཉན་གྱིས་མགུལ་འགགས་དང་། ཁྱད་པར་རྟའི་གཉན་མགུལ་འགགས་ལ་ཕན། འབྲས་བུས་ཕྲེང་བ་བྱེད་པས་ས་བདག་སྲུང་། འབྲས་བུ་མིག་མ་ཕུག་པ་རྫས་ལ་འགྲོ་ས་མང་ངོ་། །

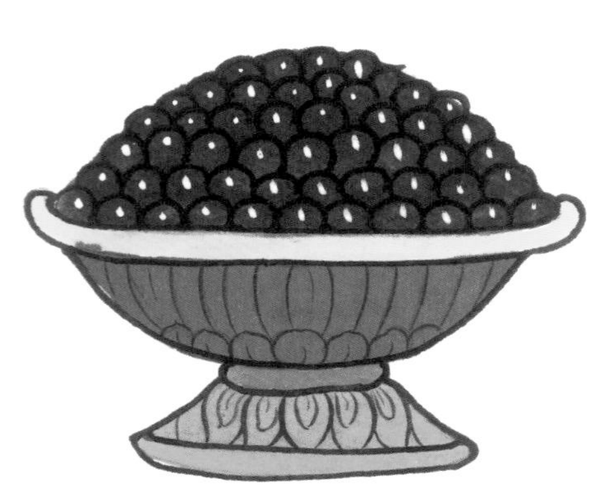

无患子　*Saoindus mukorssii Gaertn*

无患子治疗马瘟，并治喉闭精腑病，增强精子之功能。本品又名纳尕万德、若旺莫合。果实称为若旺莫儒。树干高大，果实状如人睾丸，种子黑而红紫，有光泽。功效治瘟疫、白喉症，尤其是治疗马瘟、白喉症特效，果核串成念珠可防地祇所致之病。果核不需穿孔，针线可穿入。

རག་ཤ།

རག་ཤས་གདོན་འཇོམས་དུག་བརྟག་འགྲོན་འབྱེད་བྱེད། །ཞེས་པ་ལ་རིགས་གསུམ། ཏུ་རག་ཤ། ཆེར་རག་ཤ། ཁམ་རག་ཤའོ། །ཏུ་རགྣ་ཛ་ཀི་རྣམས་ཀྱིས་བགྲང་ཕྲེང་བྱེད་པ་གདོང་སྤུབ་བཞི་པ་ལྔ་པ་དྲུག་པ་སོགས་འབྱུང་། ཕྱི་མ་གཉིས་ལ་གདོང་སྤུབ་མེད། །དེ་ཡང་ཆེར་རག་ཤ་སྐྱུ་རུ་རའི་དབྱིབས་འབྲུམ་པ་ཅན་དང་། ཁམ་རག་ཤ་དེ་ལས་འཇམ་པ་ཁམ་ཚོགས་དབྱིབས་ལ་བོ་དེ་རྩེའི་ཤིང་སྐྱོ་འདྲ་བ་ཡོད་པ་ཡིན། རིམ་པས་ཕྱི་མ་དམན། འབྱུངས་དཔེར། ཏུ་རག་ཤ་ཞེས་བྱ་བའི་ཤིང་། སྡོང་པོ་ཆེ་ལ་ལོ་མ་སྡོམ། མེ་ཏོག་དཀར་པོ་འབྲས་བུ་ཅན། གདུག་པ་ཅན་གྱི་ཤིང་ཡིན་ནོ། །ཞེས་བཤད། ཏུ་རགྣ་གདོང་དྲུག་མིག་མེད་པས་དུག་བརྟག་པ་དང་། འགྲོན་བུ་ཕོ་མོ་བརྟགས་པས་ཤེས་པར་བྱེད་པའོ། །གཞན་པདྨ་རགྣ་ཞེས་ནར་ལེབ་འབྲུམ་རྗེས་ཅན་ཞིག་ཀྱང་ཡོད་དོ། །

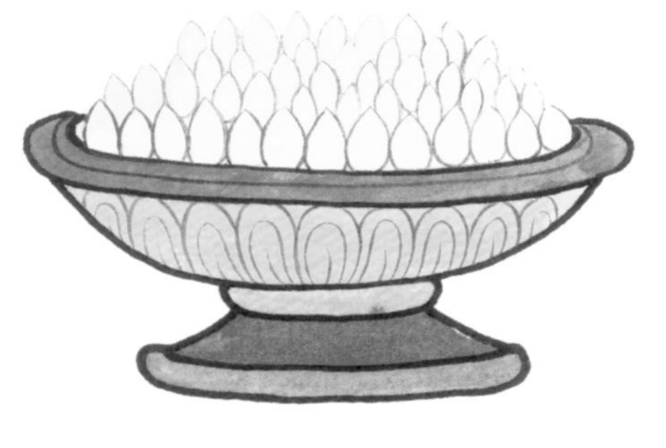

桃仁　*Amygdalus persica L*

桃仁功效降邪魔，并且试毒开喉闭。木品分为三种：乳桃 [Prunus persica(L.) Batsoh]、刺桃 [山桃或野桃 Prunus daridiana(carr) Franch]、康木桃（西藏桃或光核桃 Punus mira koehne）。乳桃核，佐格人做成算珠串，表面有四、五、六条结合缝，其他两种无结合缝。刺桃核状如余甘子，表面有凸粒。康木桃核光滑，状如橡实。依次后者质劣。《图鉴》中说："乳桃树大，叶粗，花白色，有果实，为一种有毒的树。"乳桃六面无孔，检验有无毒时，用雌雄贝检验便可知道。另外，还有一种莲桃，形体扁长，有凸粒斑痕。

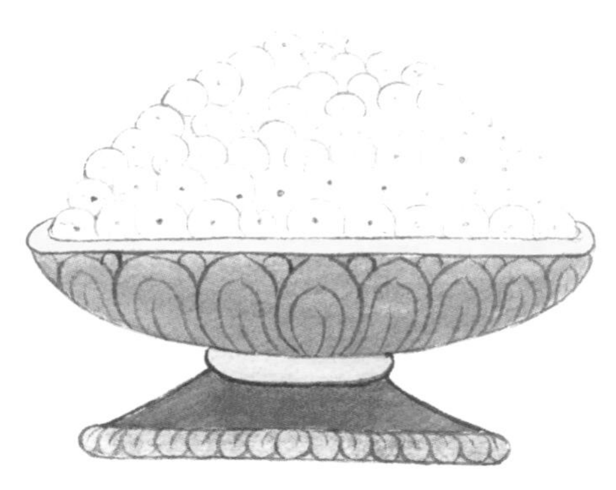

བོ་དེའི་འབྲས་བུ་ཆེ་ཀྱ།

བོ་དེའི་འབྲས་བུ་ཆེ་ཀྱས་བུ་རྒྱ་བྱེད། །ཅེས་པས། བོ་དེ་རྩེའི་འབྲས་བུ་དགེ་འདུན་རྣམས་ཀྱིས་ཕྲུག་ཕྲེང་མཛད་པས་ནོར་འཕྲང་མེད། འདིའི་འབྲས་བུའི་ཤིང་སྔོ་ཆོས་འབྱུང་ཅན་གྱི་ཆེ་ཀྱས་སྦྱོར་སྡེ་བྱེད་པས་ཕོ་མོ་གཤམ་ལ་སྦྲིད་འབེབས་པར་ནུས། ཆོས་འབྱུང་ཅན་མ་རྙེད་ན་གཞན་པས་ཚབ་ཏུང་། མིང་བུ་ཧོ་ཛི་བ་ཟེར།

菩提子　*Prunus sp*

菩提子核能保胎。菩提子，僧人多作为念珠，不易认错。本品入药多用法珠，可治男女淋病、泻痢。无法珠时，其他的能代用。本品又名布召孜巴。

ཀ་པེད་འབྲས་བུ།

ཀ་པེད་འབྲས་བུས་ཚ་འབྲུ་གཅོད་པར་བྱེད། །ཅེས་པར། རང་བྱུང་པས། ཀ་པེད་རྒྱ་ཡོང་ཚ་འབྲུ་སེལ། ཞེས་པར། རིགས་ཆེ་ཆུང་གཉིས། ཆེ་བ་ཕོ་རིགས་ལ། མིང་། ཀ་པེད། ཁ་ཊ་ཀར་སྐྱི་ཙི། འབྲུ་གཅོད་གཙོ་བོ། ཆག་ཚང་ཀུ་བ་ཟེར། འབྲུངས་དཔེར། ཀ་པེད་ཅེས་བྱའི་འབྲས་མཆོག་ནི། །ལོ་མ་ལེབ་ལ་ཆེ་བ་ཡིན། །སྡོང་པོ་རིང་ལ་ཡལ་ག་མང་། །མེ་ཏོག་དཀར་ལ་རབ་

ཏུ་མཛེས། །འབྲས་བུ་བྱིས་པའི་ཐོད་ཕོར་འདྲ། །རོ་ནི་ཅུང་ཟད་སྐྱུར་བ་ཡིན། །ནུས་པས་རྨ་དང་གློ་ནད་སེལ། །ཞེས་སྟོད་ནས་ཛོ་ཀི་རྣམས་ཀྱིས་ཆུ་སྣོད་དུ་འཁྱེར་ཡོང་བ་དང་། ཚ་བ་གོ་རོང་སོགས་སུ་ལྡུམ་རར་འཛུགས་པ་འབྲས་བུ་ཁུ་ཚུར་ཙམ་བྱུང་ནས་འོག་ཏུ་རྡོ་ལེབ་བཞག་པས་རྡོ་ཉི་མས་དྲོས་པའི་རྐྱེན་གྱིས་འབྲས་བུ་ཆེར་མྱུར་བས་རྒྱས་པས། རྡོ་ཐོག་ཤིང་སྐྱེས་ཀུ་བ་མཚར་ཞེས་ཟེར། ཆུང་ཚེ་རྩྭ་ཐག་གིས་སྐེད་པའམ་སྟོད་སྨད་ནས་བསྡམས་བཞག་པས་གོང་འོག་ནས་ཚར་བས་བུམ་དབྱིབས་དོད་པར་བྱེད་པ་ཡིན། ཆེ་བ་ལ་ལུག་ཐོང་གི་གྲོད་པ་ཙམ་ཡོད་པར་འདུག། འབྲས་བུའི་ནང་ལྐ་བ་དཀར་སོབ་ཀྱིས་གང་ཡོད་པའི་གསེང་ན་ས་བོན་འབྲས་བུ་དཀར་ལེབ་གསེར་མེའི་སྦྱོགས་དབྱིབས་ཡོད་པ་ལ་གསེར་ལ་ཕུད་བུ་ཞེས་བྱ། འགྲུངས་དཔེ་ལས། གསེར་ལ་ཕུད་བུ་ཞེས་བྱ་བ། ཀུ་བའི་ས་བོན་འབྲས་བུ་སྟེ། །ནུས་པས་འཁྲུ་གཅོད་གྱེན་འདྲེན་སྐྱུགས། །ཞེས་འབྱུང་། བིལ་བ་ཞེས་ཀུ་བ་ཆུང་བ་མོ་རིགས་སྟེ། མིང་། བིལྭ། ཤྲཱི་ཧྲི་ལུ། ཤེ་སྨུ་ཁ། ཤྲཱ་ལུ་ར། ཤྲཱི་ཕ་ལ། དཔལ་འབྲས། ཀྵེ་ལ་ཟེར། སྔོན་ཤིང་གི་ལྷ་མོས་བཙོམ་ལྡན་འདས་ལ་ཤིང་ཐོག་གི་སྙིང་པོ་བིལྭ་ཕུལ་ཏེ་བཀྲ་ཤིས་པའི་རྫས་སུ་བྱིན་གྱིས་བརླབས་ཞེས་པ་ཡོངས་གྲགས་ཏེ། འབྲས་བུ་ཁུ་ཚུར་ཙམ་ནང་སྒོ་ངའི་སེར་ཐིགས་འདྲ་བའི་དབུས་སུ་ཚིག་རུས་ནར་ལེབ་ཡོང་བ་རོ་སྐྱུར་ཞིང་བསྐ་བའོ། །

葫芦籽 *Lagenaria siceraria (Molina)standl*

葫芦籽能止热泻。让穹多吉说："葫芦籽止大小肠热泻。"本品分为大小两种。大葫芦为雄，称为：嘎贝、卡扎嘎、拉米孜、楚交皂吾、恰仓图哇等。《图鉴》中说："葫芦籽为上品药。叶扁大，蔓长枝多，花白色，很美丽，果实状如小孩额骨，味微酸。功效愈疮，治肺病。"产于上部之地的，由佐格们作为盛水器皿带来。热带高绒等地的园中栽培的，果实大如拳时，下面放一块扁平石块，太阳晒热了石头，促使葫芦很快长大，因而称为"石生红葫"。葫芦小时，腰部束一草绳，上下膨大，瓮肚凸起，大者如羊肚。果实内满是白瓤，中间有种子，种子白色，扁平，状如金凿，因而称为"赛尔拉普布"（金丝瓜）。《图鉴》中说："赛尔拉普布即葫芦种子，功效止泻，引吐。"

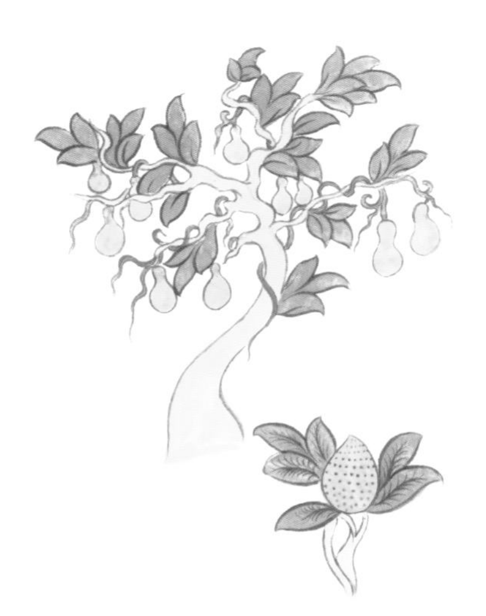

小葫芦即木橘 (Aegle marmelosL.corr)

为雌，称为：贝巴、巴斋。从前，树木女神相格拉茂向世尊释迦牟尼敬献了果品精华贝巴葫芦，加持为吉祥物。果实大如拳，内瓤如蛋黄，有扁形种子，味酸涩。

འབྲུག་ཤིང་འབྲས་བུ།

འབྲུག་ཤིང་འབྲས་བུས་ཆར་འབེབས་ཀླུ་ནད་སེལ། །ཞེས་པ་ཀླུང་ཤོད་གར་ཡང་སྐྱེ་བའི་ཤིང་པགས་པ་སྔོ་ལྗང་མཁྲེགས་པ། སེ་ཕུང་ལས་ཆེ་བ་ཙམ་ལ་ཤིང་གཞན་ལ་འཁྲིལ་ཞིང་རང་ཉིད་ཀྱང་སྐུད་པ་ལྟར་བསྒྲིམས་པ་དང་། མདུད་པ་སོགས་བྱས་ནས་སྐྱེ་བ་ཤུན་པ་མཐུག་ལ་ཡལ་ག་མཉེན་པས་ཟ་རྔ་བྱེད་ཀྱི་དབྱུག་པ་བྱེད་པས་ཀུན་ལ་གསལ་བའོ། །

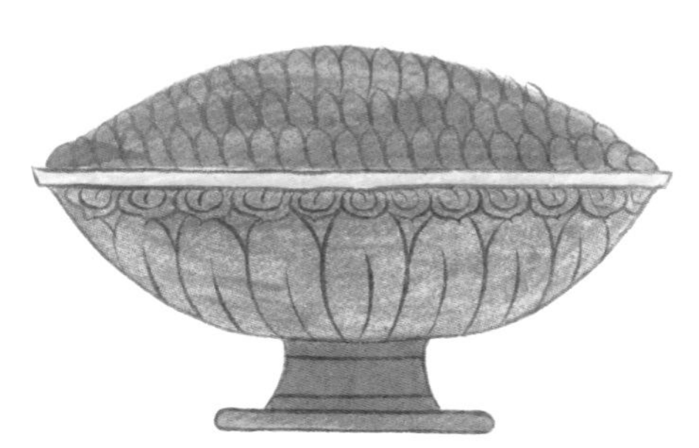

狭翅果卫矛　*Euonymasmonbeigii W.W.smith*

狭翅果卫矛祈雨，并且能够治龙病。狭翅果卫矛川沟到处生长，树皮青绿色，坚硬，常缠绕他树，自身如线缠绕，扭曲成团，皮厚枝柔，可作鼓锤。这大家都清楚。

དར་ཤིང་།

དར་ཤིང་རུས་པའི་ཚད་པ་ཀུན་ལ་ཕན། །ཞེས་པ་རོང་ཆེན་དུ་སྐྱེ་བའི་ཤིང་སྡོང་ཆེ་བ་ཤུན་པ་སྐྱ་བོ་ཅན། །སྡོང་པོ་ཁ་གསེར་དཀར་ལ་ཕོག་རྣས་གསེར་ལྟར་སེར་བ། སོག་པོ་སོགས་ཀྱིས་མེ་མདའ་དང་གྲིའི་ཤུབས་བྱེད་པ། ཤིང་ཚོགས་བསྐོལ་ན་ཁུ་བ་ཇ་བཟང་ལྟར་འབབ་པས་ཇ་བྱེད་པའི་འབྲས་བུས་རུས་ཚད་ལ་ཕན། ཁུ་བ་ཁནྡས་མོ་ནད་རུས་ཚད་ལ་ཕན་པའོ། །

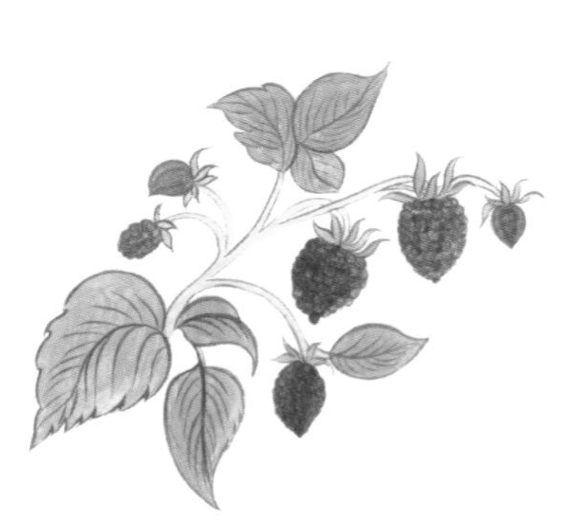

桑椹　*Morus alba Linm*

桑椹治疗骨热症。桑树生于温暖的大川，树干高大，树皮白色，干木外层白色，老树木心金黄色。蒙古等地多用桑木做枪托、刀鞘。木屑煎煮，汁如好茶，可代茶用。桑椹清骨热。汁液熬膏，治妇女骨恶热症。

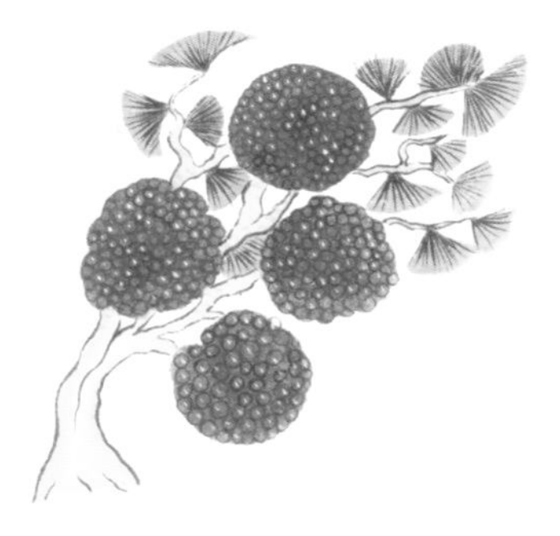

ཚེ་ཤིང་།

ཚེ་ཤིང་གློ་མིག་ནད་སེལ་བད་ཀན་འདྲེན། །ཞེས་པ། ས་སྟོད་སྨད་གར་ཡང་སྐྱེ་བའི་ཤིང་ཕྲན་དཀར་པོ་ལོ་མ་ཞིབ་ལ་མེ་ཏོག་ཀྱུ་ཁ་ཆུང་བ། འབྲས་བུ་སྨིན་ནས་དམར་པོ་སྲན་འབོས་ཙམ་བྱུར་རྡོག་འདྲ་བ་རྡོལ་ལ་ཁད་པ། ཡལ་ག་མཉེན་ངར་བས་འབྲོག་པས་རྒྱབ་ཀྱི་སྣ་ཐུར་བྱེད་པ་དེའོ། །

西藏忍冬果　*Lonicera tibetica Bur et Franch*

忍冬子治肺门病，托引培根。忍冬为高地低地处处生长的一种灌木，树干低小，白色；叶细小，花小；果实成熟后红色，状如珊瑚，大小如豆，皮薄欲穿；枝条很柔软。钟保人用来作牛鼻圈的，即是本品。

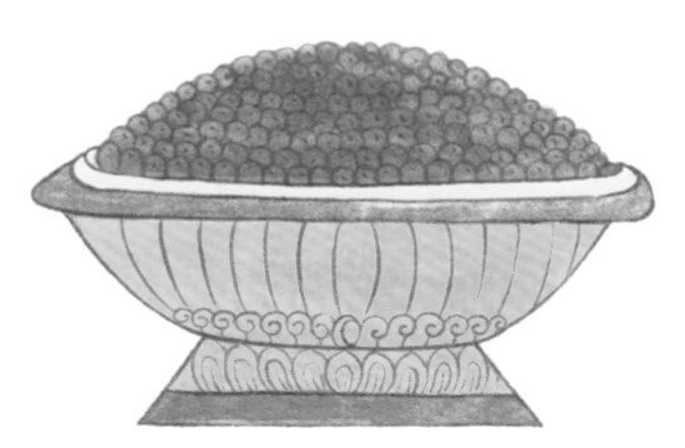

ཙོ་སེའི་འབྲས་བུ།

ཙོ་སེའི་འབྲས་བུས་གློ་ནད་ལུད་པ་འདྲེན། །ཞེས་པར། དཔག་བསམ་ལྗོན་ཤིང་ལས། ཙོ་སེས་དེ་བཞིན་གློ་ནད་སེལ། །ཞེས་པ་ཤིང་ཆེ་ཆུང་དབྱིབས་སོགས་སེ་འབྲུའི་ཤིང་འདྲ་བ། ལོ་མ་ནར་མོ་ལྕང་ལོ་འདྲ་བ། འབྲས་བུ་དམར་པོ་སེ་བའི་འབྲས་བུ་ཙམ་མངར་བ་ཀླུང་ཤོད་གར་ཡང་སྐྱེ་ལ་ཡོངས་གྲགས་ཤེས་སླའོ། །

山里红　*Pyrus pashia Buch Ham ex D.Don*

山里红治疗肺病，并且能引吐痰涎。《如意宝树》中说：“山里红治疗肺病。”山里红树大小和生态像石榴树，叶长，状如柳叶，果实红色，形如蔷薇果，味甘。山沟处处均产，很容易辨识。

ཛ་ཤིང་།

ཛ་ཤིང་རྒྱ་ནད་ཚད་པ་ཀུན་ལ་ཕན། །ཞེས་པར། ལྷུགས་ཕྲེང་ལས། ཛ་ཡི་ནུས་པ་བསིལ་ལ་ཡང་། །ཞེས་པ་ནི། ཛ་རྒྱ་ནས་འོང་བའི་ཤིང་སྟེ། འདི་དང་པོ་མཐོ་རིས་ལྷ་ཡུལ་དུ་ཡོད་པ།

གནམ་ནས་བྱ་ཆེ་རིང་གིས་ལོ་འདབ་འབྲས་བུ་ཕབ་པ། སྟོང་ཁུན་རྒྱལ་པོའི་སྲས་ཚད་པས་བསྣུན་པའི་པང་དུ་ལྷུང་པས་ལོ་མ་ཞལ་དུ་སྦྱངས་པས་ནད་ལས་གྲོལ་ཏེ། འབྲས་བུ་སར་བཏབ་པ་ལས་སྐྱེས་ནས་རྒྱ་ཡུལ་དུ་འཕེལ་བར་བཤད་ལ། འདིར་ནི་ཤིང་ཤུན་པགས་པ་དཀར་པོ་བ་ལུ་འདྲ་བ། མེ་ཏོག་དཀར་པོ་སེ་བའི་མེ་ཏོག་འདྲ་ལ། ཆེ་ཆུང་ཡང་དེ་ཙམ་འབྲས་བུ་སེར་པོ་མཁལ་ཞོ་འདྲ་ལ། ཤན་ཇ་ཤིང་སྡུང་ཆེ་ལ་ལོ་མ་མཐུག། གཞུང་མ་དེ་ལས་ཆུང་ཙམ་དང་། ཆུག་ཇུ་ལོ་མ་སྔོ་ནག་ཕྲ་ལ་ཤིང་སྡུང་བ་ལུ་ཙམ་ཡོད་པ་དེ་དག་གི་ལོ་མས་རྒྱ་ཚད་སོགས་ལ་ཕན། ཇ་འཆམས་པ་འདི་ནི་དང་པོ་ལོ་མ་ལྗང་གུ་ཡིན་ཡང་དུད་རླངས་ཁར་བསྲོས་ནས་བསྔལ་ལ་བམ་ཞིང་སུངས་པར་བྱས་པས་ནུས་བསིལ་ཡང་སྨན་རང་མི་བཏུབ། །འདིའི་རླངས་ལུམས་ཀྱིས་ཚད་པ་རུས་ཞེན་འདོན་ནོ། །ཇ་གང་ཡང་རྒྱ་ཤིང་གཅིག་ལ་ནམ་ཟླའི་དབང་གིས་ལོ་མ་ཤེད་ཆེ་ཆུང་ལ་ཇ་བཟང་ངན་ཡོད་ལ། ལོ་རེར་ལན་བདུན་རེ་གཅོད་པར་རིམ་པ་བཞིན། མེ་ཏོག་གཡང་འཛིན། ཆིང་ཁྲ། ཀོ་པི་རྫེ། ཡིད་ཚང་། གཞུང་སྔ་མ། ཕྱི་ཁྲིབ། ཕིང་ཁྲ་དེ་རྣམས་སྔ་མ་བཅད་ཤུལ་དུ་ཕྱི་མ་སྐྱེ་བས་རིམ་པས་ཕྱི་མ་རྩུབ་རིམ་སྔ་མ་བསིལ་ལ་འཇམ་པ་ཡིན།།

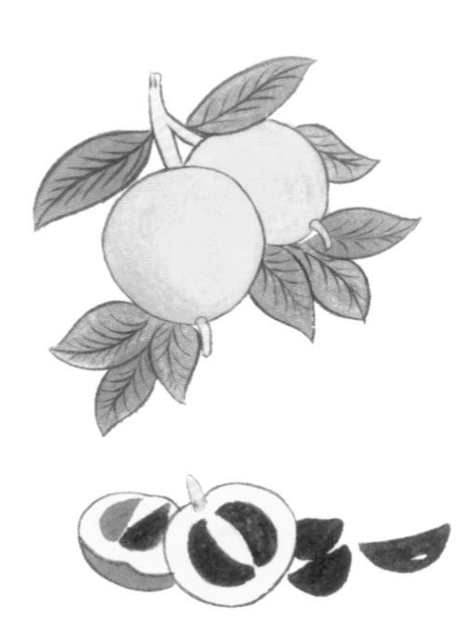

茶树　*Camellia sinensis O.ktze.*

茶籽治地方热病。《铁鬘》中说："茶子效凉、轻。"据说生长在汉地的茶树，原生天界神州，仙鹤从天界啄落了叶和种子。此时，皇帝的太子正患热病，茶叶和茶子落下时，恰好落在他的怀中，他将茶叶在口中嚼尝，解除了热病。于是，将茶子种下，发芽长树。从此，汉地茶树繁衍生长起来。树皮白色，像烈香杜鹃；花白色，像山刺梨花，并且大小相仿；果实黄色，形如刀豆。线茶树树丛高大，叶厚，比汉地茶叶窄。曲居茶树叶细，青黑色，树形像烈香杜鹃。这些茶叶均清热，能退高热。加恰木巴茶，是先将绿色茶叶在烟气上熏，再发酵、腐败发臭。虽性凉，但不能直接药用。该药热气熏熨，清入骨热。无论哪一种茶，都来自茶树。由于气候变化，叶片大小不同，茶质也好坏不同。每年约采七次，依次分为：墨脱阳增茶、清茶、高贝则茶、意伦茶、云阿玛茶、平茶。先茬上长出后茬，依次为前茬凉、缓，后茬糙。

ཙམ་པ་ཀ

ཙམ་པ་ཀ་ཡིས་ཚད་པ་འཇོམས་པར་བྱེད། །ཞེས་རྒྱ་གར་ནས་འོང་བའི་གང་བུ་མཁྲེགས་པོ་གོ་བོའི་སྒྲོ་དབྱིབས་ཞེང་སོར་བཞི་སྲིད་མདའ་ཚད་ཙམ་གྱི་ནང་ནས་འབྲས་བུ་དཀར་པོ་བྱེ་གའི་གང་དབྱིབས་འདབ་མ་དཀར་འཇམ་ཅན་བརྒྱ་ཕྲག་བདུན་བརྒྱད་ཙམ་ཡོང་བ། དབང་ཕྱུའི་མེ་ཏོག་ལྷ་ལ་དོར་རྒྱུ་བྱེད་པ་འདིས་ཀྱང་རྒྱ་ཚད་སོགས་ཚད་རིགས་ཀུན་ལ་ཕན་ནོ།།

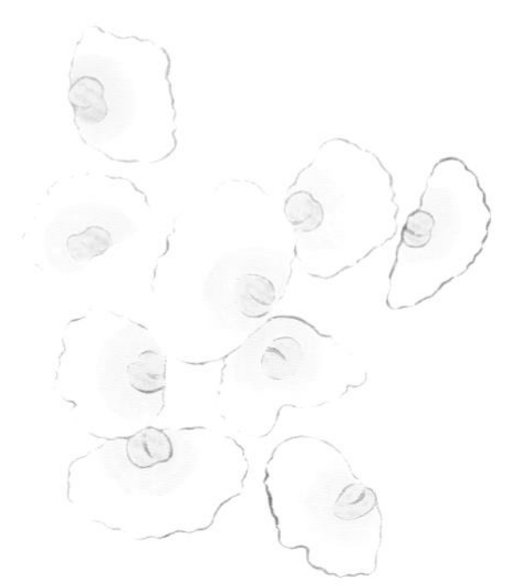

木蝴蝶 *Oroxylum indicum(L.)Vent*

木蝴蝶籽治热病。产于印度的木蝴蝶，果角坚硬，状如兀鹫翎，宽约四横指，长约一箭，每角果中有白色果实，约七八百粒，状如菥蓂角，薄片白色光滑。奉在神前的木蝴蝶花，衰败后，也能退地方热病等热症。

རས་འབྲས།

རས་འབྲས་སྣ་ནད་སེལ་ཞིང་བལ་མདེའུ་འཕྲུམས། །ཞེས་པ། རྒྱ་གར་ནག་གི་ཡུལ་དུ་སྐྱེ་བའི་ཤིང་ཐྲན་སྐྱ་བོ་སྣང་མའི་རིགས་ཕྲ་ལ་མི་ཚད་མ་ལངས་ཙམ་པའི་འབྲས་བུ་སྣང་འབྲས་ཇི་ལྟ་བ་ནས་འབྲུ་ལས་ཟུར་ཆེ་ཙམ། དེའི་ཁུ་བས་སྣ་སྨན་བྱས་པས་སྣ་ནད་དང་སྲིན་ལ་ཕན་པ་དང་། རས་འབྲས་ལྟུམ་རྣར་འདེབས་པ་གང་བུའི་ནང་ནས་རས་བལ་འབྱུང་བ་ཞིག་ཀྱང་བདུག་པ་དེ་གཉིས་ཀྱི་བལ་སྤུ་དཀར་པོ་རས་བལ་ཞེས་རས་འཚོས་བྱེད། ད་ལྟ་བོད་མི་ཤེས་པས་འབུའི་བལ་ཡིན་ཟེར་བ་མི་བདེན། རྒྱ་སོག་གིས་གོས་སྦྱར་བར་ཚངས་བྱེད་ཅིང་། བོད་ཀྱིས་མར་མེའི་སྡོང་རས་བྱེད་པ་དེ་མདེའུ་འཕྱིན་སྨན་དང་སྦྱར་བའི་རིལ་བུ་མེད་ཐུབ་ཙམ་མང་དུ་མེད་པས་ཁོང་དུ་སོང་བའི་མདེའུ་རས་བལ་གྱིས་དྲིལ་ནས་འཕྱིན་པར་བྱེད་དོ།།

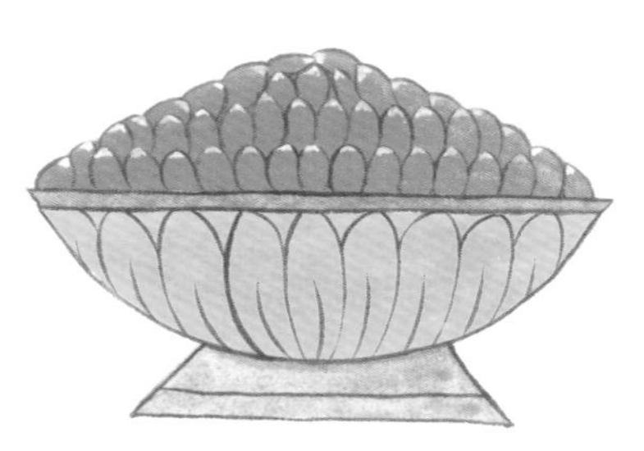

棉籽　*Gossrpium herbaceum L.*

棉籽治疗鼻腔病，棉花包裹退镞弹。棉花产于印度和汉地；树矮小，灰白色，状如高山柳，杆细不直立，果实状如牛睾丸，种子有棱角。棉桃汁为鼻药，可治鼻病、虫病。园植棉桃的果壳有棉花。上述两种棉花色白，称为布棉，可织布。现在，藏人不知，认为是蚕丝，这是不对的。汉、蒙古用棉做布做絮；藏人用棉做酥油灯芯，做退镞弹药，可团成丸，内服，棉裹镞弹而出。

ས་བཅད་གཉིས་པ། ཤིང་སྨན་མེ་ཏོག་རྒྱས་པ་བསྟན་པ།

第二节　树花类药物

ཤིང་སྨན་མེ་ཏོག་ཉུས་པ་བཤད་པ་ནི།

现在讲述树木类药物之花类药物的功效。

ནཱ་ག་ཀེ་ཤ ར། ནཱ་ག་གེ་སར། པདྨ་གེ་སར།

ནཱ་ག་ཀེ་ཤ ར་ནཱ་ག་གེ་སར་དང་། །པདྨ་གེ་སར་གློ་མཆིན་སྙིང་ཚད་སེལ། །ཞེས་པར། རོ་སྙོར་ལས། པདྨ་གེ་སར་བསིལ་ལ་རྩུབ་པས་མཁྲིས་ནད་སེལ། །ནཱ་ག་གེ་སར་ཡང་ནི་དེ་དང་འདྲ། །ཞེས་པ། མིང་ནི། ཙཱ་སེ་ཡ། ཀེ་སར། ནཱ་ག་ཀེ་སར། གླུའི་གེ་སར། གེ་སར་ཅན། ཀཱལཉྫ་ར་ནཱ་ཧྣ་ལ། གསེར་མིང་ཅན་ཟེར། གེ་སར་ཞེས་པ་ཟུར་ཆགས་པ་ལས། རྒྱ་སྐད་རང་དུ། ཀེ་སར་འབྱུང་ལ། བོད་སྐད་དུ་བསྒྱུར་ན། གེ་སར་རམ། པདྨའི་སྐྲའམ། ཟེ་བའམ། ཟེའུ་འབྲུ་ལ་འཇུག་ལ། ནཱ་ག་པུཥྤ། གླུའི་མེ་ཏོག། ནཱ་ག་གེ་སར། གླུའི་གེ་སར། པདྨའི་གེ་སར། པདྨའི་ཟེ་བའོ། །དོན་ལ་གླུ་ཤིང་གི་མེ་ཏོག་སྟེ། འདི་ལ་ཕྱི་ནང་གི་ཁྱད་པར་མ་གཏོགས་གཞན་ནས་མི་འཚོལ་བར། གེ་སར་སུམ་ལྡན་དུ་སྟ་རབས་པ་རྣམས་བཞིན་ལྟར། ཕྱི་པདྨ་གེ་སར། ནང་ནཱ་ག་གེ་སར། བར་ཨུཏྤལ་གེ་སར་ཏེ། འདི་མོན་ཡུལ་ནས་འབྱུང་ལ། ཤིང་ལོ་སྡོང་སྐྱར་ག་འདྲ་བའི་ཐོག་རྐང་ལ་ཚེར་མ་ཡོད་པ། དེའི་སྡེབས་སུ་ཐོག་བུ་རྣམས་ཁ་ཕྱོགས་གཅིག་ཏུ་བལྟས་ནས་སྐྱེས་པའི་ཐོག་བུ་ཁ་བྱེ་བ་སྐམ་ནས་ཟངས་གོག་བཙོམ་པ་འདྲ་བ་དེ་ལ་ནཱ་ག་པུཥྤ་ཟེར། མེ་ཏོག་ཁ་བྱེ་ཚར་ནས་ནང་གི་ཟེ་བ་ཧ་ཛ

བསྒྲིམས་པ་འདྲ་བ་དེ་ལ་ནཱ་ག་གེ་སར་རམ། ཨུཏྤལ་གེ་སར་ཟེར། བར་རམ་མེ་ཏོག་གི་འདབ་མ་དམར་པོ་དེ་ལ་པདྨ་གེ་སར་ཞེས་བྱ་སྟེ། དེ་གསུམ་པོའི་ནུས་པ་ནི། དང་པོས་གློ་བ། གཉིས་པས་མཆིན་པ། གསུམ་པས་སྙིང་སྟེ་དེ་དག་གི་ཚད་པ་སེལ་ཞེས་སོ། །ཐོག་བུ་གཅིག་ལ་ཕྱི་ནང་ཅམ་གྱི་དབྱེ་བས་ནུས་པ་གསུམ་འབྱུང་བར་མི་རིགས་སྙམ་ན། ཨ་རུ་ཏོག་པོ་གཅིག་ལ་ཕྱི་ནང་གི་དབྱེ་བས་རོ་ལྡོ་ཤས་ཆེ་ཆུང་དང་བྱེད་ལས་ལྡོ་འབྱུང་བ་ལྟར་རོ། །དེ་ཡང་བརྡ་སྤྲོད་དུ། པདྨ་གེ་སར་སྒྲོ་བའི་ཕྱེ་མ་འདྲ། ནཱ་ག་གེ་སར་རྟ་རྔ་གཏུབས་པ་འདྲ། ནཱ་ག་པུཥྤ་ཟངས་ཤོག་དུམ་བུ་འདྲ། ཞེས་སོ། བལ་ཡུལ་ནས་གསུམ་ཀ་ཐ་དད་དུ་འབྱུང་ཞེས་དང་། མོན་དང་ཀོང་པོའི་ཆུ་རྫིངས་སུ་སྐྱེ་བའི་པདྨ་དཀར་པོར་ངོས་འཛིན་པ་དང་། མ་རྙེད་ཐབས་ཆགས་པ་རྣམས་མཐོ་སའི་ན་མཚོ་ལས་སྐྱེ་བའི་མེ་ཏོག་འདབ་མ་ཆེར་ཁ་མི་འབྱེད་པ་ནག་རྗོག་མགོ་ཐུར་དུ་གུག་པ་ལ་བྱེད་པ་སོགས་ནི་ཁུངས་ཐུབ་ལས་མ་བཤད་དོ། །སྨན་དཔྱད་ཕལ་ཆེ་བ་ལས། པདྨ་ནཱ་ག་གེ་སར་གཉིས་ཞེས་ཕྱི་ནང་རིགས་སུ་འདུས་པ་ལས་བར་ལ་མིང་དང་གྲངས་མཛད་པ་ཆེར་མེད་དོ། །

木棉花（包括花萼、花瓣、花丝） *bomax eiba L.*

木棉花萼和花瓣，以及花丝三味药，治疗心肺肝热症。《味气铁鬘》中说：“木棉花瓣凉、糙，治胆病，木棉花丝与瓣同效。”本品之名有：杂赛亚、格洒尔、那嘎格洒尔、鲁格洒尔、格洒尔见、嘎尼杂拉那哈拉、赛芒见等。“格洒尔”一词，苏恰巴说：“梵语中称格洒拉，译成藏语，称格洒尔，或称班玛扎、赛巴、赛珠，亦称拿尕布恰巴、鲁美多、那嘎格洒尔、鲁格洒尔、班玛格洒尔、班玛赛巴。”其实本品为龙树（木棉花树）之花，除了内外之别，再无其他区别。按照前辈的说法，三种格洒尔，外层（花萼）叫作“白玛格洒尔”，内心（花丝）叫作“那嘎格洒尔”，中层（花瓣）叫作“欧巴拉格洒尔”。本品产自门隅。树干、树叶象核桃树。果茎有刺。花蕾同向一侧，开裂后干如铜壳，称为木棉花萼（ནཱ་ག་པུཥྤ། 有人称为使君子）。花开后，花心花丝如马尾，称为木棉花丝（ནཱ་ག་གེ་སར།），或称欧巴拉格洒尔（ཨུཏྤ་

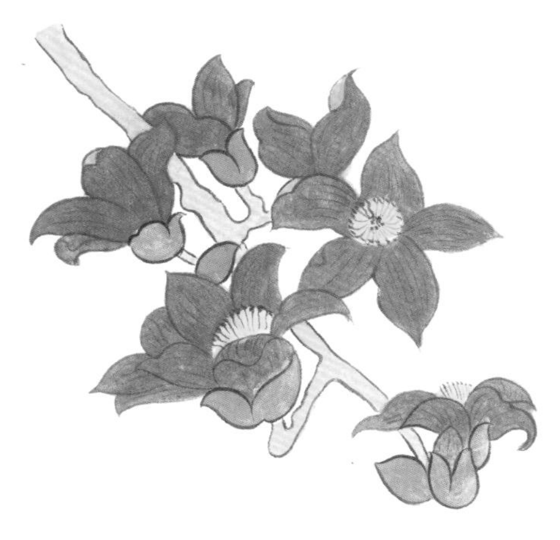

ལ་གེ་སར།)。中层花瓣红色，称为木棉花瓣（ པདྨ་གེ་སར།)。三者的功效:“花萼清肺热，花丝清肝热，花瓣清心热。” 一枚花蕾，以内外分有三种功效；如同一颗诃子，以内外分，五味浓淡，有五种功效。

《释义》中说：“木棉花瓣像麦粉，木棉花丝像断马尾，木棉花萼像铜片。” 尼泊尔产的一种与上述三者不同。认为本品是门隅和工布的池塘中生长的白莲花。或者找不到本品时用代用品，说是高地天湖里生长的一种花瓣卷缩不开，花蕾如颗黑蛋、头下垂，这种说法无据可依。大部分药典中，只分木棉花萼和木棉花丝内外两种，再不分“中层”。

ད་ལི།

ད་ལིས་བད་ཀན་གྲང་སེལ་ཆེ་བཅུད་ལེན། །ཞེས་པར། ལྷུགས་ཕྲེང་ལས། །ད་ལིས་དྲོ་ལ་ཡང་བས་བད་ཀན་སེལ། །ཞེས་དང་། གདམས་པ་སུམ་ཅུ་པ་ལས། །ད་ལིས་དྲོ་ཞིང་སྙོམས་ལ་བད་ཀན་སེལ། །གློ་ནད་གཟེར་ཐབས་དང་ག་འཁྱིག་ལ་ཕན། །ཞེས་དང་། །རང་བྱུང་རྡོ་རྗེས། ད་ལིས་གྲང་རླུང་ཀུན་སེལ་ལོ། །ཞེས་པ་ལ། མིང་། ད་ལིས། བལ་བུ། བ་ལུ། དུང་ཤིང་། སུར་དཀར། བདུད་རྩི་ད་ལིས་ཟེར། འདི་འཕགས་པ་ཐུགས་རྗེ་ཆེན་པོས་སེམས་ཅན་ལ་ཐུགས་བརྩེ་བའི་སྤྱན་ཆབ་ལས་བྱུང་བར་བཤད། འབྲུངསདཔེར། བདུད་རྩི་ད་ལིས་ཞེས་བྱ་བ། །བ་ལུ་དཀར་པོ་ཞེས་བྱ་བ། །སྤྲིབ་མོའི་རི་མཐོན་དག་ལས་སྐྱེ། །སྡོང་པོ་དཀར་ལ་ལོ་མ་ཁམ། །མེ་ཏོག་དཀར་ལ་འབྲས་བུ་ཅན། །རོ་ནི་མངར་ཁ་བསྐ་བ་ཡིན། །རང་གི་རོ་འཇམ་ནུས་པ་དྲོ། །རླུང་མཁྲིས་བད་ཀན་སྐད་འགགས་དང་། །གློ་ནད་མ་ལུས་སེལ་བར་བྱེད། །ཅེས་པ་ལ་རིགས་དཀར་ནག་གཉིས་ཡོད་པའི་དཀར་པོ་བཤད་པ་འདིའོ། །ནག་པོ་སུར་ནག་ཟེར་བ་སྐབས་འདིར་མིན་ནོ། །ནག་པོ་ནི་ལོ་མ་ནག་ལ་མེ་ཏོག་དམར་བ་རོ་ཚ་ལ་ནུས་པ་དྲོ་བས་གྲང་ནད་སེལ་བ་དང་། ལོ་མས་གག་ལྷོག་ལ་ལུམས་བྱས་པས་ཕན་པ་ཡིན།

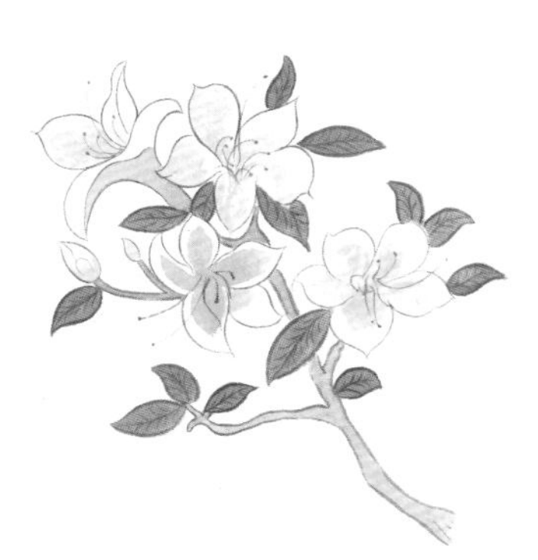

小叶杜鹃　*Rhododendron primulaeflorum Bur et Franch*

小叶杜鹃之功效，治疗培根寒性病，并且滋补延年寿。《铁鬘》中说："小叶杜鹃性温，效轻，治培根病。"《明释三十章》中说："小叶杜鹃性温、平，治培根病、肺病疼痛、胃口不开。"让穹多吉说："小叶杜鹃祛一切寒隆症。"本品之名有：巴如布、巴鲁、东相、苏尔嘎尔、都孜达里等。本品的来源，据说是观世音怜悯众生，流下的泪水化成的。《图鉴》中说："小叶杜鹃，一称都孜达里，一称巴鲁嘎尔保（བ་ལུ་དཀར་པོ། 烈香杜鹃），生于高山阴面。树干白色；叶褐色；花白色；果实味甘、苦、涩。治隆病、赤巴病、培根病、喑哑病、肺病。"本品分黑、白两种。上述为白色的一种。黑色为光壳杜鹃（ད་ལི་ནག་པོ། Rhododendron nivale Hook），叶黑色，花红色，味辛，性温，治寒病。用叶熏浴治白喉、乳蛾等喉症。

སྤེན་དཀར། སྤེན་ནག

སྤེན་དཀར་སོ་རྗེ་ནག་པོས་ནུ་ཚབས་སེལ། །ཞེས་པར། རང་བྱུང་པས། སྤྱིན་མས་མ་ཞུ་གློ་ནད་སེལ། །ཞེས་པ། ཤིང་རྐང་ཕྲན་བ་ལུ་ཙམ་སྔོང་པོ་སེར་ཁམ་ལོ་མ་ཆུང་བ། འདི་ལ་དཀར་ནག་གཉིས། དཀར་པོ་མེ་ཏོག་དཀར་པོ་འཆར་བའོ། །ནག་པོ་མེ་ཏོག་སེར་པོ་འཆར་བ་ལ་ཆེ་ཆུང་གཉིས། ཆེ་བ་སྤྲ་མ་ཙམ་དང་། ཆུང་བ་མཐོ་རེ་ལྷག་ཙམ་ལས་མི་སྐྱེ་བ་ཕྲ་ལ་འཇམ་པ་ཡིན། ཆེ་བ་གཉིས་བྱེ་ཁྲེབ་སོགས་ཉིན་སྲིབ་མཐོ་ས་གར་ཡང་སྐྱེ། ནག་པོ་ཆུང་བ་ཆུ་འགྲམ་ན་བར་སྐྱེ། གསུམ་ཀའི་ཐལ་བས་ཆུ་སེར་སྐེམ་པར་ནུས་སོ། །

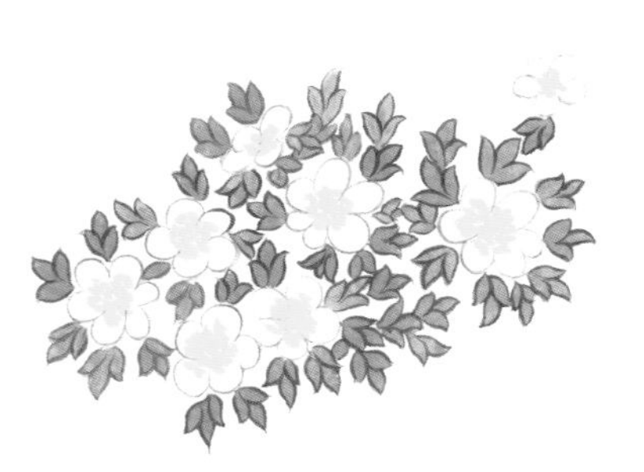

银露梅　*Potentilla glabra Lodd*　金露梅　*potentilla fruticosa L.*

银露梅保护牙齿，金露梅治乳腺炎。让穹多吉说："露梅治消化不良、肺病。"本品木质茎如烈香杜鹃，黄褐色，叶小。本品分黄、白两种。白的一种为银露梅，开白花；黄的一种为金露梅，开黄花。又分大小两种。大者同银露梅；小者 [铺地小叶金露梅 Potentilla parvifolia Fisch apud Lehm.Var armerioides(Hook.F.)yuet Li] 约高一扎，茎细，光滑。两种大的，高地阴阳两面皆生长，金露梅小的一种生于水滩。三者之灰能干黄水。

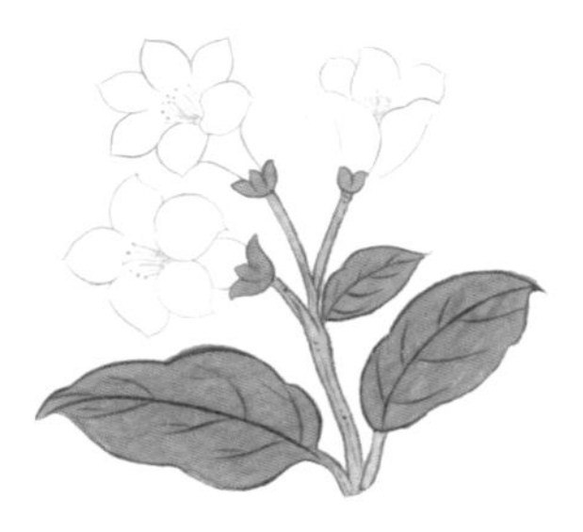

སྟག་མའི་མེ་ཏོག

སྟག་མའི་མེ་ཏོག་བྱང་ཁོག་རྒྱག་སྐེམ་མཆོག །ཅེས་པ། འཕྲུངས་དཔེར། སྟག་མའི་ཤིང་ནི་སྲིབ་སོར་སྐྱེ། །སྡོང་པོ་མཁྲེགས་པ་པགས་པ་དང་། །ལོ་མ་ལྤ་ཞབས་སྲ་ཚུང་སེར། །མེ་ཏོག་དཀར་དམར་ཆེ་ལ་མཛེས། །རང་གི་ནུས་པས་རྒྱག་རྣམས་སྐེམ། །ཞེས་པ་ཤེས་སླ། མིང་། ཨན་ཆེན་ཟེར་རོ། །

杜鹃花　*Rhododendron prze walskii Maxim*

杜鹃花干体腔脓。《图鉴》中说：“杜鹃花生于阴坡；茎坚硬；皮和叶槽状，黄色；花粉红色，大而美丽。自身功效干脓。”如上所述，本品容易识别。本品又名安青。

སེ་བའི་མེ་ཏོག།

སེ་བའི་མེ་ཏོག་མཁྲིས་སེལ་རླུང་ཁ་གནོན། །ཞེས་པར། རང་བྱུང་རྡོ་རྗེས། སེ་བས་རྩ་སྦུབས་ནད་རྣམས་སྡུད། །ཅེས་དང་། དཔག་བསམ་ལྗོན་ཤིང་ལས། སེ་བས་གློ་ནད་སེལ་བར་བྱེད། །ཅེས་སོ། །མིང་། མཁྲིས་སེལ། པུཥྤ་ཏྣི་ཀ་ཟེར། འདི་ལ་རྒོད་གཡུང་རིགས་གཉིས་ཡོད་པའི་འདིར་གཡུང་བ་དགོས། འཕྲུངས་དཔེར། སེ་གཡུང་སྡོང་ཕུང་ཆེ་བ་ལ། །ཚེར་མ་དག་གིས་ཐམས་ཅད་ཁྱབ། །ལོ་མ་སྒོར་མོ་ཙུང་ཟད་རྩུབ། །མེ་ཏོག་དཀར་ལ་འབྲས་བུ་དམར། །རོ་ནི་སྐྱུར་མངར་སྣུམ་པ་ཡིན། །རང་གི་ནུས་པས་རླུང་མཁྲིས་སེལ། །ཞེས་པས་སེ་གཡུང་ཚེར་མ་མདའ་སྒྲོ་འདྲ་བ་སྡོང་པོར་སྐྱེ་བ་དེའི་མེ་ཏོག་དཀར་པོ་དེའོ། །

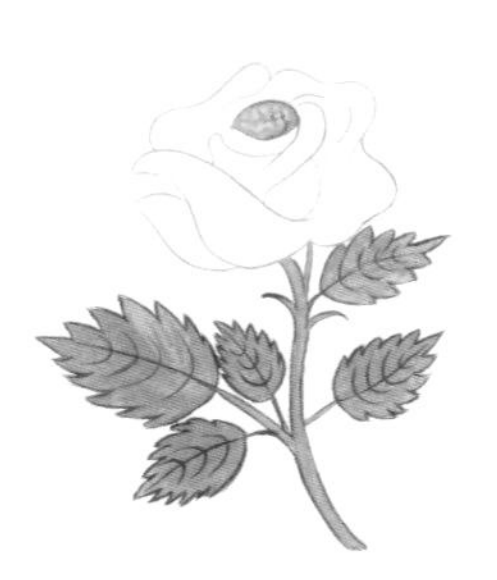

蔷薇花

蔷薇花治赤巴病，并且能够压隆头。让穹多吉说：“蔷薇花敛血管病。”《如意宝树》中说：“蔷薇花治肺病。”本品又名赤赛。本品分野生和园生两种。这里主要说园生蔷薇。《图鉴》中说：“园生蔷薇树丛大，全身被刺，叶圆形微粗糙，花白色，果实红色，味酸、甘，有油味。功效治隆病、赤巴病。”如上所述，园生蔷薇刺如箭羽，长遍树身，花白色的，即为本品。

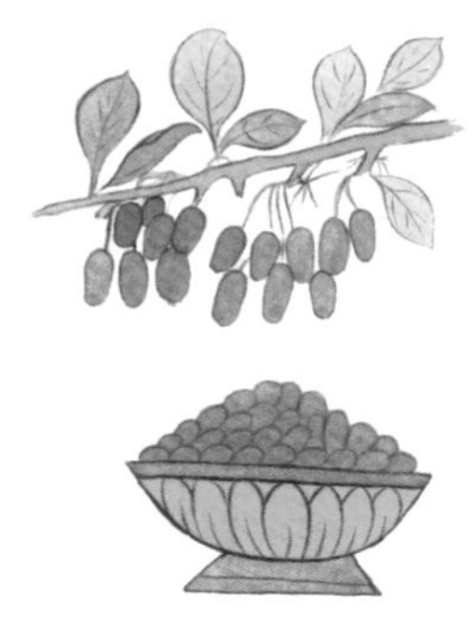

སྐྱེར་པའི་མེ་ཏོག

སྐྱེར་པའི་མེ་ཏོག་འབྲས་བུས་འཁྲུ་བ་གཅོད། །ཅེས་པ། སྐྱེར་བར་དཀར་ནག་གཉིས་ཡོད་པའི་དཀར་པོའི་མེ་ཏོག་ཁྲག་ཤོར་ལ་ཕན། ནག་པོའི་འབྲས་བུ་དམར་ལ་སྐྱུར་ཞིང་བསྐ་བས་འཁྲུ་བ་གཅོད་དོ། །

小檗花

小檗花果止腹泻。小檗分黑白两种：白小檗之花利失血；黑小檗果实红色，味酸，涩，功效止泻。

ས་བཅད་གསུམ་པ། ལོ་མའི་ནུས་པ་བསྟན་པ།

第三节　树叶类药物

ད་ནི་གསུམ་པ་ལོ་མའི་ནུས་པ་བཤད་པར་བྱ་བ་ནི།

现在讲述树叶类药物的功效。

ཞུ་མཁན་ལོ་མ།

ཞུ་མཁན་ལོ་མས་གློ་མཁལ་འགྲམས་ཚད་སེལ། །ཞེས་པར། རང་བྱུང་པས། ཞུ་མཁན་ཁ་ཡི་ནད་རྣམས་སེལ། །ཞེས་སོ། །མིང་། ཀྲ་ཀུ་ག། ཞུ་མཁན། ཥཱཀྐཱ་ཐྲ་པྣ་ད་ན། རྒྱ་སྐྱེགས་ དྭངས་བྱེད། པནྡྷི། ས་དུ། པ་རི་ཁ། སྐགས་གྲོགས། བརྒྱ་བྱིན། སྤྲི་ཧ་བ་ཏ། སིང་ཕྲོམ་རྣམས་ཟེར། །འདི་ལ་རིགས་གཉིས། ལོ་མ་མཐུག་ཅིང་སེར་ལ་འོད་ཆགས་པ་སྤང་ཞུན་ཞེས་རྙོད་པ་བཟང་། ལོ་མ་སྲབ་འཇམ་ནག་པ་ནགས་ཞུན་ཞེས་གཡུང་བ་ངན་ནོ། །

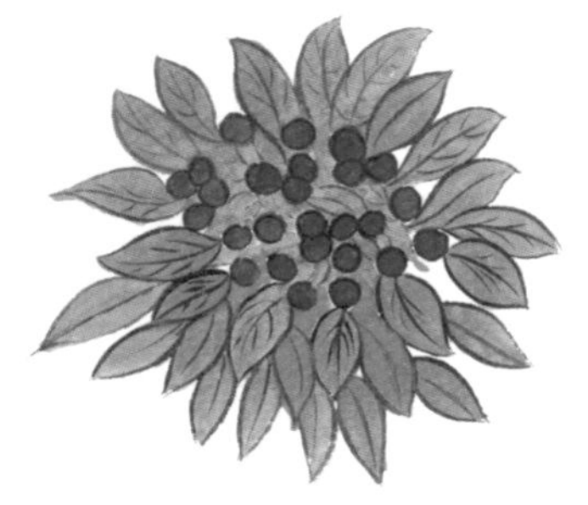

多脉茵芋　*Skimia multinervia Huang*

多脉茵芋山矾叶，治疗肺肾扩散热。让穹多吉说："多脉茵芋治口腔病。"本品之名有：徐坎、拉嘎卡扎巴达那、加吉当杰、巴智扎、洒都、巴若卡、嘎卓合、加幸、桑超等。本品分为两种。叶厚、黄色、有光泽者，称为邦徐（多脉茵芋 སྤང་ཤུ། skimia multinervia huang），为山生，质佳。叶薄、黑色、光滑者，称那徐 [锥序山矾 ནགས་ཤུ། Symplocos paniculata(Thunb)miq]，质劣。

ཟུག་པ་ཚེར་ཅན།

ཟུག་པ་ཚེར་ཅན་མཁལ་ཚད་ལྷོག་པ་སེལ། །ཞེས་པར། མིང་། བ་ད་ར། འབྲོག་རྩི་སྔོན་པོ། སྤ་མ། གཡུ་འབྲུག་ཟེ་བ། རྒྱ་ཤུག་པ། རིགས་སྔོན་བཤད་བཞིན་གྱི་འདིར་ཤུག་ཚེར་མ་ཅན་ཡིན། རྒྱ་ཤུག་ཟེར་བ་ཤུག་པ་སྤྱི་ལ་འཇུག་པ་ལས་མང་སྟེ། རྒྱ་ཤུག་སྤ་མ་དང་། རྒྱ་ཤུག་སྐྱུར་མོ། ཨཀླུ་ཤྲཱི་ལ་ཟེར་བ་དང་། རྒྱ་ཤུག་ཕུང་ཏུ་ལ། ག་ཀ་ རྡྷ་ཟེར་བ་དང་གསུམ་སྟེ་ནུས་པ་འདྲ། དངོས་ནི། ཤུག་པ་ཐོངས་ཕུང་ལ་ལོ་མ་ནག་ཅིང་ཚེར་མ་ལྷུར་སྐྱེ་བ་ཟུག་སྐམ་བྱེད་པ་ཡལ་ཕྲན་ལྷ་བུ་ལས་སྔོང་པོ་ཆེ་བ་མི་སྐྱེ་བ་དེ་ཡིན། འདི་ས་མཐོན་བྱང་བ་ལྷའི་ལ་ཁ་ནས་བཏུ་དགོས་པར་བཤད། རྗེ་རང་བྱུང་རྡོ་རྗེས། ཤུག་པས་སྨད་ཀྱི་ཚད་པ་སེལ། །འབྲས་བུ་བདུད་རྩི་བཅུད་དུ་བཤད། །སྤ་མའི་ནུས་པ་དེ་དང་འདྲ། །ཞེས་གསུངས་སོ། །

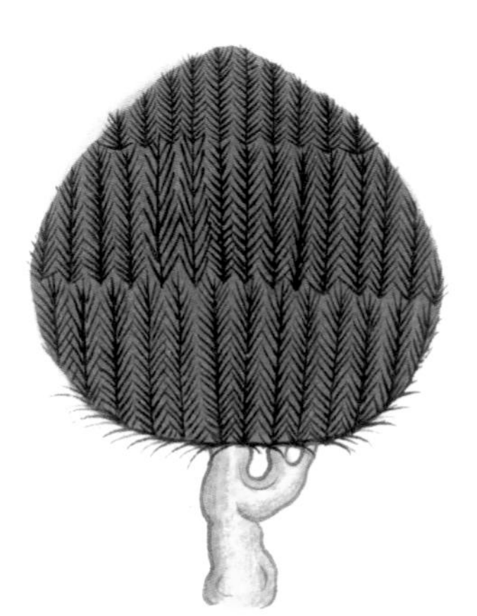

刺柏叶　*Juniperus formosana Hagata*

刺柏叶治肾热症，并且治疗疔毒疮。本品之名有：巴达拉，召孜俄保、巴玛、玉珠赛哇、加徐巴等。种类如前所述。这里所说的是刺柏。"加徐"为柏之总名，柏分多种。圆叶刺柏、酸叶刺柏和短叶刺柏，三柏功效相同，刺柏树干矮小，不长成大树，只生细枝，叶如刺，多采生长在高地向北的山崖的刺柏入药。让穹多吉说："刺柏叶清下体热；柏子仁似甘露为滋补良品。圆柏叶与刺柏叶功效相同。"

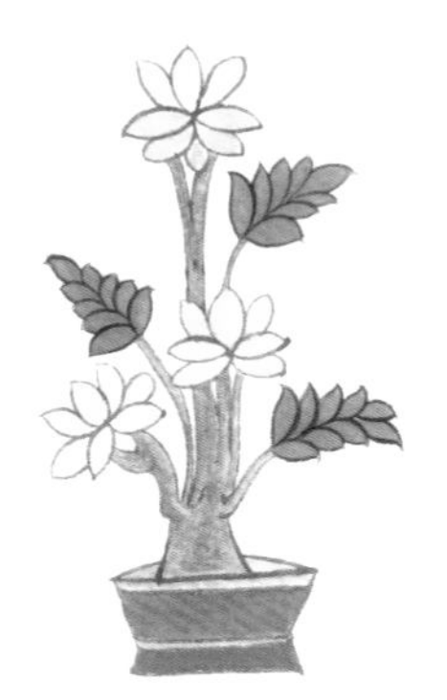

བ་ལུ།

བ་ལུས་བད་ཀན་ཚ་གྲང་ཐམས་ཅད་སེལ། །ཞེས་པ་ནི། གོང་དུ་བཤད་པའི་ད་ལིས་དཀར་པོའི་ལོ་མའོ། །

烈香杜鹃叶（黄花杜鹃叶）

Rhododendron anthopogonoides Maxim

烈香杜鹃叶功效，治疗培根寒热症。本品为上述巴鲁嘎尔保（白色黄花杜鹃）之叶。

འོམ་བུ།

འོམ་བུས་དུག་ཚད་རྙིང་ཞེན་བྲེར་བསྒྱུ་གསོད། །ཅེས་པར། དཔག་བསམ་ལྗོན་ཤིང་ལས། སྤྱོར་ཤིང་རོང་དུ་སྐྱེ་བ་ཡིན། །ཚུ་སེར་ཁྲག་ཚད་སེལ་བར་བྱེད། །མཆོག་ཏུ་དུག་ཚད་ཁོང་དུ་འཇོམས། །ཞེས་དང་། རང་བྱུང་པས། འོམ་བུས་དུག་ཚད་མ་ལུས་འཇོམས། །ཞེས་གསུངས་པར། །མིང་། ཨ་གནྡྷ། སྙིང་པོ་མེད་པ། སྤྱོར་ཤིང་། གཡུ་ཤིང་། སྐྱེ་སི། མཆོད་ལྷུམ། ཆུ་ཤིང་། བུ་ལས་མ་སྐྱེས་ཟེར། འབྲུངས་དཔེར། ཆུ་ཤིང་འོམ་བུ་ཞེས་བྱ་བ། །ཆུ་ཀླུང་བྱེ་མའི་གྲམ་ལས་སྐྱེ། །སྡོང་པོ་སྨུག་ལ་རིང་བ་སྟེ། །མེ་ཏོག་དམར་སྨུག་ཕུང་པོར་འཁྲིགས། །ལོ་མ་ཕྲ་སིག་སྡོ་བ་ཡིན། །རོ་ནི་བསྐ་ལ་མངར་བ་སྟེ། །རང་གི་ནུས་པས་དུག་ནད་སེལ། །ཞེས་པ་འདིའི་ལོ་མ་མེ་ཏོག་ཡལ་ཕྲན་དམར་གསར་དང་བཅས་པ་བཏུ་བའོ། །

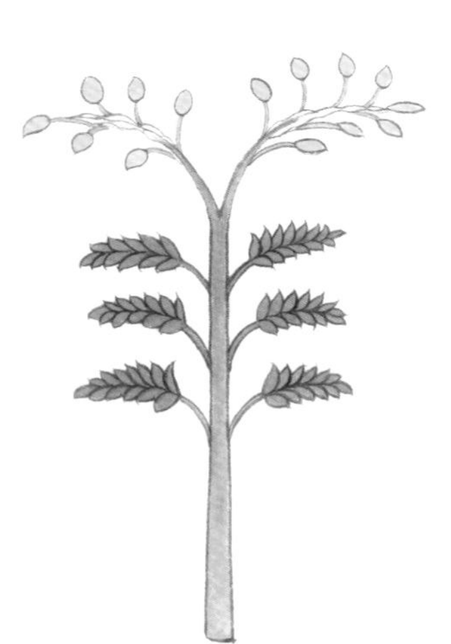

水柏叶（柽柳） *Myricaria garmanica L.*

水柏叶治旧毒热，收敛诛灭扩散症。《如意宝树》中说："水柏生于川地，治黄水病、清血热、内腔毒热。" 让穹多吉说："水柏清热解毒。" 本品之名有：亮保麦巴、保尔相、玉相、尼莫、乔都、恰力玛吉重玛吉等。《图鉴》中说："水柏生于河沟沙滩。树干紫红，很长，花红色，穗状，味涩、甘。功效解毒。" 如上所述，应采集叶、花、枝色红嫩者入药。

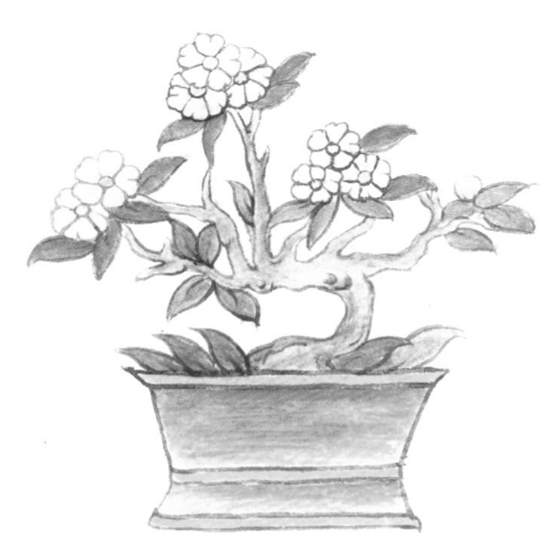

སྨག་ཤད།

སྨག་ཤད་རྨ་གསོ་ཆུ་སེར་འདྲེན་པར་བྱེད། ཅེས་པར། མིང་། འབྲོག་དཀར། དམར་ཤད། སྨུག་ཤད། སྨུ་ག་ཟེར། འདི་ཤིང་ཕྲན་ཕྲ་ལ་དྲང་བ་ཤུན་པ་དམར་པོ་ལོ་མ་ཆུང་ལ་ཉུང་བ་མེ་ཏོག་དཀར་པོ་སྤུངས་ནས་སྐྱེ་བ་དེའི་ལོ་མ་མེ་ཏོག་བཅས་བཏུ་བའོ།།

绣线菊叶　*Spiraea sohneideriana Rehd*

绣线菊功效养疮，并且引出黄水病。本品之名有：召合嘎尔、玛尔谢、尼合谢、尼嘎等。绣线菊为灌木，干细直，皮白色；叶小而稀少；花白色，簇生。采集花叶入药。

ས་བཅད་བཞི་པ། ཤིང་གི་སྡོང་པོའི་རྣམ་པ་བསྟན་པ།

第四节 树干类药物

ད་ནི་བཞི་པ་ཤིང་གི་སྡོང་པོའི་སྐེ་བཤད་པར་བྱ་སྟེ།

现在讲述树干类药物的功效。

ཙནྡན་དཀར་པོ།

ཙནྡན་དཀར་པོས་གློ་སྙིང་འཁྲུགས་ཚད་སེལ། །ཞེས་པ་ལ། རོ་སྙོར་ལས། །ཙནྡན་བསིལ་ལ་འཇམ་པས་གློ་སྙིང་སྡོངས་པའི་ཚད་པ་སེལ། །ཞེས་དང་། བདུད་རྩི་ཐིགས་པ་ལས། ཙནྡན་དཀར་པོ་བསིལ་འཇམ་ཡང་ལ་སྣུམ། །ཤ་པགས་ཚ་བའི་ནད་ལ་བྱུགས་པས་ཕན། །ཞེས་དང་། རང་བྱུང་པས། ཙནྡན་དཀར་པོ་དྲི་ལྡན་གྱིས། །བཙུད་ལེན་དྲི་མེད་ཚད་རྒྱུང་སེལ། །ཞེས་པ་ལ། རིགས་དཀར་སེར་དམར་སྨུག་བཞི་ཡོད། སྤྱིའི་མིང་ལ། གནྡྷ་སཱ་ར། དྲིའི་སྙིང་པོ། མ་ལ་ཡ་ཛ། མ་ལ་ཡར་སྐྱེས། ཙནྡྲ་ཤྲཱི། དཔལ་བཟང་པོ། ཙནྡན། ཙན་དན། པ་ཏི་ཀཾ། གོས་ཅན་རྣམས་ཟེར་ལ། དཀར་པོ་ལ་མིང་ནི། ཏཻ་ལ་པརྞི་ཀ། ཏིལ་མར་འདབ་ཅན། ཤྲཱི་ཁནྜ། དཔལ་གྱི་དུམ་བུ། ཤྭེ་ཏ་ཙནྡན་དང་། ཤུཀླ་ཙནྡན། ཙནྡན་དཀར་པོ། པིཙྪ་སཱ་ར་ཛྙཾ། དྲི་ཞིམ་རྟགས། པཱི་ཏ་སཱ་ར། སྙིང་པོ་སེར་པོ། ཤྭེ་ཏ་སཱ་ར་ཛྙཾ། དྲི་ཞིམ་དཀར། ཏེ་ལ་ཛྫ། ཏིལ་འདབ་ཅན། གོ་ཤཱིརྴ། ས་མཆོག ཧ་རི་ཙནྡན། ས་འདན་ཧ་སར་ཟེར། དཀར་པོ་འདི་ལ་རིགས་གསུམ་ཡོད་པར་བཤད་དེ། འགྲེལ་པ་ལས། ཏིལ་མར་འདབ་ཅན་ཞེས་བྱ་བའི་ཙནྡན་དང་། གོ་ཤཱིརྴ་ཞེས་པ་མཆོག་གམ་བ་ལང་མགོ་ཞེས་བྱ་བ་སྟེ། དབྱིབས་བ་ལང་མགོའི་རྣམ་ཅན་ཏེ། འདི་གཉིས་མ་ལ་ཡའི་རི་ལས་སྐྱེས་པ་དང་། ཧ་རི་ཙནྡན་ཞེས་པ་ལ། ཧ་རི་ནི་སྤྲུལ་པ་སྟེ། དེའི་དབྱིབས་ཅན་གྱི་རི་བོ་ཞིག་ལས་སྐྱེ་བས་མིང་དེའོ་ཞེས་གསུངས་སོ། །ཁ་ཅིག་ནི་གོ་ཤཱིརྴ་ལྷ་ཡུལ་ན་ཡོད་པ་དང་། ཀླུའི་སྙིང་པོ་ཀླུ་ཡུལ་ན་ཡོད་པས་འདི་གཉིས་མི་ཡུལ་ན་དཀོན། སྔོན་སངས་རྒྱས་ལ་ལྷ་ཀླུས་ཕུལ་བ་ཙོར་བུ་རེ་དང་། ཀླུ་སྦྲུལ་ལ་ཀླུས་ཕུལ་བ་ཙུང་ཟད་ལས་མེད་ཅེས་བཤད་ན་ཡང་། ཡོད་པའི་རྒྱུ་མཚན་ཡང་བཤད་ཡོད་པ་ནི། སྔོན་ཆོས་རྒྱལ་སྲོང་བཙན་སྒམ་པོས་ཐུགས་དམ་གྱི་རྟེན་གདན་འདྲེན་པའི་ཕྱིར་སྣ་མཚམས་ནས་སྤྲུལ་པའི་དགེ་སློང་ཨ་ཀར་མ་ཏི་ཞེས་བྱ་བ་སངས་རྒྱས་འོད་དཔག་མེད་དབུ་ལ་བཞུགས་པ་ཞིག་ནམ་མཁར་འཕུར་ནས་འཕགས་ཡུལ་དུ་ཕེབས་པས། སངས་རྒྱས་འཁོར་བ་འཇིག་གིས་རབ་ཏུ་གནས་པར་མཛད་པའི་མཆོད་རྟེན་པདྨའི་

འཁོར་ལོ་ཅན་གྱི་བུམ་པའི་ཐད་ཀྱི་ནམ་མཁའ་ལ་སྐྱིལ་ཀྲུང་གིས་བསྐོར་བ་མཛད་པས། ཡུལ་དེའི་རྒྱལ་པོ་ཨུདྱཱ་ལའི་གེ་སར་གྱིས་མཇལ་བས་ངོ་མཚར་བས་ཕོ་བྲང་དུ་སྤྱན་དྲངས་ཆོ་ཞལ་གྱིས་མ་བཞེས་པར། ཡང་གསོལ་བ་བཏབ་བཀའ་ཅི་བསྒོས་བསྒྲུབ་པར་རྒྱལ་པོས་དམ་བཅས་པས། ཕོ་བྲང་དུ་ཕེབས་ཏེ་བཀའ་སྩལ་པ། རྒྱལ་པོ་ཉིད་སྔོན་ནང་པ་ཡིན་པ་ད་ལྟ་ཕྱི་པར་འདུག་པ་འདི་སྐབས་ལ་ནང་པར་སྔར་བཞིན་འཇུག་པས་དཀོན་མཆོག་གསུམ་ལ་སྐྱབས་སུ་སོང་ཞིང་། ཡི་དམ་ཐུགས་རྗེ་ཆེན་པོ་བསྒོམས་ལ་ཡི་གེ་དྲུག་པ་བཟླ་བ་དང་། ལྷ་ཁང་བརྒྱ་རྩ་བརྒྱད་བཞེངས་པའི་ནང་རྟེན་དུ་ཙནྡན་གོ་ཤཱིརྵ་དང་། སྤྲུལ་སྙིང་ལས་གྲུབ་པའི་ཐུགས་རྗེ་ཆེན་པོའི་སྐུ་རེ་བཞུགས་སུ་གསོལ་གསུངས་པས། རྒྱལ་པོས་གོ་ཤཱིརྵ་སུམ་ཅུ་རྩ་གསུམ་པའི་ལྷ་ཡུལ་ལས་མེད་པ་དང་། སྤྲུལ་སྙིང་མ་ལ་ཡར་དུག་སྦྲུལ་གདུག་པ་ཅན་ཚད་པས་གདུངས་པས་ཙནྡན་བསིལ་བ་ལ་གབ་ནས་འཁྲིལ་ཡོད་པས་ལོན་ཐབས་མེད་མ་གཏོགས་གཞན་རྣམས་བསྒྲུབ་པར་དམ་བཅས་པས། སྤྲུལ་པའི་དགེ་སློང་གིས་ཐབས་ཡོད་གསུངས་ནས། རྒྱལ་པོ་འཁོར་བཅས་ཁྲིད་ནས། ཙནྡན་དེ་གཉིས་ལེན་པའི་ཕྱིར། འཁོར་བཅས་སིང་ག་ལའི་རྒྱ་མཚོའི་འགྲམ་དུ་ཕྱིན་པ་དང་། དེ་ནས་རྡོ་རྗེ་གདན་དུ་རྗོ་བོ་ཁསྨ་པཱ་ཎི་རང་བྱོན་བཞུགས་པ་སྐུའི་རྒྱབ་ཕྱོགས་ལ་གླང་པོ་ཆེ་མང་པོ་ཉལ་འདུག་པ་གཟིགས་པས། དགེ་སློང་གིས་བཀའ་སྩལ་པ། གླང་པོ་ཆེ་འདི་རྣམས་ཀྱི་ནང་ནས་ཁ་ཤར་དུ་བལྟ་བའི་གླང་ཆེན་སྣ་དམར་བ་ཛི་ཁྲུང་ན་གི་ཤང་གི་ཟར་བུ་ཡོད་པ་འདིའི་འོག་ན་ཙནྡན་གོ་ཤཱིརྵ་ཡོད་པས། ས་རྐོས་ཤིག་གསུངས་པ་བཞིན་གླང་པོ་ཆེ་རྣམས་བསྐྲོགས་ནས་དེའི་འོག་གི་བྱེ་མ་བརྐོས་སོ། །དེར་གསུངས་བཞིན། ཙནྡན་གྱི་སྡོང་པོ་ཤིན་ཏུ་ཆེ་བ་ཞིག་འདུག་པས། རྒྱལ་པོ་ངོ་མཚར་ནས། དགེ་སློང་ལ་མི་ཡུལ་དུ་མེད་པའི་ཙནྡན་འདི་ཇི་ལྟར་བྱུང་། དེ་གླང་པོ་ཆེས་ཇི་ལྟར་ཤེས་དྲིས་པས། བཀའ་སྩལ་པ། སྔོན་སངས་རྒྱས་འཁོར་བ་འཇིག་འཇིག་རྟེན་དུ་བྱོན་པའི་དུས་སུ། དགྲ་བཅོམ་པ་ཞིག་རྫུ་འཕྲུལ་གྱིས་ནམ་མཁར་འཕུར་བས། སུམ་ཅུ་རྩ་གསུམ་དུ་བྱོན་ནས་ཙནྡན་གྱི་གང་བུ་ཞིག་ཁྱེར་ནས་བྱོན་པའི་ནང་དུ་འབྲས་བུ་བཞི་འདུག་པ་གསུམ་སངས་རྒྱས་འཁོར་བ་འཇིག་ལ་ཕུལ་གཅིག་རྗོ་བོ་ཁསྨ་པཱ་ཎི་ལ་ཕུལ་ནས་དབུ་ཐོག་ཏུ་བཞག་པས། རླུང་གིས་སྐུ་རྒྱབ་ཏུ་འཕངས་པ་ས་ལ་ལྷུང་བ། སས་ནོན་པའི་ཐོག་ཏུ་ཆོས་བཅོ་ལྔའི་ཟླ་འོད་ཤར་ཆོ། རྗོ་བོའི་ཕྱག་ནས་བདུད་རྩིའི་རྒྱུན་བབས་པས་བརླན་པར་བྱས་ནས་མྱུ་གུ་འབྲུངས། གསེར་ཐུབ་ཀྱི་དུས་སུ་ལོ་སྡོང་ཆེར་རྒྱས། འོད་སྲུངས་ཀྱི་དུས་སུ་མེ་ཏོག་འབྲས་བུ་སྨིན། ཤཱཀྱ་ཐུབ་པའི་དུས་སུ་འབྲས་བུ་ཆེར་རྒྱས་ནས་ཡོད་པ་ལས། སྟོན་པ་མྱ་ངན་ལས་འདས་ནས་སྡོང་པོ་འགྱེལ་ཏེ་བྱེ་མས་ནོན་པ་ཡིན་ལ། ཙནྡན་དེ་ཤིན་ཏུ་བསིལ་བའི་ངང་པ་ལ་གླང་པོ་ཆེ་ཚད་པས་གདུངས་པས་བསིལ་སྙེགས་ནས་ཉལ་བ་ཡིན་གསུངས་སོ། །སྡོང་པོ་དེ་ལ་སྦུབ་བཞི་འདུག་པ་ནས་འོད་ཟེར་དཔག་མེད་འཕྲོས་

པས་འཇིག་རྟེན་གྱི་ཁམས་ཁྱབ་ཅིང་སྣར་འདུས་པ་སྟོང་པོ་ཉིད་ལ་ཐིམ་མ་ཐག་དཔལ་དུས་ཚོད་ཅིག་ཅེས་པའི་རང་སྒྲ་བྱུང་བ་བཞིན་བཅད་ནས་ཚལ་པ་བཞིར་གཤགས་པའི་ནང་གི་སྙིང་པོ་ལ། འཕགས་པ་བཅུ་གཅིག་ཞལ་རང་བྱོན་བྱུང་། དེའི་ཐུགས་གའི་འོད་རྒྱ་བལ་གྱི་མཚམས་སུ་འཕྲོས་པ་དེར་དགེ་སློང་བྱོན་པས། ནགས་ཁྲོད་ཞིག་ཏུ་ཏ་རི་ཙནྡན་གྱི་སྡོང་པོ་ཆེན་པོ་འོད་ཟེར་འཕྲོ་བ་ཞིག་ལ། ལས་དང་སྐལ་བར་ལྡན་པའི་མ་ཏེ་ཞིག་གིས་བསྐོར་བ་བྱེད་ཅིང་ནུ་ཞོས་མཆོད་པ་འཁོར་ཞིག་འདུག་པས། ཙནྡན་དེའི་ནང་དུ་ཇོ་བོ་མཆེད་བཞི་རང་བྱོན་བཞུགས་པ་མཁྱེན་ནས། དེ་གཙོད་པར་བརྩམས་ཚེ་སྟོད་ནས་རིམ་པས་དཔལ་དུས་ཚོད་ལ་ཇོ་བོ་རྣམས་གནས་འདི་དང་འདིར་བཞུགས་ཤིག་ཅེས་པའི་སྒྲ་བྱུང་བ་བཞིན་གཤགས་པའི་ནང་ནས་ཇོ་བོ་མཆེད་བཞི་བྱོན་པའི། འཕགས་པ་ཝ་ཏི་མང་ཡུལ་དུ་བཞུགས་པས་ཡུལ་དེའི་རིམས་ཀྱི་འཇིགས་པ་ཞི། འཕགས་པ་དབུ་གང་གྲོང་ཁྱེར་ཡམྦུ་སྣང་མཁར་དུ་བཞུགས་པས་ཡུལ་དེའི་ནད་ཀྱི་འཇིགས་པ་ཞི། འཕགས་པ་རྒྱ་མ་ལི་རྒྱ་བལ་མཚམས་སུ་བཞུགས་པས་ཡུལ་དེར་སྡེང་གདོན་གྱི་འཇིགས་པ་ཞི། འཕགས་པ་ལོ་ཀི་ཤྭ་ར་པོ་ཏ་ལར་བཞུགས་པ་རྒྱལ་པོའི་ཐུགས་དམ་གྱི་རྟེན་མཛད། ད་ལྟ་བཅུ་གཅིག་ཞལ་གྱི་ཐུགས་ཀར་བཞུགས། ཡང་སྤྲུལ་པའི་དགེ་སློང་དེས་ཀླུ་རིའི་དྲི་མས་སྦྲུལ་རེངས་པར་མཛད་དེ། མ་ལ་ཡ་ནས་སྦྲུལ་གྱི་སྙིང་པོ་བླངས་ཏེ་འཕགས་པའི་སྐུ་བརྒྱ་རྩ་བརྒྱད་བཞེངས། དེས་ན་ཙནྡན་དཀོན་པ་རྣམས་རྒྱ་གར་དུ་ཡོད་པ་དང་། དེའི་ཤིང་ཚལ་པ་རྣམས་གཙུག་ལག་ཁང་གི་ཤིང་བྱས་པས་བཟོས་པའི་རི་མོ་དང་། ད་ལྟ་དུས་ངན་ཚེ་གཙུག་ལག་ཕལ་ཆེར་མུ་སྟེགས་པས་བཤིག་པའི་ཤིང་ཆ་བཅས། ད་ལྟའི་སྐབས་འདིར་ཇེ་ཇེར་སོང་པའི་རྒྱུ་མཚན་ཡིན་ནོ། །ལར་ཤིན་ཏུ་བཟང་བ་འཁྲུལ་མེད་མདའ་སྨྱུག་ཙམ་རེ་མར་ཁུ་ཁོལ་མའི་ནང་དུ་བཙུགས་པས་མར་ཁུ་འཁྱུགས་པ་དེ་ཡིན་ཡང་ཤིན་ཏུ་དཀོན། འདྲ་ཡིག་དུང་གི་མིག་ལས། ཙནྡན་དཀར་པོ་དག་ལ་རིགས་གསུམ་ཡོད། །སྦྲུལ་གྱི་སྙིང་པོ་དཀར་ཡོལ་བཅག་པ་འདྲ། །གོ་ཤིརྵ་ནི་སྤུག་མ་བཅག་པ་འདྲ། །ས་མཆོག་སོམ་སྙེ་སོམ་པའི་དུམ་བུ་འདྲ། །ཀུན་ཀྱང་རྣམ་ལ་དྲི་ཞིམ་བཟང་། །ཞེས་དང་། བཛ་སྤྱོད་པ་ལས། ཙནྡན་བཟང་ངན་ཚུལ་དྲིས། །ཚུར་བྱིངས་དྲང་པ་ལྡན་པ་བཟང་། །ཞེས་གསུངས། ད་ལྟ་དཀར་པོ་མཁྲེགས་པ་ཞིག་དང་། ཙུང་ཟད་སེར་ཁ་ཡོད་པ་ཞིག། དམར་ལ་ཤིང་སྣ་གསལ་བ་ཞིག་དང་གསུམ་སོགས། སྦ་མ་ཤིང་སྣ་ཐུང་བ་སྟེ། དེ་དག་ལ་སྣུམ་ཚི་ཡོད་པ་སྐམ་ངར་དང་མེར་བསྲེགས་པའི་དུད་པ་སོགས་ལ་དྲི་ཕུན་སུམ་ཚོགས་ཤིང་སྤྲ་ལ་མཁྲེགས་པ། ཟླ་ལ་བསིལ་བ་འབྱུང་བ་དེ་གསུམ་རིམ་པས། སྦྲུལ་སྙིང་། གོ་ཤིརྵ། ས་མཆོག་གསུམ་དུ་ངོས་འཛིན་པ་ཡིན། རྒྱ་གར་ལུགས་ལ་བར་མ་དེ་སེར་ཁ་ཤིན་ཏུ་ཆེ་བས་ཕཏྐ་ཀུཾ་ཞེས་མདོག་ཅན་དང་། པཱིཏ་ཙནྡན། ཞེས་ཙནྡན་སེར་པོར་འདུག་པ་ཡིན། དེ་ལྟར་རིགས་གསུམ་ཁྱེར་ནས་སེར་པོ་དངོས་ནི་རྒྱ་ནག་ནས་ཡོང་ལ། ད་ལྟ་རྒྱ་ནག་འོ་

མི་ཤན་གྱི་གཙུག་ལག་ཁང་དུ་སྤོས་བྱེད་པ་ཙནྡན་དཀར་སེར་གཉིས་ཡོང་བ། ཤིན་ཏུ་གསར་བ་བཅད་མ་ཐག་པ་འདྲ་བ་མང་དུ་བཞོགས་ནས་ཀ་ཏོ་རར་བླུགས་འདུག། ཡུལ་དེ་ནས་ཆེར་མི་རིང་བའི་ས་ན་བཏུ་རྒྱུ་མི་མོད་ཙམ་ཡོད་སྐད། བདག་ལ་དཀར་སེར་གཉིས་ནས་དུམ་རེ་གནང་བ། སེར་པོ་ཤིན་ཏུ་སེར་བ་སྐྱེར་པ་ལས་ཁམ་ཙམ་དང་། དཀར་པོ་དཀར་ཡོལ་བཅག་པ་འདྲ་བ་འདུག་ཅིང་སྣ་སོགས་དབྱིབས་རྒྱ་གར་མ་འདྲ་ལ་དྲི་དེ་ལས་ཀྱང་ཁྱད་དུ་འཕགས་པ་སྣང་། ཤོག་བུ་རྩི་མའི་ནང་དུ་དྲིལ་ནས་ཁ་ཞབས་སྤྲ་ཚིལ་གྱིས་གཏུམས་ནས་གནང་། དྲི་ཡལ་ན་མི་བཟང་ཁྱོད་རང་ཐུགས་དམ་མཛད་ཚེ། ཁབ་བྱེད་ཙམ་རེ་བསྲེགས་ལ་སྤོས་ཀྱི་ལྷག་མ་འཕྲུལ་དུ་སྤྲ་ཚིལ་གྱིས་དྲིལ་གསུངས་སོ། །ཆོས་རྗེ་ས་པཎ་གྱིས། མ་ལ་ཡ་ནས་ཡོང་བ་ཡི། །སྤོང་དུམ་རྣམས་ལ་རིན་ཐང་ཆེ། །ཞེས་གསུངས་བཞིན། ཡུལ་མ་ལ་ཡར་ཙནྡན་དང་ཉེ་བར་སྐྱེས་པའི་ཤིང་ཕལ་བ་ལ་ཙནྡན་གྱི་དྲིས་ཡུན་དུ་ཁྱབ་པས་བརྟས་ནས་དྲི་བཟང་བ་འདྲ་ལ་ནོར་བ་ཡོད་པར་བཤད་ཀྱང་ཤིང་རྒྱུ་ལ་ཞིབ་ཏུ་བརྟགས་པས་ག་ལ་ནོར། སྨན་ཚོང་པས་བརྫུས་པའི་ཤིང་ཡང་དྲི་མ་མེད། སྔར་གྱི་ཙནྡན་གོག་པོ་ལ་དྲི་མེད་པ་ཡལ་བས་ལན། བཀས་ཆེ་དཀྱིལ་དུ་རྒྱུམ་དང་དྲི་ངད་ཡོད་པ་མང་། དྲི་མ་མེད་ན་ཕན་པ་ཆུང་ངོ་།།

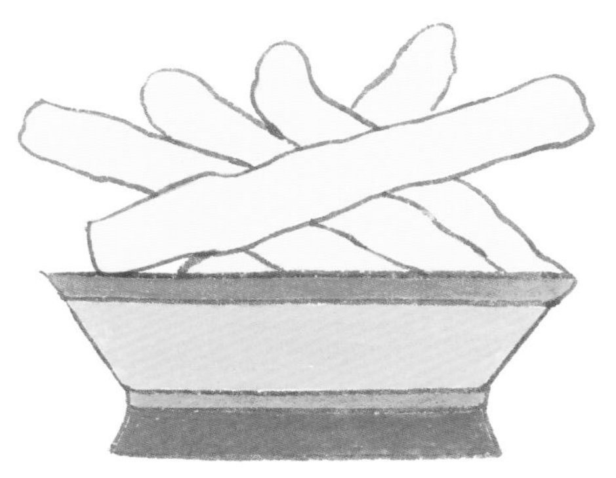

白檀香　*Santalum album L.*

白檀香的功效为清除肺心紊乱热。《味气铁鬘》中说："檀香性凉，效缓，治心肺虚热。"《甘露之滴》中说："白檀香性凉，效缓、轻、燥，外敷利皮肉热病。" 让穹多吉说："白檀香有香气，滋补又清热。"本品分为白、黄、红、紫四种。其名称有：雅亮保、玛拉雅札、玛拉雅尔吉、巴桑保、旃檀，桂建等。白檀香的名称有：豆玛达见、巴吉都布、旃檀嘎尔保、智信迭、亮保赛尔、智信嘎，豆达见、洒乔合、哈若旃檀、萨丹哈洒尔等。

白檀香分为三种。《释义》中说："豆玛达见檀香和果西拉卡檀香即牛头檀香，质佳。牛头檀香，状如牛头。二品皆产于玛拉雅山。哈若檀香，产于哈若山，哈若山状如蛙，因而得名。" 有人说："果西拉卡檀香，只有天堂里才有；蛇心檀香，只有龙宫才有。因而，人间二品稀奇罕有。从前，神龙以此向佛敬献时，留下了一点碎渣；龙向龙树论师敬献时，留下了一点。除此，再也没有了。" 但是，也有人说人间有此两种檀香。

从前，吐蕃王松赞干布为了敬请本尊圣像，白毫相幻化的比丘阿嘎尔玛第，头顶无量佛光飞向天堂，来到圣域天竺，在拘留孙佛建的永存的莲轮宝瓶状宝塔的上空跏趺而坐。该地的国王邬波罗格萨尔见后，感到非常惊奇，恭请驾临王宫，没有答应。国王又祷告说："任何敕命，都将完成！"于是，来到王宫，说道："你这位国王，以前是佛教徒，现在是外道徒，快放弃邪念，像以前一样地虔信佛教，顶礼三宝，修持本尊，大发慈悲，诵六字真经，修建一百零八座佛殿，用果西拉卡檀香和蛇心檀香各雕一座观世音佛像。"国王说："果西拉卡檀香，除三十三天外，人间没有。蛇心檀香玛拉雅虽有，但凶恶的毒蛇被热所苦，盘卧在冰凉的蛇心檀香上，无法可取。请用别的木料雕吧！"幻化的比丘说："有办法！"为了取得这两种檀香就率领国王和他的随从，来到斯嘎拉海滩。接着，看到金刚座上坐着尊者卡尔萨巴尼，他的后面，卧着许多大象。比丘说："这些大象的里面，有一头头朝东卧着的红鼻子象，鼻孔外有像黄色的涎液，在它的下面有果西拉卡檀香，请掘开土坑取吧！"于是，轰赶走了大象，掘开了它身下的沙层，真的如比丘所说，有一棵很大的檀香树。国王很惊奇，向比丘问道："人间没有的檀香，怎么这里有？大象怎么知道的呢？"比丘说："以前，佛临世时，阿罗汉幻化飞向天空，飞入三十三天，拿了檀香树的一个果实，里面有四颗种子。他将三颗种子献给拘留孙佛，一颗献给尊者卡尔萨巴尼，顶在头上。这颗种子，被风吹落在身后的地上，被沙土埋上。十五的满月升出时，从尊者手上流下的甘露滋润着土地，于是发了芽。金相现时茎叶长大，明相现时开花结实，释迦牟尼时果实长大，佛祖涅槃后，这株檀香树倒地，被沙土埋没。这株檀香非常凉，大象被热所苦，逐凉而卧。"这株檀香树上有四缝隙，散射出无量光辉，照遍了整个宇宙，又收光合缝。在这颗檀香树上放了线，树中发出"慢锯"的声音。按照所说，慢慢地锯为四块，树心上显出十一面大悲观世音菩萨圣像。圣像胸口之光，照射到印度和尼泊尔交界处。比丘来到这里，在一片树林中，找到了一株很大的发光的哈若旃檀树，一头有福份的水牛围绕着树转，并洒下了奶汁。于是，知道这株檀香树中住有尊者四弟兄。锯树时从上向下慢慢锯着，尊者们说："我们的住所就在这里。"树中发出这样的声音时，树被锯开了。四位尊者的圣像印在檀香木上。圣者窝底留住芒域地方，此地的瘟病时疫被消除了。圣像乌尕尔留住杨布城，此地的病魔被消除了。圣者加玛厘留住印度和尼泊尔交界处，此地的邪魔被消除了。圣者洛格夏留住布达拉，做了国王的本尊圣像。现在，观世音菩萨圣像还在。这位幻化的比丘，用麝香的气味使蛇僵卧，从玛拉雅取来蛇心旃檀，雕了一百零八尊圣像。这就说明，罕有的檀香，确实在印度存在。这株檀香树的一半，作为经堂的木料和雕花。现在，时至坏劫，经堂被外道者拆毁，木料散向各地，这就是现在这种檀香多的原因。总之，上好的檀香真品，只要粗细长短约一箭之材，插入沸滚的酥油之中，酥油汁马上冷凝。这也是非常稀少罕见的。《图鉴螺眼》中说："白檀有三种：蛇心檀香，如破碎瓷片；果西拉卡檀香如破碎桦木；洒乔合梢木檀香如松木块。三者均有油质，气味芳香者质佳。"《释义》中说："檀香好坏去间水，浸入水中水有香气者佳。"现在分为白色坚硬者一种，微黄者一种，红色木纹清楚者一种，共三种。上述三种均有油脂，干燥，火中燃烧时烟芳香，木质坚硬，重，清凉。三种檀香依次认作蛇心檀香、果西拉卡檀香、洒乔合檀香。印度的分法是：中间的一种色很黄，称为哇纳嘎木，藏语中称多合见，印度语中又称为邦嘎旃檀，藏语中称旃檀赛保即黄檀香。如此，檀香分为三种。黄檀香产自汉地。现在汉地峨眉山佛殿上，作为烧香的檀香有黄、白两种，非常新鲜，如同砍伐不久，削片盛于盆中。距此不远的地方采集的人很多，他们送给我白檀香、黄檀香各一块。黄檀香色很黄，比小檗色略褐；白檀香如破瓷片。二者纹理、形状，和印度檀香一样，但气味比印度檀香芳香特优。保存时要包入纸中用黄蜡封严，气味消散者不佳。你祈愿时，取半根针大小的一块燃烧，剩余的立即用蜡封固。

法王萨班说："产于玛拉雅山的木块也珍贵。"在玛拉雅地区，生于檀香近旁的普通树木，由于檀香气味长期熏染，也如檀香，容易认错。但对木质详细鉴别，就不容易搞错。药商们常掺入没有香味的假木块出售，说是陈旧檀香，气味消散了。但将陈旧檀木破开时，中间依然多有油脂和气味，无气味者，功效甚微。

ཙནྡན་དམར་པོ།

ཙནྡན་དམར་པོས་ཁྲག་གི་ཚད་པ་སེལ། །ཞེས་པར། བདུད་རྩི་ཐིགས་པར། དམར་པོའི་ལྡེ་གུས་ཡན་ལག་སྐྲངས་པ་འཇོམས། །ཅེས་དང་། རང་བྱུང་རྡོ་རྗེས། དམར་པོས་ཁྲག་རླུང་འཐབ་པ་སེལ། །སྨུག་པོས་ཚད་པ་ཀུན་ལ་ཕན། །ཞེས་པར། མིང་། རཀྟ་ཙནྡན། ཙནྡན་དམར་པོ། པ་ཏྲ། འདབ་མའི་ལུས་ཅན་ཏེ་དབུས་དམར་བའི་འདབ་མ་ཅན་ནོ། །རཀྟ་ནཾ། འཚོ་བྱེད། མ་ལ་ཡ་ཙནྡན། མ་ལ་ཡའི་ཙནྡན། ཀུ་ཙནྡན། ཙནྡན་དམན་པ་ཟེར་རོ། །རིགས་དམར་སྨུག་གཉིས་བྱུང་། རྣས་པས་ཕལ་ཆེར་སྨུག་པ་དང་རྒྱ་སྨུག་པ་ཟ་དད་དོ། །བཟང་བ་རྒྱ་ནག་ཧྥུས་ཀྲེན་ཕྱོགས་ནས་ཡོང་། ཆེང་ཐུའི་ཏུའི་ཕྱོགས་ནས་ཀྱང་དམར་པོ་བཟང་བ་དང་། ངན་པ་སེར། ཁ་ཆགས་པ་ཡང་ཞིང་སོབ་པ་ཞིག་འབྱུང་། རྒྱ་གར་མ་ལ་ཡ་ན་སྐྱེ་བར་གསུངས། འོན་ཀྱང་གསར་པ་མི་འབྱུང་བར་བལྟས་ན་རྡོ་རྗེ་གདན་སོགས་ཀྱི་ཤིང་རྙིང་ཡིན་པ་འདྲ། བཟང་བ་ཞི་བ་ར་ལྟར་མཁྲིགས་པ་དྲི་ཞིམ་པ་རྡོ་ཤེལ་ལམ་མེ་རྡོ་དམར་པོ་ལྟར་དྭངས་པ་བཟང་། ནག་པ་དགོག་པ་མེས་ཚིག་པ་

འདུ་བ་དང་ཕྱི་ཁ་དཀར་རྣམས་ངན་པའོ། སྨུག་པོའང་གསར་པ་འདྲ་ཉམས་ཡོད་པ་བཟང་།།

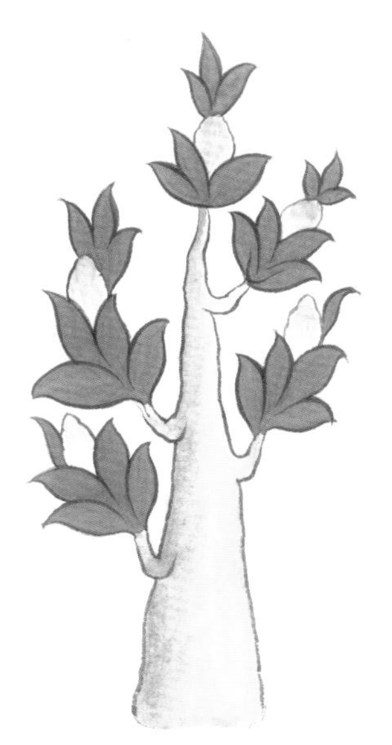

红檀香 *Pterocarpusgantalinus L.F*

红檀香治血热症。《甘露之滴》中说：“红檀膏消四肢肿胀。”让穹多吉说：“红檀消气血不和，紫檀清诸热。”本品之名有：旃檀玛尔保、达卜玛类坚、卫玛尔、卫玛达坚、措吉、玛拉雅旃檀、固赞登、赞登曼巴等。

本品分红、紫两种。檀树老者多为紫色，性与紫檀不同。来自汉地北京地方的红檀质佳，青土河地方所产的红檀也质佳。产于印度玛拉雅的红檀，有裂纹，木轻、松软者质劣。但是，不见新印者，大都看起来像金刚座等，为旧檀木。质坚硬如兽角，气味芳香，有晶石、红火石光泽者，质佳。色黑，枯朽如火燎焦，外表白色者，质劣。紫檀如新砍者，质佳。

ཨ་ག་རུ།

ཨ་ག་རུ་ཡིས་སྙིང་སྲོག་ཚ་བ་སེལ། །ཞེས་པར། བདུད་རྩི་ཐིགས་པར། ཨ་ག་རུ་ནི་རྡོ་ཞིང་འཇམ་པ་ཡིན། །ཞེས་དང་། དཔག་བསམ་ལྗོན་ཤིང་ལས། ཨ་ག་རུ་བསིལ་ཚ་བ་སེལ། །ཞེས་དང་། རང་བྱུང་པས། ཨ་གར་ནག་པོས་སྲོག་རྩ་དང་། །སྙིང་གི་ཚད་རླུང་ཐམས་ཅད་སེལ། །ཞེས་པ་ལ། སྤྱི་མིང་། ཨ་ག་རུ། ཨྠི་མེད། ཀ་ཕི་ཏ་ན། ཆུ་འཕྱུར་སྟོད་ལྡན། ཀ་ཕི་ལྷ། སེར་སྐྱ། ཛསྨ་གཟྲ། ཐལ་བའི་སྙིང་པོ། ནཱ་ཛ་ཏི། རྒྱལ་པོ་མཉེས་བྱེད། ཡོ་ཏ་ཀྲི་མ་ཛ། དམར་པོ་སྨིན་སྐྱེས། གཉྫ་ཀཱུཥྛཾ། དྲིའི་ཤིང་། ཀ་ཀཱ་སྲུ། བྱ་རོག་གདོང་། སི་ཧ་ཙནྡ་ནཾ། ཙནྡན་སེར་པོ། ཀཱ་ལི་ཡ། དུས་སྐྱེས། ཀཱ་ལི། དུས་ལྡན། བ་ན་ཙནྡ་ནཾ། ནགས་ཙནྡན། ཀྲིཥྞ་བྲིཀྵ། ཤིང་ནག། ཕཀྐ་ངཾ། མདོག་སྡིན། ཀཱཏྱ་ད་ཡ་ཀཾ། མཛེས་སྡིན། གུ་རུ། ཨྠི་བ། ས་ཕསྨ། ལྷེ་བ། ཤིདྷ་པ། དྲི་ཉལ། ས་མཐྱ་ཀཾ། ནུས་ལྡན། པཾ་ཤི་ཀ། རྒྱུད་ལྡན། ནཱ་ཛཱཏ། རྒྱལ་པོ་ལ་འོས། ཀྲི་མ་ཛ། སྨིན་སྐྱེས། ནྲི་པ་ནྲི་ཡ། མི་བདག་དགའ་བྱེད། ཨ་ག་རུ། སྙིང་སེལ། ཡོ་ཏ། དམར་པོ། ཛོ་ག་ཀཾ། ནྲི་པ་སྦྱི་ཡཾ་རྣམས་ཟེར། འདི་ལ་རིགས་གསུམ་སྟེ། དཀར་ནག་དམར་གསུམ་མོ། །དཀར་པོ་

ནི། ཨར་སྐྱ་ཞེས་བྱ་སྟེ། ལྷུང་མའི་སྡོང་ཚལ་འདྲ་བ་འབྱུང་། ཡང་ལ་གསོབ་པ་ཡིན། འདི་ལ་ཡང་རིགས་གསུམ། ཅུང་ཟད་ལྕི་ལ་སྨུག་པ་སྤྱིན་ཆུ་ནང་ནས་དྲངས་ལ་སྐམ་པ་འདྲ་ཞིང་དྲི་ཤིན་ཏུ་ཞིམ་པ་དེ་ལ་ཨ་གར་འབབ་ཞིག་ཟེར། ཡུལ་ཁྱད་ལས་སྐྱ་གསོབ་ཁ་དོག་ཆེར་མི་གསལ་བ་ཏུམ་ཆུང་མཐོ་རེ་ཙམ་པ་དྲི་ཞིམ་པ་ཡོང་བ་ཕུར་གཟུགས་མ་དང་། སྐྱ་གསོབ་དཀར་ཤས་ཆེ་བ་ལ་སྔོ་རྡུལ་ཆུ་སོང་འདྲ་བ་སྐྱ་ཆེན་ཏེ་རིམ་པས་དམན། སྤོས་ལ་སྣི་བ་བཟང་། སྨན་ལ་དྲི་ངན་ཡང་གསར་མཁྲེགས་བཟང་། དེ་གསུམ་ལ་འདྲ་དཔེར། ཨ་ག་རུ་ནི་ཆུ་ཤིང་རུལ་པོ་འདྲ། ཟེར་བའོ། །

沉香（白木香） *Aquilariasinensis(Lour) preng.*

沉香清心命脉热。《甘露之滴》中说："沉香性温，效缓。"《如意宝树》中说："沉香性凉，清热。"让穹多吉说："沉香清命脉和心脏风热。"其名称有：阿嘎纳保、阿固如、吉迈、曲桷脑丹、赛尔加、塔卫亮保、加保宁吉、玛尔保森吉、雅相、夏饶东、旃檀赛尔保、堆吉、堆丹、纳合旃檀、相纳合、多精、泽精、固如、吉哇、汁尼、类丹、据丹、加保拉埃、质玛杂、森吉、莫达尕西、阿尕如、亮赛、洛哈、玛尔保等。本品分为白、黑、红三种。

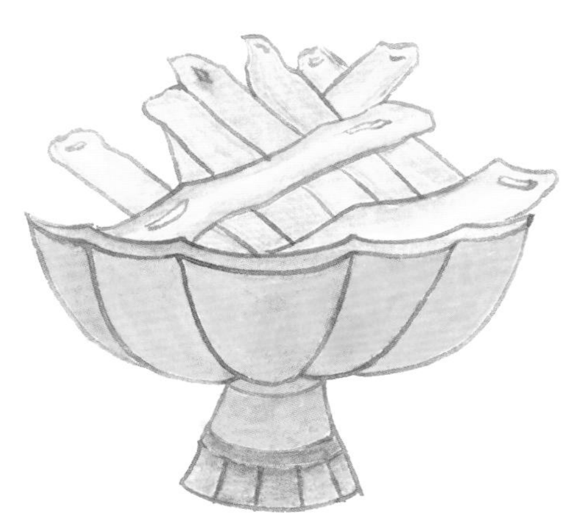

白沉香称为阿尔加，状如半块柳木，木质轻，松软。本品分为三类：一种略重，紫色，如同胶水中浸后干燥，气味非常芳香，称为"阿嘎尔巴西合"；一种木质松软，色泽不鲜艳，块小，大约一扎，气味芳香，称为"普尔索合玛"；一种木质松软，很白，状如干燥了的青草，称为"加青"。三者依次质次。芳香，松软者质佳，入药以味臭、质轻、坚硬者佳。上述三品《图谱》中说："白沉香如腐朽的水柏。"

ཨར་ནག

ཨར་ནག་ནི། འབྱུང་བའི་དབང་སོགས་ལས་མང་བའི་རྣམ་པ་ཅན་ནོ། །འཚོ་མཛོད་གྲུབ་པས། ཨར་ནག་རོ་ནི་ཁ་ཚ་ལྡན། །ནུས་པ་དྲོ་འཇམ་རླུང་ལ་སྨམ། །དང་། རོ་སྙོར་ལས། ཨར་ནག་རྣ་འདྲ་རོ་ཁ་ཚ། །ནུས་པ་དྲོ་འཇམ་རླུང་ལ་སྨམ། །ཞེས་འབྱུང་། ཤིན་ཏུ་བཟང་བ་ནི་ནག་པོ་འབྲོང་རྣ་འདྲ་བ་མེ་ལ་བསྲེགས་ན་རོ་མེད་དུ་འཇུ་བ་དྲི་ངད་ལྡན་སུམ་ཚོགས་པ་ལ་ནག་པོ་འབབ་

ཞིག་ཟེར་བ་འདི་རྒྱ་ནག་ནས་འབྱུང་ལ། མཐའི་རྒྱ་མཚོའི་རླབས་ཀྱིས་འཁྱེར་ཡོང་བ་རྙེད་པ་ལས་ཡུལ་གར་ཡོད་དང་དབྱིབས་ཅི་འདྲ་མི་ཤེས་ཟེར་རོ། །འདི་ལ་མིང་། གཡེར་པོ་ཆེའི་རྩ་བ་ཟེར་ཞེས་འབྲུ་ཤག་ཟངས་ཀྱི་བུམ་པ་ལས་བཤད། འདྲ་ཡིག་ནས། ཨར་ནག་འབྲོང་གི་རྭ་ཚལ་འདྲ། །ཞེས་སོ། །རིགས་གཅིག་ནི་རྒྱ་ནག་ལས་དམན་ཙམ་ཤིང་སྨུག་ནག་སེར་ཁ་ཙུང་ཟད་ཡོད་པ་སྲུལ་སྣ་ཤ་རེ་བ་སྣུམ་ལ་མཁྲེགས་པ། བསྲེགས་ན་དྲི་མ་ཤིན་ཏུ་ཞིམ་ལ་ཁོལ་བ་ཞིག་སྟེང་ནས་འབྱུང་བ་ཡིན། འདི་ལ་ཨར་སྨུག་ཀྱང་ཟེར། དེ་དང་འདྲ་ལ་ཤིང་སྣ་དེ་ཙམ་མི་རྩིངས་པ་སེར་ཤས་ཆེ་བ་ཞིག་ལ་སྟོད་ནས་འབྱུང་བ་དང་། དེ་ལས་དམན་ཙམ་ཁམས་ཀྱི་རོང་དང་། ལྗོང་ཆེན་འགྲམ་དུ་སྐྱེ་བ་སྣུམ་རྩི་ཆུང་ཞིང་དྲི་ཞིམ་པ་འབྱུང་ངོ་། །ནག་པོའི་རིགས་འདི་དག་ཤིང་ཆེ་ཆུང་མ་གཏོགས་སྐྱེ་ཚུལ་གཅིག་པར། ལོ་མ་དང་། མེ་ཏོག་རེ་ལྕུག་པའི་དབྱིབས་ཇི་ལྟ་བ་ལ། མེ་ཏོག་ཁ་དོག་སེར་བ་ཤིང་ལྤགས་ཤོག་བུ་འཚོས་ཉན་པས་ཤོག་ཤིང་རིགས་ཡིན་ལ། རྩ་སྟོང་སྤུ་སྣད་ཀྱིས་སམ་རྣམས་པ་སོགས་ཀྱིས་ཁ་དོག་སྨུག་ནག་ཏུ་འགྱུར་བ་ལས་གཞོན་པ་ཁ་དོག་དཀར་ལ་དྲི་ངན་པ་ཡིན། རྡོ་རྗེ་མཁའ་འགྲོའི་འགྲེལ་པ་ལས། ཨར་ནག་ཤོག་ཤིང་རིགས་ཡིན་པས་དུག་དབྱུང་དགོས་པར་བཤད་དོ། །

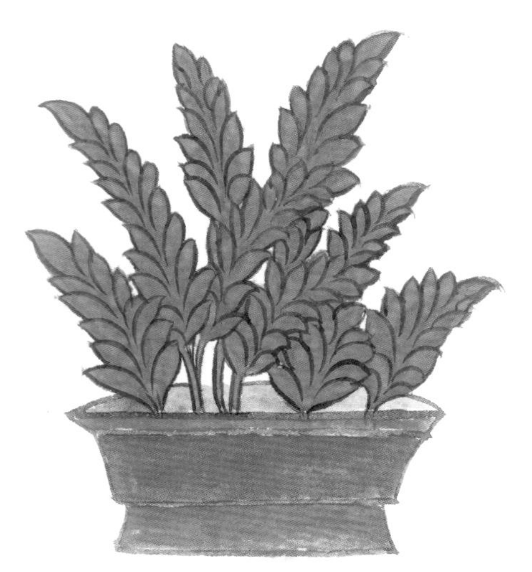

黑沉香　*Aquilaria*

黑沉香藏语称阿尔纳合，产地较多，种类也多。措扎朱巴说：“黑沉香味苦，辛。功效温、缓、润而燥。”《味气铁鬘》中说：“黑沉香状如兽角，味苦、辛，功效温、缓、润而燥。”最佳者黑色，状如野牛角，火中燃烧时无味，气芳香，称为“纳保巴西合”。本品产于汉地。《虫穴铜瓶》中说：“从海外被海浪冲来的，不知产于何地，是何形状，称为尹尔吾且札哇。”《图鉴》中说：“沉香状如野牛的半只角。”产于汉地的一种质次，紫黑色，微有裂纹，纤维如肉丝，有油性，坚硬，燃烧时非常香，上面发泡沫，亦称“紫沉香。”另一种形状同紫沉香，纤维不如紫沉香。另一种形状同紫沉香，纤维不如紫沉香粗，色甚黄，产于上部地区。比此种更次的一种，产子康木的川地和山沟，油性少，气香。上述这些黑沉香树大小不一，生态相同。叶、花状如瑞香狼毒，花黄色。树皮可做纸，因而为瑞香狼毒类植物。老根呈紫黑色，嫩根白色，气味不香。《空行金刚解释》中说：“黑沉香树为瑞香狼毒类植物，因而入药时要去毒。”

ཨར་དམར།

དམར་པོ་ནི། རང་བྱུང་རྡོ་རྗེས། ཨ་གར་དམར་པོས་རླུང་ཚད་འཛོམས། །སུ་རུ་ཙནྡན་དེ་དང་འདྲ། །ཞེས་པར། མིང་། ཀླ་གྷྲ་ར། གོ་སྙོད་མ་དང་། གོ་སྙོད་ཨ་གར། ཨར་དམར་ཟེར། འདི་ལྷོ་མོན་དང་། ཀྱུས་དམ་སོགས་རོང་ཆེན་ནས་འབྱུང་། སྲ་སྙི་སོགས་ཨར་སྐྱ་འདྲ་རུང་། ཁ་དོག་དམར་ཤས་ཡོད་པ་ལ་འབོལ་ཞིང་བཞུན་པ་དྲི་མ་གོ་སྙོད་འདྲ་བའི་ངད་ཆེ་བ་ཤིང་སྡོང་ཆེན་པོ་ལས་བྱུང་བས་གླེགས་ཤིང་ཆེན་པོ་དང་། མེ་མདའི་ཤིང་སོགས་འཚོས་པ་ཡོད། འདི་གསུམ་སྤྱི་ལ་གཟའ་རྒྱུད་དུ། ཨ་ག་རུ་སྣུམ་བསིལ་ལ་ལྕི། །ཞེས་དང་། དྲང་སྲོང་གྲུབ་པས། ལྕི་སྣུམ་བསིལ་བའི་ཨ་གར་རིགས་གསུམ་དང་། །ཞེས་གསུངས་པས། ལྕི་བ་ཨར་སྐྱ། སྣུམ་པ་ཨར་ནག། བསིལ་བ་ཨར་དམར་ཡིན་ནོ།།

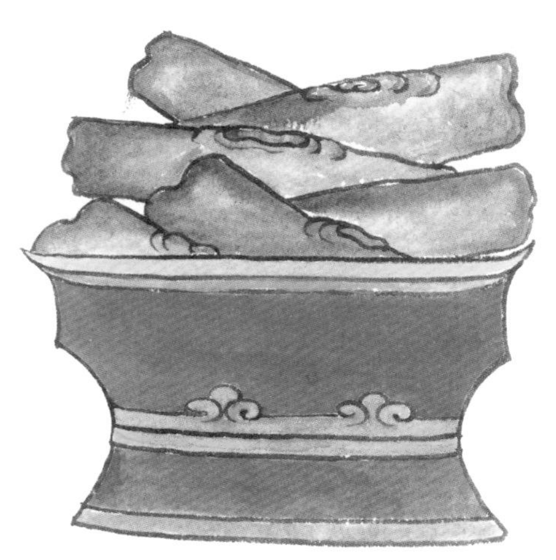

红沉香

Cinnamomum camphora(L.)Presl

红沉香，藏语称阿尕尔玛尔保。让穹多吉说：“红沉香治风热病，与苏如檀香功效相同。”

本品之名有：高了玛、高了阿嘎尔、阿尔玛尔等。产于珞隅和门隅、吉达木等地的川地。软硬如白沉香，色深红，松软，气味如茴香。由于产自大树，可作经书夹板和枪托。上述三种沉香，《图鉴》中说：“沉香润、凉、重。”章松竹巴说：“沉香重、润、凉，分为三类。”白沉香性重，润；红沉香性凉。

མཛོ་མོ་ཤིང་།

མཛོ་མོས་ཁྲག་འཁྲུག་འཇུ་ཞིང་ཁྲག་ཚད་སེལ། །ཞེས་པར། ཧྲམ་སྦྱ་མིས། མཛོ་མོ་ཚེར་ཤིང་ར་ཁྲག་མ། །ཙན་དན་དམར་དང་ནུས་པ་མཉམ། །ཞེས་དང་། རང་བྱུང་པས། མཛོ་ཚེར་ཙན་དན་དམར་པོར་མཚུངས། །ཞེས་པར། མིང་། མཛོ་མོ་ཤིང་། མཛོ་ཚེར། མཛོ་མོ་ར། བོད་ཀྱི་ཙནྡན། ཁོ་ཐོ། ཨ་ལ་ཁ་སུ། ཁྲི་ཛ་སྤྱང་ཚེར། ཟེར། ཤིང་སྟུན་ལོ་མ་ཞིབ་སྡོང་པོ་ཐམས་ཅད་ཚེར་མས་ཁྱབ་པས། ཕའི་ཛ་མའི་སྤུ་གཟེར་བ་ལྟ་བུ་ལས་ལོ་མ་ཆེར་མི་མངོན་པ། མེ་ཏོག་དཀར་ལ་

དམར་མདངས་ཚགས་པ་སྣུན་མའི་མེ་ཏོག་གི་དབྱིབས་ཅན། ཙ་བ་དང་པགས་པ་རྒྱུས་པ་ལྟ་བུས་ཐག་པ་ཉན་པ་དེའི་ཤིང་སྙིང་ཙནྡན་ལྟར་དམར་བའོ། །

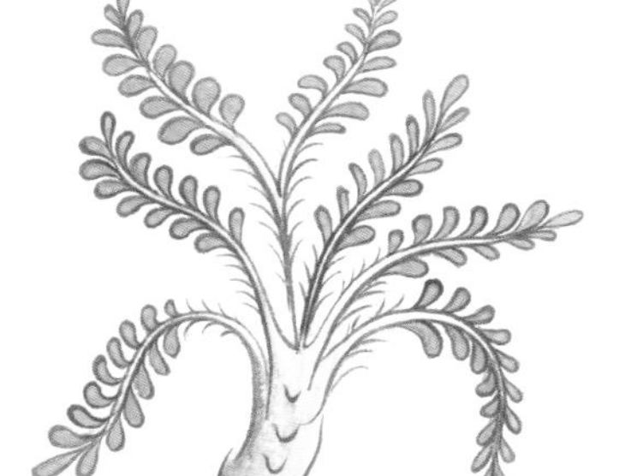

锦鸡儿　*Caragana tibetica(Maxim)Kom*

锦鸡儿破血活血，并且治疗血热症。达哈玛萨莫说："锦鸡儿全株有刺，色如山羊血，功效与红檀香相同。"让穹多吉说："锦鸡儿功效同红檀香。"本品之名有：卓木兴、卓才尔、皂毛拉、蕃吉旃檀、考桃、阿拉卡苏、且昂江才尔等。

本品为灌木，叶细小，树身被刺，状如狐尾，毛竖起，叶多不显。花白色或粉红色，状如豆花。根和皮如筋能拧绳，木心红似红檀香。

སེང་ལྡེང་།

སེང་ལྡེང་ཁྲག་དང་ཆུ་སེར་སྐེམ་པར་བྱེད། །ཅེས་པར། རིན་སྤུངས་ལས། སེང་ལྡེང་བསིལ་བས་ཆུ་སེར་སྐེམ་པར་བྱེད། །ཅེས་དང་། དཔག་བསམ་ལྗོན་ཤིང་ལས། སེང་ལྡེང་གིས་ནི་སྐེམ་པར་བྱེད། །ཅེས་དང་། རང་བྱུང་པས། སེང་ལྡེང་མཛེ་དང་ཆུ་སེར་སྐེམ། །ཞེས་པར། མིང་། ཁ་དི་ར། སེང་ལྡེང་། ཁ་དི་ར་སི་ཏ། སེང་ལྡེང་དཀར་པོ། པི་ཏ་ཁ་དི་ར། སེང་ལྡེང་སེར་པོ། ཨ་རི་མེ། ཚོལ་སྒྲ། སོ་མ་བཀྲ། ཟླ་བའི་ཡལ་ག། ཛི་བཏྲིསྐྲ། འཚོ་བའི་ཤིང་། ཁ་ཧི་ར། ཆུ་སེར་ཁྲག་འཕྲུང་། ཁུ་བ་འཛེ་འཛོམས་རྣམས་ཟེར། འདི་ལ་རིགས་གསུམ། དམར་པོ་ཙནྡན་སེང་ལྡེང་། སེར་པོ་སྐྱེར་སེང་ལྡེང་། སྐྱ་བོ་སོམ་སེང་ལྡེང་ཟེར། དེ་གསུམ་རིམ་པས་དམན། སྤྱི་མ་བཟང་མཁྲིགས་རིམ་པས་ལྷི་བའོ། །གྲགས་ཆེ་བས་གསལ་ཁ་མ་

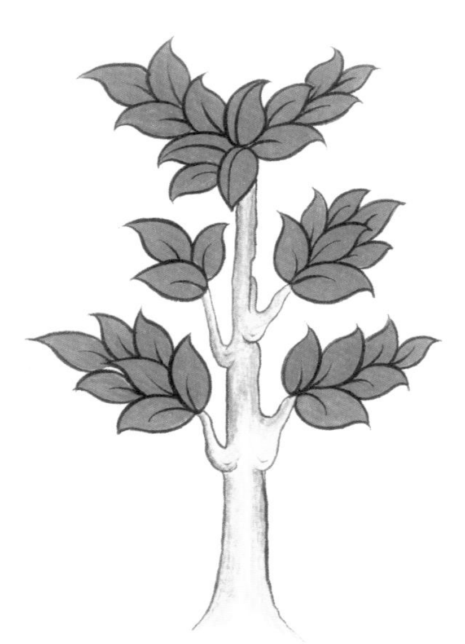

དགོས་སོ།།

西藏猫乳木（降真香、担木） *Rhamnella gilgitca Mansf，et melch*

西藏猫乳木干血，并且能干涸黄水。《宝堆》中说："西藏猫乳木性凉，干黄水。"《如意宝树》中说："西藏猫乳木燥湿。" 让穹多吉说："西藏猫乳木治麻风病，干黄水。" 本品之名有：森等嘎尔保、森等赛尔保、阿若麦、茨扎、达瓦亚嘎、措贝相、曲色车通、库哇泽交等。

本品分为三类：红色者旃檀降香（文冠果木 དམར་པོ་ཙན་དན་སེང་ལྡེང་། Xarthoceras sorbifplia Bunge）；黄色者为檗黄降香（西藏猫乳木 སེར་པོ་སྐྱེར་པ་སེང་ལྡེང་། Rhamnella gilgitca Mansf et melch）等，白色者为松白降香［粗榧 སྐྱ་བོ་གསོམ་སེང་ལྡེང་། Cephalotaxus sinensis(Rehd et wils)］。上述三类猫乳木，依次为前者质佳，坚硬；后者次之，质重。因其很驰名，容易识别，不做多述。

སྒྲོན་ཤིང་།

སྒྲོན་ཤིང་བད་རླུང་ཆུ་སེར་གྲང་བ་སེལ། །ཞེས་པར། བདུད་རྩི་ཐིགས་པར། སྒྲོན་ཤིང་དྲོ་ཞིང་སྐམ་ལ་རླུང་ནད་དང་། །འོར་དང་སྐྲངས་པ་མ་ལུས་འཇོམས་པ་ཡིན། །འདིའི་སྨན་མར་རླུང་དང་བད་ཀན་དང་། །མཁལ་རྐེད་ཟུག་སྐམ་སྲིན་གྱི་ནད་རྣམས་སེལ། །ཞེས་དང་། དཔག་བསམ་ལྗོན་པར། སྒྲོན་ཤིང་དྲོ་ལ་སྐེམ་པར་བྱེད། །རླུང་ནད་འོར་དང་སྐྲངས་པ་འཇོམས། །ཞེས་དང་། མིང་། གོར་ཙནྡ། ཐང་མ་སྒྲོན། ཐང་ཤིང་། ར་སྣ། འདི་དབྱིབས་ཚད་སོགས་སོམ་ཐང་ཤིང་འདྲ་ལ་ལོ་མ་དེ་ལས་རིང་བ་ཕག་རྒོད་གྱི་ཟེ་བ་གཞིབས་པ་ལྟ་བུ། འབྲས་བུ་ཐང་ཤིང་འབོས་བྱིས་ལས་ཆེ་ལ་སྲུ་མཁྲིགས་ཆངས་པར་ཚུད་ཙམ་ཡོད་པ། སྡོང་པོ་ཐང་ཆུས་ཟིན་པས་སེར་ལ་དྭངས། ཀུན་གྱིས་མེ་སྒྲོན་བྱེད་པ་ཧྲ་ཏིའི་དྲི་བྲོ་བ་དེའོ།།

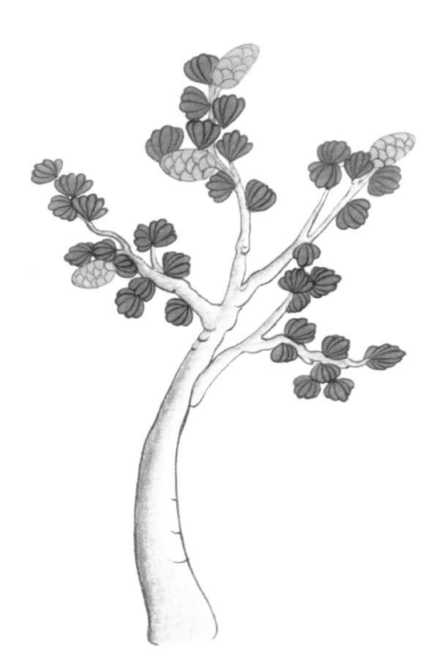

油松 *Pinus tabulaeformis Carr*

油松治培隆并症，并治寒性黄水病。《甘露之滴》中说："油松性温燥，治隆病、水肿病、肿胀。油松药酥油，治隆病、培根病、肾腰疼痛、便燥、虫病。"《如意宝树》

中说："油松性温燥，治风病、水肿、肿病。"本品之名有：果尔旃檀、唐玛仲、唐相、粒纳等。油松状如乔松、榆松而叶长，针叶如野猪鬃列，果实比榆松子大、坚硬，树干渗出黄色树脂，有光泽，人多用作松明，有豆蔻气味。

ས་བཅད་ལྔ་པ། ཡལ་ཐྲན་གྱི་རྣམ་པ་བསྟན་པ།

第五节　树枝类药物

ད་ནི་ལྔ་པ་ཡལ་ཐྲན་གྱི་སྡེ་ཚན་བཤད་པ་ནི།

现在讲述树枝类药物的功效。

ལྕེ་སྤྲང་ཚ།

ལྕེ་སྤྲང་ཚ་ཡིས་བད་རླུང་གྲང་བ་དང་། །མ་ཞུ་འཇུ་ཞིང་མིག་ལ་ཕན་པ་ཡིན། །ཞེས་པར། རོ་སྒོར་ལས། ལྕེ་སྤྲང་ཚ་ནི་ནུས་པ་གཉིས་དང་ལྡན། །གྲང་བ་སེལ་ལ་ཁྲག་མཁྲིས་དག་ལ་མི་གནོད་ཟེར། །བད་ཀན་སྨུག་པོའི་ནད་ལ་འདི་ཡང་སྤྱང་བར་བྱ། །ཞེས་དང་། བདུད་རྩི་ཐིགས་པར། ལྕེ་སྤྲང་ཚ་ནི་རོ་མངར་མིག་ལ་ཕན། །ཡིད་འོང་རོ་ཙ་ཉེས་གསུམ་སེལ་བར་བྱེད། །ཚ་བ་མི་སྐྱེ་ཕོ་བའི་མེ་དྲོད་སྐྱོར། །ཞེས་པ་འདི་ལ་ཡང་། ཚ་བའི་ལྕེ་སྤྲང་ཚ་དང་། ལན་ཚྭའི་ལྕེ་སྤྲང་ཚྭ་གཉིས་ཡོད་པ་ལས། འདིར་ཚ་བའི་ལྕེ་སྤྲང་ཚ་ནི། སྨན་མིང་རྒྱ་མཚོ་ལས། ལྕེ་སྤྲང་ཚ་ནི་ཡལ་གའི་སྡེའོ། །ཞེས་དང་། བདུད་རྩིའི་འབྱུང་ཁུངས་ལས། ལྕེ་སྤྲང་ཚ་ཞེས་བྱ་བའི་ཤིང་། །ལྷོ་རོང་ཚད་པའི་ཡུལ་དུ་སྐྱེ། །སྡོང་པོ་ཕྲ་སྐྱ་ནང་དམར་བ། །ལོ་མ་སྐོར་ཆུང་ཚེར་མ་ཅན། །ཡལ་ག་རིང་ལྷེམ་མེ་ཧོག་སེར། །རོ་ནི་ཚ་བེར་དྭ་བ་འདྲ། །རང་གི་ནུས་པས་གྲང་ནད་སེལ། །ཚ་བ་མི་སྐྱེ་རླུང་ལ་ཕན། །ཞེས་པས་འདི་བ་ལེ་ག་འདྲ་བ་ལས་ཁྱད་པར་ཤིང་གི་སྣ་སྲུལ་སྲུབ་ལ་མང་བ། མདོག་མི་གསལ་ཞིང་བ་ཙྭ་ཅུང་ཟད་ཆགས་ཉམས་ཡོད། རོ་ཚ་ཡང་ཅི་ཏྲ་ཀ་ཙམ་མི་ཚ་ལ་རིམ་པས་སྤྱངས་བཞིན་ཚ་བ་ཞིག་ལ་པགས་ནག་ལ་མཐུག་པ་ཞིག་ཡོད་དོ། །

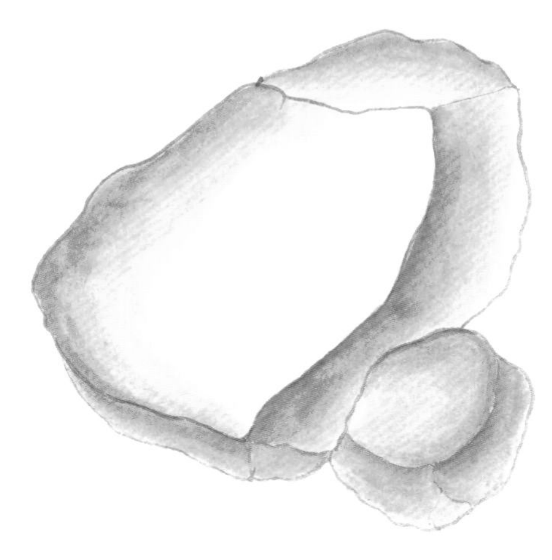

桂枝　*Ramulus cinnamomi*

桂枝治培隆寒症，消化未消化利目。《味气铁鬘》中说："桂枝有二性。祛寒而不伤血和赤巴，培根瘀紫症忌用。"《甘露之滴》中说："桂枝味甘，利目，安神，壮阳，治三灾病，不生热而提升胃阳。"本品分为辣桂枝、咸桂枝两种。辣桂枝，《药名之海》中说："桂枝为树枝类药物。"《甘露之源》中说："桂枝树生于南方热带；树干表皮灰白色，内面红色，叶小，圆形，有刺，枝长柔软，花黄色，味辛麻如天南星。功效祛寒，不生热而利气。"如上所述，其状如木通，区别在于木栓层薄，色淡，微具块状，味辛，但不如小米辣辛辣。有一种皮厚黑者较辣。

ཅི་ཏྲ་ཀ།

ཅི་ཏྲ་ཀ་སྟོབས་མེ་འདྲ་མི་དྲོད་སྐྱེད། །འོར་ནད་གཞང་འབྲུམ་གྲིན་ནད་མཛེ་ནད་སེལ། །ཞེས་པར། ཞང་སྨན་པས། ཅི་ཏྲ་ཀ་སྟོབས་མེ་དྲོད་གཞང་འབྲུམ་དང་། །འོར་ནད་གྲིན་མཛེ་འབྲས་ལ་མཆོག་ཏུ་ཕན། །ཞེས་དང་། རང་བྱུང་པས། ཅི་ཏྲ་ཀ་ཡིས་མེ་དྲོད་སྐྱེད། །ཅེས་དང་། གྲུབ་པས། ཅི་ཏྲ་རོ་ཚ་ནུས་རྩུབ་དྲོ། །ཡང་ལ་སྐམ་སར་གནས་པ་ཡིན། །ཞེས་གསུངས། མིང་། ཨགྣ་བ་ལེ། མེ་སྟོབས། བ་ཧྣི་རེ། ཚ་བ། ད་ཧ་ན། སྲེད་བྱེད། བ་ཙ་ཀ།མཆེད་པ། ཨ་ན་ལ། མེ་འདྲ། ཚ་དབལ། ཀྱཱུ། སྒྲོག། ཐང་ཤིང་ངར་པ་རྣམས་ཟེར། ཅི་ཏྲ་ཀ་ཞེས་པ། སྔོན་གྱི་ལོ་ཙཱ་བ་རྣམས་ཀྱིས་ཏྲུག་ཏྲུག་ཅེས་བསྒྱུར། འདི་ལ་རིགས་དང་ངོས་འཛིན་མང་ཡང་བཞིར་འདུས། དང་པོ་ནི། རྒྱ་བོད་སོགས་སུ་སྐྱེ་ཁྱད་མི་འདྲ་མང་། རྒྱ་གར་ནས་བྱུང་བ་ཤིང་བ་ལེ་ཀ་འདྲ་ལ་སྐོགས་ལྤགས་དེ་ལས་ཅུང་ནག་ལ་རོ་ཚ་བས་ལྕེ་སྲེག་སྐམ་པ་དེ་ཡིན། གཉིས་པ་བོད་དུ་སྐྱེ་བ་ནི། འབྲུངས་དཔེར། དྲོད་ཀྱི་རྒྱལ་པོ་ཅི་ཏྲ་ཀ། ས་གཞི་དྲོད་ཅན་ཡུལ་དུ་སྐྱེ། །ལོ་མ་ལེབ་ཆགས་ཉ་ག་ཅན། །གང་བུ་དམར་སེར་འབྲུ་དང་ལྡན། །རོ་ནི་ཚ་བའི་མཐར་ཐུག་སྟེ། །རང་གི་ནུས་པས་གྲང་རླུང་སེལ། །སྨན་རིགས་འཇོམས་པར་བྱེད་པ་ནི། །ཞེས་པ་དང་། གསུམ་པ་ནི། རོང་ཕལ་ཆེར་དུ་སྐྱེ་ལ་སེར་ལྔ་ཟེར་བའི་གང་བུ་དམར་སེར་ནང་དུ་འབྲས་བུ་ལེབ་ཆུང་ཡོད་པ། སྣར་སྣོམས་པས་སྦྲིད་པ་དང་

མཆི་མ་བཅས་མཚུལ་བ་འགས་སྐམ་བྱེད་པ་དེའོ། །འདི་ལ་རྒྱ་གཡེར་ཡང་ཟེར། བཞི་པ་ནི། རྒྱ་བལ་གྱི་རོང་དུ་ཙི་ཏ་ཟེར་བའི་ཤིང་ཕྲན་ཟྭ་ཤིང་འདྲབ་ལ་མྱངས་ན་རོ་ཤིན་ཏུ་ཚ་བ་ཞིག་ཡོང་བའོ། །འདི་བཞི་སྐྱེ་སའི་ཁྱད་ཀྱིས་བསྒྱུར་བ་ལས་འདྲ་གསུངས། རོ་ཡང་འདྲ་བའོ། །ཕི་ཕི་ལིང་གི་ངར་པ་ཚིགས་ཅན་ལ་བྱེད་པ་དང་། གོང་དུ་སྨོས་པ་བ་ལེ་ཀ་འདྲ་བའི་ལྕེ་མྱང་ཚ་ལ་བྱེད་པ་རྣམས་ནི་ནོར་བའོ། །

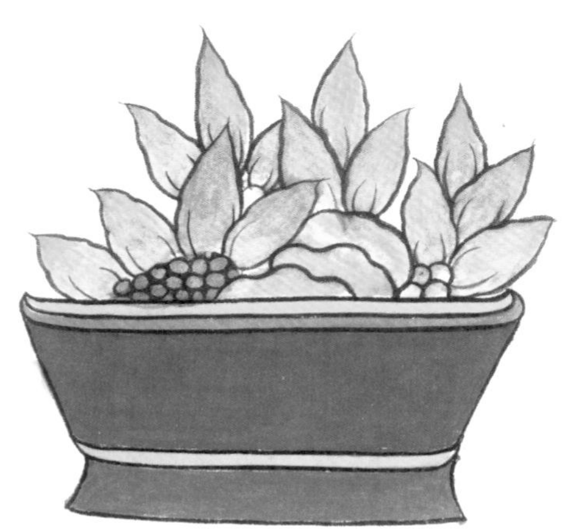

小米辣　*Capsicum frutescens* L.

小米辣热力如火，功效能提升胃阳，治疗水肿和痔疮，并治虫病和麻风。相曼巴说:“小米辣力如火，提升胃阳，治痔疮、水肿、虫病、麻风、疖疮。”让穹多吉说：“小米辣提升胃阳。”珠巴说:“小米辣味辛，效糙、温、轻、燥。”本品之名有:麦多卜、察巴、赛合西、巴扎嘎、且巴、阿纳拉、麦扎、察哇如、络合、唐格昂尔巴等。“孜扎尕”一词，以前译者译为“珠珠”。

本品种类多，可归并为四种。

产于汉地、藏地等地者，不同特点很多。产于印度的状如木通，而皮微黑，味辛辣刺舌。

产于藏地的，《图鉴》中说：“小米辣为热药之王，生于温暖之地，叶扁而裂，果荚红黄，内有种子，味辛辣，功效祛寒气，治肿瘤。”

产于大部分温暖川地的，称为“司巴尼札”，果实红黄色，内有扁而小的种子，用鼻嗅时气味辣，使人流泪，又称“大花椒”。

产于印度、尼泊尔川地的称为“孜达”，为灌木，状如荨麻，味很辣。

上述四种，除生地特点外形态相像，味也相同。认为是有节的荜茇茎，或认为是木通状吉娘察，是错误的。

བ་ལེ་ཀ།

བ་ལེ་ཀ་ཡིས་གློ་མཆིན་སྟོད་ཚ་སེལ། །ཞེས་པར། ལྷུག་ཕྲེང་ལས། བ་ལེ་ཀ་ནི་བསིལ་ལ་ཡང་བས་

རང་གི་ནུས་པས་ཁྲག་ནད་རིམས་དང་ཚ་བ་དག་ལ་ཕན། ཞེས་དང་། རང་བྱུང་པས། བ་ལེ་ཀ་ཡིས་ཁྲག་འཁྲུགས་སེལ། །ཞེས་སོ། །མིང་། མ་ཏི་ཤྲཱི། ནོར་བུའི་ཤིང་། ས་དུ་ཀླ་ཧི། བ་ལེ་ཀ། གཅིག་སྟོབས། གབ་ཏུ། ག་ཕུར་དྲི་ལྡན་ཟེར། འབྲུངས་དཔེར། བ་ལེ་ཀ་ཞེས་བྱ་བའི་སྨན། །ཤིང་གཞན་དག་ལ་འཁྲིལ་ནས་སྐྱེ། །མེ་ཏོག་འབྲས་བུ་གང་ཡང་མེད། །རོ་ནི་ཁ་ལ་རྩུབ་པ་ཡིན། །རང་གི་ནུས་པས་བད་ཀན་དང་། །གཟེར་རིགས་ཁྲག་ནད་མ་ལུས་སེལ། །ཞེས་པ་བཞིན། འཁྲི་ཤིང་གི་རིགས་དཔེ་བས་སླི་ཏྲིས་འདྲ་ལ་ཤུན་པ་སྐྱ་ནག་མཐུག་པའོ། །བཛྲ་སྒྲོན་ལས། བ་ལེ་ཀ་ནི་ཚོས་ཤིང་རུལ་པ་འདྲ། །ཞེས་དང་། འདྲ་ཡིག་ལས། བ་ལེ་ཀ་ནི་ཕུར་མོང་རྩ་བ་འདྲ། །ཞེས་དང་། འདྲ་དཔེ་ལས། བ་ལེ་ཀ་ནི་དབྱི་མོང་རྙས་པ་འདྲ། །ཞེས་སོ། །

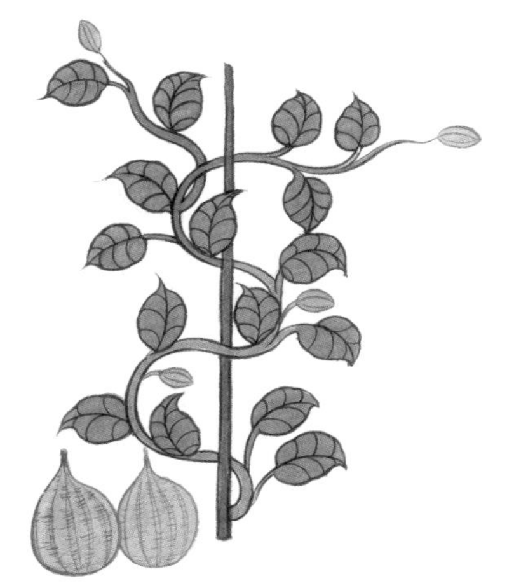

藏马兜铃　*Aristolochia griffithii Hook. F.et Thoms ex Duchartre*

藏马兜铃之性效，治疗肺肝腑热症。《铁鬘》中说：“藏马兜铃凉、轻，功效治血病、时疫，清热。”让穹多吉说：“藏马兜铃治血亢进。”木品之名有：洛布相、巴奈嘎、介多。隐语称嘎布尔雅丹。《图鉴》中说：“藏马兜铃缠绕着其他树木而生，无花无果，味苦，性糙，功效治培根病、疼痛、血病。”如上所述，藏马兜铃为藤类植物，状如木藤蓼，皮厚，灰黑色。《释义》中说：“藏马兜铃像朽漆木。”《图鉴螺眼》中说：“藏马兜铃像牛尾蒿根。”

《图谱》中说：“藏马兜铃像枯老的铁线莲。”

ཉིམ་པ།

ཉིམ་པས་ཚད་པ་གཉོན་དང་སྙམ་དད་དང་། །ཡི་ག་འཆུས་དང་པགས་ནད་མེ་དབལ་སེལ། །ཞེས་པར། རོ་སྙོར་ལས། ཉིམ་པ་བསིལ་ལ་ཁྲག་མཁྲིས་ཆུ་སེར་འཛོམས། །ཞེས་དང་། གདམས་པ་སུམ་ཅུ་པར། ཉིམ་པས་ཚད་པ་ཀུན་དང་རུས་ཚད་སེལ། །རྩེ་མོས་མཁྲིས་ནད་རྨ་རིད་སྦྱོང་བར་བྱེད། །ཅེས་པ་ཤིང་ཕྲན་པོ་རྐང་ཚོགས་སོགས་ཐྲ་ཤིང་ལྷ་བུ་ལ་གྲུ་བཞིའི་ཉམས་ཅན། ཐྲ་ལས་

སྦོམ་ལ་མཁྲེགས་ཤིང་ཤུན་པ་མཐུག་པ། ཧ་ཅང་མཁྲེགས་པ་ཡང་མ་ཡིན་པ། རོ་ཁ་ལ་ནུས་པ་སླ་བསིལ་རྟུལ་མཉེན་དང་ལྡན་པའོ། །འདྲ་དཔེར། ཞིམ་པ་ཟྭ་ཤིང་སྐམ་པོ་འདྲ། །ཞེས་པ་སྡོང་པོ་ཡིན་ལ། འདྲ་ཡིག་ཏུ། ཞིམ་པ་སྙེར་པའི་ཚར་པ་འདྲ། །ཞེས་པ་རྩ་བའོ། །དུང་མིག་ལས། ཞིམ་པ་ཟྭ་ཡི་ཕྱེ་མ་འདྲ། །ཞེས་པ་ལོ་མའོ། །འདི་མཁྲིས་པ་ཞི་བྱེད་ལ་གཏོང་མི་རུང་གསུངས།

山豆根（广豆根） *Sophora subprostrata chun et T.Chen*

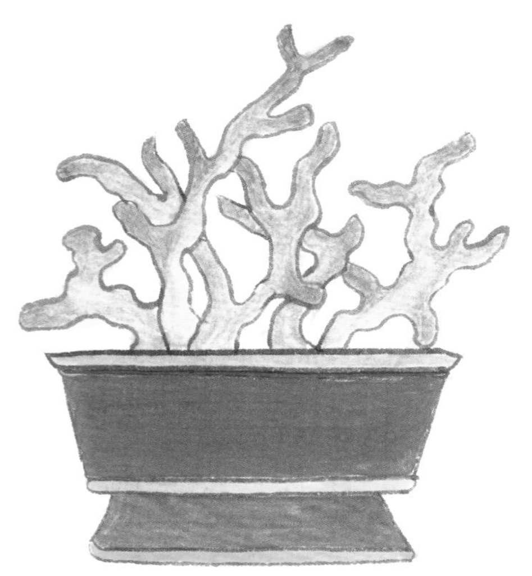

山豆根清热止渴，并且治胃口败坏、皮肤病丹毒皮炎。《味气铁鬘》中说："山豆根性凉，治血病、赤巴病、黄水病。"《明释三十章》中说："山豆根清诸热、骨热，蔓尖泻胆病、敛疮。"

本品为灌木，叶、茎、节像荨麻，茎方形，比荨麻粗，坚硬，皮厚，但不是十分坚硬。味苦，功效稀、凉、钝、柔。《图谱》中说："山豆蔓如干荨麻。"所说的是蔓。《图鉴螺眼》中说："山豆像小檗穗头。"所说的是山豆根。《螺眼》中说："山豆像荨麻粉末。"所说的是叶。本品不可作平赤巴之药。（一作苦参——译者注）

སླེ་ཏྲེས།

སླེ་ཏྲེས་ཀཱུ་ཀ་རིས་རླུང་ཚད་སེལ། །ཞེས་པའི་སླེ་ཏྲེས་ལ། རོ་སྐོར་ལས། སླེ་ཏྲེས་བསིལ་ལ་ཞུ་རྗེས་དྲོད་དུ་འགྱུར། །རླུང་རིམས་འདོམས་པའི་ནད་ལ་མཆོག་ཏུ་ཕན། །ཞེས་དང་། སྨན་གྱི་བྱིངས་ལས། སླེ་ཏྲེས་ནི་མངར་བའི་ཁ་བསྐ་བའི་ཚ་བའོ། །ཞེས་དང་། གཏེར་མཛོད་ལས། སླེ་ཏྲེས་མངར་ཁ་ཚ་བའི་རོ་ལྡན་ཞིང་། །རང་གི་ནུས་པས་རླུང་ཚད་ལྡན་པ་སེལ། །རིམས་ཚད་སྨིན་སྡུད་འཇམ་ལ་འདུ་བ་སྔོམས། །རྒས་པའི་ནད་དང་དྲེག་ལ་མཆོག་ཏུ་བཟང་། །ཞེས་དང་། བདུད་རྩི་ཐིང་བུར། སླེ་ཏྲེས་མངར་ཞིང་ཁ་བསྐ་ཚ། །ཞུ་རྗེས་མངར་སྐྱུར་ལྡན་པ་ཡིན། །སྟུམ་བསིལ་དྲོ་བས་རླུང་མཁྲིས་དང་། །བད་ཀན་ལྡན་པའི་ནད་རྣམས་སེལ། །མཆོག་ཏུ་དྲེག་དང་རླུང་ཚད་སེལ། །ཞེས་དང་། བདུད་རྩི་ཕྲེང་བར། སླེ་ཏྲེས་མངར་ཁ་མངར་སྐྱུར་ཞུ། །དེ་ཡང་ལྤགས་མངར་

ཤ་ཉེ་ཁ། །རླུང་ཚད་འཐབ་པའི་བདུད་རྩི་ཡིན། །ཞེས་དང་། སྨིན་པ་བསྡུས་པར། སློ་ཏྲིས་འདུ་བ་སྨོམས་པར་བྱེད་པའོ། །ཞེས་དང་། རང་བྱུང་པས། སློ་ཏྲིས་འདུ་བ་སྨོམས་པ་སྟེ། །ཀཎྜ་ཀ་རི་དེ་དང་འདྲ། །ཞེས་གསུངས། མིང་། གུ་རི་ཙི། ཨ་ཤྲི་ཏ། བདུད་རྩི། ཚོ་ཧྣ་ཏུ་ཏ། བཙད་སྐྱེས། བི་ཧྣི་ག། མཆོག་གི་ལུས། ཤ་ཡཏྲ། ན་ཚོད་གནས། སུཏྲི་ཀཱ། རྒྱུད་ལྡན། ཕསྨ་ད་ཉི། སྒྲུ་ར་ཙ་ཡ། སྐྲི་ཕོ་ཡ། ཞེས་དང་། གབ་ཏུ། སློ་སྐྱུད་པ་ཡང་ཟེར། ཞང་ཞུང་གི་སྐད་དུ། སློ་ཏྲིས་ཟེར། དཀྱི་ག། ཞེས་རྟག་ཏུ་སྟེ་བཅུད་ལེན་སྐབས་སྡོ་རྟག་ཏུ་ལའང་འཇུག་པ་དང་། འདི་ལ་ཤ་ཡཏྲ། ཞེས་ན་ཚོད་གནས་ནི། ཨ་རུ་ར་དང་བྱ་རོག་ལའང་འཇུག་པ་རྣམས་སྐབས་ཕྱེད་པར་བྱ་དགོས། འབྲུངས་དཔེར། ནད་རྣམས་ཀུན་སེལ་སློ་ཏྲིས་ནི། །ཉིན་སྲིབ་མཚམས་སུ་འཁྲིལ་ནས་སྐྱེ། །སྡོང་པོ་བྲ་མའི་སྡོང་པོ་འདྲ། །ལོ་མ་སྔོར་ཚུང་ཤིན་ཏུ་སྐྱུམ། །མེ་ཏོག་དཀར་པོ་རབ་ཏུ་མཛེས། །འབྲས་བུ་མངར་ལ་སྐྱུམ་པ་ཡིན། །རོ་མངར་ནུས་པས་ནད་ཀུན་སེལ། །བཅུད་ལེན་རྣམས་ཀྱི་མཆོག་ཡིན་ནོ། །ཞེས་སོ། །བཙད་འཕྲོ་བ་ལེ་ཀ་འདྲ་ཡང་པགས་པ་བྲ་མ་ལྟར་རྩི་འོད་ཅན་སེར་བའོ། །

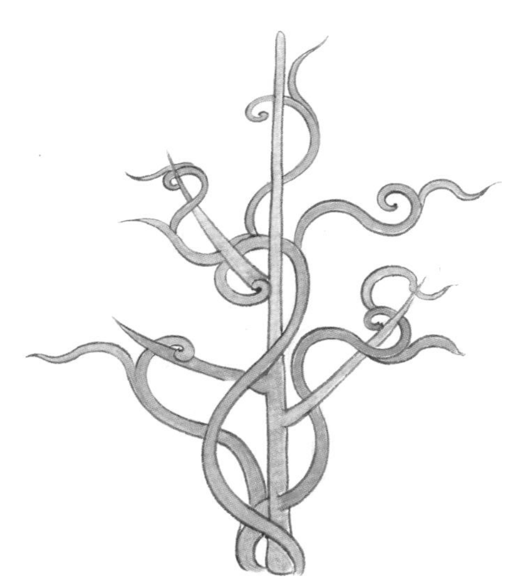

宽筋藤　*Tinospora sinensis(Lour).Merr*

宽筋藤和悬钩木，功效清除隆热症。《味气铁鬘》中说：“宽筋藤性凉、化性温，治隆病时疫特效。”《药物大全》中说：“宽筋藤味甘、苦、涩、辛。”《宝库》中说：“宽筋藤味甘、苦、辛，功效治隆热并病、催熟收敛时疫热，效缓能调和和合紊乱，治衰老病、风湿病。”《甘露之池》中说：“宽筋藤味甘、苦、涩、辛，化味甘、酸，性润、凉、温，治隆赤合并症、培根病，治风湿病、隆热病。”《甘露之环》中说：“宽筋藤味甘、苦，化味甘、酸，皮甘肉苦，为治隆热交攻之良药。”《精义集要》中说：“宽筋藤调和和合紊乱。”让穹多吉说：“宽筋藤调和和合紊乱，与悬钩木功效相同。”本品之名有：固若孜、都孜、介吉、乔格类、纳措奈、据丹。隐语中称为奈格巴。象雄语中称为若斋。茅膏菜用作滋补药时也称“据丹”；诃子和渡鸦也称为“纳措奈”；

因而临床要注意区分。

《图鉴》中说：“治疗诸病的宽筋藤，生于阴阳交界处。匍伏生长，茎如锦鸡儿，叶小，圆形，非常油润，花白色，很美丽，果实味甘，有油味。味甘，功效治诸病，为滋补上品。”茎断面如木通，皮如锦鸡儿，汁液有光泽，色黄。

ཀནྡ་ཀ་རི།

ཀནྡ་ཀ་རི་ནི། ཀནྡ་ཀ་རི། བོད་སྐད་དུ། ཚེར་མ་ཅེད་པའོ། །སྨན་གྱི་ཕྲེངས་ལས། ཀནྡ་ཀ་རི་མངར་ཁ་ཅུང་ཟད་ཚ། འབྲས་བུ་མངར་སྐྱུར་ཞུ་རྗེས་དག་དང་མཚུངས། །རླུང་ཚད་ལྡན་དང་བད་ཀན་སྐྱ་བོ་སེལ། །མཆོག་ཏུ་སྐྲོ་བའི་ནད་རིགས་ཀུན་ལ་ཕན། །རིམས་སྨིན་འབྲས་བུའི་ཁཉྫས་འཛམ་འཁྲུགས་སེལ། །ཆིག་ཐང་རྒྱང་པ་ཡོན་ཏན་ཀུན་དང་ལྡན། །ཞེས་དང་། བདུད་རྩི་ཕྲེང་བར། ཀནྡ་ཀ་རིའི་རྩ་བ་ཁ། །ཤིང་ནི་ཅུང་ཟད་མངར་ཁ་ལ། །པགས་པ་ཚ་བའི་ཞད་དང་བཅས། །འབྲས་བུ་སྦྲང་རྩིའི་རོ་དང་མཚུངས། །ལོ་མ་ཁ་བསྐ་མཁྲིས་པ་སེལ། །རྩ་སྟོང་ཤུན་འབྲས་རླུང་ཚད་འཇོམས། །པི་པི་ལིང་གི་གྲོགས་དང་བསྟེབས། །འཛམ་པས་སྐྲོ་རླུང་འཛམ་འཁྲུགས་སེལ། །ཞེས་དང་། བདུད་རྩི་རྫིང་བུར། ཀནྡ་ཀ་རི་མངར་ཞིང་ཚ། །ཞུ་རྗེས་མངར་སྐྱུར་རླུང་ཚད་སེལ། །འཛམ་བསིལ་དྭངས་པའི་ནུས་པ་ལྡན། །ཞེས་དང་། ལུགས་ཕྲེང་ལས། ཀནྡ་ཀ་རི་དེ་དང་འདྲ་སྔོ་མཆོག་ཏུ་བད་ཀན་སེལ། སྔོན་དུ་སློ་ཏེས་བཤད་ནས་དེ་རྗེས་འདི་བཤད་པས་སློ་ཏེས་དེ་དང་འདྲ་སྔོ་ཞེས་སོ། །མིང་། བྱ་གྲི། སྟག་ཚེར། སུ་ཕུ་ཏི་ཀ།འདྲེ་ཚེར། བི་དགྲི་ཀ།མཁས་མ། སྲི་ཤྲི། རིག་བྱ་མ། བྲཱ་ཧྨི། སྟག་ལྡན་ནམ། སྟག་ཚེར་བྱེད་པ། སྲ་ཙྪ་ད་ནི། རབ་ཏུ་སྐྱུལ་བྱེད་མ། ཀུ་ལི། རིགས་ཅན་མ། ཀླུ་དྲ། ཕྲན་ཆོག་མ། དུཿསྤརྴ། རིག་དཀའ་མ། རཀྟི་ཀ། ཡུལ་སྐྱེས་མ། བྲི་ཧ་ཏི། ཆེ་ལྡན་མའོ། །འབྲུངས་དཔེར། ཀནྡ་ཀ་རི་ཞེས་བྱ་བ། །སྲིབ་ཀྱི་ནགས་རི་དག་ལས་སྐྱེ། །སྡོང་པོ་སེ་བ་གཞོན་ནུ་འདྲ། །མེ་ཏོག་དཀར་སེར་མདངས་དང་ལྡན། །འབྲས་བུ་དམར་པོ་སྨྱུངས་ནས་སྐྱེ། །ལོ་སྡོང་ཚེར་མའི་བ་སྤུ་ཅན། །ཕོང་སྟོང་རོ་ནི་མངར་ལ་བསྐ། །ཞེས་པ་ལྟར་ཡོངས་གྲགས་སོ། །

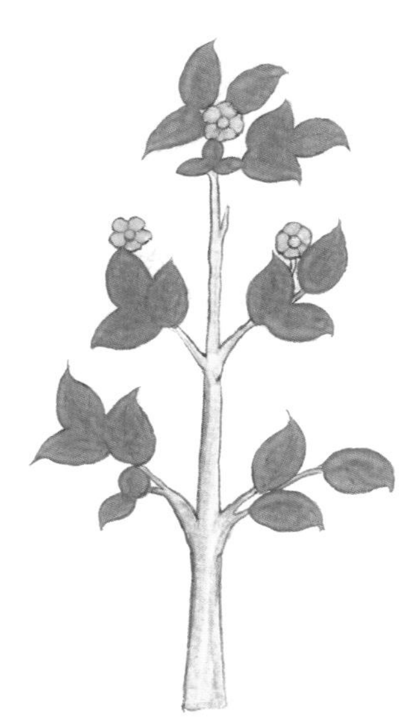

悬钩木　*Rubus niveus Thunb*

悬钩木，在藏语中称为才日玛杰巴。梵语中称干扎嘎若。《药物大全》中说："悬钩木味甘、苦、微辛，果味甘、酸，化味相同，治隆热病、培根病、浮肿，治肺病特效，亦治热性时疫。果实膏治热病初期，恶寒发热。单药煎汤也有各种功效。"《甘露之环》中说："悬钩根味苦，茎味微甘、苦，皮辛，果实甜如蜜，叶苦、涩，治赤巴病，根、茎、皮、果治隆热病，与荜茇相佐治肺热。"《甘露之池》中说："悬钩木味甘、辛，化味甘、酸，治隆热并病，功效缓、凉、温。"《铁鬘》中说："悬钩木治培根病，先说宽筋藤后说悬钩木，是因悬钩木功效与宽筋藤相同。"本品之名有：达才尔、斋才尔、克玛、苦夏玛、达丹纳木、达才日杰巴、然都荀玛、若见玛、缠次玛、若嘎玛、域吉玛、察丹玛等。

《图鉴》中说："悬钩木生于阳坡山林。树如蔷薇幼苗，花白黄色，有光泽，果实红色，聚生在一个膨大的花托上，叶茎被刺毛，茎中空。味甘、涩。"如上所述，大家皆知。

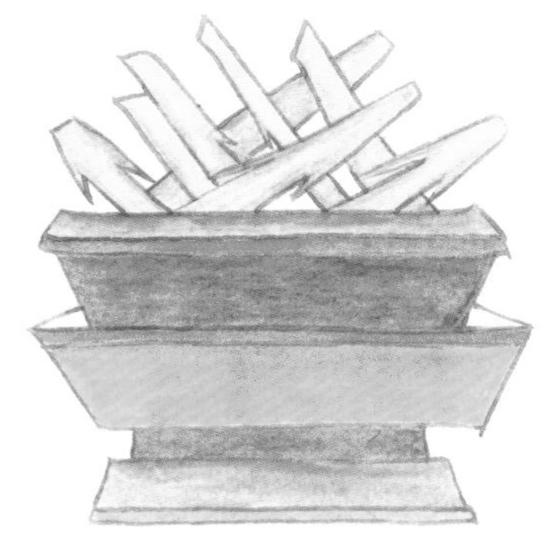

ཀ་ཟྲ།

ཀ་ཟྲ་དག་ཀྱང་དེ་བཞིན་རིམས་ལ་ཕན། །ཞེས་པ་ཀནྟ་ཀ་རི་ལ་རིགས་གཉིས་ཡོད་པའི་སྔ་མ་དཀར་པོ་དང་། ཕྱི་མ་འདི་སྨུག་པོ་སྟེ་འདི་སེ་བ་འབྲས་བཟང་འདྲ་བ་ལ། སྡོང་པོ་དང་ཐ་ཕྱིར་ལོ་གཏོར་བ་ལྟར་དཀར་ཐིག་ཡོད་པ་ཡོང་། སྐྱེར་དུ་འདི་ལ་སྟག་ཚེར་དང་བྲི་ཏ་ཧེ་ཟེར་བ་ཡིན།

紫悬钩木（黑腺美饰悬钩）　*Kubus subomatus Focke var melandenus Focke*

紫悬钩同悬钩木，并能防治瘟疫病。悬钩有两种，上述为白悬钩，本种为紫悬钩，果实如蔷薇果，茎和叶上有如同泼酪的白斑。本品又称达才尔、智哈斗。

བྱིས་ཚེར།

བྱིས་ཚེར་རིམས་དུག་མཁལ་མའི་ཚ་བ་སེལ། །ཞེས་པར། དཔག་བསམ་ལྗོན་ཤིང་ལས། བྱིས་ཚེར་རླུང་ནད་ཀུན་ལ་ཕན། །སྐྱེར་དུ་ཕོ་རླུང་ཞི་བར་བྱེད། །བསྐོལ་ཐང་ཚད་པ་ལྷོ་འཐིབས་སེལ། །ཞེས་དང་། གསོ་བ་རིག་པའི་རྩ་བ་ལས་བྱིས་ཚེར་སྐོམས་པས་འཕྲལ་གྱི་རིམས་ལ་ཕན། །ཞེས་དང་། འབྱུངས་དཔེར། བྱིས་ཚེར་མ་ཞེས་བྱ་བའི་ཤིང་། །སྐམ་སའི་བྱེ་མའི་ཡུལ་

སོགས་སྐྱེ། །ལོ་མ་ཆུང་ལ་ནག་ཅིང་མཐུག །སྐྱེ་མ་གོས་ལ་འབྱར་ཞིང་འཁྲིལ། །ཚེར་མ་སྨུགས་སོ་གཟེངས་པ་ལ། །ས་ནི་རྐང་མཐིལ་བསྐོར་ཙམ་ཁྱབ། །རྩ་བ་རིང་དབྱིབས་ཤིང་མངར་འདྲ། །ཞེས་པས་ཚེར་མ་མཛོ་མོ་ཤིང་འདྲ་བ་ལ་ས་ལ་ཉལ་ནས་སྐྱེ་བ། སྟོན་དགུན་ལོ་མ་སྐམ་ནས་དམར་པོར་འགྱུར་བ་ལས་འགྲུངས་དཔེ་ལྟར་འགྲོ་བ་དེ་ཡིན། སོ་ལྷམ་ཚེར་མ་ཅན་ལ་བྱེད་པ་ཙམ་མོ། །

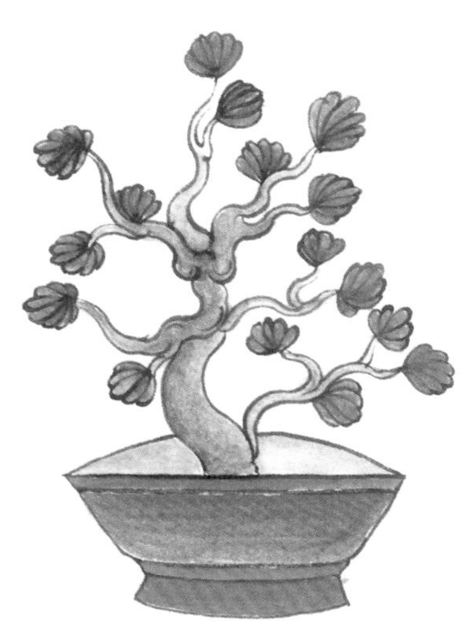

苍耳　*Xanthium sibiricum patr*

苍耳治疗疫毒症，并且治疗肾热症。《如意宝树》中说："苍耳治一切隆病，特别平息胃隆，煎汤内服治郁热。"《医学之本》中说："苍耳性平，利时疫传染病。"《图鉴》中说："苍耳生于干旱的沙地等处。叶小，黑色，肥厚。果穗能粘附着衣裤，刺齿状竖生。植株占地一脚掌，根长状如甘草。"除了刺如锦鸡儿，匍伏于地面生长，秋冬叶枯成红色之外，其余如《图鉴》所述。青株带刺者可代用。

དབྱི་མོང་།

དབྱི་མོང་ དྲོད་སྐྱེད་སྐྲན་བཤིག་གཅོད་འབིགས་འདྲེན། །ཞེས་པར། དཔག་བསམ་ལྗོན་ཤིང་ལས། དབྱི་མོང་དཀར་པོས་གཉན་ནད་སེལ། །བད་ཀན་འབྲུ་བ་གཅོད་པ་ཡིན། །ཞེས་དང་། རང་བྱུང་རྡོ་རྗེས། དབྱི་མོང་དཀར་པོས་ལོང་སྐྲན་སེལ། །ནག་པོ་དེ་དང་མཚུངས་པ་ཡིན། །ཞེས་པའི་མིང་། ཨ་ཟ་མོ། ཙ་ཧླ། འཁྲི་ཤིང་། ཀྲཱི་ཤིང་། དཀྲི་མོ། ཨ་ས་ལ། སྤྱི་མོང་། དྲོ་སྐྱེད་བྱེད། སྐྲ་དཀར་ཅན། སྟོན་པོ་རྟ་སྨུག། མེ་ཤིང་རྣམས་ཟེར། འཁྲུངས་དཔེར། དབྱི་མོང་དཀར་ནག་གཉིས་ཡོད་དེ། །ཉིན་སྲིབ་གཉིས་ཀ་དག་ལས་སྐྱེ། །སྡོང་པོ་ཤིང་གཞན་དག་ལ་འཁྲིལ། །ལོ་མ་ནག་ལ་ཅུང་ཟད་རྩུབ། །དཀར་པོ་མེ་ཏོག་དཀར་བ་སྟེ། །སྨིན་ཆུང་དྲིལ་བུ་ཁ་ཟུམ་འདྲ། །གྲང་བ་སེལ་ལ་ཚ་བ་སྐྱེད། །ནག་པོ་མེ་ཏོག་སེར་ལ་མཐུག །གྲང་བ་དྲུང་འབྱིན་མཁྲིས་པ་སྐྱེ། །གཉིས་ཀ་རྐྱས་ནས་མི་རྐན་འདྲ། །གྲང་སྐྲན་འདུལ་བའི་དར་ཡ་ཀན། །རོ་ནི་ཚ་ལ་ཡིད་ཙམ་མངར། །རང་གི་ནུས་པས་དྲོད་སྐྱེད་ཅིང་། །སྐྲན་རིགས་འདུལ་ལ་ཆུ་སེར་འདྲེན། །ཞེས་རིགས་གཉིས་གསུངས་ཀྱང་། གསུམ་དུ་བྱེད་པ་ཡིན་ཏེ། དཀར་པོ་མེ་ཏོག་དཀར་ཆུང་དྲིལ་བུ་ལྟ་བུས་གྲང་བ་སེལ་

ཞིང་ཚ་བ་མི་སྐྱེ།　ནག་པོ་མེ་ཏོག་ནང་དཀར་ཕྱི་དམར་བས་གྲང་བ་སེལ་ཡང་མཁྲིས་པ་སྐྱེད། ཁྲ་བོ་མེ་ཏོག་སྐྱུ་རུ་རའི་ཚི་གུ་འདྲ་བ་ནུས་པ་དམན་པའོ། །

铁线莲（长花铁线莲） *lmatis rehderianum Craib*

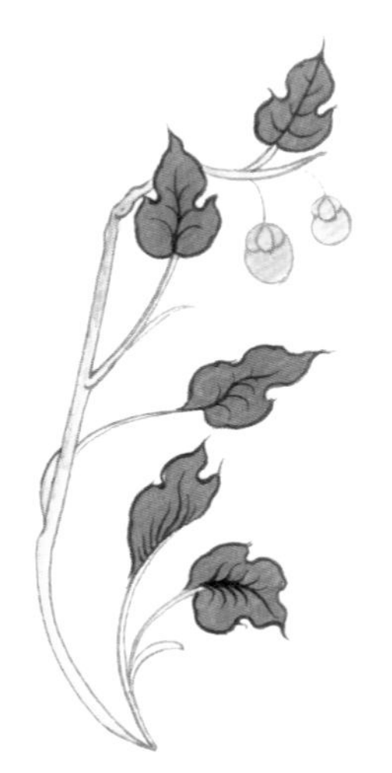

铁线莲提升胃阳，破断穿引痞瘤症。

《如意宝树》中说："白铁线莲治炭疽病、培根病，止泻。"让穹多吉说："白铁线莲治大肠肿瘤，黑铁线莲功效相同。"本品之名有：阿洒毛、赤相、雅茂、吉芒、着吉吉、扎嘎尔坚、温保达夏、麦相等。

《图鉴》中说："铁线莲分黑、白两种，阴阳两坡都生长；茎缠绕在其他树上，叶黑色，粗糙。白铁线莲花小，白色，瓣薄，口闭，如铃；功效祛寒生热。黑铁线莲花黄色，瓣厚；功效散寒生赤巴。黑白两种花谢后，瘦果状如老人头，为治寒性痞瘤良药，味辛、微甘，功效提升胃阳，治痞瘤，引黄水。"上述虽然分为两种，但实际上分为三种。白铁线莲花小、白色，状如铃，祛寒而不生赤巴。黑铁线莲，花内层白色，外层红色，祛寒而生赤巴。花铁线莲，花状如余甘子果核，功效差。

ཟྲ་མ།

ཟྲ་མའི་རྩ་བས་ཁ་ཚད་རྩ་ཚད་སེལ། །ཞེས་པར། དཔག་བསམ་ལྗོན་ཤིང་ལས། ཟྲ་མའི་བར་ཤུན་རྡོ་ལ་རྡུབ། །རྩ་ཡི་ནད་འདྲེན་སྐྱུགས་པར་བྱེད། །ཅེས་དང་། རང་བྱུང་པས། ཟྲ་མས་ཤ་ཡི་ནད་རྣམས་འཇོམས། །ཞེས་དང་། རྡྲུས་ཟྲ་མས་འབྲས་གཞི་ལ་ནད་རྣམས་བྱེར་བ་བཟླུ། །ཞེས་པར། མིང་། དམེ་མ། ནལ་མ། བོད་ཀྱི་སླི་ཊེས། ཟྲ་ཚེར་ཟེར། འབྲུངས་དཔེར། ཟྲ་མ་ཞེས་བྱ་ཚེར་མ་ཅན། །ལོ་མ་ཚེར་མའི་སྡོང་པོས་ཁྱབ། །མེ་ཏོག་སེར་པོ་མདངས་མི་གསལ། །རོ་ནི་ཁ་ལ་ནུས་པ་བསིལ། །ཤ་ཚད་རྩ་ཚད་ཐམས་ཅད་སེལ། །ཞེས་བཞིན་ལས། མེ་ཏོག་སེར་པོ་སྨུན་མའི་མེ་ཏོག་འདྲ་ལ་གང་བུ་ནར་དྲིལ་ནང་དུ་འབྲས་བུ་སྨུག་དབྱིབས་ནར་མོ་སྨུག་མའི་རོ་བྲོ་བ་ཅན་ནོ། །

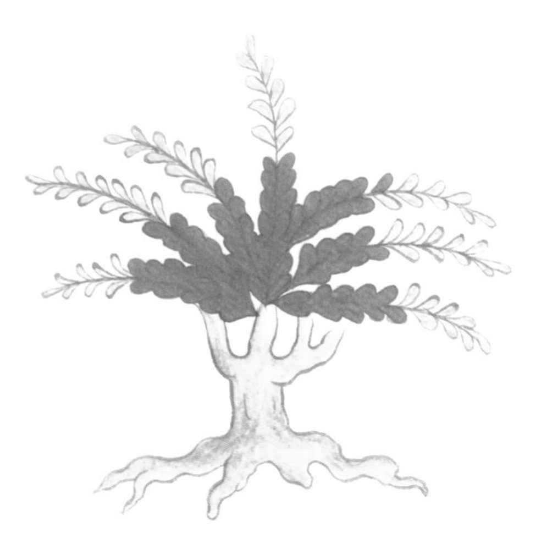

短叶锦鸡儿根　*Caragna brerfolia Kom*

短叶锦鸡儿之根，清解肌热和脉热。《如意宝树》中说："短叶锦鸡儿中层皮性锐、糙，引吐脉病。"让穹多吉说："短叶锦鸡儿治肌肉病。"达玛说："短叶锦鸡儿除疖疮，收敛病扩散。"本品之名有：麦玛、纳玛、蕃吉奈斋、扎才尔等。《图鉴》中说："短叶锦鸡儿全树被刺；叶生刺干；花黄色，光泽不显。味苦，性凉，功效清一切肌热、脉热。"如上所述，短叶锦鸡儿花黄色，状如豆花，角果细长，内含种子，豆形，微长，有豆味。

བཙོད།

བཙོད་ཀྱིས་ཁྲག་གི་ནད་དང་འགྲམས་ཚད་སེལ། །ཞེས་པར། རང་བྱུང་པས། བཙོད་ཀྱིས་རྒྱུ་ལོང་ཚད་པ་སེལ། །གསུངས་པར། མིང་། མཉྫི་ཀ། རཀྟཱ། དྷཱ་ཏྲཱི། སྨུ་ལ། ཧ་ན། གབ་མིང་དུ་བཀློག་བསྒྱུར་ཟེར་རོ། །ཡོངས་གྲགས་ལ་ཕྲུགས་དམར་ཚོས་བྱེད་པའི་ཤིང་ཕྲན་དམར་པོ་སྟེ། འདི་ལྷ་བའི་ཚོས་ལ་གང་བཟང་སྨན་ལ་ཡང་བཟང་བས་ཆེ་ཆུང་འབྲིང་གསུམ་ལས། ཕྱི་མ་ལ་ཕྲན་མ་ཞེས་འབྲིང་པོ་བཅག་འཕྲོ་དམར་ལ་ཁུ་བ་བཟང་བ་དེ་ལེགས། དེའི་ཚོས་མདུད་རྩ་བོ་སོགས་གཏོང་བའོ། །དེ་ལྟར་ཡལ་ཕྲན་གྱི་སྨན་རིགས་རྩ་བ་བཅུ་གཅིག་ནང་རིགས་བཅས་བཅུ་

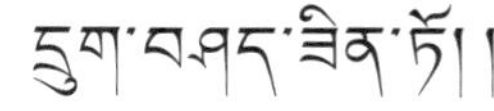
དྲུག་བཤད་ཟིན་ཏོ།།

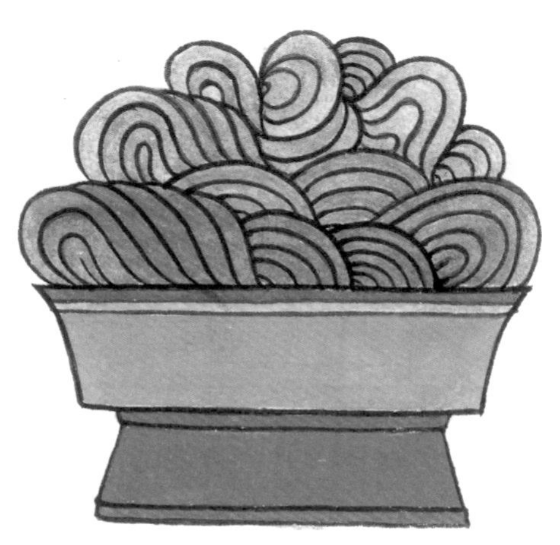

茜草　*Rubia coldifolia L.*

茜草功效治血病，并且治扩散热症。让穹多吉说："茜草清肠热。"本品之名有：玛尼札卡、佐、若合达、达玛、木拉、哈那。隐语中称为刀居尔。

本品为各地染红氆氇的一种红色灌木，用作衣料染色很好，入药也很好。本品分大中小三种，后者称为"缠玛"，中者断面红色，汁好者为佳品，入药用根结。

ས་བཅད་དྲུག་པ། ཤིང་གི་པགས་པའི་རྣམ་པ་བསྟན་པ།

第六节　树皮类药物

ད་ནི་ཤིང་གི་པགས་པའི་ནུས་པ་བཤད་པར་བྱ་བ་ནི།

现在讲述树皮类药物的功效。

ཤིང་ཚ་།།

ཤིང་ཚས་ཕོ་བའི་གྲང་རླུང་སེལ་བར་བྱེད། །ཅེས་པར། བདུད་རྩི་ཐིགས་པར། ཤིང་ཚ་དྲོ་སྐམ་དྲོད་སྐྱེད་འབྲུ་བ་གཅོད། །ཅེས་དང་། རང་བྱུང་པས། ཤིང་ཚས་རླུང་སེལ་གློ་ནག་འདྲེན། །ཞེས་དང་། གྲུབ་པས། ཤིང་ཚ་མངར་ཚ་ལན་ཚྭའི་རོ། །ནུས་པ་སྣུམ་དྲོ་ཡང་དང་ལྡན། །ཞེས་གསུངས། མིང་ནི། ཏྭ་ཙ། ཏྭ་ཀྲ། ཏྭཀྐ། གཙྪ་ཐ། ཞེས་ཟེར། འདི་ཤིང་གཙྪ་ཐ་ཞེས་པའི་བར་ཤུན་ཡིན། འབྲུངས་དཔེར། ཤིང་ཚ་ཞེས་བྱ་དྲོད་ཀྱི་ཤིང་། །རོང་གི་ནགས་ཚལ་མཐུག་པོར་སྐྱེ། །སྡོང་པོ་མཁྲེགས་ལ་ལོ་མ་ཆུང་། །ཤུན་པ་མཐུག་སྲབ་རྣམ་པ་གཉིས། །སྲབ་པ་དྲོད་ཆེ་མཐུག་པ་སྙོམས། །རོ་ནི་ཚ་མངར་བསྐ་བ་དང་། །ཅུང་ཟད་ལན་ཚྭའི་རོ་དང་བཅས། །རང་གི་ནུས་པས་དྲོད་རྣམས་སྐྱེད། །ཅེས་པའི་ཤུན་པ་སྲབ་ལ་རོ་ཚ་བ་ཤིང་ཚ་དངོས་དང་། མཐུག་ལ་རྒྱབ་སྐྱ་རོ་ཚ་ཤས་ཆུང་བ་དྭ་ཚ་ཞེས་པའོ། །འདྲ་དཔེ་ལས། ཤིང་ཚ་ཟངས་མའི་ཕ་ཆུང་འདྲ། །ཞེས་སོ།།

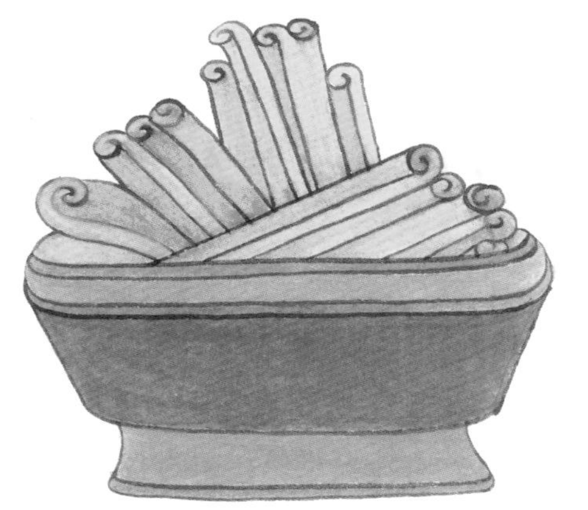

肉桂　*Cinnamomum cassia presl*

肉桂祛除胃寒隆。《甘露之滴》中说："肉桂温燥，提升胃阳，止泻。"让穹多吉说："肉桂祛风，托引肺脓。"珠巴说："肉桂味甘、辛、咸，性润、温、轻。"本品之名有：扎札、兴檫、扎札檫、嘎尼札塔等。

本品为嘎尼札塔树（桂树）的中皮，《图鉴》中说："肉挂为热带树，生于温暖川地的密林里，树干坚硬；叶小；皮有薄厚两种，皮薄者性大热，皮厚者性平。味辛、甘、涩、微咸，功效提升胃阳。"如上所述，皮薄者味辛，称为"相檫"。皮厚而背白，不甚辛辣者称为"达擦"。《图谱》中说："肉桂状如小铜槽。"

སྟབ་སེང་།

སྟབ་སེང་རུས་ཆག་སྦྱོར་ཞིང་སེལ། །ཞེས་པར། ལྕགས་ཕྲེང་ལས། སྐྱི་བཞུར་བསིལ་ལ་རང་གི་ནུས་པས་རུས་ཚད་འདོན། །མར་དང་སྦྱར་ན་རུས་པ་འབྱུར་ཞེས་ཟེར། །ཞེས་དང་། དཔག་བསམ་ལྗོན་ཤིང་ལས། སྐྱི་བཞུར་རུས་པའི་གས་པ་སྦྱོར། །ཞེས་དང་། རང་བྱུང་པས། སྐྱི་བཞུར་མགོ་རུས་ཆག་པ་སྦྱོར། །ཞེས་དང་། སྨན་ནུས་རྒྱས་པ་ལས། ཤིང་དཀར་མིག་ནད་ཀུན་ལ་ཕན། །རྙ་རྙིང་རུས་ནད་སེལ་བ་སྟེ། །ཞེས་གསུངས། མིང་ནི། བེ་ས་ར། ཏྲ་མ་ལ་ཀ། སྟབ་སེང་། ཤིང་དཀར། སྐྱི་བཞུར། སྐྱི་བསིལ། ཤིང་སྔོན། ཤིང་དཀར་རྩབ་མོ། གཡུ་ཤིང་། འདེལ་པ། སེང་གེའི་འོ་མ། ཚོང་དཔོན་གཡུའི་གསང་ཆབ་ཅན། །བེ་ཏུར་ཆུར་བསྒྱུར་རྣམས་ཟེར། འཕྲེངས་དཔེར། སྐྱི་བཞུར་ཤིང་དཀར་རྩབ་མོ་ནི། །ལྷོ་ཡི་རོང་གི་ནགས་སུ་སྐྱེ། །ཤུན་པ་སྦྱར་བའི་སྐོགས་དང་མཚུངས། །རང་གི་ནུས་པས་རུས་ནད་སེལ། །ཆུ་རུ་གདུས་ནས་ཁོང་བཏང་ན། །ཆུ་མི་འཛིགས་པའི་གཙོ་བོ་ཡིན། །ཞེས་པ་ཤིང་དབྱར་པ་འདྲ་བའི་ཤུན་པ་ཕྱི་སྐྱ་ལ་བར་རྩེ་སྔོན་པོ་ཅན་ཆུར་སྦངས་པས་ཁུ་བ་སྔོན་པོ་འབྱུང་བ་དེའོ། །

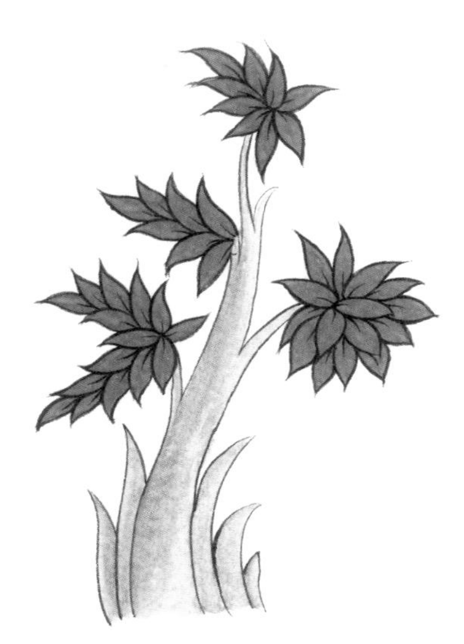

秦皮（杜仲） *Fraxinus suareolans w.w.smith*

秦皮接骨清骨热。《铁鬘》中说："秦皮性凉，清胃热，配伍酥油能接骨。"《如意宝树》中说："秦皮愈合骨裂。"让穹多吉说："秦皮愈合头骨裂。"《药性广论》中说："秦皮利目疾，治旧疮、骨病。"本品之名有：贝洒拉、达卜桑、相嘎尔、吉秀尔、吉司如、相温、相嘎尔卜毛、玉相、得巴、桑格奥玛、村笨玉尹桑恰见、贝达曲居等。

《图鉴》中说："秦皮产于南方温暖川地的林中，皮像杨树粗皮。功效治骨病。水中煎服，不畏水药之冠。"如上所述，秦皮状如杨树，皮外表灰色，内为青色，浸泡水中，汁液青色。

སྐྱེར་པ།

སྐྱེར་པ་སེ་རྒོད་དུག་སྲུད་ཚ་སེར་སེལ། །ཞེས་པའི། སྐྱེར་པ་ནི། ལྕགས་ཕྲེང་ལས། སྐྱེར་པ་བསིལ་

ལ་རྒྱབ་པས་དུག་དང་ཆུ་སེར་འདོན། །ཞེས་དང་། དཔག་བསམ་ལྗོན་པར། སྐྱེར་ཤུན་འཁྲུ་བ་གཅོད་པ་དང་། །ཚད་རྙིང་ཆུ་སེར་རྙིང་པ་སེལ། །ཁནྡས་གྲང་སོགས་ནད་ཀུན་འཇོམས། །ཞེས་སོ། །མིང་། བ་ལ་ཏ་ཀ། ཧྲི་ཤ་རི། ཀོ་ཋེད་ཏ། ཏ་རི་ཏ། ཧྲ་ཏུ། ཏ་ལ་ཧྲ། གསེར་ཤིང་། ཚེར་རྔོན། འབྲས་སྐྱུར། པགས་སེར། གསེར་ཤུན་ཞེས་ཟེར། རིགས་དཀར་ནག་གཉིས། འཁྲུངས་དཔེར། སྐྱེར་པའི་ཤིང་ནི་ཚེར་མ་ཅན། །སྐྱེར་པ་དཀར་པོ་ཞེས་ཀྱང་བྱ། །ཉིན་སྲིབ་གཉིས་ཀའི་མཚམས་སུ་སྐྱེ། །པགས་པ་དཀྱིལ་མདོག་སྙིང་པོ་སེར། །མེ་ཏོག་སེར་ལ་འབྲས་བུ་དམར། །རོ་སྐྱུར་ནུས་པས་དུག་ནད་དང་། །རིམས་སྙིང་མིག་ནད་ཐམས་ཅད་སེལ། །ཞེས་པས་དཀར་པོ་ལོ་མ་དང་སྡོང་པོ་ཆེ། མེ་ཏོག་སེར་སྐྱ་ཕྱི་ཤུན་དཀར། བར་ཤུན་སེར་ལ་མཐུག། ནག་པོ་ཕྱི་ཤུན་ནག་ལ་ལོ་སྡོང་ཆུང་མེ་ཏོག་སེར་ཁ་ཆེ། སྐབས་འདིར་དཀར་པོ་དགོས། སྐྱེར་ནག་ལ་ལྷང་ཚེར་ཡང་ཟེར། རང་བྱུང་པས། སྐྱེར་པས་དུག་སེལ་མིག་ལ་ཕན། །གསུངས་སོ། །

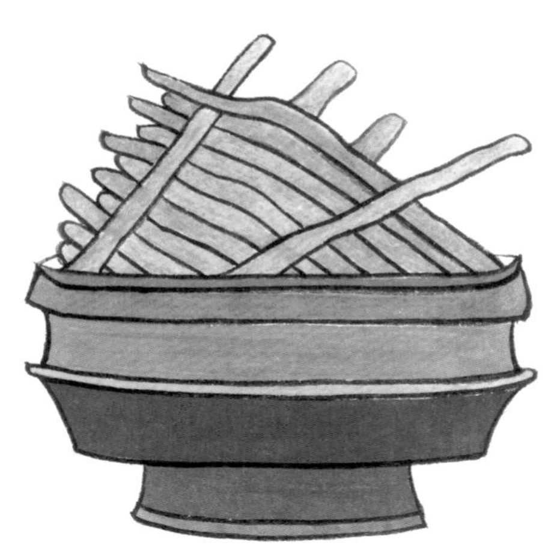

小檗皮　*Cortex bherberis kansuensis*

小檗蔷薇中层皮，敛毒并且干黄水。《铁鬘》中说：“小檗皮性凉、糙，解毒，排黄水。”《如意宝树》中说：“小檗皮止泻，清旧热，干涸旧黄水；小檗膏治一切寒病。”本品之名有：巴拉达嘎、孜西达、哈若哈、赛相、才日弄、斋居尔、巴合赛尔、赛尔训等。

本品分为白、黑两种。《图鉴》中说：“小檗全身被刺，称为白小檗，生于阴阳交界之地；皮白色，心黄色；花黄色；果实红色。味酸，功效解毒，治瘟疫、眼病。”白小檗树高；叶大；花淡黄色，外皮白色，中皮黄色而厚。黑小檗外皮黑色，树低，叶小，花黄色。现用白小檗。黑小檗又称为“项才尔”。让穹多吉说：“小檗皮解毒利目。”

སེ་རྒོད།

སེ་རྒོད་ནི། རོ་སྙིང་ལས། སེ་རྒོད་སྨྱོས་ལ་ཡིད་ཙམ་བསིལ་བ་ཡིན། །ཞེས་དང་། རང་བྱུང་པས། སེ་བས་རྩ་སྦུབས་ནད་རྣམས་སྤུད། །ཅེས་སོ། །འཁྲུངས་དཔེར། སེ་རྒོད་མ་ཞེས་བྱ་བ་ནི། །སྲིབ་

མོ་ནགས་ཀྱི་ནང་དུ་སྐྱེ། །སྡོང་པོ་ཁོང་སྟོང་ཤུན་པ་སྨུག །མེ་ཏོག་དམར་པོ་རྩ་བ་སྤུན། །འབྲས་བུ་ཆེ་ལ་རབ་ཏུ་དམར། །རང་གི་ནུས་པས་དུག་ནད་འཛོམས། །ཞེས་པས་མེ་ཏོག་དམར་པོ་རྒྱ་ཁ་ཅན། སྡོང་པོ་ལ་ཚེར་ཞིབ་བ་སྤུ་ལྟར་མང་བ། སེ་གཡུང་གི་ཚེར་མ་མདའ་སྒྲོ་ལྟ་བུ་དེ་མེད་པ། འབྲས་བུ་དམར་པོ་དམ་བེ་འདྲ་བའི་ནང་དུ་སྤུ་དཀར་ཅན་གྱི་ཤིང་དེའི་བར་ཤུན་ནོ། །མིང་། ཧ་ཙི་གི། ཁ་འབར་བ། རྒྱ་ནག་སྐད་དུ། ཟུར་བ་ཏིང་དང་། ཟླ་ཀུལ་ཟེར། མི་ཉག་སྐད་དུ། ཏོ་ཧི་ཏིས། ཐྲོམ་གྱིས། གས་བྱ། བོད་ཀྱིས་སེ་རྒོད་མགོ། །འདི་སྔར་འབྲས་བུའི་སྐབས་སུའང་བཤད་པའོ། །

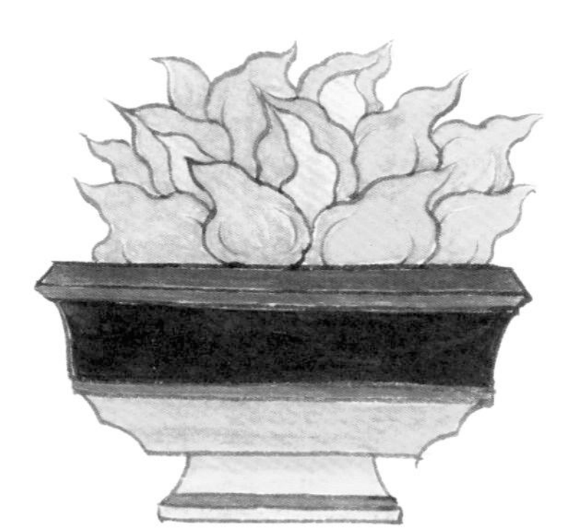

蔷薇皮

蔷薇皮，《味气铁鬘》中说：“蔷薇皮性平微凉。”让穹多吉说：“蔷薇皮收敛脉管诸病。”《图鉴》中说：“蔷薇生于阴坡林中；树干中空，皮紫色，花红色，花萼瓶状，果实大，深红色。功效解毒。”如上所述，蔷薇花红色，十字形，树干被许多细刺毛。园植蔷薇无箭羽状刺，果实红色瓶状，内有白毛。入药用该树的中皮。本品之名有：哈孜格、摹果、卡巴尔巴。梵语中称为苏巴当、卡固如。木雅语中称为刀海得。高昌语中称为格夏，藏语中称为赛果玛。本品在前面果实类药物一节中也有论述。

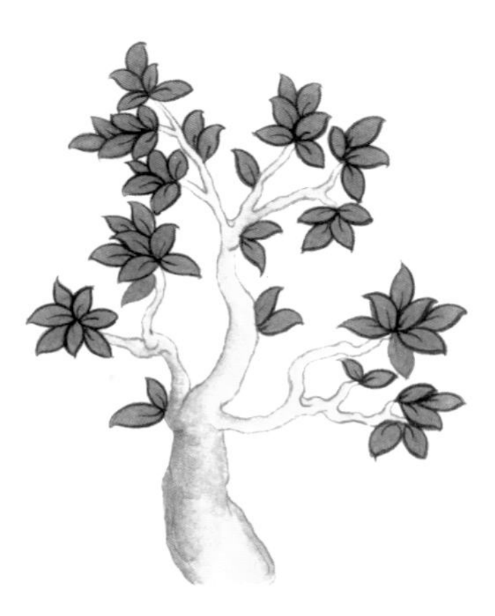

ཡོ་འབོག།

ཡོ་འབོག་ཚད་པ་ཀུན་སེལ་རྒྱ་ལ་ཕན། །ཞེས་པ། འཕྲུངས་དཔེར། ཡོ་འབོག་པ་ནི་སྡོང་པོ་ཅན། །ལྕང་མའི་ལོ་མ་འབྲས་བུ་འདྲ། །རང་གི་ནུས་པས་ཚིགས་ནད་སེལ། །ཞེས་པ། ལོ་མ་ལྕང་ནག་གི་ལོ་མ་ལྟར་སྐྱུམ་ལ་སྲབ་ཅིང་ཕྲ་བའི་ཤུན་པ་ཤིང་ཚ་འདྲ་བ་ལ་རབ་ཏུ་མཐུག་པ། ཁར་མྱངས་ན་བྲོ་བ་ཆེར་མེད་པར་ཁུ་བ་ནལ་ནལ་བ་ལང་གི་ཁ་ཆུ་ལྟར་སྣ་རིང་ལ་འབྱུར་

བག་ཡོད་པ། བོད་དུ་གོས་འཁྲུ་བ་དང་ཕྱུགས་སྤུ་ཚག་བྱེད་པའི་དམ་རྩི་དེའོ། །

榆皮　*Uimus pumila L.*

榆皮清热利疮伤。《图鉴》中说："榆树高大；叶如柳叶，果实有翼。功效治关节病。"榆树叶状如黑柳叶，油润而薄；嫩皮如桂皮而厚，含在口中无味而有牛口水一样的黏液。藏地用此做洗衣和浆氆氇的浆液。

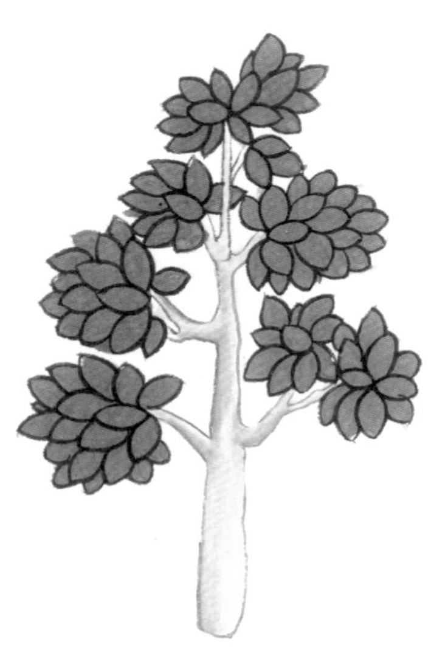

མ་གལ།

མ་གལ་གློ་བའི་ནད་དང་འབྲུམ་པར་ཕན། །ཞེས་པ། འཁྲུངས་དཔེར། མ་གལ་ཞེས་བྱ་ལྕང་མའི་རིགས། །ལོ་མ་རྒྱབ་སྐྱ་སྦྲ་བ་འདྲ། །པགས་པ་ལྕང་མ་འདྲ་བ་ལ། །རོ་ཡང་ལྕང་མ་དག་དང་འདྲ། །ཞེས་སྡོང་པོ་དབྱར་པ་ལྟ་བུ་རིང་ལ་ལོ་འདབ་ཀྱི་ཕྱི་ལ་སྦྲ་བ་ཡོད་པ་དེའོ། །

山杨　*Populus davidana Dode*

山杨治肺病痘疹。《图鉴》中说："山杨树为柳类，叶背面灰色，如涂蜡汁，皮像柳皮，味如柳树味。"山杨树状如白杨树，高大，叶背有蜡汁。

ལྕང་མ།

ལྕང་མས་དུག་དང་དམུ་ཆུའི་ནད་ལ་ཕན། །ཚ་གྲང་སྐྲངས་པ་མ་ལུས་འཇོམས་པར་བྱེད། །ཞེས་པར། མིང་། ནི་ཪྻུ་ལ་ཟེར། འཁྲུངས་དཔེར། ལྕང་མ་དབྱར་པ་ཞེས་བྱ་བ། །སྡོང་པོ་ལོ་མ་ཆེ་བ་ལ། །མེ་ཏོག་བ་འདྲ་དཀར་པོ་འབྱུང་། །འབྲས་བུ་ཤིང་ཏན་འབྲས་བུ་ཅན། །ནུས་པས་ཚ་སྐྱོན་སྐྲངས་རྣམས་འཇོམས། །འདི་ཡི་བར་ཤུན་ཁྲག་གཅོད་སྨན། །ཞོ་དང་སྦྱར་བྱུགས་ཙ་སྐྲངས་འཇོམས། །མཁྲིས་ཙ་སྐྲངས་ན་ཞོ་དང་སྦྱར། །རླུང་ཙ་སྐྲངས་ན་བུ་རམ་སྦྱར། །ཙ་སྐྱོན་སྐྲངས་ལ་བདུད་རྩི་འདྲ། །ཞེས་པ་ལ་རིགས་གསུམ། རི་ལྕང་དབྱར་བ་དང་། རྒྱ་ལྕང་ཕྲ་མོ་དང་། ཀླུང་ལྕང་སྐྱིད་མའོ། །རི་ལྕང་དབྱར་བ་ནི་བཤད་མ་ཐག་པའི་ལྕང་ཆེན་དང་། རྒྱ་ལྕང་ནི། འཁྲུངས་དཔེ་ལས། རྒྱ་ལྕང་ལྕང་ཕྲན་ལེགས་པ་ཡིན། །ཙ་ཡི་ནག་ཚ་བུ་གར་འདྲེན། །ཞེས་པ་ལྕང་མ་ཕྲ་ལ་དྲང་བར་སྐྱེས་པ་ལོ་མ་ཕྲ་མཉེན་སྲབ་ལ་རིང་བ་ཅན་དང་། ཀླུང་ལྕང་ལ་དཀར་ནག་གཉིས་

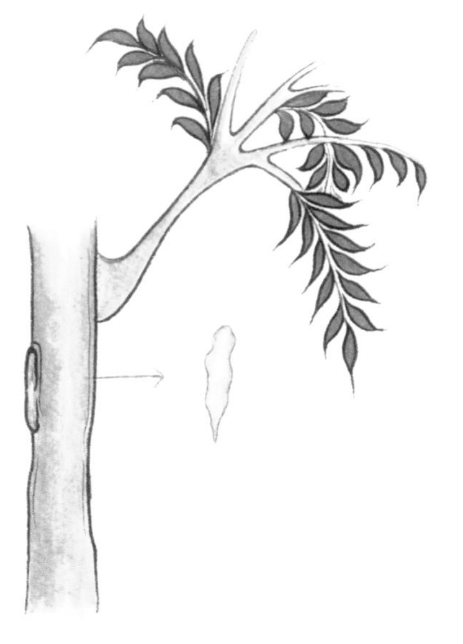

འབྱུང་བའི་ལྷུང་དཀར་གཞན་དུ་བཙུགས་ན་སྐྱེ་བ་ཤུན་པ་སྐྱ་བ་དང་། ལྷུང་ནག་བཙུགས་ན་མི་སྐྱེ་བ་པགས་མདོག་ནག་པའོ། །ནུས་པ་ལྷུང་ནག་དམན་གཞན་གསུམ་འདྲ་བའོ། །

柳树皮　*Salix sp*

柳皮解毒利水肿，消散寒热二肿胀。本品又名尼租拉。《图鉴》中说："青杨柳树大，花白如雪，老树结果。功效治脉肿，中皮止血，用酸奶调敷消脉肿。赤巴性脉肿用酪调敷，隆性脉肿用糖汁调敷，是治脉肿的良药。"柳树分为山柳、细柳、垂柳三种。山柳，如上所述，是一种树身高大的柳树。细柳，《图鉴》中说："细柳为灌木柳，能托引脉之脓水。"枝条细，直生，叶细长，薄而柔软。垂柳分为黑白两种。白垂柳，别处栽种可成活，皮灰色。黑垂柳，别处栽种不活，皮黑色。功效除垂柳较差外，其余三种相同。

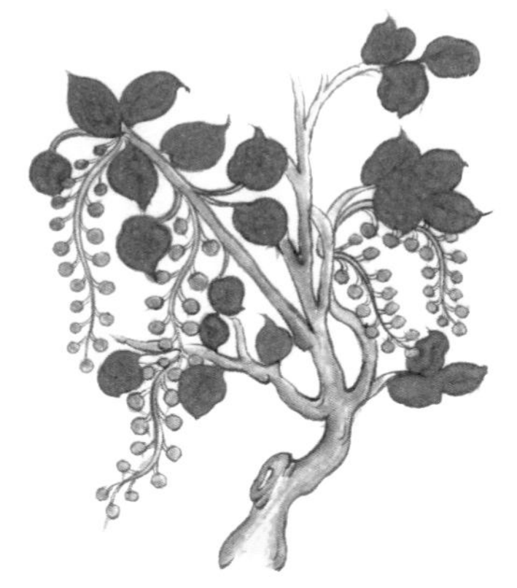

དབྱར་པ།

དབྱར་པས་ནད་རྣམས་བྱེར་བ་སྡུད་པར་བྱེད། །ཅེས་པ། རི་ལྷུང་སྤྱ་མ་ལས་ཆེ་བ་ལ་སྙེ་མ་ཅན་འབྲས་བུ་ལ་ལྷུང་བལ་དཀར་པོ་རས་བལ་འདྲ་བ་ཡོང་བའོ། །

白杨皮　*Populus sp*

白杨皮敛扩散病。白杨比上述山柳高大，有果穗，杨花白色如棉花。

སྒང་མ།

སྒང་མས་སོ་ནད་དང་ཉི་ཚད་པ་སེལ། །ཞེས་པ་ལ་རིགས་གཉིས། སྒང་དཀར་དང་སྒང་ནག་གཉིས་སོ། །སྒང་དཀར་པགས་པ་དཀར་ལ་བོངས་རིང་ལ་དྲང་བ་ཡིན། སྒང་ནག་པགས་པ་

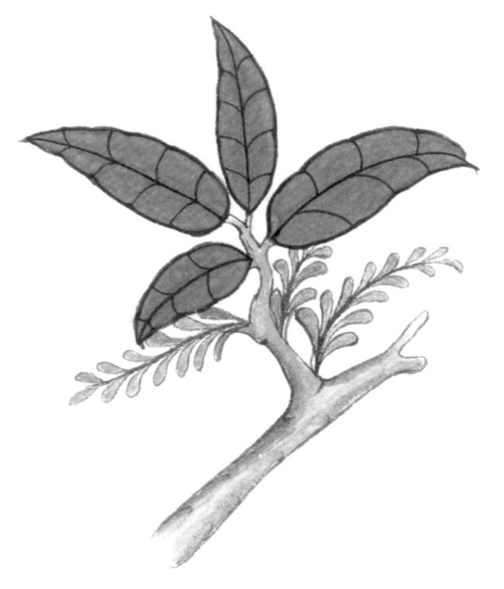

དམར་ལ་བོངས་ཐུང་ཞིང་ཡལ་ལག་ཐུང་སྤྱན་སྤུར་ནག་ལྟར་མགོ་འབལ་འཁྲིགས་པ་ཡིན། དེ་དག་སྐམ་སྐྱེས་རྣན་སྐྱེས་གཉིས་ཡོད། སྐྱང་དཀར་སྐམ་སྐྱེས་བཟང་བ་ཡིན།།

高山柳皮（硬叶柳）

Salix sclerophylla Anderss

高山柳皮能清热，并且治疗妇科病。本品分为白高山柳和黑高山柳两种。白高山柳皮白色，树身长而直。黑高山柳皮红色，树身短，枝条短小、丛生。高山柳有旱生和湿生两种，旱生白高山柳最佳。

ས་བཅད་བདུན་པ། ཚི་བ་ཐང་ཆུའི་རིགས་པ་བསྟན་པ།

第七节　树脂类药物

ད་ནི་བདུན་པ་ཚི་བ་ཐང་ཆུའི་སྡེ་ཚན་བཤད་པར་བྱ་སྟེ།

现在讲述树脂类药物的功效。

ཤིང་ཀུན།

ཤིང་ཀུན་སྲིན་འཛོམས་གྲང་ནད་སྙིང་རླུང་སེལ། །ཞེས་པ་ལ། རྩིས་ཉི་ཟླའི་འཁོར་ལོ་ལས། ཤིང་ཀུན་སྲི་ལ་ཚ་སྟེ་བད་ཀན་སྐྱེད། །རླུང་ནད་སྲི་འཚུབས་པ་ལ་མཆོག་ཏུ་ཕན། །ཞེས་དང་། སུམ་ཅུ་པ་ལས། ཤིང་ཀུན་ཞུ་རྗེས་རོ་ཚ་ཡི་ག་འཕྱེད། །བད་རླུང་སེལ་བྱེད་གཟེར་འཛོམས་མཁྲིས་པ་སྐྱེད། །ཅེས་དང་། དཔའ་བོས། ཤིང་ཀུན་རླུང་དང་བད་ཀན་སེལ། །གཟེར་འཛོམས་མཁྲིས་པ་

སྲིན་བྱེད་དེ། །ཞུ་རྗེས་རོ་ཚ་ཡི་ག་འབྱེད། །རྔོད་སྲིན་ཟས་འཇུ་ཡང་བ་ཡིན། །ཞེས་དང་། རང་བྱུང་པས། ཤིང་ཀུན་རླུང་ནད་ཐམས་ཅད་འཇོམས། །ཞེས་པའི་མིང་། ཧིཉྩུ་མ། རྩི་བོ་ཆེ། བོཀྐ་ན། ཧིཉྩུ་ར། སྤོད། དྲི་ཆེན། ཤིང་ཀུ་མ་ཟེར། རྒྱ་ནག་ཏུ། ཨསྨུ་ཤེར། ཕྲོམ་དུ། ཧེལ་ཏུལ་ཐ། གབ་ཏུ། རྩི་གཉིས། གནོད་སྦྱིན་ཆང་མར་ཟེར། འདི་ལ་རིགས་དངོས་དང་བཟོ་མ་གཉིས་ཡོད། དངོས་ནི་ཤིང་བོཀྐ་ཞེས་པའི་ཚི་བ་ཡིན་ལ་སྐུད་པ་དཀར་པོ་ལ་བསྐུས་ན་སྔོན་པོར་འགྱུར་ཞེས་དུས་འཁོར་འགྲེལ་ཆེན་ལས་བཤད། དཔེབས་ཀླད་པ་སྐམ་པོ་འདྲ་བ་ལ་དྲི་ཤིན་ཏུ་ཆེ་བར་མནམས་པས་འཁྲུལ་ཡ་མེད། ཡང་ནི་ཤིང་བོཀྐའི་ཤ་ཤུན་བར་དུ་ཤ་ཆེན་བཙུག་བཞག་པས་ཤ་ཆེན་གྱི་ནུས་པས་ཤིང་ཁུ་འཐུང་བ་དེ་བསྐོལ་བའི་ཁཊྭར་བཤད་དང་། ཁ་ཅིག་ཤིང་དེ་བྲེག་མཚམས་སུ་མིའི་ཀླད་པ་བསྐུས་བཞག་པས་ཤིང་ཚི་འཐུང་བཤད། བཟོ་མ་ནི་སྒོག་རིགས་འཕྲུལ་སྲེག་བྱེད་པ་ར་ག་ནའི་ཀླད་པར་བསྡིམ་ལུགས་དང་། བསྣལ་ནས་བཟོས་པ་སོགས་ནི་ཁ་དོག་སེར་བའམ་ཧམ་པ་སོགས་ལ་དྲི་སྔ་མ་ལས་དམན་པ་ཡོད་པ་ཡིན་ནོ། །

阿魏　*Terula assatoetida L.*

阿魏杀虫治寒病，并且治疗心隆症。《计算日月之轮》中说：“阿魏性重、热，生培根，治疗重急隆病有良效。”《明释三十章》中说：“阿魏化味辛，开胃，治培隆并病，止痛，生赤巴。”巴保说：“阿魏治隆病，培根病，止痛，生赤巴；化味辛，开胃，效轻；生阳化食。”让穹多吉说：“阿魏治一切隆病。”本品之名有：孜吾切、兴更、保尔、稚青、相荀玛。梵语中称为阿苛西尔。高昌语中称为赫都塔。隐语中称为孜尼、脑金刚玛尔。本品分为原品和制品两种。原品，《时论大释》中说：“阿魏原品为保嘎嘎树的树脂，可以将白线染成青色。”状如干脑，气味非常浓烈，不易搞错。或者说，阿魏是在保嘎嘎树的木皮之间放上一块人肉，由于人肉的效力，吸收树汁，熬膏而成。也有人说，在该树的割口中，涂上人的脑髓，吸收树脂而成阿魏。制品，由蒜等烧存性，配上岩羊脑浆发酵而成，黄色或青色，气味比前者差。

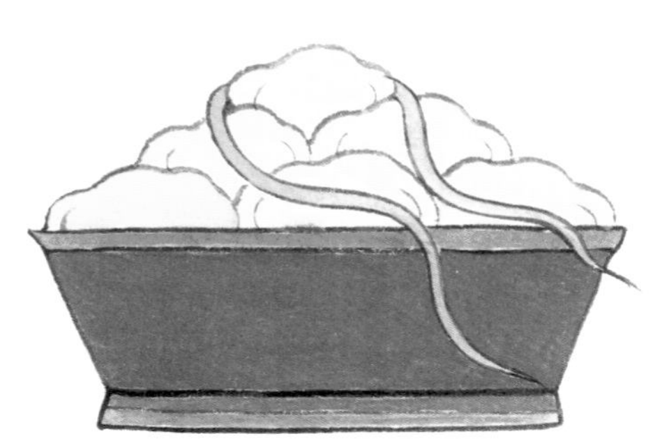

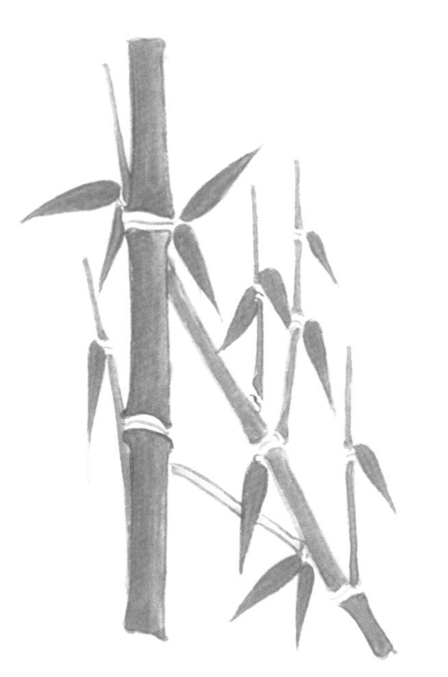

སྨྱུག་སྦྲོན་ཆེ་བ།

སྨྱུག་སྦྲོན་ཆེ་བས་བྱང་ཁོག་རྫ་ཚད་དང་། །མོ་ནད་ཚ་བ་རྙིང་པ་སེལ་བར་བྱེད། །ཅེས་པར། རང་བྱུང་པས། སྨྱུག་རྩིས་མཁལ་མའི་ཟུངས་འཛིན་བྱེད། །ཅེས་པ་སྨྱུག་མ་གཞོན་ནུའི་ཕྱི་རྩི་ལ་ཁཎྜ་བྱས་པའི་ཞུན་བུ་རམ་ལྟར་མངར་བའོ། །མ་རྙེད་ན་སྨྱུག་སྦྲོན་རྩི་བཞར་ལ་འཕུར་བའི་ཕྱེ་མ་རོ་མངར་བས་བྱའོ། །

竹沥

hgllostachys nigra(lodd)Munro varhenonis(Mitf)stapf exRendio

竹沥清胸腔疮热，并治妇女病宿热。让穹多吉说：“竹沥汁固肾。”嫩鲜竹沥熬膏如糖液，味甘。找不到时，用竹沥汁磨的粉末味甘者代用。

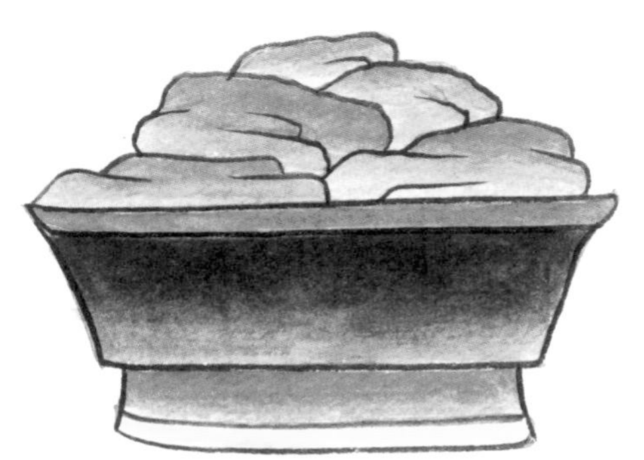

སྤོས་དཀར།

སྤོས་དཀར་ཆུ་སེར་སེལ་ཞིང་སྐེམ་པར་བྱེད། །ཅེས་པར། བདུད་རྩི་ཐིགས་པར། གུ་གུལ་དཀར་པོ་དྲི་སྣམ་ཆུ་སེར་འཁྱིན། །ཀླད་དང་ཆུ་སེར་རྨིག་རྨུགས་སྐྲངས་པ་སེལ། །ཞེས་པར། མིང་། སརྫ་པ། སྲ་ཧི་ཕོག། ཀུན་དུ་རྒྱུ། ཨརྟ་མ། ཤྲཱ་ར་ལ། ཏ་ལ། གུ་གུལ་དཀར་པོ། ཏུ་རུ་ཥྐ་ཡང་ཟེར། ཏུ་རུ་ཥྐ་ནི་ཀླ་ཀློ་དང་སོག་པོ་ལ་འཇུག་པས་བྱུང་ཁུངས་ཀྱི་མིང་སྟེ། སོག་སྤོས་ཀྱང་ཟེར། སི་ཧླ་དང་མིང་གཅིག་པས་དོན་མ་ནོར་དགོས། འདི་ལ་རིགས་གཉིས། སྟོད་ནས་ཡོང་བའི་དཀར་པོ་ཧ་སེ་འདྲ་བ་སྤོས་དཀར་ཞེས་བཟང་། ཀླ་ཀློ་དང་མོན་ནས་འབྱུང་བའི་སྨུག་ནག་ནི་སྤོས་

སྤུག་ཅེས་ངན་ནོ།།

乳香 *Boswellia carterii Birdw*

乳香治疗黄水病，并且能够干黄水。《甘露之滴》中说："乳香温、燥，引黄水，治隆病、黄水病、阴囊疝肿。"本品之名有：洒巴、扎斗保合、更都据、阿达玛、阿拉拉、达拉、苟古嘎尔保、都如尔。"都如尔"为卡拉洛地区和蒙古根据产地的称谓。也叫梢合贝，与司合拉同名异物，临床要注意分清。

本品分为两种。产于上部之地的为白色，状如马牙，称为乳香，质佳。拉洛地区和门隅产的为紫黑色，称为紫乳香，质劣。

གུ་གུལ།

གུ་གུལ་ས་གདོན་ལྷོག་པ་གཉན་གཟེར་འཇོམས། །ཞེས་པར། ལུགས་ཀྱི་ཕྲེང་བར། གུ་གུལ་བསིལ་ལ་ཕྱི་བས་རང་གི་ནུས་པས་མཆིན་ནད་གསར་རྙིང་སེལ། །ཞེས་པའི་མིང་། གུགྒུ་ན། དྲུམ་པ་ཅན། ཨུ་ལུ་ཁ་ལ། ཀོཾ་ཤི་ཀ། ཀུ་ར། གུར་གུར། གུགྒུ་ལ། གུ་ཁུ་ལ། ཧྲ་ཡི་ཤ། གུ་གུ་ལུ། ཨ་པ་ཤ་རི་གུ་གུལ། འདྲེ་འཇིག་ཐང་ཆུ། བགེགས་སྐྲོད། འདྲེ་བདུད་སྲུ་དུག། འདྲེ་གསོད། གཟའ་གསོད། གཟའ་དུག། ལྡོན་པའི་བཅུད། གསོད་བྱེད་སྤྱང་ནག། རྫས་ཀྱི་ཕྲུག་རྗེར་ཟེར། འདི་རྒྱ་གར་བལ་ཡུལ་ཁ་ཆེ་རྣམས་སུ་སྐྱེས་པའི་ཤིང་གུ་གུལ་ལམ་འདྲེ་འཇིག་གི་ཐང་ཆུ་སྟེ། རིགས་གཉིས་སོ། །བཟང་བ་ནི་ཡུལ་ཨ་པ་ཤ་རི་ནས་བྱུང་བ་ཁ་དོག་སེར་ལ་དྭངས་པའམ། དཀར་པོ་ལྷ་བུ་འབྱུང་བ་དང་། གཞན་པ་སེམས་ཅན་མི་ལྷ་བྱ་བས་གུ་གུལ་གྱི་ཐང་ཆུ་ཟོས་པའི་བྲུན་དུ་གྲགས་པ་སྣ་ཐུང་ནག་ལ་ས་རྗེ་འབྱུར་བ་བྱི་བའི་བྲུན་འདྲ་བ་ལ་བྱི་བྲུན་མ་ཞེས་དམན་པའོ། །གང་ཡང་རོ་ཁ་ལ་མེར་བསྲེགས་ཚེ་རོ་མེད་འཇུ་ལ་དྲི་ཞིམ་པ་བཟང་བའོ། །བསྲེགས་རོ་ནག་རོག་འདུག་པ་དང་ལྷད་ཅན་དང་། མེར་འཇུ་ཡང་དྲི་མི་ཞིམ་པ་ཐང་ཆུ་གཞན་བསྲེས་པ། མེར་མི་འཇུ་ཚིག་སྙ་བཅས་ཡར་ལ་རློག་དུག་བྲོ་བ། སེམས་ཅན་གྱི་ཆུ་སེར་ལས་བཟོས་པས་ཁ་དོག་གསལ་ལ་དྭངས་པ་སོགས་འབྱུང་བའི་ངན་པ་ནི་བརྫུས་པས་གུ་གུལ་ལ་མི་གཏོགས་སོ།།

穆库尔没药　*Commiphora mukul Engl*

穆库尔没药功效，治伏地魔作祟病，并治疗毒瘟痛症。《铁鬘》中说："穆库尔没药性凉、重，功效治新旧肝病。"本品之名有：苯巴建、乌鲁卡拉、固拉、苟苟尔、固库如、巴尹夏、固固鲁、阿巴窝若固古如、斋介唐曲、格合卓、折都鲁都、斋稍、酒梢、洒都、钧贝居、梢西江纳、泽吉夏多尔等。本品产于印度、尼泊尔、克什米尔，为穆库尔没药树的树脂。分为两种。佳品，产于阿巴窝若山区，黄色半透明，或为白色。次品，为麦拉虫吃了穆库尔没药树脂而排的粪，纤维短，黑色，粘有土砂、鼠粪，称为西珠玛穆库尔没药。无论哪一种，皆味苦，火中燃烧时熔化，无残渣。气味芳香者燃烧后留下黑色残渣，有杂质。火中熔化，气味不香者，混有松香等物。火中不熔化，而有爆烈声，有毒气味者，为生物黄水制成品。颜色鲜艳，半透明，质劣，是假货，不色括在穆库尔没药之内。

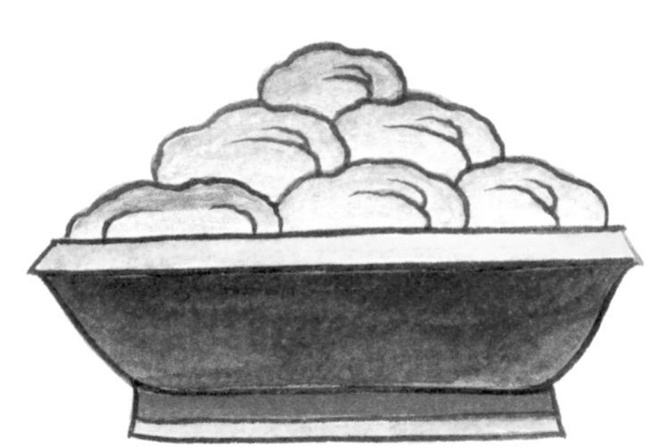

ཐེལ་ཏ།

ཐེལ་ཏས་ལྷ་རུས་ཆུ་སེར་བཙོན་དུ་འཛིན། །ཞེས་པར། རྗེ་རང་བྱུང་པས། ཐང་ཆུས་རྨ་ཡི་ཆུ་སེར་འདྲེན། །ཞེས་གསུངས། མིང་། ས་ཡ་བ་ཟེར། འདི་གོང་དུ་བཤད་པའི་ཐང་མ་སྦྲོན་ཤིང་གི་ཐང་ཆུའོ། །

松香

松香能固定软骨，并且能收敛黄水。让穹多吉说："松香引流疮疖黄水。"本品又名洒亚哇，为上面所述的油松树脂。

རྒྱ་སྐྱེགས།

རྒྱ་སྐྱེགས་འགྲམས་འབྲུགས་ཁྲག་ནད་ཚད་པ་སེལ། །ཞེས་པ། རོ་སྙོར་ལས། རྒྱ་སྐགས་བསིལ་ལ་ཡང་བ་ཡིན། །ཁྲག་གིས་འགེགས་པའི་སྨན་ཡིན་ནོ། །ཞེས་སོ། །མིང་ལ། ལཀྵ། ཛ་ཏུ། རཀྟ། སྐྱེ་ལྡན། ཡུ་བ། ཨ་ལ་ཀྟ། ལོ་ཧི་ཏ། ཀྲི་མི་ཛ། ལི་ཧཾ། ཀཎྛ། ལ་ཁ། ཏུབྣ་མ་ཡ། ཤིང་ཤོད། ཧི་ལཾ། སྲིན་པོའི་ཁྲག ལྷ་མོའི་ཟླ་མཚན། ཁྱབ་མཛུག་རིལ་མ། རྒྱ་སྐྱེགས། རྒྱ་སྐགས། ཚོས། ཕོ་ཚོས་རྣམས་ཟེར། དོན་ལ་ཤིང་ཀེང་ཤུ་ཀའི་ཚི་ཡིན། བཏུ་དུས་ནམ་ཟླའི་དབང་གིས། ཕྱོ་ཚོས་ཞེས་དྭངས་ཤས་ཅན་

དང་། ནག་རྒུག་ཅེས་དམར་ནག་གཉིས་འབྱུང་ངོ་། །འབྲུངས་ཚུལ་ནི། རྒྱ་སྐྱེགས་ཤིང་དབྱིབས་སྟག་པ་འདྲ། །མེ་ཏོག་འདབ་མའི་ནང་དམར་ལ། །རྒྱབ་ནག་ཟེ་འབྲུ་སེར་པོ་ཅན། །གེང་ཤུ་ཀ་ཡི་ཐང་ཚི་ཡིན། །ཞེས་སོ། །

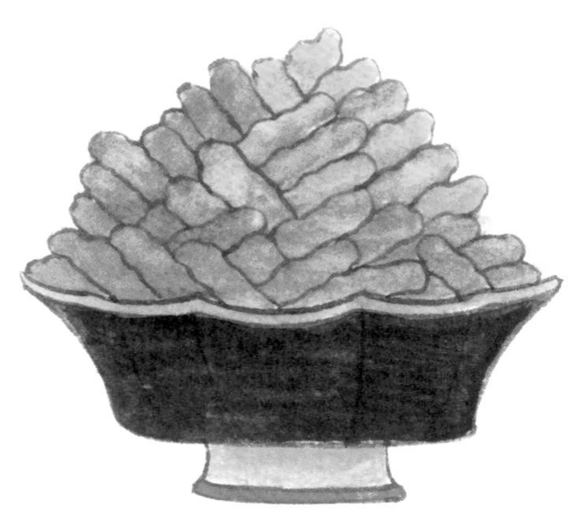

紫草茸

紫草茸治扩散热、紊乱热和血病热。《味气铁鬘》中说：“紫草茸凉、轻，为止血药物。”本品之名有：加解、札都、吉丹、洛赫达、厘达木、拉卡、相肖、森贝车合、拉茂达参、恰居若玛、加吉合、加嘎合、翠、泼翠等。

本品为紫梗树的树脂。由于采收时间不同，分为两种：一种为卓翠，很明亮有光泽；一种为那舒合，红黑色。紫梗树像桦树，花瓣内红背黑，花蕊黄色，其树脂，即为本品。

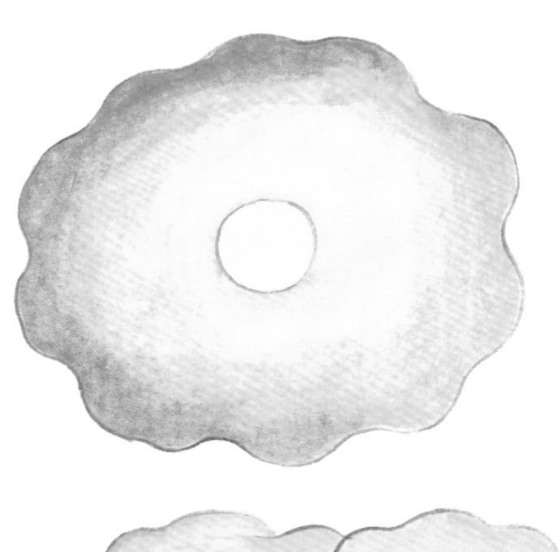

ལ་ཁ།

ལཁས་གློ་མཁལ་འགྲམས་ཚད་སེལ་བ་ཡིན། །ཞེས་པ་གོང་གི་རྒྱ་སྐྱེགས་ཚོས་ཁུ་བཏོན་པའི་སྙིགས་མ་ལ་ཁ་ཞེས་པས་འགྲམས་ཚད་དང་། མིག་ནད་གདོན་གཟའ་འབྱུང་པོ་ཐུབ་པར་བཤད་པའོ། །

紫胶

紫胶治肺劳损热，并且治肾劳损热。本品为上述紫草茸去掉色汁后的残渣，称为拉嘎卡，即紫胶。功效能治疗劳损热、眼病、癔病等。

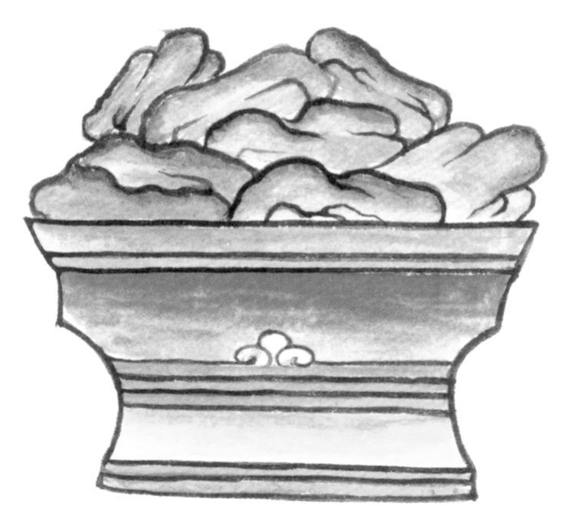

མོན་ཚ་ར།

མོན་ཚ་ར་ཡིས་ཚ་གྲང་འཁྲུ་བ་གཅོད། །ཅེས་པ་ཤིང་བེ་ནག་རྒན་པོ་ལས་བབ་པའི་ཚོ་ཁུ་ཁྲག་འདྲ་བ་སྟེ། འདྲ་ཡིག་ལས། མོན་ཚ་རནི་ཁྲག་ཕྱེ་སྐམ་པོ་འདྲ། །ཞེས་གསུངས། བེ་འབྲས་ཀྱང་ཁྱད་མེད་དེ། །རང་བྱུང་རྡོ་རྗེས། བེ་ནག་འབྲས་བུ་མོན་ཚ་ར། །འཁྲུ་བ་གཅོད་པའི་མཆོག་ཡིན་ནོ། །ཞེས་གསུངས། མོན་ཚ་ར་ཞེས་པ་གྲོམ་གྱི་སྐད་ཡིན། མིང་གཞན། ཤཀྨ་ལི། ཛྷ་རེ་རམ། མོ་ར་ཙ་ལི། འཁྲམ་གཅོད། འཁྲུ་གཅོད་རྣམས་ཟེར་རོ། །

青㭎脂　*Quercus semicarpifoLia*

青㭎脂止寒热泻。本品为老青㭎树流出的血状树脂。《图鉴螺眼》中说：“青㭎脂像干血粉。”与橡实也没有区别。让穹多吉说：“橡实和青㭎脂，止泻有特效。”本品称为“门恰拉”，是高昌语。又名毛拉札厘、占木交、楚交等。

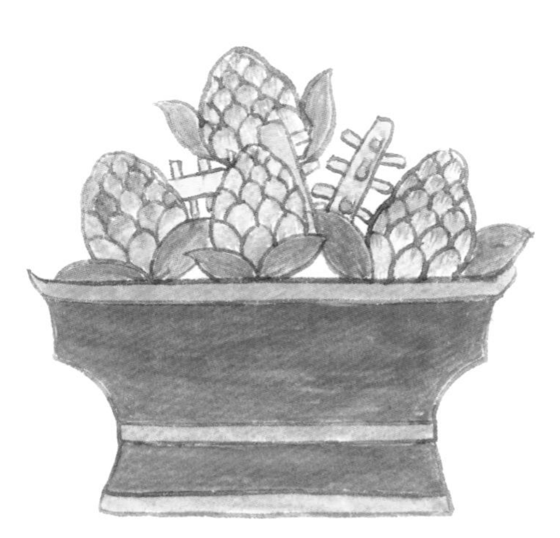

ཐང་ཁྲག།

ཐང་ཁྲག་ས་དུག་འབྲུ་ནད་སེལ་བར་བྱེད། །ཞེས་པ་ནི་ཤིང་སོམ་ཐང་ཤིང་དམ། མིང་། འཐོ་ལོ། འཐོ་ལེ། བྱ་བལ་རྣམས་ཟེར་བ་ཐང་རྒན་གྱི་ཁྲག་གིས་མི་ཕྱུགས་ས་དུག་གིས་ན་བ་ཧ་དྲེའུ་ཐང་ཚོས་དུག་པ། དུག་རྒྱུ་མར་བབ་པས་འཁྲུ་བ་ལ་ཕན་ནོ། །

松树水　*Abies delavayi Franch*

松树水治腹泻病，并治潮气湿毒病。本品之名有：保洛、保奈、唐刚、夏巴如等。本品为老松树流出的水，功效治人畜湿毒疮、马骡湿毒、肠毒泻痢等。

ལེའུ་དྲུག་པ། ལྕུམ་བུའམ་ཐང་སྨན་གྱི་སྡེ་བཤད་པ།
第六章　湿生草类药物

ད་ནི་བར་གྱི་དྲུག་པ་ལྕུམ་བུའམ་ཐང་སྨན་གྱི་སྡེ་ཚན་བཤད་པ་ལ།　རྩ་བ་ལོ་མ་མེ་ཏོག་འབྲས་བུ་སྟེ་ནང་ཚན་བཞིར་བསྡུས་ནས་བཤད་པ་འོས་སུ་བབ་ནའང་ཚན་ཁྲོལ་འདྲེས་པར་བཤད་པ་ནི།

湿生草类药物，又称为“平坝药”，分为根、叶、花、果四类，这里诸类归并在一起论述。

ཏིག་ཏ།

ཏིག་ཏས་མཁྲིས་པའི་ཚ་བ་མ་ལུས་སེལ། །ཞེས་པ་ལ། རོ་སྐྱེར་ལས། ཏིག་ཏ་བསིལ་ལ་རྩུབ་པས་མཁྲིས་པ་སེལ། །ཞེས་དང་། བདུད་རྩི་ཐིགས་པར། ཏིག་ཏ་སྐམ་ལ་སྐོམས་པས་ཁྲག་མཁྲིས་སེལ། །ཞེས་དང་། དཔག་བསམ་ལྗོན་པར། ཏིག་ཏས་ཚ་མཁྲིས་ཚ་བ་སེལ། །ཞེས་དང་། རང་བྱུང་པས། རྒྱ་ཏིག་ཚད་པ་ཀུན་ལ་ཕན། །ཞེས་གསུངས། མིང་ནི། རྒྱ་གར་དུ་ཏིཀྟ། བོད་དུ་ཁ་བ། རྒྱ་ནག་ཏུ། ཏི་ཟ་ར། ཐོམ་གྱིས་ཀླུ་ཀླུ། མི་ཉག་པས། ཀོ་སོ་ལོ། དོལ་པོས། ཛི་ར་ཟེར་རོ། །འབྱུང་དཔེར། ཏིཀྟ་དག་ལ་རིགས་གསུམ་སྟེ། །རྒྱ་ཏིག་བལ་ཏིག་བོད་ཏིག་གོ །རྒྱ་ཏིག་ལོ་མ་སྔོ་ནག

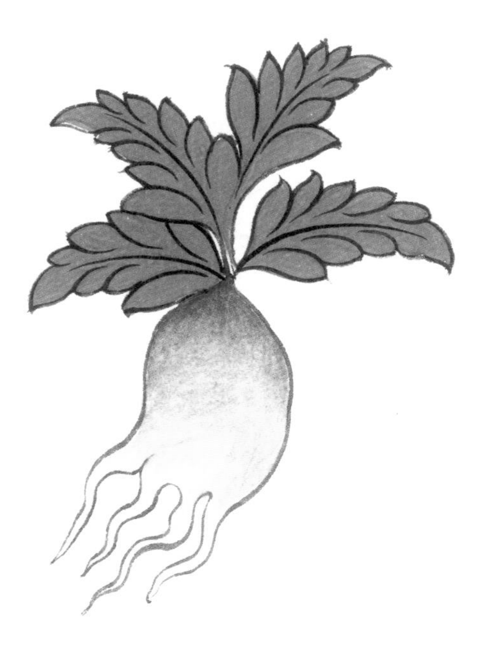

མཐུག །བལ་ཏི་ལོ་མ་ཅུང་ཙམ་སེར། །ཞེས་གསུང་བཞིན་རིགས་གསུམ་མོ། །རྒྱ་ཏིག་ནི། རྒྱ་གར་ནས་འོང་བའི་ཤིང་ཕྲན་འདྲ་ཕོང་སྡོང་སྲབ་ལ་མཁྲེགས་པ་འོད་ཅན་ཚིགས་པའི་རྣམ་པ་ཡོད་པ་རོ་ཁའོ། །

印度獐牙菜　*Swertia chirayita Buch–Hom*

印度獐牙菜功效，治疗一切胆热病。《味气铁鬘》中说：“印度獐牙菜凉、糙，治赤巴病。”《甘露之滴》中说：“印度獐牙菜燥、平，治血病、赤巴病。”《如意宝树》中说：“印度獐牙菜清热，治热性赤巴病。”让穹多吉说：“印度獐牙菜清诸热。”

本品之名，梵语中称为斗合达，藏语中称为卡哇，汉语中称为得萨拉，高昌语中称为拉拉，木雅语中称为高梢洛，堆波语中称为吉拉。《图鉴》中说：“獐牙菜有三种：印度獐牙菜、尼泊尔獐牙菜、藏獐牙菜。印度獐牙菜叶厚，黑绿色；尼泊尔獐牙菜叶微黄。”如上所述，可知獐牙菜分为三种。

印度獐牙菜，产自印度，状如灌木，茎中空，壁薄而硬，有光泽，有节，味苦。

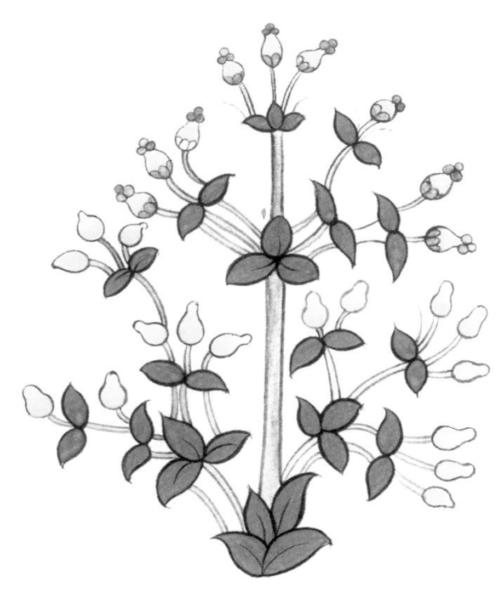

བལ་ཏིག།

བལ་ཏིག་ནི། བལ་ཡུལ་ནས་འོང་ལ་སྔོ་མ་ལས་ཁ་དོག་སྐྱ་ཞིང་སྐྱི་ལ་རོ་སོགས་སྔོ་མ་འདྲ་བའོ། །

བོད་ཏིག་ཏ་ནི། སུམ་ཅུ་ཏིག་སོགས་རིགས་མང་བའོ། །

尼泊尔獐牙菜（普兰獐牙菜）*wertia ciliate(D.Don ex G.Don) B.L.Burtt*

尼泊尔獐牙菜产自尼泊尔，比印度獐

牙菜色淡而软，味等相同。

藏獐牙菜 Chireta chiraita 为篦齿虎耳草等，种类很多。

སུམ་ཅུ་ཏིག།

སུམ་ཅུ་ཏིག་གིས་མཆིན་མཁྲིས་ཚ་བ་སེལ། །ཞེས་པར། ལྷུགས་ཕྲེང་ལས། སུམ་ཅུ་ཏིག་ནི་བསིལ་ལ་རྩོ། །ཞེས་དང་། དཔག་བསམ་ལྗོན་ཤིང་ལས། སུམ་ཅུ་ཏིག་གིས་བད་མཁྲིས་སེལ། །རྒྱ་ཚད་གསོད་ལ་ཚད་ནད་འཇོམས། །ཞེས་པ་ལ། རིགས་ཆེ་ཆུང་གཉིས་འབྱུང་། ཆེ་བ་མེ་ཏོག་སེར་ཤས་ཆེ་བ་རོ་ཤིན་ཏུ་ཁ་བ་དང་། ཆུང་བ་མེ་ཏོག་དམར་ཤས་ཆེ་ལ་རོ་མི་ཁ་བའོ། །རྗེ་རང་བྱུང་པས། སུམ་ཏིག་ཆེ་བས་རྣག་རྣམས་སྐེམ། །ཆུང་བས་རྒྱུ་ཡོང་ཁྲག་ནད་སྐེམ། །ཞེས་གསུངས། འགྲུངས་དཔེར། སུམ་ཅུ་ཏིག་ཅེས་བྱ་བ་ནི། །གཡའ་སྤང་ནགས་དང་བྲག་ལས་སྐྱེ། །ལོ་མ་ལེབ་ཆུང་ཀྲོ་མ་མཚུ། །པདྨ་སྤུངས་བཞིན་གདན་དུ་སྐྱེ། །ངར་པ་དམར་པོ་བ་སྤུ་ཅན། །ཚེ་ཅན་མེ་ཏོག་དམར་ལ་སེར། །རོ་ཁ་ནུས་པ་ཤིན་ཏུ་བསིལ། །ཞེས་གསུངས། རྟོག་པ་བརྗོད་པ་ལས། གངས་ཅན་བྲག་ལྗོངས་འཛིན་པའི་སུམ་ཅུ་ཏིག །པད་གདན་ཟངས་གོས་གསེར་གྱི་ཕྲེང་བས་བརྒྱན། །རིགས་ལྔའི་ནུ་མོར་བཅས་པའི་བདུད་རྩི་དང་། །མཁྲིས་ཚད་རྩད་ནས་གཅོད་པའི་གཙོ་མོ་ལགས། །ཞེས་གསུངས་པས་གཙོ་མོ་དེ་ལ་རིགས་ལྔའི་ནུ་མོ་ཡང་ཡོད་པར་ཨོ་རྒྱན་རིན་པོ་ཆེ་དང་དྭགས་པོ་ཟླ་འོད་གཞོན་ནུ་ཧྐྵ་སྭ་སྨི་རྣམས་ཀྱིས་བཤད་པའི་ནུ་མོ་ལྔ་ནི། གསེར་ཏིག། དངུལ་ཏིག། ཟངས་ཏིག། ལྕགས་ཏིག། གུར་ཏིག་དང་ལྔའོ། །གསེར་ཏིག་ནི། རང་བྱུང་པས། གསེར་ཏིག་བད་མཁྲིས་རིམས་ཚད་སེལ། །ལྕགས་ཏིག་ཟངས་ཏིག་དངུལ་ཏིག་གསུམ། །དུས་ཚད་སེལ་ཞིང་མགོ་ལ་ཕན། །ཞེས་སོ། །འགྲུངས་དཔེར། གསེར་ཏིག་ཡུངས་ཀར་སྡོང་བུ་འདྲ། །ལོ་མ་སྡོང་བུ་གདེངས་པ་ལ། །མེ་ཏོག་དམར་སེར་ཤིན་ཏུ་གསལ། །རོ་ནི་ཁ་བའི་མཆོག་ཡིན་ནོ། །རང་གི་ནུས་པས་བད་ཀན་སེལ། །ཚིག་ཐང་ནུས་པས་རིམས་གསར་འཇོམས། །ཞེས་པ་ཤས་ཆེར་གྲམ་ཁྲོད་ཞིང་སྔ་སོགས་ལས་ཡུངས་ཀར་ལྟར་སྐྱེ་བ་འབྲས་བུ་སེར་ཞིབ་མེ་ཏོག་ཤིན་ཏུ་སེར་ལ་དམར་མདངས་ཆགས་པས་གསལ་བ་དེའོ། །དངུལ་ཏིག་ནི། འགྲུངས་དཔེར། དངུལ་ཏིག་མེ་ཏོག་དཀར་པོ་སྟེ། །ལོ་མ་སྡོང་བུ་རབ་ཏུ་རིང་། །རོ་ནི་ཁ་ལ་ནུས་པ་རྩུབ། །སྔོན་ནད་ཐམས་ཅད་སེལ་བར་བྱེད། །ཅེས་པས་གསལ་ལོ། །ཟངས་ཏིག་ནི། འགྲུངས་དཔེར། ཟངས་ཏིག་རྩ་ཤག་སྤང་ཤར་སྐྱེ། །སྡོང་པོ་དམར་མང་ངར་པ་མེད། །ལོ་མ་མང་སྤུངས་སྤུ་ཆུང་ཅན། །མེ་ཏོག་དམར་སེར་མགོ་མང་འཁྲིགས། །རོ་ནི་མངར་ཁ་ཙུང་ཟད་འཛམ། །རྒྱལ་པོ་གསེར་ཀེད་ཅན་ཡང་ཟེར། །གླང་ཚད་ལྡན་པའི་མཁྲིས་ནད་སེལ། །ཞེས་པས་གསལ་ལོ། །ལྕགས་ཏིག་ནི། འགྲུངས་དཔེར། ལྕགས་ཏིག་ཆུ་འགྲམ་སྤང་ལས་སྐྱེ། །སྡོང་པོ་ལྕགས་ཀྱི་ཐུར་མ་ལ། །ལོ་མ་སྤོ་ལྗང་ཉིང་

པས་དྲིལ། །ངར་པ་ནག་ཅིང་ཕྲ་བ་ལ། །མེ་ཏོག་སྔོ་སྐྱ་ཇོ་ཛེའི་ར། །མང་བས་གར་སྐྱེ་ས་མདོག་སྔོ། །གང་བུ་ཟར་མའི་གང་བུ་འདྲ། །འབྲས་བུ་ལྕུགས་ཀྱི་རིང་བསྲིལ་ཞིབ། །རོ་ཁ་རྒྱ་ཚད་རིམས་ཚད་སེལ། །ཞེས་པས་རྟོགས་སོ། །གུར་ཏིག་ནི། རང་བྱུང་པས། ལྕུམ་ཏིག་རྩ་ཚད་མ་ལུས་སེལ། །དང་། སྔོན་ཤིང་ལས། གསང་སྨན་བདུད་རྩི་གུར་ཏིག་ནི། །ཉིན་གྱི་ཤིང་གསེབ་བསིལ་གྲིབ་སྐྱེ། །ལོ་མ་སྔོར་མོ་མཐུག་པ་ལ། །བདུད་རྩི་དངུལ་གྱི་ཟེལ་པ་ཅན། །སྡོང་པོ་སྤུན་ཐུང་ཕག་སུག་འདྲ། །མེ་ཏོག་སེར་སྐྱ་ཟུམ་པའི་ཚུལ། །རོ་ནི་མངར་ཁ་མཁྲིས་པ་དངོས། །ནུས་པ་སྙོམས་ལ་སྐྱུམ་བསིལ་འཇམ། །ནུས་པས་ཁྲག་མཁྲིས་རྒྱ་ཚད་འཛོམས། །མཁྲིས་ནད་སེལ་བའི་གསང་ལྕུམ་ཡིན། །རྒྱ་རིགས་སྦྱོར་བའི་བདུད་རྩི་ཡིན། །ཞེས་གསུངས་ལ། ཕག་སུག་པ་དང་། གུར་ཏིག་དང་། ལྕུམ་ཏིག་ཡང་ཟེར། ཏིག་ཏ་དྲུག་གི་འབྱུངས་དཔེ་དེ་དྭགས་པོ་རིན་པོ་ཆེས་ཞང་སྨན་ནག་པ་ལ་གདམས་པའོ། །

篦齿虎耳草 *Saxifraga umhellulata Hook F.et Thoms*

篦齿虎耳草功效，能治疗肝胆热症。《铁鬘》中说："篦齿虎耳草性凉、锐。"《如意宝树》中说："篦齿虎耳草治培赤并症，清疮热，治热病。" 本品分为大小两种。

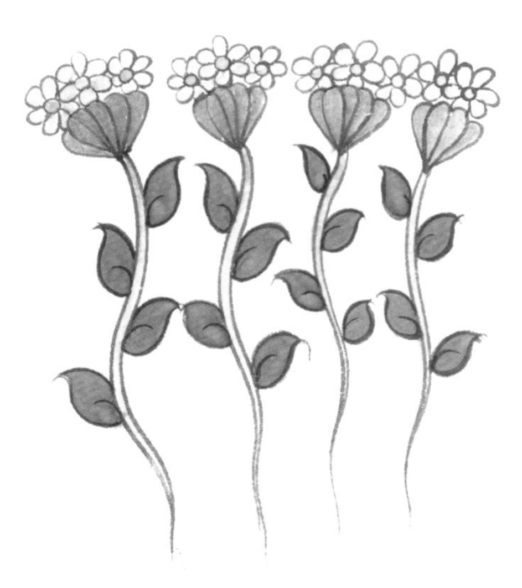

大篦齿虎耳草，花深黄色，味甚苦。小篦齿虎耳草，花深红色，味不苦。让穹多吉说："大篦齿虎耳草干脓，小篦齿虎耳草干肠血病。"《图鉴》中说："蓖齿虎耳草生于石山、草坡、林间、石岩等处。叶扁小如皮，基部如啄，密生如莲座，茎红色，被毛有黏液，花红黄色。味苦，功效大凉。"《概念释诠》中说："雪山石岩生长的篦齿虎耳草，装饰着莲座、铜衣、金珠串，原为甘露五姊妹，为治疗肝热之后药。" 如上所述，可知虎耳草有五种。乌仗那仁宝且和达保达奥雄努、达玛萨莫所说的五类虎耳草为：金虎耳草、银虎耳草、铜虎耳草、铁虎耳草、垂头虎耳草。

金虎耳草（长果糖芥 གསེར་ཏིག Erysimumlongisiliquum Hook F.et Thoms），让穹多吉说："金虎耳草治培赤并病，清时疫热；铁虎耳草、铜虎耳草、银虎耳草清骨热，益头。"《图鉴》中说："金虎耳草像白芥子，叶茎向上，花红黄色很鲜明，味苦者佳，功效治培根病，草药煎汤治初染时疫。”如上所述，生于荒滩、田边，状如白芥子，果实黄色，细小，花很黄，有红色光泽的虎耳草，即为本品。

银虎耳草（抱茎獐牙菜 དངུལ་ཏིག Swertia franchetiana H.smith），《图鉴》中说：“银虎耳草花自色，叶茎很长，味苦，性糙。治一切药毒病。”如上所述，已描述清楚。

铜虎耳草（川西獐牙菜 ཟངས་ཏིག Swertia mussofi franch），《图鉴》中说：“铜虎耳草，生于石山草坡；茎多，红色，叶多，无柄，簇生，微被毛；花红黄色，多头，岐聚伞状；味甘、苦，效微缓，又称为加保赛尔格坚，治隆热胆病。”如上所述，已描述得很清楚。

铁虎耳草（花锚 ལྕགས་ཏིག Halenia elliptica D.Don），《图鉴》中说：“铁虎耳草、生于水边、河滩、草坡，茎如铁筷；叶青绿色，基部微卷，叶柄黑而细；花淡蓝色、蓝色，或有红晕，果实如胡麻，种子细小，状如铁舍利，味苦。解疮热、时疫热。”如上所述，已描述清楚。

垂头虎耳草（གུར་ཏིག Saxifraganigroglandulifera Balakl），让穹多吉说：“垂头虎耳草清脉热。”《如意宝树》中说：“垂头虎耳草生于阳坡树林间阴凉处，叶圆而厚，上有银珠般斑点，基短丛生如猪蹄，花淡黄色，闭合状。味苦、甘如胆汁，性平、润、凉。功效治血病、赤巴病、胆病，解疮热。是治胆病的良药，敷治诸疮的甘露。”又名帕苏合邑、苟尔斗合、敦木斗合。

六种“斗合达”的图像是塔波仁宝且为相曼那合巴传授而绘制的。

བ་ཤ་ཀ།

བ་ཤ་ཀ་ཡིས་ཁྲག་ཚད་རོལ་དུ་གསོད། །ཅེསཔར། རང་བྱུང་པས། བ་ཤ་ཀ་ཡིས་ཁྲག་ནད་སེལ། །ཞེས་གསུངས། མིང་ནི། བ་ཤ་ཀ། བྲི་ཧྲུ། བྱི་བ། བྲི་ཁྲ། རོ་ཙ་བ། མ་ཏ་པརྐེ། ཝི་ཀ་ཤ་ཡ། བ་ཏ་བ་ཤ་ཟེར། གབ་ཏུ། ཁྲག་སྐྱེམ། ཁྲག་འཕྱུང་ཟེར། འཁྲུངས་དཔེར། བ་ཤ་ཀ་ཞེས་བྱ་བའི་ཤིང་། །སྡོང་པོ་ཆེ་ལ་ལོ་མ་མཐུག །མེ་ཏོག་དཀར་སེར་མདངས་དང་ལྡན། །རོ་ནི་ཁ་ལ་ནུས་པ་བསིལ། །རང་གི་ནུས་པས་གཟེར་རིགས་ཐུབ། །མདོར་ན་མཆིན་ཚད་ཁྲག་མཁྲིས་སེལ། །ཞེས་བཞིན་ལོ་སྡོང་ཆེ་བ་སྤུར་གསར་འདྲ་བའི་ཀྲང་ཤིང་གསོབ་པ། གེལ་མཚམས་བྱའི་སྒུག་པ་ལྟར་ཚིགས་ཀྱི་རྣམ་པ་ཅན། མེ་ཏོག་དཀར་སེར་འཆར་བ་སྤེ་རྩེ་མོས་ཚོད་མ་བྱེད་པ་ཡིན། དཀར་དམར་སྔོ་བ་རིགས་གསུམ་ཡོད་པ་མཆོག་གོ། དམན་པ་ནི་བོད་དུ་སྐྱེ་བ་ལོ་མ་ཀྲང་སོགས་བྱི་ཏུག་སེར་པོ་འདྲ་ཞིང་མེ་ཏོག་སེར་པོ་དང་སྔོན་པོ་འཆར་བར་ཡང་མཆོག་དམན་གྱི་ཁྱད་པར་ཆེ་བ་ཡིན། དེ་དག་མི་སྐྱེ་སར་སྔོ་ལྕུམ་གཡུ་སྡོང་གསེར་མགོས་ཚབ་ཏུང་ཙམ་སྟེ། རང་བྱུང་རྗེ་རྗེས། གཡུ་སྡོང་གསེར་མགོས་གདོན་ཚད་སེལ། ཞེས་པ་ནི་ལོ་མ་དང་མེ་ཏོག་གི་དབྱིབས་སྡོང་རི་ཟིལ་པ་འདྲ་ཏུང་། མེ་ཏོག་སེར་པོ་སྡོང་བུ་གྲུ་བཞི་རིང་ལ་རོ་ཁ་བ། ལོ་སྡོང་བཅད་འཛོ་ཁྲག

ཏྲོན་ནང་དུ་བཅུག་པས་འཐུང་ལ་རྩེར་འདྲེན་ནུས་པའོ། །གཞན་འབྲུངས་དཔེ་དང་རོ་ནུས་གང་ལའང་མི་དཔྱད་པར། ལྕུམ་དོམ་མཁྲིས་པ་དང་། བྲག་སྐྱེས་ཡུ་མོ་ཟ་དང་། ལྕུམ་བུ་འབྲས་སྙེ་མ་ཞེས་སྡོང་པོ་རིང་ལ་ལོ་མ་ར་མཉེ་འདྲ་བ་མགོ་ལ་སྙེ་མ་ཡོད་པ་ལ་བྱེད་པ་དང་། བོད་སྙེ་ལ་བྱེད་པ་རྣམས་ནི་ལོག་ཆོས་འབའ་ཞིག་ཡིན་ཞེས་ནམ་མཁའི་མཚན་ཅན་གསུངས་སོ། །

帕夏嘎

帕夏嘎根治血热。让穹多吉说:“帕夏嘎治血热病。”本品又名曲、齐哇、饶扎哇、贝嘎巴夏、巴达巴夏。隐语中称为查格木、查通等。

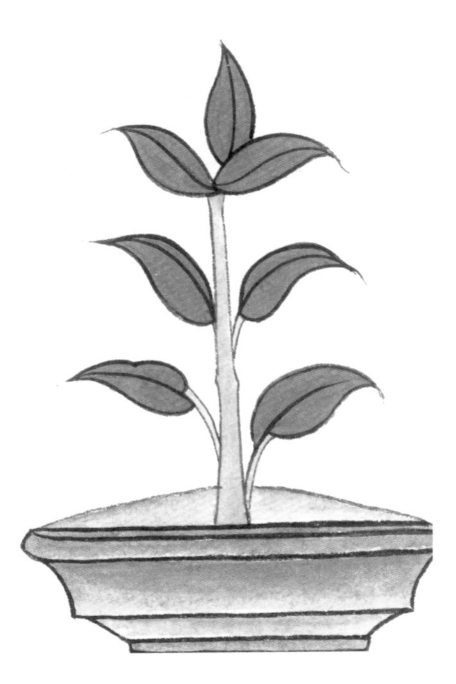

鸭嘴花(ཤིང་བ་ཤ་ཀ། Adhatoda vasica Nees),《图鉴》中说:“鸭嘴花树大叶厚;花白黄色,有光泽。味苦,性凉,功效止刺疼,治肝热、血热病、赤巴病。”如上所述,鸭嘴花树大如沙棘嫩苗,茎空有髓,分枝处如鸟爪,有节;花黄白色,聚生顶端。白红蓝三种为佳品。次品产于藏地,叶茎如黄花香薷,花黄色或蓝色,也有佳次之分。

不产哇夏嘎的地方,可用婆婆纳(ལྕུམ་ནག་དོམ་མཁྲིས། Veronica ciliata)和塞北紫堇[ཟིལ་ལྕུམ་བ་ཤ་ཀ། Corydalis impatiens(Pall)Fisch]代替。让穹多吉说:“婆婆钠纳和塞北紫堇清热。”(注:有的版本中只有 གཡུ་སྡོང་གསེར་མགོ། 西伯利亚紫堇)塞北紫堇叶花状如糙果紫堇,但花黄色,茎方形,较长,味苦,嫩茎折断,浸入热血血可吸到顶端。

另外,那木卡参见说:“不分析鉴别实物图鉴,不辨别性味,而把敦木冬赤巴、岩生假楼斗菜、敦布斋宁玛等茎长,叶像黄精,茎尖有穗的植物认为是帕夏嘎,或是藏藜,这肯定是错误的。”

མ་ནུ་པ་ཏྲ།

མ་ནུ་པ་ཏྲས་རླུང་ཁྲག་ཚ་བ་སེལ། །ཞེས་པར། ཚུགས་ཐྲེང་ལས། མ་ནུ་དྲོ་ལ་ནུས་པ་ཆེ་བས་བད་ཀན་གྲང་བ་སེལ། །ཞེས་དང་། ཏེ་ཛོ་ཛྷ་ལས། མ་ནུ་དྲོ་སྐམ་རླུང་འཚོམས་པོ་དྲོད་སྐྱེད། །ཟས་འཇུ་

ཡི་གར་འོང་དང་གཟེར་བ་འཛོམས། །ཞེས་དང་། རང་བྱུང་པས། པ་ཊས་བད་ཚད་འཛོམས་པར་བྱེད། །ཅེས་གསུངས། འདི་ལ་རིགས་མང་སྟེ། དྲི་ཚིག་དངུལ་དཀར་མེ་ལོང་ལས། མ་ནུ་ཞེས་པ་སྤྱི་མིང་ཡིན་ཅིང་། སོ་སོར་རིགས་ཕྱེ་ན། མ་ནུ་པ་ཊ་དང་། མ་ནུ་རུ་ཏ་དང་། མ་ནུ་ཏ་སྐམ་དང་། མ་ནུ་ཤུ་ཟུར་དང་། མ་ནུ་ཁྲག་ཅན་དང་། མ་ནུ་གསེར་ཤིང་དང་། མ་ནུ་ལྕགས་ཐག་ཅེས་པ་རྣམས་གསོ་དཔྱད་ཀྱི་གཞུང་མང་པོ་དག་ལས་བཤད་ལ། རྒྱ་ནག་གི་ལུགས་ཀྱི་མ་ནུའི་སྦྱོར་སྡེའི་བསྟན་བཅོས་ལས་ནི་བྱ་འཕུར་སློབ་ཀྱང་མ་ནུའི་རིགས་སུ་བཤད་པ་སྣང་ངོ་། །ཞེས་གསུངས། འདི་ནི་མཁས་པའི་བཤད་རྒྱུད་གིས་ཕ་རོལ་གཏིང་དཔོག་ཕྱིར་མ་ནུའི་མིང་ཐོགས་ཚད་བྲངས་ནས་དྲི་ཡུལ་མིང་ལ་འཁྲུལ་ལམ་མ་འཁྲུལ་བརྟག་པའི་ཆེད་དུ་གསུངས་པ་ཡིན། བོད་ལ་ཡིད་འོང་དང་། ཤིད་ཆེན་དང་། ཤིད་ལས་སྐྱེས་དང་། ཤིད་ཀྱི་བུ་དང་། མི་རྣམས་ལ་འཇུག་པས། སྨན་གྱི་ཁྱད་ཆོས་ལ་བསྟགས་པའི་མིང་ཡིན་པས། ལོ་མ་མེ་ཏོག་དྲི་མ་སོགས་ཡིད་ལ་འོང་བ་དང་། ནུས་པ་ཤིད་ཆེ་བ་དང་། སྐྱེ་སྟོབས་ཤིད་ཆེ་བ་རྣམས་ལ་གདགས་སུ་འོས་པའི་མིང་ཡིན་པས་རིགས་ལ་མ་ངེས་སོ། །བཤད་བྱ་དངོས་ནི་མ་ནུ་པ་ཊ། ཞེས་པའི་པ་ཊ་ནི། ལོ་འདབ་དང་གོས་ལ་འཇུག་པས། སྐབས་འདིར་ཡིད་འོང་འདབ་མ་ཅན་ནོ། །ངོ་བོ་ནི། བདུད་རྩི་ཐིང་བུར། མ་ནུ་པ་ཊ་ཞེས་བྱ་བ། །སྤོ་བལ་རིག་པའི་འབྱུང་གནས་དང་། །བསོད་ནམས་ལྡན་པའི་ལྗུམ་རར་སྐྱེ། །རྩ་བ་དུང་གི་ཚ་ལོ་འདྲ། །ལོ་མ་གཡུ་ལོ་གྱེན་དུ་འབར། །རྒྱབ་ལ་དངུལ་གྱི་བ་སྤུ་ཆགས། །མེ་ཏོག་སེར་འོད་མདངས་དང་ལྡན། །དྲི་ཞིམ་སྤོས་ངད་རྒྱུན་མི་འཆད། །རོ་ནི་མངར་ཁ་ཚ་བ་ལ། །ཞུ་རྗེས་མངར་སྐྱུར་ལྡན་པར་ཞུ། །རང་གི་ནུས་པས་རླུང་ཁྲག་དང་། །བད་ཀན་ཚ་བ་སེལ་བྱེད་ཅིང་། །ཕོ་བའི་ལྷེན་དང་བད་མཁྲིས་འཛོམས། །ཞེས་དང་། སྨན་གྱི་བྱེདས་ལས། མ་ནུ་པ་ཊ་ནི་མངར་བའི་ཁ་བ་ཚ་བའོ། །ཞེས་དང་། གཏེར་མཛོད་ལས། མ་ནུ་པ་ཊ་མངར་ཞིང་ཁ། །ཚ་བའི་རོ་དང་ལྡན་པ་ལས། །ཞུ་རྗེས་མངར་ཞིང་སྐྱུར་བར་ཞུ། །རླུང་ཁྲག་ཚ་བ་བད་ཀན་སེལ། །སྟུམ་བསིལ་རྣོ་དྲོ་ལྡན་པ་ཡིས། །ནུས་པའི་ཁྱད་པར་ལྡན་པ་ཡིན། །ཞེས་གསུངས་སོ། །ད་ལྟ་ཡུལ་ཕལ་མོ་ཆེའི་ལྗུམ་རར་རྩ་བ་འཛུགས་པའི་མ་ནུ་འདི་འོ། །ཕལ་ཆེར་པ་ཊ་ཞེས་པ་ལོ་མ་ཡིན་པས་ལོ་མ་གཏོང་དགོས་གསུངས་པ་སྣ་ཡིན་ཡང་དོན་མིན་པས་རྩ་བ་དགོས་སོ། །

藏木香（土木香） *Inula racemosa Hook.f.*

藏木香治隆血热。《铁鬘》中说："藏木香性温功效大，治培根寒症。"《得皂札》中说："藏木香温燥，祛风，提升胃阳，开胃消食，镇痛。"让穹多吉说："藏木香清培根热。"

本品种类很多。《问语银鉴》中说："玛努是总称，详细区分，有玛努巴札、玛努布拉、玛努如打、玛努达嘎木、玛努徐苏尔、玛努彻合见、玛努赛尔相、玛努介吐等。"许多医学论著中都有论述。汉医著作《木香配方》中也对木香的种类有论述。这是学

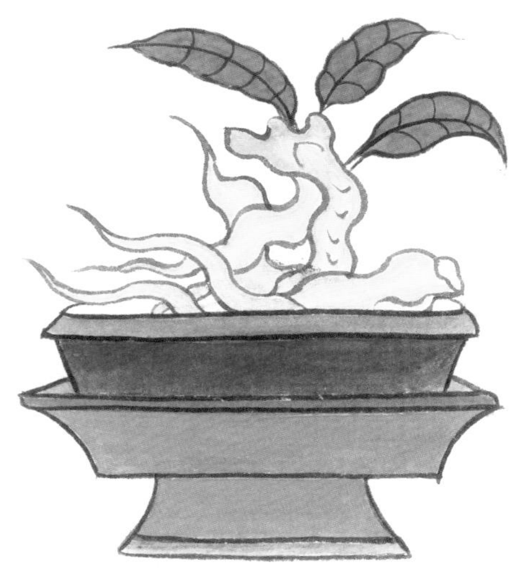

者为了不使药名错误而说的，实际上木香的分类大多不一。

藏木香，印地语中称为“玛努”，藏语中称为意昂、西青、西奈吉、西吉吾等。这些名称是根据药物对人的功效特点而称谓的，叶、花、气味等，美丽锐意，药效大，生长力强，因而得名，不是种类之分。实际上称为“玛努巴札”,其中的“巴扎”是叶、花之义，在这里含义是“悦意之叶”。

藏木香的性状，《甘露之池》中说：“藏木香生于南方尼泊尔明源之地和有福气的园中，根像贝壳纹，叶如玉叶向上伸展，叶背被银毛，花黄色，有光泽，气味芳香浓郁。味甘、苦、辛、化味甘、酸。功效清隆热、血热、培根热，治胃脘病、培赤并病。”《药物大全》中说：“藏木香甘、苦、辛。”《宝库》中说：“藏木香甘、苦、辛，化味甘酸，治隆热、血热、培根病，效润、凉、锐、温，具有特殊功效。”现在，大多数地方的园中用根种植的藏木香即为本品。“巴扎”是叶的意思，好像是说药用应该用叶，其实药用还是用根。

པུཥྐ་ར་མཱུ་ལ།

པུཥྐར་མཱུ་ལས་བད་ཀན་ཆ་བ་སེལ། །ཞེས་པར། རང་བྱུང་པས། པུཥྐ་ར་རྩིབ་ལོགས་གཟེར་བ་འཇོམས། །ཤུ་རྒྱུར་ནུས་པ་དེ་དང་མཚུངས། །ཞེས་གསུངས། པུཥྐར་ཞེས་པ། འགའ་ཞིག་པུཥྤ་མེ་ཏོག་ལ་འཇུག། ཀར་ཞེས་པ་ཁ་དོག་ལ་འཇུག་པས་མེ་ཏོག་དཀར་པོ་ཅན་གྱི་མ་ནུའོ། །ཞེས་འཆད་ཀྱང་ཁྱབ་ཆུང་སྟེ། དཀར་པོ་ནི་དེའི་འཕྲུལ་ཅན་གྱི་ཀ་ལས་དབྱངས་མཐའི་ཀ་སྒྲོག་མེད་དྲངས་པའི་ཀ་རྐྱང་མི་ཐོབ་པར་མ་ཟད་རྒྱ་བོད་སྐད་བསྲེས་པས་མི་འཐད། མེ་ཏོག་དཀར་པོར་འདོད་ན་སི་ཏ་པུཥྤ་ལྟ་བུའི་ཁ་དོག་སྔོན་དུ་འགྲོ་བའི་རྒྱ་སྐད་ཡོང་དགོས་སོ། །པུཥྐ་ར། ཞེས་ར་སྒྲོག་ཅན་ཡིན་པ་ལས་ཀ་ལ་ཡར་སྦྱར་རྒྱུ་མིན། བོད་སྐད་དང་འདྲེས་པར་བསྡུ་བ་བྱས་ནས་དཀར་ཟེར་བ་ཟུར་ཆག་པའོ། །པུཥྐ་ར་ནི་རྒྱས་བྱེད་ཡིན་ལ། མཱུ་ལ་རྩ་བ་སྟེ། རྒྱས་བྱེད་རྩ་བའོ། །དོན་ལ་འདིས་ཤ་ཚིལ་སྐྱེད་པས་སོ། །ལྡོན་ཤིང་ལས། པུཥྐར་མཱུ་ལས་སྐེམ་པོ་ཤ་རྒྱས་བྱེད། །ལྡུམ་རར་འཛུགས་པའི་མ་ནུ་ལ་རིགས་ཀྱི་ཁྱད་པར་ལས་མ་ནུ་གཡུང་བ། ལོ་སྟོང་སྔ་མ་ལས་ཆུང་ལ་རྩ་བ་རྐང་གཅིག་དཀར་པོ་ཤིན་ཏུ་ཅེས་སོ། །མཁྲིགས་ལ་རོ་ཚ་ཤས་ཆེ་བ་

དེ་ཡིན་གསུངས། འདྲ་ཡིག་ལས། པུཥྐར་ལྷུ་ལ་ལུག་སུག་འདྲ། །ཞེས་གསུངས་པ་ནི། སུག་པ་ལ་ར་སུག་ལུག་སུག་གཉིས་ཡོད་པའི་ལུག་སུག་དཀར་མཁྲེགས་རྐང་གཅིག་དེ་འདྲ་གསུངས་སོ། །ཟུར་པས་ཁམས་ཀྱི་རུ་རྟ་ལ་མཛད་པ་ཡང་ནུས་པ་མཐུན་པས་རུང་བར་བཤད་དོ། །

总状青木香　*Inula racemosa Hook.f.*

总状青木香功效，能治疗培根热症。让穹多吉说："总状青木香治肋痛，徐苏尔与此同效。""布卡嘎拉"是"花"的意思，"嘎尔"是"白色"的意思，因而"布卡嘎拉"即"白花木香"，但这种说法范围很小。"布卡嘎拉即吉杰""木拉即根之意"，布卡嘎拉木拉即"吉西杰根"，意即该品能"生肌脂"。《如意宝树》中说："布卡嘎拉木拉能使干瘦者生肌脂。"同园植总状青木香除种类区别外，叶茎亦比总状青木香小，有一条很坚硬的白根，味很辛辣。《图鉴螺眼》中说："布卡嘎拉木拉，状如绵羊蹄。"羊蹄分山羊蹄和绵羊蹄，本品状如绵羊蹄，白色坚硬，根单一。宿喀巴说："应为康木木香，功效也应相同。"

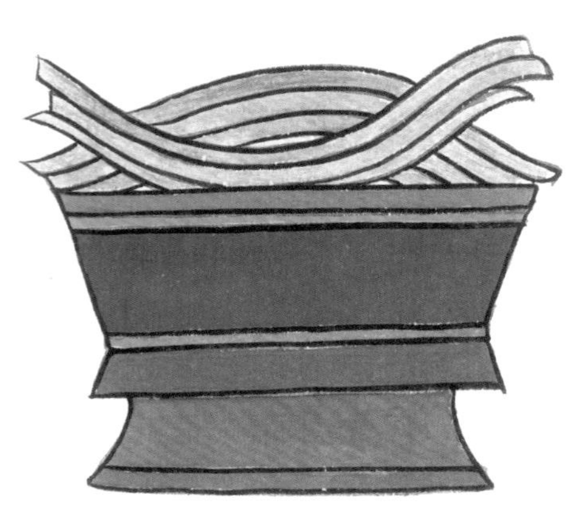

རུ་རྟ།

རུ་རྟས་རླུང་ཁྲག་ཕོ་བ་སྲོས་པ་སེལ། །གློ་ནད་གག་པ་ཤ་རོ་གཅོད་པར་བྱེད། །ཅེས་པར། ལྷུགས་ཕྲེང་ལས། རུ་རྟ་ནུས་པ་གཉིས་ལྡན་ཏེ། །མ་རུལ་སྨྱོ་ཡང་ནུས་པ་ཡིན། །ཞེས་དང་། རུ་རྟ་རྣོ་དྲོ་སྣུན་དང་བད་ཀན་བཤིག །སེར་སྣ་འཁྲིལ་བ་འཐེན་པར་བྱེད། །ཅེས་དང་། རང་བྱུང་པས། མ་ནུ་རུ་རྟ་འདུ་བ་སྐོམས། །ཞེས་དང་། རུ་རྟ་དཀར་དང་ནག་པོ་གཉིས། །ཚད་འཁྲུགས་གཉན་ནད་སྲོག་རླུང་འཇོམས། །ཞེས་གསུངས་སོ། །རུ་རྟ་ཞེས་པ་རུ་ཐུང་དུ་ནི་རབ་ཏུ་ལ་འཇུག་ལ། རུ་རྟ་ཞེས་པ་རུ་རིང་པོ་བྱེད་པ་ཁ་ལོ་ལ་འཇུག། རུ་ཐུང་བ་དང་ཏ་ལ་ར་མགོ་སྦྲུར་བ་བོད་ལུགས་ལ་སོང་བས་ཟུར་ཉམས་པའོ། །མ་ནུ་རུ་རྟ། རབ་ཏུ་ཡིད་འོང་། མ་ནུ་རུ་རྟ། ཁ་ལོ་ཡིད་འོང་སྟེ། སྐབས་འདིར་ཁ་ལོ་ཡིད་འོང་སྟེ། འདིའི་ཁ་ལོ་ལས་དྲི་མ་ཡིད་འོང་བའི་ས་ལས་འབྱུང་བས་སོ། །མིང་ནི། ཀུཥྛ། མཛེ་ཅན། ཀུཥྚ། སོ་བ་ལ་ཀུཥྛ། ཀླ་ཀྲ། རོ་ག། རཀྵ་རྣམས་ནད་ཅན་ཏེ། དོན་ཡང་རྩ་བར་ཚི་ཁུ་ཁྲག་དང་ཆུ་སེར་འདུ་ཡོད་པས་མཛེ་ཅན་དང་། རྩ་བར་གསར་པ་སྐྱེ་དུས་

ནས་ཁོང་རུལ་བ་ལྟ་བུ་ཡོད་པས་ནད་ཅན་ཏེ་ཤ་རུ་ལྟར་ཁོང་སྟོང་པས་སོ། །འདི་ལ་དཀར་ནག་གཉིས་འབྱུང་བས། དཀར་པོ་ཁམས་ཀྱི་རུ་རྟས་ཚད་འཁྲུགས་གཉན་ཚད་སེལ། ཞེས་དང་། ནག་པོ་རྒྱ་གར་དང་ལ་སྟོད་ཏི་སེའི་ཕྱོགས་སོགས་ནས་རི་སྐྱེས་ཞིང་འཇུགས་ཅི་རིགས་འབྱུང་བ་དྲི་ཞིམ་པས་སྤོས་ཀྱི་གཙོ་བོར་བྱེད་པས་རླུང་ཤས་ཆེ་བ་ལ་ཕན་པ་ཡིན། །གཉིས་ཀར་འདྲ་ཡིག་ལས། རུ་རྟ་ཤ་རུ་གོག་པོ་འདྲ། །ཞེས་སོ། །ལྕགས་ཐྲེང་ལས་མ་རུལ་སྐྱོ་ཡང་ནུས་གསུངས་པའི་རྒྱུ་མཚན་བཅས་མ་ངེས་སོ། །ལུང་ཕྱི་མར་སེར་བླ་འཕྱིལ་པ་ནི། སེར་བུའི་བླ་ནི་རླུང་ནད་ཡོད་པའི་བླ་རྟགས་སུ་སྤོས་པས་ཁོང་རླུང་འཕྱིལ་བའོ། །

川木香　*Vladirniri souliei(Franch) Ling*

川木香之功效为治疗脓血胃胀满、肺病喉蛾去死肌。《铁鬘》中说："川木香有两种功效，去腐，镇癫。""川木香锐、温，破肿瘤、培根聚滞、中气郁结。"让穹多吉说："川木香调和机能。""川木香分黑白两种，清烦热，治瘟疫、命脉隆病。"

本品之名有：泽建、如打、饶嘎、奈建。其含意是：根部含有血状黏液和黄水状液体，因而称"泽建"；出生新根时，旧根心如朽木，因而称"奈建"，状如鹿角中空。

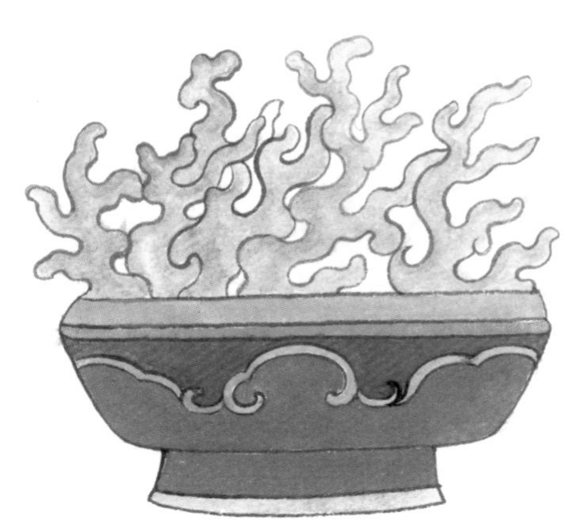

本品分为黑白两种。白木香产于康木之地，功效清烦热，治瘟病。黑木香产于印度和冈底斯山，气味芳香，为香料之冠。功效利气。《图鉴螺眼》中说："黑白木香像脱落的鹿角。"《铁鬘》中所说的"去腐，镇癫"是不确切的。所谓中气郁结是隆病臌胀，腹腔气聚。

འབྲ་གོ།

འབྲ་གོས་བད་ཀན་སྐྱུག་སེར་ཕོ་ནད་སེལ། །ཞེས་པར། དོན་ལ་མ་ནུ་རྟ་སྐམ་ཞེས་པ་དེ་ཡིན་ལ་ངོ་བོ་ནི་ཨ་རུ་ཤ་ཆེན་འདྲ་བས་ཨ་འདྲ་ཡང་ཟེར་བ་དང་། ཧ་རེ་ཊ་ཀ་ཡང་ཟེར། སྐྱི་ས་ཁར་ཡང་ཟེར་བ། འབྲས་བུ་རྟའི་ནུ་མ་དང་ཡང་འདྲ་ལ་ཁད་པ་འབྱུང་། འདི་རྒྱ་གར་དང་ཁ་ཆེའི་ནགས་ཁར་སྐྱེ། མེ་ཏོག་དཀར་སེར་སོགས་མ་ངེས་པ་འབྱུང་ཟེར། འདི་ལ་འགའ་ཞིག་གིས་རོ་ཤིན་ཏུ་མངར་བ་ཞིག་དགོས་པར་སེམས་གསུངས་ཀྱང་། རོ་མངར་བ་ས་ཆུའི་རང་བཞིན་ཡིན་པས་

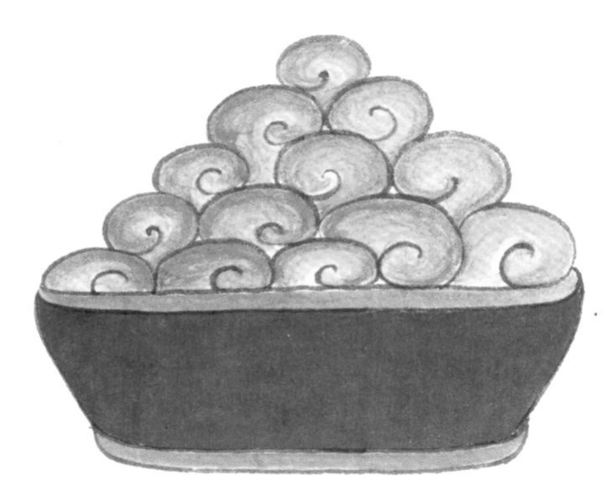

མངར་བས་བད་ཀན་སྐྱེད་གསུངས་བཞིན་གྱིས་ཕན་པའི་རྒྱུ་མཚན་མ་རྙེད་དོ།།

海枣（无漏子） *hoenix dectylifera L*

海枣功效治胃病，并治黄色木保病，以及培根瘀紫症。本品实为“玛努达嘎木”。因性状如肥诃子，因而称为“阿扎”。又称哈若奴嘎、格卡萨卡尔。果实略像马乳头。本品产于印度和克什米尔的那卡，花白色或黄色，花色不定。本品有些人虽说味非常甜，但味甘系水、土之性而味甘，生培根，其原因不明。

སླན་སྣ།

སླན་སྣས་ཕོ་ནད་སྐྱེད་ཟས་ལེན་བད་རླུང་འཇོམས། །ཞེས་པར། བདུད་རྩི་ཐིགས་པར། སྣ་ནི་རྩུབ་ཅིང་བད་ཀན་སེལ་བར་བྱེད། །ཅེས་དང་། ལྷུགས་ཕྲེང་ལས། སྒེ་གཞེར་རྩུབ་ལ་ཚ་སྐེ་ཞུ་རྗེས་བསིལ། །སླན་སྣ་ཚ་མངར་ཞུ་རྗེས་མངར་ཡང་ཕོ་བ་ཡིན། །ཞེས་དང་། སླན་གྱི་བྱིངས་ལས། སླན་སྣ་ནི་ཚ་བའི་ཚ་བ་མངར་བའོ། །དང་། གཏེར་མཛོད་ལས། སླན་སྣ་ཚ་མངར་ཞུ་རྗེས་མངར། །ཟས་ལེན་ཕོ་སྐྱེད་བད་རླུང་སེལ། །དང་། བདུད་རྩི་བུམ་པར། སླན་སྣ་དང་ནི་སྣ་སྐྱ་གཉིས། །ཚ་མངར་ཚ་བ་ཞུ་རྗེས་ནི། །མངར་དང་ཁ་སྐྱེ་བད་རླུང་སེལ། །དང་། བདུད་རྩི་ཕྲེང་བར། སླན་སྣ་པགས་མངར་ཤ་ནི་ཚ། །ཞུ་རྗེས་མངར་བར་ཞུ་བ་ཡིན། །ནུས་པས་བད་རླུང་སེལ་བྱེད་དོ། །དང་། སྙིང་པོ་བསྡུས་པར། དོང་གྲས་སློ་ནག་འདྲེན་པར་བྱེད། །དང་། བརྒྱད་པར། དོང་གྲ་ཕོ་སྐྱེད་རོ་ཙ་དང་། །འབྲུ་གཙོད་ཡིད་འོང་སྒྲིགས་པ་སེལ། །ཡི་ག་འབྱེད་ཅིང་ཞུ་རྗེས་མངར། །ཁོང་སྐྱུམ་ཕོ་སྐྱེད་བད་རླུང་སེལ། །སྒེ་གཞེར་དེ་དང་འདྲ་བ་ཡིན། །ཞེས་དང་། རང་བྱུང་པས། དོང་གྲས་སློ་ནག་ཕྱིན་དུ་འདྲེན། །ཞེས་གསུངས། མིང་ནི། པཏྟྲ། ཤྲིཀྵ་བཻ་ཏ། བཙའ་སྣ། ཨཧྲ། ཤྲུཏི། ཤྲུཏི་ཤྲིཀྵ། ནཱ་ག་ར། དོང་གྲ། ལི་དོང་གྲ། ཀེ་ལ་ཀ། སྣ་སླུག ཤི་ཤྲུ་བེ་ལ། སྣ་གེའུ། སྣ་བོ་ཆེ། སྣ་དམར། སྣ་གོད། སྤོད་སྣ་རྣམས་ཟེར། འདི་ལ་སྒེ་གཞེར་ཟེར་བ་སྣ་སྔོན་པར་འཇུག་པར་བཤད། ཕལ་ཆེར་གྱིས་སྒེ་གཞེར་ཞེས་པའང་སྣ་སྐྱ་འདི་ཉིད་དུ་ངོས་བཟུང་དགོས་པ་ལ། དེང་སེང་ཕལ་ཆེར་གཞེར་ཞེས་པའི་ཚིག་ལ་འཁྲུལ་ནས་སྔོན་པ་ཡིན་ཞེས་ཀྱང་། དེས་ན་སླན་མཐའ་དག་ལ་སྐམ་སྔོན་མི་འདྲ་བའི་ནུས་བཤད་དགོས་པར་སེམས་ཤིང་། ཡང་འགའ་ཞིག་ནས་སྒེ་གཞེར་སྣ་སྐྱ་སླན་སྣ་ཞེས་སོ་སོར་བཤད་པ་ལྟར་ན་སྣ་རིགས་མི་འདྲ་ཞིག་ཏུ་ངོས་ནའང་། མན་ངག་རྒྱུད་ཀྱི་

སྦྱོར་སྡེ་རྣམས་སུ་སྐྱེ་གཤེར་གྱིས་ཁྲག་འཇུ་བར་ཤས་ཆེར་གསུངས་པས་འདི་ཉིད་འཐད། ཅེས་གསུངས་འདུག་པ་འདི་ནི་གོ་བཟོ་བྱས་པ་ཁྱབ་ཆུང་སྟེ། སྐྱེ་གཤེར་ནི་ངེས་པར་སྔོན་པ་ཡིན་ཏེ། འདི་ལ་བཅའ་སྒ་དང་སྨན་སྒ་ཟེར་བའི་རྒྱུ་མཚན་ཀྱང་། བཟའ་བ་དང་བཅའ་བ་ཞེས་ཁ་ཟས་སུ་བཟའ་བའི་མིང་ཡིན་ལ། རྒྱ་གར་ནག་གིས་བཟའ་བའི་སྤྱོད་ཡིན་ལ། ཡུལ་སོ་སོའི་ཞིང་ལ་འཛུགས་པས། ཡུལ་སྡེ་རྣམས་ལ་སྒ་འདི་དང་སྒོག་པ་ལ་ཕུག་གསུམ་དབྱར་དགུན་སྟོན་དཔྱིད་དུས་ནམ་ཡང་སྔོན་པ་མ་གཏོགས་སྐམ་པོ་མི་སྲིད་པས་དེའི་ནུས་པ་དང་། སྨན་སྒ་ཞེས་པ། སྒ་དེ་ངར་པོ་གཅིག་ཀྱང་སྨན་པ་རྣམས་སྐམ་པོ་སྨན་ལ་གཏོང་རྒྱུ་བྱས་པ་ལས་སྔོན་པ་མེད་པས་སྐམ་པོ་སྨན་པའི་སྒའོ། །སྔོན་པ་བཅའ་བའི་སྒའོ། །ཕལ་ཆེར་དུ་ཡང་། དེ་དག་ཀྱང་དབྱེ་ན་བཅག་པའི་ཁ་དོག་དཀར་ལ་སྟུམ་བག་ཆུང་བ་སྨན་སྒ་དང་། བཅག་ཁ་དམར་ཁམ་སྟུམ་བག་ཅན་དེ་དོང་གྲ་དང་། གསུངས་འདུག་པ་ཡང་འོལ་ཚོད་དེ། འོ་ན་སྨན་སྒ་དང་། དོང་གྲ་སྒ་སྐྱ་སྒ་སེར་ཞེས་རིགས་བཞི་ཡོད་དགོས་པར་ཐལ། སྒ་རིགས་གསུམ་ལས་རྒྱུད་མན་ངག་གང་དུའང་མ་བཤད་ལ། གསུམ་ནི་ཁ་དོག་དབྱེ་བས་སྒ་དམར་དོང་གྲ་ལ་ཟེར་བ་དང་། སྒ་སྐྱ་སྒ་གཡུང་ལ་ཟེར་བ་དང་། སྒ་སེར་ཡུང་བ་ལ་ཟེར་བ་སྟེ་གསུམ་མོ། །བཅག་འཕྲོ་དཀར་ལ་སྟུམ་བག་ཆུང་བ་དེ་ཤེད་མ་ཇོམས་ཤིང་མ་སྨིན་པ་དང་། བཅག་ཁ་དམར་ཁམ་སྟུམ་བག་ཅན་དེ་ཤེད་ཇོམས་པར་སྨིན་པ་ཡིན་པ་ལག་ཏུ་ལོན་པར་ཀུན་གྱིས་ཤེས་པའོ། །དེས་ན་སྨན་མཐའ་དག་ལ་སྐམ་སྔོན་མི་འདྲ་བའི་ནུས་པ་བཤད་དགོས་པར་སེམས་གསུངས་པའང་མ་བརྟགས་པའི་གསུང་སྟེ། སྨན་མཐའ་དག་ནི་ཉེ་རིང་མ་ངེས་སྣ་ཚོགས་ནས་སྐམ་པོ་མ་གཏོགས་སྔོན་པ་མི་འབྱུང་། བྱུང་ཡང་གཏོང་སྲོལ་མེད་པ་ལ་སྔོན་ནུས་བཤད་པ་མེད། སྤྱོད་རིགས་ལ་སྐམ་སྤྱོད་སྔོན་སྤྱོད་ཡོད་པས། ནུས་པ་ཡང་སོ་སོར་བཤད་ཡོད་མོད། གང་ཞེ་ན། སློབ་དཔོན་དཔའ་བོས། པི་པི་ལིང་སྔོན་བད་སྐྱེད་མངས། །བསིལ་ཞིང་ལྕི་ལ་སྟུམ་པ་ཡིན། །སྐམ་པོ་དེ་ལས་ལྡོག་པ་སྟེ། །སྟུམ་ཞིང་རོ་ཙ་རོ་ཚ་ལ། །ཞུ་རྗེས་མངར་ཞིང་བད་རླུང་དང་། །ལུད་པ་དབུགས་མི་བདེ་སེལ་འགྱུར། །ཞེས་སྤྱོད་ནར་ལ་སྐམ་སྔོན་སོ་སོར་ནུས་པ་བཤད་པ་དང་། དེ་བཞིན་སྒ་ལའང་སྐམ་སྔོན་ནུས་པ་བཤད་པ། ལྡུམ་ཀྱི་ཕྲེང་བའི་ལུང་གོང་དུ་སྨོས་པས་དང་། སྒོག་པ་ལ། ལྷོན་ཤིང་ལས། སྒོག་སྔོན་ཞིམ་སྟུམ་དྲོད་སྐྱེད་ཡི་ག་འབྱེད། །སྐམ་པོ་ཚ་རྙེ་མཁྲིས་སྐྱེད་ཡི་ག་ལྡོག །ཞེས་སོ་སོར་དང་། ལ་ཕུག་ལ་གདམས་པ་སུམ་ཅུའི་སྒྲོན་གསལ་ལས། བཙོས་པས་རླུང་སེལ་རྗེན་པས་ཉེས་ཀུན་སྐྱེད། །སྐམ་པོས་བད་རླུང་སེལ་ལ་སྔོན་པ་ཚ། །རྙེ་རྩུབ་བད་སེལ་རླུང་ནད་སྐྱེད་པར་བྱེད། །ཅེས་བཤད་མོད། མན་ངག་རྒྱུད་དུ། སྐྱེ་གཤེར་ཁྲག་འཇུ་བར་བཤད་པས་སྒ་སྐྱ་ཡིན་ཏུ་འོས་ན་སྤུར་བུ་དང་མཛོ་ཚེར་གྱིས་ཀྱང་ཁྲག་འཇུ་བས་སྒ་སྐྱ་ཡིན་དགོས་སོ། །ལར་ཁྲག་འཇུ་ཞེས་པའི་རྒྱུ་མཚན་ཀྱང་མ་གོ་བས་ལན། གྲང་བས་ཟས་སོགས་མ་ཞུ་བ་དྲོད་སྨན་གྱིས་བཞུ་བ་ནི་ཆུ་ལ་འཁྱག་ཆགས་ཉེ་མས་

བཞུ་བ་ལྟ་བུ་ཡིན་ལ་དེ་དང་ཁྲག་འཆག་མི་འདྲ་སྟེ། ཁྲག་འཆག་ཅེས་ཁྲག་དྲོད་ཀྱི་རང་བཞིན་ཡིན་པ་དེ་ཟས་སྤྱོད་སོགས་དྲོད་དང་འཕྲོད་པས་སྟོབས་ཆེར་སྐྱེད་པས་བརྟས་ཏེ་འཐག་ནས་སྐེམ་པའི་དབང་གིས་ཁྲག་གར་མ་རྩ་མིག་ཏུ་མཁར་ནས་ཁྲག་ཤ་ལྟར་ཆགས་པ་སྟེ། གཉེན་པོ་བསིལ་བས་དྲོད་སྟོབས་སྨད་ནས་བཞུ་ཞེས་ཁྲག་འཆག་དེ་དཀྲུགས་པས་ཞིག་ནས་སླ་བ་ཆུ་ལྟར་གཏོང་བ་ལ་ཟེར་བ་སྟེ། དཔེར་ན་ཞོ་སྣ་མོར་ཆགས་པ་ཞིག་ནས་དར་བ་སླ་མོར་འགྱུར་རམ། ཁྱིན་ཆུ་སྣ་མོར་ཆགས་པ་ཆུ་མང་དུ་བསྣན་པས་སླ་ནས་ཆགས་མི་ནུས་པ་ལྟ་བུའོ། །དེས་ན་གྲང་ཤས་ཅན་ཟས་མ་ཞུ་ན་དྲོད་སྨན་བསྟེན་ནས་འཇུ་ལ། ཁྲག་ཤེད་ཅན་ཟས་མ་ཞུ་བ་ལ་བསིལ་སྨན་གྱིས་འཇུ་ལ་དེ་གཉིས་གོ་ལྡོག་ན་གནོད་ཚབས་ཆེ་བས་ཤེས་སོ། །དེ་ཕྱིར་གོང་གི་ལུགས་ཕྲེང་ལུང་ལས། སྨན་སྣ་ཞུ་རྗེས་དྲོ་བར་བཤད་པས་ཁྲག་ལ་གནོད་ནའང་སྐྱེ་གཤེར་ཞུ་རྗེས་བསིལ་བས་ཁྲག་འཆག་འཇུ་བས་ན་སྣ་སྐྱ་ལ་ལྟོས་མ་དགོས་སོ། །ལག་ལེན་རིན་ཆེན་གཏེར་སྤུངས་ལས་ཀྱང་སྣ་གཤེར་དང་བཅའ་སྣ་གཅིག་པ་ཡིན་གསུངས་སོ། །འདྲ་ཡིག་ལས། དོང་གྲ་སྤལ་པ་ཐང་མེད་འདྲ། །ཞེས་སོ། །འདི་རྒྱ་ཡུལ་སོགས་སུ་ཞིང་ལ་སྔོག་པ་ལྟར་བཙུགས་པ་ཡིན་འདུག་གོ། སྨིན་མ་སྨིན་ལས་བཟང་ངན་དང་རིགས་དབྱེ་མེད་དོ། །

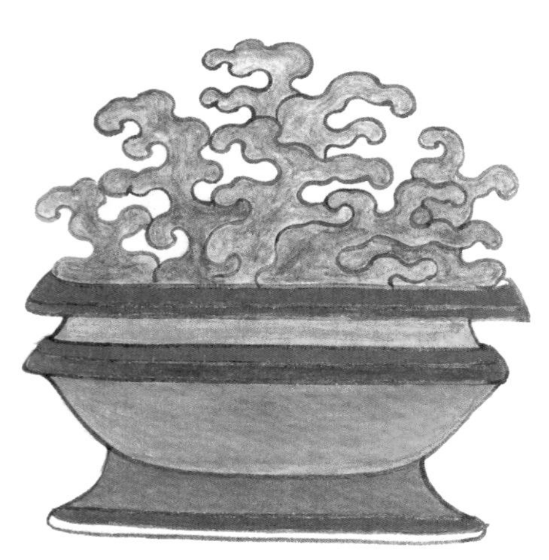

高良姜 *Alpinia officinarum Hance*

高良姜提升胃阳，并且纳食治培隆。

《甘露之滴》中说：“高良姜性糙，治培根病。”《铁鬘》中说:“鲜姜糙、辛，化性凉;高良姜辛、温、甘，化味甘。”《药物大全》中说：“高良姜辛、甘。”《宝库》中说：“高良姜辛、甘，化味甘，能促进食欲，提升胃阳，治培隆并病。”《甘露宝瓶》中说:“高良姜和干姜，味辛、甘，性热，化味甘、苦，治培隆并病。”《甘露之环》中说：“高良姜皮甘，肉辛，化味甘，功效治培隆并病。”《精义集要》中说:“高良姜托引肺脓。”《八支》中说:“高良姜提升胃阳，壮阳，止泻，舒胸，止呕，开胃；化味甘，润腔，提升胃阳，治培隆并病。生姜功效相同。”让穹多吉说：“高良姜托引肺脓。”

本品之名有:加嘎、东扎、厘东扎、格拉嘎、嘎木合、嘎格吾、嘎保切、嘎玛尔、嘎果、保嘎等。

本品中所说的“格西尔”即鲜姜，可改称为“嘎嫩”，其原因是一部分人将“格西尔”也认为是干姜，现在一部分人将“格西尔”一词误改为“嘎嫩”。因而要说说一切药物中干姜和生姜二者的不同功效。按照一些人将鲜姜、干姜、高良姜分别论述，疑为不同的姜类。《秘诀续》的配方中说“鲜姜化血”。虽然同意此说，但这种说法的范围较小。鲜姜一定是湿的。那么，生姜“加嘎”和高良姜“曼嘎”，仅仅成了食用之名了。姜在印度和汉地作为调味品，各地田园里都有栽培，姜、蒜、萝卜在春夏秋冬四季除了鲜品外没有干品。这些鲜姜的功效与所说的高良姜本性一样，但医生们药用干姜，不用鲜姜，因此干姜为药，鲜姜为食。一般认为，姜类的分法是：断面白色油性少者为“曼嘎”，断面红褐色有油性多者为“东扎”，虽有如此说法但是为臆断的揣测。那么，姜就有“曼嘎”“东扎”“加嘎”“嘎赛尔”等四种。姜分三种的说法，任何《秘诀续》中也没有说。姜分三种是以颜色而区分的：红姜称为“东扎”即高良姜，白姜称为“嘎云”即干姜，黄姜称“云瓦”即姜黄。其实断面白色油汁少者为未成熟品。断面红色有油汁者为成熟品。这样，一切药物干鲜不同，需要论述。所有药物，来源远近不定，各种各样，除了干药外没有湿药。荜茇等调料热药也有干鲜两种，功效也要分别论述。为什么呢？导师巴保说：“鲜荜茇生培根，甘、凉、重、润；干荜茇则相反，润而壮阳，味辛，化味甘，治培隆并病，祛痰，治气不顺。但能引起下泻。”这是对荜茇功效的分别论述。同样，《铁鬘》上部中，对干姜、鲜姜的功效也分别论述。对大蒜也有分别论述的，如《如意宝树》中说：“鲜蒜香、润，提升胃阳，开胃；干蒜辛、锐，生赤巴，反胃。”又如《明释三十章之明灯》中说：“熟萝卜化气；生萝卜生诸灾；干萝卜治培隆并病；鲜萝卜辛、锐、糙，治培根病而生隆病。”《秘诀续》中所说“鲜姜化血”，如若认为应是白姜，那么沙棘果和锦鸡儿也化血，也应是白姜了。这是对“化血”的含义不懂的最好回答。食生冷不化，用热药化食，就像水结了冰太阳晒消了一样。这与凝血不一样。所谓“凝血”是血性热，遇到食物等的热力，热力增大，血液变浓，在血管中凝如血肉，用凉药对治，热力下降，血液则变稀如水。就像酸奶凝结后可化成达拉水，或如胶水凝结后多加些水稀释后不能凝结。如此，食生冷不化时服热药可化，血食不化时服凉药可化。这两点搞错了，是非常有害的。所以，上述《铁鬘》中说：“干姜化性温，有害于血；而鲜姜化性凉，能化凝血。”这样，就不应该看作是干姜。《实践宝堆》中也说：“鲜姜与干姜是同一植物。”《图鉴螺眼》中说：“成熟姜状如无腿青蛙，在印度、汉地等处，姜在田园中如蒜一样种植，除有成熟与不成熟之区别外，没有好坏、种类之分。”

སྒ་སྐྱ།

སྒ་སྐྱས་བད་རླུང་སེལ་ཞིང་ཁྲག་འཆག་འཇུ། །ཞེས་པར། ཕྲེང་ལས། །སྒ་སྐྱ་ནི་ཚ་བའི་ཚ་བ་ཁ་བ་བསྐ་བའོ། །ཞེས་དང་། གཏེར་མཛོད་ལས། སྒ་སྐྱ་ཅུང་ཟད་བསྐ་དང་བཅས། །ཞུ་རྗེས་ཁ་ནི་བསྐ་བ་ཡིན། །དྲོད་སྐྱེད་ཁྲག་འཆག་འཇུ་བད་ཀན། །སེལ་ཞིང་བསྙེན་དྲག་ལུས་ཟུངས་སྐེམ། །ཞེས་དང་། བདུད་རྩི་བུམ་པར། སྒ་སྐྱ་པགས་ཁ་ཤ་ནི་ཚ། །ཁྲག་འཇུ་དྲོད་སྐྱེད་བད་སྣབས་འཛོམས། །དང་། བདུད་རྩི་ཕྲེང་བར། སྒ་སྐྱ་ཞུ་རྗེས་ཁ་བར་འཇུ། །ནུས་པས་ཁྲག་འཆག་འཇུ་བ་ཡིན། །ཞེས་དང་། བསྡུས་པར། བད་རླུང་སེལ་བ་སྒ་སྐྱ་མཆོག །ཅེས་གསུངས། རང་བྱུང་པས་ཀྱང་དེ་ལྟར་གསུངས། མིང་ནི། ཤུཎྛི་ཨཛྫ་ཟེར། འདི་སྒ་སྨ་མ་དང་ཕྱོགས་འདྲ་ཡང་པགས་པ་དམར་བའམ་སྐྱ་བ་ཅུང་མཐུག་ལ་སྨ་མ་ལས་གསོབ་ཅིང་དཀར་ལ་ཁོང་སྤུ་ཡོད་པ་ཡིན། འབྲུངས་དཔེ་མི་སྣང་ཡང་། རྒྱ་ནག་ཡུལ་དུ་སྐྱོང་པོ་ནས་ཀྱི་སོག་མ་ལྟ་བུ་བུངས་མཐུག་པའི་རྩ་བ་རེ་རལ་ལྟར་གཅིག་ལ་གཅིག་འབྲེལ་འདོམ་ལྔ་དྲུག་ཙམ་ཁྱབ་པ་དབྱིབས་སྒ་དམར་རམ་ར་མཉེ་ལྟར་ལ་དྲི་ཞིམ་པ་ཁོང་སྤུ་ཡོད་པ་སྐམ་ནས་མཁྲེགས་པ་ཤིན་ཏུ་བཟང་བར་མཐོང་ངོ་།།

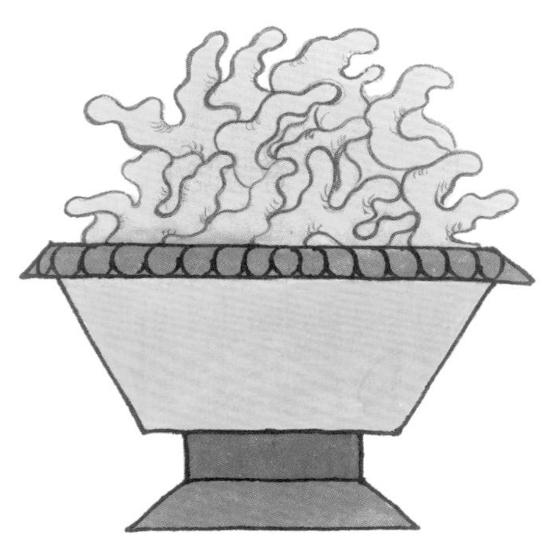

干姜　*Ziingiber of ficinale Rosc*

干姜功效治培隆，并且能够化瘀血。《药物大全》中说："干姜辛、苦、涩。"《宝库》中说："干姜味微涩，化味苦、涩，提升胃阳，破血化瘀，治培根病，内服过量伤元气。"《甘露宝瓶》中说："干姜皮苦，肉辛，能化血，提升胃阳，治培根黏液。"《甘露之环》中说："干姜化味苦，功效破血化瘀。"《精义集要》中说："干姜治培隆并病特效。"让穹多吉也这样说。本品又名徐尼阿扎。

本品同上述姜类药物相像，但皮红色或灰白色，略厚，比别的姜松软，色白，内有纤维。《图鉴》中没有描绘。我曾见过汉地生长的，其茎如青稞草，根皮厚，根如贯众，一节一节相接，长约五六托，状如高良姜或黄精，气味芳香，内有纤维，干燥后坚硬，甚佳。

ཡུང་བ།

ཡུང་བས་དུག་སེལ་རུལ་གཅོད་གཉན་ནད་འཇོམས། །ཞེས་པར། རང་བྱུང་པས། ཡུང་བ་གཞང་འབྲུམ་སེལ་བའི་མཆོག །ཅེས་གསུངས། མིང་། ཡུང་བ། སྐ་སེར། འཇམ་དཔལ་མདོག་ཟེར། རྒྱ་ནག་པས། ཟེར་ཅིག ཁྱོམ་དུ། ཧིང་ལི་ཟེར། འབྲུངས་དཔེར། ཡུང་བ་ཁྲག་ཅན་ཞེས་བྱ་བ། །ལྷོ་རོང་བཟང་པོའི་ཡུལ་ནས་སྐྱེ། །ལོ་མ་སྒོག་སྐྱའི་ལོ་མ་འདྲ། །རྩ་བའི་ཕྱི་ཤུན་སྒ་དམར་འདྲ། །ནང་ནི་དམར་སེར་མདངས་དང་ལྡན། །རོ་ནི་ཡིད་ཙམ་ཁ་ལ་ཚ། །རང་གི་ནུས་པས་དུག་ནད་སེལ། །ཞེས་པ་རོ་ཚ་ལ་སྨུམ་པ་བུལ་ཏོག་དང་རྡོ་ཞོ་རྣམས་ཕྲད་ན་ཁྲག་མདོག་འགྱུར་བའོ། །

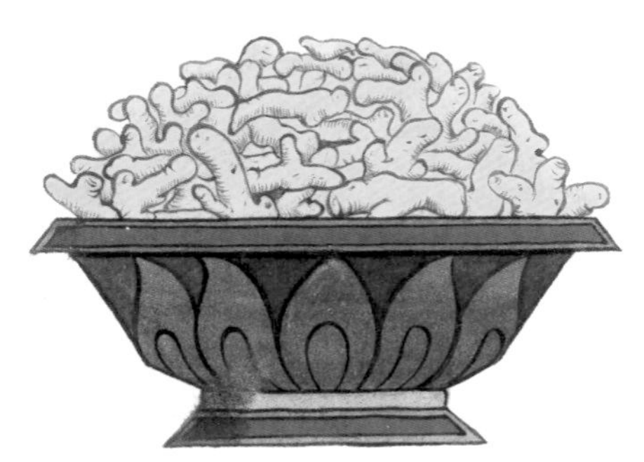

姜黄 *Curcuma longa L.*

姜黄解毒又去腐，并且治疗瘟疫病。让穹多吉说："姜黄是治痔疮的良药。"本品之名有：云瓦、云果拉、嘎赛尔、坚木巴多。汉语中称为黄姜。高昌语中称为黄厘。

《图鉴》中说："姜黄生于南方温暖的川地，叶像大蒜叶；根外皮像高良姜，里面红黄色，有光泽。味微苦、辛，功效治毒病。"如上所述，姜黄味辛，效润，与碱、石灰等接触变为血色。

ཤུ་དག

ཤུ་དག་མ་ཞུ་དྲོད་སྐྱེད་གག་ལྷོག་སེལ། །ཞེས་པར། ལྷུགས་ཕྲེང་ལས། ཤུ་དག་ཚ་ལ་རྣོ་བས་སྙིང་གི་དྲན་པ་སྐྱེད། །རུལ་གཅོད་འབྲུ་དང་ཆུ་སེར་འདྲེན་པར་བྱེད། །ཅེས་དང་། གདམས་པ་སུམ་ཅུར་དག་རྡོ་ཞིང་སྐམ་ལ་སྐོམས་པར་བྱེད། །ཁ་ཟས་འཇུ་ཞིང་རླུང་འཇོམས་ཕོ་དྲོད་སྐྱེད། །དང་། རང་བྱུང་པས། ནག་པོས་གཉན་ཚད་ཕྱིན་དུ་འདྲེན། །ཞེས་སོ། །སྤྱི་མིང་། བ་ཅོ། ཤུ་དག ཨ་གྲ་གཙྷ། རིའི་རྩེ་མོ། ཨཱ་རྒྱུ་ནྡ། མདུད་པ་དྲུག་པ། ག་མོ་ལི། ས་ཡི་སྤུ། ཤ་ཏ་སཏྟ་ཀ ཚིགས་བརྒྱ་པ། ཞེས་པ་ལ་རིགས་བཞི། ནག་པོ་དང་། དཀར་པོ། དམན་པ་གཉིས་སོ། །ནག་པོ་ལ་མིང་། སཾ་གྲནྠ། ཡོངས་སུ་མདུད་པ། ཧེ་མ་ཝ་ཏི། གངས་ལྡན། ཡུལ་སྐད་དུ། བཙྪ་ཟེར། གབ་དུ། ནག་པོ་ཁྲོ་གཉེར། དྲི་ངར་ལྡན་པ། ཚིགས་པ་ཅན། ཧེ་ཏུ་ཀ་ཟེར། འབྲུངས་དཔེར། ཤུ་དག་ཆུ་ཡི་ནང་དུ་སྐྱེ། །ལོ་མ་འབྲས་ཀྱི་ལྡོང་པ་འདྲ། །རྩ་བ་ཆུ་དག་གཉེར་མ་ཅན། །རོ་ནི་ཚ་ལ་རྩུབ་པ་ཡིན། །ཞེས་སོ། །ཤུ་དག

ཚན་གང་ལ་གཉེར་མ་དགུ་ཡོད་པ་ལ་ཤུ་དག་ཀུ་བེ་ར་ཞེས་མཆོག་སྟེ་སྲུང་བ་ལ་བཟང་བར་བཤད། ཤུ་དག་དཀར་པོ་ནི། མིང་། ཤུགླ། དཀར་པོ། ཛ་ཡ། རྒྱལ་བ། ཨ་པ་ར་ཛི་ཏ་ཟེར། རང་བྱུང་པས། ཤུ་དག་དཀར་པོས་ཤ་ཆེར་སྐྱེད། །གསུངས། འདི་ལ་མཆོག་དམན་གཉིས། མཆོག་ནི་སྟོད་ནས་འབྱུང་བའི་བཅད་མཚམས་དཀར་ལ་དྲི་ཞིམ་པ། རོ་མངར་ཁ་དབྱིབས་གཉེར་མ་སོགས་སྔ་མ་འདྲ་བ་ལས་མཁྲེགས་ཤིང་དྭངས་པ་ཚིགས་མཚམས་ལ་སྤོ་མདངས་ཙུང་ཟད་ཡོད་པ། བཅག་འཕྲོ་དཀར་ལ་བཞུན་པ་འདི་བཙུད་ལེན་དང་གློ་འཕེལ་རྫས་བྱམ་རྫས་ལ་དགོས། །ནག་པོ་དུག་ཅན་ཡིན་པས་སྐབས་འདིར་མིང་ཙམ་ངོ་། །འདིས་གྱུར་དུག་ལ་ཕན་ནོ། །དམན་པ་གཉིས་ནི། རྒྱ་ནག་སོགས་སྐམ་པའི་རི་ཐང་ལས་སྐྱེ་བ་ལོ་མ་ཏུག་པ་འདྲ་བ་རྩ་བ་དཀར་ལ་གཉེར་མ་སོགས་གོང་ལྟར་དང་། ཡང་གཅིག་ལྕམ་རྣར་འཛུགས་པའི་སྣ་ལུ་ལྡོང་པར་གྲགས་པ་ལོ་མ་སོགས་སྔ་མ་འདྲ་བའོ། །དེ་དག་མ་རྙེད་ན་ཤོ་བྱུར་དཀར་པོས་ཚབ་ཙམ་ལ་ནུས་པ་མཐུན་ཡང་ཟེར། །

藏菖蒲（水菖蒲） *Acorus calamus*

藏菖蒲提升胃温，治疗喉蛾和疔疮，并且治未消化症。《铁鬘》中说："藏菖蒲辛、锐，功效增强记忆力，止溃疡，轻泻，引黄水。"《明释三十章》中说："藏菖蒲温、燥、平，功效化食，祛隆，提升胃阳。"让穹多吉说："水菖蒲发散瘟疫热。"

本品总的名有：巴孜、徐达、徐达合、若泽茂、都巴周巴、嘎毛厘、萨茂布、次合加巴。本品分为四种：黑菖蒲（藏菖蒲）、白菖蒲（水菖蒲）、次等菖蒲两种，共四种。

黑菖蒲之名有：云苏都巴、赫玛窝斗、冈丹。俗语中称为巴扎察。隐语中称为纳保超尼尔、稚昂尔丹巴、次合巴见、赫如嘎。《图鉴》中说："黑菖蒲生于水中；叶像稻苗；根有水波状环纹。味辛，效糙。"一寸黑菖蒲根有九个环纹者，称为徐达固贝拉，质佳，防病作用很好。

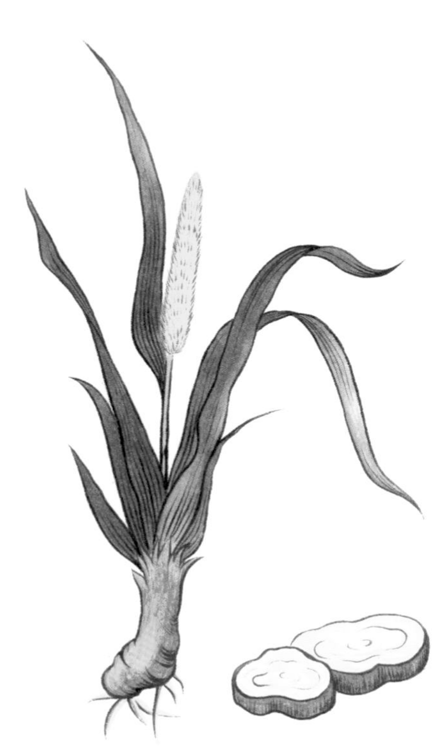

白菖蒲之名有：嘎尔保、扎亚、加巴、

阿巴拉孜达等。让穹多吉说："白菖蒲生肌。"本品分为佳次两种。佳品产自上部之地，断面白色，气味芳香，味甘、苦，形状皱纹同黑菖蒲，质坚有蓝色光泽，断面白色。功效滋补，益智。次品黑色。若霉烂变质，不能药用。

两种次等菖蒲，一种产于汉地的干旱山坡和坪滩，叶像大蒜叶，根白色，皱纹同前述。一种园中栽植，称为萨努江巴，叶等同前述。找不到这些菖蒲时，肖苏尔嘎尔保可代用，功效相同。

ཐང་ཕྲོམ། ལང་ཐང་རྩེ།

ཐང་ཕྲོམ་ལང་ཐང་རྩེ་ཡིས་སྲིན་ནད་སེལ། །ཞེས་པའི། ཐང་ཕྲོམ་ལ་རིགས་གསུམ་སྟེ། དཔག་བསམ་ལྗོན་པ་ལས། རྒྱ་ཐང་ཕྲོམ་ཞེས་བྱ་བ་ཡིས། །ཕོ་ནད་སྲིན་དང་ཆུ་སེར་འཛོམས། །མཁལ་མ་ཡོང་གི་སྲིན་སེལ་བྱེད། །ལང་ཐང་རྩེ་ནི་རྣོན་པོའི་མཆོག །དཀར་པོ་མང་ན་སྨྱོ་བར་བྱེད། །དམར་སེར་འདྲ་སྟེ་གཞན་སྲིན་སེལ། །ཐང་ཕྲོམ་སྤུན་གསུམ་ཆེ་ཆུང་གསུམ། །སྲིན་ནད་ཐམས་ཅད་སེལ་བ་ཡིན། །ཞེས་དང་། རང་བྱུང་རྡོ་རྗེས། རྡ་དུ་ར་ཡིས་སྲིན་ཀུན་སེལ། །ཁ་ཞོག་ཡོང་གི་སྲིན་ཀུན་སེལ། །ཕ་ཧ་ད་བྱེད་གཡེང་བར་བྱེད། །ཅེས་སོ། །སྤྱི་མིང་ནི། ཐང་ཕྲོམ་པ། རྡ་དུ་ར། སྣང་བ་དགུ་འགྱུར་འཁྱུན་པ་གྲོས་འདེབས་ཟེར། འདི་ཚངས་པས་དུག་གཟིར་དུས་མི་རྒྱུ་བར་གྱུར་བའི་དུག་རིགས་ཡིན། དཀར་པོ་གངས་ཐང་ཕྲོམ་དང་། ཁྲ་བོ་རྒྱ་ཐང་ཕྲོམ་མམ་གཡའ་ཐང་ཕྲོམ་དང་། ནག་པོ་ཟྭ་ཐང་ཕྲོམ་མམ་དུག་ཐང་ཕྲོམ་སྟེ་གསུམ་མོ། །དང་པོ་དཀར་པོ་ལ་རྟོད་གཡུང་གཉིས་ཡོད་པའི་རྟོད་པ་ནི། མིང་ཕ་ཧ། དཀར་པོ་ཆིག་ཐུབ། སླང་ཆེན་སྨྱོན་པ། འདོད་སྣང་དགུ་འགྱུར་ཟེར། འབྲུངས་དཔེར། གངས་ཀྱི་ཐང་ཕྲོམ་བྱ་བ་ནི། །གཡའ་རི་སྤང་མཚམས་ལ་ཁར་སྐྱེ། །རྩ་བ་སྦོམ་ལ་སྦོང་པོ་མེད། །ལོ་མ་གཉེར་མཐུག་ས་གཞི་མནན། །མེ་ཏོག་དཀར་ལ་སེར་ཁ་ཅན། །གོང་བུ་རས་དཀར་ཁུག་མ་འདྲ། །འབྲས་བུ་ནག་ཞིབ་མཁལ་མའི་དབྱིབས། །སྨྱུམ་པའི་རང་བཞིན་སྨིན་པ་ཡིན། །ནུས་པས་གཉན་ནད་གག་ལྷོག་འཛོམས། །ཞེས་པས་གསལ་ལོ། ।

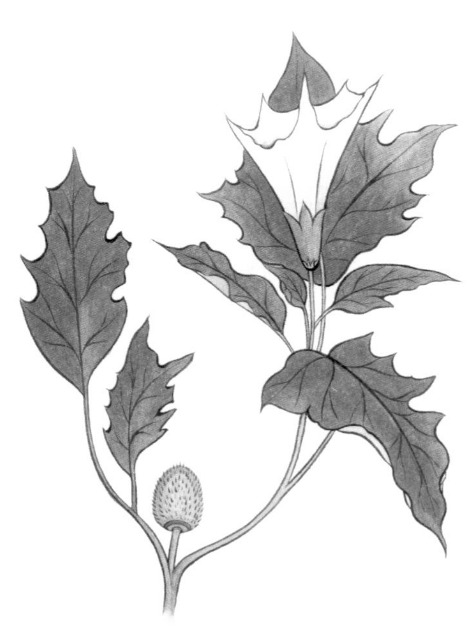

白莨菪（马尿泡） *Przewalskia tangutica Matin*

莨菪子和天仙子，功效治一切虫病。本品分为三种。《如意宝树》中说："莨菪子杀虫，治胃病、黄水病、肾肝病；山莨菪为锐药之最；白莨菪多种，治颠病；红莨菪、黄莨菪功效相同，杀瘟虫。莨菪分大中小三种，皆能杀诸虫。"让穹多吉说："大莨菪子杀诸虫，白莨菪杀肠虫，黑莨菪治狂躁。"

本品总名称有：唐冲、唐冲木巴、唐冲莨菪泽、朗巴苟据尔、坤巴卓得卜。

本品来源，原为梵天挤出毒时，不流动的毒幻化而生。

白莨菪为雪山莨菪，花莨菪为天仙子或片岩石山莨菪，黑莨菪为石山莨菪或毒莨菪。上述即此三种莨菪。

白莨菪分为高山马尿泡和草坡马尿泡两种。高山马尿泡，又名窝达、嘎尔保切合土卜、唐冲嘎保、朗青伦巴、道朗苟居尔。《图鉴》中说："雪山莨菪，生于沙石山坡和草山的交界处；根粗壮，无茎、叶皱而厚，平铺于地面，花白色，微黄；果荚像白布小袋，种子黑色，细小肾状，成熟种子油性，功效治痈疽，白喉，乳蛾。"上面描述得很清楚。

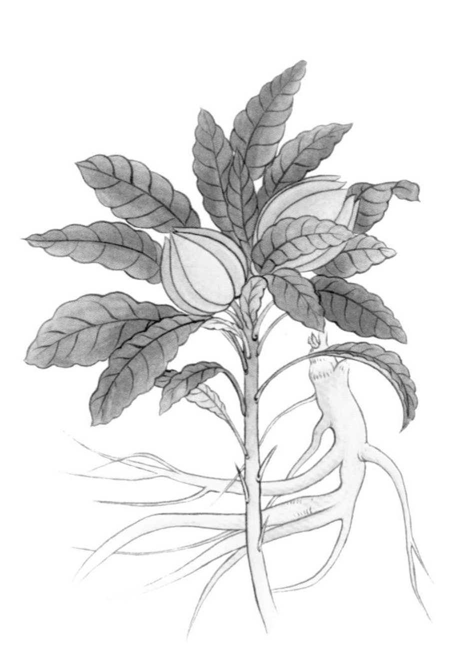

ཐང་ཕྲོམ་གཡུང་བ།

གཡུང་བ་ལ། ཁ་ཤོག་པ། རོ་ཙ། སྣང་བ་དཀྲུ་འགྲུལ་ཟེར། འདི་ནི་སྐྱེ་ཚུལ་ཡང་། ད་ཕྱིད་དཀར་པོ་ཁ་ཤོག་པ། །སྤང་ལྤོངས་ཕྱུགས་ལྷས་ཉིང་པར་སྐྱེ། རྩ་བ་ཕྲ་ལ་ལོ་མ་སྲབ། །ལོ་མས་ས་མནན་མཉེན་ལ་ཆུང་། །མེ་ཏོག་དཀར་སེར་སྲབ་ལ་སྐོམས། །གོང་བུ་དཀར་འཛམ་སྦུ་མདངས་ཅན། །འབྲས་བུ་དཀར་ཞིབ་རིང་བསྲིལ་འདྲ། །འབྱུར་བག་ཁྲུ་བའི་དབང་པོས་གང་། །ཞེས་འདབ་མ་མཐོ་གང་ཙམ་ལས་ཆེ་བ་མི་སྐྱེ་ལ། གང་བུ་བོ་དེ་རྩེ་འབྲས་ལས་ཆེ་བ་ཙམ་རེ་ཡོད་པའོ། །དེ་གཉིས་དཀར་པོའོ། །

草坡马尿泡（青海茄参） *Mandragora chinghaiensis kuang et A.M.Lu*

草坡马尿泡，又名卡肖巴、饶扎、朗哇荀楚，本品生态。《图鉴》中说："草坡马尿泡，生于草坡和旧畜圈旁，根细，叶薄，铺在地面，花白黄色，薄而均匀，果实白色，光滑，有青色光泽，种子白色，细小，状如舍利，有黏液。" 如上所述，其叶片不大，高越一扎，果实比橡实微大。

ཐང་ཁྲོམ་ནག་པོ།

ནག་པོ་ལ། མིང་ནི། ཐང་ཁྲོམ་ནག་པོ། དུག་ཐང་ཁྲོམ། དུག་ཀོ་ལོ། ཤོ་ཁྲི། ཐང་རྫོགས་པ། རྩ་གཅིག་སྡོང་དགུ། ལོ་མ་ལ་ཁྲ་གཤོག་པ་ཡང་ཟེར། ཚུལ་ནི། ནག་པོ་ཧྭ་དུ་ར་ཞེས་པ། །རྩ་བ་ཤིན་ཏུ་ཆེ་བ་ལ། །སྡོང་པོ་ངར་པ་དགུ་རེ་གྱེས། །ལོ་མ་ནག་མཐུག་ཁྲ་གཤོག་འདྲ། །མེ་ཏོག་སྨུག་ནག་དུག་དྲི་གྲོ། །ལོ་མ་མེ་ཏོག་ས་འོག་ནས། །རྫོགས་པར་མཐོང་བས་ཐང་རྫོགས་ཟེར། །གང་བུ་མཐུག་གྱོང་ཐང་ཁུག་ནང་། །འབྲས་ནག་ལེབ་ཞིབ་མཁལ་འདྲས་ཁེངས། །རང་གི་ནུས་པས་སྲིན་ལྷོག་འཛོམས། །ཞེས་པས་གསལ་ལོ། །འདི་ལ་དམར་པོ་ཡང་ཟེར་རོ།།

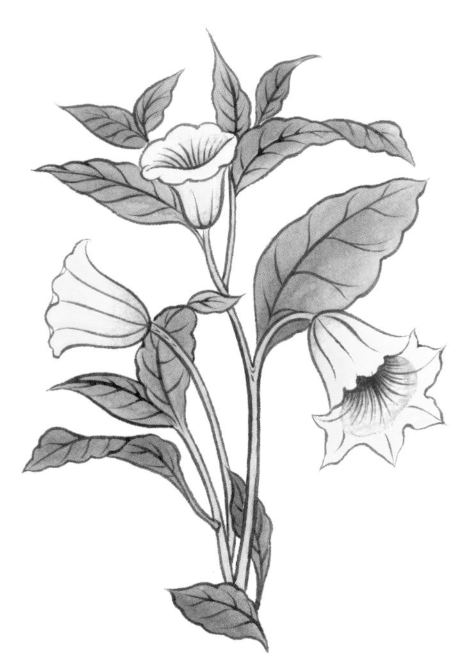

黑莨菪（山莨菪）

Anisodus tangutieus(Maxim) pascher

黑莨菪（山莨菪）称为毒唐冲木、唐冲那保、都高落、肖赤、唐早合巴，扎介东荀等。叶称叉肖巴。《图鉴》中说："黑莨菪根很大；茎分九枝，叶黑厚，状如鹞翅；花紫黑色，有毒气味，叶花在地下芽中就生成，因而称为'唐早合'果实荚厚，硬，袋状；种子扁小，肾状，黑色。功效杀虫，治疗疮，皮肤炭疽。"本品又称为玛尔保。

ཐང་ཁྲོམ་ཁྲ་བོ།(ལང་ཐང་རྩེ།)

ལང་ཐང་རྩེ་ནི། མིང་རྒྱ་ཐང་ཁྲོམ། སེར་པོ་ཧྭ་དུ་ར། ལངཐང་རྩེ་ཟེར། ཚུལ་ནི། ལང་ཐང་རྩེ་ནི་ལྷམ་རྣར་སྐྱེ། །སྡོང་པོ་སྦྲ་ལ་རིང་བ་ཡིན། །གང་བུ་རིལ་བ་སྦྲི་བླུགས་འདྲ། །རྩ་བརྒྱད་མགོ་

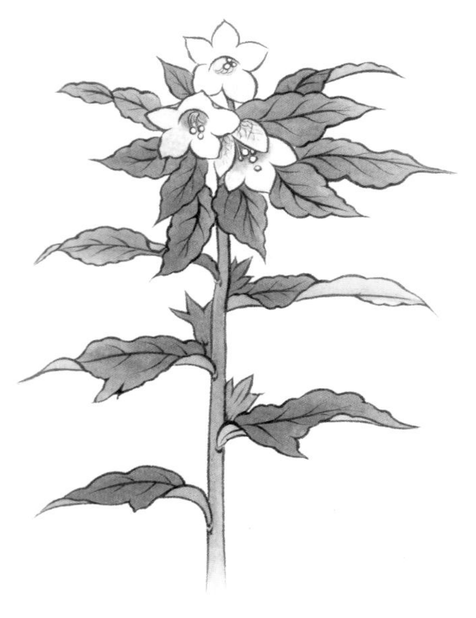

ལྟར་སྒྲིལ་ནསཡོད། །འབྲས་བུ་ཧྲིལ་ཙམ་སེག་བཙར་རིས། །ཞེས་བཤད་ན་སྐྱེ་ལ་རྩ་བ་གདན་དུ་འཛུགས་པའོ། །འདི་ལ་སེར་པོར་བྱེད་པ་ཡིན།།

花莨菪（天仙子）

Hyoscyamus niger L.

花莨菪（天仙子）又称加唐超木、唐冲莨菪泽、莨菪子。《图鉴》中说："天仙子为园生；茎细长；果实圆形，状如铸粒，八脉纹如头相交，种子细小状如芝麻锉末。"种子能种出幼株，根为宿根。本品又称为赛尔保。

དབང་པོ་ལག་པ།

དབང་པོ་ལག་པས་ལུས་སྟོབས་ཁྲ་བ་སྐྱེད། །ཅེས་པར། རང་བྱུང་པས། །དབང་པོ་ལག་པས་དྭངས་མ་སྐྱེད། །ཅེས་པར་མིང་། ཨིཧྣ་ཕླ་ཏཻ། ཨིཧྣ་ཀ་ར། ཨིཧྣ་ཏནྟ། དབང་པོ་ལག་པ། བ་ལ་ཕཱརྨཱ། སྟོབས་སྐྱེད། ཨིཧྣ། བརྒྱ་བྱིན། ཏབ་ཤང་ཚེའུ་ཟེར། འདི་ལ་རིགས་ཆེན་གཉིས་ཏེ། དབང་པོ་ལག་པ་དང་བྱེ་ལྕེ་ལག་པའོ། །ལོ་རྒྱུས་མདོར་བསྡུས་ནི། སྔོན་ཆེ་བརྒྱ་བྱིན་གྱི་བུ་དབང་པོ་སྟོབས་ལྡན་གྱི་ལག་པར་གནོད་སྦྱིན་སྦྲུལ་མགོ་ཅན་གྱི་བུ་བྱེ་ལྕེ་བྱ་བས་མདའ་བརྒྱབ་ནས་བཅད་པ་དང་། དབང་པོས་གྲིས་བྱེ་ལྕེའི་ལག་པར་བརྒྱབ་ནས་བཅད་པའི་ཚེ། དབངཔོའི་ལག་པར་རལ་གྲི་འཆང་བཞིན་སར་ཆད་པར་སྨན་ལམ་བཏབ་པས་བཅུད་ལྡན་དབང་ལག་ཅེས་ལག་པ་ས་འོག་རྩ་བར་སྐྱེས་ལ་རལ་གྲིས་སྟེང་དུ་ལོ་མར་ཕྱུར་བ་དང་། བྱེ་ལྕེའི་ལག་ཏུ་མདའ་འཆང་བ་སྟ་མ་བཞིན་ལག་པ་སོར་མོ་རྣམས་གྲིས་བྲིགས་ཤུལ་སྐྱེས་ལ་མདའ་ས་སྟེང་དུ་ལོ་སྡོང་དབྱིབས་བཅས་སྐྱེས་པར་བཤད། འདི་དག་གི་ཁུངས་དང་དབྱེ་བ་ངོས་འཛིན་སྦྱོར་བ་སོགས་རྒྱས་པ་དབང་པོ་ལག་པའི་རྒྱུད་དང་མན་ངག་གི་སྙིང་པོ་ཕྱོགས་གཅིག་ཏུ་བསྡུས་པ་ཕོ་བོས་ཡོགས་སུ་བྱས་པར་གསལ། མདོ་ཙམ་སྔོ་འབུམ་དུ། དབང་ལག་ཉིན་སྲིབ་སྐམ་གཤེར་སྐྱེ། །ལུས་བུ་མི་རྐོད་ལག་པ་འདྲ། །ལོ་མ་རལ་གྲིའི་འཁོར་ལོ་ཅན། །སྡོང་པོ་ལྷ་ཡི་མཆོད་སྡོང་ལ། །མེ་ཏོག་དངུལ་གྱི་པ་ཏྲ་ཅན། །སྐམ་སྐྱེས་དཀར་ལ་རླན་སྐྱེས་དམར། །རྩ་བ་མི་ཡི་ལག་པ་དེ། །གསར་རྙིང་ཐལ་མོ་སྦྱར་ནས་སྐྱེ། །རོ་ནི་མངར་སྐྱུམ་བཅུད་དང་ལྡན། །ནུས་པས་ཁུ་བ་དབང་སྟོབས་སྐྱེད། །ཅེས་

བཞིན་ལས། རྩ་བ་མཛུབ་མོ་ལྔ་པ་རང་བཟང་ཞིང་། །དེ་ལས་ཉུང་རིམ་གྱིས་དམན་པ། །རྩ་ལོ་འདྲ་ལ་མེ་ཏོག་སྤང་ལས་སྐྱེས་པ་དཀར། །ན་ལས་སྐྱེས་པ་དམར། །དྲི་མ་ཙནྡན་དམར་པོའི་དྲི་དང་ལྡན་པ་ཡིན། །འདི་དུག་ཕྱུང་བ་ཀྲོད་དུ་དབབ་པ། བཅུད་དུ་དཀྲུག་པ་རྣམས་བཅུད་ལེན་དུ་གཏོང་ན་དགོས། གཞན་གཏོང་ཡུལ་དང་བསྟུན་པར་བྱ། བྱེ་ལྕེ་ལག་པ་ནི། ལོ་སྡོང་ཆུང་ལ་སྡོང་པོ་མདའི་དབྱིབས་ཅན་རྩ་བ་སོར་མོ་མེད་པའི་ལག་པའམ་སོར་མོ་གཅིག་གཉིས་ཡོད་པའང་འབྱུང་། ནུས་པ་སྔ་མ་ལས་དམན་པ་ཡིན།

佛手参　*Gymnadenia orchidia Lindl*

佛手参增力生精。让穹多吉说:“佛手参生精。”本品又名昂保洛巴、乡卜吉、加金、哈相才吾等。本品分为两大类:昂保拉巴(佛手参)和西介拉巴(玉风花)。传说,从前,帝释之子昂保多丹的手,被蛇头药叉之子西介一箭射断。在箭发出之时,昂保多丹挥剑砍断西介之手。昂保多丹之断手成握剑状掉在地上,由于祈愿,手在地中生根,剑在地面成苗,生出了佛手参。西介之断手成握箭状,手指生成根,手指断痕上箭生成苗,生成玉风花。关于这个故事传说和药物的区分、识别、配伍,见于《佛手参的故事》和《秘诀精义集》中,我有专门记述。

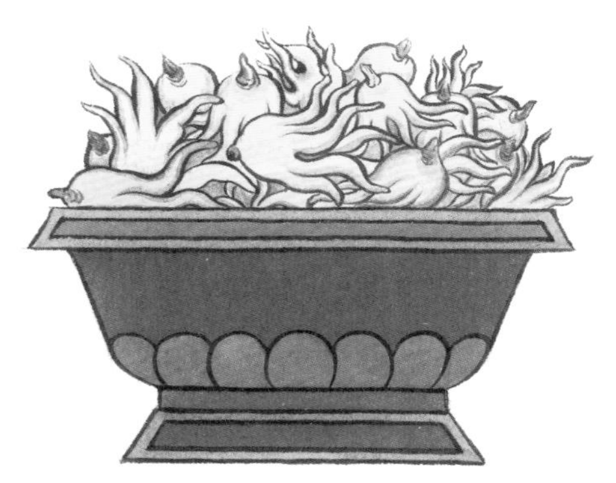

佛手参,《概略本草》中说:“佛手参阴阳干湿之地皆生,根如野人手,叶如宝剑轮,茎如神树,花如穿枝莲,干旱地生长的花为白色,潮湿地生长的花为红色;根如人手,新旧根合掌而生。味甘、润,富有养分,功效生精壮阳,增加体力。”如上所述,佛手参根有五指者佳,指越少质越次。其根、叶同上述,草坡生的花为白色,沼泽地生的花为红色,气味如红檀。这种佛手参,去毒后有降温功效,炮制后有滋补功效。用药要根据临床实际。

玉风花 བྱེ་ལྕེ་ལག་པ། Habenaria sp,茎叶皆小,茎箭状,根如手指并握状,也有分一二手指的。功效比佛手参差。

སླ་བ།

སླ་བས་ཆུ་སེར་མཁལ་རྐེད་གྲང་བ་སེལ། །ཞེས་པར། དཔག་བསམ་ལྗོན་ཤིང་ལས། སླ་བའི་རྩ་བ་བསྐོས་གདུས་པས། མཁལ་རྐེད་གྲང་རླུང་སེལ་བ་ཡིན། །ཞེས་དང་། ལྕགས་ཕྲེང་ལས། སླ་བ་དྲོ་ལ་ལྕི་བས་བད་ཀན་སྨུག་པོའི་ནད་ལ་གནོད། །ཅེས་དང་། རང་བྱུང་པས། སླ་བ་གཟེ་མ་ཉེའུ་ཤིང་། །ར་མཉེ་རྩ་བ་འདི་རྣམས་ཀྱིས། །བཅུད་བྱེད་མཁལ་མའི་གྲང་ནད་སེལ། །ཞེས་གསུངས་སོ། །མིང་། གཉྫི། ག་སྲ། ཙནྡྲ་ཟེར། འདི་ལ་རིགས་གསུམ་ཡོད་པ་ནི། སླ་རྒོད། སླ་གཡུང་། བ་ལང་སླ་བའོ། །འབྲུངས་དཔེར། སླ་བ་དག་ལ་རིགས་གསུམ་ཡོད། །སླ་རྒོད་སྲིབ་ཀྱི་རི་ལས་སྐྱེ། །ལོ་མ་གཡུ་ཡི་མཉལ་འདྲ། །མེ་ཏོག་དམར་པོ་གདུགས་ཕུབ་འདྲ། །གདུག་རྩུབ་ཚེར་མས་ཐམས་ཅད་བརྒྱན། །རང་གི་ནུས་པ་སྦྲུལ་དུག་འདྲ། །རྩ་བ་ལྷ་ཡི་གཙོ་བོ་ཡིན། །ཞེས་དང་། སླ་གཡུང་ཞིང་གི་ས་ལས་སྐྱེ། །ལོ་སྡོང་གོ་སྙོད་འདྲ་བ་སྟེ། །སྡོང་བུ་སྨུག་ལ་མེ་ཏོག་དཀར། །འབྲས་བུ་གོ་སྙོད་འདྲ་བ་སྟེ། །རོ་ནི་ཚ་ལ་ཁ་མངར་བཅས། །ནུས་པས་བད་ཀན་གྲང་བ་དང་། །ཕོ་བའི་ནད་རྣམས་ཐམས་ཅད་དང་། །གྲང་བའི་ནད་ལ་མཆོག་ཏུ་བསྔགས། །ཆུ་སེར་ནད་རྣམས་ཐམས་ཅད་སེལ། ཞེས་དང་། ཡང་། བ་ལང་སླ་བ་ཞེས་བྱ་བ། །ཤིང་དང་རྫ་མོ་ནང་དུ་སྐྱེ། །སླ་གཡུང་འདྲར་སྐྱེ་ནད་མི་སེལ། །སྐྲངས་པ་དག་ལ་དུགས་བྱས་ཕན། །འདི་ལ་སྦྱོར་སྟེ་མང་པོ་མེད། །ཅེས་བཤད་པའི་དགོས་པ་ནི་གོང་མ་གཉིས་སོ། །

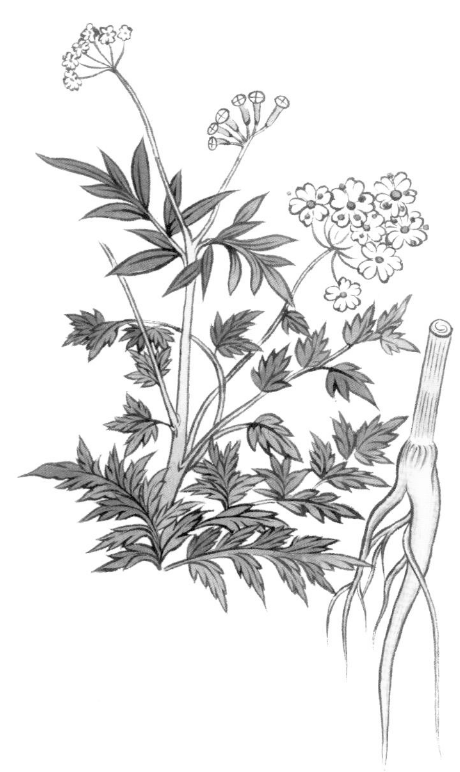

峨参　*Anthriscug nemorosa*

峨参治疗黄水病，并且治腰肾寒症。《如意宝树》中说：“峨参根煎汤内服，治腰肾寒气痛。”《铁鬘》中说：“峨参性温、重，不利培根、培根瘀紫症。”让穹多吉说：“峨参、蒺藜、天冬、黄精滋补，治肾寒病。”

本品又名尕傻、赞扎等。本品分为三种：即山生棱子芹、川生当归，林生峨参。

山生棱子芹（野胡萝卜）སླ་རྒོད། Pleurospermum hookeri C.B.Clarke.uar.thomsonii

C.B.Ciarke《图鉴》中说："峨参有三种，山生棱子芹生于阴面山上，叶如玉络，花红色伞状，全身被粗毛。功效解蛇毒，为五根药之首。"

川生当归（牡丹叶当归）ལྡུ་གཡུང་། Angelica paeoniaefolis Shan et Yuan《图鉴》中说："川生当归生于田边地头，茎叶如茴香，茎紫色，花白色，种子像茴香。味辛、苦、甘，功效治培根寒症、各种胃病寒症，并治黄水病。"

林生峨参（林地峨参、刺果峨参）བ་ལང་ལྡུ་བ། Anthriscus nemorosa(M.Bieb.) Spreng《图鉴》中说："林生峨参，生于树林或石上。生态如川生当归者不入药治病。本品熏治肿痛，本品配方不多。"如上所述，药用主要为前两种。

ཉེ་ཤིང་།

ཉེ་ཤིང་ར་མཉེས་ཚེ་བསྲིང་རྒྱ་སེར་སེལ། །ཞེས་པའི། ཉེ་ཤིང་ནི། ལྡུགས་ཕྲེང་ལས། ཉེ་ཤིང་ཚ་ལ་ཏྲོ་བས་རླུང་དང་ཆུ་སེར་འཇོམས། །ཞེས་དང་། དཔག་བསམ་ལྗོན་ཤིང་ལས། ཉེ་ཤིང་ཆུ་སེར་གྲང་བ་སེལ། །གབ་ཚད་རྙིང་པ་སེལ་བ་ཡིན། །ཞེས་གསུངས། འདི་གཉིས་ནི་སྔར་གོང་དུ་བཤད་པའི་རྩིའི་ལྷ་མོར་ཁམས་དཀར་པོ་བབས་པ་ཆུ་སླུང་དང་བྱེ་མར་ལྷུང་བ་ལས་འབྱུངས་པར་བདུད་རྩི་བམ་པོ་བརྒྱད་པའི་འགྲེལ་པར་བཤད། ཉེ་ཤིང་གི་མིང་ནི། ཤ་ཏ་སྒྲུ་ལ། རྩ་བ་བརྒྱ་པ། མ་ཧཱ་སྒྲུ་ལ། རྩ་བ་ཆེན་པོ། བ་ཧུ་སྒྲུ་ལ། རྩ་བ་མང་པོ། ཤུཀྲ་གཞྲ། ཁུ་བའི་སྙིང་པོ། ག་ཏ་ལ། པཏ་ཏ། ཕན་ཕ་རི། ཨ་ཧྲིཏུ། ནེལ་པ། ན་མ་ཏུ་ཏི། ཤཏྟ་ཕ་རི། ན་ག་རཏྣི། ཀླ་ར་ཀ་ཀོ་ལི། ཉེ་ཤིང་འོ་མ་ཅན། ཏ་རི་མ་ག་ཏ། ཉེ་ཤིང་ཚེར་མ་ཅན། ནེལ་མ་ལྡུགས་ཀྱུ། དག་བྱེད། ཉེ་སུག་པ། ཉེའུ་རྣམས་ཟེར་རོ། །འབྱུངས་དཔེར། བདུད་རྩི་ཉེ་ཤིང་ཞེས་བྱ་བ། །ཉིན་དང་སྲིབ་ཀྱི་མཚམས་སུ་སྐྱེ། །ལོ་མ་ལྡུགས་ཕྱེ་གཏོར་བ་འདྲ། །སྡོང་པོ་ཕྲ་རིང་ཚེར་མས་ཁྱབ། །འབྲས་བུ་ལྡུགས་ཀྱི་སྲིན་ཆུང་འདྲ། །རོ་ནི་ཁ་བསྐ་མངར་བ་དེས། །ལྷེན་གྱི་ནད་རྣམས་སེལ་བར་བྱེད། །ཅེས་པའི་ཚེར་མ་ཡོད་པ་ཕོ་རིགས་ནུས་པ་ཆེ་བ་དང་། མེད་པ་མོ་རིགས་ནུས་པ་ཆུང་བ་ཡིན། ཁ་ལུང་དུ་སྐྱེ

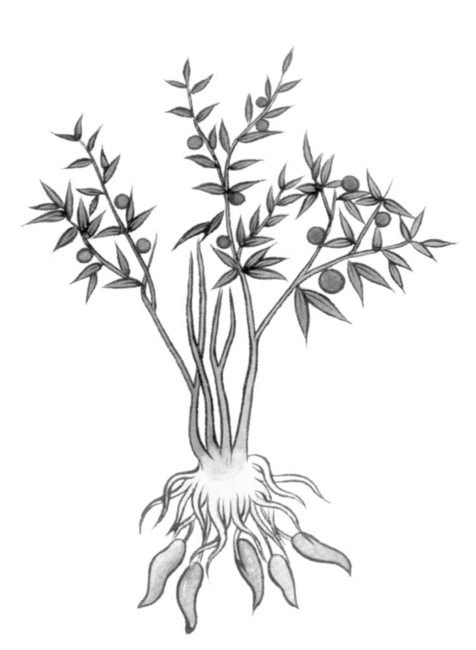

བའི་རྩ་བ་ཕྲ་བ་བྲིས་སྨྱུག་ཙམ་པ་ངན། ཐང་འགྲམ་འབབ་ཆུ་རྒྱུད་སོགས་སུ་རྩ་བ་རིར་མཐོ་རེ་ཙམ་ལ་ཕྲ་སྦོམ་ཆངས་པར་ཚུད་ཙམ་སྐྱེ་བ་དེ་འདྲ་བཟང་བ་ཡིན།།

天门冬　*Asparagus filicinus Buch–Ham ex D.Don*

天冬黄精延年寿，并且治疗黄水病。《铁鬘》中说："天门冬辛、温，治隆病、黄水病。"《如意宝树》中说："天门冬治寒性黄水病，清伏热、宿热。" 天门冬和黄精的来历，《甘露八部解释》中说：上面所说的毒孜拉毛女神的经水，滴在河川、沙地，而生成天冬和黄精二药。

天门冬的名有：尼兴、札巴加巴、札巴青保、札巴芒保、库哇亮保、嘎达拉、奈如巴、尼相奥玛见，哈若玛嘎达、尼相才尔玛见、奈如玛介居、达西、尼苏合巴、尼吾等。

《图鉴》中说："天冬生于阴阳交界处，叶面像撒有铁粉，茎细长被刺，果实像铁小豆。味苦、甘，功效治疗脘病等。" 被刺者为雄，功效大；无刺者为雌，功效小。生于山沟的，根细、状如毛笔头，质次；生于河川滩地的，根长约一扎，粗细均匀，质佳。

ར་མཉེ། ལུག་མཉེ།

ར་མཉེ་ནི། རོ་སྙོར་ལས། ར་མཉེ་བསིལ་ལ་ནུས་པ་རྩྭ། །ཞེས་དང་། དཔག་བསམ་ལྗོན་པར། ར་མཉེས་པོ་བའི་མེ་དྲོད་སྐྱེད། །རྣག་སྐེམ་ལུས་པོ་ཡང་རྩལ་ཆེ། །ཡི་ག་འབྱེད་ཅིང་བད་མཁྲིས་སེལ། །བཅུད་ལེན་པ་ཡི་མཆོག་ཏུ་འགྱུར། །ཅེས་གསུངས། ར་མཉེ་དང་། ལུག་མཉེ་གཉིས་ཡོད་ལ། སྤྱི་མིང་ནི། རོ་ཙ། ཀན་པོ་གཞོན་ནུར་བྱེད་པ། དིང་ཁྲིས་བར་མ་ཟེར། འབྲུངས་དཔེར། ཡོན་ཏན་བརྒྱད་ལྡན་དིང་ཁྲིས་བར་མ་ནི། །ཉམས་དགའི་ནགས་ཚལ་དག་ལས་སྐྱེ། །རྩ་བ་དཀར་པོས་ས་གཞི་ཁྱབ། །ལོ་མ་སྔོན་པོ་རལ་གྲི་འདྲ། །མེ་ཏོག་དཀར་པོས་ལོ་སྟེང་ཁེབས། །འབྲས་བུ་ནང་དཀར་རིང་བསྒྲིལ་འདྲ། །རོ་ནི་མངར་ཁ་བསྐ་བ་ལྡན། །ཚེ་རིང་རྐས་སུ་བཅུད་ལེན་འགྱུར། །ང་བྱེད་དཀར་པོ་བྱ་བ་ཡིན། །རྩ་བ་ལྷ་ཡི་མཆོག་ཏུ་བཤད། །ཅེས་གསུངས་སོ། །ལོ་མ་དཀར་ལ་སྲབ་ཅིང་མེ་ཏོག་དཀར་ལ་རྩ་བ་དཀར་ཞིང་མཁྲིགས་པ་ལུག་མཉེ་ཡིན། དེ་ལ་མིང་། ལུག་མོ་ཤག། ཤྲི་ར་ག་ཀོ་ལི། འོ་མ་ཅན་ཟེར་རོ། །ལོ་མ་ནག་མཐུག་སྔོང་པོ་སྨུག་པོ་མེ་ཏོག་དམར་བ་རྩ་བ་ནག་ལ་གསོམ་པ་ར་མཉེ་ཡིན། དེ་ལ་མིང་། ཤ་ཧཱུྃ་པ། ར་མོ་ཤག། ག་ཀོ་ལི། འོ་མ་མེད་པ། དིང་ཁྲི་བར་མ། བི་ར། རོ་ཙ་ནི། ར་མོ་ཤ་ཟེར་རོ། འདི་དག་བསིལ་བས་ཚད་རིགས་ལ་མ་བཙོས་པར་གཏོང་། གྲང་བར་གཏོང་ན་དྲོད་དུ་བཀུག་ནས་གཏོང་དགོས། བཅུད་ལེན་བྱེད་ན་བཙུད་དུ་འབེབས་དགོས་ཏེ་འོག་གི་བ་སྤྲུ་གཟེ་མ་ལའང་འགྲེའོ། །གང་ཞེ་ན། བ་སྤྲུ་ར་མཉེ་གཟེ་

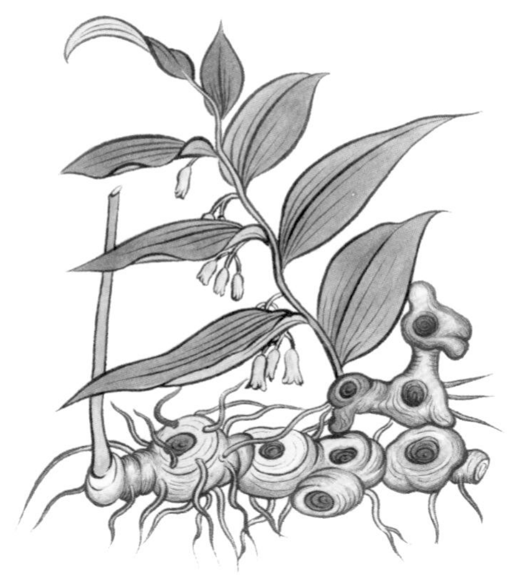

མས་མངལ་ཚད་སེལ། །ཞེས་ཚ་བར་གཏོང་བ་དང་། རྩ་བ་ལྔ་ཡིས་སྨད་གྲང་བསྐོ། །ཞེས་གྲང་བར་འགྲོ་བའི་སྐབས་ཀྱི་ནུས་པ་བསྒྱུར་དགོས་པའོ། །

黄精

Polygonatum cirrhifolium(Wall) Royle

玉竹

Polygonatum prattii Baker p.delavayi Hua

天冬黄精延年寿，并且治疗黄水病。《味气铁鬘》中说:“黄精性凉，效温。”《如意宝树》中说:“黄精提升胃阳,干脓,舒身,开胃，治培赤并病，为滋补上品。”本品分黄精和玉竹两种。本品之总名有：绕扎、干宝云努吉巴、当车巴尔玛等。

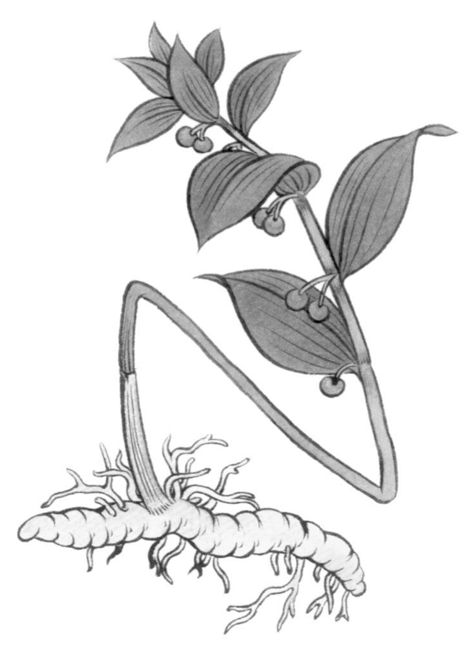

《图鉴》中说：“黄精有八效，生于树林中；根白色，生满地表层；叶青色，状如剑，花白色，罩在叶面；果实红色，状如舍利。味甘、苦、涩、功效滋补、延年抗老,又名达吉噶尔宝,为五根药的上品。”如上所述。

叶白色而薄，花白色，根白色坚硬者，为玉竹。本品又名：鲁茂夏合、奥玛见等。

叶黑厚，茎青紫色，花红色，根黄白色，松软者，为黄精。本品又名：拉茂夏合、嘎高厘、奥玛麦巴、当车巴尔玛、贝拉、饶扎尼、拉毛夏等。

二者皆性凉，能清热，用于寒症时要热炮后方可入药。用于滋补时要炮制。下面的紫茉莉、蒺藜也能入药。因为“紫茉莉、黄精、蒺藜能清胎热”，皆用来清热。“五根药能温下半身寒”，要改变用于寒症时之性效。

ཨ་ཤྭ་གནྡྷ།

ཨ་ཤྭ་གནྡྷས་སྨད་གྲང་ཆུ་སེར་སེལ། །ཞེས་པར། ལྕགས་ཕྲེང་ལས། ཨ་ཤྭ་གནྡྷ་དྲོ་ལ་སྙོམས་པས་ནུས་པ་སྐྱེད། །དང་། རང་བྱུང་པས། ཨ་ཤྭ་གནྡྷས་ཤ་སྐྱེད་ལ། །ཞེས་སོ། །དཔག་བསམ་ལྗོན་ཤིང་ལས། ཨ་ཤྭ་གནྡྷས་ཆུ་སེར་འདྲེན། །རོ་ཙ་སྨད་ཀྱི་དྲོད་སྐྱེད་ནུས། །ཞེས་གསུངས། མིང་། བྲི་ཤི་ཀ། ཤ་རི་བ། ཀ་ཤྭ་ཀནྡྷ། བ་སྤུ་ཟེར། བརྡ་རྙིང་དུ། ཐལ་འབྲས་ཟེར། འདི་ཨ་ཤྭ་གནྡྷ། ཞེས་རྟའི་དྲི་མར་བསྒྱུར་བ་དང་། ཨ་ཤྭ་ཀཎྛ་ཞེས་རྟ་ཚེར་དུ་བསྒྱུར་པ་དང་། དེ་དག་ལ་སྐབས་དབྱེ་སྒྲ་དོན་སོགས་མང་དུ་བཤད་དགོས་པར་སྣང་ཡང་བཞག་གོ། འབྱུངས་དཔེར། ཨ་ཤྭ་གནྡྷ་རྒྱ་ཤོད་སྐྱེ། །རྩ་བ་ཐང་ཕྲོམ་རྩ་བ་འདྲ། །ལོ་མ་སྔོ་སྐྱ་འབྱར་རྩི་ཅན། །སྡོང་པོ་ཚིགས་པ་མང་པོས་བརྒྱན། །མེ་ཏོག་དམར་པོ་མཛེས་པའི་ཚུལ། །རོ་ནི་མངར་ལ་ཚ་བ་ཡིན། །ནུས་པས་སྨད་ཀྱི་དྲོད་སྐྱེད་ཅིང་། །རྩ་བ་ལྔ་ཡི་མཆོག་ཏུ་བཤད། །ཞེས་སོ། །འདི་ཐང་ཕྲོམ་པའི་ཚ་བོར་བཤད་ལ་ལོ་སྡོང་སོགས་ཕྱོགས་དབྱིབས་ཐང་ཤོ་འདྲ་བས། རབ་འབྲིང་ཐ་མ་གསུམ་དུ་ཕྱེ་བའི་རབ་མེ་ཏོག་དཀར་པོ་ཅན་ཡིན། འབྲིང་དམར་པོ། ཐ་མ་མེ་ཏོག་དམར་ནག་ཅན་ཐང་ཤོར་ཉེ་ཆེ་བས་གཏོང་མི་ཉན་གསུངས་སོ།།

喜马拉雅紫茉莉　*irabilis himalaica(Edkew) Heim*

喜马拉雅紫茉莉，治疗下体之寒症，并且治疗黄水病。《铁鬘》中说：“喜马拉雅紫茉莉温、平，生气力。” 让穹多吉说：“喜马拉雅紫茉莉生肌肉。”《如意宝树》中说：“喜马拉雅紫茉莉引黄水，壮阳，生下体之阳。”

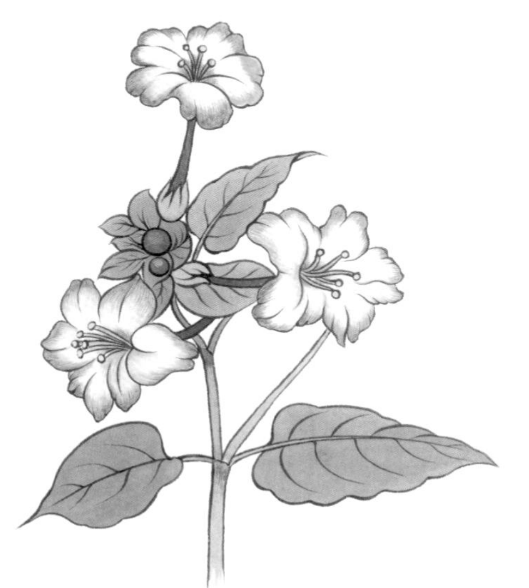

本品之名有：知西嘎、夏若巴、阿巴珠。旧词塔斋。阿夏嘎那哈的意思是“马便”，阿夏嘎那孰的意思是“马嘶”。二者之音、意，说法很多，临床要区分清楚。

《图鉴》中说：“喜马拉雅紫茉莉生于大沟口，根如莨菪根，叶淡青色有黏液，茎分枝多，花红色，美丽。味甘、辛，功效生下体之阳，为五根药的上品。”本品为莨菪属植物，叶茎形状如唐肖。分上中下三品。上品为花白色；中品花红色；下品花红黑色，近似唐肖者，不可药用。

གཟེ་མ།

གཟེ་མས་གཅིན་སྒྲི་གྲུམ་བུ་མཁལ་ནད་སེལ། །ཞེས་པར། རོ་སྙོར་ལས། གཟེ་མ་དྲོ་ལ་ཡང་བས་མཁལ་མའི་ནུས་པ་གསོ་དང་། ལྗོན་ཤིང་ལས། གཟེ་མ་ར་མགོས་མཁལ་རྐེད་ཀྱི། །གྲང་བ་ཀུན་སེལ་རླུང་སྒྲི་འཇོམས། །ཞེས་སོ། །མིང་། ཙྪ་ཀླུ་རི། ཙྪ་ཁུ་ར། ཟླུ་ཀཎྜ། སའི་ཚེར་མ། ཨ་ཛི་ཤི་ར། ར་མགོ། སི་ཧླ། རྒྱ་ནག་ཏུ། ས་ཏ་ག། མི་ཉག་པས། ག་ད་ར། ཟེར་རོ། །འགྲུངས་དཔེར། གཟེ་མ་རྒྱ་ཤོད་བྲེ་མར་སྐྱེ། །ལོ་མས་ས་གཞི་ཁྱབ་པར་གནན། །མེ་ཏོག་ཆུང་དུ་མཐོང་བ་དཀའ། །འབྲས་བུ་གཟེ་ཚེར་ར་མགོའི་དབྱིབས། །ཞེས་པ་ལྟར་ལས་ལོ་མ་སྲན་མའི་ལོ་མ་འདྲ་ལ་མེ་ཏོག་དཀར་སེར་ཅན་ནོ། །འདི་ལ་ཚེར་མ་མེད་པ་ཞིག་ཡོད་པ་ལུག་གཟེ་དང་། ཚེར་མ་ཅན་ལ་ར་གཟེ་འབོད་པ་ཡང་ཡོད།

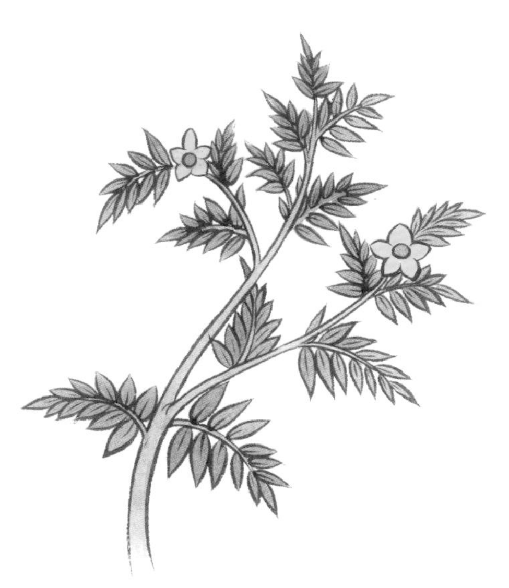

蒺藜　*Tribulus terrestris L.*

蒺藜治疗尿濇症，并治肾病风湿病。《味气铁鬘》中说:“蒺藜温、轻,养肾。”《如意宝树》中说：“蒺藜治肾腰寒症，祛隆。”

本品之名有：萨才尔玛、阿孜西拉、拉高。汉语中称为萨哈嘎。木雅语中称为嘎达拉。

《图鉴》中说：“蒺藜生于山沟口的砂地，叶平铺地面，花很小，很难见到，果实被刺，状如山羊头。”如上所述，蒺藜叶如豆叶，花白黄色。无刺的一种蒺藜称为鲁合赛；有刺的蒺藜称为拉赛。

ལྕུམ་པ། ཕོ་ལྕུམ། མོ་ལྕུམ། བོད་ལྕུམ།

ལྕུམ་པས་ཆུ་འགགས་སྐྲན་དང་འབྲུ་བ་སེལ། །ཞེས་པར། རོ་སྙོར་ལས། ལྕུམ་པའི་འབྲས་བུ་བཤལ་ལ་རྣོ། །ལྗོན་ཤིང་ལས། ལྕུམ་པས་མཁལ་མའི་ནུས་པ་སྐྱེད། །ཆུ་སྲི་འགགས་སེལ་རྨ་རྣམས་སྐེམ། །དང་། རང་བྱུང་རྗེ་རྗེས། ཉི་དགའ་དོད་ལྡན་ཆུ་འགགས་སེལ། །ཞེས་པ་ལ་རིགས་གསུམ་སྟེ། ཕོ་མོ་མ་ཉིང་ངོ་། །ཕོ་ལྕུམ་ནི། མིང་མདོག་ལྡན་ཟེར་ལ། འགྲུངས་དཔེར། མེ་ཏོག་ཏ་པོ་ཞེས་བྱ་བ། །དཀར་སྨུག་ལོ་མ་ཉི་དགའ་འདྲ། །ཞེས་མེ་ཏོག་ལྕུམ་རྣར་སྐྱེ་བ་ཁང་རིང་ལ་ལོ་མ་མེ་ཏོག་ཆེ་བ་ལ་མེ་ཏོག་དཀར་པོ་འཆར་བ་དང་། རྒྱ་དམར་སྨུག་ཁ་འཆར་བ་གཉིས་སོ། །མི་

ཏོག་གིས་ས་བོན་འཛག་པ་གཅོད། ཚ་བས་ཟད་བྱེད་དང་ཡི་ག་འཆུས་པར་ཕན་ནོ། །སོ་ལྕམ་ནི་རྒྱ་ལྕམ་པ་སྟེ། འདི་ལྕུམ་རྟར་སྐྱེ་ལ་དབྱིབས་སྤ་མ་ལྟར་ལས་ལོ་སྡོང་སོགས་ཆུང་བ་ཡིན། འདིར་ཡང་མེ་ཏོག་རྒྱ་དཀར་ཅན་དང་རྒྱ་སྨུག་སྐམ་ནས་སྔོན་པོར་འགྱུར་བ་གཉིས། མ་ནིང་ནི་བོད་ལྕམ་པ་སྟེ། མིང་། སུ་ཏྲ་ནཱ་ཊ། ཉི་དགའ། ཨཛྷ་ཀཱ། སུ་ཏྲ་བཞི། ཉི་མར་གུས་པ། ཨཀྐ། སོ་ཕཊ། ཧྲ་ཏ་མི། བྲ་སེ། ས་རང་ཡོ། ལྷབ་མའི་འབྲས་བུ། ལྕུམ་བུ་ཨ་ཧྲུག། སྤུ་སྤང་པདྨ། སྔོན་པོ་ཆུ་ཁྲིད། ལྕམ་མོ། ལྷ་མོ་རྣམས་ཟེར། འབྱུངས་དཔེར། ཨཛྷ་ཀ་ཞེས་བྱ་བ་ནི། །ས་ཁད་དམའ་བའི་ཡུལ་དུ་སྐྱེ། །ལོ་མ་ལྕམ་པ་ཀུན་དང་འདྲ། །མེ་ཏོག་ཉི་དགའ་རྒྱ་ཚོས་ཁ། །ཉི་མ་གར་གནས་དེར་དགའ་བལྟ། །འབྲས་བུ་ཨཛྷ་ཀ་ཞེས་བྱ། །ཚ་བ་སྡོང་པོ་བཅས་པ་ལ། །ལྕམ་པ་ཞེས་བྱ་རོ་མངར་བསྐ། །རང་གི་ནུས་པས་ཆུ་འགགས་འབྱེད། །ཆ་རྣག་སྐེམ་ལ་ཁ་མི་སྐོམ། །ཞེས་ཞིང་ས་སུ་ཉེབ་ལུད་ཤུལ་དག་ཏུ་སྐྱེ་ཞིང་སྤོ་མ་རྣམས་ལས་ལོ་སྡོང་ཆུང་ལ་ཐུང་བ་མེ་ཏོག་རྒྱ་དཀར་ཅན་ནོ། །ལྕམ་པ་ཐམས་ཅད་སྨྱུངས་ན་མངར་ལ་ཁ་འདམ་པའི་འགྱུར་བག་ཅན་ཏེ། འབྲས་བུ་ཐམས་ཅད་འདྲ་བར་འབྲས་ཞིབ་སྐྱ་རེ་ཁ་ཕྲེང་སྐོར་དུ་མཐེབ་སྐོར་ལྟར་འཁྲིགས་པའོ། །

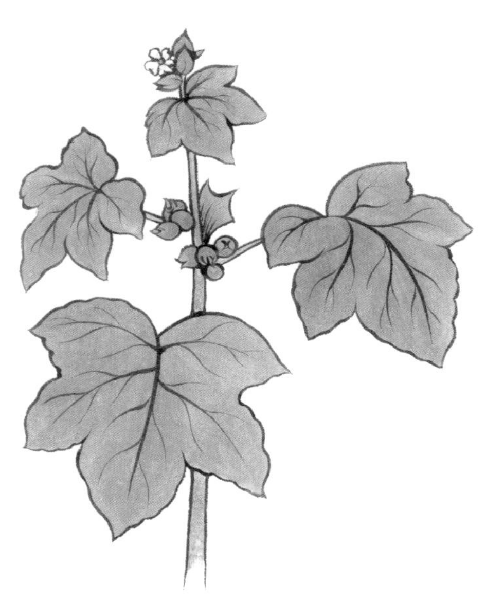

冬葵 *Malva vertcillata L.*

冬葵治尿闭症，并治烦渴止腹泻。《味气铁鬘》中说："冬葵子凉、锐。"《如意宝树》中说："冬葵增强肾功能，治尿濇、尿闭，干疮。"让穹多吉说："冬葵开通热性尿闭。"本品分为三种；雄冬葵（蜀葵）、雌冬葵（锦葵）、中冬葵（藏冬葵）。

雄冬葵即蜀葵 ཕོ་ལྕམ། Alcea rosea L. - Al.thaea rosea(L.) cavn，又名多合丹。《图鉴》中说："冬葵有白紫两种，叶像向日葵叶。"花园中栽培，茎长，叶大，花大，花有白色、粉红带紫两种。花能治遗精，根治肾衰、胃口不开症。

雌冬葵（锦葵）མོ་ལྕམ། Malva sinensis Cavan 又名加见木巴。花园中栽培，生态同雄冬葵，但茎叶较小。本品花也有两种：一种为白色；一种为淡紫色，干后变成青色。

中冬葵(藏冬葵)བོད་ལྕམ། Malva vertcillata L. 本品之名有：尼嘎、尼玛尔桂巴、阿嘎、巴哈莫、扎赛、洒让天、哈卜蚂斋希、敦布阿夏合、布当斑玛、温保曲东、见木茂、拉茂等。《图鉴》中说："藏冬葵生长在地势较低的地方，叶同其他冬葵，花白色，状如向日葵，朝太阳转。种子称藏葵子，根茎称藏冬葵。味甘、涩，功效治尿闭，排疮脓。"本品生长在田边地角、低地处，比上述各种冬葵茎叶矮小，花白色。

各种冬葵,含在口中均有黏液。种子形状都相同,弯月形,薄,排成圆串,大如拇指。

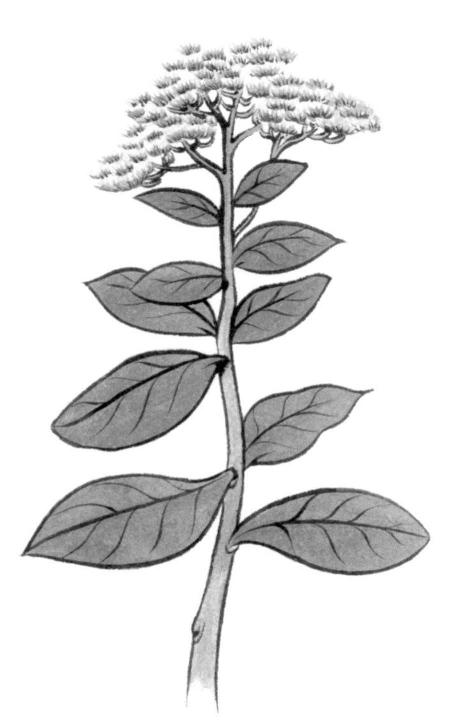

བྲག་ལྕུམ།

བྲག་ལྕུམ་པ་ཡིས་རྨ་རྣམས་འདྲུབ་པར་བྱེད། །ཅེས་པར། མཛེར་ལྕུམ་ཡང་ཟེར། འཕྲུངས་དཔེར། བྲག་ལྕུམ་བྲག་གི་ཡོགས་ལས་སྐྱེ། །ལོ་མ་མཐུག་ཅིང་སྣུམ་པ་ཡིན། །ཟིལ་པ་དང་བཅས་སྔོ་ལ་ཟླུམ། །མེ་ཏོག་དཀར་དམར་གཉིས་སུ་ཡོད། །རྨ་ནི་ཇི་ལྟར་ཚབས་ཆུང་ཡང་། །བྲག་ལྕུམ་མེད་ན་སོས་དཀའ་ཟེར། །ཞེས་པ་ལྟར། ལོ་མ་མཐུག་སྣུམ་བསིལ་ལྗང་ཟླུམ་པ་མེ་ཏོག་དཀར་དམར་འཆར་བའོ། །

华北景天　*Sedum tatarinowii Maxim*

华北景天愈伤疮。本品又名泽尔都木。《图鉴》中说："华北景天生长在石岩畔，叶厚油润，圆形，蓝色，叶面有露状分泌液，花有白色、红色两种。任何大小疮，没有华北景天难治愈。"如上所述，华北景天叶厚油润，绿色，圆形，花白色或红色。

ལྕུམ་བུ་རི་རལ།

ལྕུམ་བུ་རི་རལ་ཤ་དུག་སྨུར་དུག་སེལ། །ཞེས་པར། ལྕུགས་ཕྲེང་ལས། ལྕུམ་བུ་རི་རལ་ནུས་པས་ཐམས་ཅད་ཡང་བ་ཡིན། །རང་གི་ནུས་པས་དུག་ལ་ཕན་པར་བྱེད། །ཅེས་དང་། རང་བྱུང་པས། སྤྲེའུ་མདུག་དུག་ཚད་ཀུན་ལ་ཕན། །ཞེས་པ་ལ་རིགས་གསུམ་སྟེ། རྒྱལ་པོ། བློན་པོ། བཙུན་མོའོ། །རྒྱལ་པོ་རི་རལ་ལ་མིང་། སྤྲེའུ་མདུག་པ། ལྕུམ་བུ། དུར་མོ་འབྲི་ལྕེ། ཏང་འབག་པ། རྩ་ལག་པ། རྩངས་པ་རལ་གྲི། གཡུ་འབྲུག་འཁྱིལ་པ་ཟེར། འདི་ལ་སྐྱེ་སའི་དབང་གིས་རིགས་གསུམ་སྟེ།

འབྲུངས་དཔེར། རྒྱལ་པོ་རེ་རལ་ཉིན་གྱི་བྲག་ལས་སྐྱེ། །ལོ་མེ་ལྕེ་མཆེད་པ་འདྲ། །རྩ་བ་སྤྲེའུའི་མཇུག་མ་འདྲ། །རོ་ནི་ཅུང་ཟད་མངར་བ་ཡིན། །ཞེས་འབྱིང་པོ་དང་། བེ་ལྗང་རེ་རལ་བེ་ཤིང་གི ། ལོགས་ལས་སྐྱེ་བའི་རྩ་བ་ནི། །སྤུ་བཅས་སྲི་མོང་ཉལ་འདྲ་མཆོག །ཅེས་པ་མཆོག་ཏུ་གྱུར་ལ་སྐྱེ་ས་མ་གཏོགས་སྔ་མ་ལྟར་རོ། །འདི་ལ་སྐེར་མིང་། བདུད་རྩི་བེ་ལྗང་། ངུར་མོ་འབྲི་ལྕེ་ཟེར། ཐ་མ་ནི། གཡུ་འབྲུག་འཁྱིལ་པ་སྲིབ་མོ་ཡི། །ཤིང་བྲག་ལོགས་ཀྱི་སྤང་ལས་སྐྱེ། །ལོ་མ་སྔ་མ་འདྲ་ལ་འཇམ། །རྩ་བ་གཡུ་འབྲུག་འཁྱིལ་པ་འདྲ། །ཞེས་པས་ལོ་མ་སྔ་མ་དང་འདྲ་ཡང་འཇམ་ལ་མཉེན་པ་དང་། རྩ་བ་སྦོམ་ལ་ཐུང་ཞིང་བ་སྤུ་སེར་པོ་མེད་པ་སྔོ་བའོ། །

贯众

贯众治疗肉毒症，并且治疗合成毒。《铁鬘》中说："贯众性轻，功效解毒。"让穹多吉说："贯众清热解毒。"本品分为三种：君贯众（骨碎补）、臣贯众（瓦韦）、妃贯众（银粉背蕨）。

君贯众即骨碎补，其名有：斋吾居合巴、敦布、欧尔茂稚介、项巴合巴、扎拉合、藏巴然稚、玉珠且巴等。由于生境不同，君贯众又分为上中下三品。

君贯众中品为骨碎补（槲蕨）ལྕམ་བུ་རེ་རལ། Drynaria sinica Diela.《图鉴》中说："君贯众生长在阳面的石崖缝隙中，叶如火舌，根如猴尾。味微甘。"上述为中品。

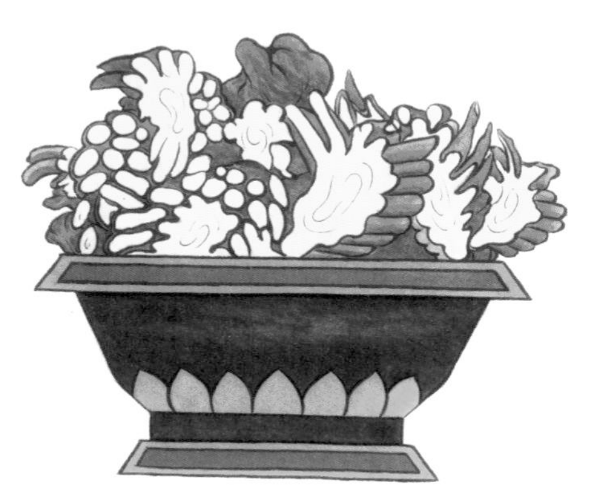

君贯众上品为石莲姜槲蕨 བེ་ལྗང་རེ་རལ། Drynaria propinqu a(wall) J.sm. "生长在桦槲树干上，全身被毛，状如香鼬"。上述为上品。除了生地不同，其他同前。本品又名都孜贝江、欧尔茂稚介。

君贯众下品为藏贯众 གཡུ་འབྲུག་འཁྱིལ་བ། Polystichum squarr osumFee. "生长在石岩前的坡地，叶同前而光滑，根像苍龙盘卧"。如上所述，藏贯众叶同前而光滑柔嫩，根粗而短，无黄毛，青色。

བྲག་སྤོས།

བྲག་སྤོས་ཟ་འབྲུབ་རྣག་སེམ་ལྷ་བ་འཛིན། །ཞེས་པར། ལྗོན་ཤིང་ལས། བྲག་སྤོས་ཤ་མདོག་འགྱུར་བར་ནུས། །ཞེས་སོ། །མིང་། བྲེ་གུ་གསེར་ཐིག །སྔོན་པོ་རེ་རལ། ར་ས་ཡ་ན། བྱ་རྒོད་རྒྱུས་

འཕྱོར། ཐང་དཀར་བཅད་འཕྱོར། མགོ་ཆག་གསང་ལྷུམ། ཀ་བ་རྒྱུད་གཙོད། ཐིག་ཁྲབ་ཅན། བྲ་བ་རྒྱུ་ལུག། གཟིག་མཇུག་པ། བྱེ་སྦྲུལ་ཁྲ་བོ། རྭ་མཐུན་པ་རྣམས་ཟེར། འབྲུངས་དཔེར། སྔོན་པོ་རེ་རལ་བྲག་གི་སེར་ཁར་སྐྱེ། །ལོ་མ་ལྗང་སྔོན་སྒྲོང་ལ་རྩུབ། །འོག་ཏུ་གསེར་ཐིག་གཟིག་མཇུག་འདྲ། །ཁྲི་མནམ་རོ་ཁ་ནུས་པ་བསིལ། །རྨ་གསོ་རྣག་སྐེམ་མེས་ཆིག་འཛོམས། །དུག་ཚད་སེལ་ཞིང་མགོ་ཆག་སྦྱོར། །ཞེས་དང་། ལྗོན་ཤིང་འབྲུངས་དཔེར། བྲེ་གུ་གསེར་ཐིག་བྲག་ལ་ཡོད། །གསེར་ཐིག་ཡོད་ལ་དྲི་ཡང་ཞིམ། །བྲང་ཁོག་སྟོད་སྨད་སྨན་དུ་བཟང་། །རྨ་ལ་བཏབ་ན་འདྲུབ་པར་བྱེད། །དུག་སོགས་མཁལ་རྐེད་ཚད་པ་སེལ། །ཞེས་སོ། །

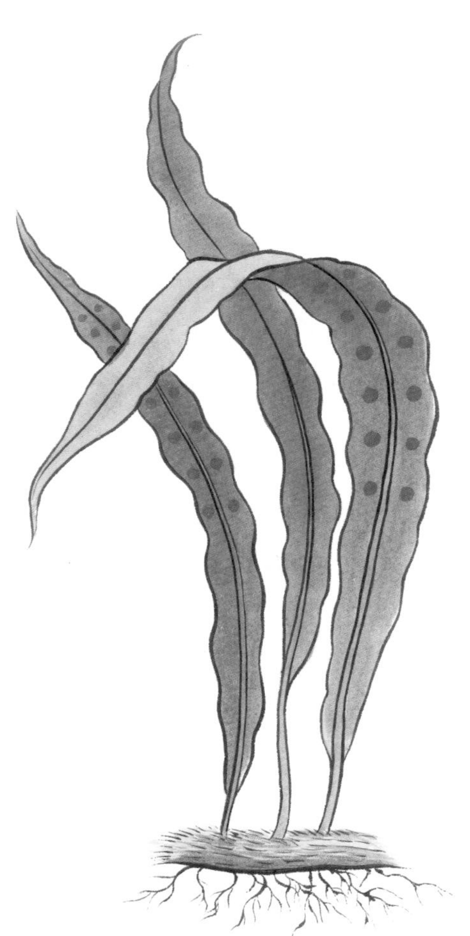

瓦韦

Lepisorus soulieanus(Christ) ching ets. K.Wu

瓦韦功效愈疮伤，干涸脓液固软骨。《如意宝树》中说：“瓦韦荣肌色。”本品之名有：斋固赛尔陀、臣贯众、拉洒亚那、夏高居交尔、唐嘎尔介交尔、高恰桑都木、嘎哇居交、陀叉卜见、扎哇居鲁、司居合巴、西珠叉吾、如同巴等。

《图鉴》中说：“臣贯众生长在石岩缝隙中，叶青绿色，粗糙，叶背有金色斑点，根如豹尾，有气味。味苦，效凉，功效愈疮、干脓，治火烧伤，清热，解毒，接补头骨。”《树木图鉴》中说：“瓦韦生长在石岩，有金色斑点，气味芳香。为治胸腔、上下身病的良药。撒在疮口能愈疮，解毒，清肾腰热。”

བྲག་སྐྱ་ཏ་བོ།

བྲག་སྐྱ་ཏ་བོས་དུག་སེལ་ཚ་འབྲུ་གཅོད། །ཅེས་པར། རང་བྱུང་པས། བྲག་སྐྱུས་སྦྱར་དུག་སྤུད་

ཅིང་གསོད། །ཅེས་སོ། །མིང་། ཧ་བོ། བྲག་ཛ། བྲག་རྒྱན་ཀོ་ལོ། བྲག་ལ་ཡ་ཁོད། མིང་བདུན་སྲིང་གཅིག ལྷ་ལྷུམ་མ། བཙུན་མོ་རེ་རལ། གོང་བ་འཛིན་པ་རྣམས་ཟེར། འབྲུངས་དཔེར། བཙུན་མོ་རེ་རལ་བྲག་ལོགས་སྐྱེ། །ལོ་མ་ལེབ་མོ་མེ་ཏོག་ནི། །སྔོ་ལ་རྒས་དུས་དཀར་བ་ཡོད། །རོ་ནི་ཁ་ལ་མངར་བ་ཡིན། །ནུས་པས་བསམ་སེའུ་མཁལ་ནད་སེལ། །རྨ་རྣམས་འདྲུབ་ཅིང་དུག་ནད་སེལ། །ཞེས་དང་། རྡོ་རྗེ་སྤྱི་འཇོམས་ལས། གོང་འཛིན་རྡོ་རྗེའི་བྲག་ལས་སྐྱེ། །ལོ་མ་སྔོ་སྣུམ་རྒྱབ་སྤུ་སེར། །དབྱར་དུས་ལོ་མ་བྲག་ལ་འབྱར། །དགུན་དུས་རྡོ་རྗེ་སེར་མོ་བསྐུམ། །མེ་ཏོག་སྔོ་དང་དཀར་བ་ཡོད། །སྨན་ཆེན་དུག་རིགས་བདུན་པོ་ལ། །སྲིང་གཅིག་ཁྱོད་ལས་ངོ་ཆེ་མེད། །ལྷ་ལྷུམ་གཡུ་ཡི་ཟུར་ཕུད་ཅན། །མིང་པོ་བདུན་གྱི་སྲིང་གཅིག་མ། །དལ་བརྒྱད་འཁོར་བའི་གྲོང་ཁྱེར་དུ། །མིང་པོ་བདུན་གྱི་དམག་ཚོགས་གཡོས། །སྲོག་གི་ནོར་བུ་བཙོམ་ཉེ་ཚེ། །སྲིང་གཅིག་ཧ་བོས་ར་མདའ་ཐོག །ཁྱོད་མེད་ད་ལྟ་འཆིའོ་ཟེར། །ཞེས་གསུངས་པས་དུག་རིགས་ཀུན་དང་། ཁྱད་པར་བོང་ང་སོགས་མི་རྒྱུ་བའི་དུག་དང་། ལྷག་ཏུ་ཕྱུགས་ཀྱིས་རྩྭ་དུག་ཤིང་དུག་ཟོས་པ་རྣམས་ལ་སླེབས་པས་ཆོག་པའོ། །རྟགས་སུ་སྨྲས། མིང་བདུན་སྲིང་གཅིག་ལྷ་ཡི་ལྷུམ། །དབུ་ལ་གཡུ་ཡི་ཟུར་ཕུད་བརྒྱན། །དར་གོས་ཤ་སློག་བསྒྱུར་ནས་གྱོན། །གསེར་གྱི་ཤིང་རྟའི་འཕང་ལོ་ཆིབས། །དུག་འཇོམས་ཚ་འབྲུ་གཅོད་པའི་གཙོ། །ཞེས་གསུངས་བཞིན་རྟེན་རྟོག་འཕང་ལོ་འདྲ་བ་ཡོད་པའོ། །

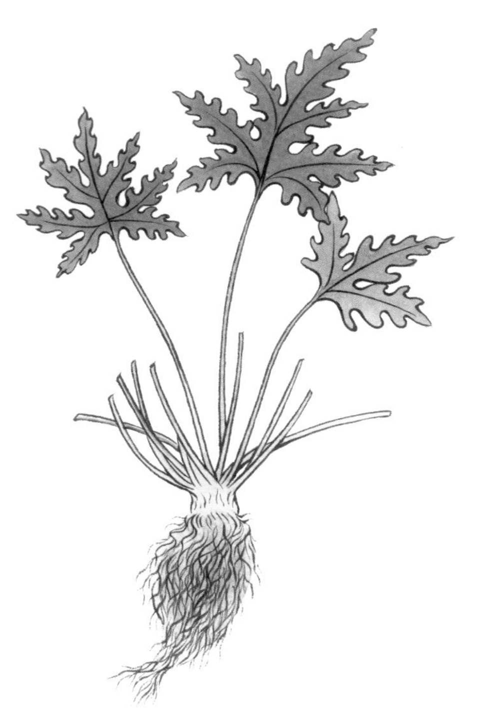

银粉背蕨

Aleuritopteris argentea (Gmel) Fee

银粉背蕨之功效，治疗毒症止热泻。让穹多吉说："银粉背蕨敛毒，治食物中毒。"本品之名有：哈吾、折合贾、折合见高洛、折合拉亚科、芒登桑介、拉见木玛、后贯众、贡巴增巴等。

《图鉴》中说："后贯众生长在石岩上，叶扁，蓝色，老后变白色。味苦、甘，功效治精囊病、肾脏病，愈疮，解毒。"《金刚降伏一切》中说："银粉背蕨生长在金刚石岩，叶蓝色油润，叶背被黄色毛，夏天叶片贴在石岩上，冬季缩成金刚爪。状如贵妇头上的玉髻。银粉背蕨解乌头中毒最为有效。歌诀说八瘟侵害脏腑，七兄之方药力不胜，宝贵生命临危时，一妹援助败八瘟，无她一命早归阴，七兄之妹有威名。”如上所述，银粉背蕨解诸毒，特别是乌头等中毒和牲畜食草木中毒最为特效。达玛萨莫说：“七兄一妹为神后，玉髻缎衣金玉体，乘坐金车纺锤轮，解毒止热性泻痢。”如上所述，银粉背蕨根茎状如纺锤。

ཀྱེར་སྒེར།

ཀྱེར་སྒེར་དཀར་སྨུག་དུག་ཚད་སེལ་བར་བྱེད། །ཅེས་པར། དཔག་བསམ་ལྗོན་ཤིང་ལས། ཀྱེར་སྒེར་དུག་གི་ཚ་བ་སེལ། །རང་བྱུང་རྡོ་རྗེས། ཀྱེར་སྒེར་དཀར་སྨུག་དུག་སེལ་ལ། །ཞེས་པར། འདྲ་ཡིག་ཏུ། ཀྱེར་སྒེར་དཀར་པོ་བྱ་ཕོའི་ཕྱི་སྒེར་འདྲ། །སྨུག་པོ་བྱ་རོག་སྒེར་མོ་བསྐུམ་པ་འདྲ། །ཞེས་པ་འདི་གཉིས་ལ་སྒེར་མོ་གཉིས་ཟེར། དཀར་པོ་མོན་ནས་འབྱུང་། སྨུག་པོ་བོད་སོགས་གང་ནས་ཀྱང་འབྱུང་། གཉིས་ཀ་རོ་ཁ་བར་གཏོགས་པ་ཙམ་ཡང་མི་འདྲ་སྟེ་ནོར་འཕྲང་མེད་པའོ། །

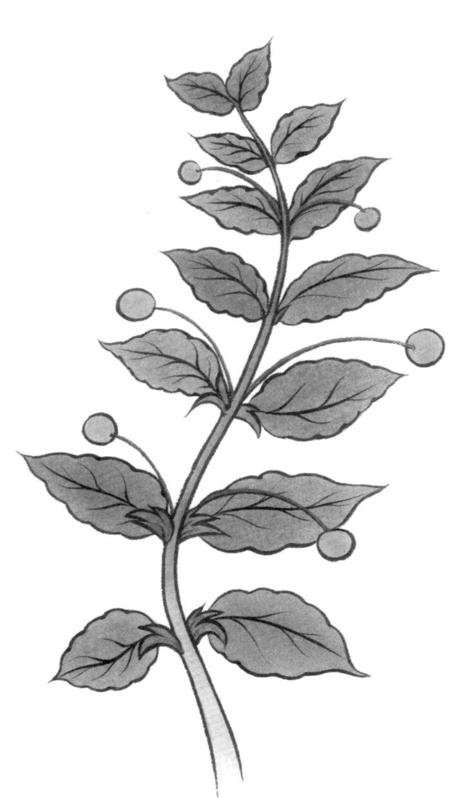

钩藤　*Uncaris scandehs(smith) Hutch*

白紫钩藤治毒热。《如意宝树》中说：“钩藤清毒热。”让穹多吉说：“白紫钩藤皆解毒。”《图鉴螺眼》中说：“白钩藤状如公鸡距，紫钩藤状如乌鸦爪蜷缩。”两种钩藤合称为“二爪”。白钩藤产于门隅，紫钩藤藏地到处都产。两种钩藤味皆苦，略有不同。

རྩད་དང་དགུ་ཐུབ།

རྩད་དང་དགུ་ཐུབ་ལྕམ་སྲིག་དུག་ནད་སེལ། །ཞེས་པའི་རྩད་ནི། འཁྲུངས་དཔེར། སྔོ་རྒྱལ་རྩེ་མཆོག་མ་གི་ཏ། །སྲིབ་ཀྱི་རི་ལས་སྐྱེ་བ་ཡིན། །བོད་སྐད་དུ་ནི་རྩད་ཅེས་ཟེར། །ལོ་མ་སྔོན་པོ་འཇམ་ལ་ཕྲ། །སྡོང་པོ་གྱེན་དུ་དྲང་པོར་སྐྱེས། །མེ་ཏོག་དཀར་སེར་ཕྲ་ལ་ཆུང་། འབྲས་བུ་ཉུ་གྲོ་ཧྲ་ལྟར་ཕྲ། །སྨན་འདི་སྐྱེ་སའི་མདའ་རྒྱུངས་ཚུན། །ཙནྡན་སླ་རྩི་ག་བུར་གྱི། །དྲི་ཞིམ་སྤོས་དང་

རྒྱུན་མི་འཆད། །སྨན་འདི་སྐྱེ་སར་དུག་མི་སྐྱེ། །སྦྲུལ་ཡང་འབྱུང་བར་མི་འགྱུར་རོ། །རོ་ནི་ཁ་ལ་རྩུབ་པ་ཡིན། །རང་གི་ནུས་པས་དུག་ནད་སེལ། །ཚད་ནད་སེལ་བའི་ག་བུར་ཡིན། །ཐོ་སྦྱོར་ཤ་སྦྱོར་རྩི་སྦྱོར་དང་། །རིན་ཆེན་དབྱིག་དུག་སྒོང་སྤུའི་དུག །རིག་པའི་དུག་སོགས་བསམ་འདས་ལ། །འདི་ཡིས་མི་ཐུབ་ནད་རིགས་མེད། །ཅེས་པ་ལ་རིགས་གཉིས་ཏེ། ལྷོ་བལ་ནས་འོང་བའི་ཁང་ནག་པོ་ཞུ་མཁན་འདྲ་བ་འབྲས་བུ་ལྟེང་སྨུག་ཐོས་ན་གཡེར་དྲི་མནམ་པ། ཕལ་ཆེར་གྱིས་སྐག་ཏུ་འབོད་ཅིང་། འགའ་ཞིག་དགུ་ཐུབ་དམན་པར་བྱེད་པ་དེ་མཆོག་དང་། དམན་པ་བོད་ཀྱི་རྩད་ནི། འབྲུངས་དཔེར། རྩད་ཅེས་བྱ་བའི་སྨན་མཆོག་ནི། །ས་གཞི་མཁྲེགས་པོར་སྐྱེ་བ་ཡིན། །རྩ་བ་ལྷ་བའི་རྩ་བ་འདྲ། །ལོ་མ་ཕྲ་ལ་ཉ་ག་ཅན། །སྡོང་པོ་ཕྲ་ལ་མེ་ཏོག་དཀར། །རང་གི་ནུས་པས་དུག་ནད་སེལ། །ཞེས་པ་རྩ་བ་ལྷ་བ་འདྲ་ལ་ཕྲ་བ་ལོ་མ་ཉ་ག་ཅན་ཁྲད་པོར་སྐྱེ་བ། མེ་ཏོག་གོ་སྙོད་འདྲ་ལ་ཁྲད་པོར་སྐྱེ་བ་འདི་ལོ་མ་མང་བ་དང་། དྲི་ཆེ་ཆུང་ལས་འབམ་པོ་དང་ནོར་དོགས་ཡོད་པ་ཡུལ་སྐད་དུ་རྩད་པ་རྩོད་པ་ཟེར། མེ་ཏོག་ཡོད་པ་མོ་རིགས། མེད་པ་ཕོ་རིགས་བྱེད་པ་ཡིན། དགུ་ཐུབ་པ་ནི། འདི་ལ་ངོས་འཛིན་བྱེད་ལུགས་མང་ལ། ཡི་གེ་ཡང་རྒྱ་ཐུབ་ཅེས་ར་མགོ་ཅན་གྱི་མང་ཆིག་བྱེད་པ་དང་། དས་འཕྲུལ་ཅན་གྱི་དགུ་ཐུབ་ཅེས་གྲངས་ཡིག་བྱེད་པ་དང་། སྒོ་ཐུབ་ཅེས་རྩ་སྒོ་སྤུང་ཐུབ་པར་བྱེད་པ་གསུམ་ལས། ཕྱི་མ་གཉིས་འཐད་ཅིང་སྔ་མར་འབྲེལ་པ་མ་བྱུང་མོད། ངོས་འཛིན་འགའ་ཞིག་གོང་གི་སྐག་ལ་བྱེད་པ་དང་། བ་སྙོན་དུ་སྒང་ཆེན་ཆིག་ཐུབ་ལ་མཛད་ཀྱང་དེ་གཉིས་མི་འཐད་པའི་རྒྱུ་མཚན་མང་དུ་ཡོད། དཔག་བསམ་ལྗོན་ཤིང་ལས། དགུ་ཐུབ་ནག་པོ་བྱ་བ་ཞིག །བེ་ཡི་གསེབ་ཏུ་སྐྱེ་སྟེ་དགོན། །རྒྱུ་མ་སྐམ་པོ་འདྲ་བར་ཡོད། །འདྲིས་ནི་གཉན་དང་གཟེར་ཐུང་དང་། །དུག་ཚད་ཀུན་ལ་བདུད་རྩི་འདྲ། །ཞེས་གསུངས་པས། བེ་ལྷོང་ཁྲད་པར་ཅན་བེ་དངོས་ལས་སྐྱེ་བ་ཞིག་ལ་མཛད། ཁ་ཅིག་ཉུངས་སོན་ལོ་དགུ་ལོན་པ་ལ་མཛད། ཁ་ཅིག་ཆར་ཉུངས་དམར་པོ་བྱང་བལྟས་སུ་སྐྱེ་བ་ལོ་དགུ་ལོན་པའི་ཁཏྲར་མཛད་པས། ཕྱི་མ་འདི་གསུམ་ཀ་མཆོག་མིན་ཀྱང་གཉིས་གཅིག་སོགས་ཀྱིས་དུག་སྦྱང་བ་དང་འཇོམས་པ་གང་ལའང་གསོ་བོར་གྱུར་པས་བཟང་གསུངས།

棱子芹　*Pieurospermum sp*　南沙参

棱子芹和南沙参、番木鳖皆治毒病。

棱子芹，《图鉴》中说："草药之王棱子芹，生长在阴山上，藏语中称为札；叶青色，细而光滑，茎直立，花白黄色，细小，果实细小。生长本草的一箭范围内，经常不断有檀香、麝香、冰片的香味。本品生处不生毒，也无蛇。味苦，性糙，功效治毒病，治疗热病如同冰片，无论用汤剂、肉汤剂、汁液剂，皆能解宝石毒、蛋毒、毛毒、梅毒，有意想不到的效果，没有本药不能治的病。"本品分为两种。产自南方和尼泊尔的为

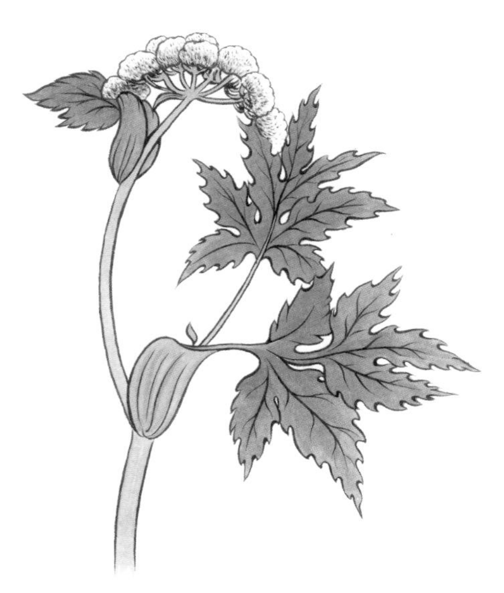

棱子芹，茎黑色，叶似山矾叶，果实绿色，吃时有花椒的气味。大都称它为“尼合”，也有人称它为下品南沙参。此为上品。产自西藏的西藏棱子芹为下品。《图鉴》中说：“西藏棱子芹生长在坚硬的土地；根像当归，叶细而深裂，茎细，花白色。功效治中毒症。”如上所述，西藏棱子芹根像当归的根，但小而细，叶多数，互生，叶片深裂，花状如茴香，气味大小不同。容易与喜马拉雅多子芹相混。民间俗称札巴皂巴。有花者称为雌棱子芹，无花者称为雄棱子芹。

南沙参，本品的识别方法很多，名字书写也不一样，写法有三种。有人认为是上面所说的尼合棱子芹。《蓝琉璃》中认为是人参三七。有许多理由不能同意这两种说法。《如意宝树》中说：“南沙参生长在青棡树林间，很稀少，状如干肠。功效治炎症、急刺痛，清热解毒。”一种说法是生长在特殊的青棡树的；一种说法是年满九年的陈蔓菁籽；一种说法是在雨少地方向北生长的红蔓菁，用此药熬膏后放置九年的陈膏。后三种皆不是佳品，但前两种主要用于解毒防毒，疗效好。

ལྷམ་སྟག

ལྷམ་སྟག་ནི། མིང་ལྷམ་སྟག་དང་། ཀོ་བྱི་ལ་དང་། སྦོ་ལེབ་སྤུ་ཅན་དང་། བྱ་འཕུར་སློབ་དང་། ཕུར་ལེབ་རྣམས་ཟེར། དཔག་བསམ་ལྗོན་ཤིང་ལས། བྱ་འཕུར་སློབ་ཀྱིས་དུག་ནད་སེལ། །གློ་བུར་དུག་དང་ཚད་པ་འཇོམས། །ཞེས་དང་། རང་བྱུང་པས། བྱ་འཕུར་སློབ་དང་སུ་མི་སྨན། །དུག་ནད་སེལ་བའི་སྨན་གྱི་མཆོག །ཅེས་གསུངས། འདི་ལ་གོ་གྱི་ཟེར་བ་དང་། བསེ་འབྲུམ་ལ་ཀོ་བྱིལ་ཟེར་བ་ཡི་གེ་ནོར་ནས་འཚོལ་པར་བྲིས་པ་མང་དུ་མཐོང་། འགྲུངས་དཔེར། སྦོ་སྨན་རྒྱལ་པོ་འཕུར་ལེབ་ནི། །སྔོ་རིང་ཚད་པས་གདུང་བའི་ཡུལ། །ཤིང་སྡོང་ཆེ་ལ་འཁྲིལ་ནས་སྐྱེ། །ལོ་མ་མཐུག་ལ་རིང་བ་ཡིན། །མེ་ཏོག་གསེར་སྐྱ་ཚུང་བ་ལ། ། གང་བུ་སེར་པོ་འབྱུང་བ་ཡིན། །རོ་ནི་ཁ་ལ་རྩུབ་པ་སྟེ། །རང་གི་ནུས་པས་དུག་ནད་སེལ། །ཞེས་སྡོང་པོ་དཀར་ལ་སྦོ་མདངས་ཡོད་པ།

མེ་ཏོག་དཀར་པོ་གང་བུ་སེར་པོའི་ནང་ནས་འཕྱུར་ལེབ་འབྲས་བུ་སྤུ་མཁྲིགས་སྤུ་ཅན། ལེབ་མོ་སྤུ་ཆུང་ཅན་ཡོད་པའོ། །

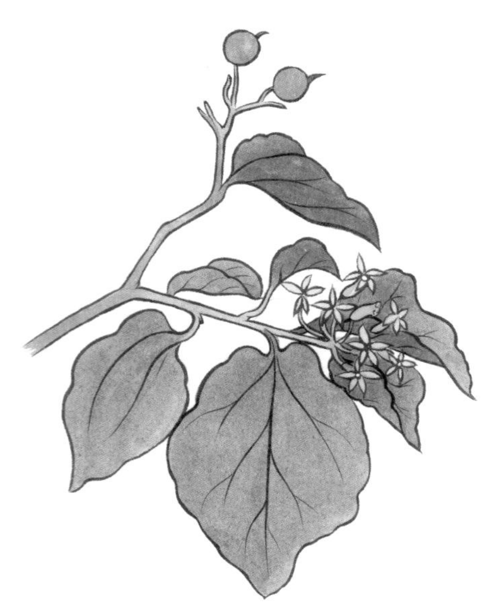

番木鳖

本品之名有：敦木达、高西拉、俄来布见、夏普来卜等。《如意宝树》中说：“番木鳖治中毒病、急性中毒、急性热病。”让穹多吉说：“番木鳖和延胡索是治疗中毒病的良药。”

本品称为“高西拉”，东樌如实也称为“高西拉”，文字易错，常见写错的，容易混淆。《图鉴》中说：“草药之王番木鳖，生长在南方温暖的川地；树大，爬藤而生；叶厚而长；花小，淡黄色；果荚黄色。味苦，性糙，功效治中毒病。”番木鳖茎白色，有青色光泽，花白色，果荚黄色，内含扁楔形种子，种子坚硬有毛，也有扁而少毛的。

གྲེས་མའི་གེ་སར།

གྲེས་མའི་གེ་སར་ཁྲིན་གསོད་སྨྲང་ཐབས་འཇོམས། །ཞེས་པར། རང་བྱུང་ཞབས་ཀྱིས། གྲེས་འབྲས་སྙོམས་ཏེ་ཁྲིན་ལ་ཕན། །ཞེས་པ་འདི་སྔོན་གྱི་ཚེ། འཕགས་པ་སྤྱན་རས་གཟིགས་ཀྱིས་མ་འོངས་པའི་འགྲོ་བ་རྒྱུད་ལ་དགོངས་པའི་ཉིད་དེ་འཛིན་ལ་བཞུགས་པས་དུས་ཀྱི་ཕྱི་མར་དུག་གི་སྦྱོར་བས་འཇིག་རྟེན་ཕུང་བའི་དུས་ཚོད་འབྱུང་བར་གཟིགས་པས་འགྲོ་ལ་ཐུགས་བརྩེ་བའི་སྤྱན་ཆབ་མང་དུ་ཕྱུན་པར་སྨོན་ལམ་འདེབས་པར་མཛད་པས་གང་དུའང་མི་སྐྱེ་བའི་ས་མེད་གསུངས་སོ། །འདི་ལ་རིགས་གསུམ་ཡོད་དེ། སྔོ་སྦྱོར་བདུད་རྩི་རྫིང་བུ་ལས། གྲེས་མ་དག་ལ་རིགས་གསུམ་སྟེ། །ཕོ་དྲེས་ས་མཁྲིགས་སྐམ་སར་སྐྱེ། །ཡང་ན་ཞིང་དན་མུ་ལས་སྐྱེ། །ལོ་མ་རྩུབ་ཅིང་མེ་ཏོག་སྨུག །རོ་ཚ་ནུས་པ་གཉིས་དང་ལྡན། །རང་གི་ནུས་པས་ཁྲིན་ནད་སེལ། །རྩ་ལ་འབྱུར་དང་སྐམ་འདེབས་བྱས། །ཤ་རོ་གཙོད་ཅིང་ཤའུ་གསོ། །ར་ཚིལ་སྦྲུར་བྱུགས་མེས་ཚིག་གསོ། །ཞེས་པ་ལོ་མས་རྩ་ཐག་ཉན་པའི་དཀྱིལ་ནས་སྡོང་བུའི་རྩེ་ནས་གང་བུ་སྐྱ་བོ་ཟུར་གསུམ་

རྒྱལ་པ་འདྲ་བའི་ནང་ཤོག་ཏུ་འབྲས་བུ་དཀར་པོ་སྣ་ལུ་ལྤང་གི་སྙེ་འབྲས་འདྲ་བ་སྐམ་ནས་དམར་པོར་འགྱུར་བ་དེ་ཡིན་ནོ། །མིང་རྒྱ་གྲིས་ཟེར། མོ་རིགས་ནི། དེ་ཉིད་ལས། མོ་གྲིས་ཀླན་ཅན་སྤང་ལྡོངས་སྐྱེ། །ལོ་མ་འཇམ་ལ་མེ་ཏོག་སྔོ། །རོ་ནི་ཙུང་ཟད་མངར་ཞིང་ཚ། །ནུས་པ་བསིལ་དྲོ་གཉིས་ཀ་ལྡན། །ཁྲིད་པར་བད་སྨུག་དུག་ཐབས་དང་། །ཕོ་ལོང་རྒྱུ་མར་ཚ་གྲང་འཐབ། །སྤྲིན་སླང་ལ་སོགས་སྦྱོང་བར་བྱེད། །སྲིན་ནག་ཉེར་གཅིག་དག་དང་བསྡེབས། །སྟོད་འཚངས་ཅན་ལ་སླེབས་པས་ཆོག །ཅེས་སྤ་མ་ལས་འཇམ་ལ་ཁ་སྟོད་ཀྱི་སྤང་ལས་སྐྱེ། གང་འབྲས་སྤ་མ་འདྲ་ལ་སྟོང་བུ་མེད་པར་གང་བུ་དམར་ཐྲུམ་ས་ནང་ནས་མངོན་པར་སྐྱེ། ལོ་མ་རྩ་ཐག་ལ་རབ་ཏུ་བཟང་། གཉིས་ཀར་ཕུང་པོ་ཆེ་བ་སྐྱེ། མིང་གྲིས་རྐོད་ཀྱང་ཟེར། མ་ནིང་གྲིས་མ་ནི། ཡིད་བཞིན་ནོར་བུ་ལས། སྐྱེ་བའི་ས་ལ་མ་ངེས་ཀྱང་། །རི་ཟུར་སྐམ་དང་བྲག་ཉེ་བའི། །སྔོ་གཞན་མེད་སར་སྐྱེས་པ་བཟང་། །ཤིང་ནགས་ཁྲོད་དང་སྤྲིབ་རི་དང་། །རླན་གཤེར་ཆེ་སར་སྐྱེ་བ་ངན། །རྩ་བ་སྦོམ་དཀར་རིང་བ་བཟང་། །དེར་ལྟོག་ངན་པའི་མཚན་ཉིད་དོ། །ཞེས་པར། བདུད་རྩི་རྫིང་བུར། མ་ནིང་མ་ངེས་གར་ཡང་སྐྱེ། །ཕོ་མོ་གཉིས་ལས་འབྲས་ངན་ཞིང་། །མདོག་སྐྱ་མེ་ཏོག་རྒྱ་ནག་ཅན། །རྩ་བ་རི་སྒོག་སྒེ་གུ་འདྲ། །རང་གི་ནུས་པས་ནད་རྣམས་འཇུ། །ཁྲིད་པར་མ་ཞུ་དུག་ཐབས་དང་། །བད་སྨུག་མཁྲིས་པ་མིག་སེར་དང་། །ཕོ་བར་བད་མཁྲིས་འཐབ་པ་སྦྱོང་། །དུག་ནད་ཅན་ལ་བདུད་རྩི་འདྲ། །ཞེས་དང་། ཙིནྟ་མ་ཎི་ལས། གནས་ཚུལ་དྲང་པོར་སྐྱེས་པ་སྟེ། །ལོ་མ་འབྲས་ཀྱི་ལྤང་བུ་འདྲ། །དེ་ཡང་ཕྱི་ནང་ཙུང་ཟད་རྩུབ། །མེ་ཏོག་དམར་ལ་སྔོ་མདངས་ཅན། །ཁ་དོག་དམར་ཤས་ཆེ་བ་བཟང་། །མེ་ཏོག་འདབ་གསུམ་གྱེན་དུ་ལྡིང་། །གསུམ་ལས་མང་བ་འབྱུང་མི་སྲིད། །གང་བུ་ཟུར་གསུམ་རྒྱལ་ཚང་འདྲ། །འབྲས་བུ་དཀར་ཞིབ་ལབ་སོན་དབྱིབས། །རྩ་བ་ཉེ་ཤིང་པ་དང་འདྲ། །པགས་པ་དེ་ལས་སྲབ་པ་ཡོད། །ཟླ་བ་བཞི་པའི་ནང་ནས་སྐྱེ། །རོ་ནི་མངར་ཞིང་ཚ་བ་སྟེ། །ནུས་པས་དུག་རིགས་བསྡུ་གསོད་འབྱིན། །ཚ་ཤས་ཆེ་ལ་བསིལ་དུ་འགྱུར། །གྲང་ཤས་ཆེ་ལ་དྲོད་དུ་འགྱུར། །ཚ་གྲང་འདྲེས་ལ་སྙོམས་པར་ལྡན། །ཞུ་རྗེས་བཀྲུ་སྨན་སྤྱི་དང་མཚུངས། །འོན་ཀྱང་སྐྱེ་སའི་ཡུལ་ཁྱད་ཀྱིས། །སོན་སྐྱེས་ཙུང་ཟད་དྲོ་ལ་འཇམ། །བོད་སྐྱེས་ཙུང་ཟད་བསིལ་ལ་རྩུབ། །མིང་ནི་ཨ་ཙ་པ་ལོ་ཟེར། །ཀོ་ཁ་ཨོ་པ་ཞེས་ཀྱང་ཟེར། །ཨ་ཙ་ཀོ་པ་དག་ཀྱང་ཟེར། །ཡུལ་སྐད་བྱི་རོག་སྨོག་པར་སྨྲ། །ཁུ་བྱུག་མེ་ཏོག་ཅེས་ཀྱང་འབོད། །འགའ་ཞིག་བྱི་རོག་སྒྲེ་གུ་ཟེར། །དོན་ལ་གྲིས་ཆུང་དུག་འཇོམས་ཡིན། །སྨན་མཆོག་འདི་ཉིད་བཤད་པ་དང་། །བྱ་རྒྱལ་ཁུ་བྱུག་དགོད་པ་གཉིས། །དུས་འཛོམ་ཚོགས་ལ་འགྱུར་བ་མེད། །ཞེས་འབྱུང་ལ། གྲིས་ཆུང་ལོ་མ་ཉུང་ངུ་ལས་ཕུང་པོ་ཆེ་བ་མི་སྐྱེ་བའོ། །འདི་བཏུ་ལུགས་ལག་ལེན་སོགས་ཞིབ་ཚགས་ཁོ་བོས་ལོགས་སུ་བྱས་པ་ཙིནྟ་མ་ཎི་ཞེས་པར་གསལ། རིན་ཆེན་འབྱུངས་དཔེ་ལས་ཀྱང་། གྲིས་མ་དག་ལ་རིགས་གསུམ་སྟེ། །གཅིག་ནི་བྲག་ལས་སྐྱེས་པ་ཡིན། །ལོ་མ་སྔོ་ལ་འཇམ་ཞིང་ཉུང་། །གཅིག

ཉེ་ཐང་སྐྱེས་རྒྱ་གྲེས་རྩུབ། །གཅིག་ནི་རི་སྐྱེས་གྲེས་རྐོད་འབྲིང་། །མེ་ཏོག་དམར་སྨུག་སྔོ་བའི་མདོག །རྒྱ་གྲེས་འབྲས་བུ་དམར་ལ་ཆེ། །གྲེས་རྐོད་འབྲས་བུ་ཆུང་བ་ཡིན། །བྲག་སྐྱེས་འབྲས་བུ་ཆུང་ལ་སྔོ། །རོ་ནི་ཅུང་ཟད་མངར་བ་ཡིན། །རང་གི་ནུས་པས་སྲིན་དུག་འཇོམས། །དེ་གསུམ་རྩ་བ་བརྡུངས་ལ་བཙིར། །མེས་ཚིག་རྨར་བསྐུས་སྦྱར་དུ་འཚོ། །རྩ་བ་ཞིབ་བརྡུངས་སྦྲང་དང་སྦྱར། །སྐོབས་དང་ཛེ་ཤིག་སེལ་བར་བྱེད། །དེ་གསུམ་ནུས་ལྡན་བསྲེགས་ཐལ་དང་། མི་ཕག་དོམ་གསུམ་ཚིལ་སྦྱར་བྱུགས། །སྐྲ་དཀར་ནག་པོར་འགྱུར་བ་ཡིན། །ཁུ་བ་རྔ་ལ་བྱུགས་པ་ཡིས། །ཆུ་སེར་འདྲེན་ལ་ཤ་རོ་གཙོད། །དཀར་སངས་ཐལ་བས་རྣག་ཆུ་སྐེམ། །ཞེས་གསུངས་སོ། །

马蔺籽

马蔺籽功效杀虫，并且治疗绞痛症。让穹夏说："马蔺籽性平，益虫病。"

本品来源，据说从前，观世音菩萨为未来的众生入定，预见到未来世间将出现被合成毒殃害的时期，为众生流下了怜悯的眼泪，并祝愿说："无处不生。"泪水就化成马蔺。本品分为三种。

雄马蔺即大马蔺 རྒྱ་གྲེས་སམ་ཕོ་གྲེས། lris lactea pall var chinensis Maxim，《草药配方甘露之池》中说："马蔺分三种。雄马蔺生长在坚硬旱地，或者薄田地头；叶粗糙，花紫色。味辛，性温凉二性，功效杀虫，敷撒疮口去死肉，生肌，调入山羊脂可敷火烧伤。"如是所述，马蔺叶能搓草绳，叶丛中抽茎，茎端生果荚，果荚灰色，三棱形，袋状，内生种子，种子白色，状如高粱粒，干燥后变成红色。本品又名大马蔺。

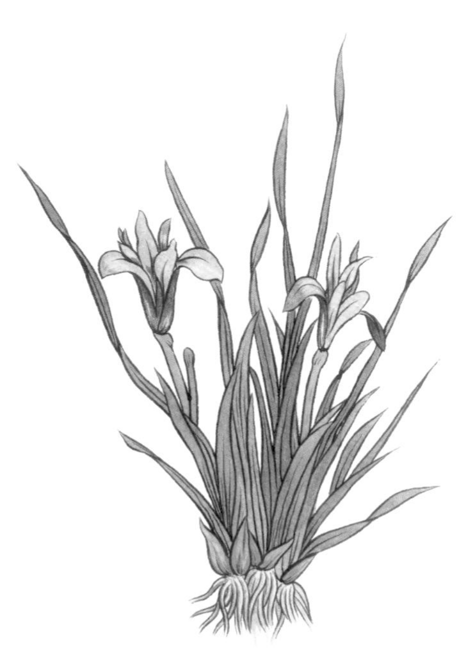

雌马蔺即白花西南鸢尾 གྲེས་མ། lris bulleyana Dykcs forma atba Y.l.zhao，同书中说："雌马蔺生长在潮湿的草坡；叶光滑，花蓝色。味微甘而辛，性温、凉二性，功效治培根病、培根瘀紫症、中毒病、胃肠寒热交攻，泻虫，泻急腹症。与黑豆二十一粒相配治上身胀闷、胸部壅塞。"如是所述，雌马蔺比雄马蔺光滑，绵软，生长在高山草坡，无茎，果荚种子同雄马蔺，果荚红色，圆形，从土中生出地面，叶搓草绳甚好。雄雌两种马蔺皆丛生。又名山马蔺。

中马蔺即锐果鸢尾 ཀོ་ཐའམ་མ་ཉིང་གྲིས་མ། lris goniocarps Bkor,《如意宝》中说：“生长地方不定。生长在干旱山坡、石岩畔无野草处者质佳；生长在林间、阴山、潮湿之地者质次。根粗长白色者质佳，与此相反者质次。”《甘露之池》中说：“中马蔺生长处不定，到处皆生；种子灰色，比雌、雄马蔺差；花淡黑色，根如野蒜。功效泻诸病，特别泻食滞不化、培根瘀紫症、黄疸病、培赤胃病，治中毒病。”《增达玛尼》中说：“中马蔺直生，叶如稻苗，叶背叶面微糙；花红色，有蓝色光泽，颜色深红者质佳；花瓣三片向上分开，没有比三片多的；果荚三角形，小袋状，种子白色，细小，像萝卜籽；根像天门冬，皮比天门冬薄。四月中开始生长。味甘、辛，功效敛毒，解毒，排毒。甚热则凉，甚寒则热，寒热相混则平，化性同泻药。”但是，由于生地不同，有所区别，门隅生者性温、缓，藏地生者微凉、糙。本品之名有：阿扎巴洛、高塔奥巴、阿札高巴。方言中称为夏饶高巴、库徐麦朵、夏饶吉固等，实为小马蔺，功效解毒。

马蔺花开之日，正是布谷鸟歌唱之时，节令不变。小马蔺叶少，植丛不大。本品的采集加工、临床配方，详见我的专著《增达玛尼》。《珍宝图鉴》中说：“马蔺有三种：一为岩生，叶青色，光滑绵软，叶片少；一为滩生，叫大马蔺，叶粗糙；一为山生，叫山生马蔺，中等，花红、紫、蓝色。大马蔺籽红色、粒大；山生马蔺籽粒小；岩生马蔺籽青色，粒小。味微甘，功效杀虫，解毒。三种马蔺根捣烂拧汁，敷水火烫伤即愈。根捣细用蜜调敷，治雀斑和癣。三种马蔺烧存性，用人、猪、熊三脂调敷，可乌发。拧汁涂疮，可引流黄水，去腐肉；烧成白灰干脓水。”

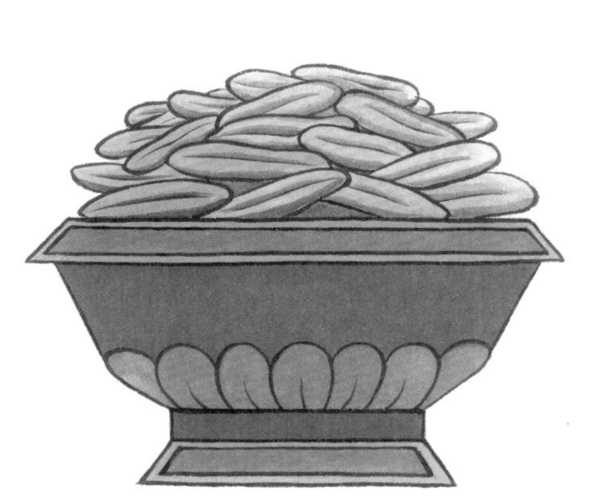

དཀར་པོ་ཆིག་ཐུབ།

དཀར་པོ་ཆིག་ཐུབ་དུག་སྤྱད་གཉན་སྲིན་འཇོམས། །ཞེས་པ་དུག་སྤྱད་གསོད་སྦྱོང་སྐབས་ཡོང་གི་ཀོ་ཁྲ་ལག་ལེན་བཞིན་གཏོང་བ་དང་། གཉན་སྲིན་སྐབས་སྤར་བཤད་གངས་ཐང་སྤྲོམ་ཆེ་བ་ཕ་ཏ་གཏོང་བ་ཡིན་ལ། ཆིག་ཐུབ་ཅེས་པས་ཆིག་རྒྱུག་ལས་སྤྱད་སྦྱོར་གྱི་གྲོགས་ལ་མ་ལྟོས་པའོ། །

青海茄参 *Mandragora chinghaiensis Kuang et A.M.Lu*

茄参敛毒治瘟虫。茄参敛毒，解毒，泻毒，用法如上述马蔺；治瘟病、杀虫，用法如上述雪山莨菪。

དྭ་བའི་རྩ་བ།

དྭ་བའི་རྩ་བས་སྲིན་གསོད་རྨ་འཛེར་འགོགས། །ཞེས་པར། དཔག་བསམ་ལྗོན་ཤིང་ལས། དྭ་བས་ཕོ་བར་རླུང་ཞུགས་སེལ། །ཞེས་དང་། རང་བྱུང་རྡོ་རྗེས། དྭ་གོད་རྩ་བས་སྲིན་ནད་སེལ། ཞེས་གསུངས། །མིང་ནི། ས་འོག་བདུད་རྩི། སྲིན་འཛོམས། གཡར་ཞུ་བ། འབྲོམ་རྩི། ལྡུམ་གོད། ཨ་ལུ། ཁ་སྐྲངས། ཁ་ཚ་བ་ཟེར། འབྲུངས་དཔེར། དྭ་བ་དག་ལ་རིགས་གཉིས་ཏེ། །རི་ལས་སྐྱེས་པ་དྭ་གོད་ཡིན། །ཞིང་ལས་སྐྱེས་པ་དྭ་གཡུང་སྟེ། །ལོ་མ་ལྗུམ་ལ་མཐུག་པ་ཡིན། །མེ་ཏོག་དཀར་པོ་མདངས་དང་ལྡན། །འབྲས་བུ་བྱུ་རུ་སྤུངས་པ་འདྲ། །རོ་ནི་ཚ་ལ་ཞུ་རྗེས་དྲོ། །རང་གི་ནུས་པས་སྲིན་ནད་དང་། །སྐྲངས་དང་འབྲས་དང་ཤ་རོ་འདུལ། །ཞེས་པའི་རྩ་བས་སྲིན་དང་སྐྲངས་འབྲས་ལ་ཕན། འབྲས་བུས་དུག་གིས་འགགས་པ་བསལ། མེ་ཏོག་གིས་མངལ་སྐྱོན་བཤིག་ལ་མངལ་སྒོ་འབྱེད་འབྱིན་བྱེད་དོ། །

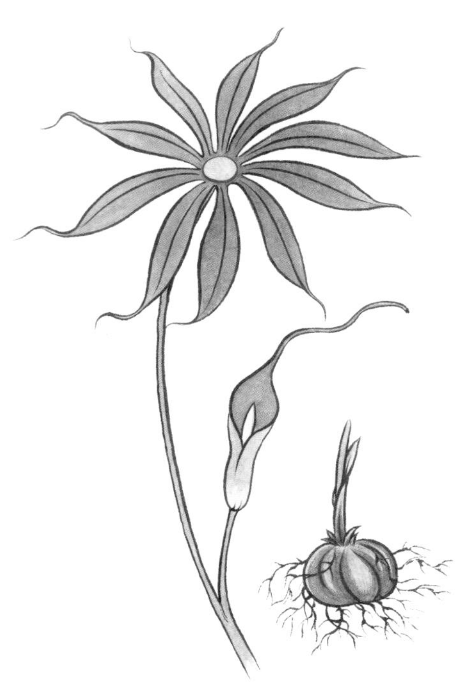

天南星（黄苞南星）

Arisaema flavum(Forsk) sohott

天南星根能杀虫，并且去除骨疖疤。《如意宝树》中说：“天南星祛胃隆。”让穹多吉说：“天南星根治虫病。”本品之名有：萨奥毒孜、森交木、亚尔徐巴、达哇札哇、召木孜、都木高、阿鲁、卡胀、卡察巴等。

《图鉴》中说：“天南星分为两类，一为山生天南星，一为田生天南星。叶油绿而厚，花白色有光泽，果实像珊瑚堆。味辛，化性温，功效治虫病、疥疮，消肿，去腐肉。”如上所述，天南星根治虫病、疥疮、消肿；果实破毒结；花治胎病，开产门。

ལྕ་ལོ།

ལྕ་ལོས་རྒྱུ་ལོང་སྐྱོད་ཀྱི་ཚ་བ་སེལ། །ཞེས་པར། དཔག་བསམ་ལྗོན་པར། ལྕ་ལོ་རྒྱུ་ལོང་ནད་ལ་ཕན། །རྩ་བས་རྒྱ་ནད་བཤལ་བ་གཅོད། །ཅེས་དང་། རང་བྱུང་པས། ལྕ་ལོས་རྒྱུ་ལོང་ཚད་པ་སེལ། །ཞེས་པ། འཕྲུངས་དཔེར། ལྕ་ལོ་སྲིབ་ཀྱི་རི་ལས་སྐྱེ། །ལོ་མ་ལྕང་དཀར་ལོ་མ་འདྲ། །སྡོང་པོ་དམར་རིང་ཚིགས་པ་ཅན། །མེ་ཏོག་དཀར་པོ་སྤྲིན་བཞིན་འཐིབས། །རྩ་བ་དམར་པོ་ཤ་རུ་འདྲ། །རོ་ནི་ཅུང་ཟད་ཁ་སྐྱུར་བསྐ། །ནུས་པས་ཁོང་ནད་གཅོང་ཆྲོང་སེལ། །ཞེས་པས་ཤེས་སླའོ། །

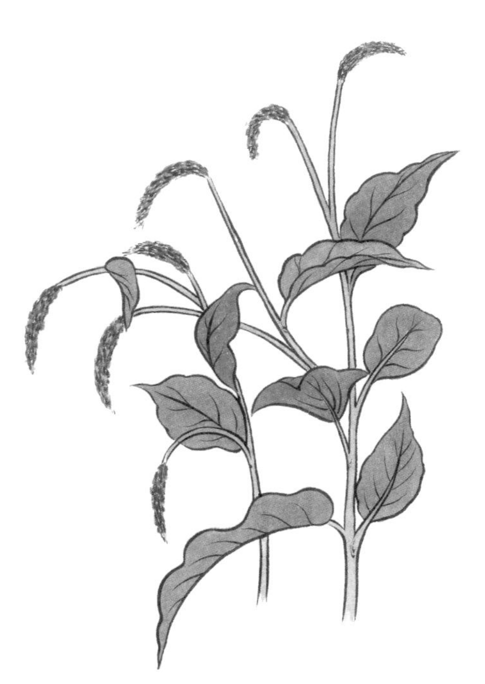

多穗蓼　*Polygonum polystachyum Wall et Meisn*

多穗蓼之功效为清大小肠热腑热。《如意宝树》中说："多穗蓼益肠病，止泻；根治地方性热病。"让穹多吉说："多穗蓼清肠热。"《图鉴》中说："多穗蓼生长在阴山；叶像白柳叶，茎红色长而有节，花朵白色如云堆，根子红色如鹿角。味微苦、酸、涩，功效治内腔痼疾。"以上叙述很清楚，容易辨认。

ལུག་མུར།

ལུག་མུར་འབྲས་དང་སྐྲན་ནད་གྲི་རྣམ་སེལ། །ཞེས་པར། རང་བྱུང་པས། ལུག་མུར་བད་ཀན་གྲང་བ་སེལ། །ཞེས་དང་། བྱེ་བ་རིང་བསྲེལ་ལས། སྔོན་ཚེ་བཅོམ་ལྡན་སྣང་མཐའ་ཡི། །ཕྲུག་གི་ཚེ་དུས་ལུད་པ་ནི། །ས་ལ་འཐིབས་པས་ལུག་མུར་བྱུང་། །བདུད་རྩི་ཆེན་པོར་བྱིན་བརླབས་པས། །རྣལ་འབྱོར་དད་ལྡན་བྱང་ཆུབ་ཀྱི། །ལམ་སྒྲུབ་གྲོགས་སུ་ཤིན་ཏུ་བཟང་། །འདི་རིགས་ཕོ་མོ་མ་ནིང་གསུམ། །ཕོ་ནི་སྟོབས་ཆེ་མོ་ནི་ཆུང་། །མ་ནིང་སྟོབས་འབྲིང་དག་ཏུ་བཤད། །ཅེས་དང་། འཕྲུངས་དཔེར། སི་པི་ལུག་མུར་ཞེས་བྱ་བ། །ལོ་མ་ལྗང་སེར་སྤུ་ཅན་ཏེ། །ངར་པ་གྲུ་བཞི་ཚིགས་པ་དང་། །གདེངས་ཀ་ཅན་ལ་མེ་ཏོག་སྨུག །རྩ་བ་རྫོག་འདྲིལ་ཞུངས་འདྲ་མང་། །རོ་ནི་མངར་བས་གྲེ་བ་བརྟན། །འབྲས་དང་སྐྲན་ནད་མཐའ་དག་འཇོམས། །རྐ་ཡི་འབྲུགས་ནད་སེལ་

བའི་མཆོག །ཅེས་པར་མེ་ཏོག་དཀར་ཤས་ཆེ་བ་དང་། རྒྱ་དཀར། རྒྱ་སྨུག་གསུམ་འབྱུང་བར་བཏགས་ཀྱང་། །རྩ་རྫོག་དཀར་མཁྲིགས་འཁྲིང་བ་ཕོ། །དཀར་ལ་གསོབ་ཅིང་ཞིབ་པ་མ་ནིང་། །གྱོང་ལ་ཁ་ཞིང་རྫོག་ཆེ་བ་མོའོ། །

螃蟹甲 *Pnlomis younghusbandii Mukerj.*

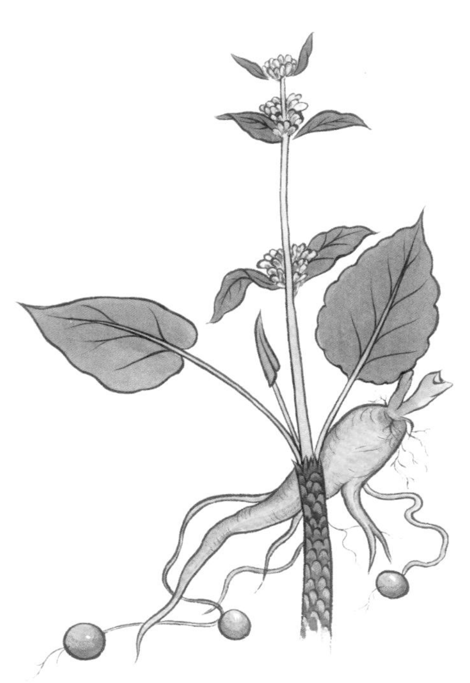

螃蟹甲治肿核疮，并治肺病咽喉干。让穹多吉说："螃蟹甲治培根寒症。"《千万个舍利》中说："从前，观音菩萨手中的长寿宝瓶，甘露满溢，点滴渗入地中，化成螃蟹甲，由于甘露加持之力，本品成了修禅定者完成菩提道的非常好的佐品。螃蟹甲分为雄、雌、中三种。雄螃蟹甲效力大，雌螃蟹甲效力小，中螃蟹甲效力中。"《图鉴》中说："螃蟹甲叶黄绿色、被毛，柄方形有节具棡皮，花紫色，根为块根、状如蔓菁、块多。味甘，功效润喉，治疖疮及各种肺病，治马机能紊乱症特效。"如上所述，螃蟹甲花有白色、淡白色、淡紫色三种。块根红色，坚硬，大小居中者为雄；块根淡红色，疏松，细者为中；块根大而状如钟形者为雌。

ཤིང་མངར།

ཤིང་མངར་གློ་ནད་རྩ་ནད་སེལ་བར་བྱེད། །ཅེས་པར། ལྟུགས་ཕྲེང་ལས། ཤིང་མངར་སྨོམས་ཏེ་ཞུ་རྗེས་བསིལ་བ་ཡིན། །ཞེས་དང་། བདུད་རྩི་ཐིགས་པར། ཤིང་མངར་སྨོམས་ཤིང་ལྕུད་པ་གློ་ནད་དང་། །ཁྲི་བར་ཐོར་བྱུང་སྐོམ་དད་སེལ་བར་བྱེད། །ཅེས་དང་། རང་བྱུང་པས། ཤིང་མངར་གློ་ཚད་ཀུན་ལ་ཕན། །ཞེས་སོ། །མིང་ནི། མཧུ་ཡཥྟི། ཧློ་མ་ནྲུ་ལ། རྒྱ་ནག་ཏུ། ཐིམ་ཙྲེ། ཐིལ་ཡི། ཞང་ཅིའུ། ཤུ་ཤུ་ཙུས་ཟེར། ཕྲོམ་དུ། ཀླི་ཙི་དོན་ཟེར། བོད་ཀྱི་གབ་ཏུ། རི་ཙི། རྩབ་ཤིང་། རྩབ་མོ། ལྡེ་མཁྲིས། ཙར་རྒྱུག ཀློ་གཉེན། གསེར་བཟང་ལྷུག་མ་རྣམས་ཟེར། འཁྲུངས་དཔེར། ཤིང་མངར་ལོ་མ་སྡོ་ལ་ཆུང་། །རྩ་བ་སེར་ལ་རོ་ནི་མངར། །རང་གི་ནུས་པས་གློ་ནད་སེལ། །ཞེས་པ

ཅམ་བཤད་ཀྱང་སྐྱེ་སའི་ཡུལ་དབང་སོགས་ལས་ལོ་མ་ཀནྟ་ཀ་རིའི་ལོ་མ་འདྲ་བ་ཡང་འབྱུང་ལ། གང་ལྟར་ཡང་འདི་ལ་རིགས་གསུམ། ལྡུམ་ར་ནར་སྐྱེ་བ་ཕོ། །ཆུ་འགྲམ་བྱང་ཐང་ལས་སྐྱེ་བ་མོ། །ནགས་ཤོད་ཀྱི་ཀླུང་འགྲམ་སོགས་སུ་སྐྱེ་བ་མ་ནིང་སྟེ་རིམ་པས་དམན་པ་ཡིན། ཕྱི་མ་འདི་ལ་ཕང་སོ་ཡང་ཟེར།

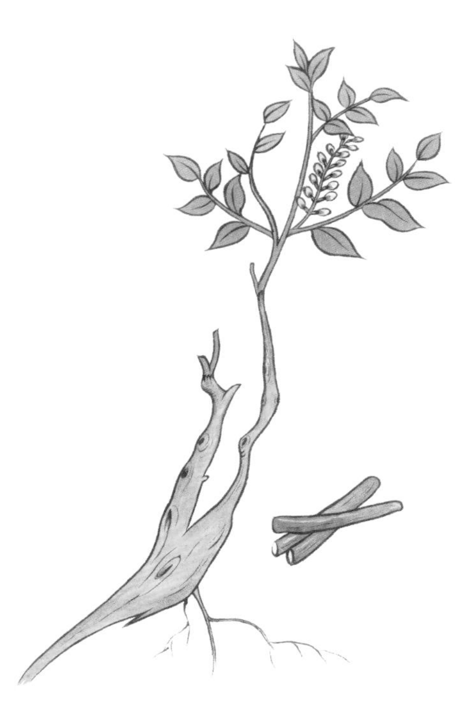

甘草　*Glycyrrhiza uralensis Fisch*

甘草治肺病脉病。《铁鬘》中说："甘草性平，化味凉。"《甘露之滴》中说："甘草性平，功效祛痰，治肺病、喉痧、干渴。"让穹多吉说："甘草清一切肺热。"

本品之名，汉语中称为陀木斯、陀如益、昂孜、徐徐租；高昌语中称为厘介端；藏语隐语中称若孜、象额尔、札卜相、札卜毛、吉赤、札日居合，洛年、赛尔桑居玛等。《图鉴》中说："甘草叶小，青色，根黄色。味甘，功效治肺病。"虽如上述，但由于生地不同，有的叶则像悬钩子叶。无论生态怎样，本品分为三种，园生者为雄，水边、荒滩所生者为雌；林间沟畔生者为中。三种依次而质次，后一种也称为王茂。

དུར་བྱིད།

དུར་བྱིད་ཐར་ནུས་ཚ་གྲང་ནད་ཀུན་སྦྱོང་། །ཞེས་པའི། དུར་བྱིད་ལ། ལྕགས་ཕྲེང་ལས། དུར་བྱིད་རྣོ་ལ་དྲོ་བ་ལགས། །ཞེས་དང་། ཟླ་ཤེལ་ལས། ཧ་བྱི་ཏ་ནི་རྣོ་རྩུབ་དྲོ། །ཕྱི་ལ་གནས་གསུམ་ཁྲིད་པར་འདྲེན། །འདྲེན་ནི་བད་ཀན་སྐྱུགས་པར་བྱེད། །དང་། རང་བྱུང་པས། དུར་བྱིད་ནད་རྣམས་སྦྱོང་བ་སྟེ། །ཞེས་སོ། །མིང་གྲུམ། དནྟི། ས་དུ་ག། ཧ་བྱི་ཏ། ཧ་བིཏྟ། ནི་ཀུམ་བ། ཏྲི་པ། དྲི་ཀ་རེ་རྣམས་ཟེར། རིགས་གསུམ་སྟེ། ཤ་ས་དུར་བྱིད་དང་། ཧ་བྱི་ཏ་དང་། ཀུ་ཏ་ར་ནའོ། །ཤ་ས་དུར་བྱིད་ནི། ཁང་དང་རྩ་བའི་ཤུན་པ་དམར་པོ་ཅན་རབ་ཡིན། ཧ་བྱི་ཏ་ནི་རྩ་བ་དཀར་པོ་སྟེ་ཚི་ཆེ་བ་བཟང་། ཆུང་བ་ངན་ཏེ་གང་ཡང་འབྲིང་། ཀུ་ཏ་ར་ན་ནི་རྩ་བ་ཆེ་ལ་སྒོང་སྟེ་ཚི་

ཚུང་བས་ངན་པའོ། །འབྲུངས་དཔེར། དུར་བྱིད་ཐར་ནུ་འདྲ་བ་སྟེ། །རྩ་བ་ཕྲ་ལ་ནུས་པ་ཆེ། །རང་གི་ནུས་པས་འདྲེན་དང་བཤལ། །ཞེས་སོ། །གང་ཡང་ཐང་བདེ་སར་སྐྱེ་བ་དང་རྩ་བ་རྐང་གཅིག་པོ་ན་འབྱུང་ཞིང་ཞོ་མང་བ་མ་གཏོགས་ཐར་ནུ་ཇི་བཞིན་ནོ། །

白狼毒（离娄） *Euphorbia fischeriana steud(E.pallasii turcz)*

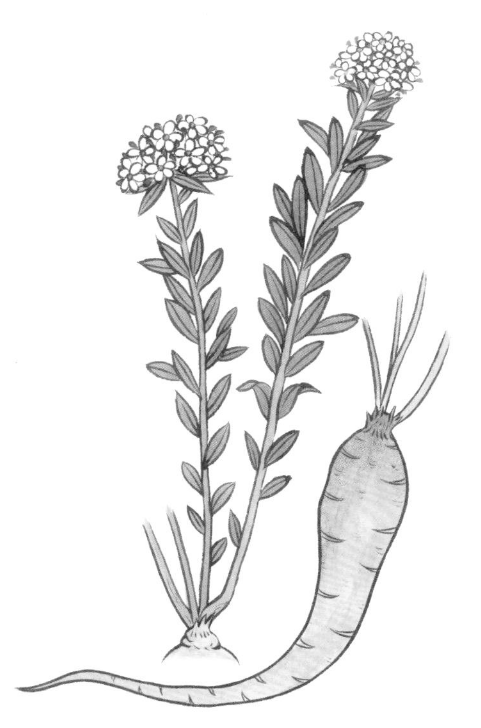

白狼毒和大狼毒，泻除寒热一切病。《铁鬘》中说："白狼毒性锐、温。"《如意宝树》中说："白狼毒性锐、糙、温、重，功效引吐培根病。"让穹多吉说："白狼毒泻诸病。"本品之名有：玛都嘎、质西达、质贝达、尼固木巴、释巴、质年锐等。

本品分为三种：夏玛都尔西白狼毒、质西达白狼毒、因达拉那白狼毒。夏玛都尔西白狼毒茎、根、皮皆为红色者，为上品。质西达白狼毒根白色多汁者质佳，汁少者质次，汁中等者质中。固达拉那白狼毒根大，坚硬，汁少，为下品。《图鉴》中说："白狼毒状如狼毒，根细，药效大。功效引吐、导泻。"除平滩生长的、独根多汁的外，其他状如大狼毒。

ཐར་ནུ།

ཐར་ནུ་ལ་རིགས་ཆེ་ཆུང་གཉིས་འབྱུང་བའི་ཆེ་བ་ནི། དཔག་བསམ་ལྗོན་ཤིང་ལས། ཐར་ནུ་རྩུབ་ཅིང་དྲོ་བ་ཡིན། །ཁྲིད་པར་འདྲེན་ལ་ཞུ་རྗེས་ལྷི། །འདི་ཡི་རྩ་བས་ལྐོག་པ་ཐུབ། །ཅེས་དང་། རང་བྱུང་པས། ཐར་ནུས་གཉན་རྣམས་སྦྱོང་བ་ཡིན། །ཞེས་གསུངས། མིང་། དྲ་བཱི། ཀུཥྨཱ། ཏ་ཊེ་རོ། ཀ་མོ་ཉ། བྱི་ཧི་སྤ་ཏ། ཧི་སཾ། ས྄་སྟི། ད་དི་སིབ། འོ་མ་འཛིན། ནུ་ཞོ་འཛག། བཙུན་མོ། གསེར་སྤྲུལ་འོ་མ། འོ་མ་སྙིང་ཁྲག། ཁྲོན་ཆེན་པ། །སྙིང་ཁྲག་ཅན། རིག་འཛོམས། གབ་པ་ཕྲུམ། དངུལ་ཟིལ་ཅན། ནད་འཛོམས། དངུལ་གྱི་ཕྲོམ་ཕྲོམ། སའི་ཞོ་ཆེན། སྣང་ཆེན་ཁྲི་འཕང་། རི་འབྲུམས་ནག་པོ། སྙིང་ཁྲག་ཁོལ་མ། ལུང་གི་དུར་བྱེད་རྣམས་ཟེར། རྒྱ་ནག་པས། སིག་མོ་ཉ། མི་ཉག་པས་ཀ་མོ་ཉ་ཟེར།

འབྲུངས་དཔེར། ཐར་ནུ་ཉིན་སྲིབ་གཉིས་ཀར་སྐྱེ། །རྩ་བ་སྡོང་པོ་མཐུག་ལ་ལྕི། །འོ་མའི་རྒྱ་མཚོ་སྐྱེད་པར་བྱེད། །ཁང་དང་མེ་ཏོག་འབྲས་བུ་དམར། །རོ་ནི་ཚ་ལ་བཤལ་བའི་མཆོག །ནུས་པས་རྫ་དང་ཐོར་བ་འཛོམས། །ཞེས་པ་ལྟར་ཕུང་པོ་ཆེ་ལ་སྡོང་བུ་དམར་པོ་རིང་ལ་མདའ་ཚད་ལྷག་ཙམ་པ་ལོ་མས་བརྒྱན་པ་རྩེ་མོར་མེ་ཏོག་ལོ་མའི་མདོག་ཅན་འབྲས་བུ་ཁོང་སྟོང་གསུམ་ཚོམ་དུ་སྐྱེས་པ་རྩ་ལོ་སྡོང་པོ་གང་བཅད་འོ་མ་འཛག་པའོ། །

大狼毒　*Euphorhia nematocypha Hand–Mazz*

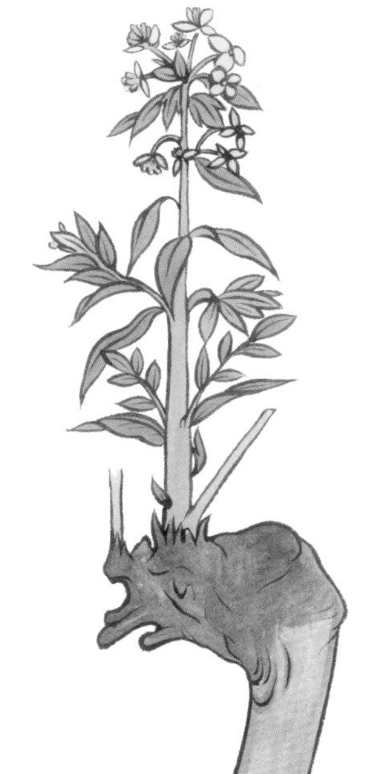

大狼毒分大小两种。大的一种为大狼毒，小的一种高山大戟。

大狼毒，《如意宝树》中说："大狼毒性糙、温，功效下泻，化性重，大狼毒根治疗疮皮肤炭疽。"让穹多吉说："大狼毒泻时疫病。"

本品之名有：达宁饶、嘎茂尼、西豆扎扎、达斗斯卜、萨豆、奥玛增、鲁消札合、宗茂、赛珠奥玛、奥玛亮车、冲青巴、亮车合见、若合交木、尕卜巴楚木、欧司见、乃交木、欧吉超越木、萨消寄、期青赤庞、锐加木那保、亮车合库玛、隆格都尔杰等。汉语中称为斯合茂尼。木雅语中称为嘎茂尼。

《图鉴》中说："大狼毒阴坡阳坡皆生；叶厚根茎粗，折断有乳状白液，茎、花、果红色。味辛，为特效泻药，功效治癣疹。"如上所述，狼毒植株大，茎红色，长如箭杆，叶尖开花，花叶同色，果实中空，三枚聚生，根、茎、叶折断皆流乳状白液。

ཁྲོན་བུ།

ཆུང་བ་ནི་ཁྲོན་བུ་སྟེ། རང་བྱུང་ལས། ཁྲོན་བུ་སྦྱོང་བྱེད་སྤྲོགས་ཀྱི་མཆོག །ཅེས་པར་མིང་། ཁྲོན་

ཚུང་། ཐར་ཚུང་། འདྲེན་བྱེད་རྒྱལ་པོ། རྒྱུག་བྱེད་ཆུ་བོ་ཟེར། ཚུང་བ་འདི་ཡུལ་མ་ངེས་སྟོད་སྨད་གར་ཡང་སྐྱེ། །མཐོ་དམན་ལ་དཔག་པའི་བོངས་སོར་བཞི་ཙམ་ནས་མཐོ་གང་དྲུག་ཙམ་པར་ཅིརིགས་སྐྱེ། ཆེ་ཚུང་མ་གཏོགས་ཐར་ནུ་རང་དང་སྐྱེ་ཚུལ་འདྲ། འདི་ནུས་པ་འཇམ་པ་ཡིན་ཏེ། ལྡོན་ཤིང་ལས། ཁྲིན་བུས་འཇམ་པོར་བྱེད་པ་ཡིན། །ཞེས་སོ། །འདི་གཉིས་ཀ་མཐོང་བ་གསུམ་ལྡན་ཞེས། ཕུའི་གངས་དཀར། བར་གྱི་བྱང་བལྟའི་ཆུ་བོ་དྲག་འབབ། མདའི་གཙང་ཆེན་རྣམས་མཐོང་ས་ནས་བཏོ་ལ་དུག་འདུལ་དགོས་སོ། །ཁྲིན་ཚུང་འདི་ཁྲད་པར་མཁྲིས་ནད་སྦྱོང་བ་ལ་མཆོག་གོ།

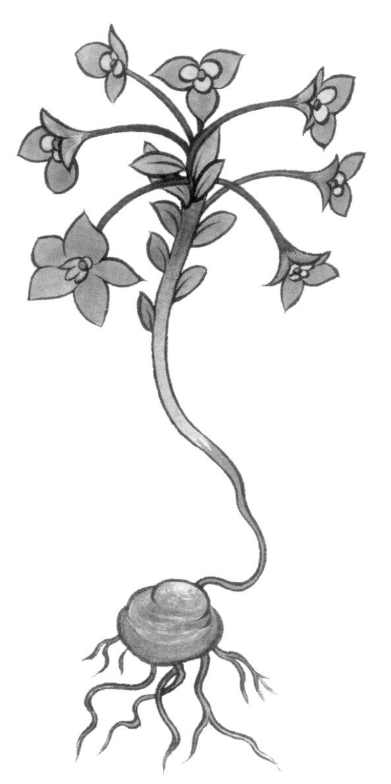

高山大戟 *Euphorbia stracheyi Boiss*

高山大戟之功效，缓泻佐药之良药。小狼毒为高山大戟。让穹多吉说：“高山大戟佐泻为上品。”本品之名有：冲琼、塔尔琼、占西如保、居西曲吾等。

高山大戟生长地不定，高处低处皆生，株高四指至一扎。除植株大小有区别外，植株形状像大狼毒。本品性缓。《如意宝树》中说：“高山大戟缓泻。”

大狼毒、高山大戟二品，应从下列三处采集：沟脑雪地、向北急流的河边、大江岸上。入药要去毒。高山大戟泻胆病特效。

ཪོན་བུ།

ཪོན་བུས་རྒྱ་སེར་ནད་རྣམས་འཇམ་པོར་སྦྱོང་། །ཞེས་པར། ལྡོན་ཤིང་ལས། སྟོན་བུ་དྲོ་ཡང་འཇམ་པར་འགྲུ། །ཞེས་དང་། རང་བྱུང་པས། སྟོན་བུས་ནད་རྣམས་ཐུར་ལ་འདྲེན། །ཞེས་སོ། །མིང་། འདྲི། བི་ཤ་ལ། གཡུ་ཤིང་། སྟོ་ཨ་ཙ་ར། གབ་ཏུ། ཤོག་ཤིང་པ། གྱིབ་ཤིང་ཟེར། འབྲུངས་དཔེར། སྟོན་བུ་སྤང་གི་ལ་ཕུག་འདྲ། །ལོ་མ་ཞིབ་མོ་ས་ལ་འབྱར། །སྟོ་སྐྱ་སྤུ་ཚུང་ལྡན་པ་ལ། །མེ་ཏོག་སྟོན་པོ་འདབ་བཞི་མཛེས། །རྩ་བ་ཁྲུར་མའི་རྩ་བ་འདྲ། །བཅད་ན་འོ་མ་འབབ་པ་ཡིན། །རང་གི་ནུས་པས་རྒྱ་སེར་

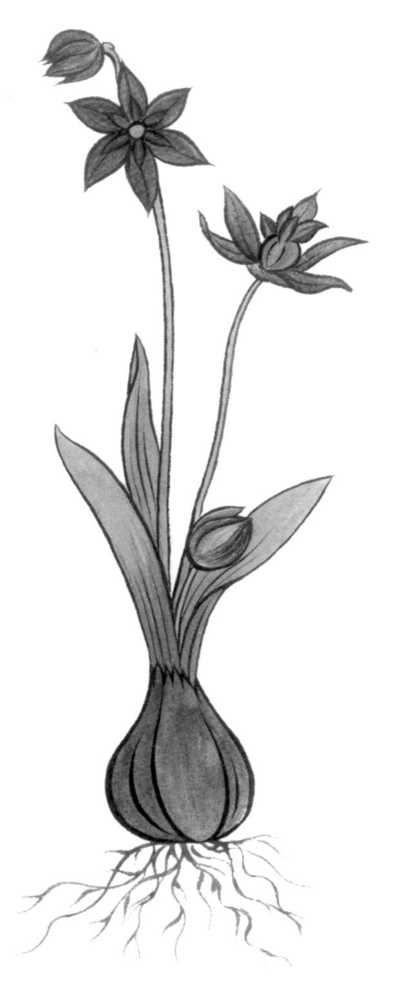

ནད། །འཇམ་པོར་འཁྲུ་བར་བྱེད་པ་ཡིན། །ཞེས་པས་གསལ། བཻ་སྔོན་དུ། མིང་བརྡབ་པ་དང་མངོན་རྟོགས་ཡར་མར་བརྗེ་བའི་ཁྲོན་བུ་སྔོན་བུ་གོ་བརྗེ་བར་མཛད་དུག་པའི་དགོངས་པ་གང་ཡིན་ཚོད་མ་ཐེག་གོ།

杂毛蓝钟花（刺芒龙胆）

Cyananthus sherriffii Cowan

杂毛蓝钟花功效，能够缓泻黄水病。《如意宝树》中说：“杂毛蓝钟花性温、轻，功效缓泻。”让穹多吉说：“杂毛蓝钟花下泻诸病。”

本品之名有：柏夏拉、玉相、俄阿札拉、完布。隐语中称为消相巴、吉卜相。

《图鉴》中说：“杂毛蓝钟花状如山萝卜，叶细，铺在地面，被淡蓝色细毛，花蓝色，四瓣，美丽，根像苦蕖菜根，折断后流乳状白液。功效缓泻黄水病。”以上描述很清楚。《蓝琉璃》中将高山大戟与杂毛蓝钟花的名称、生态互换，不知是何意。

ལྕུམ་རྩ།

ལྕུམ་རྩས་དུག་ཚད་སྐྱོད་ཚད་བད་ཀན་སྦྱོང༌། །ཞེས་པར། དཔག་བསམ་ལྗོན་ཤིང་ལས། ལྕུམ་གྱིས་བད་ཀན་འཁྲུ་བ་གཙོད། །རྩ་བས་རྒྱུ་ནད་སེལ་ཞིང་འཁྲུ། །ལྕུམ་དཀར་མཁྲིས་ཚད་སེལ་བར་བྱེད། །ཆུ་ལྕུམ་རྨ་ཡི་ཆུ་སེར་སྐེམ། །ཞེས་དང༌། རང་བྱུང་པས། ཆུ་རྩ་ལྕུམ་རྩ་ཆུ་སྲུན་དང༌། །ལ་ལྕུམ་པ་ཡི་ལོ་མ་ཀྲང༌། །དྲོད་ལྡན་བད་ཀན་གྲང་བ་སེལ། །རྩ་བ་བསིལ་སྐོམས་ནད་ཀུན་འཁྲུ། །ཞེས་གསུངས། མིང༌། པདྨ་རྩ་རིང༌། ཞིབ་ཤིང༌། དོམ་ནག་ཁ་ཆུ། སེར་པོ་འོད་ལྡན། རྩབ་ཤིང༌། ས་འོག་རྒྱལ་པོ་གསེར་མདོག་རྣམས་ཟེར། འབྱུངས་དཔེར། ལྕུམ་ནི་རྫ་བྲག་དག་ལས་སྐྱེ། །ཆེ་འབྲིང་ཆུང་གསུམ་ཡོད་པ་ཡིན། །ལོ་མས་ས་གཞི་མནན་པ་འདྲ། །སྡོང་པོ་

ཁོག་སྟོང་དམར་སྨུག་རིང་། །མེ་ཏོག་དམར་པོ་ཕྱུངས་པར་སྐྱེ། །འབྲས་བུ་ཟུར་གསུམ་རབ་ཏུ་མང་། །རོ་ནི་སྐྱུར་རྩུབ་བད་ཀན་སེལ། །ལོ་ཁང་ནུས་པས་བད་ཀན་སེལ། །རྩ་བའི་ནུས་པས་སྨད་ནད་སེལ། །སྤྱི་ཡི་ནུས་པས་འཁྲུ་བར་བྱེད། །ཅེས་ལྟར་སྟོང་པོ་སྦོམ་རིང་ཚིགས་དང་བཅས་པ་ལ་ལྕུམ་ཆེན་པ་སྟེ་ལྕུམ་ནག་ཀྱང་ཟེར། སྟོང་པོ་མེད་པ་ངར་པ་ཆུང་བ་ལ་ལྕུམ་དཀར། ལ་ལྕུམ་ཟེར། རྒྱ་ཤོད་སོགས་སུ་སྐྱེ་བ་སྟོང་པོ་སྣ་ལོ་འདྲ་ལ་མང་བ་ལོ་མ་ཐང་ཤ་འདྲ་བ་ངར་པ་མེད་པ་འབྲས་བུ་སྔ་མ་འདྲ་ཡང་གོས་སོགས་ལ་འབྱར་བ་ལ་ཆུ་ཕྱུན་པ་དང་། ཆུ་ལྕུམ། ཤ་འབངས་པ། ཤ་ཁྲི་ནག་པོ། རིག་འབྱར་རྣམས་ཟེར། རྩ་བ་སེར་པོ་ཀུན་ཀྱང་འདྲའོ། །

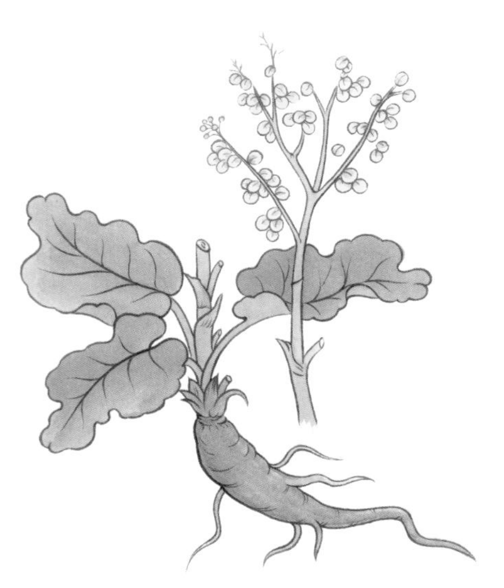

大黄　*Rheum officinale Baill*

大黄泻毒热腑热，并且泻除培根病。

《如意宝树》中说："大黄止培根泻痢；根治地方性热病并下泻；白大黄泻胆热；水大黄干疮水。"让穹多吉说："穗序大黄、大黄、水大黄和亚大黄的叶、茎性温，治培根寒症；根性寒平，泻诸病。"

本品之名有：君扎、班玛札仁、西卜相、冬纳卡曲、赛保奥丹、札卜相、萨奥加保赛多等。

《图鉴》中说："大黄生长在深山，分大中小三种。叶铺在地面，茎长、中空、红紫色，花红色、簇生，种子三角形、数量很多，味酸，性糙，功效治培根病。叶、茎功效治培根病，根的功效治下半身病，总的功效为泻病。"如上所述，茎粗长有节者为大黄，也称黑大黄；无茎、叶柄小者为小大黄，称为白大黄，又叫亚大黄；生长在山沟，茎多，状如蓼茎，叶像橐吾叶，无叶柄，种子同前而黏衣者，为中大黄，称为曲笨巴、曲居木、肖邦巴、肖赤那保、若交尔等。各种大黄根皆为黄色。

ཆུ་རྩ།

ཆུ་རྩས་གཉན་སྦྱོང་རྨ་ཡི་སྐམ་རྩི་བྱེད། །ཅེས་པར། ལྷོན་ཤིང་ལས། ཆུ་རྩ་འཇམ་རྙོ་ཞུ་རྗེས་སྙོམས། །ཞེས་པར། སྤྱི་མིང་། ཆུ་རྩ། ཆུ་ཆུང་བ། ལ་ཆུ། གསེར་སྟོང་། དཔལ་ཆེན་པ། ལ་རྒོད། ཆུ་བ། བྱ་སྣུག་ཅན། རྒྱལ་པོ་བེར་སེར་ཅན། རྩ་བ་ལ་ཆུ་རྩ། སྟོང་པོ་ལ་ཆུ། འདབ་མ་ཆུ་ལོ། ཁང་

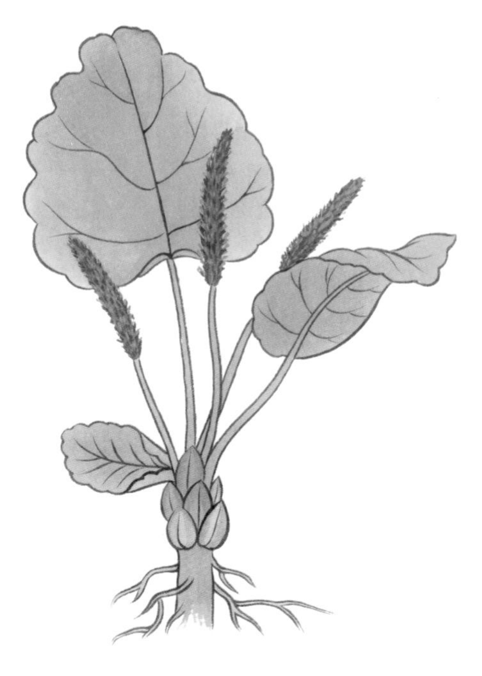

ལ་ཆུ་རྐང་། ཟེར། འབྲུངས་དཔེར། ཆུ་རྩ་ལོ་མ་སྒོར་ཆེན་རྩུབ། །ས་གཞི་མཉན་ལ་རྐང་པ་དམར། །སྡོང་པོ་ལོ་མ་མེ་ཏོག་སོགས། །ཆེ་ཆུང་མ་གཏོགས་ལྕུམ་བཞིན་སྐྱེ། །ཞེས་རྩ་བ་ལྕུམ་རྩ་འདྲ་བ་ལས་གཉེར་མ་ཅན་ཏེ་འདི་ཡང་ལྕུམ་རིགས་འབྲིང་བའམ་ལྕུམ་དམར་དུ་བྱེད་པའང་ཡོད་དོ། །

穗序大黄　*Rheum spiciforme Royie*

穗序大黄泻瘟病，并且能愈合伤疮。《如意宝树》中说：“穗序大黄性缓、锐，化性平。”本品的名称有：曲札、曲穷巴、拉曲、赛尔东、巴青巴、拉高、曲巴、夏拉合建、加保贝尔赛尔建。其根名曲扎，茎名曲，叶名曲洛，干名曲冈。

《图鉴》中说：“穗序大黄叶大，圆形，粗糙，铺在地面；茎红色。茎、叶、花等除大小的区别外，如同大黄。”如上所述，穗序大黄根像大黄根而有皱纹。本品也作为中大黄或称红大黄。

ཆུ་མ་རྩི།

ཆུ་མ་རྩི་ཡིས་ཆུ་སེར་དམུ་ཆུ་སྦྱོང་། །ཞེས་པར། རང་བྱུང་པས། ཆུ་མ་རྩི་ཡིས་སྐེམ་པ་སེལ། །གསུངས། མིང་། ཆུ་མ་རྩི། རྩབ་ཆུང་། རྩི་སྟག་མོ། བཙུད་ཕུད། མཁའ་འགྲོ་ལ་ཕུག། སྐྱུ་རུ་ཤུ་རུ་ཟེར། འབྲུངས་དཔེར། ཆུ་མ་རྩི་ཞེས་བྱ་བ་ནི། །སྐྱེ་གནས་འདམ་དང་ཞིང་གསེབ་སྐྱེ། །ལོ་མ་སྔོན་པོ་རལ་གྱི་འདྲ། །སྡོང་པོར་རྩ་རིས་དམར་པོ་ཡོད། །སྙེ་མ་ཟེར་བ་དག་དང་འདྲ། །ནུས་པས་ཆུ་སེར་དམུ་ཆུ་སྦྱོང་། །ཞེས་དང་། ཟུར་སྨན་པས། ཆུ་མ་རྩི་ཞེས་བྱ་བ་ནི། །ལྕུམ་རིགས་གསུམ་གྱི་ཆུང་བར་གཏོགས། །སྟོད་སྨད་སྐྱེ་གནས་རྒོད་གཡུང་མང་། །འོན་ཀྱང་སྐྱེ་སྟབས་གཅིག་ལས་མེད། །སྡོང་པོ་ཕྲ་ལ་རོ་ཡང་སྐྱུར། །མེ་ཏོག་བྱ་དཀར་གདང་ཞུགས་འདྲ། །རྩ་བ་ཟངས་ཁབ་གཤིབས་པ་འདྲ། །འདི་ཉིད་ཁོང་དུ་ཡོད་པའི་ཚེ། །བཤལ་སྨན་གང་ཡང་མི་སྐྱུགས་འཛིན། །ནུས་པས་ཆུ་རིགས་ཐམས་ཅད་སྦྱོང་། །ཞེས་སོ། །ཁ་ཅིག་ལྕུམ་ཆུང་བ་ཞེས་དཀར་པོར་ཡང་བཞེད། །

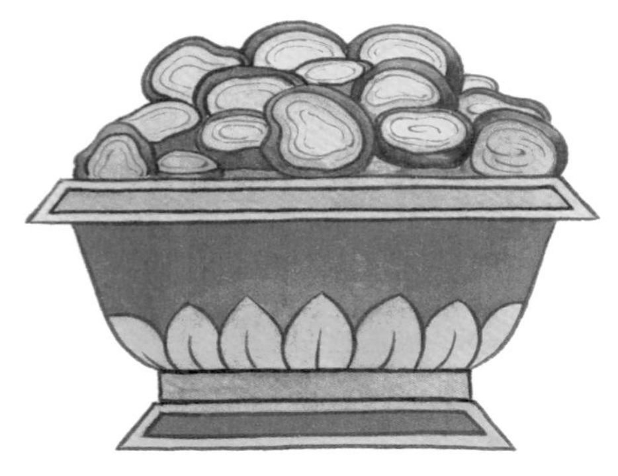

亚大黄 *Rhoum pumilum Maxim*

亚大黄泻除黄水，并泻除水肿腹水。让穹多吉说："亚大黄解烦渴。"本品又名札卜琼、孜达合毛、居普、卡卓拉普、居如木如等。

《图鉴》中说："亚大黄生长在泥滩和田间；叶青色剑状，茎有红色脉纹，穗镰形。功效泻黄水、恶性腹水病。"南派医家说："亚大黄为三种大黄中最小的一种，有高山、低地、山生、田生多种，但除生地不同外形态没有区别。茎细，味酸；花像白鸡蹲架；根像铜针并排。本药内服后，服任何泻药皆不吐。功效泻水。"有人称为小大黄，也有人称为白大黄。

རེ་ལྕག་པ།

རེ་ལྕག་པ་ཡིས་འབྲས་འདུལ་གཉན་ནད་སྦྱོང་། །ཞེས་པར། ལྡོན་ཤིང་ལས། བོང་དུག་སྐྲངས་རིགས་ཐམས་ཅད་ལ། །བསྐུས་པས་སེལ་ཞིང་འཇིབ་པར་བྱེད། །རྒྱ་རྗེ་བས་ལྷག་ནད་ཀུན་སེལ། །ཁྱད་པར་ཕོང་བཏང་གཉན་རིགས་འཇོམས། །ཞེས་དང་། རང་བྱུང་པས། རེ་ལྕག་གཉན་སྦྱོང་རུལ་བ་གཅོད། །ཅེས་གསུངས། མིང་། ལྷི་ཐྲི་ལ། གཏུམ་པོ། ཤོག་ལྷུམ་པ། ཤོག་ཤིང་བ། ཡན་ལག་ཁྲག་གཅོད། ར་དུག་རེ་ལྕག། བོང་དུག་ནག་པོ། གནམ་གྱི་རལ་ཆེན། དུ་དུ་ཤག། དར་ཐོད་ཅན། རྒྱལ་པོ་ལ་ཐོད་ཅན། བདུད་རྩི་བལ་ཅན་ཟེར་རོ། །འདི་ལ་རིགས་གསུམ་བྱེད་ཀྱང་མེ་ཏོག་དཀར་དམར་ནག་གསུམ་གྱི་དབྱེ་བ་ལས་གཞན་མེད། རྩ་བས་ཤོག་བུ་བྱེད་པ་ཡིན། ས་ནག་འབོལ་སར་སྐྱེ་བའི་རྩ་བ་ཕང་གཅིག་དཀར་ལ་ཕྲ་ཞིང་བཞུན་པ་རྗེ་ལ་འཇམ། དེ་ལས་ལྗོག་པ་དང་མེ་ཏོག་ནག་པོ་ཅན་རྒྱུབ། ཡོངས་ལ་གྲགས་པས་གོ་སླའོ། །

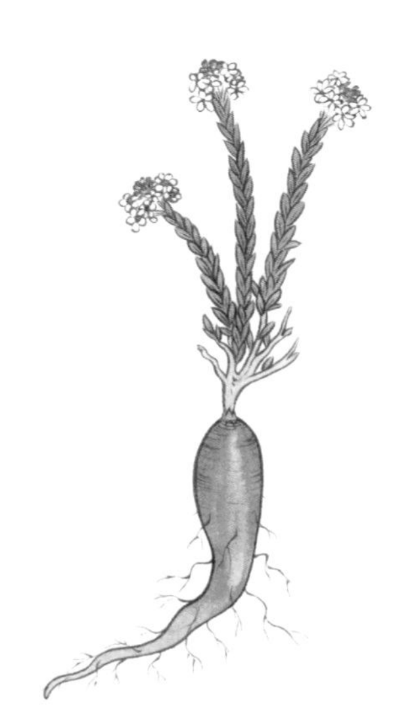

瑞香狼毒　*Stellera chamaejasme L.*

瑞香狼毒治疖疮，并且泻除瘟疫病。《如意宝树》中说："瑞香狼毒外敷消散乌头毒肿，治各种顽癣；内服治瘟病、炎症特效。"让穹多吉说："瑞香狼毒泻炎症，止溃疡。"

本品之名有：贝西拉、都木保热吉巴、消合都木巴、消合相巴、沿拉车焦、拉都锐介，邦都那保、纳木吉然青、都都夏、达尔托建、加保拉托建、都孜巴如建。

本品分为三种，除花有白、红、黑三色的区别外，再无别的区别。根可造纸。虚松黑土中生长的，有根一条，白色，细嫩，性锐、缓。与此相反者花黑色，性糙。本品到处皆生，容易识别。

ཟླུང་ཆེར།

ཟླུང་ཆེར་བད་ཀན་ནད་རྣམས་གྱེན་དུ་འདྲེན། །ཞེས་པར། རང་བྱུང་ཞབས་ཀྱིས། ཟླུང་ཆེར་དཀར་དང་ནག་པོ་ཡིས། །གྱེན་འདྲེན་འབྲས་དང་སྐྲངས་རྣམས་འདུལ། །ཞེས་པ་འདི་ལ་དཀར་ནག་གཉིས། དཀར་པོ་ལ་མིང་། བྱ་ཧྲ་པད་ཟེར། འཁྲུངས་དཔེར། བྱ་ཧྲ་པད་ཅེས་བྱ་བ་ནི། །རི་ཐང་མ་ངེས་གྲམ་ལའང་སྐྱེ། །སྡོང་པོ་ཁོང་སྟོང་དཀར་ཟླུམ་དྲང་། །ལོ་མ་ཆེར་མའི་ཁ་སོ་ཅན། །མེ་ཏོག་དཀར་པོ་ཆེར་མའི་གོས། །ཕུང་པོ་ཟླ་ཙམ་ཡོད་པ་ཡིན། །རྩ་བ་ར་རོག་སུག་པ་འདྲ། །སྐྱུགས་སྨན་ཀུན་གྱི་ཡ་བ་ཡིན། །ཞེས་པ་བཞིན་སྡོང་བུ་ཁོང་སྟོང་ཚིགས་པར་ལོ་མ་མེ་ཏོག་གི་གདེངས་ཀ་ཡོད་པ། ལོ་མ་ཉག་ཅན་ཆེར་མའི་ཁ་སོ་རྗེ་ལ་རྩུབ་པ། རྩེ་མོ་ཆེར་མ་རྟོད་ཀར་བཙད་པ་ནས་མེ་ཏོག་དོན་པའོ། །བྱ་ཧྲ་པད་ལུགས་གཅིག་ལ་ཐར་ཆུང་རིར་སྐྱེས་སར་འབྱུར། ཐོངས་སོར་དོ་ལས་མི་རིང་བ་ལ་བྱེད་དོ། །ནག་པོ་ལ་རྒོད་གཡུང་གཉིས། མིང་། ཟླུང་ཤོ་མ། ཧ་ཆེར། ཟླུང་གི་ཟ་ཚོད། རྒྱ་གར་ཏུ། ཀུ་ས་ཧ་ར། རྒྱ་ནག་ཏུ། བྱ་ཧྲ་པ། ཤྲོམ་ཏུ་ཀུ་ར་མ་ཟེར། རིགས་གཡུང་བ་ཞུགས་ལྷས་ཉེང་པ་སོགས་ལས་སྐྱེ་བ་ལོ་མ་ཉ་ག་ཅན་ཏེ། མདོན་རྟོགས་སུ། ཟླུང་ཆེར་ནག་པོ་གཡུང་བ་ནི། །ས་ནག་ཞིང་རྒོད་དག་ལས་སྐྱེ། །ལོ་མ་ཉ་ག་ཆེར་མ་ཅན། །ས་གཞི་མནན་དབྱུས་མེ་ཏོག་ནི། །དམར་པོ་ཆེར་མའི་ཁ་རྟོད་ཅན། །རྩས་ནས་བྱིའུ་ཕྲུག་ནམ་མཁའ་གང་། །དྲུག་ཆུང་ནམ་བྱུང་ཕྱོགས་བཅུར་འཕུར། །འབྲས་བུ་ལེབ་འཛིང་ཁམ་ལ་གཤིབས། །ཞེས་པ་དང་། རྒོད་པ་ནི། རྒྱ་ཤོད་དང་ཞིང་རྒོད་སོགས་ལས་སྐྱེ་བ་སྡོང་པོ་མདའ་སྨྱུག་ཙམ་པའི་རྩེར་མེ་ཏོག་སྐྱེ་བ་སྟེ། ཟླུང་ཆེར་ནག་པོ་རྒོད་པ་ནི། །ལོ་མ་གཡུང་བ་འདྲ་བ་ལ། །སྡོང་པོ་ཆིག་སྐྱེས་མདའ་སྨྱུག་ཙམ། །ཆེར་མ་སྒྲོ་ལྟར་སྐྱེས་པའི་རྩེར། །མེ་ཏོག་ཧ་ཡི་དོམ་དོམ་འདྲ། །འབྲས་བུ་ལ་སོགས་སྔ་མ་ལྟར། །གཉིས་ཀའི་རྩ་བ་ཁང་གཅིག་པ། །མཐོ་གང་ཙམ་ནས་ཇེ་ཕྲར་རྫོགས། །གཉིས་ཀའི་ལོ་

ཨས་སྐྱངས་རིགས་འཛོམས། །ཚ་བ་དཔྱིད་བཀོས་ནད་ཀུན་སྐྱུགས། །ཞེས་པས་གསལ་ལོ། །

刺参（大蓟） *Morina kokonorica Hao*

刺参引吐培根病。让穹夏说："刺参分黑白两种，功效引吐，治疖疮，消肿。"如是所述，刺参分黑白两种。

白刺参 ཟྲུང་ཚེར་དཀར་པོ། Morina kokonorica Hao，又名夏札班。《图鉴》中说："白刺参，山川河滩皆生。茎中空，白色，圆形，直立；叶缘锯齿状带刺；花白色，外被刺；植株丛如荨麻，根如鸦爪。为诸催吐药之祖。"如上所述，白刺参茎中空，茎节上有叶花裀皮，叶裂，叶缘锯齿状带锐刺，叶粗糙，尖端刺簇集切状，吐出花缨。另有一种飞帘山生，贴在地面，长不过两指。

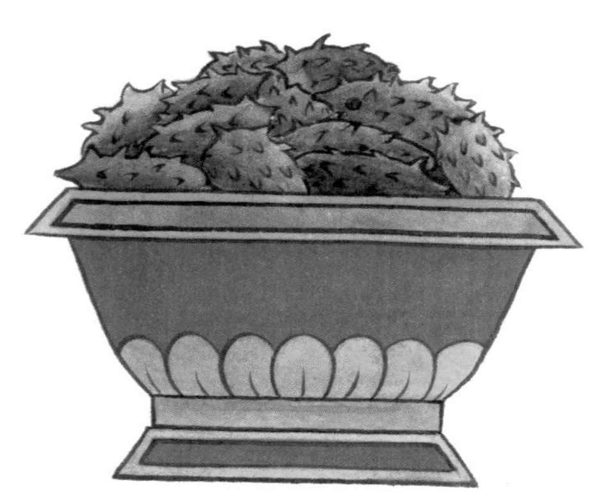

黑刺参分为无茎、有茎两种。又名江肖玛、达才尔、江格萨措等。梵语中称固萨哈拉。汉语中称夏扎巴。高昌语称苟尔玛。

无茎黑刺参即聚头蓟（葵花大蓟）ཟྲུང་ཚེར་ནག་པོ་གཡུང་བ། Ciraium souliei(Franch) Msttf，生长在旧畜棚等处，叶裂。《现观》中说："聚头蓟生长在黑土荒地中。叶裂，被刺，铺在地面，叶丛中间开花，花红色，花总苞刺簇集，老后绒毛如小雀飞满天，大风一吹飞十方，种子扁椭圆形，褐色，并排。"

有茎黑刺参即飞帘 ཟྲུང་ཚེར་ནག་པོ་སྡོད་པ། Carduus acanthoides L. 生长在山沟口、荒地等处。茎如箭杆，

尖端开花。同书中说："飞帘叶如聚头蓟，茎有节，如箭杆，刺羽状，尖端开花，花如马鬃，种子同聚头蓟。两种黑刺参皆有一条根，根约一扎长，渐细。两种黑刺参皆能消肿，春季挖根可催吐诸病。"以上描述很清楚。

ཟེ་ཏྲ།

ཟེ་ཏྲ་མཁྲིས་གྱུར་ནད་ཀུན་གྱེན་ལ་འདྲེན། །ཞེས་པར་མིང་། དཀར་པོ་ཡར་འདྲེན། ཡི་ལི་ཡ་ལ། ཡ་ལ་ལ། ཉ་དུག་དཀར་མོ། བོང་ཟྭ་བ། སྐྱེའུ་སྣ་དར། དགེ་འདུན་སྐྱེས། གྱེན་དུ་འདྲེན་བྱེད་ཟེར། འདི་ལ་རིགས་གཉིས། སྐྱེ་སའི་ཁྱད་ལས་འདྲ་བ་ལ། ལ་ཁར་སྐྱེ་བ་རི་ཤོན་འདམ་ལས་སྐྱེས་

པར་ན་ཤོ་ཟེར། འབྲུངས་དཔེར། སྐྱེའུ་སྐ་དར་ཞེས་བྱ་བ། །ལོ་མ་ཆེ་ལ་སྡོང་པོ་སྤུན། །མེ་ཏོག་སེར་པོས་བར་སྣང་ཁེངས། །འབྲས་བུ་པདྨའི་ས་བོན་འདྲ། །རོ་ནི་མངར་ལ་ཁ་བ་ཡིན། །རང་གི་ནུས་པས་བད་མཁྲིས་སྐྱུགས། །ཞུ་རྗེས་བསིལ་དུ་འཇུ་བ་ཡིན། །རྨ་འདྲུབ་རིམས་རྙིང་འཕྱུང་དཀའ་སེལ། །ཞེས་དང་། དཔག་བསམ་ལྗོན་ཤིང་ལས། བོང་ང་བ་ཡིས་དུག་སོགས་ནད། །ཆུ་སེར་སྐེམ་པར་བྱེད་པ་ཡིན། །རྩ་བས་གྱེན་འདྲེན་རླུང་ནད་སེལ། །ཞེས་པ་འདི་ལ་ཆེ་ཆུང་གི་རིགས་གཉིས་ཕྱེ་བར་སྣང་ཡང་སྐྱེ་ཚུལ་ཡོན་ཏན་ལ་དབྱེ་བ་ཆེར་མེད་པས་སོ་སོར་མ་བཀྱལ་ལོ། །

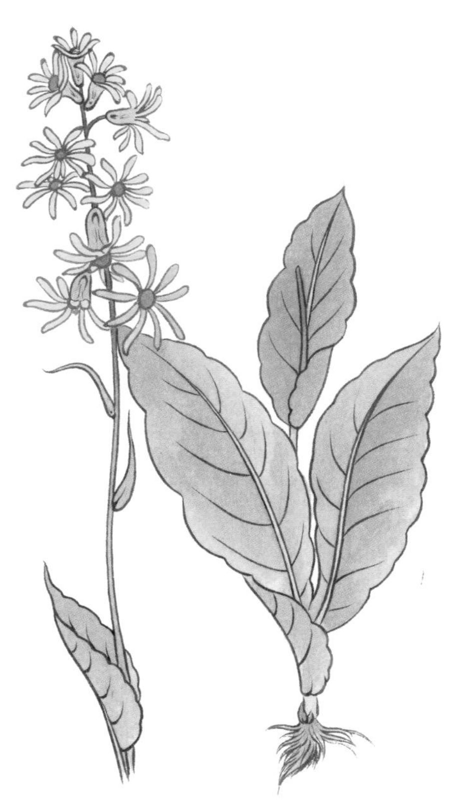

黄帚橐吾

Ligularia virgaurea(Maxim) Mattf ex Rehd

黄帚橐吾之功效，引吐胆转化之病。本品之名有：嘎尔保亚尔阵、日肖、尹里亚拉、亚拉拉、尼毒嘎尔茂、邦纳哇、格吾尕达尔、格登吉、今都阵西。本品分为两种，除了生地的区别外，形态基本相同。山坡生长的为黄帚橐吾，沼泽地生长的为白龙须。

《图鉴》中说：“黄帚橐吾叶大，茎丛生，花黄色，果实状如莲子。味甘、苦，功效吐培赤并病；化性凉，功效愈疮，清难以发散的旧疫热。”《如意宝树》中说：“黄帚橐吾治中毒病，干黄水，根能催吐，祛风。”

本品分为大小两种，但生态、功效没有多大区别，不再分别论述。

ཐོ་མང་། ཀླུང་ཐོ།

ཐོ་མང་རྩ་ཡི་ཚད་པ་སེལ་བར་བྱེད། །ཅེས་པར། དཔག་བསམ་ལྗོན་ཤིང་ལས། ཤོ་མང་ཆིག་སྐྱེས་གག་པ་ཐུབ། །ཅེས་དང་། རང་བྱུང་པས། ཤོ་མང་སྐྲངས་དང་སྲིན་ལ་ཕན། །ཞེས་པར། མིང་། ཤོ་ལོ་ཤེལ་མ། ཤ་སྣ། མཚུ་བ་འོམ་བུ་ཟེར། ཤོ་མང་འདི་ལ་གོང་གི་རི་ཤོ་གཉིས་དང་འདིར་ཀླུང་

ཤོ། གཞན་ཆུ་ཤོ། ལུག་ཤོ། རྒྱ་ཤོ། སྣ་ཤོ་རིགས་གསུམ་སྟེ་ཤོ་མང་རིགས་དགུ་འབྱུང་ལ། ཀླུང་ཤོ་ནི། འབྲུངས་དཔེར། ཤོ་མང་ན་དང་ས་འདམ་སྐྱེ། །སྡོང་པོ་དམར་ལ་ཆེ་བ་ཡིན། །ལོ་མ་སྡོ་ལྡང་ལེབ་ལ་སྣུམ། །མེ་ཏོག་དམར་པོ་རྩུབ་ཅིང་སྤུངས། །འབྲས་བུ་གཟེ་མ་ར་མགོ་འདྲ། །རོ་ནི་མངར་ཁ་རྨ་ཡི་ནད། །ཐམས་ཅད་སེལ་བར་ཐེ་ཚོམ་མེད། །ཅེས་ལྟར་སྡོང་པོ་དམར་གསོབ་ཆེ་ལ་ཚིགས་པ་ཅན་ལོ་མ་ལྡང་སྣུམ་ཆེ་ཞིང་མེ་ཏོག་དམར་སེར་རིགས་གཉིས་རྩུབ་པ། འབྲས་བུ་གཟེ་མ་ར་མགོ་འདྲ་བ་དེའོ། །

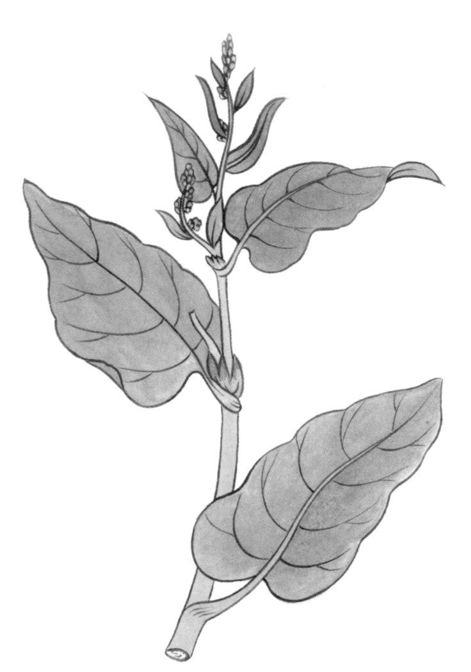

肖芒 尼泊尔酸模（土大黄） *Rumex nepalensis Spreng*

肖芒功效清疮热。《如意宝树》中说：“肖芒治乳蛾白喉。”让穹多吉说：“肖芒消肿，益虫毒。”本品之名有：肖洛西玛、夏纳、曲哇奥木布。

肖芒类植物，包括上述两种黄帚橐吾、尼泊尔酸模、紫堇酸模、皱叶酸模、肾叶山蓼、车前状垂头菊、三种刺果酸模，共有九种。

尼泊尔酸模，《图鉴》中说：“尼泊尔酸模，生长在沼泽地带；茎较大，红色；叶扁平，青绿，油润，花红色，粗糙，簇生，果实状如刺蒺藜。味甘、苦，功效治诸疮。”如上所述，尼泊尔酸模茎红色，茎中疏松有髓，较大，有节；叶大，油绿；花粗糙，有红黄两种；果实状如刺蒺藜。

ཆུ་ཤོ། ལུག་ཤོ། རྒྱ་ཤོ།

ཆུ་ཤོ་ནི། འབྲུངས་དཔེར། ག་བྲ་མ་ཞེས་བྱ་བ་ནི། །བོད་ཡུལ་ཆུ་ཀླུང་ཡུར་བར་སྐྱེ། །དེ་མིང་ཆུ་ཤོ་བ་ཡང་ཟེར། སྐྱེ་ལུགས་ཤོ་མང་གཞན་དང་འདྲ། །རོ་ནི་ཅུང་ཟད་སྐྱུར་བ་ཡིན། །ཞེས་པ་ལ་རིགས་ཆེ་ཆུང་གཉིས། ཆེ་བ་སྡོང་པོ་དམར་སྨུག་ཁོང་སྟོང་རིང་བར་མེ་ཏོག་སེར་པོ་སྤུངས་པ་ལྟར་སྐྱེ་བ་ལོ་མ་སྒོར་ཆེན་ཆུ་ལོ་འདྲ་ལ་ཆེ་བ། རྐང་ལྷུམ་འདྲ་ལ་དམར་ཞིང་བྲ་བ་དང་། ཆུང་

བ་ལོ་མ་སླུང་ཤོ་འདྲ་ལ་དེ་བས་ཆུང་ཞིང་སྡོང་པོ་མེད་པའོ། །ལུག་ཤོ་ནི། འབྲུམ་བཅོས་གཏེར་མཛོད་ལས། ལུག་ཤོས་རྨ་ཡི་ཚད་པ་སེལ། །འབྲུམ་ནག་ཁོང་ལོག་ཕྱི་ལ་འབུལ། །གཡའ་སྤང་ཆུ་འགྲམ་འབོལ་སར་སྐྱེ། །ལོ་མ་ལྗང་སྐྱ་མཐུག་པ་ལ། །མདེའུ་ས་ལ་བཙུགས་འདྲ་མང་། །སྡོང་པོ་ཡོད་པ་ཉུང་ཤས་ཙམ། །ཡོད་ལ་མེ་ཏོག་སེར་པོ་ནི། །འདབ་བཞི་པ་ཧྲ་བཞིན་དུ་བསྐོར། །ཞེས་པས་གསལ་ལོ། །རྒྱ་ཤོ་ནི། བདུད་རྩི་ཐིགས་ཕྲེང་ལས། རྒྱ་ཤོས་རྨ་གསོ་རུས་པའི་ཚ་བ་འཇོམས། །ཞེས་པར། འཁྲུངས་དཔེར། རྒྱ་ཤོ་བ་ནི་ལྡུམ་རར་སྐྱེ། །ལོ་མ་ལྗང་དམར་ཆེ་བ་ལ། །ཕུང་པོ་ངར་པ་ཤོ་ཕུང་ཆེ། །རྩ་བ་སེར་པོ་ཆུ་རྩ་འདྲ། །རྨ་དང་དུག་ནད་ཤུ་ཐོར་འཇོམས། །ཞེས་པ་སྔར་བཤད་པའི་ཆུ་སྒྲུན་པའི་རིགས་སུ་གཏོགས་པ་འདྲ་ལ་དེ་ལས་ཆེ་བ་ཙམ་མོ། །

紫堇酸模 *Rumex angulatus Rech.f.*

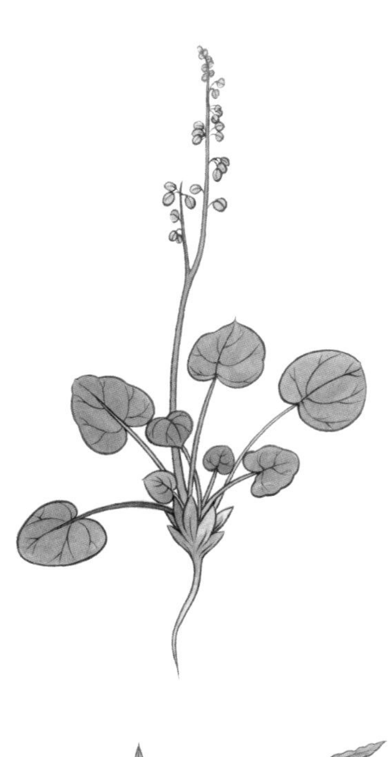

肾叶山蓼 *Oxyria digyna(L.) Hill*

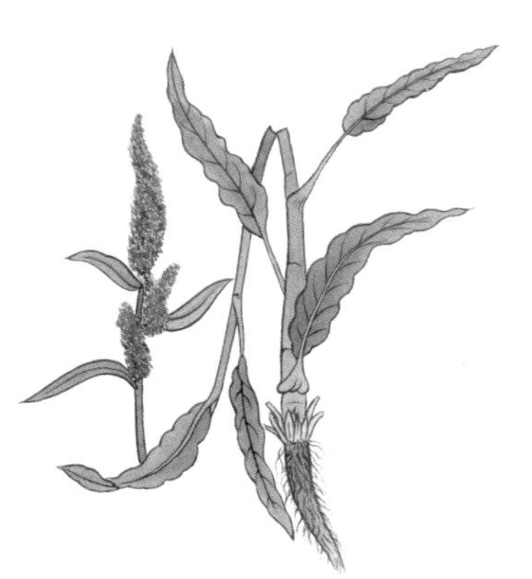

皱叶酸模 *Rumex crispus L.*

紫堇酸模，《图鉴》中说："紫堇酸模生长在藏地河沟水渠。亦名曲肖巴，形态同其他肖芒，味微酸。"本品分大小两种。大者，茎较长，茎如大黄茎，红色，较细，中空；花黄色，簇生；叶大，圆形，状如亚大黄叶。小者，叶如褐色橐吾叶而略小，无茎。

肾叶山蓼，《痘疹治疗宝库》中说："肾叶出蓼解疮热，托出黑痘内陷。生长在草山、河滩松软土地。叶厚，淡绿色，状如镞头插在地面，很少有茎；花黄色，花瓣四片，十字形。"以上描述很清楚，不需多述。

皱叶酸模，《甘露滴串》中说："皱叶酸模益疮，解骨热。"《图鉴》中说："皱叶酸模生长在园中。叶大，绿红色，植株丛较大，根黄色状如亚大黄，功效治疮癣、中毒病。"本品包括在上述亚大黄类，但比亚大黄略大。

སྣ་ཧོ།

སྣ་ཧོ་ནི། རིགས་གསུམ་སྟེ། ཆེ་ཆུང་རིགས་གསུམ་མོ། །ཆེ་བ་ལ། དཔག་བསམ་ལྗོན་ཤིང་ལས། སྣ་ཡི་མེ་ཏོག་ཀླུང་ལ་ཕན། །ཞེས་དང་། རང་བྱུང་པས། སྣ་ཤོ་བ་ཡང་བསིལ་བར་གཏོགས། །ཞེས་དང་། བཤད་རྒྱུད་དུ། །སྤོ་སྣའི་ཚ་བས་མཁྲིས་ཚད་མགོ་ནད་སེལ། །ཞེས་པར། འབྲུངས་དཔེར། མཁྲིས་ནད་འཇོམས་པའི་སྤོ་སྣ་ནི། །ཤ་བ་སྤུ་ཐུང་ཞེས་ཀྱང་བྱ། །སྲིབ་རི་སྤང་དང་གཡའ་ཤག་དང་། །ཆུ་ཤག་ཤུལ་དུ་སྐྱེ་བ་ཡིན། །ལོ་མ་སྨུམ་ལ་མཐུག་པའི་དབྱིབས། །ཤ་བ་ཡུ་མོའི་རྣ་མཆོག་འདྲ། །སྡོང་པོ་རིང་ལྡེམ་མེ་ཏོག་སེར། །རོ་ནི་ཁ་ལ་ཚ་བ་ཡིན། །རང་གི་ནུས་པས་བད་ཀན་དང་། །དུག་ནད་གཟེར་རིགས་ཐམས་ཅད་སེལ། །ཞེས་པ་ལོ་སྡོང་བཅག་ན་ཁོང་སྤུ་ཡོད་པའོ། །སྣ་ཤོ་ཆུང་བ་ནི། དཔག་བསམ་ལྗོན་ཤིང་ལས། སྣ་ཆུང་དུག་དང་ཤ་དུག་སེལ། །ཞེས་དང་། འབྲུངས་དཔེར། ཆུ་

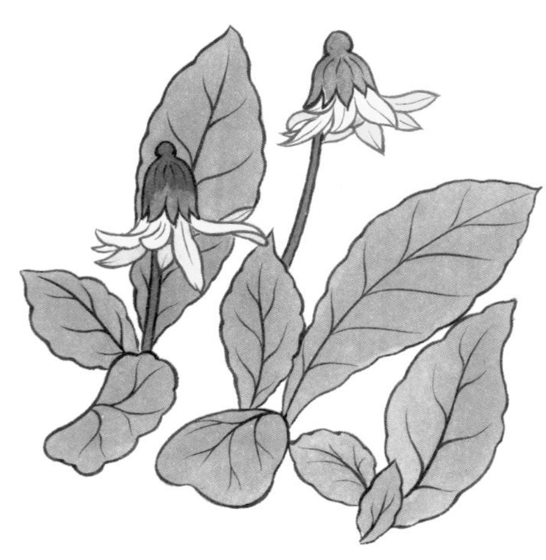

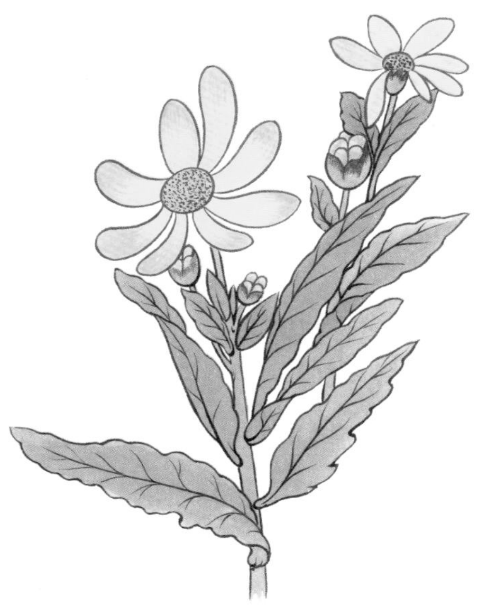

འགྲམ་སྐྱེས་པའི་སྣ་ཆུང་བ། །ལོ་མ་སྡོང་བུ་སྤོ་ལ་སྤུན། །མེ་ཏོག་སེར་པོ་གུར་ཀུམ་འདྲ། །རོ་ནི་ཁ་ལ་ཅུང་ཟད་བསྐ། །རང་གི་ནུས་པས་ཤ་དུག་སེལ། །ཞེས་པ་སྣ་ཆུང་གསེར་མགོ་ཡང་ཟེར་བ་ཆུ་འགྲམ་གྲམ་ལས་སྐྱེ་བ་ རྐང་གཅིག་སོགས་ལོ་མ་མཐུག་ལ་ཕྲ་བ་མེ་ཏོག་སེར་པོ་དབྱིབས་ཨ་བྱག་མེ་ཏོག་ལྟར་སྐྱེ་བའོ། །སྣ་ཤོ་རིང་བ་ནི། སེང་གེ་འཇིགས་མེད་བསྟན་བཙོས་ལས། མོ་ལྕུམ་ཤ་ལ་ཡུ་རིང་ནི། །རྒྱ་ཤོད་ཆུ་ཀླུང་འགྲམ་དུ་སྐྱེ། །ལོ་མ་ཡུ་མོའི་རྣ་མཆོག་འདྲ། །སྡོང་པོ་ཁོང་སྟོང་མདའ་སྨྱུག་འདྲ། །མེ་ཏོག་གསེར་གྱི་པ་ཏྲ་འདྲ། །རྐས་ནས་རྐོད་ཀྱི་བྱ་བུན་འཕུར། །རོ་ནི་ཁ་ཚ་རྩུབ་ལ་མངར། །སྤོ་སྣའི་རིགས་ཀྱི་རིང་བ་ཡིན། །རྩ་སྨན་རིགས་ཀྱི་རྗེ་བ་ཡིན། །རྩ་ནི་སྟག་མོ་ཁ་ཡན་ལ། །སྨན་འདི་སེང་གེ་འཇིགས་མེད་ཡིན། །ཅུས་པ་རྗེ་ཁྱེར་འཁོར་བ་ལ། །གཅིག་ཏུ་སྒྱུར་བའི་ལ་ཆུ་ཡིན། །ཞེས་འབྱུང་བས་སྤོ་སྣ་ཛི་ལྟ་བ་ལས་སྡོང་པོ་དམར་ལ་འདོམ་རེ་གང་ལ་ཁད་པ་མེ་ཏོག་ཤིན་ཏུ་སེར་ལ་མང་བའོ། །

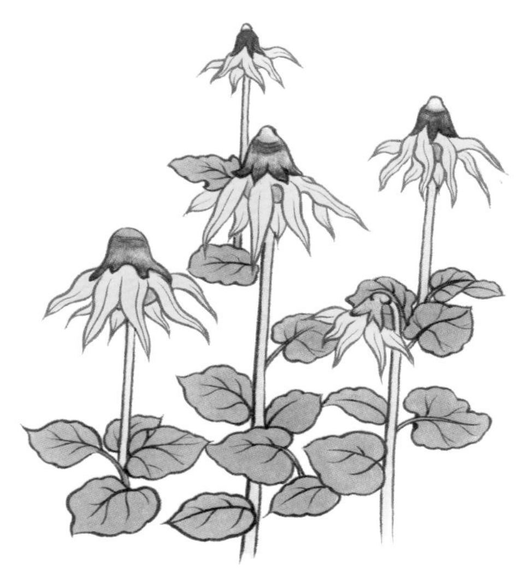

嘎肖

嘎肖分为三种：大嘎肖即舌叶垂头菊、小嘎肖即天山千里光、长嘎肖即喜马拉雅垂头菊。

舌叶垂头菊 སྨྲ་ལོ་ཆེ་བ། cremantndium Lingulatom S.w.Liu，《如意宝树》中说："舌叶垂头菊花利气。"让穹多吉说："舌叶垂头菊性轻，凉。"《论述续》中说："舌叶垂头菊味辛，清胆热，治头痛病。"《图鉴》中说："舌叶垂头菊治胆病。舌叶垂头菊亦名夏哇布通，生长在阴山草坡、涧水山水流过的沟槽。叶厚，油绿，状如母鹿耳朵;茎长，有弹性;花黄色。味苦、辛，功效治培根病、毒病、一切疼痛。"如上所述，折断后茎腔有毛状丝。

天山千里光 སྨྲ་ལོ་ཆུང་བ། Senecio tianschanicus Rogol et schmaih.《如意宝树》中说："天山千里光解毒,治食肉中毒。"《图鉴》中说:"天山千里光生长在河滩。叶、茎青色，花黄色，状如红花，味苦微涩，功效解食肉中毒。"如上所述，天山千里光亦名嘎琼赛尔高，生长在河滩，单茎，叶厚而细，花黄色，状如旋复花。

喜马拉雅垂头菊 ཤ་ལ་ཡུ་རིང་། Cremanthodium decaishec C.bclorke，《无畏狮典》中说："喜马拉雅垂头菊生长在河沟滩地。叶状如母鹿耳朵，茎中空，状如箭杆；花状如金十字，老后绒毛如兀鹰绒羽散飞。味苦、辛、甘，性糙，为草药垂头菊类最长的一种，为疮药锐药。疮如母虎口，药如无畏狮，骨头被打碎，一敷即愈合。"

སྨྲུ་མ།

སྨྲུ་མས་གཉན་ཚད་སྲིན་དང་འབྲས་ནད་དང་། །མཛེ་ནད་འཛོམས་ཤིང་ཁྲག་ཤོར་གཅོད་པའི་མཆོག །ཅེས་པར། སྔོན་ཤིང་ལས། སྨྲུ་ལོ་ཆ་བས་ཁྲག་གཅོད་བྱེད། །ཁྲག་ཤོར་ཆ་ཁར་བཏབ་ན་ཆོད། །ཅེས་དང་། རང་བྱུང་པས། སྨྲུ་དཀར་ཁྲག་གཅོད་སྨྲུ་ནག་གིས། །གདོན་གྲང་འདུལ་ཞིང་སྲིན་ལ་ཕན། །ཞེས་གསུངས། མིང་ནི། ཤུ་ཏ་ཏི་པ། གདུགས་དཀར་ཅན། ཞེས་པ་ལ་རིགས་གསུམ། སྨྲུ་སྐྱ། སྨྲུ་ནག། སྨྲུ་སེར་པོ། །འབྱུངས་དཔེར། སྨྲུ་མ་དག་ལ་རྣམ་གསུམ་སྟེ། ཉིན་སྲུབ་རི་ཐང་ངེས་མེད་སྐྱེ། །དཀར་པོ་ལོ་མ་སྔོ་ལ་མཉེན། །སྡོང་པོ་རིང་ལྗིམ་མེ་ཏོག་དཀར། །ནག་པོ

ལོ་མ་ནག་ལ་སྟུམ། །སྡུ་ཞོལ་ཀང་དམར་མེ་ཏོག་དཀར། །ཀང་པ་དམར་ལ་དྲི་དད་ཆེ། །སེར་པོ་མེ་ཏོག་གསེར་མདོག་འཆར། །ཀུན་གྱི་རྩ་བ་ལྷ་བ་འདྲ། །དེ་ལས་ཆེ་ལ་གསོབ་པ་ཡིན། །དྲི་ཞིམ་དཀར་ལས་ནག་པོ་དང་། །སེར་པོ་དྲི་མ་རྩུབ་ལ་དམན། །ཞེས་པ་ལྟར་སྡོང་པོ་ཁོང་སྟོབས་ཅན་དབྱིབས་གོ་སྙོད་འདྲ་ཙུང་རབ་ཏུ་ཆེ་བ་ཚིགས་ཆེན་གཅིག་ནས་ངར་པ་ཕྱོགས་ཕྱོགས་སུ་གྱེས་པ། འབྲས་བུ་ཨུ་སུ་འདྲ་ལས་ལེབ་ཤོག་ཅན་ནོ། །འདི་གསུམ་དང་ཁྱད་པར་ནག་པོ་ལ། །རྒྱ་ནག་ཏུ་ཧོང་ཀུ་ཟེར་ཞིང་སྤོས་བྱེད་པར་འདུག་ལ། ནག་པོ་རྩ་སྡོང་ཚགས་མེད་སྣར་བདུག་ན་འགོས་ནད་མི་ཡོང་ཟེར་གིན་འདུག་གོ།

珠玛

珠玛治疗瘟热症、虫症麻风肿核疮，并为止血之良药。《如意宝树》中说：“珠玛叶、根止血，流血时撒在脉管断口上即止。”让穹多吉说：“独活止血，羌活祛寒、杀虫。”

本品又名卓嘎、朱那、都合嘎尔见。本品分为三种：白亮独活 སྡུ་དཀར། Heradeum candicang Wall ex.DC、宽叶羌活 སྡུ་ནག། Notopterygium forbesii Boiss、羌活 སྡུ་སེར། Notopterygtium incisum。《图鉴》中说：“珠玛分三种，阴阳山川皆生长。白亮独活叶青色，嫩软，茎长有弹性，花白色。宽叶羌活叶黑色，油润，微有毛，茎红色，花白色，有气味。羌活花金色，根像防风根而略粗，根肉疏松，气味芳香。宽叶羌活比白亮独活更香，羌活气味淡、质次。”如上所述，本品茎中空，状如茴香而高大，有节，节上向四周分枝；种子状如芫荽子，扁而有翼。特别是宽叶羌活，汉地称为东固，作为香料。宽叶羌活根茎熏鼻可防传染病。

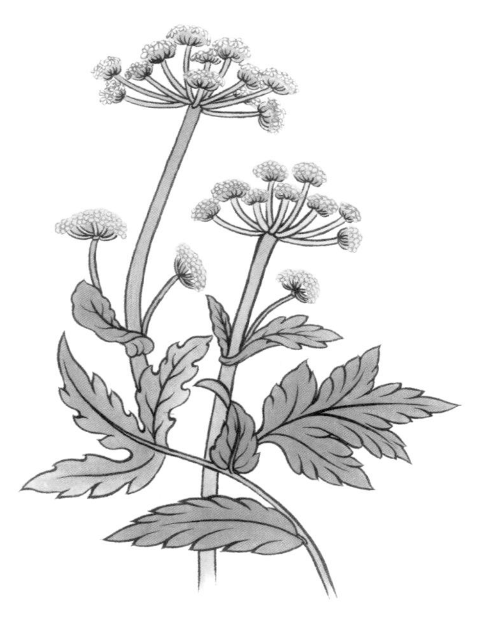

ཧང་ཀུ།

ཧང་ཀུས་སྙིང་གི་ཚད་པ་དུག་ནད་སེལ། །ཞེས་པར། རང་བྱུང་པས། །ཧང་ཀུ་དཀར་ནག་དུག་ཚད་སྟུད། །ཅེས་གསུངས། མིང་། འདྲེ་དུག། ལྷ་རྐོད་ཟེར། འབྲུངས་དཔེར། དྲི་མཆོག་རྒྱལ་པོ་

ངང་ཀུ་ནི། །སྲིབ་རི་ཁ་ཀླུང་གར་ཡང་སྐྱེ། །ཕོ་རིགས་མོ་རིགས་གཉིས་སུ་ཡོད། །ལོ་མ་སྔོ་ནག་མདངས་དང་ལྡན། །སྡོང་པོ་སྦོམ་ལ་མེ་ཏོག་དཀར། །རྩ་བ་སྒྲུ་བ་དཀར་པོ་འདྲ། །མོ་རིགས་དེ་ལས་ལོ་མ་ཕྲ། །མེ་ཏོག་དག་ནི་མེད་པ་ཡིན། །རོ་ནི་ཚ་ལ་དྲི་བསུང་ཞིམ། །རང་གི་ནུས་པས་སྙིང་ཚད་སེལ། །ཞེས་པ་ཕོ་ནག་པོ། མོ་དཀར་པོ་བྱེད་པ་སྟེ་དོན་ལ་སྐྱ་ནག་ཡིན་པར་ཡང་བཤད། སྔོ་འབུམ་ལས། མིང་ནི་ངང་ཀུ་ཞེས་བྱ་སྟེ། །ལོ་མ་ཕྲ་སིབ་སྨུག་ནག་ལ། །སྡོང་པོ་རིང་ལྡེམ་ཡལ་ག་ཆུང་། །མེ་ཏོག་དབྱིབས་ནི་སྒྲུ་ནག་འདྲ། །རོ་ནི་ཚ་ལ་དྲི་མི་ཞིམ། །རང་གི་ནུས་པས་བད་རླུང་སེལ། །ཞེས་གསུངས།།

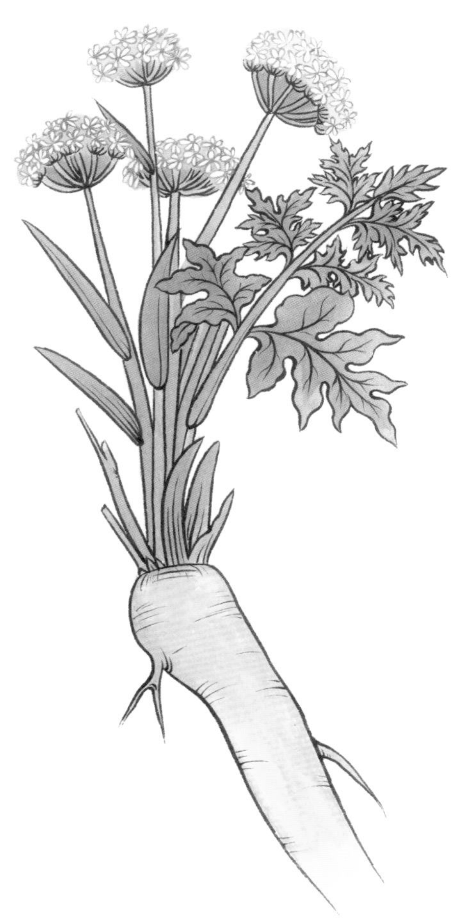

舟瓣芹 *Sinolimprichtia alqina Wolff*

舟瓣芹治心热症，并且治疗中毒症。让穹多吉说："黑白舟瓣芹收敛热毒。"本品之名有：斋毒、当更、加高等。《图鉴》中说："舟瓣芹阴面山坡和山沟中处处皆生长，分雌雄两种。叶黑绿色有光泽，茎粗壮，花白色，根像独活者，为雄；叶略细，无花者为雌。味辛，气味芳香，功效清旧热。"如上所述，有说黑舟瓣芹为雄，白舟瓣芹为雌的。也有说雄舟瓣芹灰白，雌舟瓣芹黑色。《本草》中说："舟瓣芹叶细，紫黑色，茎长有弹性，分枝少，花状如宽叶羌活花。味辛，气味芳香，功效治培隆并病。"

འབམ་པོ།

འབམ་པོས་སྐྲངས་འཇོམས་ཁོང་འབྲས་བཤིག་པར་བྱེད། །ཅེས་པར། །རང་བྱུང་པས། འབམ་པོས་ཡན་ལག་སྐྲངས་རྣམས་འཇོམས། །ཞེས་པར། མིང་ཤ་ལ་ཡུ་རིང་ཡང་ཟེར། ཕོ་མོ་རིགས་གཉིས་ཡོད། འབྲུངས་དཔེར། འབམ་པོ་སྲིབ་དང་སྤང་ལས་སྐྱེ། །ལོ་མ་སྡོང་པོ་གོ་སྙོད་འདྲ། །དྲི་དུགས་རོ་ནི་མནག་པ་ཡིན། །མེ་ཏོག་ཡོད་ཕོ་མེད་པ་མོ། །ཞེས་གསུངས་པས། ལོ་མ་ཉུང་བ་

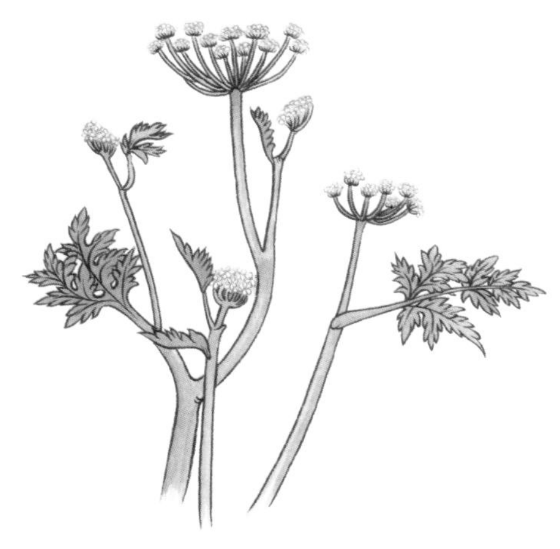

དང་ དྲི་ངན་པ་ལས་ རྩད་ འདྲ་བ་ཡིན།

蕨叶藁本 *Ligusticum pteridophyllum Franch ex oliv*

蕨叶藁本消肿胀，破除体腔肿核疮。让穹多吉说："蕨叶藁本消四肢肿胀。"本品又名夏拉玉让，分雌雄两种。《图鉴》中说："蕨叶藁本生长在阴山和草坡。叶茎像茴香，气臭，味浓；有花者为雄，无花者为雌。"本品除叶少、味臭外，其他同棱子芹。

རྒྱ་རྩི།

རྒྱ་རྩིས་རྨ་ཤུ་རྡོ་འཇོམས་འབྲས་སྐྲན་འདུལ། །ཞེས་པ། མངོན་རྟོགས་ལས། རྒྱ་རྩི་པ་ཞེས་བྱ་བ་ནི། །བྲག་དང་གྲམ་པ་ཁྲད་པོར་སྐྱེ། །ལོ་མ་ནག་སྤུངས་འབམ་པོ་འདྲ། །སྡོང་པོ་ཁོང་སྟོང་སྨྱུག་སྦོམ་ཐུང་། །མེ་ཏོག་དུག་གི་མེ་ཏོག་འདྲ། །འབྲས་བུ་ལྩུགས་ཀྱི་ཐ་རམ་འདྲ། །སྐྱི་ལྤགས་དབྱིབས་ནི་སྤྲུ་བ་འདྲ། །རོ་ནི་ཁ་རྩུབ་དྲི་དུག་ཆེ། །ཐོས་ན་འཚི་ལ་ཉེ་ཙམ་བྱེད། །བྱུགས་པས་རྨ་ལྷང་རྨེན་འབྲས་འདུལ། །རྒྱ་རྡོ་མཛེ་ཤུ་པགས་ནད་ལ། །སྦྱིབས་པས་ཚོག་པའི་ཆིག་རྒྱུག་ཡིན། །ཁ་འདར་མ་ཡི་མར་ལ་སྦྱར། །དྲི་མ་བྲོ་ཙམ་མ་གཏོགས་པའི། །ཀ་ཙང་ཐལ་ན་པགས་པ་འདྲུལ། །ནུས་པ་རྩུབ་པས་མཛེ་ཏུ་ལྡོག །ཁྱི་ལིང་ཧ་ལ་རྡོ་བྱུང་ན། །རྒྱ་རྩི་དུག་ལོ་གསེར་གྱིས་ཉོས། །གོང་ལ་མ་ལྔ་ཧ་ལ་གཞིག །ཅེས་གསུངས་སོ། །ད་ཏ་རྡོ་བཙག་ཀྱང་ཟེར། འགའ་ཞིག་ཏུ་བ་མ་ལུའི་ལོ་མར་བྱེད་པའང་ཡོད།།

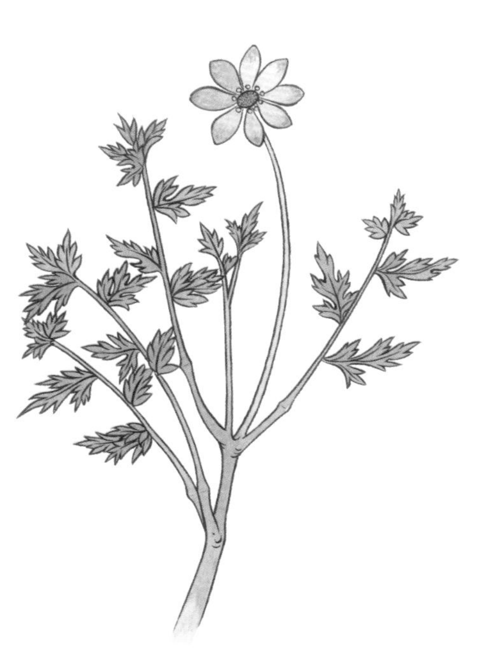

蓝花侧金盏 *Adonis coeruleaMaxim*

蓝花侧金盏功效，治疗疮伤黄水疮、癞痢肿瘤肿核疮。《现观》中说："蓝花侧金盏，生长在石岩畔和河滩。叶黑色，簇生，状如蕨叶藁本叶；茎紫色，中空，粗短；花状如升麻花；种子状如车前子；生态状如羌活。味苦，性糙，气味毒臭，食后致人欲死。外敷治疮疖、肉瘤、癣疥、麻风、皮肤病。”外敷时用口轻乳牛奶的酥油调配，微有气味即可，过量能使皮肤糜烂。性糙治麻风病。歌曰：“骏马生了癣，金买侧金盏，勿看价钱贵，更要惜良马。”因而本品又名都如俄达。有人把蓝花侧金盏叶当鬼柏叶来用，把二者混淆了。

ཟྭ་འབྲུམ།

ཟྭ་འབྲུམ་དྲོད་སྐྱེད་རླུང་ལྷན་ཚད་རྙིང་སེལ། །ཞེས་པར། རང་བྱུང་པས། ཟྭ་ཏོག་འབྲས་བུ་དྲོད་ཀྱི་གཙོ། །ཚད་པ་ཀུན་སློང་གྲང་བ་སེལ། །ཞེས་པར། འབྲུངས་དཔེར། ཟྭ་ནི་རི་ཐང་མཚམས་སུ་སྐྱེ། །སྐྱེ་སྔོང་སེ་བ་སྨྱུག་ཤད་འདྲ། །ངར་པ་གྲུ་བཞི་སྨུག་ལ་དྲང་། །ལོ་མ་ལྗང་ནག་ཚ་རེག་འཛུགས། །ཕོ་བའི་དྲོད་སྐྱེད་རླུང་འཇོམས་ཤིང་། །ཚད་པ་རྙིང་པ་སེལ་བར་བྱེད། །ཕྱོ་སྙི་རླུང་གནོན་སྟ་དད་འཇུ། །བད་མཁྲིས་ཁྲག་ནད་སློང་བར་བྱེད། །ཞེས་པ་ལ་རྐོད་གཡུང་གཉིས་ཡོད་པའི་རྐོད་པ་རི་དང་གཡུང་བ་ཀླུང་དུ་སྐྱེའོ། །

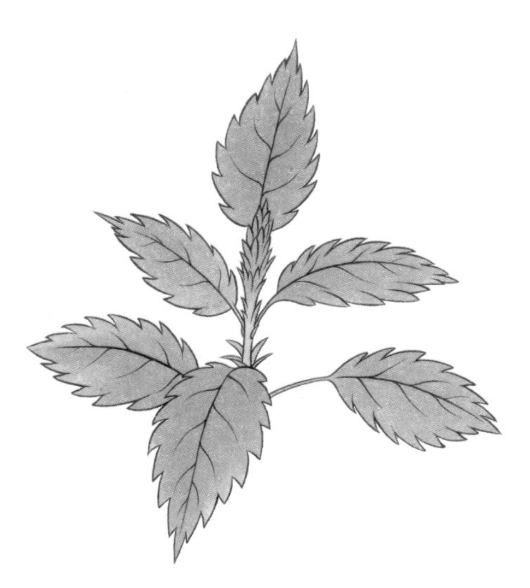

荨麻籽 *Urtica triangularis Hand–Mand*

荨麻籽功效生温，并治陈旧隆热症。让穹多吉说：“荨麻籽为提升胃温之主药，功效清热祛寒。”《图鉴》中说：“荨麻生长在山滩交界处。幼苗如蔷薇幼苗，茎方直，紫色，叶黑绿色，一触即螫。功效提升胃阳，祛隆，清旧热，化食，诱发培根、赤巴、血病。”本品分山坡生荨麻和河谷生荨麻两种。

ཟྭ་ཕྲི་ཨ་ཡ།

ཟྭ་ཕྲི་ཨ་ཡས་དམུ་ཆུ་རྨ་ལ་ཕན། །ཞེས་པར། རང་བྱུང་པས། ཟྭ་ཁྲུམ་དམུ་ཆུའི་ནད་ལ་ཕན། །ཞེས་པར་མིང་། ཨ་ཡ་ཟྭ། ཟྭའི་ཕྲི་མོ། ཟྭ་ཁྲུམ། ཟྭ་འདྲ། འབྲོག་ཟྭ་ཡུ་མོ། ཕག་དུག་པ་རྣམས་ཟེར། ཟྭ་སྔ་མ་འདྲ་བ་ལ་དེ་ལས་ཆུང་ཟད་སྐྱོམས་པ་རེག་ན་ཚ་རེག་མེད་པས་འཇམ་པ་དེའོ། །

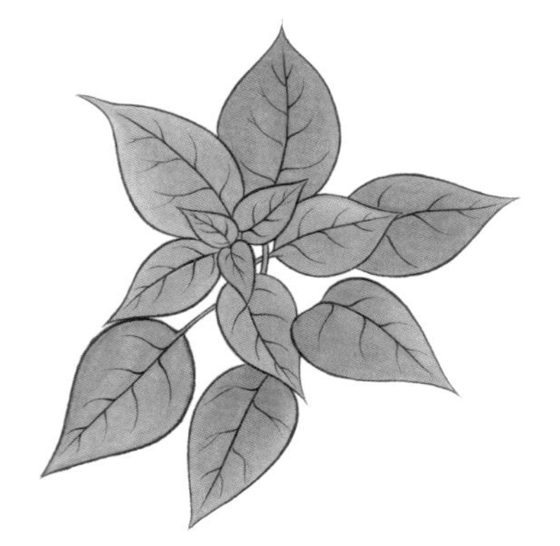

西藏荨麻　*Urtica tibetica W.T.wang*

西藏荨麻之功效，益疮和肾性水肿。让穹多吉说："西藏荨麻治水臌病。"本品之名有：阿亚洒、洒西毛、洒恰木、洒扎、卓洒玉毛、帕都巴等。本品状如荨麻，比荨麻略绵软光滑，手触不螫。

ཨུ་གུ་ཤིང་།

ཨུ་གུ་ཤིང་གིས་རྨ་སྦྱོར་དུག་ཚད་སེལ། །ཞེས་པར། རང་བྱུང་པས། ཕག་ལྷང་ཞེས་བྱས་དུག་ཀུན་འཇོམས། །ཞེས་པར་མིང་། ཧི་ཧི་ཤིང་། ཧི་རི་ཤིང་། ཁང་གཙོ། ཙ་ཁང་པ། གློས་མ། རྣམ་པར། རྣམ་འབར་བ། རྣམ་རྒྱལ། ལུ་གུ་ཤིང་། ཡུ་གུ་ཤིང་། མུ་གུ་ཤིང་། དབུ་གུ་ཤིང་། ཚུ་ཧ་མོ། ཡིབ་ཤིང་། བྱ་སེ་བ། དུ་རུ་ཛཻ་ལྷག། ཆུ་འཕྲུང་གསང་བའི་སྨན་གཅིག། ནམ་མཁའ་སོ་ལོ། ཕག་ལྷང་པ། ཕག་ལྷང་བཅད་འཕྱོར། ཞུག་པ་བཅད་འཕྱོར། བཅད་འཕྱོར་རྒྱལ་པོ། བཅད་འཕྱོར་གྱི་གཙོ་བ་རྣམས་ཟེར། དཔག་བསམ་ལྗོན་ཤིང་ལས། རྣམ་པར་ལུ་གུ་རོང་ལས་སྐྱེ། །མཆིན་མཁྲིས་ཚ་བ་མཐའ་དག་དང་ཁྱད་པར་དུག་གི་ཚད་པ་སེལ། །ཞེས་དང་། འབྲུངས་དཔེར། ཕག་ལྷང་བཅད་འཕྱོར་ཡུ་གུ་ཤིང་། །སྟོད་ལས་མི་སྐྱེ་སྨད་ལས་སྐྱེ། །ཁ་སྨད་གློག་སྲུལ་དག་ལས་སྐྱེ། །ཙ་བ་ཤིང་གི་ཨོལ་ཧོག་ལ། །སྡོང་པོ་ལྕུག་ཕྲན་སྲ་བས་དྲིལ། །ལོ་མ་ཁམ་བུའི་ལོ་མ་འདྲ། །རྒྱབ་ལ་སྲ་བའི་གོས་ཀྱིས་གཡོགས། །མེ་ཏོག་དམར་སེར་རྐོད་ཕུར་མགོ། །རྣམ་པར་རྒྱལ་བ་དྲི་བཟང་ལྡན། །རྨ་དུག་གཉིས་ཀྱི་བདུད་རྩི་ཡིན། །ཞེས་བཞིན་སྐྱེ་བ་དཀར་པོ་དང་། །དེ་ལ་མེ་ཏོག་སྔོན་པོ་ལུག་མིག་པ་འདྲ་བ་འཆར་བ་ནག་པོ་སྟེ་རིགས་གཉིས་བྱེད། འདི་བཅད་འཕྱོར་པ་ཡིན་ཙང་། བཅད་འཕྱོར་མང་བས་སྐབས་ཕྱེད་དགོས་ཏེ་བཅད་འཕྱོར་ཁྱད་ཆོས་ཀྱི་ཆེ་མིང་ཡིན། གསང་བ་སྒོ་འབྱེད་ལས། ཕག་ལྷང་བཅད་འཕྱོར་མུ་གུ་ཤིང་། །ཞུག་པ་བཅད་འཕྱོར་སྟག་ཤ་བ། །སླ་བ་བཅད་འཕྱོར་ཀྲུ་དྲུས་པ། །ཕྱི་བ་བཅད་འཕྱོར་བྲག་ལྕམ་པ། །སྤྲེའུ་བཅད་འཕྱོར་བོང་དཀར་བ། །སྦྲུལ་ནག་བཅད་འཕྱོར་སྲད་(སྲད་མ་སེར་ཆེན་རི་ལས་སྐྱེ་བ་)སེར་བ། །ཐང་ཀར་བཅད་འཕྱོར་ཡུ་མོ་ཟ(སྔོན་མོ་དུལ་དུལ་)། །ཤྭ་བ་བཅད་འཕྱོར་སྤྱིལ་གོང་བ། །ཙྪོ་ག་བཅད་འཕྱོར་འབུ་སུ་ཧང་། །གོང་མོ་བཅད་འཕྱོར་གང་གཱ་ཆུང་། །ཀོ་བོ་བཅད་འཕྱོར་གབ་སྐྱེས་པ། །ཉ་མོ་བཅད་འཕྱོར་ཆུ་ལོ་བ། །བྱ་རོག་བཅད་འཕྱོར་ཆུ་ཚན་པ། །མི་རྐོད་བཅད་འཕྱོར་ལྕུགས་གཙོད་པ། །བྱ་ཕང་བཅད་འཕྱོར་མ་ཧང་པ(འཚིན་བུ་)། །སྤྲང་པོང་བཅད་འཕྱོར་རྩྭ་ཨ་ཤ། །ངང་པ་བཅད་འཕྱོར་ཁུར་མོང་པ། །དོམ་ནག་བཅད་འཕྱོར་ལྷམ་ནག་པ། །སྟག་མོ་བཅད་འཕྱོར་གུར་ཏིག་པ། །ཐང་

སྨུག་བཅད་འགྱོར་གཟིག་མཇུག་པ། །བཅད་འགྱོར་ཉི་ཤུ་ཚོགས་པ་ན། །རུས་མ་ཐག་ཏུ་སྨན་བཏབ་པས། །དེ་མ་ཐག་ཏུ་འཚོ་བས་ན། །ལྷ་མིན་དམག་ལ་ཉམ་མི་ང་། །ལུས་གནས་སྣ་རེ་རུས་པ་ན། །རུས་མཐུན་སྣ་རེ་གསོར་སྦྱར་བས། །སྨན་སྦྱོར་ཉི་ཤུའི་གཙོ་བོ་ཡིན། །ཞེས་པས་སོ། །འདི་དག་ནི་སེམས་ཅན་དེ་དག་རུས་མ་ཐག་འཚོ་བ་མཐོང་ནས་དྲང་སྲོང་རྣམས་ཐབས་ལ་མཁས་པས་སྨན་དེ་དག་ངོས་ཟིན་པར་བྱ་བའི་ཕྱིར། བྱ་རྣམས་ཀྱི་སྒོ་ང་ལ་སྣག་ཚ་དང་གཞན་གྱི་ཕྱུ་གུ་ལ་ཁྲག་གིས་རི་མོ་བྱས་ནས་རུས་ཆག་གི་ཉམས་བརྟོད་ནས་བཞག་པས། སེམས་ཅན་དེ་དག་གི་ཕ་མས་རུས་པར་སྙམ་ནས། །སྒོ་དེ་དག་ཁྱེར་ནས་རུས་པ་འདྲུ་བའི་རི་མོ་ལ་གླན་ཡོད་པས་ངོས་ཟིན། སླར་སྒོ་དེ་བླངས་ནས་རི་མོ་བཞིན་བཅག་པ་དང་། བཅད་ནས་བཞག་ཀྱང་ཡང་སྔོན་བཞིན་མ་ནོར་བར་སྒོ་དེས་བཀབ་ནས་ཆག་པ་འགྱོར། བཅད་པ་སོས་ཡོད་པས་ངོ་མཚར་དང་བཅས་གསང་སྨན་ཁྱད་ནོར་དམ་པའི་མཆོག་ཏུ་གཙིགས་ཆེར་མཛད་པར་གྲགས་སོ། །

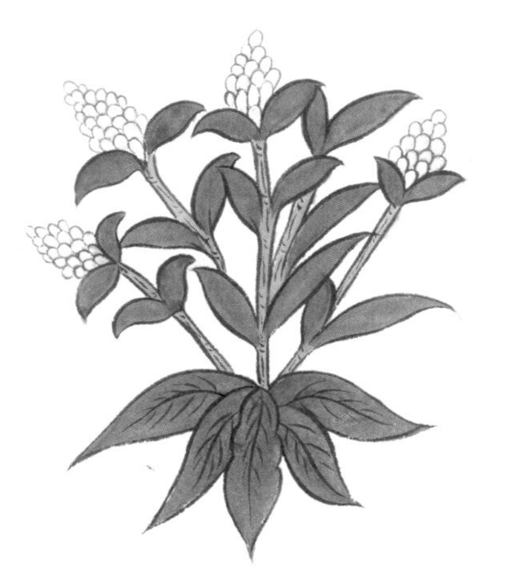

玉勾兴

玉勾兴功效愈疮，并且治疗毒热症。让穹多吉说："玉勾兴解诸毒。"本品之名有：斋斋兴、斋锐兴、冈皂、札冈巴、奈玛、那木巴尔、纳木巴尔巴、纳木加、鲁匿相、吕勾兴、雨固兴、曲达毛、尹卜兴、夏赛巴、都如俄达、曲同桑卫曼介、那木卡孛奈、幢当巴、帕当介交、欧巴介交、介交尔加保、介交尔吉皂吾等。

《如意宝树》中说："玉勾兴生长在河川低地。功效清肝胆诸热，清解毒热有特效。"玉勾兴分黑白两种。

白玉勾兴即川西千里光 ཡུ་གུ་ཤིང་དཀར་པོ། Seneciu solidagineus Hand. - Mazz，《图鉴》中说："白玉勾相高山不生低地生，生长在低地山沟。根为木质盘结，茎细枝缠绕；叶像桃叶，叶背有蜡汁；花红黄色像兀鹰头，气味芳香。为治疮解毒良药。"

黑勾玉兴即柳兰叶风毛菊 ཡུ་གུ་ཤིང་ནག་པོ། Saussurea epilobioides Maxim，花蓝色，状如紫菀花，为接骨愈伤药。

接骨愈伤药种类很多，各有各的特点，临床要分清。《开启密门》中说："按骨愈伤药有多种：猪愈伤药为吕勾兴，猫头鹰愈伤药为棘豆，獐麝愈伤药为迭裂黄堇，旱獭愈伤药为华北景天，猕猴愈伤药为白乌头，乌蛇愈伤药为山生黄芪，白雕愈伤药为假耧斗菜，麋鹿愈伤药为绢毛菊，云雀愈伤药为紫花苜蓿，松鸡愈伤药为乌奴龙胆，胡兀鹰愈伤药为丽江风毛菊，鱼类愈伤药为穗花大黄叶，渡鸫愈伤药为红景天，野人愈伤药为断铁，马鸡愈伤药为猪殃殃，青狼愈伤药为草木贼，天鹅愈伤药为蒲公英，黑熊愈伤药为婆婆纳，老虎愈伤药为垂头虎耳草，紫雕愈伤药为瓦韦。玉勾兴共二十种，刨伤撒敷马上即愈，哪里创伤哪里敷，赛上神仙一把抓。

这些药物，是先辈们看到上述飞禽走兽受伤后，分别用了上述诸药，伤愈后，才巧妙地认识的。为了识别这些药物，他们用墨在禽蛋上和用血在幼畜幼雏身上，涂上伤痕似的花纹，飞禽走兽以为幼雏受伤，衔来这些药物敷在伤痕上，于是先辈们就认识了这些药物。再把这些药物采来敷在伤口上，伤口也同样生肌愈合。骨折扭伤，也用这些药物外敷，接骨续断有奇效。因而这些药物就被重视，成为秘方良药。

བྱ་ཕོ་རྩི།

བྱ་ཕོ་རྩི་ཡིས་བུད་མེད་ཟླ་མཚན་གཅོད། །ཅེས་པ་འདི་ལ་ངོས་འཛིན་ལུགས། གཙང་སྟོད་དར་མགོན་དང་བཻ་སྔོན་སོགས་སུ་ཨ་འུ་རྩི་ཞེས་པ། སའི་བར་སྨད་སྐྱེ་བའི་ཤིང་ཕྲན་གྱི་གསེབ་ཀྱི་ཨ་ཧྲི་ཁ་ལ་མཛད་པར་སྣང་ལ། བྱང་པ་ལྟར་རང་ལུགས་ནི། ལྷུང་ཤོད་ཉིན་སྲིབ་ཏུ་སྐྱེ་བ་རྩ་བ་ཤིང་གི་ཁེ་ཚོ་འདྲ། ཤིང་དཀོན་སར་འབྱུང་ཤིང་བྱེད་པ། རིང་ཐུང་སྤྱིན་ཆུང་ཙམ་ལོ་མ་ཆུང་ལ་རྩུབ་པ་ཅུང་ཟད་རྒས་ནས་དམར་པོ་འགྲོ་བ། སྤུ་རྩུབ་ཅིང་མེ་ཏོག་སྔོ་སྐྱ་ཆུང་ངུ་སྤང་རྒྱན་དབྱིབས་སྐྱེ་བ་དེའོ། །

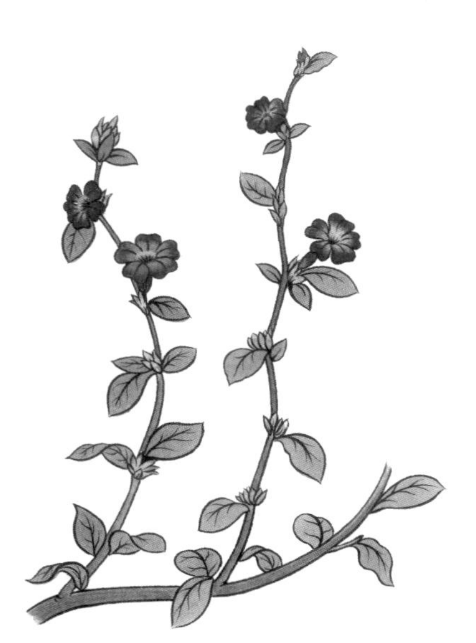

毛蓝雪花　*Ceratostigriffithii C.B.clarke*

毛蓝雪花之功效，止妇女月经滴漓。本品的识别法，在《藏多达尔贡》和《蓝琉璃》中称为阿吾子，作为生长在低地和浅山灌木林间的贝母。按照北派医家的说法，毛蓝雪花生长在山沟的阴阳交界处，根盘结向树根少的地方生长，高低如小鞭麻。叶小，粗糙，略老变红，被糙毛；花小，淡蓝色，状如龙胆草。

གཡེར་ཤིང་པ།

གཡེར་ཤིང་པ་ཡིས་འབྲུམ་པའི་ཚ་བ་སེལ། །ཞེས་པར། རང་བྱུང་རྡོ་རྗེས། གཡེར་ཤིང་འཁན་འདྲ་དུག་ལ་ཕན། །ཞེས་གསུངས། འདི་སྔ་རབས་འགའ་ཞིག་གཡེར་མ་རང་གི་ཤིང་ལ་ངོས་འཛིན་མཛད་ཀྱང་དྲོད་ཀྱིས་ཚད་པར་ག་ལ་ཕན། འདི་ལ་རིགས་གསུམ་ཡོད་པའི་མཆོག་ནི་ཀློ་ཡུལ་དུ་ཡོད་པར་གྲགས་ལ་རྒྱ་ཡུལ་སོགས་རོང་ཆེན་དུ་སྐྱེ་བའི་ཤིང་མ་ལྷུམ་ལོ་མ་སྲད་མ་འདྲ་ལ། འབྲས་བུ་ཨུ་སུ་ཕྱ་བུ་ལས་ཅུང་ཟད་མཆུ་སྣུང་བ་ཟློས་དང་སྣོམ་ཚེ་གཡེར་མ་ཅུང་བྲོ་བ་དེ་ཡིན་ལ། འབྲིང་བ་ནི་སྡོ་ཕུང་སྲན་མ་ཙམ་ལ་རིང་ཐུང་ཁྲུ་རེ་མན་ཆད་སྐྱེ་བ། མེ་ཏོག་གཡུང་བ་ལ་སེར་པོ། ཀོད་པ་ལ་སྨུག་པོ་འཆར་བ་འབྲས་བུ་དྲི་རོ་སོགས་གོང་བཤད་འདྲ་བ་འདི་ལ་བྱང་ལྷོར་སོགས་ཀྱང་ངོས་འཛིན་མཐུན་པ་དང་། ཐ་མ་ནི་ཞིང་ཞུ་ལས་སྐྱེ་བའི་ཤིང་མ་ལྷུམ་ལོ་མ་ཕག་མུར་འདྲ་བ། མེ་ཏོག་སེར་པོ་འབྲས་བུ་སྔ་མ་དང་མཚུངས་པ་དེ་ཡིན་ལ། དྭགས་པོའི་སྨན་པ་རྣམས་འདི་རང་ལ་བྱེད་པའོ། །གོང་གི་མཆོག་ཏུ་བཟུང་བ་དེ་རྒྱ་ནག་གི་སྨན་པ་དག་ཀྱང་ཐང་དུ་བྱས་ནས་འབྲུམ་ནད་ཅན་ལ་ཐྲུད་པ་ལས་གཞན་གང་ཡང་བྱེད་རྒྱུ་མེད་པ་འདྲ་ཞིག་འདུག་ལ་འབྲུམ་ནག་སྨུག་ཤོས་དེ་རེད་པ་བཅས་ཕན་པ་ཡང་མ་མཐོང་ངོ་། །

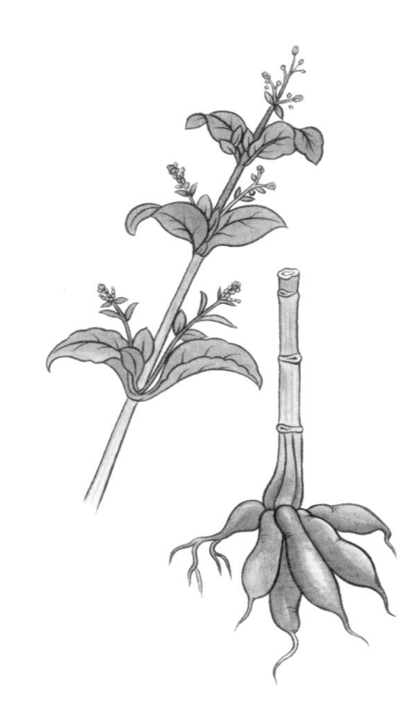

玄参

玄参清痘疹之热。让穹多吉说："玄参状如蒿，功效解毒。"本品以前有人认为是花椒树，但花椒树性温哪能清热呢？本品分为三种。

上品为齿叶玄参 གཡེར་ཤིང་མཆོག། Scrophularia dontata Royle，生长在珞隅地方的最为驰名。生长在汉地、印度等地的温暖川地的为半草半木状，叶如黄芪叶，果实如芫荽子而嘴略尖，嗅时微有花椒味。

中品为穗花玄参 གཡེར་ཤིང་འབྲིང་བ། S.cpicata Franch，植株如豆，高低一尺上下，一种花黄色，一种花紫色，果实气味同上述。南北医家说法相同。

下品为北玄参 གཡེར་ཤིང་ཐ་མ། Scrophularia duergeriana Miq，生长在田边地头，半草半木状，叶状如猪腮，花黄色，果实同上述。塔波医家们多以此品入药。

上述上品玄参，汉医医家们入汤药治麻疹，此外再无他用。这可能是指利于黑色痘疮，但没有亲眼见过。

མཚེ་ལྡུམ།

མཚེ་ལྡུམ་རྩ་ཡི་ཁྲག་གཅོད་མཆེར་ཚད་སེལ། །ཞེས་པ། རོ་སྣོར་ལས། མཚེ་ནི་ནུས་པ་སྐམ་ལ་བསིལ། །ཞེས་དང་། དཔག་བསམ་ལྗོན་པ་ལས། མཚེ་ལྡུམ་ཚད་པ་གསར་རྙིང་དང་། །ཁྱད་པར་གབ་འཁྲུགས་ཚད་པ་སེལ། །ནག་པོས་མཆོག་ཏུ་མཁྲིས་ཚད་སེལ། །ཞེས་དང་། རང་བྱུང་པས། མཚེ་ཡིས་རྨ་གསོ་སྐྲན་རྣམས་འདུལ། །ཞེས་གསུངས། མིང་ནི། རྒྱ་གར་པས། ཧྣ་མ་ནི། རྒྱ་ནག་ཏུ། འཕྲི་དན། བོད་ཀྱིས་མཚེ་ལྡུམ། ཕུག་རོན་སྐྱུག་མ། གུ་དུར་སྐྱུག་མ། ཐུན་རྫས་རྣམས་ཟེར། འདི་ལ་སྐྱེ་སའི་དབང་གིས་རིགས་བཞི་སྟེ། བྲག་མཚེ་བྲག་ལས་སྐྱེ་བ་ཁྲུ་རེ་ཙམ་ལ་ཕྲ་སྡོམ་གྱི་སོག་གི་ཕེད་པ་ཙམ་དང་། སྤང་མཚེ་སྤང་དང་གྲམ་ལས་སྐྱེ་བ་ཁབ་ཙམ་དེ་ལ་འབྲས་བུ་དམར་པོ་རྣས་པ་ནག་པོ་ཅན་ཡོད་པ་ལུག་མཚེ། དེ་ལས་སྡོམ་སྐྱོང་འབྲས་བུ་མེད་པ་ར་མཚེ་དང་། ཆུ་འགྲམ་རླན་ལས་སྐྱེས་པ་ར་མཚེ་ལས་སྡོམས་པ་ཟུར་གསུམ་པའི་རྣམ་པ་ཅན་ལ་ཆུ་མཚེ་ཟེར་རོ། །གང་ཡང་སྐྱུག་མ་འདྲ་ལ་ཚིགས་ཡོད་པའོ། །ལོ་མ་མེད་པ་བརྟུངས་ན་དམ་ཚི་ཡོད་པའོ། །

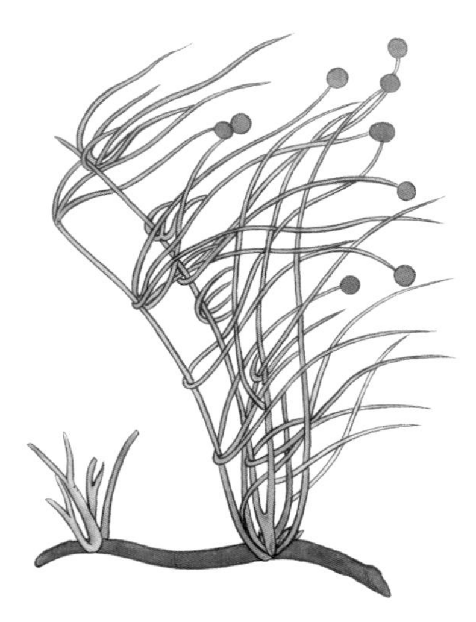

麻黄

麻黄根功效止血，并且治疗脾热症。

《味气铁鬘》中说："麻黄性燥、凉"。《如意宝树》中说："麻黄清新、旧热，特别能清烦热。黑麻黄清肝热。"让穹多吉说："麻黄益疮，治肿瘤。"

本品之名，梵语中称昂玛尼；汉语中称稚丹；藏语称策登木、普绒吕玛、苟都尔吕合玛、通泽等。由于生地不同分为四种。

岩生麻黄（藏麻黄）བྲག་མཚེ། Ephedra cquisetina Bge，生长在石岩，长约一尺，

粗细如麦秆中部。

坡生麻黄(山岭麻黄)སྲང་མཚོ། Ephedra gerardiana wall.ex stapf，生长在山坡和旱滩，粗细如针，果实红色，核黑色，称为坡生红果麻黄。

坡生无果麻黄（矮麻黄）ར་མཚོ། Ephedraminuta Fiorin，比坡生麻黄茎粗硬，无果实。

水生麻黄（问荆）ཆུ་མཚོ། Equisetum diffusum D.Don，生长在潮湿的河滩，比坡生无果麻黄光滑而软，茎三锥形。

无论哪一种，状皆如竹，有节，无叶，捣时有汁液。

ཕུར་མོང་།

ཕུར་མོང་ཁྲིན་གསོད་གཉན་ལྷོག་ནད་གདོན་འཛོམས། །ཞེས་པར། ལྡོན་ཤིང་ལས། ཕུར་མོང་པོ་མས་སྲིན་ནད་སེལ། །ཞེས་དང་། ཡང་། ཕུར་མོང་དཀར་པོས་སྲིན་ནད་སེལ། །རྨ་ལ་བཏབ་ན་ཆུ་སེར་འཛོམས། །ཞེས་དང་། རང་བྱུང་བས། ལྕ་ཤིང་ཕུར་མོང་རྣག་ཆུ་སྐེམ། །ཞེས་སོ། །འདི་ལ་རིགས་གསུམ་སྟེ། འབྲུངས་དཔེ་ལས། ཕུར་མོང་དཀར་ནག་སྨུག་པོ་གསུམ། །སྨིན་གསུམ་སྐྱེ་བ་སོ་སོར་ཡོད། །ཅེས་པ་ལྟར་ལས། དཀར་པོ་ནི། ཕུར་དཀར་བདུད་རྩི་ཟིལ་བ་ཅན། །ཉིན་སྲིབ་རི་མཐོན་དག་ལས་སྐྱེ། །ལོ་མ་སྔོ་དཀར་སྔོང་པོ་རིང་། །མེ་ཏོག་དཀར་པོ་དྲི་ཞིམ་ལྡན། །རོ་ནི་ཁ་ལ་ཚ་བ་ཡིན། །ཞེས་མེ་ཏོག་ཡོད་པ་ཕོ་ལ་མེད་པ་མོ་སྟེ་ལོ་མ་འཕུར་ན་སྦྲ་བ་འདྲ་ལ་དྲི་ཞིམ་པའོ། །ཕུར་ནག་ནི། ཕུར་ནག་སྲིབ་ཀྱི་ཁ་སྨད་སྐྱེ། །མེ་ཏོག་སྔོ་ལ་ནག་པ་སྟེ། །དྲི་ནི་མི་ཞིམ་རོ་ཡང་ཁ། །ཞེས་ལོ་མ་སྔོར་ཉག་སྦུ་ཅན་འདི་ལ་ཕུར་ཁཙ་ཕུར་ཐལ་ཕལ་ཆེར་བྱེད་པ་ཡིན། ཕུར་ཐལ་ལ། མིང་། དམ། དམ་ག་ཟེར་རོ། །ཕུར་སྨུག་ནི། ཕུར་དམར་ཉིན་སྲིབ་བྲག་ལས་སྐྱེ། །ལོ་མ་མེ་ཏོག་ཁ་དོག་སྨུག །སྐྱ་རྐང་པར་ཡང་གྲགས་པ་ཡིན། །ཞེས་པ་སྔ་མ་གཉིས་ལས། ཤིང་ཆེ་ལ་མཁྲིགས་པ། པགས་པ་ཁམ་སེར་སྲབ་པ་མེ་ཏོག་སྐྱ་མ་གཙན་གཟན་མཇུག་མ་འདྲ་བ། མེ་

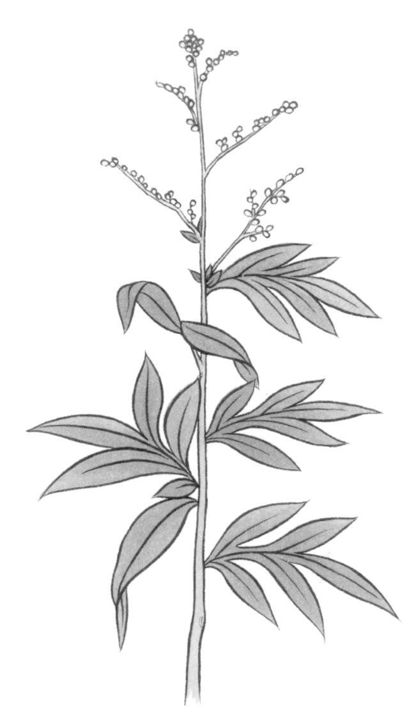

ཧོག་དཀར་སེར་སྨུག་ནག་མ་ངེས་པ་དྲི་མ་དུགས་པའོ། །

普尔芒蒿（结血蒿）

普尔芒杀虫驱邪，并治温毒疗毒疮。《如意宝树》中说："普尔芒杀虫"，"普尔芒嘎保治虫病，粉末撒疮干黄水"。让穹多吉说："普尔芒干脓水。"

本品分为三种。《图鉴》中说："普尔芒分为黑、白、紫三种，生地各不同。"

普尔芒嘎保即毛莲蒿 ཕུར་མོང་དཀར་པོ། Artemisia vestita wall.Ex DC，生长在阴阳高山。叶淡青色，茎长，花白色，气味芳香。叶苦、辛。有花者为雄，无花者为雌。叶搓揉后有如艾叶的香气。

普尔芒那保即牛尾蒿 ཕུར་མོང་ནག་པོ། Artemisia subdigitata Mattf ,生长在阴山低处。花青黑色，气味不香，味苦;叶圆形，深裂，被毛。本品多加工为膏和灰。又名达玛、达玛嘎。

普尔芒木保即粘毛蒿 ཕུར་མོང་སྨུག་པོ། Artemisia mattfeldii Pamp 又称红牛尾蒿，生长在阴阳石岩。叶、花皆紫色，茎称麝香茎。比上述两种蒿茎大而坚硬，皮薄，褐黄色；花穗如虎豹尾，花白黄色、紫黑色不定，气味浓烈。

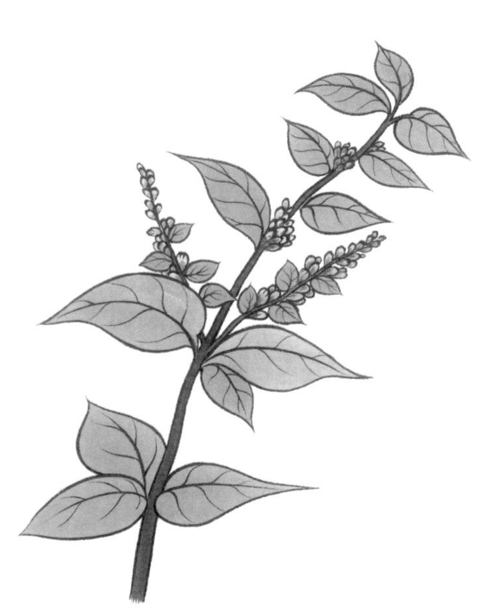

ཡོག་མོ།

ཡོག་མོས་རྨ་འབྲས་འདུལ་ཞིང་རྣག་ཆུ་སྐེམ། །ཞེས་པར། རང་བྱུང་རྡོ་རྗེས། ཡོག་མོ་རྨ་རྙིང་འབྲས་ལ་ཕན། །ཞེས་གསུངས། འདི་ལ་དཀར་ནག་གཉིས། །དཀར་པོ་རིང་ལ་ལོ་མ་དཀར། །མེ་ཏོག་དཀར་སེར་སྤྲ་མགོ་འདྲ། །ནག་པོ་ལོ་མ་སྐྱ་ཤུར་ལ། །སྔོར་ཆུང་མེ་ཏོག་སྔོ་ནག་འཆར། །གཉིས་ཀ་ཤིང་མ་ལྷུམ་གྱི་ཚུལ། །ཞེས་པས་གསལ་ལོ། །

碎米桠 *Rabdosia rubecens(Hamst) C. y. wuet Hsuan.*

碎米桠治疗疮疖，并且能够干脓水。让穹多吉说："碎米桠利旧疮疖。"本品分为黑白两种。白碎米桠茎长，叶白色，花白黄色，状如艾；黑碎米桠（沙蒿）叶小，淡白色，圆形，花青黑色。二者皆为半草木状。上述很清楚，易于辨认。

འཁན་པ།

འཁན་པས་ཁྲག་གཅོད་ཡན་ལག་སྐྲངས་པ་འཇོམས། །ཞེས་པར། དཔག་བསམ་ལྗོན་པར། འཁན་པས་རླུང་ནད་སྐྲངས་པ་འཇོམས། །མཆོག་ཏུ་ཞེན་སྐྱེས་ཐམས་ཅད་གཅོད། །ཅེས་དང་། རང་བྱུང་པས། འཁན་དམར་གྲང་སྐྲན་འདུལ་བའི་མཆོག །དཀར་པོས་མཁལ་མའི་ནད་ལ་ཕན། །གསུངས་སོ། །འདི་ལ་རིགས་བཞི། འཁན་དཀར། འཁན་སྐྱ། འཁན་དམར། འཁན་ནག་པོ། སྤྱི་མིང་། བྲ་ཧྨ་ སྭ་ལི། ཚངས་པའི་དྲུང་མ། ཕྱི་ར་ཏླ། དཔའ་བོ་ཉིད། ཧོ་ར། ན་པིན། རྒྱ་ནག་སྐད་དུ། ཐེ་ཕཾ་ཧིའུ། གབ་ཏུ། ཁྲག་གཅོད་རལ་པ་ཅན། ཟེར་བ། སྐབས་འགར་སྦྲིའུ་མཇུག་པ་ཡང་ཟེར་བ་རེ་རལ་དང་སྐབས་ཕྱེད་དགོས། སྐབས་འདིར་དགོས་པ་ནི་འཁན་སྐྱ་ཡིན་ལ། འཁན་སྐྱ་ལོ་དཀར་སྤྲ་བ་འདྲ། །དྲི་ཞིམ་བྲག་གི་ལོགས་ལས་སྐྱེ། །རིང་ཚད་མདའ་རེ་ཁྲུ་རེ་ཙམ། །ཞེས་རྗོགས་སླའོ། །འཁན་དཀར་ནི། འཁན་ཨ་ཀྲོང་ཡང་ཟེར། འབྲུངས་དཔེར། འཁན་པ་ཨ་ཀྲོང་གཡའ་སྣད་སྐྱེ། །ལོ་མ་དཀར་འཇམ་ཐུང་ལ་སྤུན། །རིང་ཐུང་མཐོ་རེ་མཇུབ་རེ་ཙམ། །མེ་ཏོག་སེར་པོ་དྲི་མ་མངར། །འཁན་ཚུང་གསེར་མགོ་ཞེས་ཀྱང་བྱ། །སྐྲངས་འདུལ་འབྲས་དང་རྨ་ལ་ཕན། །གློ་ནད་འདྲིན་ལ་མཁལ་མར་ཕན། །ཞེས་པའོ། འཁན་དམར་ནི། དམར་པོའི་ཚད་ནི་སྐྱ་བོ་ཙམ། །ལོ་མ་སྨུག་པོ་སྤྲལ་ལག་འདྲ། །དྲི་རྩུབ་སྐྲངས་འདུལ་འབྲས་ལ་ཕན། །ཞེས་དང་། ནག་པོ་ནི། འཁན་ནག་ས་སྨད་ཉིན་ལས་སྐྱེ། །ཕུང་པོ་ཆེ་ལ་རྩ་མཁར་སྔོམ། །སྔོང་པོ་དམར་ལ་ལོ་མ་ནག །དྲི་ངན་སྐྲངས་འདུལ་ཕྱོག་པ་འཇོམས། །བཅོས་པའི་ཡུམས་དང་བསྲེགས་དུད་ཀྱིས། །བདུགས་ན་གྲང་བ་གཏིང་ནས་འདོན། །ཞེས་སོ།།

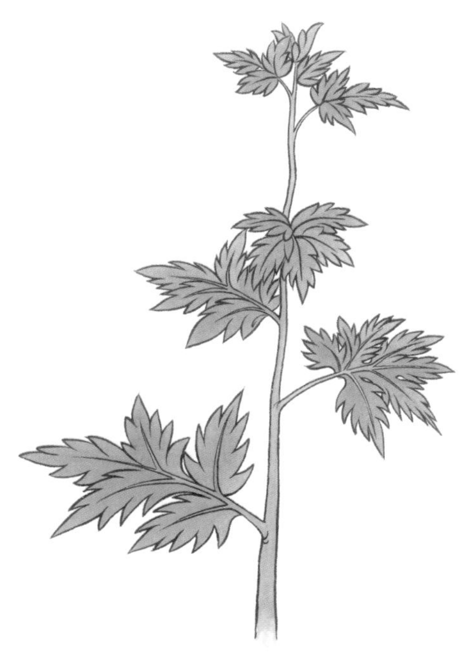

坎巴蒿

坎巴蒿功效止血，消散四肢之肿胀。《如意宝树》中说："坎巴祛风，消肿，去肉疣。"让穹多吉说："红坎巴治寒性肿瘤特效，白坎巴治肾脏病。"本品分为四种：白坎巴、灰坎巴、红坎巴、黑坎巴。其总名称有：察麻木里、仓巴仲玛、巴保尼、胡拉、纳笨。汉语中称司瓦豆吾。隐语中称车交然巴见。有时也称为斋吾居合巴，与贯众同名，因而临床要分清。

灰坎巴即大籽蒿 འཁན་སྐྱ། Artemisia sieveriana Ehrhard ex willd 叶白色，状如艾，气味芳香，生于石岩畔，长约一箭或一肘，容易辨认。

白坎巴也称"坎阿仲"，即细叶亚菊 འཁན་དཀར། Ajania tenuifolium(Tacquem) Tzvel《图鉴》中说："细叶亚菊生长在片岩石山下部。叶白色，绵软，茎短丛生，长短约一指至一扎，花黄色。气味甘甜，也称金头小蒿。功效散肿，治疮疖，引吐肺病，益肾。"

红坎巴即艾 འཁན་དམར།《图鉴》中说："红色略灰白，叶紫蛙掌状，气味糙。功效散肿，治疖疮。"

黑坎巴即黄花蒿 འཁན་ནག། Artemisia annua L.《图鉴》中说："生长在低地的阳坡。植丛大而根多盘结；茎红色；叶黑色，气味臭。功效消肿，治疗疮；加工成团或烧烟，能熏除深处之寒。"

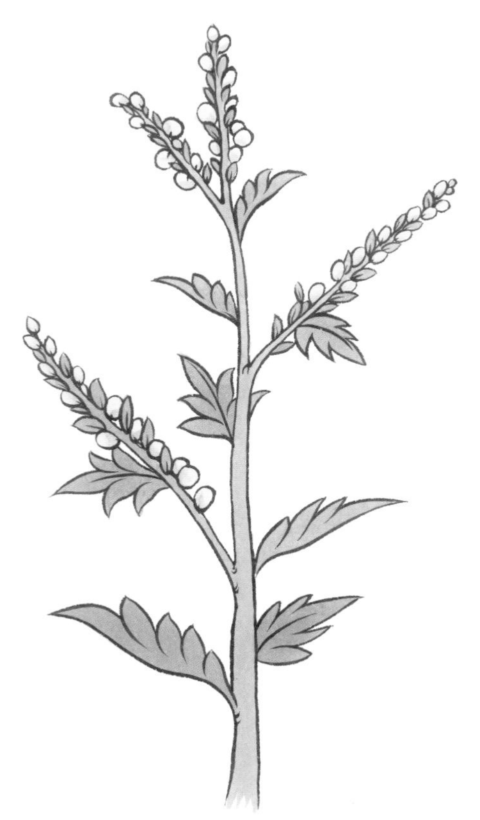

ཚར་བོང་།

ཚར་བོང་གྲོ་བའི་ཚད་པ་གློ་ནད་སེལ། །འདི་ལ་རིགས་གསུམ། འབྲུངས་དཔེར། འཁན་རིགས་ཚར་བོང་ཞེས་བྱ་བ། །སྡོང་པོ་རེ་ལ་ཡལ་ག་མང་། །ཐོག་བུ་མི་རྒན་མགོ་བོ་འདྲ། །རོ་ནི་ཁ་ཚ་དྲི་མ་དུགས། །རང་གི་ནུས་པས་ཚ་སྐྲངས་འཇོམས། །ཞེས་པ་སྤྱི་ལ་སྤྱི་བས་དཀར་པོ་དྲི་ངད་ཆེ་བ་དང་། སྨུག་པོ་དྲི་ངད་ཆུང་ལ་ཐོག་བུ་འཁན་འབྲུམ་འདྲ་བ་དང་། ནག་པོ་ཤིང་མ་ལྷམ་ཡོག་མོ་འདྲ་བའོ། །

察尔榜

察尔榜治疗喉热，并且治疗肺部病。本品分为三种。《图鉴》中说："察尔榜，茎单一，分枝多，花果状如老人头。味苦、辛，气味浓烈。功效治热肿。"总的来说，其中白察尔榜即沙蒿 ཚར་བོང་དཀར་པོ། Artemisia desertorum Spreng，气味大。紫察尔榜即山花蒿 ཚར་བོང་སྨུག་པོ། Artemisia paruiflora Rcxlo，气味小；果实状如蒿籽。黑察尔榜半草木状即错那蒿 ཚར་བོང་ནག་པོ། Artemisia conaensis Ling et Y.R.Ling，状如碎米桠蒿。

ཨ་གྲོང་།

ཨ་གྲོང་གློ་བའི་ཚད་པ་སེལ་བར་བྱེད། །ཅེས་པ་འདི་ལ་རིགས་གསུམ་སྟེ། རྩྭ། འཁན། ཤིང་གསུམ་མོ། །རྩྭ་ཨ་གྲོང་ནི། སྤང་རྩྭ་འདྲ་བའི་རྩྭ་ཕུང་པོངས་ཐུང་བས་ཕྱུགས་སོ་གཟིངས་པ་འདྲ་བ། མེ་ཏོག་དཀར་ཆུང་རྩ་བ་སྡུག་པ་འདྲ་ལ་སྤུ་མཁྲེགས་ཅན་རྐང་ཤིང་འདྲ་བ་དང་། འཁན་ཨ་གྲོང་ནི། གོང་གི་འཁན་ཆུང་གསེར་མགོའོ། །ཤིང་ཨ་གྲོང་ནི། ཕུར་དཀར་མེ་ཏོག་མེད་པའི་དཀར་པོ་ལོ་མ་སྦྲ་བ་འདྲ་བ་དེའོ། །སྨན་ནུས་བཤད་པ་ལས། ཨ་གྲོང་གློ་མང་གསོག་པ་འགོགས། །འཁན་ཆུང་གསེར་མགོ་དེ་དང་མཚུངས། །ཞེས་གསུངས་སོ། །

阿仲 ཨ་གྲོང་།

阿仲治疗肺热症。本品分为三种：白阿仲、蒿阿仲、木阿仲。

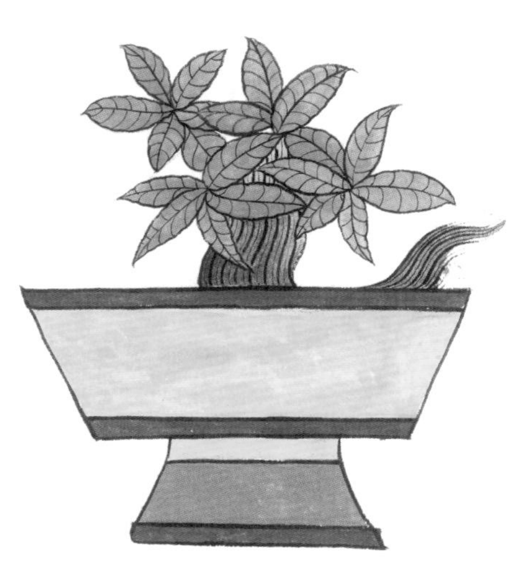

白阿仲即雪灵芝 རྩྭ་ཨ་གྲོང་། Arenaris kasuensis Maxim，状如山草，矮小，如氆氇绒毛，花小，白色，根爪状，坚硬，茎半木质。

蒿阿仲为上述的金头小蒿细叶亚菊和铺散亚菊。铺散亚菊 འཁན་ཨ་གྲོང་། Ajania khartensis(Dunn) shin（植株灰白色）。

木阿仲为无花的普尔芒嘎保即皱叶醉鱼草 ཤིང་ཨ་གྲོང་། Androsace tapete Maxim，白色，叶如艾叶。

《药性论》中说："阿仲治多种肺病。"

སྲིང་ཅན།

སྲིང་ཅན་གཉན་སྔོག་སྐྲངས་འཇོམས་གཟེར་སྨན་མཆོག །ཅེས་པར། རང་བྱུང་པས། སྲིང་ཅན་

ཚད་པའི་ལྷོག་པ་སེལ། །གསུངས། མིང་། བསེ་དྲི་ལག་པ། ཨུག་པ་ལག་པ། གཟེར་སྨན་སེར་པོ། ལྷོག་དུག་ནག་པོ། དྲེགས་འདུལ་སྟོབས་ལྡན། སྐྲངས་འཇོམས་བགེགས་འདུལ། ནད་བརྒྱ་སྨན་གཅིག དུག་སེལ་སྤྱི་འཇོམས་ཞེས་ཟེར། བཻ་སྔོན་དུ། མིང་ཅན་ངོས་འཛིན་འདྲ་མིན་དུ་མ་གཉིས་སྨོས་ནས། སེར་པོ་དང་ནག་པོ་ཞེས་གཉིས། སྔོན་པོ་ལ་དམན་པ་ཞེས་གསུམ་དུ་འབྱེད་པ་དང་། སེར་པོར་ཡང་། འབྲུངས་དཔེར། མིང་ཅན་སེར་པོ་ཞེས་བྱ་བ། །རོ་ནི་ཅུང་ཟད་ཁ་བ་ཡིན། །རང་གི་ནུས་པས་ལྷོག་པ་འཇོམས། །ཞེས་པ་ཙམ་ལས་གསལ་ཁ་མེད། ཅེས་གསུངས། ཡང་། རྣམ་སྲ་མིས་སྐྱེས་བུ་མིང་ཅན་ནག་པོའི་སྦྱོར་བ་འཆི་མེད་ལྷའི་བདུད་རྩི་ལས། སྐྱེས་བུ་མིང་ཅན་ནག་པོ་ནི། །ནད་ངན་ལྷོག་པའི་དུག་ཡིན་ཏེ། །སྟོད་ན་མི་སྐྱེ་སྨད་ན་སྐྱེ། །ཐག་དང་ས་རོང་བྱེ་མར་སྐྱེ། །རྩ་བ་ཤིང་གི་ཁེ་ཚེ་ལ། །རྟིང་པ་ཟངས་ཁབ་དམར་པོ་འདྲ། །བྱེ་རྒོད་སྤུ་འདྲས་དྲིལ་ནས་ཡོད། །ལོ་མ་མཐུག་ལ་མེ་ཏོག་སེར། །དྲི་ནི་ཤིན་ཏུ་ཆེ་ལ་ལྡང་། །བཙངས་ན་བདུད་རྩི་སྤྲིན་བག་འབྱར། །མིང་ཅན་ནག་པོ་བྱ་བ་ཡིན། །ཞེས་གསུངས། འདི་མེ་ཏོག་སེར་པོ་ཡིན་པས་ནག་པོར་མི་འགྲོ་སྙམ་བ་ཡོད་དེ། ཁུར་ནག་ཀྱང་མེ་ཏོག་སེར་པོ་ཡིན་པས་ནག་པོར་མི་འགྲོ་འམ་སེམས་ཤིག། ཁ་ཅིག་ལུག་མིག་ནག་པོ་རྩ་བ་ཤིང་གི་ཁེ་མདུད་ཅན་རྟིང་པའི་སྤྲ་བ་མེད་པ་མ་གཏོགས་འདི་འདྲ་བ་ལ་བྱེད་པའང་ཡོད་ལ། དེ་འདྲ་བར་ནུས་པ་མཚུངས་གསུངས། འདི་ལ་རང་བྱུང་པས། དབང་ཕྱུག་མིག་གིས་དུག་ཚད་སྟུད། །གསུངས་སོ། །དེ་སྐབས་སེར་ནག་གཉིས་སུ་བྱེད་པ་འཐད་དོ།།

明见

明见治疗瘟毒症，并且治疗毒肿胀，止痛药物之良药。让穹多吉说：“明见治热性炭疽疔疮。”

本品之名有：赛稚拉巴、欧巴拉巴、赛尔曼赛尔保、洛都纳保、折都多丹、章交木格合都、乃拥曼介合、都赛吉交木。

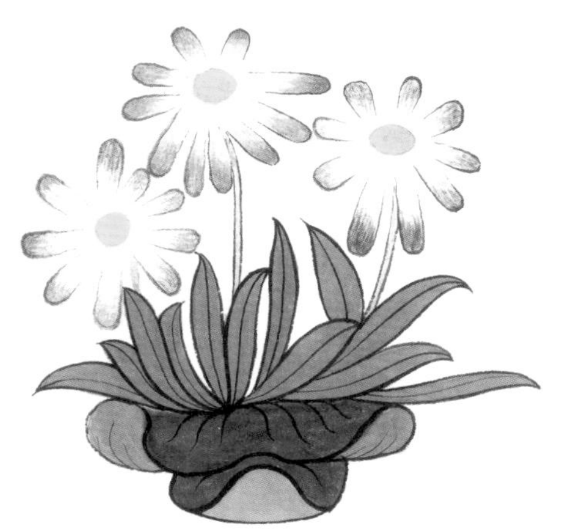

《蓝琉璃》中说：“明见有多种，只说黄明见和黑明见两种，蓝明见质次，共为三种。”上述把明见分为三种。

黄明见即臭虱草 མིང་ཅན་སེར་པོ། Pulicaria insignis Drumm.Ex Dunn，《图鉴》中说：“臭虱草味微苦，功效治疗毒炭疽。除了上述说法外，没有明确论述。”

黑明见即云南紫菀 མིང་ཅན་དམར་

པོའམ་དབང་ཕྱུག་མིག། Aster yunnanensis Franch，达玛萨莫在《黑明见配方长生甘露》中说："云南紫菀解疗毒炭疽毒。高地不生长，生长在低地的石岩、土沟、砂地。根木质化，茎基部枯存叶柄如铜针排列，状如兀鹰毛卷曲，叶厚，花黄色，气味很大，手捏时有胶状黏液。此品称为明见。"有人说本品花黄色，不能称为黑明见。那么，请想一想，黑蒲公英的花也是黄色，也不能叫黑蒲公英吗？也有些人说，黑紫菀除根部有木质结，茎基部没有枯存叶柄外，状如黑明见，功效也相同。这点，让穹多吉说："紫菀敛毒热。"

这里，是同意把明见分为黑黄两种的，不再分蓝明见，也不把黑明见并入黄明见。

བྱི་བཟུང་།

བྱི་བཟུང་རྡོ་ཡི་སྐྲན་བཤིག་རྩ་ནད་སྦྱོང་། །ཞེས་པར། བྱི་འཛིན་པ་དང་། དམ་པ་ཡོག་མགོ་ཡང་ཟེར། འབྱུངས་དཔེར། བྱི་བཟུང་ཞུ་དང་ལྡུམ་རྭར་སྐྱེ། །སྡོང་པོ་རིང་ལ་ལོ་མ་ཆེ། །མེ་ཏོག་དམར་པོ་དོམ་དོམ་འདྲ། །ཚེར་མའི་ལྕགས་ཀྱུས་གཏུམས་པའི་ནང་། །འབྲས་བུ་དཀར་ཁམ་ཐུབ་པ་ཡིན། །སྐྲན་བཤིག་རྡེའུ་ནད་སེལ་བར་བྱེད། །ཞེས་པས་སྡོང་པོ་ཁོང་སྟོང་རིང་བའི་རྩེར་མགོ་རྫོག་སྤང་རྩི་དོ་བོ་འདྲ་བ་དེ་ལས་བདུན་འགྱུར་ཙམ་གྱིས་ཆེ་བའི་མེ་ཏོག་སྤྱང་ཚེར་འདྲ་བའི་ཕྱིའི་ཟེ་བ་ཕྲུགས་སོ་ལྟ་བུ་ལ་ཚེར་མའི་ལྕགས་ཀྱུ་དང་། ནང་གསེང་དུ་འབྲས་བུ་ནར་ལེབ་ཁམས་ཀྱི་རུ་རྟའི་འབྲས་བུ་ཇི་ལྟ་བར་འབྱུང་བའོ། །

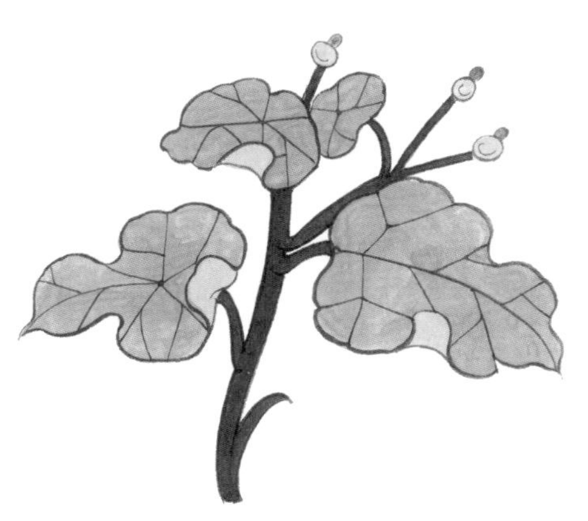

牛蒡　*Arctium lappa L.*

牛蒡破除石痞瘤，并且能清泻脉病。本品又名切增巴、旦木巴天高。《图鉴》中说："牛蒡生长在田边地头和园中。茎长，叶大；花红色，缨状；果穗球状总苞，被铁钩状刺；种子白褐色。功效破肿瘤，治结石病。"如是所述，牛蒡茎长，中空，顶生头状花序，状如翼首草而约大七倍，花如大蓟花，管状花如缨，总苞被刺如铁钩，内含褐色扁长的种子，状如康木木香种子。

ལེའུ་བདུན་པ། སྔོའི་སྨན་སྐྱེ་བཤད་པ།

第七章　旱生草类药物

ད་ནི་བར་གྱི་བདུན་པ་སྔོའི་སྐྱེ་ཚན་བཤད་པ་ལ། རྩ་བ་ལོ་མ་མེ་ཏོག་འབྲས་བུ་བཞི་ལས་དེ་དག་ཇི་ལྟར་བཏུ་བ་ལག་ལེན་ལྟར་བཤད་པར་བྱ་སྟེ།

旱生草类药物分为五类:根、叶、花、果和全草。这些药物,如何采集,现根据实践,逐类论述。

ས་བཅད་དང་པོ། རྩ་བ་བཏུ་བར་འོས་པའི་རིམ་པ་བསྟན་པ།

第一节　根类药物

དང་པོ་རྩ་བ་བཏུ་བར་འོས་པ་ནི།

应采集根类的药物有：

ཧོང་ལེན།

ཧོང་ལེན་ཁྲག་རྙིམས་འཁྲུགས་ཚད་དོན་ཚད་སེལ། །ཞེས་པ་ལ། ལྕགས་ཕྲེང་ལས། ཧོང་ལེན་བསིལ་ལ་རྩུབ་པས་ཁོང་ནད་འཁྲུ་ཞིང་འཇོམས། །ཞེས་དང་། དཔག་བསམ་ལྗོན་ཤིང་ལས། ཧོང་ལེན་ཚ་བ་རྒྱས་པ་སེལ། །ཞེས་དང་། རང་བྱུང་ཞབས་ཀྱིས། ཧོང་ལེན་ཁྲག་གི་ཚད་པ་སེལ། །ཞེས་པར་མིང་། བདུད་རྩི་ཀ་ཧྲེ་ཏ། མ་མོ་ཀ་ལ། བྱ་རྐན་སུག་པ། ཁྲའི་སྡེར་མོ། སྤྱུ་ཙེ་ཤེལ། གཡའ་རུག་མ། ག་བུར་ཟེལ་གནོན་རྣམས་ཟེར། འདི་ལ་རིགས་བཞི་སྟེ། མཆོག་གྱུར་གཉིས་ནི། སྤོད་ནས་འབྱུང་བའི་ལྤུམ་རྩ་དམར་སྨུག་རུལ་པ་འདྲ་བ་དང་། སྐྱ་སོབ་སྤྲོ་ལོ་འདྲ་བ་དེ་གཉིས་ཀ་རོ་ཤིན་ཏུ་ཁ་བ་སྟེ། ལྤང་རྩེ་བྱས་ནས་མགྲོན་པོས་འགེལ་འོང་བ་དེ་ཡིན། དེ་ལས་དམན་པ་བོད་ཁམས་གར་ཡང་སྐྱེ་བ་ཕོ་མོ་རིགས་གཉིས་ཏེ། ཕོ་ལྤུམ་རྫ་ལས་སྐྱེ་བ་ནི། །འབྲུངས་དཔེར། ཧོང་ལེན་གཡའ་ཤག་རྫ་ལས་སྐྱེ། །ལོ་མ་སྨུག་མཐུག་སྣུམ་པ་ལ། །མེ་ཏོག་སྨུག་པོ་འཁྲོང་ལོ་འདྲ། །རྩ་བ་སྤུ་ཅན་གོང་བུན་འདྲ། །ཞེས་པ་དང་། མོ་ལྤུམ་སྤང་ལས་སྐྱེ་ནི། །འདྲ་དཔེར། ཧོང་ལེན་མོ་ཞེས་བྱ་བ་ནི། །ན་དང་སྤང་གི་མཚོ་ལས་སྐྱེ། །ལོ་མ་མཐུག་གཉེར་འཕྲུངས་པ་ལ། །མེ་ཏོག་དཀར་པོ་སྤྱང་མཇུག་འདྲ། །རྩ་བ་གོང་མོའི་རིལ་མ་འདྲ། །ཡན་ལག་ཁ་སྤུ་རིང་ལ་མང་། །རོ་ནི་ཁ་ལ་ནུས་པ་བསིལ། །ཁྲག་མཁྲིས་རྒྱས་པའི་ཚ་བ་འཇོམས། །ཞེས་དང་། དཔག་བསམ་ལྗོན་ཤིང་ལས། ཧོང་ལེན་ན་སྤང་ལས་སྐྱེ་ཡིས། །སྣང་ཐབས་ལྗོག་པ་གཟེར་ཐུང་འཇོམས། །ཚད་པ་ཀུན་སེལ་ཁྱད་པར་དུ། །དུག་སེལ་ཞུ་རྗེས་སྙོམས་པ་ཡིན། །སྨན་རྣམས་ཀུན་ལ་སྨོན་པོ་འདྲ། །ཞེས་གསུངས་སོ། །རྟོགས་བརྗོད་ལས། གཡའ་གངས་རྫ་མཐོན་འཛིན་པའི་གཡའ་རུག་མ། །ཟངས་ལུས་གཡུ་ལོ་མཆོང་གི་མེ་ཏོག་མཛེས། །ཁང་པ་ལྷ་བྱའི་བདུད་རྩིས་རྨ་ཚད་སེལ། །ཆུ་འཐུད་ཁྲག་མཁྲིས་འཁྲུགས་སེལ་གཙོ་མོ་ལགས། །ཞེས་སོ། །

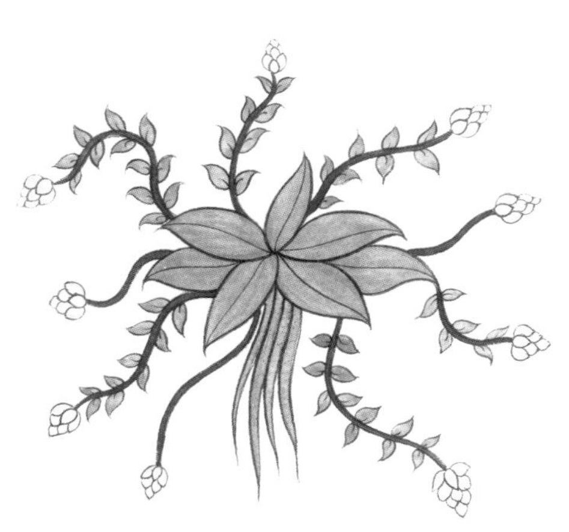

兔耳草

兔耳草能干瘀血，治紊乱热五脏热。《铁鬘》中说：“兔耳草性凉、糙，泻内腔诸病。”《如意宝树》中说：“兔耳草退高烧。” 让穹夏说：“兔耳草清血热。” 本品之名有：都孜嘎贝达、玛毛嘎拉、夏千苏合巴、叉得尔茂、布泽西、亚如合玛、尕布司隆等。

本品分为四种。

质佳的两种，为产自上部高原地区旱生草类美丽兔耳草和古那兔耳草之根。红紫色，状似腐朽，质疏松，二品味非常苦。常打成驮包，客商驮运来的即此品。

质次的两种，西藏和康木地到处均产，分雌雄两种。雄兔耳草即兔耳草 ཧོང་ལེན། Lageti Yumnanensis Franeh，生长在高寒石山。《图鉴》中说："兔耳草生长在高寒石山。叶厚，紫色，油润；花紫色，状如野牛耳；根被毛，状如松鸡粪。"雌兔耳草即短管兔耳草 མོ་ལྷམ། Lagetis brevituba Maxim，生长在草山坡。《图谱》中说："雌兔耳草生长在沼泽地和山坡湖地。叶厚，有皱纹，花白色，状如狼尾巴，根如松鸡粪，枝被很多长毛。味苦，性凉，功效清血、赤巴高烧。"《如意宝树》中说："兔耳草生在沼泽地和草山坡。主治绞痛、疔毒、刺痛，清热解毒；化性平，诸药之中为臣药。"《释义》中说："高寒石山兔耳草，铜身玉叶玛瑙花，根为仙露，清疮热，续筋，清血、赤巴烦热。"

བོང་ང་དཀར་པོ།

བོང་ང་དཀར་པོས་རིམས་དུག་མཁྲིས་ཚད་སེལ། །ཞེས་པར། ལྕགས་ཀྱི་ཕྲེང་བར། བོང་ང་དཀར་པོ་བསིལ་བས་དུག་ལ་ཕན། །ཞེས་དང་། བདུད་རྩི་ཐིགས་པར། བོང་དཀར་སྙོམས་ཤིང་སྡིག་སྦྲུལ་ཟིན་པའི་ལུས། །བཀྲུས་པས་སེལ་ཞིང་ཕོང་དུ་བཏང་བས་བདེ། །ཞེས་དང་། རང་བྱུང་རྡོ་རྗེས། བོང་ང་དཀར་པོས་རིམས་རྣམས་སེལ། །ཞེས་སོ། །བོང་ང་ལ་རིགས་བཞི། འབྲུངས་དཔེ་ལས། བོང་ང་དག་ལ་དཀར་ནག་དམར་སེར་བཞི། །དཀར་དམར་སེར་གསུམ་སྨན་ཡིན་ལ། །ནག་པོ་དུག་ཡིན་སྨན་ཡང་རུང་། །ཞེས་པས། སྔོན་ཚེ་དུག་མི་རྒྱུ་བ་ལ་ཐིམ་པའི་ཚེ་དུག་གི་གཉེན་པོར་བདུད་རྩི་ཡང་མི་རྒྱུ་བར་ཐིམ་པ་བོང་ང་དཀར་སེར་དམར་གསུམ་ཡིན་པར་བཤད་པས། བོང་དཀར་ལ་མིང་། ཨ་ཏི་བི་ཥ། ཤིན་ཏུ་དུག་མེད། པྲ་ཏི་བི་ཥ། སོ་སོར་དུག་མེད། ཤ་རེ་ནི་ཐི་ཤི། གབ་ཏུ། གངས་ཀྱི་ཞུན་ཆུང་། ལོ་མ་ལ་སྤྲེལ་སྨན་བཅད་འཕྱོར། ཨ་རྗེ་ཤ་ཟེར། རྟོགས་བརྗོད་ལས། གཡའ་འདབ་བསིལ་ལྗོངས་འཛིན་པའི་བོང་ང་དཀར། །དུང་རྩ་སྣང་ཆེན་གཞོན་ནུའི་མཆེ་བ་ལ། །གཡུ་ལོ་དུང་གི་མེ་ཏོག་མཛེས་པས་བརྒྱན། །དུག་རིགས་མཁྲིས་ཚད་འཇོམས་པའི་གཙོ་མོ་ལགས། །ཞེས་པས་གསལ་ལོ། །

白乌头（甘青乌头） *Aconitum tanguticum(Maxim) stapf*

白乌头治疗疫毒，并且治疗胆热症。白乌头（包括甘青乌头、船形乌头和唐古特乌头），《铁鬘》中说："白乌头性凉，解毒。"《甘露之滴》中说："白乌头性平，

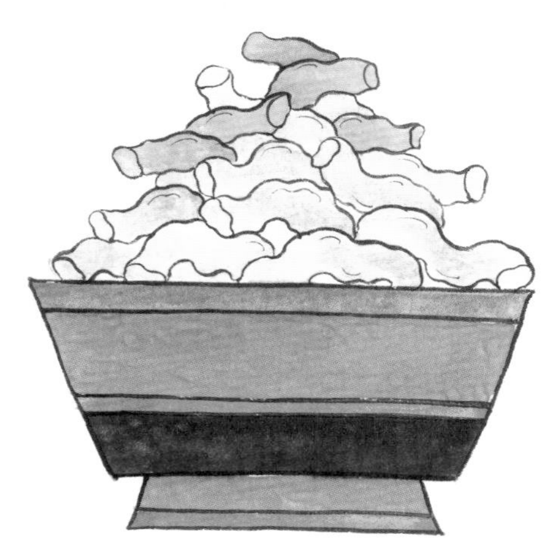

洗蛇蝎咬伤，内服解毒。”让穹多吉说：“白乌头治瘟病时疫。”

乌头分为四种。《图鉴》中说：“乌头分白、黑、红、黄四种，白、红、黄三种是药，黑乌头有毒亦可入药。”

本品来源，从前，为了对治不流动的致命之毒渗漏的毒，甘露也渗出不流动之滴，化为白、黄、红三种乌头。白乌头之名为：兴都毒麦、梢梢尔毒麦、夏若尼贝西。隐语中称为冈吉雄琼。叶称斋曼介交、阿泽夏。《释义》中说：“白乌头生长在阴凉的石山坡，螺形根如象牙，叶如玉叶，螺状花很美丽，为解毒清胆热之后药。”上述清楚，容易识别。

བོང་ང་དམར་པོ། བོང་ང་སེར་པོ།

བོང་ང་དམར་སེར་ཤ་དུག་བཙན་དུག་སེལ། །ཞེས་པའི་བོང་ང་དམར་པོ་ནི། རང་བྱུང་པས། དམར་པོས་དུག་ཚད་སེལ་བ་ཡིན། །ཞེས་སོ། །མིང་། རཀྟ་ནིརྦི་ཤི་ནི་ཟེར། འབྲུངས་དཔེར། བོང་ང་དམར་པོ་ཞེས་བྱ་བ། །མེ་ཏོག་རྒྱ་ཚོས་རྩ་བ་དམར། །རོ་ཁ་ནུས་པས་དུག་ནམས་སེལ། །ཁྱད་པར་བཙན་དུག་ནུས་པ་འཇོམས། །ཞེས་རྒྱ་གར་ལྗོ་མོན་ཙ་རི་སོགས་ནས་འབྱུང་ལ་རྩ་བ་དབྱིབས་ལ་ཕུག་འདྲ་བ་མཐེ་བོང་ཙམ་ནས་ལུག་རིལ་ཙམ་བར་འབྱུང་ལ། བཅད་ན་འོད་དང་བཅས་མཁྲིགས་སྨོ་དམར་སྣུམ་སྣུག་ལྡན་ཞིང་རོ་ཁ། དེ་གསེར་འགྱུར་གྱི་རྫས་མཆོག་སྟེ་ཤིན་ཏུ་བཟང་། ལྷག་པར་གྲི་བའི་ནད་ལ་མཆོག་གོ། དངུལ་ཆུ་བཙོ་བཀྲུ་ལ་དགོས་པ་འདི་ཡིན། དམན་པ་དེ་ལས་ཆེ་ལ་ནག་ཀྱོང་རྩུབ་ཅིང་རོ་ངན་པ་ཡིན། ལོ་མ་དམར་པོ་ཉ་ག་ཅན་སྡོང་བུ་མེ་ཏོག་འཛིན་པའི་དབྱིབས་མེ་ཏོག་དམར་པོ་རྒྱ་མདངས་སྤྲ་ཅན་རྩ་བ་དམར་ལ་གཏིང་རིང་བ་སྲིབ་གར་ཡང་སྐྱེ་བ་དེས་ཚབ་བྱེད་པར་སྣང་། བོང་ང་སེར་པོ་ནི། རང་བྱུང་པས། སེར་པོ་དཀར་དམར་རྗེས་སུ་མཐུན། །ཞེས་པར། འབྲུངས་དཔེ་ལས། བོང་ང་སེར་པོ་ཞེས་བྱ་བ། །མེ་ཏོག་ཅུང་ཟད་སེར་མདངས་ཅན། །རོ་ཁ་ནུས་པ་བསིལ་བ་ཡིན། །དུག་རིགས་ཚད་པའི་ནད་རྣམས་ནི། །འདི་ཡིས་མི་སེལ་གང་ཡང་མེད། །ཁྱད་པར་མཁྲིས་པའི་ནད་ལ་བསྟགས། །ཞེས་པ་དམར་པོ་དང་བྱུང་ཁུངས་གཅིག་ལ། དབྱིབས་དམར་པོ་དང་འདྲ་བ་དང་། སྦྲོགས་ཏ་ལམ་ཆུ་དག་དཀར་པོ་འདྲ་ལ་ཁ་དོག་ཤིན་ཏུ་སེར་ལ་རོ་རབ་ཏུ་ཁ་བ་ཡིན་ནོ། །

红乌头（毛盔马先蒿） *Pedicularis trichoglossa Hook.F.*

黄乌头（毛茛状金莲花） *Trollius ranuneuloides Hemsl*

红黄乌头解肉毒，并能解黑乌头毒。 让穹多吉说："红乌头清热解毒。"本品又名拉嘎达尼贝西尼、榜阿玛尔保。

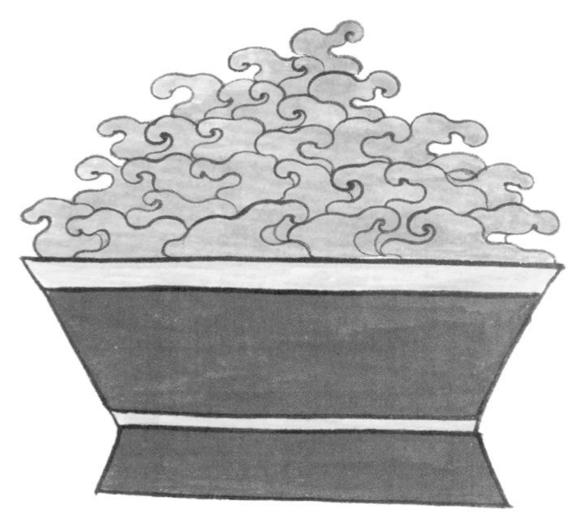

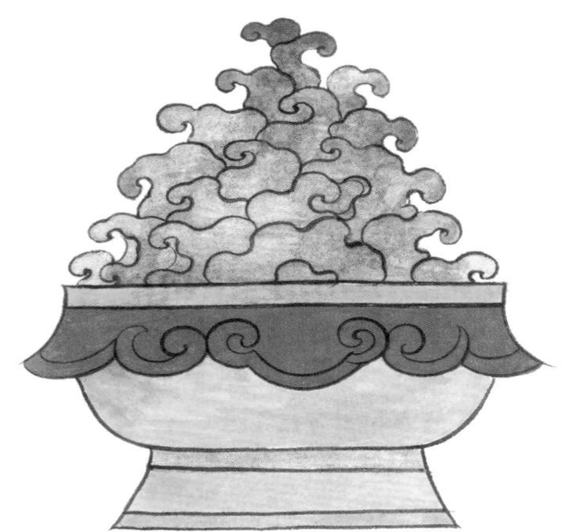

红乌头，《图鉴》中说："红乌头花淡紫色；根红色。味苦，功效解毒，解剧毒特效。"产于印度、藏南门隅扎热山等地的，根如萝卜，粗如拇指，小如羊粪，断面有光泽，坚硬，红紫色，细润，味苦者，质佳为上品，价如金，治喉病特效。炮制水银即用此药。下品红乌头（毛盔马先蒿），比上述红乌头大，黑色，坚硬，粗糙，味劣。叶红色，深裂，茎顶生花，花红色，被白毛，根红色，深长。阴坡到处皆生，可以清热退烧。

黄乌头（毛茛状金莲花），让穹多吉说："黄乌头仅次于白、红两种乌头。"《图鉴》中说："黄乌头花微黄，有光泽。味苦，性凉，功效解毒清热，治胆病特效。"黄乌头与红乌头同属，状如红乌头，略像小垂头菊，颜色很黄，味很苦。

བོང་ང་ནག་པོ།

བོང་ང་ནག་པོ་ནི། མི་རྒྱ་བའི་དུག་གི་གཙོ་བོ་སྟེ། འདི་དངོས་འདྲ་བ་གཉིས་ལས། དངོས་ཀྱི་མིང་ནི། བི་ཥ། བཙན་དུག སྨན་ཆེན། ར་དུག གསོད་བྱེད། ཧ་ལ་ཧ་ལ། བོང་ང་ནག་པོ། ལྗོག་དུག་ནག་པོ། འཛིན་པ། ནག་པོ་ཟིལ་ཅན། དཔའ་བོ་ཁ་ལ་མེ་ཁྱེར། ཟེར། མེ་ཏོག་ལ་དུག་ཕུ་ཧྲི། འདི་དབྱེ་ན་རྩ་བའི་དུག་ལྔ། ཡན་ལག་གི་དུག་ལྔ་སོགས་ཁ་དོག་གི་དབྱེ་བ་དཀར་སེར་དམར་སྔོ་ནག་པོ་ཡོད་ཀྱང་། རྩ་བའི་ཁ་དོག་དཀར་སེར་ནག་གསུམ་དུ་འདུས། དེ་རེ་རེ་ལའང་ཕྱི་ནང་གསང་གསུམ་སྟེ། ནང་གསེས་དཀར་པོ་ལ་ར་དུག་པ། འཛིན་པ། བདུད་རྩི་ལོ་མ་ཟེར། སེར་པོ་ལ། བཙན་དུག དཔའ་ཆེན། འབྲི་ཚིལ་མ་ཟེར། ནག་པོ་ལ་བོང་ནག ཧ་ལ། བི་ཥ་ནག་པོ་ཟེར།

རེ་རེ་ལ་དབྱེ་བ། ལོ་མ་མེ་ཏོག་རྐང་གསུམ་ཕྱིའི་འཛིན་པ། རྩ་བ་ནང་གི་འཛིན་པ། འབྲས་བུ་དང་ས་འོག་ནས་ཁ་འབུས་པའི་སྦུ་གུ་གསང་འཛིན་ནོ། །ནུས་པ་རིམ་པས་ཕྱི་མ་ཆེ། །སྲིབ་ཀྱི་ཉི་མ་མི་ཕོག་པའམ། །ཉི་ལན་ཆུང་ལ་ཆུ་དང་འགྲངས་པ་བཟང་། །འདིའི་ཚོད་ལོན་པའི་རྒྱུས་དང་བསྟུན་པའི་སྦྱར་ཚད་ཁ་གནོན་གཏོང་ལུགས་བྱ་མ་ཤེས་ན་ཉེས་པ་ཆེན་པོ་བསྐྱེད་དེ། དྭགས་པོ་རིན་པོ་ཆེས། དཔའ་བོ་ཁ་ལ་མི་ཁྲེར་དེ། །སྐྱེ་བ་ལྷོ་མོན་རོང་ལས་སྐྱེ། །གོང་གནོན་མེད་ན་རྒྱལ་ཁམས་ཕུང་། །ཐུན་ཚོད་མ་ཟིན་རེ་གཉིས་ཕུང་། །ཞེས་གསུངས་སོ། །ཁ་དོག་གི་དབྱེ་ལུགས་གཅིག་ལ་མེ་ཏོག་སྔོ་རྐྱང་དང་སྔོན་པོར། ར་དུག་དང་འཛིན་པ་ཟླ་གྲལ་ཟེར། དམར་ནག་ལ་སྤྱང་དུག། ནག་པོ་དང་ལྕུམ་མདོག་ལ་བོང་ནག་ཟེར། ཁ་སྟོད་ཕྱུགས་ལྷས་གཡའ་འདབ་སོགས་ལས་སྐྱེ་བའི་འཛིན་ལོ་རྩ་བ་ཕྲ་བ། ལོ་མར་ཟིལ་ཆུང་ལ་རྟོ་མཁྱོགས་དྭངས་སླ་བ་ལ་བདུད་རྩི་ལོ་མ་ཟེར། མེ་ཏོག་དཀར་ཤས་ཆེ་ཞིང་རྩ་བ་དཀར་རྟོག་ཅན་ལ་ཡང་འཛིན་དཀར་རམ་བདུད་རྩི་ལོ་མ་ཟེར་རོ། །གཉིས་པ་འདྲ་བའོ། །

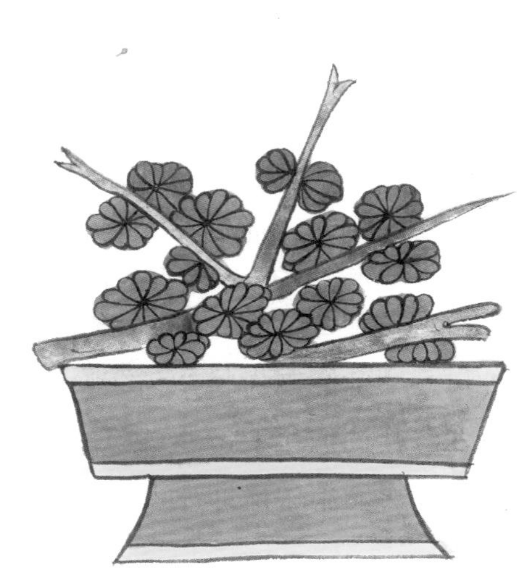

黑乌头

黑乌头为毒毒大，但是能够止剧毒。黑乌头为不流动毒之首，另外还有两种相似品。黑乌头正品之名称有：贝卡、赞毒、曼庆、拉毒合、梢西、哈拉哈拉、榜阿那保、洛毒那保、增巴、那保司健、巴保卡拉麦切尔。花称为毒布卡巴。

本品以毒来分，根有五毒，枝叶五毒；以颜色来分，虽有白、黄、红、蓝、黑诸种，但以根的颜色概括为白（毛萼多花乌头 ར་དུག་པ། Aconitum polyanthum(F.et.G)H - M.van puborulum W.T.Wang、露蕊乌头 འཛིན་པ་ཟླ་གྲལ། Aconitum gymnandrum Maxim ）、黄（雪山一枝蒿 བོང་ང་ནག་པོ་ལོ་མ་ཕྲ་བ། Aconitum kong boense Lauener ）、黑（细叶草乌 བོང་ང་ནག་པོ། Aconitum richardaonianum Lauener var crispulum w.T.wang ）三种。每种又分为外层、内层、中层三层。白色的称为拉毒巴、增巴、都孜洛玛。黄色的称为赞毒、巴青、知次玛。黑色的称为榜那合、哈拉、贝卡那保。从部位来分，叶、花、茎所含毒为外毒，根部所含毒为内毒，种子和芽所含毒为隐毒，毒性依次后者比前者大。本品生长在阳光照不到的阴坡，或生长在阳坡而离水远的地方的，质佳。若不懂炮制去毒后再入药，危险性很大。当保仁保切说："草乌生长在门隅川地，若不摸药性，一剂不慎就会丧命。"以颜色来分，花淡蓝或蓝色者，称为拉毒合、增巴达札；花红黑色者，称为江斗合;花黑色者，称为门庆。生长在高地畜棚旁、石山坡地的，叶根细，叶上有露珠状微粒，称为毒孜洛玛，花甚白，块根白色，称为门庆那保，或毒孜洛玛。下述二药，与本品相像。

སྤྱང་དུག་པ།

སྤྱང་དུག་པ་ཡིས་དུག་རིགས་ནུས་པ་གསོད། །ཅེས་པ་ལོ་མ་སོག་ལེ་ཁ་མེ་ཏོག་དམར་ནག་ཐུར་དུ་འཕྱངས་པ། མཐོ་གང་གི་སའི་སྔོ་ཀུན་ཁ་འགེབས་པ། སྡོང་པོ་མདོག་སྐྱ་བ་ལོ་མའི་རྒྱབ་འབྲུམ་ཡོད་པ། སྤྱང་གི་དང་འཕྲད་ན་འཆི་ཞིང་། འཕུར་ལ་མི་ཁྱིའི་སྣར་བཏབ་ན་བརྒྱལ་འགྲོ་བ་ཞིག་ཡོད་པའོ། །

蒲公英叶风毛菊 *Delphinium sp*

蒲公英叶风毛菊，能杀灭各种毒类。蒲公英叶风毛菊叶缘锯齿状，花红黑色下垂，倒搭在一扎高的草上，茎灰白色，叶背面有露状孢子。狼一碰即死，孢子粉末飞入人和狗的鼻中，立即晕倒。（本品直译为"狼毒草",为乌头类植物,有译作"蒲公英叶风毛菊"的，与原药不符——译者注。）

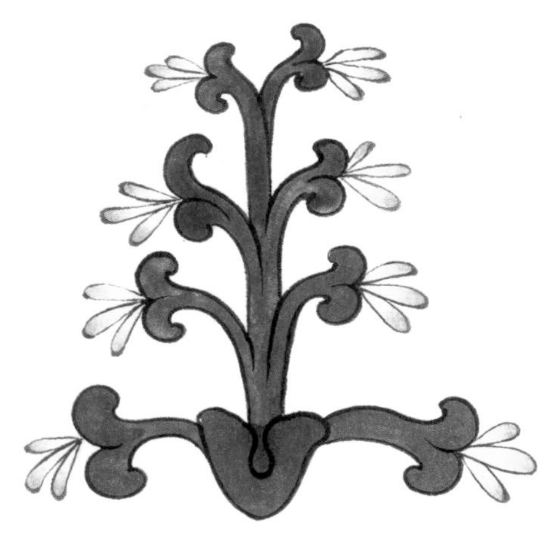

ར་དུག

ར་དུག་དམར་པོས་གདུག་པའི་གཉན་སྲིན་འདུལ། །ཞེས་པ། མདོན་རྟོགས་ལས། ར་དུག་ནག་པོ་ཞེས་བྱ་བ། །ཀླུང་ཆེན་འགྲམ་གྱི་ནགས་ལས་སྐྱེ། །རྩ་བ་དམར་པོ་སྣ་ལོ་འདྲ། །རྐང་པ་དམར་སྨུག་སྨུམ་པ་ལ། །ལོ་མ་སྔོ་སྨུམ་ཉ་ག་ཅན། །ལོ་ལྡེབས་མཛེས་མཚར་བྲིས་པ་འདྲ། །སྡོང་པོ་སྨུག་གི་ཐུར་མ་ལ། །མེ་ཏོག་དམར་ཆེན་རྒྱ་མེན་འདྲ། །གོང་བུ་ར་མའི་ནུ་མ་འདྲ། །གསུམ་ཚོམ་མམ་བཞི་ཚོམ་རྩེ་མོ་གདེངས་པའི་ནང་། །འབྲས་བུ་སླ་བའི་རིལ་མ་འདྲ། །རོ་ནི་ཁ་མངལ་དྲི་མ་དུགས། །ནུས་པས་གཉན་སྲིན་གདུག་པ་འཇོམས། །ཞེས་པ་ཇི་ལྟ་བ་ལས་མེ་ཏོག་དམར་

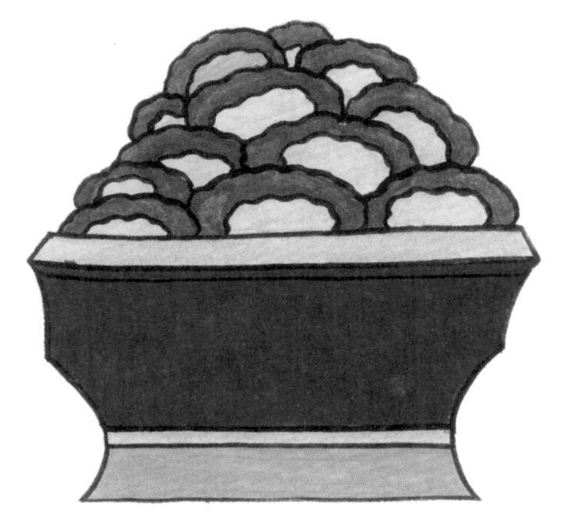

པོ་དབྱིབས་དང་ཆེ་ཆུང་ལྷུང་ཤོག་སེར་པོ་ཙམ་མོ། །

毛果赤芍　*Paeonia veitchii Lynch*

毛果赤芍之功效，治疗毒恶瘟虫病。《现观》中说："黑毛果赤芍生长在大川河滩的林间。根红色如蓼；干红紫色，油润；叶油润，蓝色，深裂，叶面有红纹；茎如竹筷；花大，红色，状如野罂粟；果荚状如山羊乳头，三个或四个簇生，着生于枝顶；种子像麝粪。味苦，气味浓，功效杀毒恶瘟虫。"如上所述，毛果赤芍花红色，形态大小如全缘绿绒蒿花。

དཔའ་བོ་དཀར་པོ། དཔའ་བོ་སེར་པོ། དཔའ་རྒོད།

དཔའ་བོ་དཀར་སེར་དཔའ་རྒོད་དུག་ཚད་སེལ། །ཞེས་པར། རང་བྱུང་རྡོ་རྗེས། དཔའ་བོ་དཀར་སེར་དམར་པོ་གསུམ། །དུག་ཚད་སེལ་བའི་སྨན་དུ་བཤད། །ཅེས་གསུངས། དཔའ་བོ་འདི་ལ་འགྲེལ་མཛད་པ་དག་ཞལ་མི་འཆམས་པ་དང་། ལ་ལ་དག་མང་ནས་མི་འདུས་པ་དང་། ལ་ལ་དག་ཉུང་ནས་མི་ཚང་བ་སོགས་མང་མོད། རྗེ་ཟུར་མཁར་མཉམ་ཉིད་རྡོ་རྗེས་རིལ་ནག་ཆེན་མོ་ལས་རིགས་དྲུག་ཏུ་གསུངས་ཏེ། གང་ཞེ་ན། དཔའ་བོ་དཀར་པོ་སེར་པོ་དཔའ་རྒོད་རྣམས་ཞོ་རེ། སུ་མི་སྨན་དམར་སེར་གང་ཟུང་ཞོ་དོ། སྤྲང་ཆེན་ཆིག་ཐུབ་ཞོ་དོ་གསུངས། འདི་མང་ཤོས་ཡིན་པ་ལས། གཞན་དག་གསུམ་ནས་ལྔ་ལས་མི་མང་ཞིང་། ཁ་ཅིག་ཏུ་གསུམ་རང་ཡང་སོ་སོར་དབྱེ་མ་བཏུབ་པར་དཀར་སེར་ལ་དབྱེ་བ་ཆེར་མེད་གསུངས་སོ། །འགའ་ཞིག་ཏུ་མིང་གི་གྲངས་སུ་མང་པོར་དབྱེ་བས་སོ། །མཛོས་རྒྱན་སྨན་གྱི་པྲ་ཁྲིད་ལས། ཁ་བ་ལ་རྣམ་པ་གཉིས་ཏེ། ཏིག་ཏ་དང་ནིམ་པ་ལྷ་བུ་ནི་ཁ་བ་མཚན་ཉིད་པ་མིན་ཏེ། མདར་ཚོས་བསྒྱུར་བའི་ཁ་བའོ། །དཔའ་བོ་གསུམ་དང་། དཔའ་བོ་ཆེན་པོ་དང་། སུ་མི་གསུམ་དང་། སྟོ་ལེབ་དང་། སྐྱི་བའི་འབྲུ་རྣམས་དང་། དེ་ལྟ་བུ་ནི་ཁ་བ་མཚན་ཉིད་པའོ། །ཞེས་གསུངས་པས། ཁ་བས་ཁ་ཡི་དྲི་སྦྱོང་ཡི་ག་ཕྱོག །གསུངས་བཞིན་འདི་དག་ཁ་ལུགས་མཚན་ཉིད་པ་དང་། ཏིག་ཏ་སོགས་ཁ་ཚུལ་མི་འདྲ་བ་ཐུགས་ཤིན་ཏུ་མད་པ་འདི་ཡང་ཞར་བྱུང་དུ་ཤེས་དགོས་ལ། དེ་ལྟར་དཔའ་བོ་གསུམ་གསུངས་པ། དཔའ་བོ་དཀར་སེར་དཔའ་རྒོད་དང་གསུམ། དཔའ་བོ་ཆེན་པོ་གསུངས་པ་སྤྲང་ཆེན་ཆིག་ཐུབ་དང་། སུ་མི་གསུམ་གསུངས་པ། དམར་སེར་སྨུག་གསུམ་སྟེ། བསེ་སྒྲོམ་སྨུག་པོའི་

ཞལ་གདམས་ལས། དཔའ་བོ་བདུན་གྱིས་དུག་ཚད་སེལ། །ཞེས་གསུངས་པ་བཞིན་སུ་མི་སྨན་ཡང་དཔའ་བོའི་རིགས་སོ། །ཟུར་མཁར་བ་དཔའ་བོ་དྲུག་ལས་མི་འབྱུང་བའི་རྒྱུ་མཚན་སུ་མི་དམར་སེར་གཉིས་ལས་མ་གསུངས་པས་སོ། །རྒྱུ་མཚན་ཡང་སེར་སྨུག་གཉིས་ཁོག་གཅིག་པས་དབྱེ་བ་མ་མཛད་པའོ། །དེ་དག་ལ་འགྲེལ་བྱེད་རྣམས་ཀྱི་ངོས་བཟུང་ཚུལ་དགག་བཞག་མང་ཡང་བཞག་ལ། རེ་རེ་ནས་བརྗོད་པར་བྱ་བ་ནི། དཔའ་བོ་དཀར་པོ་ཞེས་པ། རྒྱ་གར་ནག་ནས་འབྱུང་ལ། མིང་ལ་ཏུ་སེ་ད་ཟེར། འབྲུངས་དཔེ་སྲུས་ཀྱང་མ་རྙེད་ཏུང་འདི་ངོས་འཛིན་མཚུངས་ལ། རྩ་བ་ལ་ཕུག་འདྲ་བའི་ནང་ན་ཁོང་སྤུ་སྐྱ་སྐྱ་འདར་བ་ཡོད་པ་རོ་ཤིན་ཏུ་ཁ་བ་ཡིན། དཔའ་བོ་སེར་པོ་ནི། འབྲུངས་དཔེར། དཔའ་བོ་སེར་པོ་ཞེས་བྱ་བ། །ས་གཞི་འབོལ་བའི་ས་ཏུ་སྐྱེ། །ལོ་མ་སྔོང་པོ་བ་སྤུ་འདྲ། །མེ་ཏོག་སེར་པོ་ཆུང་བ་སྟེ། །རྩ་བ་ཁོང་སྟོང་ཁ་དོག་སེར། །རོ་ནི་ཁ་ལ་བསིལ་བ་ཡིན། །རང་གི་ནུས་པས་དུག་རྣམས་འཇོམས། །ཞེས་གསུངས་པའི་རྩ་བ་སེར་པོ་ཤིན་ཏུ་ཁ་བ་ཡིན་ནོ། །དཔའ་རྒོད་ནི། མིང་ནར་མ་ནུར་མ་ཡང་ཟེར། ཕྱོགས་དཔའ་བོ་དཀར་པོ་འདྲ་ལ་ཁོང་སྤུ་མེད་ཅིང་སླང་ཆེན་ཆིག་ཐུབ་ལྟ་བུའི་རྩ་བ་ཆེ་བ་དང་ཕྱིའི་ཤུན་དྲེག་པ་སོགས་མཚུངས་ཀྱང་དེ་ལས་སྐྱ་ལ་གསོབ་པ་ཡིན། སྟོད་ནས་ཡོང་བ་ཇོག་པོ་ཆུང་བ་ཕྲེང་བ་ལྟར་བརྒྱུས་ནས་ཡོང་བའོ། །

商陆

白黄商陆山商陆，功效治疗毒热瘟。让穹多吉说：“商陆有白、黄、红三种，为清热解毒药。”关于商陆的解释很多，有的多得难以概括，有的少而不全。宿喀年尼多杰尊者在《大黑丸药六种加工法》中曾这样说过：“白商陆、黄商陆、山商陆各一钱，红延胡索或黄延胡索两钱，三七两钱。”这个配方中说的种类很多，别处至多不过三至五种。有人说，虽分为三种，但多分为白、黄两种。有人把名字也分得很多。《美饰药之瑰玉》中说：“苦味有两种。獐牙菜和山豆根的苦味，不是本性苦，而是甘、辛转化的苦味。三种商陆、三七、三种延胡索、马钱子、砂生槐籽等的苦味是本性苦。”如同“苦味泻口臭，止呕逆”之说，这些苦味是性苦，与獐牙菜等的苦味不一样，这些只有用时才知。据此，商陆分三种，分为白商陆、黄商陆、山商陆。所说的“巴保青保”实为“三七”。所说的三种延胡

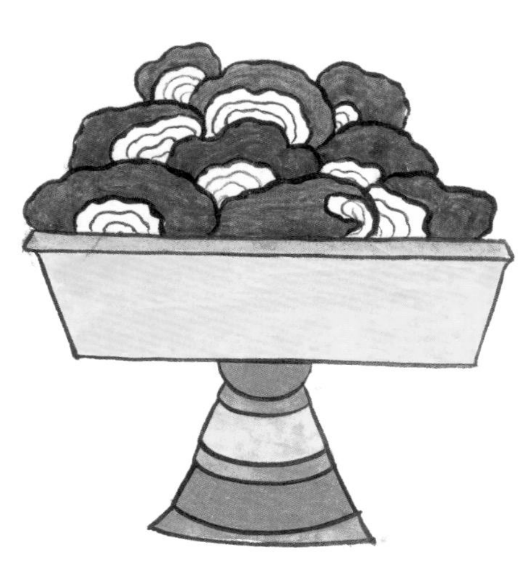

索为红、黄、紫三种苏木。《紫黄漆匣教言》中说:“七种商陆，清热解毒。”如此说来，延胡索也为商陆之类了。宿喀医家所说的“六种商陆”的意思是只说了红、黄两种延胡索，黄紫延胡索归并在一起，没有分开。这些解释，有许多需要驳正，这里不做详述。现把每种商陆叙述清楚。

白商陆 དཔའ་བོ་དཀར་པོ། Phytolacca acinosa Roxb，产自印度和汉地，又名拉如赛达。本品的图鉴谁也没有找到，但对本品的认识都一样。根状如萝卜，内有姜状纤维，味非常苦。

黄商陆 དཔའ་བོ་སེར་པོ།《图鉴》中说：“黄商陆生长在土质松软的地方。叶茎状如紫茉莉，花小，黄色，根中空，黄色。味苦，性凉，功效解毒。”如上所述，黄商陆根黄色，非常苦。

山商陆 དཔའ་རྒོད། 又名那尔玛努尔玛，与白商陆相像，但根肉无姜状纤维，如人参三七根，根大，外皮如垢，比人参三七根灰白，疏松。上部山地所产者，块根小，串成串。

དཔའ་བོ་ཆེན་པོ།

དཔའ་བོ་ཆེན་པོའམ་སླང་ཆེན་ཅིག་ཐུབ་ནི། སླང་ཆེན་ཁ་ཆུ་དང་། དཀར་པོ་ཅིག་ཐུབ་ཀྱང་ཟེར་ཏེ། འབྱུངས་དཔེར། སླང་ཆེན་ཅིག་ཐུབ་ཅེས་བྱ་བ། །སྲིབ་རི་དག་ལས་སྐྱེ་བ་ཡིན། །ལོ་མ་མེ་ཏོག་ཆུང་བ་ཡིན། །རྩ་བ་ཆེན་པོ་སླང་ཆེན་གཟུགས། །འབྲས་བུ་དམར་ནག་གདུགས་ཕུབ་འདྲ། །རོ་ནི་ཁ་དང་བསྐ་བ་ཡིན། །རང་གི་ནུས་པས་དུག་ནད་དང་། །ཚད་རིགས་ནད་རྣམས་ཐམས་ཅད་སེལ། །བསིལ་སྨན་རྣམས་ཀྱི་རྒྱལ་པོར་བཤད། །ཅེས་པ་རྩ་བ་ཤིན་ཏུ་ཆེ་ལ་མཁྲིགས་པ་གྲི་བཟང་བས་ཐུབ་པ་ཙམ་དྭངས་ཤིང་འོད་དང་བཅས་ཇོ་བཅག་པ་ལྟ་བུ། དཀར་ལ་ཅུང་ཟད་སེར་ཁ་ཡོད་པ་རྒྱ་ཡུལ་ཏ་ལི་འཕེས་ཀྱི་ལ་རྒྱབ་ཏུ་ལུ་སིས་ཞེས་པར་སྐྱེ་བས་དར་རྩེ་མདོ་སོགས་ཚོང་འདུས་ནས་

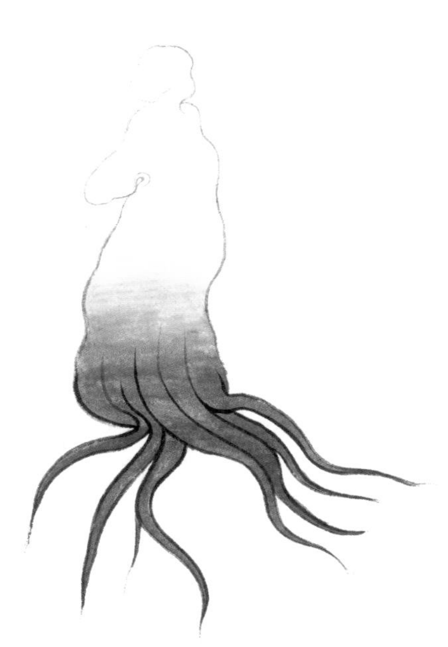

མགྲོན་པོས་དཀར་པོ་ཆིག་ཐུབ་ཅེས་ཉེ་འོང་བ་དེའོ། །

三七（人参三七） *Panax pseudo-ginseng*

人参或人参三七，功效清解毒热症。人参或人参三七，亦称朗青卡曲、嘎尔保切土。《图鉴》中说："人参三七生阴山。叶、花皆小；根大，状如莨菪，种子红黑色，花序总状。味苦、涩，功效治一切毒病、热病，为凉药之王。"如上所述，人参三七根大，坚硬，好刀才能砍开，断面有光泽如石破面，白色微黄。产自汉地哈厘坪山后胡鲁斯地方。在打箭炉等地的集市上，客商们买来的"嘎尔保切土"即是本品。

སུ་མི་དམར་པོ། སུ་མི་སེར་པོ། སུ་མི་སྨུག་པོ།

སུ་མི་དམར་པོ་ནི། སྟོད་ཀྱི་ལ་སྨན་ནང་དུ་ཡོང་བ་རྩ་རྡོག་ཉུངས་མ་འདྲ་ལ་དམར་ཞིང་སྙི་བ་ཆེ་བ་ལུག་གི་མིག་ཙམ་ནས་ཆུང་བ་སྲན་འབྲུ་ཙམ་བར་ཅི་རིགས་ཡོང་ལ་རོ་ཤིན་ཏུ་ཁ་བ་སྟེ། སློབ་དཔོན་ཏེ་ར་བ་ལས། སུ་མི་དམར་པོ་དུག་ནད་ཅན་གྱི་སྟེས་མགོར་བཞག་ན་གཟེར་འཛོམས་པར་ནུས་གསུངས། སྦྱར་དུག་ལ་ཤིན་ཏུ་ཕན་པ་སྦྱོང་བས་གྲུབ་པའོ། །སུ་མི་སེར་པོ་ནི། སྟོད་ཀྱི་ལ་སྨན་ཁྲོད་དུ་ཡོང་བ་རྩ་བ་སླང་ཆེན་ཆིག་ཐུབ་འདྲ་བ་ལས་དྲུས་ནས་སྦྱིན་སྟར་ལྟར་བརྐྱུས་པ་ཤིན་ཏུ་མཁྲེགས་ལ་སྨུག་ནག་གཤོགས་ན་ཕྱི་མ་སེར་སྨུག་ཤིན་ཏུ་ཁ་བ་དེའོ། །སུ་མི་སྨུག་པོ་ནི། སྟ་མ་དེ་འདྲ་བ་ལས་སྨུག་ཁམ་སེར་ཁ་མེད་པ་ཤ་སྣལ་འདྲ་བའི་རྣམ་པ་ཅན་ཁ་བའི་རང་བཞིན་ལས་ཡུན་དུ་སྦྱངས་ན་ལྕེ་ཙུང་ཟད་སྦྲིད་པ་དེ་ཡིན་ལ། འདྲ་དཔེ་ཞིག་ཏུ། སུ་མི་འབྲི་ཤ་རྐམ་པོ་འདྲ། ཞེས་པ་དེའོ། །དེ་བདུན་བསྡུ་ན། དཔའ་བོ་དཀར་སེར་དམར་གསུམ་དུ་འདུ་བས། གོང་དུ་རང་བྱུང་རྗེ་རྗེས་གསུངས་བཞིན་ནོ། །བསྡུ་ལུགས་ནི། དཔའ་བོ་དཀར་པོ།

དཔའ་རྒོད་ཆིག་ཐུབ་གསུམ་དཀར་པོ་དང་།
དཔའ་སེར་སུ་མི་སེར་པོ་གཉིས་སེར་པོ་དང་།
སུ་མི་དམར་སྨུག་གཉིས་དམར་པོའོ། །

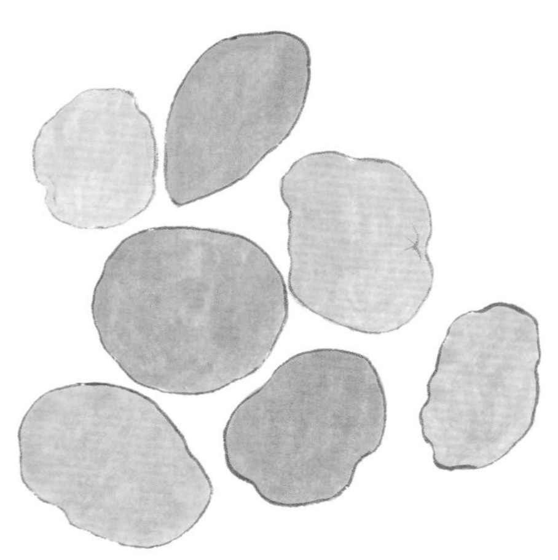

延胡索

延胡索分红黄紫，功效解除一切毒。如是所述，延胡索分红、黄、紫三种。

红延胡索 སུ་མི་དམར་པོ། 产自上部山地。块茎状如蔓菁，红色，质软，大者如绵羊眼，小者如豆粒，大小不一。味很苦。导师德拉瓦说："红延胡索放在中毒病人的枕上能止痛。”临床证明，治食物中毒有效。

黄延胡索 ཧུ་མི་སེར་པོ། CoryDalis yanhusuo w.T.wang 产自上部山地。根状如三七，剪断串成素珠状，很坚硬，紫黑色，削成粉末为黄紫色。味很苦。

紫延胡索 ཧུ་མི་སྨུག་པོ། 产地同前。紫褐色，肉丝状，味苦，口含多时舌微麻。《图鉴》中说：“紫延胡索状如牦乳牛干肉。”如是所述，就是本品。

上述七种药，包括在白、黄、红三种商陆之中，如同让穹多吉所说一样，概括法是以颜色来分：白商陆、山商陆、白延胡索三药为白色；黄商陆、黄延胡索二药为黄色；红延胡索、紫延胡索二药为红色。

སྲོ་ལོ་སྲུག་འདྲ།

སྲོ་ལོ་སྲུག་འདྲས་གློ་བའི་ཚད་པ་སེལ། །ཞེས་པར། དཔག་བསམ་ལྗོན་ཤིང་ལས། གངས་ཀྱི་སྒྲོལ་དཀར་ཞེས་བྱ་བ། །གངས་འདབ་ལོགས་དང་ནགས་ལས་སྐྱེ། །མེ་ཏོག་སྐར་ཆེན་རྒྱས་པ་འདྲ། །རིགས་སུ་ཕྱེ་ན་མང་བཤད་ཀྱང་། །འདི་ཡི་རང་བཞིན་ཁ་བ་ཡིན། །སྟོད་དུ་ཚ་བ་རྒྱས་ན་གཏོང་། །ཁྱད་པར་གློ་བའི་ཚ་བ་སེལ། །ཞེས་དང་། རང་བྱུང་པས། སྲོ་ལོ་དཀར་པོས་གློ་ཚད་འཇོམས། །དམར་པོས་ཚད་སེལ་ཁ་དྲི་སྦྱོངས། །ཞེས་པ་ལ་རིགས་གསུམ། དཀར་སྨུག་དམར་གསུམ་མོ། །དཀར་པོ་ལ་མིང་། གངས་ཀྱི་སེང་ཆུང་། གངས་སྒྲོལ་དཀར་པོ། སྟག་སྨན་ཟིལ་པ་ཅན། སེང་སྐྱ་རལ་བ་ཅན། བྱ་རྐོད་བུ་གསོ། ཡུ་མོ་གློ་སྨན། སྒྲོལ་ཆུང་བ་རྣམས་ཟེར། འདྲ་དཔེ་ལས། སྲོ་ལོ་དཀར་པོ་ཞེས་བྱ་བ། །གཡའ་རི་གངས་རི་རྫ་ལས་སྐྱེ། །རྩ་བ་ཕྲ་དཀར་གཏིང་པ་རིང་། །ལོ་མ་མེ་ཏོག་གཉིས་ཀ་དཀར། །མེ་ཏོག་དཀར་དམར་མདངས་དྲི་ཆེ། །ཙནྡན་དཀར་པོའི་དྲི་བས་ཞིམ། །གང་བུ་ལེབ་མོ་འབྲས་བུ་ཞིབ། །ཅེས་དང་། ལྗོན་ཤིང་འགྲུངས་དཔེར། གངས་ཀྱི་སེང་ཆུང་བྱ་བ་ནི། །གངས་དཀར་རྩེ་ལས་སྐྱེ་བ་ཡིན། །མེ་ཏོག་དཀར་དམར་འོད་དང་ལྡན། ཚ་བའི་ནད་ཀུན་སེལ་བ་ཡིན། །རྨ་ཡི་རྩ་ཁ་སྡོམ་པར་བྱེད། །ཡན་ལག་ཆུ་འཐུད་བྱ་བ་ཡིན། །ཁྱད་པར་རྟོགས་པའི་ཚ་བ་སེལ། །ཞེས་པས་ལོ་མ་དཀར་པོ་ཅན་ཆུང་ལ་རྩ་བ་ཕྲ་ཞིང་རིང་བ་ཅན་ཏེ། འདི་བསིལ་བའི་ཚད་ནི་སྟོད་གཉིས་སུ་ཆུ་མང་ཤུང་འདྲ་བ་རེ་སྐོལ་ནས་གཅིག་ལ་འདི་བཏབ་པས། གཞན་དེ་ངར་མ་ཆགས་དུས་ནས། སྲོ་ལོ་བཏབ་པ་འཁྲུགས་པར་འགྱུར་ཞེས་བཤད་དོ། །སྲོ་ལོ་སྨུག་པོ་ནི། འདྲ་དཔེ་ལས། སྲོ་ལོ་སྨུག་པོ་སྲུག་འདྲ་ནི། །ལོ་མ་དཀར་སྨུག་མདངས་ཅན་སྐྱོང་། །མེ་ཏོག་དམར་ལ་གང་བུ་ནི། །གཞུ་ཤུབས་འདྲ་བ་འབྲས་བུ་ལེབ། །རྩ་བ་ཙུང་སྡོམ་སྲུག་པ་འདྲ། །ཞེས་པ་དེའོ། །སྲོ་ལོ་དམར་པོ་ནི། ལུགས་ཀྱི་ཕྲེང་བ་ལས། ཚན་གྱི་ནུས་པ་བསིལ་ལ་འཇམ། །ཞེས་པས། ལར་སྲོ་ལོའི་རིགས་ཐམས་ཅད་ཚན་ཡིན་ལ། ཁྱད་

པར་དམར་པོ་ཚན་དམར་འདི་ལ་ཚན་རང་ཟེར་བར། དབྱེ་བ་ལྔ་ཚན་འདྲེ་ཚན་ཕོ་མོ་མ་ནིང་ལྔ་དང་། དེ་ལའང་གངས་ཚན། གཡའ། སྤང་། ཆུ་སོགས་དབྱེ་ཡང་། སྐྱེ་ས་དང་ཤེད་ཆེ་ཆུང་ཕྲ་སྦོམ་གྱི་དབྱེ་བ་ལྟ་བུ་ལས་ཆེར་མེད། མདོན་རྟོགས་ལས། སྲོ་ལོ་དམར་པོ་ཚན་དམར་ཏེ། །ཛ་བྲག་གཡའ་སྤང་ཆུ་ལ་སོགས། །གར་ཡང་སྐྱེ་ལ་སྤྱུལ་པ་མང་། །སྡོང་པོ་དམར་སྐྱོང་རབ་ཏུ་མང་། །ལོ་མ་མཐུག་སྟུན་དཔུལ་ཟེལ་ཅན། །སྡོང་བུ་ཡོངས་ལ་ལོ་མས་ཁྱབ། །སྟོན་དུས་དམར་བས་བན་བཙུན་འདྲ། །མེ་ཏོག་གང་འབྲས་དམར་ལ་རྒྱབ། །རྩེ་མོ་ཐད་ཀྱིས་བཅད་པ་འདྲ། །རྩ་བ་མི་ཡི་གློ་བ་འདྲ། །པགས་པ་ནག་མཐུག་དྲི་ངད་ཆེ། །མངར་ཁ་བསྐ་ལ་ནུས་པ་བསིལ། །ནུས་པས་གློ་གསོ་ཚད་པ་འཇོམས། །བཙུད་དུ་བླངས་ན་ལུས་ཟུངས་སྤེལ། །མཁུར་བ་བཀང་ན་ཁ་དྲི་སྦྱོང་། །མཆོད་པ་བྱས་ན་ལྷ་རྣམས་མཉེས། །ཆུར་སྦྲངས་བཀྲུས་ན་ཉེས་ཀུན་འདག །ཅེས་གསུངས་པ་ཡིན། གངས་འདབ་ཏུ་སྐྱེ་བའི་ཚན་ཆུང་སྔོ་མ་འདྲ་བ་ལས་རྩ་བ་དཀར་ཤས་ཆེ་བ་ཆུང་ངུ་གེར་སྐྱེས་ལ་བདུད་རྩི་གངས་ཤམ་པ་ཡང་ཟེར། གངས་ཤམ་པར་ངོས་འཛིན་མང་ཡང་དངོས་འདི་མ་ཡིན་ནོ། །བཙུད་དུ་ལེན་ཚུལ་དང་དབྱེ་བ་ཞིབ་པ་ནི་བདག་གི་སྨན་བརྒྱུད་ཟིན་བྲིས་ལྷན་ཐབས་བཙུད་ལེན་སྐབས་རྒྱས་པར་བྲིས་ཡོད།

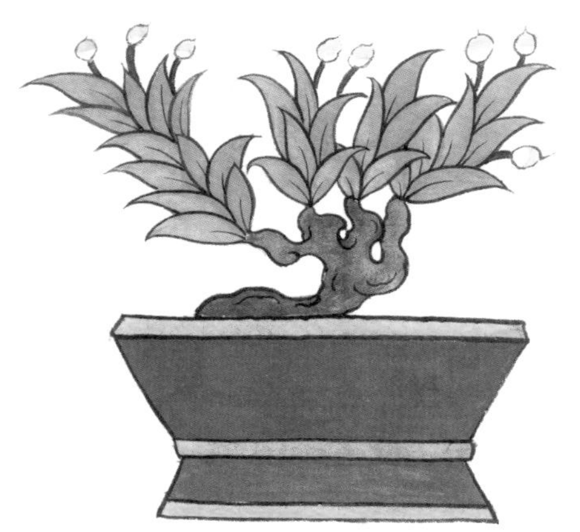

索罗素扎

索罗素扎清肺热。《如意宝树》中说："无茎芥（高山辣根菜）生长在雪线下侧和林间。花似大星，虽说分类种数多，但皆自性味苦，功效退上身发烧，清肺热特效。"让穹多吉说："无茎芥清肺热；丛菔清热去口臭。"

本品分为三种：无茎芥（高山辣根菜）、丛菔、红景天。

无茎芥（高山辣根菜）སྲོ་ལོ་དཀར་པོ། Pegaeophyton scapiflorum(Hook.f.etThoms) Marg.Et Shaw 高山辣根菜清肺热。本品之名有：冈吉桑琼、岗珠嘎尔保、达曼司巴见、桑加然巴见、夏高布梢、玉茂洛曼、梢琼哇等。《图谱》中说："无茎芥生长在高山。根细长、白色，叶白色，花白色、有红色光泽，芳香味大、有白檀香味，果荚扁，种子细小。"《树木图鉴》中说："无茎芥生长在高山头。花白色，有红色光泽。清诸热病，止伤口出血，续四肢筋，特别是清浊热有奇效。"如上所述，本品叶小，白色，根细长。本品性凉，若先在两个容器中注入一样多的水，把两个容器中的水烧开，一个容器的开水中投入无茎芥，当另一容器中的水还未凉时，投入无茎芥的水已很冰凉。

丛菔 སྲོ་ལོ་སྨུག་པོ། Solms - Laubachia earycarpa(Maxim) Botschn，《图谱》中说："丛菔叶白色、有紫色光泽、较硬，花红色，果荚象弓套，种子扁，根略粗、爪状。"

红景天 སྲོ་ལོ་དམར་པོ། Rhodiola erenulata(Hook.f.etTnoms) O.ohba，红景天养肺清热。《味气铁鬘》中说："红景天性凉、缓。"红景天总称为"灿"，特别是红色红景天称为灿玛尔，分为神灿、鬼灿、雌灿、雄灿、中灿五种。也有分为雪山红景天、石山红景天、草坡红景天、水生红景天四种的。也有以产地、植株大小粗细来分的。《现观》中说："红景天生长在高山、石山、草坡、水边等地。无论生于何处，尽管变态很多，茎皆为红色、较硬、多数，叶厚、簇生、有银色露珠，全茎被叶，秋天变成红色；花、果荚、种子皆红色，粗糙，尖端截状；根如人肺色，皮厚，黑色，气味大。味甘、苦、涩，性凉，功效养肺，清热，滋补元气，含在嘴里去口臭。供神神欢喜，浸水沐洗能除诸灾。"

在雪线下生长的小丛红景天（风尾七），状同前而根很臼，植株小，茎单一，称为莓孜岗夏木巴。岗夏木巴的种类识别很多，但不是这一类。

红景天的提取精华法和详细分类，我专门著有《耳传札记补遗·滋补》一书，书中有详细的记载。

འབྲི་མོག།

འབྲི་མོག་གློ་བའི་ནད་སེལ་ཁྲག་ལ་ཕན། །ཞེས་པར། དཔག་བསམ་ལྗོན་ཤིང་ལས། འབྲི་མོག་གློ་བའི་ཚད་པ་སེལ། །ཁྲག་ཏུ་སྐྱུགས་པ་གཅོད་པར་བྱེད། །ཅེས་པར་མིང་། ཏྲ་ཧ་ཀེ་ར། འབྱུང་པོའི་ཁྲག ཧྲིའི་ཁྲག འབྱུང་བའི་ཁྲག དོང་རལ་པ། རི་ཚོས་ཟེར། འཁྲུངས་དཔེར། འབྲི་མོག་ཅེས་བྱའི་སྨན་མཆོག་ནི། །ས་མཁྲེགས་ཐམ་པ་དག་ལས་སྐྱེ། །ལོ་མ་སྐྱ་ལ་རབ་ཏུ་རྩུབ། །མེ་ཏོག་སྔོ་དམར་རྩ་བ་དམར། །རོ་ནི་མངར་ལ་ཅུང་ཟད་ཁ། །ནུས་པས་གློ་ནད་ཁྲག་ནད་སེལ། །ཞེས་པར། བྱེ་མ་དཀར་འཛམ་ལྷན་ཚུང་སར་སྐྱེས་པ་རྩ་བ་ཕྲ་ལ་རྩེ་མཐུག་པ་བཟང་། དེ་ལས་ལྡོག་པ་ངན། འདི་ལ་རྒོད་གཡུང་གཉིས་འབྱུང་བའི་སྔ་མ་དེ་རྒོད་པ་ཡིན། གཡུང་བ་ནི། རྩ་བ་ཤིན་ཏུ་ཕྲ་ལ་དམར་བ་བྱིས་མོག་ཅེས་བྱ་བ་དེའོ། །

紫草（长滇紫草） *Onosma nookeri Clarke var longiflorum Duthie*

滇紫草治疗肺病，并且有益血分病。《如意宝树》中说："滇紫草清肺热，止吐血。"本品之名有：钩保车、孜车、钩卫车、东然巴、哲木、若措等。

《图鉴》中说："滇紫草生长在土质坚硬的旱滩。叶灰白色很粗糙，花蓝红色，根红色。味甘、微苦，功效治肺病、血病。"本品生长在不很潮湿的白绵沙中，根细多汁者质佳，与此相反者质劣。

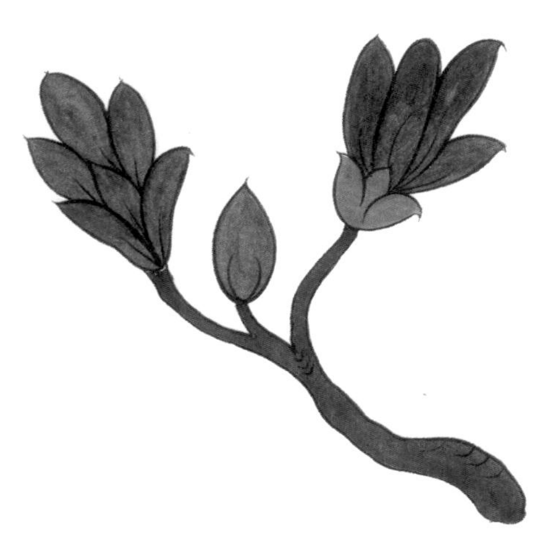

本品分为植株粗糙和绵软两种。上述为植株粗糙的一种。另一种为植株绵软的一种，根很细，红色，称为浠茂，即多枝滇紫草 བྲིས་མོག། Onosma rhultiramosum Hand.Mazz。

ག་དུར།

ག་དུར་རིམས་དང་གློ་ཚད་སེལ། །ཞེས་པར། ལྕུགས་ཕྲེང་ལས། །ལི་ག་དུར་བསིལ་ལ་རྣོ་བ་ཡིན། །ཞེས་དང་། བདུད་རྩི་ཐིགས་པར། ལི་ག་དུར་དྲོ་སྐམ་ཆམ་པ་སེལ། །ཡན་ལག་སྐྲངས་པ་ཧོང་ནས་འཇིབ་ཅིང་སྐྱིན། །ཞེས་དང་། རང་བྱུང་ཞབས་ཀྱིས། ལི་ག་དུར་གྱིས་དུག་ཐབས་འཇིག །ཅེས་སོ། །མིང་། པ་ཀླ་ཊ་བེ་ཏ། །ཨུ་པ་ལ་བེ་ཏ། །ཀོ་པི་ཏིཚ་ན། །ཨཤྨ་བེ་ད། ན་ག་ཏི། བེ་ཛ་ར། སྤོད་ལི་ཟེར། རྒྱ་ནག་ཏུ། མུ་ཏ། བོད་ཀྱིས་ལི་ག་དུར་རོ། །འབྱུངས་དཔེར། བསིལ་དྲོད་སྙོམས་པ་ལི་ག་དུར། །ལོ་མ་འབྲས་ཀྱི་ལྷང་པ་འདྲ། །རྩ་བ་མོན་བུ་སྐམ་པོ་འདྲ། །རོ་ནི་ཚ་མངར་དྲི་མ་ཞིམ། །རང་གི་ནུས་པས་ཚད་རིམས་དང་། །གློ་ནད་སེལ་ཞིང་སྐྲངས་པ་འདུལ། །ཞེས་སོ། །འདི་ལ་རིགས་གཉིས། མཆོག་ནི་སྤོད་ནས་ཡོང་བའི་ཕྱི་ནག་ལ་གཉེར་མ་ཅན། ནང་དམར་ལ་སྐྱི་ཞིང་དྲི་མ་ཤིན་ཏུ་ཞིམ་ལ་རོ་ཚ་ལ་བསྣ་བ་ལ་སྤོད་ལི་ཞེས་པས། འདྲ་དཔེར། ག་དུར་བྱ་རོག་ཕུས་མོ་འདྲ། །ཞེས་པ་དེར་ཡང་རྩ་བ་སྦོམ་ལ་མཁྲེགས་པ་པོ། ཕྲ་ལ་སྐྱི་བ་མོའོ། །དམན་པ་ལྷོ་མོན་དྭགས་ཀོང་སོགས་ནས་འབྱུང་བ་དབྱིབས་པགས་པ་བཅས་སྤྱི་ལོ་དམར་པོ་འདྲ་ལ་མཁྲེགས་ཤིང་རོ་བསྣ་བའོ། །གཞན་བོད་ཁམས་ཀྱི་རྣ་མོན་ལསབྱེད་པ་ནི་ནོར་བའོ། །

嘎都尔

岩白菜狭叶景天，治疫疠肺热脉病。《铁鬘》中说："岩白菜性凉、锐。"《甘露之滴》中说："岩白菜性温、燥，治流感，消散四肢肿胀。"让穹夏说："岩白菜解毒。"本品之名有：乌巴拉贝达、那尕豆、贝扎拉、多厘。汉语中称木达。藏语称厘尕都尔。

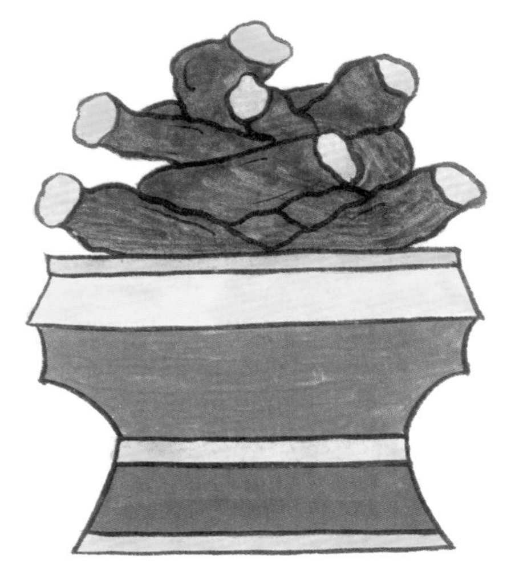

《图鉴》中说：“岩白菜性凉、温平。叶像稻叶，根如狭叶圆穗蓼干燥根，味辛、甘，气味香，功效治瘟病时疫、肺病，散肿。”

本品分为两品。上品产自藏地，外表黑色有皱纹，里面红色，松软，气味很香，味辛、涩，称为多厘，即岩白菜 ལི་ག་དུར། Bergenia purpurascens(Hook f et Thoms) Emgl。《图谱》中说：“岩白菜像鸦膝。”根粗硬者为雄，细软者为雌。下品为狭叶红景天 ག་དུར་དམན་པ། Rhodiolo kirilbwii(Regel) Maxim，产自门塔工等地，形状如宽瓣红景天，坚硬，味涩。另外，把西藏、康巴的头花蓼作为本品是错误的。

སླ་སྒང་།

སླ་སྒང་སྐད་འགགས་གློ་ནད་རྒྱ་མར་ཕན། །ཞེས་པར། དཔག་བསམ་ལྗོན་པར། སླ་སྒང་ཐང་གིས་ཚ་འཁྲུ་གཅོད། །དྲོ་བས་རླུང་ནད་སེལ་བ་དང་། །འཁྲུ་བ་སྐྱིན་ཅིང་གཅོད་པར་བྱེད། །ཅེས་དང་། ལྷུགས་ཀྱི་ཕྲེང་བར། སླ་སྒང་བསིལ་ལ་ཞུ་ནས་དྲོ། །ཞེས་དང་། རང་བྱུང་པས། སླ་སྒང་གློ་བའི་ཚད་པ་འཇོམས། །ཞེས་པར་མིང་ནི། མོན་ལུག མོན་ཚ་ཙུབ་པ། ལང་གུ་ར། ཙུས་མདུད་མུཉྫེ་ཟེར། འབྲུངས་དཔེར། མོན་ལུག་སླ་སྒང་ཞེས་བྱ་བ། །སྤང་ཤུལ་མཐུག་པོའི་ས་ལས་སྐྱེ། །ལོ་མ་སྤྲ་ལ་རབ་ཏུ་ཆུང་། །རྩ་བ་སྤྲ་ལ་མང་བ་སྡེ། །ས་འོག་ཐམས་ཅད་ཁྱབ་པར་གྱུར། །རོ་ནི་ཚ་ལ་བསྐ་དང་བཅས། །རང་གི་ནུས་པས་བད་ཀན་དང་། །གློ་ལས་གྱུར་པའི་སྐད་འགགས་སེལ། །ཞེས་རྩ་བ་ས་འོག་ཏུ་གྲོ་མ་འདྲ་བར་གནས་པ་དེས་རིམས་ཚད་གློ་བ་རྒྱུ་ལོང་ནད་རྣམས་ལ་ཕན། འདི་ལ་རིགས་གཉིས། སྔ་མ་རྒོད་ལ། གཡུང་བ་ནི་ས་འབོལ་སར་སྐྱེ་བའི་ལོ་མ་ཕྱོགས་ཙམ་ལོ་བཙན་པ་དང་འདྲ་ལ་ཁང་དམར་བ། མེ་ཏོག་རྒྱ་དཀར་སྤྲིན་མའི་མེ་ཏོག་ཆེ་ཤོས་ཙམ་འཆར་བ་རྩ་བ་མོན་བུ་འདྲ་ལ་ཕྱི་ནག་ནང་དམར་རོ་བསྐ་བའོ། །སྔ་མ་ལ་འདྲ་དཔེར། སླ་སྒང་ས་ནག་གྲོ་མ་འདྲ། །ཞེས་དང་། ཕྱི་མར་འདྲ་ཡིག་ཏུ། སླ་སྒང་མོན་ཚུང་སྐམ་པོ་འདྲ། །ཞེས་སོ། །

拉岗

拉岗治疗喑哑症，并治肺病益小肠。《如意宝树》中说：“拉岗汤止热痢，性温

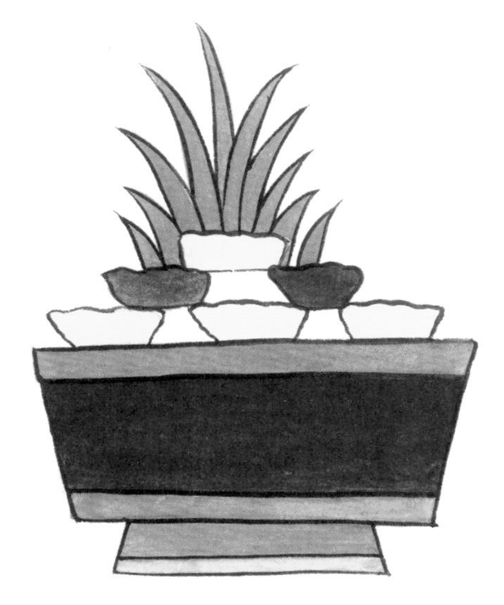

治隆病，熟止泻痢。”《铁鬘》中说：“拉岗性凉，化性温。”让穹多吉说：“拉岗清肺热。”本品之名有：门鲁合拉冈、门曲如卜巴、朗荷拉等。拉岗分为两种。

一种为头花蓼 ཀླུ་སྣང་རྒོད་པའམ་མོན་ལུག། polygunum sphaerostachyum Meissn，《图鉴》中说：“头花蓼生长在草山堆积层厚的地方。叶厚、很小，根细、很多，长满植株周围。味辛、涩，功效治培根病、肺病引起的喑哑。”如上所述，头花蓼根像蕨麻长在土中，功效清时疫热，治咳嗽、肠病。

另一种为甘青老鹳草 ཀླུ་སྣང་གཡུང་བ། Geranium pylzowianum Maxim，生长在土质疏松的地方；叶状如白蓝翠雀花叶；茎红色；花淡白，状如最大的鞭麻花；根和头花蓼相似，外黑里红，味涩。前者，《图谱》中说：“头花蓼像黑土蕨麻。”后者，《图鉴螺眼》中说：“状如圆穗蓼的干燥根。”

ཏུར་ལྷ།

ཏུར་ལྷས་དུག་གཞོམ་ཆེ་ཁྲིད་ཆུ་འགགས་འབིགས། །ཞེས་པར། རང་བྱུང་པས། རམ་རྩི་ཐིག་པའི་དུག་ལ་ཕན། །གསུངས། མིང་ནི། ཏུར་བ། ཤ་ཏ་པཏྲི་ཀ་རི། ཚོགས་པ་བརྒྱ་པ། ས་ཏ་པྲ་བི་ཏྲ་ནི། ནུས་པ་སྟོང་ལྡན། ཧཀྐ་བྱི་ཧྲི། ཀའི་བུའམ་སྤང་སྐྱེས། ཏ་ཏྲ། སྐྱེ་ལྡན། ཨ་ནནྟ། མཐའ་ཡས། གོ་ལོ་མི། སྤང་གི་སྤུ་སྐྱེས། ཁཎྜ་ལི། དམ་བུ་འཛིན་པ། ཤ་ཀུ་ལྷ་ཀྲ། བྱའི་མིག ནུས་པ་བརྒྱ་བ། ཚེ་འཕེལ། ཐིག་པའི་དུག རམ་རྩི། རྩ་རམ་པ། རམ་རྣམས་ཟེར་རོ། །འབྲུངས་དཔེར། ཏུར་ལྷ་ལུ་དང་སྤྱང་ལས་སྐྱེ། །འདབ་མ་ལྡང་བུ་ངར་བ་ཕྲ། །སྡེ་མ་སྨུག་པོ་བོན་ཆེ་འདྲ། །རྩ་བ་ཚོགས་མང་ཕོང་པ་སྟོང་། །ཁྲག་གཅོད་ཀུན་གྱི་གཙོ་བོ་ཡིན། །ཞེས་པ། ཁ་ལུང་སོགས་ལ་རྩ་བ་སྤང་རྒྱུས་ཙམ་ལས་མེད་ཙང་། སྤྱང་ཆེན་འགྲམ་རྣམས་སུ་སྐྱེ་བ་འཛག་མ་འདོམ་རེ་ལྗོག་ཙམ་ལ་ལྡང་བུ་མདའ་སྨྱུག་གི་ལོ་མ་ཙམ། རྩ་བ་མཛུབ་མོའི་ཕྲ་སྦོམ་འདོམ་གསུམ་བཞི་ཙམ་སྐྱེ་བར་འདུག་ལ། རྒྱ་གར་ནག་ནས་རྩ་བ་ལྕུག་ཡུ་ཙམ་ཡོད་པ་ཡོང་བ་རྣམས་ཀྱིས་ཚེའི་ཟས་ཏེ། བཅོམ་ལྡན་འདས་ལ་བྲམ་ཟེ་ཀུཎྜ་ལིས་བཀྲ་ཤིས་པའི་ཟས་སུ་ཕུལ་བ་ཡིན་ལ། འདིས་ལྷ་ཟེའི་དུག་སྦྱོང་བ་དང་། འབུ་སྲིན་སྲོག་ཆགས་དུག་ཅན་ཕོང་དུ་སོང་བའི་དུག་ཞི་བ་དང་། ཆུ་འགགས་འབིགས་

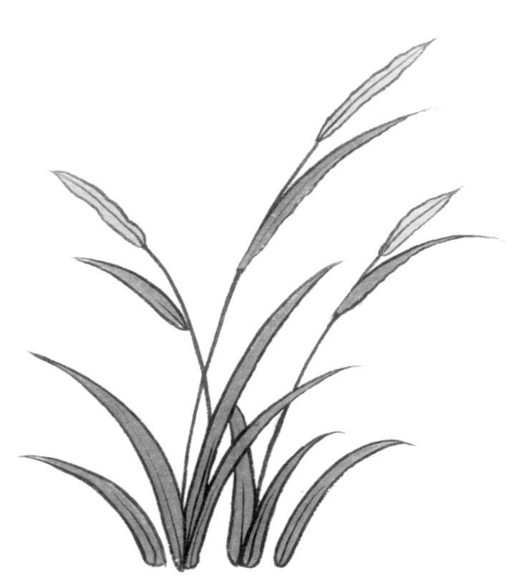

པར་བྱེད་དོ། །

白草　*Pennisetum flaccidum Griseb*

白草功效解毒症，延年益寿通尿闭。让穹多吉说："白草解蝎毒。"本品之名有：都尔瓦、次墨加巴、类巴东丹、圆布、邦吉、吉丹、塔尹、朗格布吉、坎扎厘、都木布增巴、恰米、类巴加巴、才培、豆合贝毒、然木孜、札然巴、然木巴等。

《图鉴》中说："白草生长在田边和河滩地。叶绿色，叶柄细，穗紫色，根多节，中空，为主要止血药。"如是所述，生长在山沟的白草，只有横生根。生长在河川河滩的白草，茎如冰草，长约一托，绿色，叶状如竹，根粗细如指，长约三四托。印度和汉地生长的，根粗如鞭把。本品为福寿之物，婆罗门更大厘将本品作为吉祥之物献给世尊。本品可解蚊虫叮咬之毒、食物中毒，开通尿闭。

ཕུ་ཤེལ།

ཕུ་ཤེལ་སྐྱུགས་གཅོད་བད་ཀན་ཚ་བ་སེལ། །ཞེས་པར། ལྕགས་ཕྲེང་ལས། ཕུ་ཤེལ་ཚེ་ནི་བསིལ་ལ་ཡང་། །ཞེས་དང་། རང་བྱུང་པས། ཕུ་ཤེལ་ཚེ་ཡིས་ནད་འཇོམས་ལ། །ཞེས་སོ། །མིང་། ཨུ་ཤི་ར། མཉྫུ་ལ། རྩ་ག་བུར། བ་ལ་རྣམས་ཟེར། འདི་ལ་རིགས་གསུམ་ལས། འདི་གཙང་འགྲམ་དུ་སྐྱེ་བའི་རྩ་འཛག་མའི་རྩེ་མོ་གསུམ་བཞི་ལྔ་དྲུག་ཙམ་ཡོང་བ་དེའི་རྩ་བ་སྤུང་རྒྱུས་མཁྲིགས་ལ་དྲི་ཞིམ་པ་དཀར་པོ་དེ་དང་། སྟོད་ཕྱོགས་ནས་སྐྱུག་གཞོན་ནུ་འདྲ་ལ་སྐྱོགས་ལྤགས་རིམ་པ་མང་པོ་ཡོད་པ། ག་བུར་གྱི་དྲི་མ་ཡོང་བ་དེ་ལ་སྟོད་སྨན་པ་རྣམས་ཚི་ལྡི་ཟེར་བ་དང་། རྒྱ་གར་དུ་སྐྱེ་བ་ག་བུར་ཙནྡན་ཨུ་ཤིར་དྲི་ལྡན་པ། ཞེས་པ་དབྱིབས་སྔ་མ་གཉིས་འདྲ་ལ་དྲི་མ་མཆོག་ཏུ་བཟང་བ་འདི་གསུམ་རིམ་པས་ཕྱི་མ་བཟང་བའོ། །

石斛

石斛功效止呕吐，并且治培根热症。《铁鬘》中说："石斛性凉、轻。"让穹多吉说："石斛治诸病。"本品之名有：乌西拉、布胁、札尕布尔、巴拉等。

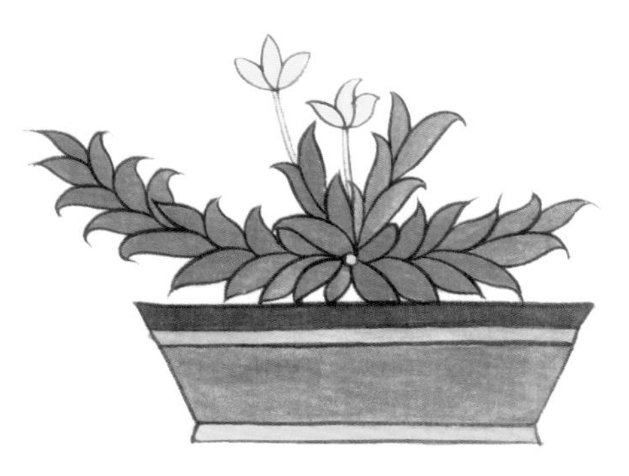

本品分为三种：生长在江河边滩的，状如冰草，茎梢分三四枝或五六枝，根纵横，坚硬，气味芳香，为白石斛，即金钗石斛 ལྦུ་ཤེལ་རྩེ་དཀར་པོ། Dendrobium nobile Lindl。生长在高山地区，状如嫩竹，栓皮多层，有冰片气味，上部医家称为孜吉，即金耳石斛，ཙི་ཀླི། Dendrobium hookerianom Lindl。生长在印度的，气味如冰片、檀香。前者两种性状相同，气味芳香。三者依次后者质佳。

གྲོ་མ།

གྲོ་མ་རུས་བསིལ་མངར་ཡང་ཚ་འབྲུ་གཅོད། །ཅེས་པ། འགྲུངས་དཔེར། གྲོ་མ་ཞེས་པ་ཁ་ལུང་སྐྱེ། །ལོ་མ་སྟོ་སྔོ་འོག་དཀར་ལ། །ལོ་སྡོང་ས་སྟེང་ཁྱབ་པར་བདལ། །ངར་པ་དམར་པོས་དྲ་བ་བརྒྱངས། །མེ་ཏོག་སེར་པོ་མདངས་དང་ལྡན། །རྩ་བ་རྡོག་པོ་རིལ་མ་འདྲ། །རོ་མངར་ནུས་བསིལ་ཀུན་གྱི་ཟས། །སྟོན་དུས་ནུས་པ་དྲོད་དུ་འགྲོ། །སྟོན་གྲོ་བཟང་ལ་དཔྱིད་གྲོ་གྲང་། །ནུས་པས་འབྲུ་བ་གཅོད་པར་བྱེད། །ཅེས་ཡོངས་གྲགས་གྲོ་མའོ། །

蕨麻　*Potentilla anseriua L*

蕨麻性凉其味甘，功效治疗热腹泻。《图鉴》中说：“蕨麻生长在山沟。叶表面淡蓝色，背面白色，茎匍匐地面，茎蔓红色网状伸展，花黄色有光泽，块根状如羊粪。味甘，性凉，人畜皆食。秋天性变温，故秋蕨麻质佳，春蕨麻性凉。功效止泻。”如上所述，本品即众所皆知的蕨麻。

སུག་པ།

སུག་པ་དག་བྱེད་རྣ་བ་འོན་པར་ཕན། །ཞེས་པ་ལ་རིགས་གཉིས། འདྲ་དཔེར། དག་བྱེད་སུག་པ་ཞེས་བྱ་བ། །ས་རོང་གྲམ་དང་ཞྭ་ལས་སྐྱེ། །ལོ་མ་ཕྲ་ལ་རྩ་བ་སྦོམ། །དཀར་པོ་རྐང་གཅིག་དྲི་མ་ཚ། །སྡོང་པོ་ཕྲ་ལ་མེ་ཏོག་དཀར། །གོས་དང་གང་བུ་རྐྱལ་པ་འདྲ། །འབྲས་བུ་དཀར་ཞིབ་སྲོ་མ་འདྲ། །སྣ་དང་རྣ་བ་འགགས་པ་སེལ། །ཞེས་པ་བཞིན་ལ་རྩ་བ་ལོ་སྡོང་དཀར་ལ་ཆེ་བ་ལུག་སུག་ནག་ལ་ཆུང་བ་ར་སུག་གོ།

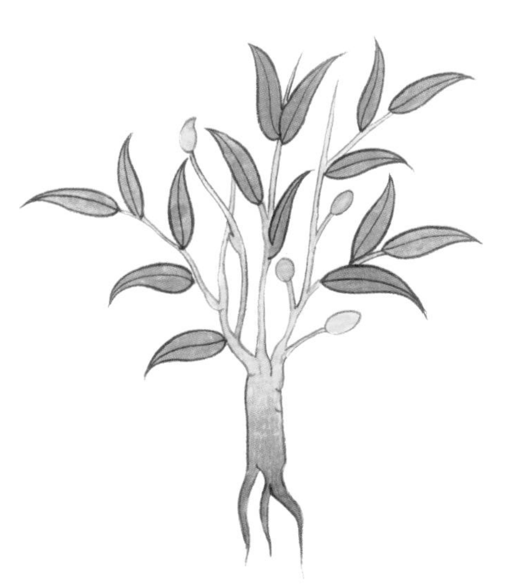

苏巴

苏巴功效利耳聋。本品分为两种。《图谱》中说："苏巴生长在土沟、旱滩、田边地头。叶细，根粗白色、单一，气味辛、辣，茎细，花白色，果荚袋状，种子白色如虮子。功效通鼻开聋。"如上所述，其中根、叶、茎白色，植株大者，为腺女娄菜 ལུག་སུག། Melandrium glandulosum (Maxim) F.N.Williamsl；根、叶、茎黑色，植株小者，为细蝇子草 ར་སུག། Silene tenuis Willa。

ས་བཅད་གཉིས་པ། ལོ་མ་བཏུ་བར་འོས་པའི་རིམ་པ་བཤད་པ།

第二节 叶类药物

ད་ནི་གཉིས་པ་ལོ་མ་བཏུ་བར་འོས་པའི་སྡེ་ཚན་བཤད་པ་ནི།

应采叶类的药物有：

སྟོང་རི་ཟིལ་པ།

སྟོང་རི་ཟིལ་པས་རིམས་དང་ཚད་རིགས་འཇོམས། །ཞེས་པ། དཔག་བསམ་ལྗོན་ཤིང་ལས། ཆུ་ལྷམ་སྐེམ་ཚད་སེལ་བར་བྱེད། །མི་ཡིས་ཚིག་པ་འཚོ་བར་ནུས། །ཞེས་དང་། རང་བྱུང་པས། སྟོང་རི་མཁྲིས་སྨན་མཁྲིས་ཚད་སེལ། །ཞེས་པར་མིང་། ཀླུ་དུག་ནག་པོ། གཟའ་དུག་ནག་པོ། ཁ་ལ་རེག་གཅོད། ཁྲི་དུག་སྨན་གཅིག ལྷམ་བུ་ར་ཐར། རྩ་སྨན་བཅད་འཁྱོར། ཆུ་ལྷམ་ཨོག་དཀར། སྔོན་པོ་བྱ་ཁྱུང་། ལྷམ་བུ་རྨ་བྱ། ཅལ་ན་ཡལ་ན། སྤོར་ཆུང་ཕ་རི། བསིལ་སྨན་ཟིལ་པ་ཅན། ཚད་སྨན་ཀླངས་པ་ཅན། སྔོན་པོ་ཆུ་ཚོད། ཁྲ་བོ་སྟག་རིས་རྣམས་ཟེར། འདི་ལ་རིགས་གཉིས་ཡོད། འཁྲུངས་དཔེར། ཏི་སེ་གངས་ཀྱི་འདབ་མ་ན། །ཆུ་དང་རྫ་བྲག་འདྲེས་པའི་སར། །ལྷ་དང་དྲང་སྲོང་གིས་བསྐྱེད་སྨན། །ལོ་མ་མཐུག་ལ་ཕྲ་བ་སྟེ། །སྡོང་བུ་ཁོང་སྟོང་ཕྲ་ལ་རིང་། །མེ་ཏོག་སྔོ་དང་སེར་པོ་གཉིས། །མིང་ཡང་སོ་སོར་ལྷ་ཡིས་བཏགས། །ཞེས་དང་། ལྗོན་ཤིང་ལས། སྟོང་རི་ཟིལ་བ་ཞེས་བྱ་བ། །རྫ་ཡི་ཆུ་ཤུལ་སྐྱེ་བ་སྟེ། །མེ་ཏོག་སྔོ་དམར་ཟིལ་པ་ཅན། །ཚ་བ་ཐམས་ཅད་འཇོམས་པ་ཡིན། །མཁྲིས་ཚད་ཀུན་ལ་བདུད་རྩི་འདྲ། །ཁྱད་པར་གབ་པའི་ཚ་བ་སེལ། །ཞེས་པ་སྤྱིའི་གནས་ཚུལ་ཡིན་ལ། བྱེ་བྲག་སོ་སོར་དབྱེ་བ་ནི། །མེ་ཏོག་སྔོ་སྨུག་ཡོད་པ་དེ། །ག་བུར་ནག་པོ་ཟིལ་གནོན་ཡིན། །རོ་ནི་ཁ་ལ་ནུས་པ་བསིལ། །ཤིང་བཙུད་ག་བུར་ཟིལ་གྱིས་གནོན། །ཞེས་གསུངས་པའི་མེ་ཏོག་སྔོ་ཁྲ་ཅན་ལ་ག་བུར་ཟིལ་གནོན་ཞེས་རྙོད་པ་ཡིན་ནོ། །གཉིས་པ་ནི། མེ་ཏོག་དམར་སེར་ཟིལ་པ་ཅན། །སྟོང་རི་ཟིལ་པ་བྱ་བ་ཡིན། །བདུད་རྩི་ཟིལ་པ་རྒྱུན་མི་འཆད། །འབྲས་བུ་ནག་པོ་གོ་སྙོད་འདྲ། །དུམ་བུར་བཅད་འཕྲོ་ཁུ་བ་སེར། །རོ་ནུས་གོང་དང་འདྲ་ན་ཡང་། །ཁྱད་པར་སྐྲངས་པ་འཇོམས་ལ་བསྔགས། །ཞེས་མེ་ཏོག་སེར་ཁྲ་ཅན་ལ་སྟོང་རི་ཟིལ་པ་ཟེར་བས་གཡུང་བའོ། །གཉིས་ལ་རྟོགས་བརྗོད་དུ། གངས་ཞོལ་གངས་ཆུར་སྐྱེས་པའི་ག་བུར་དང་། །རིགས་བདུན་

གཡུ་འདབ་མཛེས་པའི་ལན་ཚར་ལ། །རིན་ཆེན་སྣ་ལྔའི་མེ་ཏོག་ཚོམ་བུར་མཛེས། །བསིལ་ནུས་ཚད་རིམས་སེལ་བའི་གཙོ་མོ་ལགས། །ཞེས་གསུངས་པའི་ཟིལ་ཅན་བདུན་ནི། གོང་གི་གཙོ་མོ་གཉིས་དང་། རིན་ཆེན་སྣ་ལྔའི་མེ་ཏོག་ཚོམ་བུ་མཛེས་གསུངས་པའི། དཀར་སེར་དམར་སྔོ་ནག་མདོག་ཅན་ལྔ་དང་བཅས་པའི་རིགས་བདུན་ཡིན་ལ། ལྔ་གང་ཞེ་ན། མེ་ཏོག་དཀར་སེར་ཅན་ཛ་དང་ལ་གདངས་ལས་སྐྱེ་བ་སེང་གེ་ཟིལ་པ། སེར་པོ་ཅན་སྐྱིབ་དང་གསེབ་ལས་སྐྱེ་བ་རྒྱ་སྟག་ཟིལ་པ། སྔོ་དམར་ཅན་གཡའ་དང་ཤས་ཤག་ལ་སྐྱེ་བ་སྨུག་ཆུང་ཟིལ་པ། སྔོན་པོ་ཅན་ཀླུང་དང་ཤོད་དུ་སྐྱེ་བ་གཡུ་འབྲུག་ཟིལ་པ། སྔོ་ནག་ཅན་ནགས་དང་རོང་དུ་སྐྱེ་བ་དོམ་ནག་ཟིལ་པ་དང་ལྔའོ། །གཞན་ཡང་སྐྲ་བཟང་ཟིལ་པ། རྒྱ་དམར་ཟིལ་པ། སྔོ་སྤྲིན་ཟིལ་པ་སོགས་མང་དུ་འདྲེན་པར་ཡོད་ཀྱང་རིགས་གཅིག་པའི་ཕྱུན་གྲས་སུ་གཏོགས་པ་ནི་བདུན་པོ་དེའོ། །

斑花黄堇（糙果紫堇）等七种紫堇

班花黄堇治疫病疠，并治热类之疾病。《如意宝树》中说："班花黄堇止渴清热，治火烧伤。"让穹多吉说："班花黄堇清胆热。"本品之名有：鲁毒纳保、当热丝哇、洒毒纳保、卡拉若多、且毒曼介、都木布拉塔尔、扎曼杰交尔、曲都妖尔、温保夏琼、都布玛夏、扎纳亚纳、保尔琼哇若、司曼司巴见、察曼朗巴见、隆保曲乔、察保达合若等。

斑花黄堇分为两种。《图鉴》中说："班花黄堇生长在冈底斯山麓的水和石岩的交界处，是神和仙人种植之药。叶厚而细，茎中空，细长，花分蓝色和黄色两种。神命名了药名，药名各异。"《如意宝树》中说："糙果紫堇，生长在石山的山水沟，花蓝红色，有露状斑点，功效清诸热，清赤巴热如甘露，清伏热特效。"上述为总述。分别具体来说，"花蓝紫色，有冰片状黑色斑点，味苦，性凉，为尕布尔司隆"。如上所述，花蓝色有斑点的，即为尕布尔司隆即糙果紫堇 ག་བུར་ཟིལ་གནོན། Corydalis trachycarpa Maxim。"花红黄色，有露状斑点，称为当若司巴。经常不断有露状分泌物，种子黑色像茴香，切断时断面有黄色汁液，性味同上，功效能消肿。"如上所述，花黄色有斑点的，叫当热丝哇，

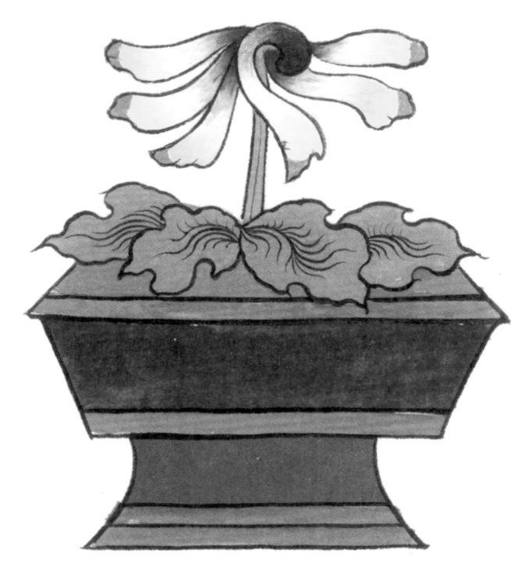

即斑花黄堇 སྟོང་རི་ཟིལ་པ། Corydalis trachycarpa Maxim。

《释义》中说："各种紫堇，是生在雪山麓雪水旁的冰片。七种紫堇皆碧叶如玉，花如五宝镶成，很美丽。性凉，为清热解瘟疫之药。"所说的七种紫堇，包括上述的两种和花为白、黄、红、蓝、黑色的五种，共为七种。何谓花为五宝镶成？花白黄色，生长在石山和雪线附近的，称为桑格丝哇即黑顶黄堇 སེང་གེ་ཟིལ་པ། Corydalis nigroapiculata C.Y.Wu；花黄色，生长在阴山碎石间的，称为加达丝哇即条裂黄堇 རྒྱ་སྐྱག་ཟིལ་པ། Corydalis linearioides Maxim；花蓝红色，生长在高山的，称为木琼丝哇即灰岩紫堇 སྨུག་ཆུང་ཟིལ་པ། Corydalis linearioideg Maxim；花蓝色，生长在河川、山沟的，称为玉珠丝哇即蓝花紫堇 གཡུ་འབྲུག་ཟིལ་པ། Corydalis sp；花蓝青色，生长在林间和温暖的川地的，称为东木纳合丝哇即钩状黄堇 དོམ་ནག་ཟིལ་པ། Corydalis hamata franch。另外，还有扎桑丝哇 སྦྲ་བཟང་ཟིལ་པ།、孜玛尔丝哇 ཙི་དམར་ཟིལ་པ།、俄阵丝哇 སྔོ་སྲིན་ཟིལ་པ། 等许多种，但都包括在同类中。因而紫堇共为七种。

གཡའ་ཀྱི་སོ།

གཡའ་ཀྱི་སོ་ཡིས་མཁྲིས་པ་ཞི་སྦྱོང་བྱེད། །ཅེས་པར། རང་བྱུང་པས་ཀྱང་། གཡའ་ཀྱིས་མཁྲིས་པ་ཞི་སྦྱོང་བྱེད། །ཅེས་སོ། །མིང་ནི། རྒྱལ་པོ་ཟླ་བསིལ། གངས་ཀྱི་ལྕ་མོ། གཡའི་བཅུད། ཁྲག་དར་ཡ་ཀན། བདུད་རྩི་རབ་བསིལ་ཟེར། འབྲུངས་དཔེར། གཡའ་ཀྱི་སྔོན་པོ་རི་གཉན་རྫ་ལས་སྐྱེ། །ཡོ་མ་ལྗང་སེར་ཙུང་ཟད་སྐྱ། །སྔོར་མོ་པདྨ་སྤུངས་ལྟར་སྐྱེ། །རོ་ནི་ཤིན་ཏུ་ཁ་ལ་བསིལ། །ནུས་པས་མཁྲིས་ནད་ཞི་སྦྱོང་སྐྱུགས། །ཞེས་དང་། རྟོགས་བརྗོད་ལས། གཡའ་གངས་ལྕ་ལྗོངས་སྐྱེས་པའི་གཡའ་ཀྱི་སོ། །ཡོ་འདབ་གསེར་གྱི་པ་ཏྲ་འཁྱིལ་བ་ལ། །མེ་ཏོག་རིན་ཆེན་སྣ་ལྔའི་རྒྱན་གྱིས་མཛེས། །ཁ་བསིལ་མཁྲིས་ཚད་ཞི་སྦྱོང་གཙོ་མོ་ལགས། །ཞེས་པར། འདི་ལ་མེ་ཏོག་རིན་ཆེན་སྣ་ལྔའི་རྒྱན་གྱིས་མཛེས། །གསུངས་བཞིན་རིགས་ལྔར་དབྱེ་སྟེ། མེ་ཏོག་གི་ཁ་དོག་ལས་གཞན་འདྲ་བས། མེ་ཏོག་ལྗང་གུ་སྐྱེ་ཡོ་མ་རང་མདོག་གཙོ་མོ། མེ་ཏོག་དཀར་པོ་དངུལ་གྱི། སེར་པོ་གསེར་གྱི། དམར་པོ་ཟངས་ཀྱི། སྔོན་པོ་ལྕགས་ཀྱིའོ། །གཞན་བྲག་འོག་ཆར་ཉེ་མི་ཕོག་པའི་བྲག་སྐྱེ་ལ་སོགས་ལ་བྱེད་པ་ནོར་པའོ། །

肉叶金腰子 *Chrysoplenium carnosum Hook f.et Thoms*

肉叶金腰之功效，平息吐泻赤巴病。让穹多吉说："金腰子平息吐泻赤巴病。"本品之名有：加保达司、冈吉拉茂、雅居、赤合达尔亚干、亚吉玛、毒孜然司等。

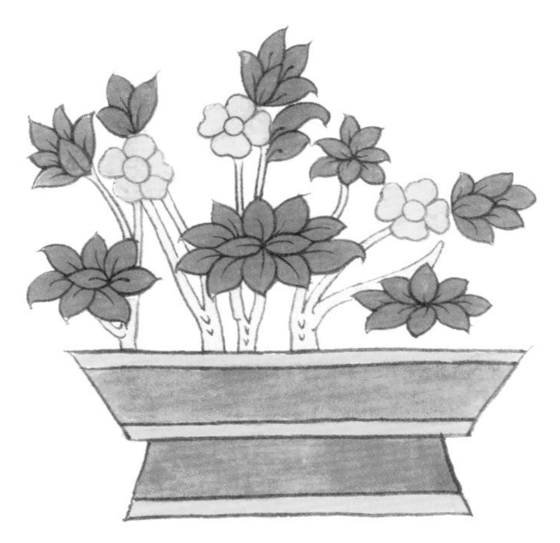

《图鉴》中说："金腰子生长在险峻的青石山。叶黄绿色略灰，圆形，状如莲蓬，簇生。味很苦，性凉，功效平息吐泻赤巴病。"《释义》中说："金腰子生长在石山雪线附近，叶面上有金色网纹，花为五宝装饰很美丽。味苦，性凉，为泻胆热之药。"如上所述，"花为五宝装饰很美丽"一句，其义是说金腰子，分为五类，除了花的颜色不同外，其他相同。花绿色与叶同色者，称为主金腰子 གཙོ་མོའི་གཡའ་ཀྱི་མོ། ；花白色者，称为银金腰子 དངུལ་གྱི་གཡའའ་ཀྱི་མོ། ；花黄色者，称为金金腰子 གསེར་གྱི་གཡའ་ཀྱི་མོ། ；花红色者，称为铜金腰子 ཟངས་ཀྱི་གཡའ་ཀྱི་མོ། ；花蓝色者，称为铁金腰子 ལྕགས་ཀྱི་གཡའ་ཀྱི་མོ།。

另外，认为本品生长在阳光晒不到、雨水淋不到的石檐下，这是错误的。

སྟག་ཤ།

སྟག་ཤས་རྨ་འབྲུབ་གཉན་གསོད་དུག་ནད་སེལ། །ཞེས་པར། དཔག་བསམ་ལྗོན་ཤིང་ལས། སྔོ་ཡི་རྒྱལ་པོ་སྟག་ཤ་བས། །དྲི་མ་འགགས་པ་སེལ་བར་ནུས། །རྨར་བཏབ་ཤ་གསོ་རུས་འཛོར་འགོག །ཁོང་བཏང་རྩ་ཁ་འཛིན་པ་དང་། །ཁྲག་གཙོད་སྨན་གྱི་གཙོ་བོ་ཡིན། །ཞེས་དང་། རང་བྱུང་པས། སྟག་ཤ་དཀར་ནག་གཉིས་པོ་ཡིས། །གཉན་ནད་ཆུ་སེར་སྐེམ་པའི་མཆོག །ཅེས་གསུངས། མིང་ནི། པ་ནི་ཀྲེ་ར། ཆུ་ཏ་མོ། ལྗོག་དུག གཉན་དུག གཉན་འདུལ། གཉན་ཐུབ་པ། ཏེ་ལྡེ་བ། ལག་ན་པད་ཕྲེང་ཅན་རྣམས་ཟེར། འདྲ་དཔེར། ཤ་རྒྱལ་དར་ཡ་ཀན་ཞེས་པ། །སྐམ་པའི་རི་དང་ཐང་ལས་སྐྱེ། །ལོ་མ་མཐུག་ཕྲ་ཟུར་བཞིར་སྐྱེས། །མེ་ཏོག་སྨུག་པོ་སྲད་མ་འདྲ། །དྲི་ཆེ་ལྷང་ཞིང་གཏིང་ནས་ཞིམ། །བཅངས་ན་བདུད་རྩི་སྦྱིན་བག་འཛག །སྲིད་པའི་ཁུ་ཁྲག་འདུས་པའི་ཤ། མིང་གཞན་ནག་པོ་ལྗོག་པའི་བདུད། །ཤ་ཡི་རྒྱལ་པོ་དར་ཡ་ཀན། །པ་ནི་ཀྲེ་ར་ཆུ་ཏ་མོ། །ཀླུ་གཉན་ཁྲག་དང་ཆུ་སེར་དང་། །རྨ་དང་སྐྲངས་ཀྱི་བདུད་རྩི་ཡིན། །ཞེས་དང་། འབྲུངས་དཔེར། གཉན་དུག་ཅེས་བྱ་སྲིབ་མོར་སྐྱེ། །ལོ་མ་གཡུ་བུན་འཐིབས་པ་འདྲ། །རོ་ནི་ཅུང་ཟད་ཁ་བ་ཡིན། །དྲི་དུགས་ཆེ་བས་གདོན་རྣམས་འདུལ། །ནུས་པས་གཉན་དང་ཚད་པ་སེལ། །སྐྲངས་པ་འདུལ་ཞིང་ལྗོག་པ་གསོད། །ཅེས་གསུངས། འདི་ལ་དཀར་ནག་གཉིས་བྱེད་པ་སྐྱེ་ལུགས་

སོགས་འདྲ་ཡང་། ཆེ་ལ་དྲི་མ་འཇམ་པ་དཀར་པོ། ཆུང་ལ་དྲི་མ་ཁ་བ་ནག་པའོ། །

棘豆

棘豆功效愈疮伤，并且杀瘟治毒症。《如意宝树》中说："棘豆为草药之王，功效开通便闭。粉末撒疮生新肌，去骨瘤；内服收敛脉口止血，为止血之主药。"让穹多吉说："黑白两种棘豆，治疫疠，干黄水。"本品之名有：曲达毛、俄大夏、洛合毒合、念毒合、念都如、念图卜巴、达合夏、得吉巴、拉合纳班昌见。

黑棘豆即肾瓣棘豆 སྟག་ཤ་ནག་པོ། Cxytropis reniformis P.C.Li，《图谱》中说："肾瓣棘豆生长在干旱的山坡、河滩。叶厚，细小，卵圆形，花紫色，状如黄芪花，气味浓烈后味香，手捏之时有胶状黏液。名为司贝库赤都贝夏，又名纳保洛贝度、夏益加保、达尔亚干、巴尼果拉、曲达毛，为治湿疹、疫疠、炎症、血病、黄水病、疮疖、肿痛的良药"。

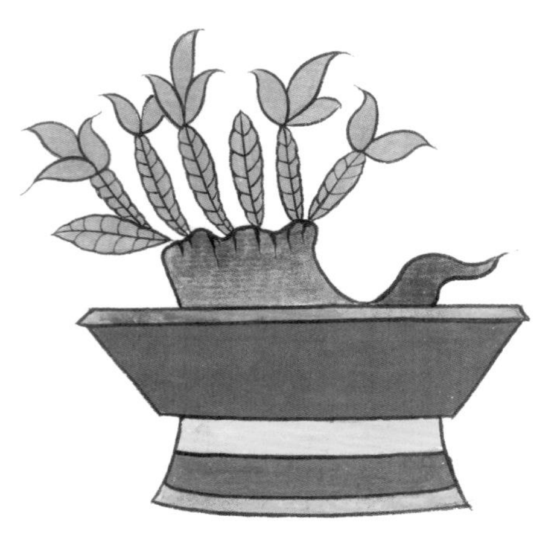

白棘豆即小叶棘豆 སྟག་ཤ་དཀར་པོ། Oxytropis microphylla(Pall) DC《图鉴》中说："小叶棘豆生长在阴山。叶如玉片，微苦，气味浓郁可驱邪。功效治疫疠、炎症，清热，消肿，治疗疮炭疽。"

本品分为黑、白两种，生态大体相同。大的一种，气味淡，为白镰形棘豆；小的一种，气味苦，为黑镰形棘豆。

ཨ་ལྭ།

ཨ་ལྭས་བྱང་ཁོག་རྨ་དང་མིག་ལ་ཕན། །ཞེས་པས། ཟློན་ཤིང་ལས། ལྷུམ་བུ་ཨ་ལྭ་བྲག་ལས་སྐྱེ། །ལྡོང་སྡོན་རྒྱ་ཁབ་གཞིབས་པ་འདྲ། །བྱང་ཁོག་རྨ་ཡིན་ཁྱད་པར་དུ། །མིག་གི་ནད་ལ་བདུད་རྩི་འདྲ། །ཞེས་དང་། རང་བྱུང་པས། ཨ་ལྭ་དང་ནི་ཨ་འདྲ་གཉིས། །མིག་གསལ་ཞ་རེངས་སེལ་བ་ཡིན། །ཞེས་སོ། །མིང་ནི། དངུལ་གྱི་མེ་ཁབ། སྒོ་འཕྱེད་སྨན། དངུལ་མཐུར། མུ་ཏིག་ཕྲ་བཀོད་ཟེར། འདི་ལ་རིགས་གསུམ་ལས། མཆོག་ནི། འབྲུངས་དཔེར། བདུད་རྩི་ཨ་ལྭ་བྲག་ལས་སྐྱེ། །མེ་ཏོག་འབྲས་བུ་གང་ཡང་མེད། །དབྱིབས་ནི་རྒྱ་ཁབ་གཞིབས་པ་འདྲ། །རོ་ནི་ཡིད་ཙམ་ཁ་ལ་དྭངས། །མིག་ནད་གསོ་བའི་བདུད་རྩི་ཡིན། །ཞེས་པ་བྱང་ལྷའི་བྲག་ལས་སྐྱེས་པའི་རྒྱ་ཁབ་གཞིབས་འདྲའོ། །འབྲིང་བ་ནི། ཨ་ལྭ་དར་ལྡོང་སྐྱུད་པ་

འདྲ། །ཞེས་པ་སྐྱུད་པ་སྟོང་སྐྱུད་འདྲ་བ་ལ་མེ་ཏོག་དཀར་པོ་ཅུང་ཟད་ཙམ་ཡོད་པ་མོ་དང་། མེད་པ་ཕོའོ། །ཐ་མ་ནི་ཨ་འདྲ་ཡང་ཟེར་ལ། ཨ་ལྷ་ཕག་གི་ཟེ་བ་འདྲ། །ཞེས་པ་སྤང་ལས་སྐྱེ་བ་ལྗང་དཀར་ཕག་ཟེ་འདྲ་བ་ཚུན་དུ་ཚུང་བ་རེ་སྐྱེ་བ་དེའོ། །

龙须根

龙须根有益眼病，有益体腔之伤疮。《如意宝树》中说："木贼生长在石岩地带，茎青绿色，状如大针排列。功效干涸体腔伤疮，为治疗眼病的甘露。"让穹多吉说："木贼和问荆，明目去盲。"本品之名有：欧吉茂卡卜、高杰曼、欧土尔、木豆合茶高等。

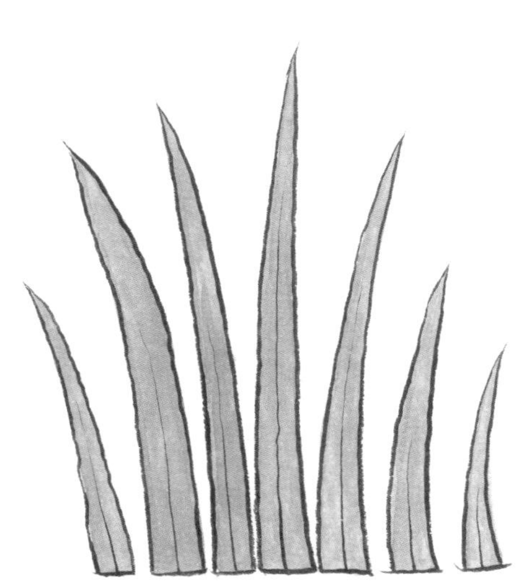

本品分为上、中、下三品。

上品为木贼 བདུད་རྩི་ཨ་ལྷ། Equisetum hiemale L,《图鉴》中说。"木贼生长在石岩。无花也无果，状如大针排列。味微苦，为治疗眼病的甘露。"如上所述，上品生长在向北的石岩，状如大针排列。

中品为问荆 ཨ་ལྷ། Equisetum aruense L，问荆状如绿丝线。上述"绿丝线"是状如中空绿丝线，微有白花者为雌，无花者为雄。

下品为木贼草 ཨ་འདྲ།，状如猪鬃。生长在草山坡。淡绿色，植株状呈小簇。

པཟ་ཏ།

པཟ་ཏ་ཡིས་རིམས་དང་དུག་ཚད་སེལ། །ཞེས་པར། རོ་སྙོར་ལས། པཟ་ཏ་ནི་རྩུབ་ལ་བསིལ་ཞིང་སྙོ། །ཞེས་དང་། རང་བྱུང་ཞབས་ཀྱིས། པཟ་ཏ་ཡིས་ཁྲག་ཚད་སེལ། །ཞེས་གསུངས། མིང་། སྨྲ་བཟང་ཟྲིལ་པ། སྔོན་པོ་ཆིག་ཐུབ། འཁྲི་ཤིང་རལ་པ་ཅན། མི་རྒན་རལ་པ་ཅན། རིམས་འཇོམས། རྒྱ་ནག་པས། ཤ་ར་ཏ། ཁྲོམ་ཏུ། གན་འདི་འདོན་ཟེར། འབྱུང་དཔེར། པཟ་ཏ་ཞེས་བྱ་བ་ནི། །ས་ནག་རྩུལ་དང་མཚེར་ལས་སྐྱེ། །ལོ་མ་སྟོ་སིབ་ས་ལ་གྲམ། །མེ་ཏོག་དཀར་པོ་འགྲོན་ཚོམ་འདྲ། །ཀང་བུ་ནར་མོ་ཉ་ག་ཅན། །འབྲས་བུ་ཞིབ་མོ་མོན་སྲན་དབྱིབས། །རོ་ཁ་ནུས་བསིལ་རིམས་དུག་སེལ། །ཞེས་པས་གསལ་ལོ། །

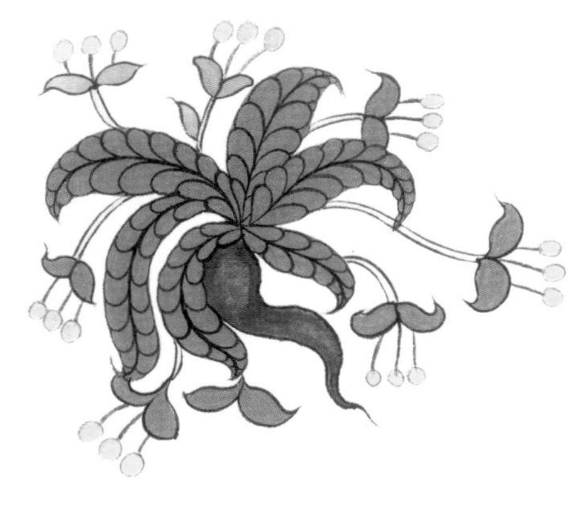

角茴香　*Hypecoum Leptocarpum Hook. f.et.thoms*

角茴香治疗疫病痨，并且治疗毒热症。《味气铁鬘》中说：“角茴香性糙、凉、锐。”《自然之底》中说：“角茴香清血热。”本品之名有：扎桑司巴、温保切图、巴尔巴达、赤相然巴见、奠干然巴见、若木交木。汉语中称夏尔达。高昌语中称干豆端。《图鉴》中说：“角茴香生长在腐殖黑土和肥沃的荒地畜圈地附近。叶小，青色，平铺地面，花白色，花瓣四片，状如贝壳相聚，角果细长，尖裂，种子细小状如小米粒。味苦，性凉，功效治瘟病时疫，解毒。”上述清楚，易于辨认。

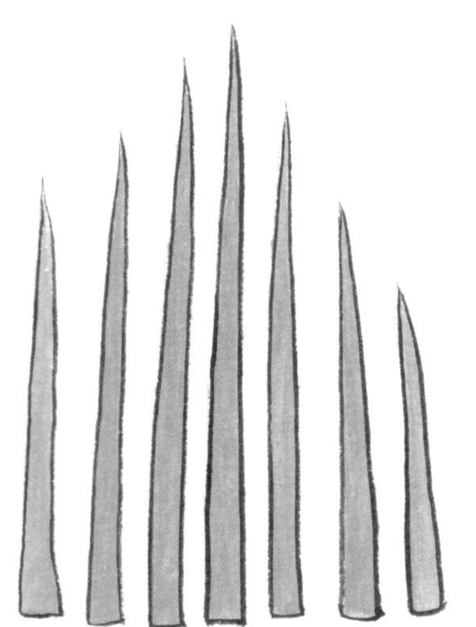

འདམ་བུ་ཀ་ར།

འདམ་བུ་ཀ་རས་གློ་མཆིན་རྩ་ཚད་སེལ། །ཞེས་པར། རང་བྱུང་པས། འདམ་བུ་ཀ་རས་ཁྲག་ངན་འདྲེན། །ཞེས་སོ། །མིང་། ལྷང་ལོ་ཆིག་སྐྱེ། རྩྭ་མངར། རྩྭ་ད་ཕྱིད་ཟེར། འབྲུངས་དཔེར། འདམ་བུ་ཀ་ར་ཆུ་ནང་སྐྱེ། །ལོ་མ་ནས་ཀྱི་ལྷང་ཚུང་འདྲ། །རོ་མངར་ངར་པ་ཟོར་བ་འདྲ། །ཕོང་སྟོང་སྙེ་མ་རམ་བུ་འདྲ། །མཆིན་ཚད་རུས་ཚད་སྨུག་པོ་དང་། །མཚོན་གྱིས་ཕོག་པའི་གློ་ནད་སེལ། །ཞེས་སོ། །

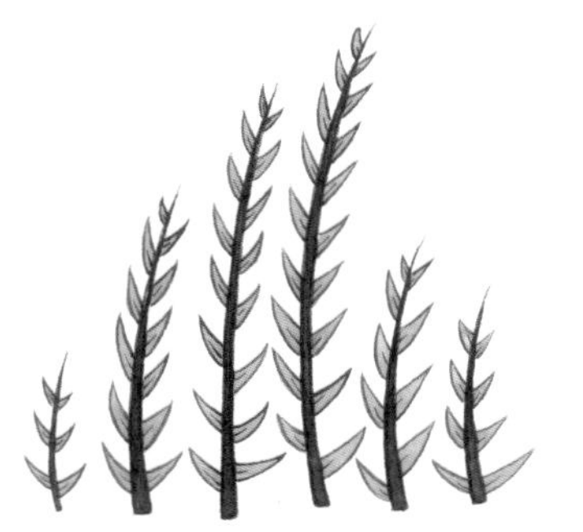

沿沟草　*Catabrosa aquatic(L) Beauv*

杉叶藻　*Hippurisvulgaris L*

沿沟草和杉叶藻，治疗肺肝脉热症。让穹多吉说：“沿沟草和杉叶藻引出瘀血。”本品之名有江洛切合吉、札昂尔、札达西、冬布嘎拉、东木布嘎若。

《图鉴》中说："杉叶藻生长在水中，叶像青稞苗，叶柄状如盐味草；茎串空；穗如蓼穗。味甘功效清肝热、骨热，治木保病、肺外伤。"

ཀོན་པ་གབ་སྐྱེས།

ཀོན་པ་གབ་སྐྱེས་རྩ་ཚད་ཁྲག་ཐོར་གཅོད། །ཅེས་པར། རང་བྱུང་པས། སོག་ལེ་ཁ་ཡིས་ཁྲག་ཚད་སེལ། །གསུངས། མིང་། ཀོན་པ་གབ་སྐྱེ། བསིལ་ལྡན་སྨུ་གུ། ཤ་དུག་ཆིག་ཐུབ། ཁྲིག་ཆེན་པོ། སོག་ལེ་ཁ་ཟེར། འབྲུངས་དཔེར། ཀོན་པ་གབ་སྐྱེ་ཞེས་བྱ་བ། །ལོ་མ་ནག་སྲབ་ཉ་ག་ཅན། །ཕྱི་ནི་དཀར་བས་ཤོག་བུ་འདྲ། །མེ་ཏོག་རྒྱ་སྨུག་རོ་ནི་ཁ། །གསར་རྙིང་རྨ་རིགས་ཀུན་ལ་བསྟེགས། །ཁྱད་པར་ཤ་དུག་འཇོམས་པར་བྱེད། །ཅེས་པ་འདབ་མ་འཕུར་ན་སྤྲ་བ་ལྟར་འགྲོ་བ་མེ་ཏོག་དོམ་དོམ་འདྲ་བའོ། །འདི་རྨ་སྨན་སེང་གེ་འཇིགས་མེད་ཕོ་རིགས་ཡིན་པར་བཤད་དོ། །འདི་ལ་རིགས་གཉིས་ཏེ། འདི་ལྟར་སྤང་ལས་སྐྱེ་བའི་ལོ་མ་ནག་མཐུག་དང་། ཁ་སྨད་སྐྱེ་བའི་ལོ་མ་ཆེ་རིང་སྲབ་ལ་ཉ་ག་ཆེ་བ་སྟེ། སྔ་མ་ཕོ་དང་ཕྱི་མ་མོ་སྟེ། ཕྱི་མ་ལ་ཀོན་པ་གབ་ཆེན། སྔ་མ་ལ་གབ་ཆུང་ཡང་ཟེར་རོ། །

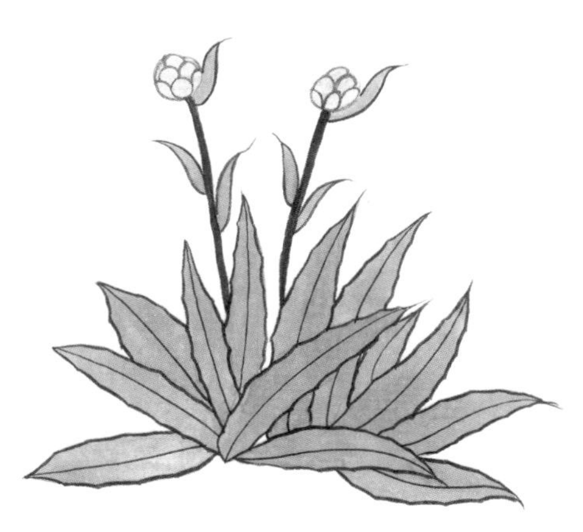

宫巴嘎吉（风毛菊）

宫巴嘎吉清脉热，并治创伤止出血。 让穹多吉说："宫巴嘎吉清血热。"本品之名有：宫巴卜、宫巴嘎吉、司丹吕苟、夏都切图、超合青巴、索勒卡。

《图鉴》中说："宫巴嘎吉，叶薄，黑色，深裂，叶背白色如纸，花淡紫色。味苦，功效治新旧创疮，解食肉中毒有特效。"宫巴嘎吉叶搓揉时如艾叶，花簇如缨。本品为医治疮伤之良药，力如无畏雄狮。本品分为两种，草山坡生长的一种叶厚，黑色；低地生长的一种叶大，薄，长，深裂。前者为雄，后者为雌。后者称为宫巴嘎青即羽裂风毛菊 ཀོན་པ་གབ་ཆེན། Saussurea Pachyneura Franch－S，boodinieri Levl；前者称为宫巴嘎琼即丽江风毛菊 ཀོན་པ་གབ་ཆུང་། Caussurea llkiangeusis。

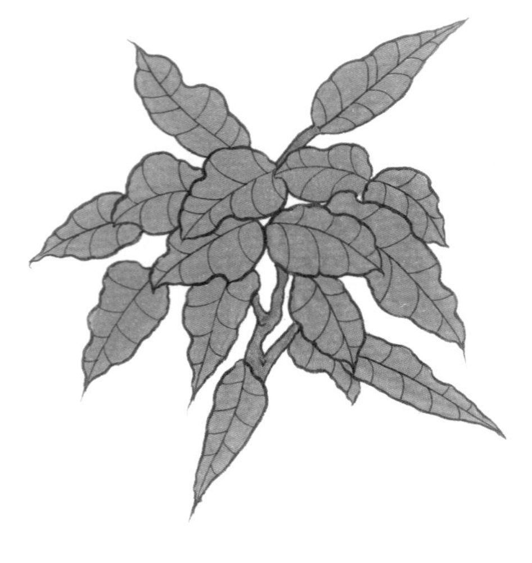

ཁྲོག་ཆུང་བ།

དེ་བཞིན་ཁྲོག་ཆུང་བ་ཡང་ཁྲག་གཅོད་མཆོག །ཅེས་པར། འཁྲུངས་དཔེར། ཁྲོག་ཆུང་བ་ཞེས་བྱ་བའི་སྨན། །ལོ་མ་རྒྱབ་སྐྱ་སོག་ལེ་ཁ། །ཁྲག་གཅོད་སྨན་གྱི་རྒྱལ་པོ་ཡིན། །ཞེས་པས། ས་འབོལ་སར་སྐྱེ་དབྱིབས་ཕྲ་མ་འདྲ་ལ་ལོ་མ་སྲབ་ཆུང་ཉུང་བ། ལོ་མའི་རྩེ་ཕྲ་གཏིང་པ་ཞེང་ཆེ་བ་སྟེ། ཕྲ་ཕྱི་གསུམ་དང་དང་ཁྱད་པར་ཕྱི་མ་འདི་བཅད་ལ་ཁྲག་དྲོན་མོར་བཙུགས་པས་འགྲངས་པར་ཐུང་བར་བྱེད་དོ། །

锥叶风毛菊（大丁草） *Saussurea wernerioides Sch–Bip.*

锥叶风毛菊，也为止血之良药。《图鉴》中说：“锥叶风毛菊叶背面灰白色，叶缘锯齿状。为止血药之王。”如是所述，本品生长在土质松软的地方；植株形状与风毛菊相似，叶薄、小而少，叶尖窄，基部宽。与前后三种风毛菊的区别是，后者止血时能增加血温，因而要冷服（一作大丁草——译者注）。

བེ་ཧུ་ཏ་འདྲ།

བེ་ཧུ་ཏ་འདྲས་དམུ་འོར་ཆུ་འཛིན་བྱེད། །ཅེས་པར་མིང་། བེ་ཧུར་མདོག་ཅན། སྦོ་སྐྲབས་སེལ་། སྦོ་སྦྱི་བཞུར། ལྷུམ་སྔོན་ཟེར། གསང་བཅོས་ལས། གསང་བ་སྨན་གཅིག་མཚན་ཉིད་ནི། །འདབ་མ་པདྨ་འདྲ་བ་ལ། །མེ་ཏོག་རྒྱ་བྱའི་ཐོད་གདུགས་འདྲ། །རྒས་ན་རྒོད་པོ་འདྲ་བ་ཡིན། །ཆུར་བླུགས་བེ་ཧུ་ཏ་ཡི་མདངས། །ཀུན་ལ་ཕན་པས་བདུད་རྩི་འདྲ། །སྐྱེ་ས་གཡའ་སྤང་མཚམས་ལས་སྐྱེ། །ཁུ་བ་སྨན་སྣའི་མདོག་ཅན་ནོ། །ཞེས་གསུངས། ཡང་ཁ་ཅིག་ཏུ། གསང་བའི་སྨན་མཆོག་བེ་ཧུ་ཏ། །མཐོ་ཞིང་གཙང་བའི་སྤང་ལས་སྐྱེ། །ལོ་མ་ལེབ་ཅིང་རྩེ་

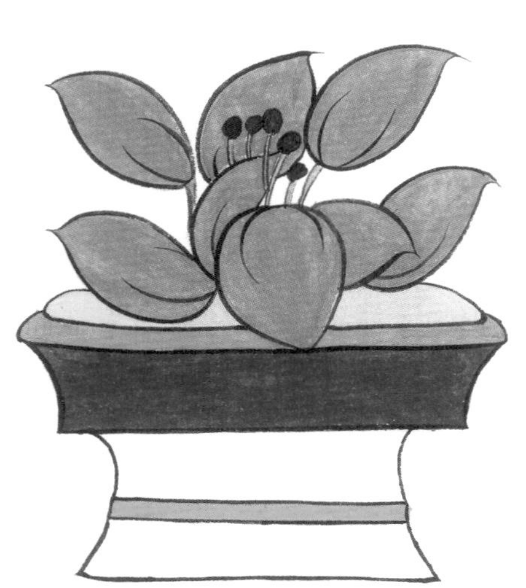

གསུམ་ལྡན། །སྤྱི་ཚང་ལྡན་པས་ས་གཞི་མནན། །སྡོང་བུ་ཐུང་ལ་མེ་ཏོག་ནི། །སྨུག་ནག་མགོ་རྫོག་ཆེར་མི་བཞད། །འབྲས་བུ་ནག་སྒོང་ཞིབ་ལ་ལེབ། །ལོ་མ་བརྡུངས་ནས་ཆུར་སྦངས་ན། །གཡུ་ཡི་རྒྱ་མཚོ་བསྐྱིལ་བར་ནུས། །ནུས་པས་ཆུ་ཡི་རྒྱ་མཚོ་འདྲེན། །ཞེས་ར་ཤག་གཉེར་སྟོན་པས་དམུ་ཆུའི་གསང་ལྟུམ་གཙིགས་ཆེར་མཛད་པའོ། །

长毛风毛菊　*Saussurea hieracioidesHook f.*

长毛风毛菊功效，引出心肾水肿水。本品之名有：贝达尔多合建、俄达卜桑、俄吉秀、敦木温。《秘疗》中说："长毛风毛菊，叶瓣如莲叶，花像孔雀开屏，枯老状如兀鹰，浸入水中有蓝琉璃光泽，是医百病的甘露。生长在草山坡和石山交界处，汁液玉色。"拉夏德尔车巴对长毛风毛菊引泻腹水有专门论述，他说："长毛风毛菊生长在高而干净的草山坡。叶扁分三尖，被小毛，铺在地面；茎短；花紫黑色，朵小；种子扁小，黑色，坚硬。叶捣碎浸入水中，水变成玉色。功效引泻腹水。"

ཉ་ལྕིབས།

དེ་བཞིན་ཉ་ལྕིབས་མེས་ཚིག་ཆུ་སེར་འཚོ། །ཞེས་པར། མིང་། ཉ་ལྕིབས། ཆུ་བལ་མོ། ཉ་སྣབས། སྤལ་སྣབས་ཟེར། འཁྲུངས་དཔེར། ཆུ་ནང་སྐྱེས་པའི་ཆུ་བལ་མོ། །སྔོ་ལྗང་བལ་འདབ་ཆུར་བཙུག་འདྲ། །ནུས་པས་མེས་ཚིག་རྨ་ཚད་སེལ། །ཞེས་པ། འགྲེལ་པ་ཟླ་ཟེར་ལས། ཉ་ལྕིབས་ནི་ཆུའི་ནང་ཉིད་ན་སྐྱེ་བའོ། །ཞེས་དང་། མེས་པོའི་ཞལ་ལུང་ལས། ཆུ་ཤིན་ཏུ་དལ་བའི་ནང་དུ་སྐྱེས་པ་བ་ཐག་སྔོ་ནལ་ནལ་པོས་གང་བ་དང་། གྲོང་པས་ཆུ་བལ་ཟེར་བ་དེའོ། །ཞེས་གསུངས་སོ། །འདི་ལ་དུད་པ་བྱ་བལ་མ་ཡང་ཟེར་རོ། །

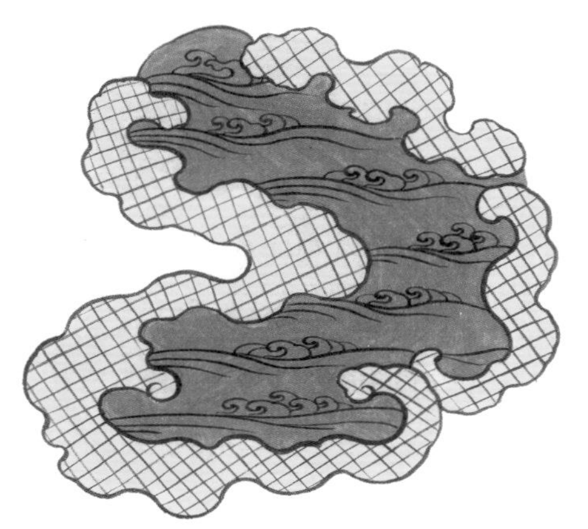

水绵

Spirogyra variana(Hossall) Kutzing

水绵功效治烧伤，并干疮面之黄水。本品之名有：尼洁卜、曲巴如茂、尼纳卜、巴如纳卜。《图鉴》中说："水绵生长在水中。青绿色，状如棉花花絮浸在水中。功效治火烧伤，清疮热。"《释诠・月光》中说："水绵生长在水中。"《祖先言教》中说："生在水流很缓的水中。状如青丝轻漂，村民们称为水绵，即为本品。"本品又名都巴夏巴如玛。

སྤྲེལ་བ་ལག་པ།

སྤྲེལ་བ་ལག་པས་དྲི་ཆུ་འགགས་པ་སེལ། །ཞེས་པ་ས་རོང་གི་བྲག་ལ་སྔོ་དབྱར་ཁ་བགྲད་ནས་སྐྱེ་ལ་སྟོན་དགུན་བྱའི་སྡེར་མོ་བསྐུམ་པ་ལྟར་རུབ་ནས་འཁུམས་པ་ལོ་མ་སྤྲེལ་པའི་ལག་པ་འདྲ་བ་སྟེ། སྔོ་ཆུ་སྨིན་སེར་མོ་ཡང་ཟེར་བ་དེའོ། །ཀླུ་སྨན་ལ་འདི་བཟང་བ་ཡིན། མེ་ཏོག་སྣ་ཚ་སེར་པོའི་ལོ་མ་ལའང་སྤྲེལ་པ་ལག་པ་ཟེར་བས་སྐབས་ཕྱེ་བརྟག་གོ།

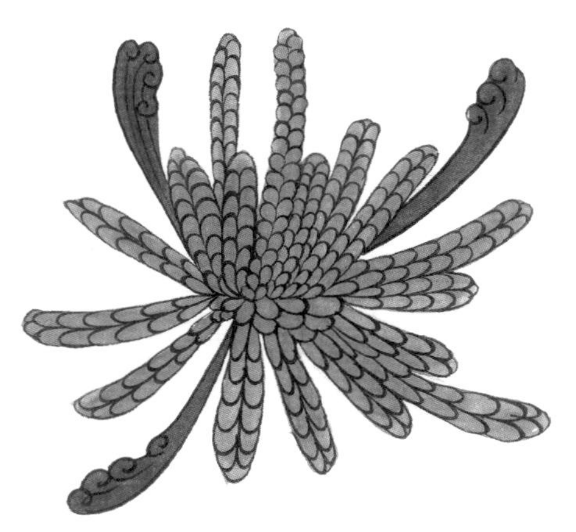

垫状卷柏　*Seleginella puiyinata(Hook. F. et grev.) Maxim*

垫状卷柏通尿闭。本品生长在温暖河川、山沟的石岩上。夏天叶片舒展，秋冬叶片缩如禽爪。叶片如蛙掌，故又称为俄曲森得尔毛。本品为治湿潮病良药。黄花毛茛花的叶片也状如蛙掌，要依方辨清。

གསེར་སྲུད།

གསེར་སྲུད་ཀློ་མཆིན་རྩ་ཚད་དུག་ཚད་སེལ། །ཞེས་པར། ཀློ་གྲོས་རྒྱལ་པོས། གསེར་སྲུད་ནི་ནཱ་ག་ཕ་ལ་ཞེས་སམ། ཟེ་དྲུ་ཞེས་པ་དེའོ་གསུངས། བི་སྟོན་དུ། འབྲུངས་དཔེ་ཁུངས་མ་དང་ཛོ་མ་འཕྲོད་ཀྱང་འདྲ་བའི་སྒོ་ནས་བརྟགས་མིང་སྟེ། ཤང་ཕྲ་མོ་སེར་པོ་རོ་ཁ་བ་དེའོ། །དཀར་པོ་དངུལ་སྲུད་དུ་གྲགས་པའི་སྡོམ་པ་ཞིག་འདུག་གསུངས་པ་ལས། གང་ནས་བྱུང་དཔྱིབས་རྒྱུ་མཚན་གང་ཡང་མ་གསུངས། ཁ་ཅིག་ཐང་ཤིང་ཤུག་པ་རྣམས་ལ་བལ་ལྟར་ཆགས་པའི་ཐང་བལ་ཟེར་བ་དེ་འདྲ་བ་ལ་ཁའི་སྤྱང་ལ་ཆགས་པ་དཀར་སེར་དམར་གསུམ་ཡོད་ལ་ཤིང་གི་ཐང་བལ་གྱི་བལ་ལ་ཚོས་དམར་པོ་འབྱུང་ལ། ཁུ་བས་ཁང་པའི་ཞལ་བ་དང་ས་རྫིའི་དམ་དེ་ལས་བྱེད་པ་དང་། དེ་ལ་འགའ་ཞིག་རི་ཚོས་ཡང་བྱེད་པར་སྣང་། ཕོ་བོའི་སློབ་དཔོན་ནི་ལ་སྨན་ནང་དུ་སོག་མ་འདྲ་ལ་ཚིགས་ཐག་ཐུང་བ་སྤུབས་སྟོང་ཕྱི་སེར་པོ་གསེར་མདོག་འོད་ཅན་ཕྲ་སྡོམ་སོག་མ་ཙམ་པ་དང་། རེ་གཉིས་སྡོམ་ལ་སྟོང་ལྟེབ་ཡོད་བ་ལ་མཛད་པར་སྣང་། དེ་ནི་རྒྱ་ནག་སོགས་སུ་བྲག་ངོས་ལ་སྐྱུད་ཆུན་དཔྱངས་པ་ལྟར་བརྒྱུད་དགུ་རེ་རླུང་གིས་བསྐྱོད་ཅིང་རྩ་བ་གཅིག་པ་ལས་ལོ་མ་མེ་ཏོག་གང་ཡང་མེད་པར་འདུག་གོ།

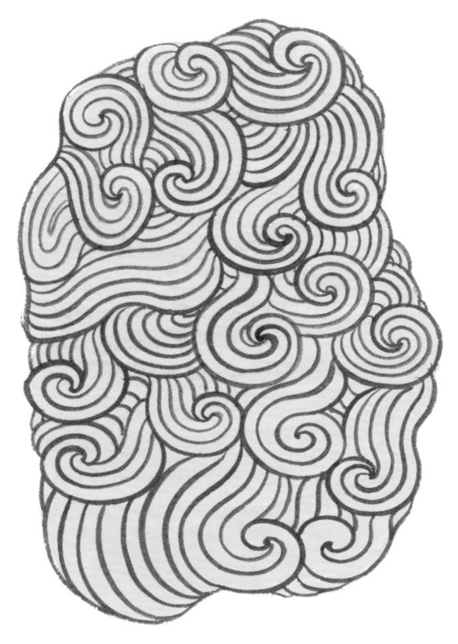

松萝　*Usnea dasypoda(Ach.) Rohi. em.Mat.*

松萝清肝热肺热，并且清脉热毒热。洛哲加博说：“松萝又名那嘎帕拉，或称宙欧。”《蓝琉璃》中说：“《图鉴》中绘了图，并给了与实物相符合的命名。本品茎细，黄色，味苦。白色的称为银线，茎略粗。”此外，本品的生境、形态、性味、功效，没有论述。有人说：“本品像松树皮上形成的状如棉的松萝。高山草坡形成的分白、黄、红三种，红松萝可做红染料，汁可做涂墙的颜料，也可做绘画颜料。”导师们说到本品时说：“本品状如禾秆，节短，中空，外表黄色，有金色光泽；大多粗细如禾秆，个别略粗，成空心片。”本品在汉族地方像线股悬挂石岩，八九条茎同生一根，随风飘摇，无有花叶。

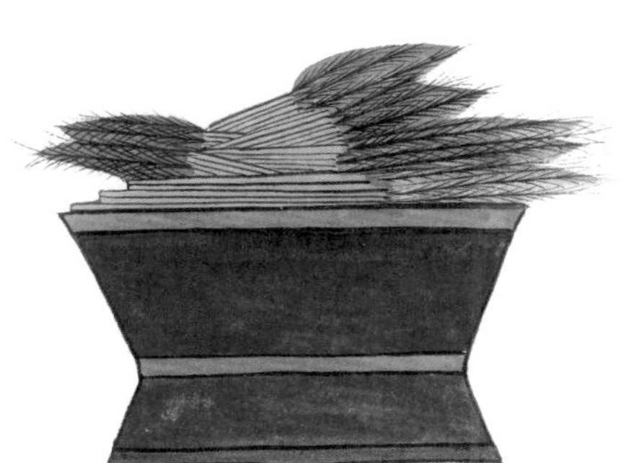

ཀུ་ཤ།

ཀུ་ཤས་ཚེ་སྲིང་ལུས་བྲུངས་རྒྱས་པར་བྱེད། །ཅེས་པར། རང་བྱུང་རྡོ་རྗེས། ཀུ་ཤས་ཤ་ཆེར་སྐྱེད་པ་སྟེ། །གསུངས་སོ། །ཀུ་ཤ་ཞེས་པ། བོད་སྐད་དུ་ངན་སེལ་ཏེ། རྒྱ་གར་ནས་འོང་བའི་རྩྭ་ཀུ་ཤ་ཐུམ་པའི་ཁ་རྒྱན་བྱེད་པའི་སྨྱུག་འདྲ་གྲ་མ་ཅན་འདིའོ། །འདི་སྟོན་རྩྭ་འཚོང་བཀྲ་ཤིས་ཀྱིས་བཅོམ་ལྡན་འདས་ལ་ཕུལ་བ་དང་། བཅོམ་ལྡན་འདས་ཀྱིས་དཀའ་སྤྱད་ལོ་དྲུག་མཛད་ཚེ་གདན་དུ་བཏིང་བར་མཛད་པའོ། །

粽叶芦（吉祥草） *Thysanolaena maxima(Rokb) O.Ktze*

粽叶芦延年益寿，增长七精强体力。让穹多吉说："吉祥草增长肌肉。""固夏"一词是梵语，在藏语中称为"安赛"，即"除恶"之意。粽叶芦产自印度，状如瓶口饰竹，有芒。传说，以前杂村扎西送给世尊一些吉祥草，世尊花了六年的时间，才做成草席。

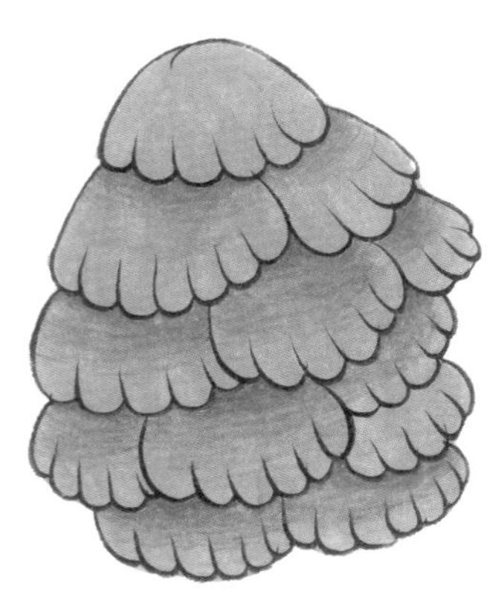

གཉན་འདུལ་པ།

གཉན་འདུལ་པ་ཡིས་གཉན་གཟེར་ཚ་བ་འཇོམས། །ཞེས་པ། གཉན་འདུལ་བ་ཡང་ཟེར། འབྲུངས་དཔེར། སྔོ་སྨན་རྒྱལ་པོ་གཉན་འདུལ་བ། །བསིལ་ཞིང་མཐོ་བའི་རྩ་ལས་སྐྱེ། །དབྱིབས་ནི་བྱ་རྒོད་སྲུག་པ་འདྲ། །ཕྱི་སྐྱ་ནང་སྔོ་སྤུ་དང་ལྡན། །རོ་ནི་ཚ་ཁ་དྲི་མ་ཞིམ། །ནུས་པས་ཚད་གཉན་གག་སྲིན་འདུལ། །ཞེས་པ་སྡོང་བུ་གྲུ་བཞི་དམར་སྨུག་ཅན། ལོ་མ་ཐེའུ་ཕྲན་བརྩེགས་འདྲའི་གསེང་ནས་མེ་ཏོག་སྔོན་པོ་གོས་སྤུ་ཅན་འཆར་བ་དེའོ། །

扭连线 *Phyllophyton Complanatum(Dunn) Kudo*

扭连线治瘟痛热。本品又名漏孜堆保、色堆嘎保、年都哇。《图鉴》中说："扭连线生长在凉爽的高出。状如水母雪莲，叶背灰白，叶面蓝色，被毛。味辛、苦，气味芳香，功效清热，消炎，治白喉、乳蛾、虫病。"如上所述，茎方形，红紫色，叶大如拇指，重叠，叶隙中开蓝色花，花被毛，即为本品。

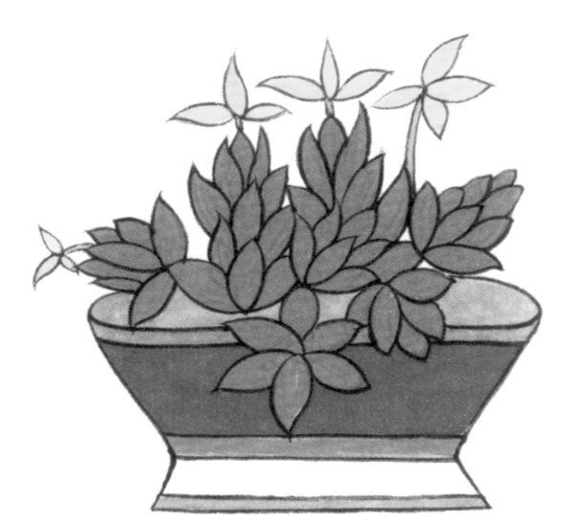

གཉན་ཐུབ་པ།

གཉན་ཐུབ་པ་ཡིས་པགས་ནད་འཇོར་པ་ཞི། །ཞེས་པ་ཤས་གཡའ་འཁྲིགས་སུ་སྐྱེས་པ། མེ་ཏོག་སེར་པོ་སར་འབྱར། རྣས་ནས་ཆུ་བུར་ནོར་ཀྱི་ཁ་ཚེར་ལྷ་བུར་འབྱུང་བ་དེའོ། །

珠芽景天　*Sedum bulbiferum Makino*

珠芽景天之功效，治疗皮肤病瘊疣。本品生长在高山。花黄色，铺贴地面，老时长出似牛口腔刺状的水泡者，即为本品。

ས་བཅད་གསུམ་པ། མེ་ཏོག་བཏུ་བར་འོས་པའི་རིམ་པ་བསྟན་པ།

第三节 花类药物

ད་ནི་གསུམ་པ་མེ་ཏོག་བཏུ་བར་འོས་པའི་སྐྱེ་ཚན་བཤད་པ་ནི།

应采集的花类药物有：

ཨུཏྤལ།

ཨུཏྤལ་གློ་མཆིན་ཚད་པ་མ་ལུས་སེལ། །ཞེས་པར། ལྷུགས་ཕྲེང་ལས། ཨུཏྤལ་སྔོན་པོ་བསིལ་ལ་ལྡི། །ཞེས་དང་། དཔག་བསམ་ལྗོན་པར། ཨུཏྤལ་ཚད་པའི་ནད་ཀུན་དང་། །གྲི་བ་ཚ་འགགས་སེལ་བར་བྱེད། །ཅེས་དང་། རང་བྱུང་པས། ཨུཏྤལ་གློ་མཆིན་ཚད་པ་འཇོམས། །ཞེས་པ་ལ། རིགས་དཀར་དམར་སྔོ་སེར་བཞི་འབྱུང་། འདིར་སྔོན་པོ་སྟེ། མིང་། ནཱི་ལ་ཨུཏྤལ། ཨུཏྤལ་སྔོན་པོ། མདོན་རྟོགས་སུ། བསིལ་ལ་མཐོ་བའི་བྱང་བལྟའི་རིར་སྐྱེས་པ། །ཨུཏྤལ་ཞེས་བྱའི་མེ་ཏོག་དྲི་བསུང་ལྡན། །རྩ་བ་ཁང་གཅིག་ལྟ་བ་འདྲ་བ་ལ། །ལོ་མ་རྩེ་རླུམ་ལྡང་སྐྱ་སྤུ་ཚུང་ཅན། །སྡོང་བུ་མེ་ཏོག་ལྕུམ་རྣའི་རྒྱ་མེན་འདྲ། །གེ་སར་རིང་ལ་ཟེའུ་འབྲུ་ཕྲུམ་ཕྲུམ་རྒྱས། །གང་བུ་རྡོ་རྗེ་ཕྱེད་པའི་ཁོང་བུ་ཅུ། །འབྲས་བུ་ནག་ལ་ཞིབ་མང་ལྡན་པ་ཡིན། །རོ་ནི་མངར་བསྐ་དྲི་བསུང་དད་དང་ལྡན། །མེ་ཏོག་ཁ་དོག་དབང་གིས་རིགས་བཞི་འབྱུང་། །དཀར་པོས་བད་རླུང་སྔོན་པོས་ཚད་མཁྲིས་འཇོམས། །དམར་པོས་ཁྲག་འཇོམས་སེར་པོས་བད་ཀན་སྐྲུགས། །ཞེས་གསུངས་པ་བཞིན་ཏེ། ལོ་སྡོང་སྤུ་ཚུང་ཅན་ཀུན་འདྲ་བར་གྱུར་པའི་དཀར་སྔོ་དམར་གསུམ་དྲི་ཞིམ་ལ། རྩ་བ་གཅིག་ལ་མེ་ཏོག་མང་ཡང་སྡོང་བུ་རྒྱ་མེན་ལྟར་གེར་སྐྱེས་ལས་མགོ་འཁྱིལ་མི་འབྱུང་བས།

ཛ་བོས། ཨུཏྤལ་སྔོན་པོ་དཔའ་བོ་ཆིག་སྐྱེས་མང་། །ཞེས་སོ། །འགའ་ཞིག་ཤེའུ་དར་དགེའུ་དར་ཡང་ཟེར། དམར་པོ་འདབ་མ་སྲབ་ལ་ཆེད་དུ་རིང་བའོ། །སེར་པོ་གཞན་སྔ་མ་དང་འདྲ་རུང་སྡོང་པོ་ཁོང་སྟོང་གཅིག་ལ་ངར་བ་དང་མེ་ཏོག་སོ་སོར་གྱེས་པས་སྔ་མ་ལས་རིང་སྦོམ་ཆེ་བ་དང་། དྲི་མ་དུགས་པ་སྟེ། ལྕང་ཤོག་སེར་པོ་ཡང་ཟེར། ག་དུ་ལྕང་ཤོག་ཀྱང་ཟེར། གཟའ་དུག་སེར་པོ་ཡང་ཟེར་བའོ། །

绿绒蒿（毛瓣绿绒蒿）

绿绒蒿清肺肝热。《味气铁鬘》中说："绿绒蒿性凉、重。"《如意宝树》中说："绿绒蒿解一切热病，开喉热闭。"让穹多吉说："绿绒蒿清肝热、肺热。"本品分为白、蓝、红、黄四种。

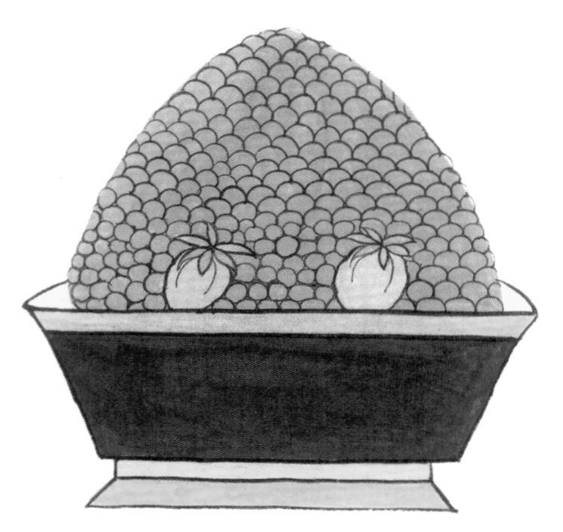

蓝花绿绒蒿（五脉绿绒蒿）ཨུཏྤལ་སྔོན་པོ། Meconops torquata prain，又名尼拉欧贝拉、欧贝拉温保。《现证》中说："绿绒蒿生长在凉爽的北向高山。花芳香；根单一，状如林地峨参；叶先端圆，淡绿色，被小毛；茎、花状如藏金盏，花蕊长，花药软胀；荚果状如半个空心金刚，种子小，黑色，多粒。味甘、涩，气味芳香，由于花的颜色不同分为四种。白花绿绒蒿治培隆并病；蓝花绿绒蒿清热，治赤巴病；红花绿绒蒿治血分病；黄花绿绒蒿催吐培根病。"如上所述，诸种绿绒蒿的叶、茎皆被小毛；白、蓝、红三种，气味芳香；根单一，花多，茎单一，状如藏金盏，没有分枝。觉保说："绿绒蒿茎单一。"本品也有称为西吾达尔、格吾达尔的。

红花绿绒蒿 ཨུཏྤལ་དམར་པོ། Meconopsis punicea Maxim ，叶薄，叶片特别长。称为欧贝玛保。

黄花绿绒蒿（全缘叶绿绒蒿）ཨུཏྤལ་སེར་པོ། Meconopsis integrifolia(Maxim) franch，基本与上述的一样，但其茎中空，单一，叶柄、花各自分开，比上述的长而粗，气味浓。又称做江肖赛尔保、欧贝赛保、嘎吾江肖、洒都赛尔保。

（白花绿绒蒿 ཨུཏྤལ་དཀར་པོ། Meconopsis argemonantha praim，花白色较小，花丝窄线形，茎叶同其他绿绒蒿——译者注。）

མེ་ཏོག་ལུག་མིག།

མེ་ཏོག་ལུག་མིག་དུག་དང་རིམས་ཚད་སེལ། །ཞེས་པར། ལྷུགས་ཕྲེང་ལས། ནྲི་ལ་ཨུཏྤལ་སྔོམས་པའོ། །ཞེས་དང་། ཕྱོན་ཤིང་ལས། ལུག་མིག་ཚ་བའི་ནད་རིགས་སེལ། །དུག་གིས་ཤུ་བ་རེངས་འབྲུམས་བསྲིང་། །ཞེས་དང་། རང་བྱུང་པས། རྒྱལ་བའི་སྤྱན་གྱིས་རྣག་ཁྲག་སྐེམ། །ལུག་མིག་གདོན་ཚད་ནད་ལ་ཕན། །ཞེས་ཆེ་ཆུང་གཉིས་ཀའི་ནུས་པ་གསུངས་སོ། །ལུག་མིག་ལ་རིགས་མང་ཡང་སྐབས་འདིར་དགོས་པ་ནི་སྔོན་པོ་རྒྱལ་བའི་སྤྱན་ཅན་ཡིན་ལ། མིང་ནི། རྒྱལ་བའི་སྤྱན་ཅན། ནྲི་ལ་ཨུཏྤལ། ཀློན་པོ་དཔལ་མདོག། གོ་སླད། ཨུཏྤལ་རལ་གྲི་མ། རལ་གྲིའི་འཕོར་ལོ། འདབ་སྔོན་སྟོང་ལྡན། སྒྲོལ་སྔོན་སྟོང་འཕོར། ལུག་སྐྱེས་མའི་མིག། ཨ་བྱུག་སྔོན་པོ་རྣམས་ཟེར། སྤྱིའི་ལོ་རྒྱུས་ནི། སྔོན་ཚེ་རྒྱལ་པོ་ཡུལ་འཁོར་སྲུང་གི་བུའི་ཐུ་བོ་རྒྱལ་པོ་བཤེས་གཉེན་བྱ་བས་ལྷ་དང་དྲང་སྲོང་ལ་མཆོད་སྦྱིན་རྒྱ་ཆེན་བྱས་པའི་ཚེ། དྲང་སྲོང་རཀྟ་ན་རེ། མ་ཧཱ་དེ་བ་ཀུན་གྱི་མཐུག་ཏུ་སྤྱན་དྲོངས་བྱས་པས། དེ་བཞིན་བྱས་ཚེ་ལྷ་ཆེན་པོ་མཐུག་ཏུ་སྤྱན་དྲངས་པ་ལ་མ་མཉེས་ཏེ། ཁྲོས་ནས་དཔྲལ་བ་ནས་མིག་སེར་ལ་འབུར་བ་གསུམ་ཕྱུང་སྟེ་གང་དུ་བལྟས་པའི་ཡུལ་དུ་ནད་འདུ་བ་རྣམ་པ་བཞི་བྱུང་། ཆུང་མ་ནམ་གྲུ་མ་རེ་མ་ཏྲི་དང་ཀླུང་ལྷའི་ལག་ཏུ་ནད་རྒྱལ་བསྐུར་ཏེ་གཏོར་བས་མི་ལ་རིམས་ནད་བྱུང་བ་རིམ་པས་འགོས། དེ་དག་གིས་གར་བལྟས་ཀྱི་ས་ལ་ནད་རྣམ་པ་སྣ་ཚོགས་སྐྱེས་པ་དེ་གང་གིས་ལེན་གཞན་གྱིས་མ་ཤེས། འཕགས་པ་འཇམ་དཔལ་གྱིས་ནད་དབང་ཕྱུག་ཆེན་པོས་བཏང་བ་མཁྱེན་ཏེ། ལྷ་མོ་ལུག་སྐྱེས་མ་ཨུ་མ་དེ་ལྷའི་མིག་བླངས་ཏེ་རྒྱལ་བའི་སྤྱན་དུ་བྱིན་གྱིས་བརླབས་ནས་ནད་དེ་དག་གི་གཉེན་པོར་སྔོན་ལམ་བཏབ་ནས་ས་ལ་བཏབ་པས། ནད་བཞི་བརྒྱ་རྩ་བཞིའི་གཉེན་པོར་འཕྲོད་པའི་མེ་ཏོག་སྔོན་པོ་འདབ་མ་སྟོང་དང་ལྡན་པའམ། གཉེན་པོ་བཞི་བརྒྱ་རྩ་བཞིའི་འདབ་མ་རྒྱས་པ་སྐྱེས། དེ་ལྷ་མོ་ལུག་སྐྱེས་མའི་མིག་ལས་བྱུང་བས་ལུག་མིག་ཏུ་གྲགས་པའོ། །གཞན་གྱིས་མིག་གིས་བལྟས་པ་ལས་སྐྱེས་པའི་ནད་ཐམས་ཅད་འཇམ་དཔལ་གྱིས་ཞི་བར་མཛད་ནས་བདུད་རྩི་སྨན་གྱི་ངོ་བོ་ལ་རྣམ་པ་སོ་སོའི་མིག་འདྲ་བར་སྐྱེས་པར་བྱིན་གྱིས་བརླབས་པ་ནི། སེར་སྔོ་ནག་གསུམ་ས་རོང་ལས་སྐྱེས་པ་དབང་ཕྱུག་གི་མིག་གསུམ་སྟེ། ལུག་མིག་འདྲ་བ་ཆེ་ལ་མགོ་གཉིས་གསུམ་སོགས་ཀྱིས་པར་རྐང་གཅིག་པ་ལ་དོམ་རལ་བ་ཞེས་མགོ་ཆག་གསང་ལྟུམ་དུ་བྱེད་པ་དང་། རྩིང་པ་ཤིང་གི་ཁེ་ཚེ་ཅན་སྔོན་པོ་དང་སེར་པོ་མིང་ཅན་སྐབས་གོང་དུ་བཤད་དང་གསུམ་མོ། །སྔོ་སྐྱ་ཆུང་བ་ཆུ་ཀླུང་དང་ན་ལས་སྐྱེས་པ་ལུག་ཆུང་དུ་གྲགས་པ་དབང་པོ་

སྟོབས་བཟང་གི་མིག་གོ། གཡའ་དང་སྦྱང་ལས་སྐྱེས་པ་སེར་པོ་ཨ་བྱུག་ཆེ་ཆུང་གཉོད་སྦྱིན་གྱི་མིག་ཡིན་པར་བཤད་པའོ། །སྐབས་འདིར་ལུག་མིག་སྔོན་པོ་ནི། འབྲུངས་དཔེར། ལུག་མིག་ན་སྤང་ཉིན་སྲིབ་སྐྱེ། །ལོ་མ་སྔོ་སྐྱ་ཆུང་ལ་སྒོར། །སྡོང་བུ་སྨུག་ལ་རིང་བ་ཡིན། །མེ་ཏོག་ཨུཏྤལ་འདབ་སྟོང་ལྡན། །འདབ་མ་སྔོ་ལ་གེ་སར་སེར། །རོ་ནི་ཅུང་ཟད་ཁ་བ་ཡིན། །རྒྱལ་བའི་སྤྱན་ཞེས་བྱ་བ་ཡིན། །ནུས་པས་རིམས་དང་དུག་ཚད་སེལ། །གཞན་ཡང་མི་འགྲོད་མི་ཕན་མེད། །ཅེས་སོ། །

紫菀（多种紫菀）

紫菀功效治毒症，并且治疗疫热症。《铁鬘》中说："紫菀性平。"《如意宝树》中说："紫菀治热病，解毒，治癣，解痉挛。" 让穹多吉说："大紫菀干脓血，小紫菀利邪热病。" 上述说明了大小两种紫菀的功效。

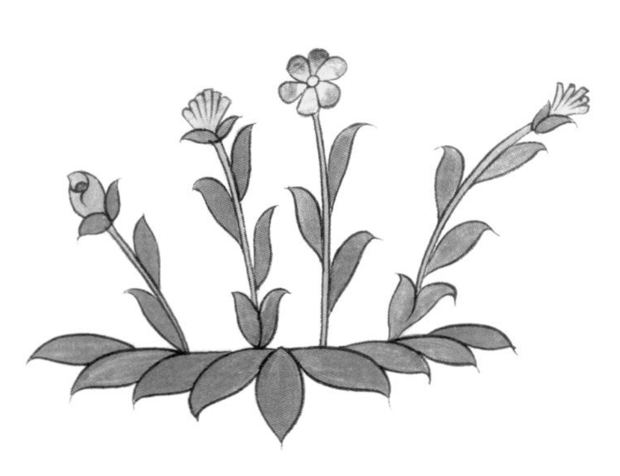

紫菀种类虽很多，这里主要说蓝花大紫菀 。本品之名有：加贝坚见、尼拉欧贝拉、隆宝欧多合、高拉、然稚科尔洛、欧贝拉然雅玛、达温东丹、卓温东科尔、鲁吉玛莫合、阿夏温保等。

紫菀的故事传说是这样的：从前，在玉科松王的王子图吾王希宁大祭神和仙人之时，仙人章松若嘎达说："请了众神仙之后才请玛哈得瓦。" 玛哈得瓦很不高兴，愤怒而去。临去时，黄眼珠怒视三次，看到哪里，哪里就有四种疾病漫延。并将病袋授予妻子纳木珠端玛豆和风神，时而鼓动，使人染上瘟病时疫，渐渐传染流行。他们看哪里，哪里的地上就产生了各种各样的疫病。对这些病如何诊治，别人都不知道。文殊菩萨深知此病是天神行瘟大自在天怒视而成的，只有用眼睛对治。于是，取掉女神鲁吉玛乌玛得卫的眼睛，加持福佑，并作了对治此病的祈愿，然后种在地里。从此，地上生长出了对治四百零四种病的千瓣蓝花紫菀花（大花紫菀 ལུག་མིག་སྒྲོལ་སྔོན་སྟོང་འཁོར། Aster megalathus ling）。此花是女神鲁吉玛的眼睛所化，因而称"鲁莫合"。别的眼睛怒视而生的各种疾病，皆被文殊菩萨消除了。由于文殊菩萨的加持，甘露之药紫菀生成各种眼状花朵，黄、蓝、黑三种。生长在温暖的河川，为自在天的眼睛所化，称为加贝坚见即须弥紫菀 རྒྱལ་བའི་སྤྱན། Aster himalaicug C.B.clarke。一种状如“鲁莫合”，花朵较大，一枝开花两三朵，名叫多木然巴，亦称高且桑都木；一种茎基部木质化，花蓝色；一种花黄色，前面垂头菊一药中已说了。上述共为三种。一种花小，淡蓝色，生长在河川，沼泽地带，名叫“鲁合琼”（灰木紫菀），为昂保多桑的眼睛所化；一种生长在石山、草坡，花黄色，名叫“阿夏合”（鞑箭菊）分大小两种，为药叉的眼睛所化。

《图鉴》中说：“蓝花紫菀生长在沼泽草滩和阴阳交界处。叶小，圆形，淡青色，茎长，紫色，花瓣千层，色如蓝花绿绒蓝花，花瓣蓝色，花蕊黄色。味微苦，又名加卫建，功效清热解毒，治瘟病时疫，与他药不反不佐。”

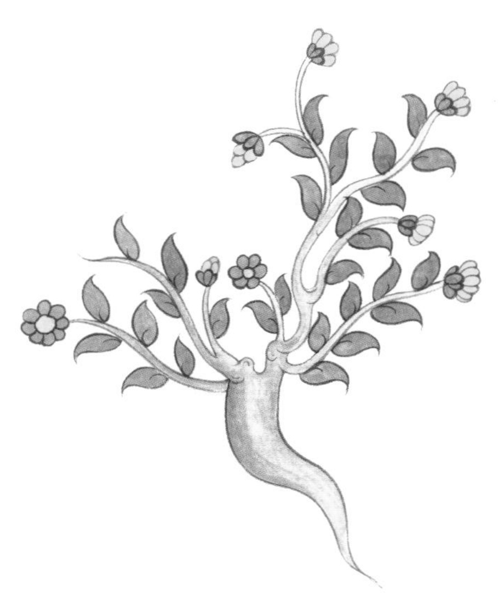

ལུག་ཆུང་།

ལུག་ཆུང་རིམས་དུག་སྨུག་པོ་རྩ་ཚད་སེལ། །ཞེས་པ་གོང་གི་སྟོབས་བཟང་མིག་ཅེས་པ་སྟེ། ལུག་མིག་ལས་ཆུང་ལ་དཀར་ཞིང་ཞིབ་མང་སྐྱེས་པ་དེའོ། །

路旁菊（灰木紫菀） *Heteropappus crenatifolius(Hand-Mzt)*

路旁菊治疫毒症，并治杂症脉热症。 本品为上面所述的多桑莫合，比紫菀小，花白色，花瓣细小而多。

ཨ་བྲག།

ཨ་བྲག་མགོ་ཆག་གསོ་ཞིང་ཆུ་སེར་སྐེམ། །ཞེས་པར། རང་བྱུང་པས། མེ་ཏོག་གུར་ཀུམ་གཉན་ཚད་འཇོམས། །ཨ་བྲག་ཆེན་པོས་གཟེར་རྣམས་འཇོམས། །གསུངས། མིང་། ཨ་བྲག་སེར་པོ། ཨ་བྲག་གཟེར་འཇོམས། སྤང་གི་གུར་ཀུམ། མེ་ཏོག་གུར་ཀུམ། ལྷ་ཁང་གུར་ཀུམ། ལུག་མིག་སེར་པོ། ཨ་བྲག་གུར་ཀུམ། མིང་ཅན་སེར་ཆུང་། རང་འཐག་མགོ། གནོད་སྦྱིན་མིག་རྣམས་ཟེར། འབྲུངས་དཔེར། མེ་ཏོག་ཨ་བྲག་ཅེས་བྱ་བ། །སྲིབ་མོའི་ན་སྤང་དག་ལས་སྐྱེ། །ལོ་མ་སྤུན་རྩུབ་རྡོ་ལ་སྒྲོང་། །སྡོང་བུ་གདུགས་ཀྱི་ཡུ་བ་འདྲ། །རོ་ནི་ཅུང་ཟད་ཁ་བ་ཡིན། །རང་གི་ནུས་པས་ལྷོག་པ་འཇོམས། །ཞེས་མེ་ཏོག་དམར་སེར་ལུག་མིག་དབྱིབས་ལ་དེ་བས་འདབ་མ་ཉུང་བ་སྟེ། འདི་ལ་རིགས་གཉིས་ཀྱི་ཆོད་པའམ་བཟང་བ་སྦྱ་མ་ཡིན། འདིའི་ལོ་མ་རྡོ་རྩུབ་ཤུག་ཚེར་འདྲ་བ་དེ་སྔ་ནང་དུ་བཙུག

ལ་ཕྱི་ནས་འཕྱུར་བས་སྣ་ཁྲག་ཟེབས་པར་འགྱུར་བས་ལྷམ་བུ་ཁྲག་གཏར་ཡང་ཟེར། གཡུང་བའམ་དམན་པ་ནི། ས་དམའ་སར་སྐྱེ་བ་མེ་ཏོག་སྔ་མ་ལྟར་ལ་ལོ་མ་ཁུར་ལོ་འདྲ་བའོ། །

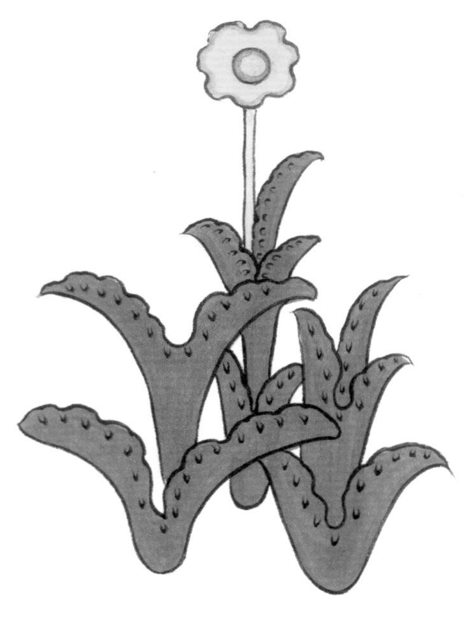

鞑新菊（打箭菊）

鞑新菊治头破伤，并且能够干黄水。让穹多吉说："鞑薪菊清瘟热，大鞑新菊止痛。"本品之名有：阿夏赛尔保、阿夏赛尔交木、邦格苟日苟木、麦多苟日苟木、拉康苟日苟木、鲁莫合赛尔保、阿夏合苟日苟木、芒建赛尔琼、让陀高、脑金合。《图鉴》中说："鞑新菊生长在阴面的沼泽草地和草山坡。叶簇生，粗糙，尖锐，硬；茎如伞把。味微苦，功效治疗疮炭疽。"本品花红黄色，状如紫菀花而花瓣少。本品分为两种，上述为粗糙鞑薪菊或上等鞑箭菊。粗糙鞑新菊 ཨ་བྲག་རྩོད་པ། Chrysanthemum tatsinnese Bur.Et Franch，叶粗糙，尖锐，状如刺柏叶，入鼻擤出，上有鼻血，因而称为敦赤合达尔。绵软鞑新菊或次等鞑新菊，即红舌千里光 ཨ་བྲག་གཡུང་བ། Senecio rufus Hand. - Mazz，生长在低地，花同前述，叶像蒲公英。

ཚེར་སྔོན།

ཚེར་སྔོན་རུས་ཆག་གསོ་ཞིང་ལྷ་བ་འདྲེགས། །ཞེས་པར། རང་བྱུང་རྡོ་རྗེས། ཨ་བྲག་ཚེར་སྔོན་མགོ་ལ་ཕན། །ཞེས་པར། མིང་། སྔོན་པོ་དར་ཡ་ཀན། ཆུ་འཕྲིན་རྒྱལ་མོ། སྔོན་པོ་དེ་སྐྱིད། ཟུག་རྩ་འདྲེན་བྱེད། ཚེར་མ་དར་བཏུམ། མདའ་གཞུ་ཅན། ཨ་ཙ་རའི་རྣ་རྒྱན་འབྲས་ཟེར། འབྲུངས་དཔེར། ཨ་བྲག་ཚེར་སྔོན་སྔོ་ཡི་རིགས། །ལོ་མ་སྡོང་པོ་ཚེར་མ་ཅན། །མེ་ཏོག་སྔོན་པོ་རོ་ནི་ཁ། །རང་གི་ནུས་པས་རུས་ཚད་སེལ། །མགོ་ཆག་རྨ་ཡི་དར་ཡ་ཀན། །ཞེས་པས། ལོ་མ་སྡོང་པོ་མེ་ཏོག་གི་གོས་དང་གང་བུ་རྣམས་ཚེར་མའི་རང་བཞིན་ལས་སྐྱེ་ཚུལ་སྡོང་པོ་ཨུཏྤལ་སེར་པོ། མེ་ཏོག་ཨུཏྤལ་སྔོན་པོ་འདྲ་ལ་ཁྱད་པར་འདིའི་མེ་ཏོག་སྔོ་བསངས་ཡིན། ཨུཏྤལ་མེ་ཏོག་སྔོ་ཡང་དམར་མདངས་ཡོད་ལ་སྨུམ། འདིས་མེ་ཏོག་བརྣན་པའི་ཁྱད་པར་རོ། །འདི་ལ་རིགས་

གསུམ་འོང་ཡང་དོན་ནུས་པ་སོགས་མཚུངས་ཚུལ་ནི། སྡོང་པོ་ཁོང་སྟོང་སྦོམ་པ་ལ་ཡལ་མང་བ་གོང་བཤད་འདི་དང་གཅིག། ལོ་མ་སྔ་མ་ལས་ཆེ་ཞིང་སྡོང་པོ་སྨུག་པོ་ཟྭ་ཤིང་འདྲ་བ་སྨུག་པོ་ལ་ཤིང་གི་ཡལ་ག་ལྟར་གྱེས་པ་ལས་མེ་ཏོག་འཆར་བ་དང་གཉིས། རྩ་བ་གཅིག་ལ་སྡོང་པོ་སོ་སོར་གྱེས་པ་ལས་སྤྱི་སྡོང་ཆེ་བ་མེད་པ་རྒྱ་མེན་ལྟར་སྐྱེས་པ་དང་གསུམ་མོ། །ཀུན་ཀྱང་ཚེར་མའི་རང་བཞིན་ཅན་ནོ།།

多刺绿绒蒿（总状绿绒蒿） *Meconopsis horridnla Hook f.et Thams*

多刺绿绒蒿功效，治骨裂抬升软骨。让穹多吉说："多刺绿绒蒿利头伤。" 本品之名有：温保达尔亚干、曲禁加茂、才尔思、温保德吉、苏欧阵西、才玛达尔都木、达徐见、阿札拉洛合斋。

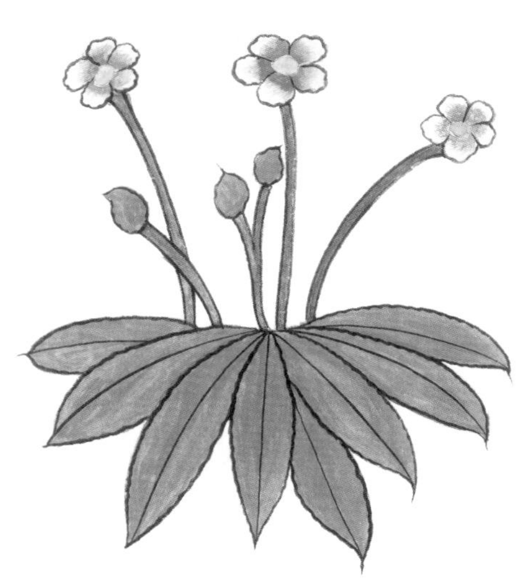

《图鉴》中说："多刺绿绒蒿叶茎皆被刺，花蓝色。味苦，功效清骨热，为治头骨刨伤最有疗效之药。" 本品叶、茎、花、果荚皆被刺，形状像黄花绿绒蒿，花如蓝绿绒蒿，特别是本品的花呈绿绒蒿花蓝色有红色光泽而油润多刺，绿绒蒿花黏性，这是本品的显著区别。本品虽有三种，但形状和功效基本相同。一种茎中空，粗壮，枝多者，即上述的一种。一种叶比上述的一种大，茎紫色，状如荨麻茎，如树分枝，枝头开花。一种根单一，分茎多而无较大的总茎，状如藏金盏。三种皆被刺。

ཨུག་ཆོས།

ཨུག་ཆོས་རྣ་བའི་ནད་སེལ་སྲིན་པ་སྦྱོང་། །ཞེས་པར། རང་བྱུང་པས། ཨུག་ཆོས་རྩ་གསོ་རྣ་བར་ཕན། །ཞེས་པ་ལ་རིགས་གཉིས་ཏེ། འབྲུངས་དཔེར། ཨུག་ཆོས་ཞེས་བྱའི་མེ་ཏོག་ལ། །རིགས་ནི་དཀར་དམར་གཉིས་སུ་ཡོད། །དམར་པོ་བྲག་དང་གཡའ་ལས་སྐྱེ། །ལོ་མ་ས་འབྱར་ཉ་ག་ཅན། །མེ་ཏོག་བྱུ་རུའི་ཕུང་པོ་འདྲ། །ཟེའུ་འབྲུ་རྡོ་རྗེའི་རྣ་འདྲ་སེར། །གོང་བུ་དགོ་བའི་རྣ་འདྲའི་ནང་། །འབྲས་བུ་རྒྱ་ཡི་སྲན་ཆུང་ངམ། །དུག་མོ་ཉུང་འདྲ་ནག་ལ་སྣུམ། །རོ་ནི་ཁ་ལ་མངར་བ་ཡིན། །ནུས་པས་རླུང་འཁྱིལ་འཐེན་པར་བྱེད། །ཅེས་པའི་མེ་ཏོག་བཏུ་བ་ཡིན་རུང་རྣ་བའི་ནད་

ལ་འབྲས་བུ་དགོས་པ་དང་། སྔོ་བའི་སྐབས་ཤིག རྩ་བ་དཀར་པོ་སྦྱིན་རས་གཟིགས། ལོ་མ་སྔོན་པོ་ཕྲུག་རྗོར་དང་། མེ་ཏོག་དམར་པོ་འཛམ་དཔལ་དབྱངས། ཞེས་གསུམ་ཀ་དགོས་པའང་ཡོད། ཨུག་ཆོས་དཀར་པོ་ནི། འབྲུངས་དཔེར། ཨུག་ཆོས་དཀར་པོ་ཞེས་བྱ་བ། །ལོ་མ་དམར་པོ་འདྲ་ན་ཡང་། །མེ་ཏོག་དཀར་པོ་རོ་ཁ་བས། །ཆུ་སེར་མ་ལུས་འདྲེན་པར་བྱེད། །ཅེས་སོ། །འདི་མཁའ་འགྲོ་སྨན་རྒྱུད་ཀྱི་སྐབས་ཟུས་འགར་རྩ་བ་མེད་ཐབས་མེད་པར་བཤད། རིགས་སེར་པོ་ཞིག་ཀྱང་ཡོད་ཚོད་དུ་གྲགས་སོ། །

密生波罗花

密生波罗花功效，治疗耳病泻腹胀。让穹多吉说："密生波罗花益脉，利耳。"本品分为红、白两种。

红密生波罗花 ཨུག་ཆོས་དམར་པོ། lncarvillea compacta Maxim，《图鉴》中说："密生波罗花分红、白两种。红密生波罗花生长在石岩高山。叶平铺地面深裂，花如珊瑚堆，花粉囊黄色，荚果状如羚羊角，种子黑色，油润，形状像小豆或如止泻木子。味苦、甘，功效治气滞。"本品虽采花入药，但治耳病用种子，咳嗽用其白根、蓝叶、红花。

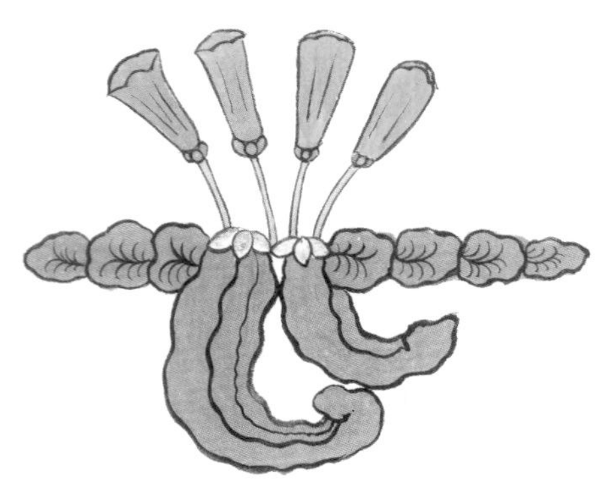

白密生波罗花即两头毛 ཨུག་ཆོས་དཀར་པོ། lncarvillea argute(Royle) Royle，《图鉴》中说："白密生波罗花叶状如红密生波罗花，花白色。味苦，功效引流黄水。"

据说，还有一种黄花密生波罗花。

གང་གྰ་ཆུང་།

གང་གྰ་ཆུང་གིས་དུག་དང་ཚད་འབྲུ་གཅོད། །ཅེས་པར། རང་བྱུང་པས། གང་གྰ་ཆུང་དང་ག་བུར་མཚུངས། །གསུངས། མིང་། རྒྱལ་མཚན་གང་གྰ་ཆུང་། གངས་ལས་སྐྱེས་པའི་ཨ་ཧྲི་ཁ། དཀར་པོ་ཆིག་ཐུབ། ལ་ནས་འོང་བའི་དར་ཡ་ཀན་ཟེར། འབྲུངས་དཔེར། གང་གྰ་ཆུང་ཞེས་བྱ་བ་ནི། །ཁྲི་དང་བུད་མེད་མི་འགྲོ་སའི། །མཐོ་བའི་གཡའ་ཞིབ་རྫ་ལས་སྐྱེ། །ལོ་མ་ཐིབས་ཚེ་བརྩེགས་པ་ཡི། །ཟུར་བཞི་ལོགས་བརྒྱད་མཆོད་རྟེན་བརྩེགས། །དེ་སྟེང་མེ་ཏོག་དཀར་པོ་ལ། །སྔོ་དང་དམར་བའི་མདངས་འོད་ཆགས། །དྲིལ་བུ་གྱེན་དུ་ཁ་བཟེད་འདྲ། །རྩ་བ་རྒྱུས་པ་འཛིངས་པ་འདྲ། །ཞེས་དང་། དཔག་བསམ་ལྗོན་ཤིང་ལས། རྒྱལ་མཚན་གང་

ཆུང་ཞེས་བྱ་བ། །ཟུར་བཞི་ཡོགས་བརྒྱད་རྩེ་དང་དགུ། །འཛམ་པ་གངས་དཀར་ཡོགས་ལས་སྐྱེ། ལོ་མ་བརྩེགས་པ་འདྲ་བ་ཡིན། །ཤིན་ཏུ་ཁ་བས་ཁྲག་མཁྲིས་སེལ། །དུག་དང་ཚ་བའི་ནད་ཀུན་འཇོམས། །སྨུག་པོ་ཁྲག་ལམ་ཆད་པ་ལ། །ང་མེད་སྨན་པ་སྡུག་གོ་ཟེར། །ཞེས་དང་། རྟོགས་བརྗོད་ལས། གངས་ཅན་གཡའ་ཤག་སྐྱེས་པའི་གང་ག་ཆུང་། །ཟུར་ཡོགས་མཆོད་རྟེན་བརྩེགས་པའི་རྩེ་མོ་ལ། །རབ་མཛེས་ཨུཏྤལ་དགོད་པའི་ཆུན་པོས་བརྒྱན། །ཚ་བ་ཀུན་སེལ་ཚ་འབྲུ་དུག

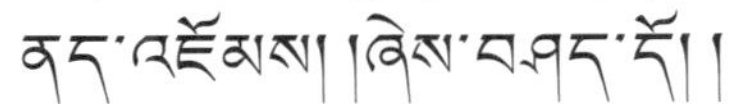
ནད་འཇོམས། །ཞེས་བཤད་དོ། །

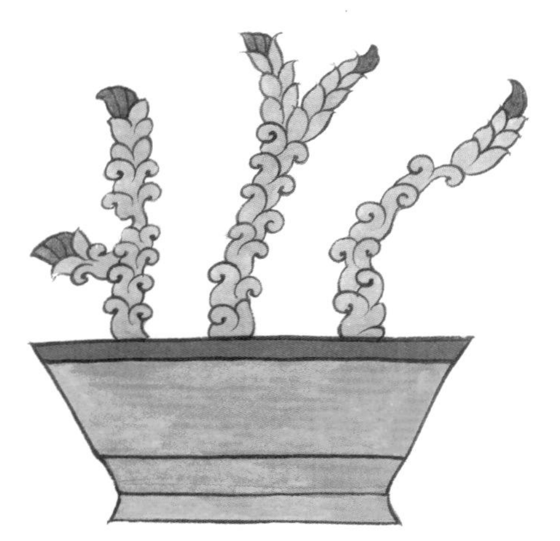

乌奴龙胆　*Gentiana urnula H.sm*

乌奴龙胆治毒症，并且能够止热泻。让穹多吉说："乌奴龙胆效如冰片。"本品之名有：加参冈嘎琼、冈嘎琼、冈乃吉贝阿贝卡、嘎尔保切合图、拉乃昂吾达尔亚干。

《图鉴》中说："乌奴龙胆生长在狗和妇女不去的高山。叶对生，重叠，四角八面，状如宝塔；茎顶开白花，有蓝色和红色光泽，花瓣上卷；根如筋，蓬松零乱。"《如意宝树》中说："乌奴龙胆四角八面九尖，生长在雪线附近，叶似重叠。味很苦，功效治血和赤巴合并症，解毒清热，治培根瘀紫症、血管闭塞病。无我这味药，医生直叫苦。"《释义》中说："乌奴龙胆生长在高山，四角八面像宝塔，顶端花似绿绒蒿。功效清热，解毒，止热泻。"

ཀྱི་ལྕེ་དཀར་པོ།

ཀྱི་ལྕེ་དཀར་པོས་སྐྱོད་ཆད་མཁྲིས་ཚད་སེལ། །ཞེས་པ་ལ། དཔག་བསམ་ལྗོན་པར། ཤེལ་ཏང་དཀར་པོས་ཁྲག་རྣམས་གཅོད། །བཏུལ་མས་དཀྲིས་ན་སྐྲངས་རྣམས་འཇོམས། །རྩ་འདུལ་བཏབ་ན་རྩ་ཆད་སྡོམ། །ཞེས་དང་། རང་བྱུང་པས། དཀར་པོས་མཛེ་ནད་དུག་ཚད་འཇོམས། །ཞེས་གསུངས། མིང་ནི། ཏ་ཡ་ན། ཏ་ཡ་ནྣ་ན། སྐྱོབ་བྱེད། བིཛྫ་ཀཱནྟ། ཀུ་ག་ཀ། ཐུ་དཀར་ཅན། ཤ་ལང་བ། ཤ་ལང་འབངས། བོང་ཉ་བ། སྐྱུ་དཀར། གནོད་སྦྱིན་ལྕེ། ཤེལ་ཏང་དཀར་པོ། ལ་ཕྲམ་དཀར་པོ། ཁྱི་དཀར་དུང་གི་ཐག་པ་ཅན་ཟེར། འདི་ལ་དཀར་ནག་གཉིས་ཡོད། འདི་དཀར་པོ་སྟེ། འབྲུངས་དཔེར། ཀྱི་ལྕེ་དཀར་པོ་སྤང་ལས་སྐྱེ། །ལོ་མ་སྟོ་ལ་མཐུག

འཇམ་རིང་། །སྔོང་པོ་དམར་ལ་མེ་ཏོག་དཀར། །འབྲས་བུ་ནག་པོ་ལྕགས་ཕྱེ་འདྲ། །རོ་ནི་ཁ་ལ་རྩུབ་པ་ཡིན། །ཞེས་པ་སྔོང་བུ་གྱེན་དུ་ལངས་པའི་རྩེར་མེ་ཏོག་སྤང་རྒྱན་འདྲ་བ་སྔོ་ཁྲ་མང་བ་མགོ་འབྲེལ་དུ་སྐྱེ་བའོ། །

白花秦艽（麻花艽） *Gentiana straminea Marin*

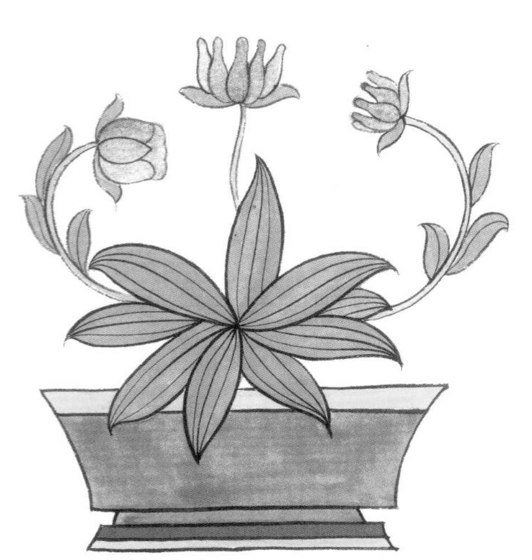

麻花艽治腑热症，并且治疗胆热症。《如意宝树》中说："白花秦艽花止血，消肿，治疮。"让穹多吉说："白花秦艽花治麻风病，清热解毒。"本品之名有：扎亚那、吉解嘎保、吉解那保、交卜西、固嘎嘎、布嘎尔见、夏朗巴、夏朗邦、邦纳哇、苟嘎尔、脑金吉、西当嘎尔保、拉查嘎尔保、且嘎尔东格陀合巴见等。本品分为白、黑两种。

白花秦艽（麻花艽）ཀྱི་ལྕེ་དཀར་པོ། Gentiana straminea Marin，《图鉴》中说："白花秦艽生长在草山坡。叶厚，长，青色，光滑；茎红色；花白色；种子黑色状如铁砂。味苦，性糙。"如上所述，白花秦艽茎直立，茎端开花，花状如龙胆花，有许多蓝斑，花萼相连。

ཀྱི་ལྕེ་ནག་པོ།

ནག་པོས་སྐྲངས་འཇོམས་གག་པ་རྒྱ་སེར་སྐེམ། །ཞེས་པའི་ནག་པོ་ནི། ལྷོན་ཤིང་ལས། ནག་པོ་རྒྱ་སེར་སྐེམ་པའི་མཆོག །གག་པས་གྲི་བ་འགགས་པ་དང་། །ཡན་ལག་སྐྲངས་པ་འཛིལ་བ་ཡིན། །དང་། རང་བྱུང་པས། ཀྱི་ལྕེ་ནག་པོས་གཉན་སྐྲངས་སེལ། །ཞེས་སོ། །མིང་། ཛཾ་མ། སྐྱིང་ཐེད། ཤེལ་ཏང་ནག་པོ། སྤྱང་དུག་ནག་པོ། ཀྱི་ལྕེ་ནག་པོ་ཟེར། དཔྱིབས་དཀར་པོ་དང་འདྲ་ལ་ལོ་མ་དེ་ལས་ཆེ་བ་མེ་ཏོག་དཀར་པོ་མདངས་མི་གསལ་བ་ལོ་སྔོང་ས་ལ་བགྲད་ནས་ཐང་སོགས་བདེ་སར་སྐྱེ་བ། རྩ་བས་སྔོན་མེ་དང་དེ་ལ་བརྟེན་ནས་དྲིག་པས་སྨུག་ཚ་ཉན་པར་གསུངས།

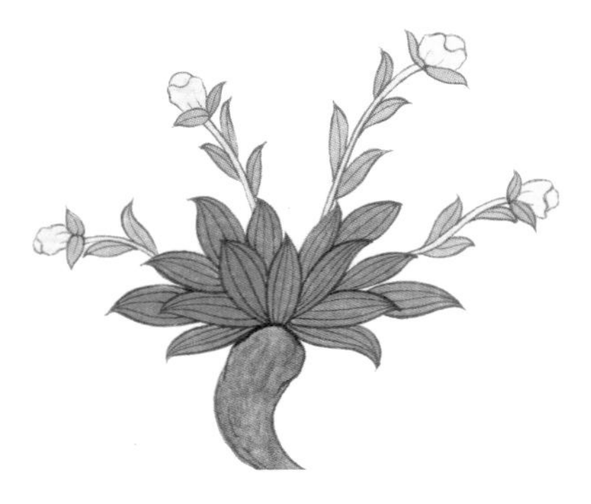

黑秦艽即粗茎秦艽　*Gentiana crassicaulis Duthie ex BurKill*

粗茎秦艽消肿胀，并治喉蛾干黄水。《如意宝树》中说："粗茎秦艽花干黄水，开喉蛾喉闭，消四肢肿胀。"让穹多吉说："粗茎秦艽消瘟肿。"本品之名有：钧西、西当那保、江毒纳保、吉解那保等。形状如白花秦艽，而叶略大，花白色光泽不显，叶茎平铺地面，生长在平滩。根可做灯芯，其烟墨可做墨。

སྤང་རྒྱན་དཀར་པོ། སྔོན་པོ། ནག་པོ།

སྤང་རྒྱན་དཀར་པོས་དུག་དང་གྲོ་ནད་སེལ། །ཞེས་པར། དཔག་བསམ་ལྗོན་པར། སྤང་རྒྱན་དཀར་པོས་དུག་ནད་སེལ། །ཚ་བའི་ནད་རིགས་ཐམས་ཅད་དང་། །ལྷག་པར་གྲེ་བ་ཚ་འགགས་སེལ། །དང་། རང་བྱུང་པས། སྤང་རྒྱན་དཀར་པོས་གློ་ཚད་སེལ། །སྔོན་པོ་དེ་དང་ཕྱོགས་མཐུན་བསིལ། །དང་། ཤུགས་ཕྲེང་ལས། སྤང་རྒྱན་དཀར་པོ་བསིལ་ལ་བསྐ་བས་ཚད་ནད་ཐམས་ཅད་སེལ། །རང་གི་ནུས་པས་དུག་དང་གྲེ་བར་ཕན། །གསུངས། འདི་ལ་རིགས་གསུམ། དཀར་སྔོ་ནག་གསུམ་མོ། །དཀར་པོ་འདི་ལ་མིང་། ཏ་པ་ནི། ཨུཏྤལ་དཀར་པོ་ཟེར། འབྲུངས་དཔེར། སྤང་རྒྱན་དཀར་པོ་སྤང་ལས་སྐྱེ། ལོ་མ་ཆུང་ལ་མེ་ཏོག་རྒྱས། །རོ་ནི་ཁ་ལ་ཚད་རིམས་སེལ། །ཞེས་གསུངས། འདི་ལ་མཐོན་པོའི་ཁར་སྔོན་རྟེང་ས་འཁྱུགས་ཁ་སྐྱེ་ལ། ལོ་མ་ཀྱི་ལྡེ་འདྲ་ལ་སྡོང་བུ་མེད་པར་ས་ནས་མེ་ཏོག་དཀར་ལ་དམར་མདངས་རྒྱས་པ་ཆེ་བ་བཞི་ལྤ་ཙམ་རྟེང་པ་འབྲེལ་ནས་སྐྱེ་བའོ། །སྔོན་པོ་ནི། རང་བྱུང་པས། སྔོན་པོ་དཀར་པོར་ཕྱོགས་མཐུན་བསིལ། །གསུངས་ལ། སྔོན་མགོ་ནས་སྐྱེ་ལ་ན་སྤང་ཀླན་ཤས་ཅན་ལས་སྐྱེ་བ་དབྱིབས་སྤ་མ་འདྲ་ལ་ཆུང་ལ་སྔོ་སྐྱ་ཁ་དོག་ཤིན་ཏུ་གསལ་བའོ། །ནག་པོ་ནི། དཔག་བསམ་ལྗོན་ཤིང་ལས། སྤང་རྒྱན་ནག་པོས་འབྲུམ་པ་ཞི། །གསུངས་ལ། མན་ངག་འགའ་ཞིག་ཏུ། འབྲུམ་ནག་སྨན་ལ་བཟང་བར་བཤད་པ། སྔོན་གཞུང་དུས་སྐྱེ་བ་ཚུལ་སྤ་མ་ཇི་ལྟ་བ་ལས་ཁ་དོག་མཐིང་ག་ཤིན་ཏུ་གསལ་བ་སྔོན་པོ་ལས་ཅུང་ཆེ་བའོ། །འདི་གསུམ་སྔོའི་ལྷ་མོ་སྤུན་གསུམ་དེ་སྤང་གི་བུ་མོ་སྤུན་གསུམ་དུ་སྤྲུལ་ནས། སོས་ཀ་ས་ལ་རྡོད་ཧ་ཊ་ཙམ་བརྒྱུས་པ་ནས་སྨན་རྣམས་ཀྱི་སྣ་ཁྲིད་དེ་དཔྱིད་གསུམ་ལ་གཡར་མོ་ཐང་པ་སྣ་ཏིག་ཀོ་ཊ་གསུམ་དུ་འབྲུངས། འདི་གསུམ་འབྲུངས་ནས་སྨན་རིགས་ཐམས་ཅད

མི་སྐྱེ་རང་དབང་མེད། སྟོན་ཁ་སའི་དྲོད་ཤོར་ནས་སྨན་རྣམས་ཀྱི་མཇུག་སྡུད་པ་ལ་སྤང་རྒྱན་སྤུན་གསུམ་དུ་འཕྲུངས་ཏེ། ཆུང་འབྲིང་ཆེ་གསུམ་སྟོན་ཟླ་གསུམ་ལ་འཆར། འདི་གསུམ་ཤར་ནས་སྨན་རིགས་ཐམས་ཅད་མི་འགྲོ་རང་དབང་མེད་ཅེས་པ་སོགས་རྒྱ་ཆེར་སྨན་གྱི་མངོན་རྟོགས་ལས་བཤད་དོ། །

龙胆

白花龙胆治毒症，并且治疗咽喉症。《如意宝树》中说："白花龙胆花治毒病、各种热病、喉炎热闭。"让穹多吉说:"白花龙胆花清肺热,蓝花龙胆花同效而性凉。"《铁鬘》中说:"白花龙胆性凉、味涩，治一切热病，解毒，利喉。"本品分为白花、蓝花、青花三种。

白花龙胆即大花龙胆 སྤང་རྒྱན་དཀར་པོ། Gentiana szechenyii Kaniez，又名达巴尼、榜间嘎保、乌巴拉嘎尔保。《图鉴》中说："白花龙胆生长在草山坡。叶小，花繁盛。味苦，功效治热性时疫。"如上所述，本品深秋生长在高山寒冷地带；叶如秦艽，无茎，从地面开出四、五朵白花，有红色光泽，花基部合生。

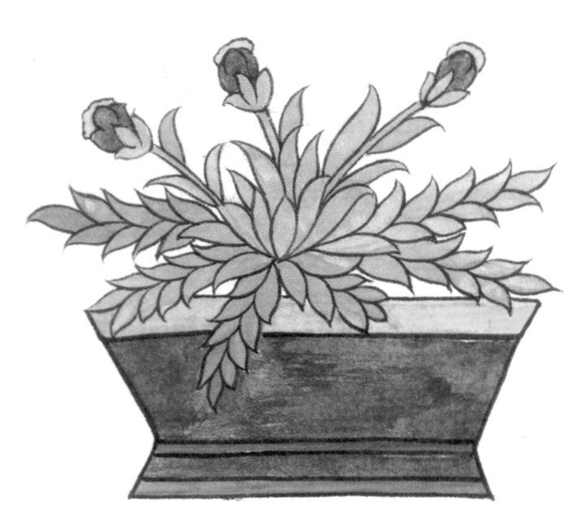

蓝花龙胆即短柄龙胆 སྤང་རྒྱན་སྔོན་པོ། Gentiana stipitata Edgew－G.tizuensis Franch，又名榜间温保。让穹多吉说："蓝花龙胆与白花龙胆同效而性凉。"蓝花龙胆初秋生长在非常潮湿的沼泽草滩，形态同上所述，叶小，花淡蓝色，非常显明。

青花龙胆即蓝玉簪龙胆 སྤང་རྒྱན་ནག་པོ། Gentiana veichiorum Hemsl，又名榜间那保。《如意宝树》中说："黑花龙胆治黑疤痘疹。"在一些医药著作中说："黑花龙胆是治疗黑疤痘疮的良药。"本品中秋生长在高山草甸，形态同前述，花面青色，非常显明，比蓝花龙胆略大。

上述三种龙胆，有段神话传说：仙女三姊妹，化作草坡三姊妹，大地春回时，阳气上泛，三姊妹作为诸药的先导，化为报春花、点地梅、马兰花，迎接三春。三花一开，他药不得不生，百花相继而开。秋天，大地阳气下降，秋风萧瑟，诸药枯萎，百花凋谢，三姐妹化作大、中、小三种龙胆，开在三秋。三花一开，诸药不得不去。

上述神话，大多数药物典故中都有此说。

དེ་ཡ། སྤོ་དེ་ཡ། ཆུ་དེ་ཡ། ཤིང་དེ་ཡ།

དེ་ཡས་རིམས་སེལ་རྩ་མཁྲིས་མཁྲིས་ཚད་སེལ། །ཞེས་གསུངས་པའི། དེ་ཡ་ནི། སྤོ་དེ་ཡ། ཆུ་དེ་ཡ། ཤིང་དེ་ཡ་ཞེས་རིགས་གསུམ་ལས། སྤོ་དེ་ཡ་ནི། ཨུ་རྒྱན་འབྱུངས་དཔེར། དེ་ཡ་གཡའ་སྤང་རྫ་འདབ་སྐྱེ། །ལོ་མ་སྔོན་པོ་ཉ་ག་ཅན། །ས་ལ་གབ་པའི་ཚུལ་གྱིས་སྐྱེ། །མེ་ཏོག་གཡུ་ཆུང་དྲུག་དཀར་མདོག །དབྱིབས་ནི་སྐང་ཟེལ་མེ་ཏོག་དབྱིབས། །གཉིས་གསུམ་ལས་ནི་མང་བ་མེད། །ལྔ་ཡན་ཤར་ན་ནོར་བ་ཡིན། །སྡོང་བུ་སོར་གསུམ་ལས་མི་རིང་། །སོར་བཞི་འདས་ན་དེ་ཡང་ནོར། །རོ་ནི་ཁ་མངར་རིམས་ཚད་ལ། །འདི་ལས་གཞན་པའི་གྲོགས་མི་ལྷ། །ཞེས་གསུངས་པ་དེའོ། །ཆུ་དེ་ཡ་ནི། ལོ་མ་མཐུག་པ་ས་ལས་འཕགས་ཙམ་ལས་མི་སྐྱེ་ལ་མེ་ཏོག་སྔོན་པོ་ལུག་མིག་འདྲ་བའོ། །ཤིང་དེ་ཡ་ནི། ཡན་ལག་བརྒྱད་པར། དེ་ཡ་ཀ་ལིང་ཀ་པྲ་ཛོག །ཅེས་པའི་འགྲེལ་བ་ལས། དེ་ཡ་ནི་བྲི་ཧང་ད་རུ་སྟེ། ཤིང་ཆེན་པོ་ཞིག་གོ། ཞེས་པས་ཤིང་འདེལ་པ་ཟེར་བའི་ཤིང་སྦུར་པ་འདྲ་ལ་དེ་ལས་རུང་ཟད་དཀར་བ་འཛེར་པ་མང་ལ་མཁྲིགས་པའོ། །མ་རྙེད་ན་སྦུར་པས་ཚབ་ཏུང་བར་བཤད་འདུག་གོ།

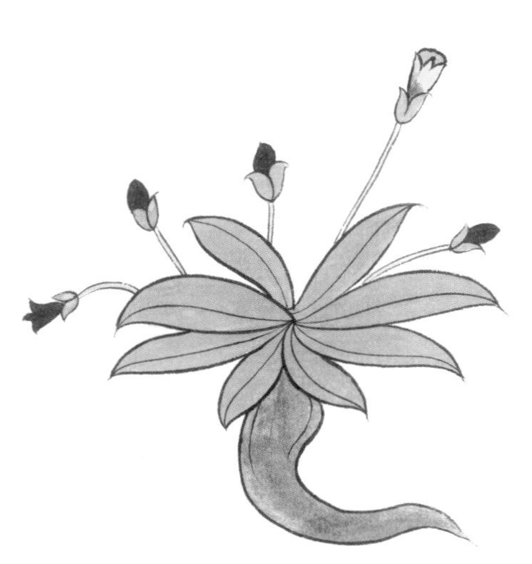

暗绿紫堇 དེ་ཡ།

暗绿紫堇治疫病疠，并治脉病和胆病。

本品分为三种：草暗绿紫堇、水暗绿紫堇、木暗绿紫堇。

草暗绿紫堇 སྤོ་དེ་ཡ། Corydalis melanochlora Maxim，《邬仗那图鉴》中说：“草暗绿紫堇生长在高山草甸和石山坡。叶青色，深裂，覆盖在地面；花白色，花瓣六片如碎玉片，状如斑花黄堇花，花朵不多，大多开两三朵，说花开五朵以上的说法是错误的；茎长约三指，说茎长超过四指也是错误的。味苦、甘，功效清瘟病时疫热，他药不可相匹。”如上所述，即为本品。

水暗绿紫堇 ཆུ་དེ་ཡ། 叶厚，略离开地面，花蓝色，状如蓝紫菀花。

木暗绿紫堇 ཤིང་དེ་ཡ།《八支·木暗绿紫堇解释》中说：“木暗绿紫堇为智杭达如树，

为一种大树。”本品为“得巴”树、状如白杨而略白，树瘤多，坚硬。找不到本品时，可用白杨树代用。

རྩ་མཁྲིས། གསེར་མཁྲིས། བ་སོ་ཁ།

རྩ་མཁྲིས་ནི། རིགས་གཉིས་ཏེ། རྗེ་རང་བྱུང་པས། རྩ་མཁྲིས་ནག་དང་དཀར་བ་གཉིས། །རྩ་གསོ་མཁྲིས་པའི་ནད་ལ་ཕན། །ཞེས་གསུངས་པས། ཞིང་སྐྱེས་གསེར་མཁྲིས་དང་། །རི་སྐྱེས་བ་སོ་ཁ་གཉིས་སོ། །ཞིང་སྐྱེས་ལ་མིང་། རོང་སྐྱེས་སེར་པོ། གསེར་མཁྲིས། བཙུན་མོ་ཞིང་སྐྱེས། འོ་འཛི་བ་ཟེར། འབྲུངས་དཔེར། རྩ་མཁྲིས་ཞིང་ཞུ་ཐ་བར་སྐྱེ། །ལོ་མ་སྔོ་འཇམ་ཕྲ་བ་ལ། །མེ་ཏོག་སེར་པོ་འདབ་བཞིའམ། །ཡང་ན་འདབ་མ་མང་བར་ཉུང་། །བཅད་ན་ཞོ་འཛག་རོ་ནི་ཁ། །ནུས་པས་མཁྲིས་ནད་མ་ལུས་འཇོམས། །ཞེས་གསུངས་པ་བཞིན། ལོ་མ་སྔོ་སིབ་མེ་ཏོག་ཁུར་ནག་འདྲ་ལ་ཆུང་བ། སོང་མཐོ་རེ་ཙམ་ལས་མི་སྐྱེ། ཕྲ་ལ་སྙོམས་པ་བཅད་ན་འོ་མ་འཛག་པའོ། །

རི་སྐྱེས་བ་སོ་ཁ་ནི། ལོ་མ་ཕྲ་ལ་རིང་བ་སྣང་རྩེ་མོན་ཆུང་གི་ལོ་མ་འདྲ་བ། སྡོང་པོ་མཛུབ་རེ་ཙམ་ལ་མེ་ཏོག་སྔོ་སྐྱབ་སེང་པའི་མེ་ཏོག་ལྟར་སྨུག་ནོག་སྐྱེ་བ། ལོ་མ་བཅད་ན་བལ་སྤུ་དཀར་པོ་འབྱུང་ཞིང་འཕུར་ན་སྤྲ་བ་འདྲ་བ་རོ་ཁ་བ་དེའོ། །

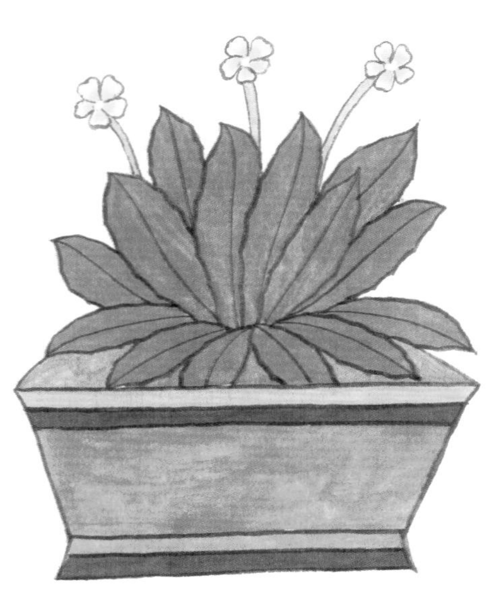

杂赤

风毛菊和粉苞苣，养脉并治赤巴病。本品分为白黑两种，让穹多吉尊者说："杂赤分黑、白两种，养脉，治赤巴病。"上面所述黑、白两种杂赤，白杂赤为田生赛赤即禾叶风毛菊，黑杂赤山生为巴毛卡即粉苞苣。

田生禾叶风毛菊 རྩ་མཁྲིས་དཀར་པོ། Saussurea graminea Dunu，又名戎吉赛尔保、赛尔赤、宗茂相吉、奥孜哇等。《图鉴》中说："田生禾叶风毛菊，生长在田埂地头。叶细，青色，光滑；花黄色，四瓣或多瓣，折断流乳状白液。味苦，功效治胆病。"如上所述，田生禾叶风毛菊，叶青色，花像蒲公英花而略小，株高约一扎，茎细软，折断后流乳白色汁液。

山生粉苞苣 རྩྭ་མཁྲིས་ནག་པོ། lxeris gracilis DC.stebb，又名巴毛卡。叶细长，状如冈孜门琼叶，茎长约一指，花紫色，状如长毛风毛菊花，叶撕裂有羊毛状白丝，搓揉时如艾叶；味苦。

སྐྱ་ཚ།

སྐྱ་ཚས་དྲོད་སྐྱེད་རུལ་གཅོད་ཆུ་སེར་འདྲེན། །ཞེས་པར། དཔག་བསམ་ལྗོན་ཤིང་ལས། ལྕེ་ཚ་ཚ་ཞིང་དམུ་རྫིང་སྐེམ། །ཆུ་སེར་གཉིང་ནས་འབྱིན་པར་བྱེད། །ལྷག་པར་མགོ་ཡི་འཁིབ་པ་འཇོམས། །དང་། རང་བྱུང་པས། ལྕེ་ཚ་བ་ཡིས་གག་པ་སེལ། །ཞེས་པར་མིང་། མེ་ཏོག་ལྕེ་ཚ། སྐྱ་ཚ། བོང་བུ་ལན་ཚྭ་དང་། མེ་ཏོག་ལ། གསེར་འདབ་ལྡུ་པ། ལོ་མ་ལ་སྤྲལ་པ་ལག་པའང་ཟེར། སྤོ་ཚ་སྲིན་སྤྲེར་མོ་ལ་སྤྲལ་པ་ལག་པ་ཟེར་བ་དང་མ་ནོར། འཕྲུངས་དཔེར། བོང་བུ་ལན་ཚྭ་ཞེས་བྱ་བ། །ན་ཐང་ལྷས་དང་སྲིབ་ལས་སྐྱེ། །ལོ་མ་སྤྲལ་པའི་ལག་པ་འདྲ། །མེ་ཏོག་སེར་པོ་འོད་དང་ལྡན། །རོ་ནི་ཚ་ལ་ནུས་པ་ཡིས། །གྲང་སྐྲན་དམུ་ཆུ་གག་པ་སེལ། ཞེས་པ་བཞིན་ནོ། །

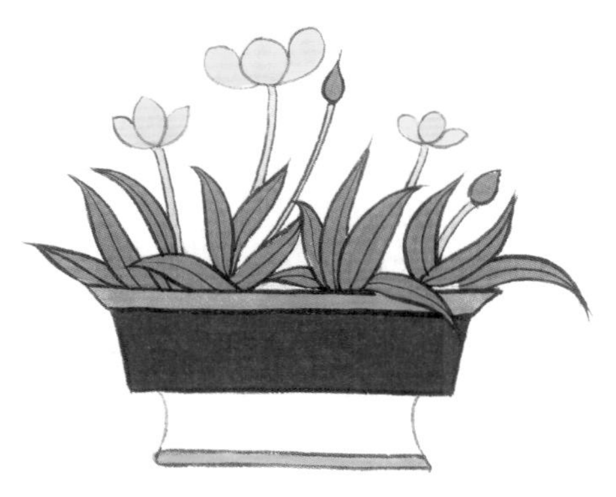

毛茛　*Ranunculus japonicus Thunb*

毛茛生阳并止腐，并能引出黄水病。《如意宝树》中说："毛茛味辛，干腹水，逐黄水，治头昏胀。"让穹多吉说："毛茛治喉症。"本品之名有：麦尕介察、嘎察、邦布兰察；花称赛尔达卜昂巴；叶称巴如巴拉巴，卷柏也称为巴如巴拉巴，临床要分清，不要搞错。

《图鉴》中说："毛茛生长在沼泽滩地和阴凉湿地。叶掌状，花黄色，有光泽。味辛，功效治寒性肿瘤、腹水、喉蛾。"本品如是所述。

གཡར་མོ་ཐང་།

གཡར་མོ་ཐང་པས་སྐྲངས་འཇོམས་རྒྱ་ལ་ཕན། །ཞེས་པར། མིང་། །གཡར་མོ་ཐང་པ། བསིང་མ་དམར་པོ། ལུ་གུ་མེ་ཏོག་ཟེར། འཕྲུངས་དཔེར། གཡར་མོ་ཐང་ཞེས་བྱ་བ་ནི། སྤང་ལྡང་ནེའུ་སིང་ཀུན་ལས་སྐྱེ། །མེ་ཏོག་པདྨ་རྣ་གའི་མདངས། །ཟེའུ་མདངས་བྱ་མིག་གྲེན་ལྟ་འདྲ། །མང་བས་ས

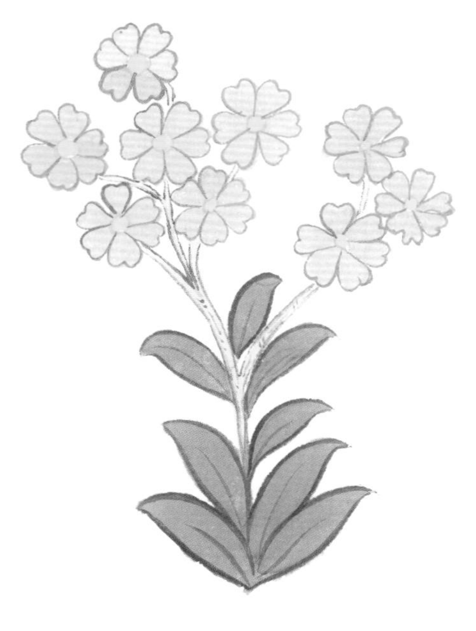

གཞི་དམར་པོར་བསྒྱུར། །ཡོ་མ་ཕྲ་སིབ་ཉ་ག་ཅན། །རང་གི་ནུས་པས་སྐྲངས་པ་འཇོམས། །ཞེས་དཔྱིད་ཀྱི་ཐོག་མར་སྐྱེ་ལ་པུཥྤའི་སྤྲང་ཆང་སྐབས་དགོས་པའི་པུཥྤ་ནི་འདིའོ། །

束花报春 *Primula fasciculata Balf f.et ward*

束花报春消肿胀，并且有益伤和疮。本品之名有：亚尔毛唐巴、象治玛保、象治塞保、鲁苟麦多等。

《图鉴》中说："束花报春生长在山坡草甸、沼泽滩地。花红色，有红宝石的光泽，花蕊囊状，如禽目上看；植株连成片，使地变成红色；叶细小，蓬松零乱，深裂。功效消肿。"如上所述，春初开花，花如红宝石者，即为本品。

པད་རྩ།

པད་རྩས་མདངས་འབྱིན་མེ་དབལ་གཉན་ལ་ཕན། །ཞེས་པར། རང་བྱུང་པས། པདྨའི་རྩ་ལོས་ལུས་ཟུངས་སྐྱེད། །གསུངས། འདི་ནི་ལྡུམ་རར་འཛུགས་པའི་མེ་ཏོག་དཀར་པོ་པུཎྜ་རཱི་ཀ་དང་། དམར་པོ་གངས་ལ་ཟེར་བ་ལོ་རེ་བཞིན་ས་བོན་འདེབས་དགོས་པ་དེའོ། །

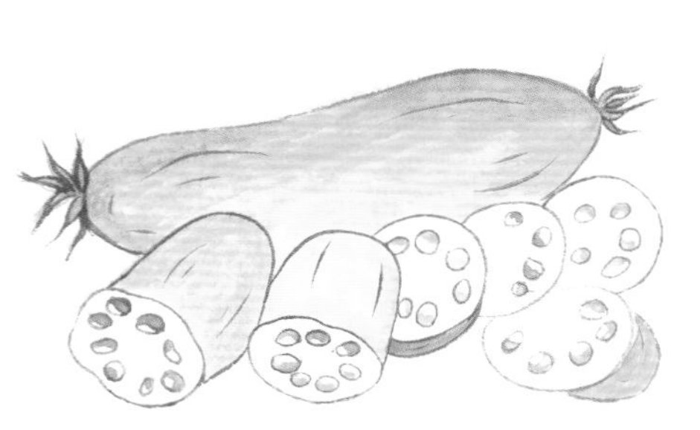

莲藕 *Nelumbo nucifera Gaertn*

莲藕能焕发神色，有益丹毒和瘟毒。让穹多吉说："莲花根叶滋补培元。"本品是园中种植的白莲花根和红莲花根。白莲花称为本扎若嘎，红莲花称为冈拉，每年需要播种种子培植。

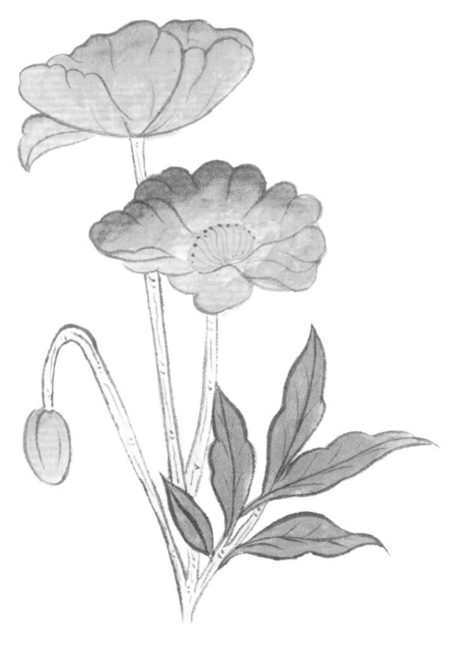

ཀྱི་མེན།

ཀྱི་མེན་ཁྲག་འཁྲུགས་རོ་སྟོད་གཟེར་བར་ཕན། །ཞེས་པར། འདི་ཡང་ལྡུམ་ར་ར་འཛུགས་པའི་མེ་ཏོག་གདན་ཟུག་རྩ་བ་གཞོན་ཚེ་མེ་ཏོག་དུར་དམར་དང་། རྒས་ནས་དུར་སེར་འཆར་བའི་རྩ་གཞོན་དུར་དམར་ལི་ཁྲི་ཁ་དེའོ། །མིང་། བཙུན་པ་མེ་ཏོག། དུར་སྨྱིག་འཛིན་པ། འཆི་མེད་མེ་ཏོག། གདན་ལ་གནས། ཀྱིའི་མེ་ཏོག་ཟེར།

丽春花（虞美人）　*Papavcr rhoeas L.*

丽春花治血紊乱，有益上半身疼痛。本品为园中栽培的多年生植物。根粗壮；花大，红色，根老时花红黄色。植株生长旺盛时采集红色略有黄晕的花入药。本晶之名有宗巴麦朵、欧尔莫合增巴、奇买麦朵、丹拉奈、加麦朵。

ལེ་བརྒན།

ལེ་བརྒན་རྩ་ཆད་འབྱུང་བྱེད་ཐ་ལ་ཕན། །ཞེས་པར། སློབ་དཔོན་དཔའ་བོས། ལེ་བརྒན་སྨུམ་མདངར་ཁ་ཞིང་དྲོ། །སྐྱི་ཞིང་བད་ཀན་མཁྲིས་པ་སྐྱེད། །མིག་གནོད་ཁུ་སྐམ་ཞུ་རྗེས་ཚ། །ཞེས་དང་། རང་བྱུང་རྡོ་རྗེས། ལེ་བརྒན་རྩེ་ཡིས་གློ་རྣག་སེལ། །ཞེས་གསུངས་སོ། །ཡུལ་སྐད་དུ། མདངའ་རིའི་མེ་ཏོག་ལྡུམ་ར་སྐྱེ། །ཞེས་པ་ཧང་ཕྲ་ལ་ལོ་མ་དང་ངར་པ་བར་བར་ནས་འཕྲེད་དུ་སྐྱེ་བ། སྔོ་ངན་པ་ལས་དབྱིབས་བལ་པོ་མེ་ཏོག་འདྲ་བ། འདབ་མ་བརྒྱད་པ་ནང་གོས་སྨྱུག་རྒྱ་ཚོས། ཕྲེ་ལུ་ཧང་། ཟེའི་འབྲུ་སེར་པོ་ཧང་སྤུབས་ཅན་དེའོ། །གུར་གུམ་ལ་ལེ་བརྒན་རྩེ་ཞེས་པ་དང་། འདི་མདངའ་རིའི་མེ་ཏོག་ལེ་བརྒན་རྩེ་ཞེས་པ་མ་འཁྲུལ་ཞིག།

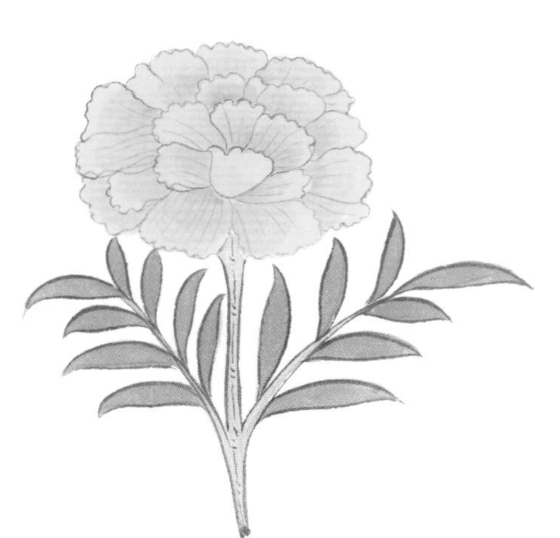

万寿菊（唐古特金莲花） *Tagetes erecta L.*

万寿菊续脉益伤。导师巴保说:“万寿菊味甘、苦，性润、温、重，生培根、赤巴，损目，燥精，化味辛。”让穹多吉说：“万寿菊汁治肺脓。”俗语说：“昂若麦朵生长在花园。”万寿菊茎细，叶和叶柄从茎上横生，除花茎外，花如巴保麦朵花，花瓣八片，内紫红色，外紫色，花蕊黄色，茎中空。

西红花称为“来干孜”,万寿菊也称“卜干孜”,为同名异物,须注意区分,不要混淆。

ལུག་རུ་སྨུག་པོ། དམར་པོ། སེར་པོ།

ལུག་རུ་སྨུག་པོས་དུག་སྡུད་ཤ་དུག་སེལ། །ཞེས་པ་ལ་རིགས་གསུམ་སྟེ། སྨུག་དམར་སེར་གསུམ་མོ། །འགྲུངས་དཔེར། ལུག་རུ་སྤུན་གསུམ་བྱ་བ་ནི། །དམར་སེར་སྨུག་པོ་གསུམ་ཡིན་ཏེ། །དམར་སེར་རྣམ་གཉིས་ན་ཁར་སྐྱེ། །སྨུག་པོ་རྫ་རོག་གསེབ་ན་སྐྱེ། །ལོ་མ་རིང་ལ་ཉ་ག་ཅན། །མེ་ཏོག་ལུག་གི་རྭ་འཁྱིལ་འདྲ། །རོ་ནི་ཁ་ལ་སླ་བ་ཡིན། །ཞེས་སྤྱིར་གསུངས། མིང་སྨུག་པོ་ལ་ཐལ་ཏྲེས་ཟེར། རྒྱ་སྐད་ཧྥ་ན་ཟེར། ལོ་མ་དམར་སྨུག་གཉིས་ཕྱོགས་འདྲ། ལོ་མ་ཉག་ཅན་སྨུག་པོ་ལ་མེ་ཏོག་དམར་སྨུག་ཁང་སྦུབས་རིང་ལ་ཡོགས་གཅིག་ཏུ་འདབ་མ་གསུམ་ཡོད་པའི་ཕྱོགས་གཅིག་ནས་མེ་ཏོག་ལུག་ཐུག་གི་རྭ་འདྲ་བར་འཁྱིལ་བའོ། །ལུག་རུ་དམར་པོ་ནི་མེ་ཏོག་དམར་པོའོ། །སེར་པོ་ནི། དཔག་བསམ་ལྗོན་ཤིང་ལས། ལུག་རུ་སེར་པོས་ཚ་བ་སེལ། །རྒྱས་པའི་ཚད་རླུང་འཐེན་པར་ནུས། །ཞེས་དང་། གེགས་སེལ་ལས། ལུག་རུ་སེར་པོས་ཆུ་འཐུད་ཐིག་ལེ་སྲུང་། །ཞེས་སོ། །འདིའི་ལོ་མ་ལྡང་སེར་ཡིན། ཁ་དོག་མ་གཏོགས་དམར་སེར་གཉིས་འདྲ་ལ་མེ་ཏོག་གི་ཁང་སྦུབས་རིང་ལ་དྲི་མ་ཤིན་ཏུ་ཞིམ་པ་ཡིན། འདི་རི་སྐྱེས་ལ་དཀར་པོ་དང་ལྗུང་སྐྱེས་ལ་སེར་པོ་འབྱེད་པའང་ཡོད་།

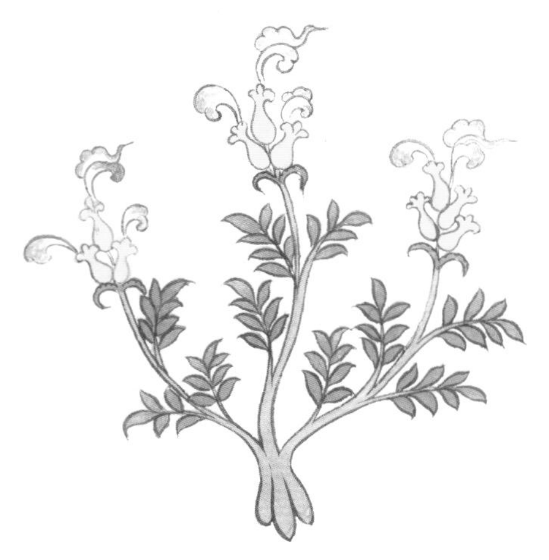

马先蒿

马先蒿功敛毒，并且治疗肉毒症。马先蒿分为紫、红、黄三种。《图鉴》中说:“马先蒿有三种，分为红、黄、紫。红、黄两种生在沼泽地带；紫马先蒿生长在碎石地带。叶长，深裂，花如绵羊角弯曲。味苦，性稀。”上述为总述。

紫马先蒿即扭盔马先蒿 ལུག་རུ་སྨུག་

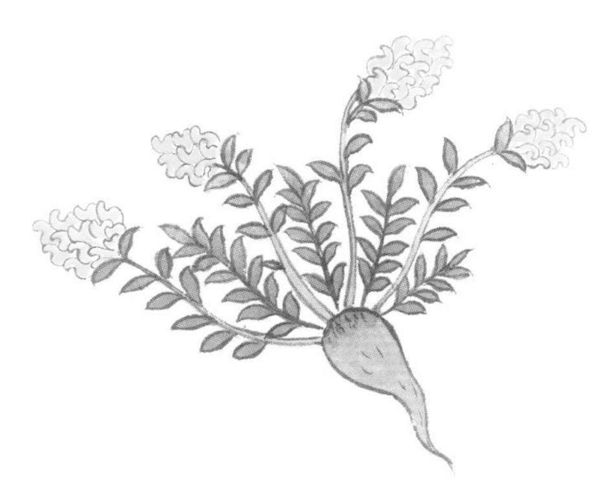

པོ། Pedicularis oliverianas prain，本品又名塔察，印地语中称卡纳。红紫两种叶相似，深裂。紫马先蒿花红紫色，茎长，中空，一侧有三片叶，从此侧开花，花状如公绵羊角气弯曲。

红马先蒿即极丽马先蒿 ལུག་རུ་དམར་པོ། Pedicularis decorissima Diels，本品花红色。其他同上述。

黄马先蒿即斑唇马先蒿（长筒马先蒿）ལུག་རུ་སེར་པོ། Pediculris longiflora Rudolph yar.Tubiformis(Klotzsch) Tsoong，《如意宝树》中说："黄马先蒿退热，治高热风症。"《白喉疗法》中说："黄马先蒿续筋，涩精。" 本品叶黄绿色；除花的颜色外，红黄两种状同；花茎中空而长，气味很香。也有把山生的称为白马先蒿，沟生的称为黄马先蒿的。

མེ་ཏོག་གླང་རྩ།

མེ་ཏོག་གླང་རྣམས་རྒྱ་འབྲུབ་ཆུ་འབྱེད་བྱེད། །ཅེས་པར། རང་བྱུང་པས། གླང་སྣ་ཡིས་ཀྱང་ཆུ་འགགས་སེལ། །གསུངས། འཁྲུངས་དཔེར། གླང་སྣ་ཉིན་སྲིབ་སྤང་ལས་སྐྱེ། །རྩ་བ་སྔོང་པོ་གཅིག་པོ་སྟེ། །མེ་ཏོག་ཕྲ་མོ་རྒྱ་ཚོས་ཁ། །སྣ་རྒྱུག་གླང་ཆེན་སྣ་དང་འདྲ། །ལོ་མ་སྨུག་ལ་སྲུབ་དྲི་ཞིམ། །ནུས་པས་རུས་པའི་ཆུ་སེར་སྐེམ། །རྒྱ་འབྲུབ་ཆུ་འབྲེན་བཅུད་དང་ལྡན། །ཞེས་པ་འདི་ལ་རིགས་ལྔ་སྟེ། ལྷ་གླང་། འབྲི་གླང་། ཕོ་གླང་། མོ་གླང་། མ་ཉིང་གླང་སྣ་འོ། །གང་ཡང་མེ་ཏོག་དམར་ལ་དབྱིབས་འདྲ་བ་སྟེ། ཁྱད་པར་ནི། ལྷ་གླང་སྔོར་ཆེར་དཀར་མདངས་ཆེ་ལ་ཟིག་མདངས་ཅན་ནོ། །འབྲི་གླང་དམར་ནག་སྣ་རྒྱུག་ཐུང་ལ་དོད་པ་ཙམ་མོ། །ཕོ་གླང་བོངས་ཐུང་འདབ་མ་ཆེ་སྲབ་སྣ་སྦོམ་ལ་ཐུང་བའོ། །མོ་གླང་རིང་ལ་ཕྲ་སྲབ་འདབ་ཚུང་སྣ་ཕྲ་ཐུང་བའོ། །མ་ཉིང་རྐང་རིང་ཕྲ་ལ་སྣ་རྒྱུག་ཤིན་ཏུ་རིང་བ་ཡིན། ལྷ་གླང་བཅུད་ཆེ་དྲི་མ་ཞིམ། ཕོ་གླང་མོར་གཏོང་མོ་གླང་ཕོ་ལ་གཏོང་། མ་ཉིང་ཕོ་མོ་གཉིས་ཀར་བཟང་ཞིང་རྩས་ཀྱི་མཆོག །འབྲི་གླང་རྩས་

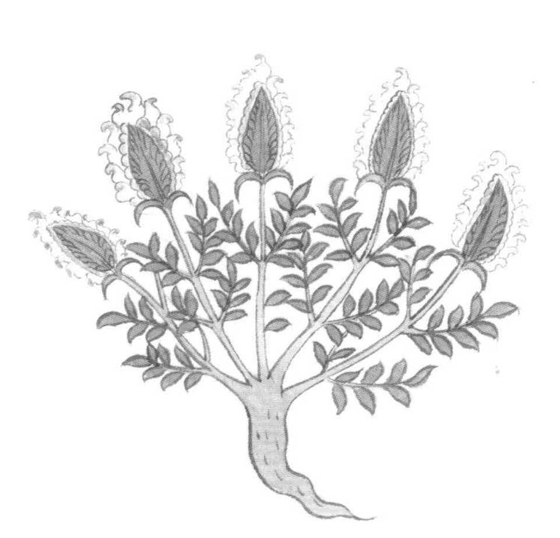

ངན་སྐབས་མ་གཏོགས་སྤང་བྱའོ། །

伞房马先蒿　*Pedicularis corybitera H.P. Yang*

伞房马先蒿功效，愈合伤疮并利尿。让穹多吉说："伞房马先蒿开通尿闭。"《图鉴》中说："伞房马先蒿生长在高山草甸。根、茎单一；花细小，紫红色，柱头如象鼻；叶薄，紫色；气味芳香。功效干骨中黄水，愈疮，引水，滋补。"本品分为五种：神马先蒿、鬼马先蒿、雄马先蒿、雌马先蒿、中马先蒿。无论哪一种，花皆红色，形状相同。其区别是：神马先蒿叶大，圆形，白色，光泽明显，花柱有光泽；鬼马先蒿花红黑色，花柱短，微凸；雄马先蒿株短，叶薄而大，花柱粗短；雌马先蒿茎细长，叶薄而小，花柱短；中马先蒿茎细长，花柱很长。神马先蒿汁液多而气味芳香；雄马先蒿用于女人，雌马先蒿用于男人；中马先蒿男女皆用，为上品；鬼马先蒿质劣，不对症不用。

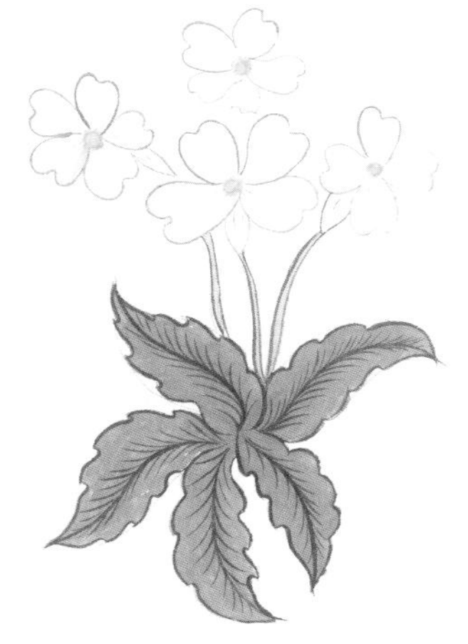

白色报春花

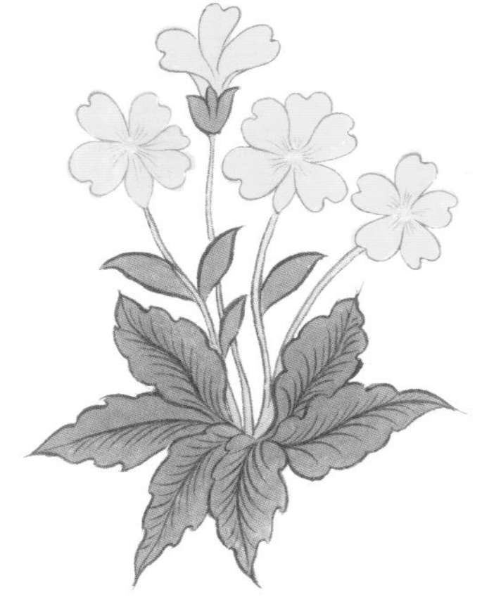

黄色报春花

ཤང་ཤང་དྲིལ་བུ།

ཤང་ཤང་དྲིལ་བུས་རྩ་ཁྲག་ནད་ཀུན་སེལ། །ཞེས་པར། དཔག་བསམ་ལྗོན་ཤིང་ལས། ཤང་དྲིལ་དམར་པོས་དམར་བཤལ་གཅོད། །ཚད་ནད་རྩ་སེར་སེལ་བའི་མཆོག །དཀར་པོས་གླང་འཁྲུགས་སྙིང་རིམས་སེལ། །སེར་པོས་བུ་ཆུང་ཚ་འཁྲུ་གཅོད། །དང་། རང་བྱུང་པས། ཤང་དྲིལ་དཀར་པོ་ནད་ལ་ཕན། །དམར་པོ་དྲི་ཆེན་གདོན་ཚད་ཕན། །སྔོན་པོས་གློ་ནག་ཞི་བར་བྱེད། །སེར་པོས་ཚད་པ་ཀུན་ལ་ཕན། །མིང་ནི། ཆུ་མེན་པ། ཨིནྡྲ་ཡ་ན། ཀྱུ་ཤི་བ། ཙ་མེད། དགོ་མོ་ཁང་། ཆུ་སྐྱོགས། དབུ་བཟང་རམ་བུ་རྣམས་ཟེར། འབྲུངས་དཔེར། ཤང་དྲིལ་དཀར་སེར་དམར་སྨུག་བཞི། །ལོ་མ་རྩུབ་སྐྱ་བརླམ་པ་ལ། །སྡོང་བུ་སྦོམ་རིང་འདྲ་བའི་རྩེར། །མེ་ཏོག་དྲིལ་བུའི་ཚོམ་བུ་འཕྱུངས། །ལོ་མས་ས་གཞི་མནན་ནས་སྐྱེ། །སྡོང་བུ་ཡོ་མེད་དྲང་ལ་མཁྲངས། །རིགས་ནི་ཁ་དོག་དག་གིས་དབྱེ། །དམར་སེར་གཉིས་ནི་ཆུ་ལས་སྐྱེ། །དཀར་

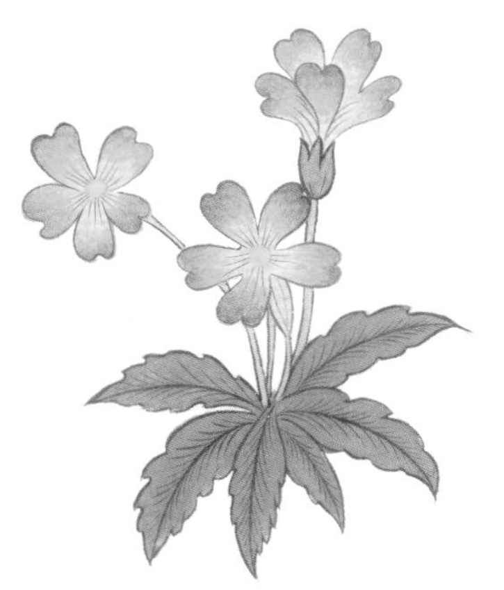

红色报春花

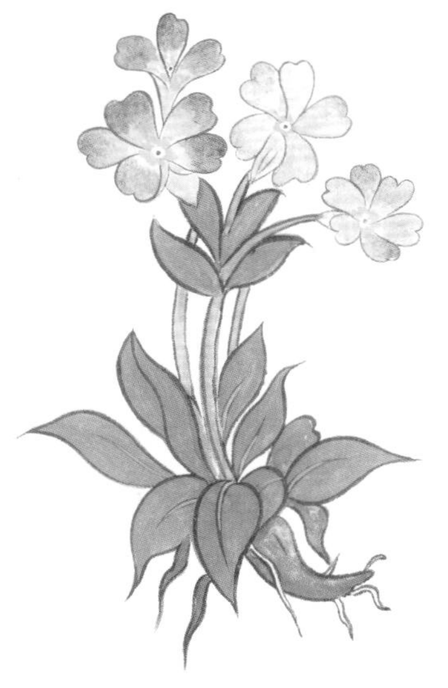

紫色报春花

སྨུག་རི་དང་སྐམ་སར་སྐྱེ། །རོ་ནི་ཅུང་ཟད་ཁ་མངར་བཅས། །དམར་པོར་དམར་པོ་དང་ཡ་གན། །དབུ་བཟང་རམ་བུ་དམར་པོ་ཟེར། །སྨུག་པོར་ཤང་དྲིལ་སྨུག་པོ་ཟེར། །ལ་ལས་ཤ་པོ་རྒྱུ་མ་ཟེར། །རྨ་ལ་བཏབ་ན་འདྲུབ་པར་བྱེད། །ཆུས་མི་འཇིགས་པའི་སྨན་ཡིན་ནོ། །དམར་པོས་ཁྲག་ནད་གློ་ནད་འཇོམས། །དཀར་པོས་རིམས་འཁྲུགས་རླུང་ལ་ཕན། །ཞེས་གསུངས། སྨུག་པོ་ལ་སྔོན་པོ་ཡང་ཟེར་བས། མེ་ཏོག་དམར་སྨུག་སྔོ་མདངས་ཆེ་བའོ། །དམར་པོ་དམར་སངས་སེར་པོ་སེར་སངས་ཡིན་ལ། དཀར་པོ་ནི་དཀར་སེར་རམ་སེར་སྐྱའོ། །

报春花

报春花治血脉病。《如意宝树》中说：“红花报春花止赤痢，治热病，干黄水；白花报春花治血机紊乱，止空呕，治流感；黄花报春花止小儿热痢。”让穹多吉说：“白花报春花利诸病；红花报春花利便，清热；蓝花报春花治肺脓；黄花报春花清诸热。”本品之名有：曲门巴、象治塞保、恩扎亚那、加肖巴、玛迈、高毛冈、曲交合、布桑然布等。

《图鉴》中说：“报春花分白、黄、红、紫四种。叶灰白色，粗糙，湿润，花葶顶端开铃状花，花多朵聚集悬垂，叶铺地面，茎无叶，直而硬。因色分类，红、黄两种生长在水边湿地；白、紫两种生长在山坡、旱地。味微苦、甘。红报春花称为玛尔保达尔亚干、布桑然布玛尔保。紫花报春花称相斋木保，又称为夏泼居玛。本品粉末愈疮，为不畏水之药。红花报春花治血病、肺病；白花报春花治流感，血机能紊乱。”

紫花报春花也称蓝花报春花，即甘青报春花 ཤང་དྲིལ་སྨུག་པོ། Primula tangutica Pax，花红紫色有蓝色光泽。红花报春花即带叶报春花 ཤང་དྲིལ་དམར་པོ། Primula secundifiora Franch，花晶红。黄花报春花即钟花报春花 ཤང་དྲིལ་སེར་པོ། Primula sikkimensis Hook，花纯黄。白花报春花即番红报春花 ཤང་དྲིལ་དཀར་པོ། Primula crocifolia Pax et Hoffm，花白黄色或淡黄色。

སྣ་ཏིག་ནག་པོ།

སྣ་ཏིག་ནག་པོས་དམུ་རྫིང་ཆུ་སེར་འདྲེན། །ཞེས་པར། ལྗོན་ཤིང་ལས། སྣ་ཏིག་ནག་པོས་གློག་པ་གསོད། །ཚ་བ་འཇོམས་དང་སྐེམ་པར་བྱེད། །ཅེས་དང་། རང་བྱུང་པས། སྣ་ཏིག་ཚ་ཆུ་སེལ་བའི་མཆོག་གསུངས། །མིང་། མཐོ་རིས། ཆུ་འདྲེན་ཟེར། རྣམ་སྦྱ་སྙིས། སྣ་ཏིག་ནག་པོ་ཞེས་བྱ་བ། །ས་བྲག་འདྲེས་པའི་ངོས་ལས་སྐྱེ། །རྩ་བ་རྒྱུས་པ་ཤད་པ་འདྲ། །ལོ་མ་སུམ་ཅུ་ཏིག་གི་དབྱིབས། །པད་འདབ་བྱ་སྤུ་ཡོད་པས་བསྐོར། །སྡོང་བུ་སྤོས་རེང་དམར་པོ་འདྲ། །རྩེ་མོར་མེ་ཏོག་དགུ་བདུན་འདུས། །མེ་ཏོག་དམར་པོ་བྱ་མིག་འདྲ། །གཡར་མོ་ཐང་དང་གཉིས་མེད་མཚུངས། །མེ་ཏོག་དབྱར་ཟླ་འབྲིང་པོར་འབྱུངས། །སྔོན་པོ་ཆབ་འདྲེན་ཞེས་སུ་གྲགས། །ཁ་ཅིག་སྤང་སྤོས་ཡིན་ཞེས་འཁྲུལ། །ཞེས་གསུངས་པས་གསལ་ལོ། །

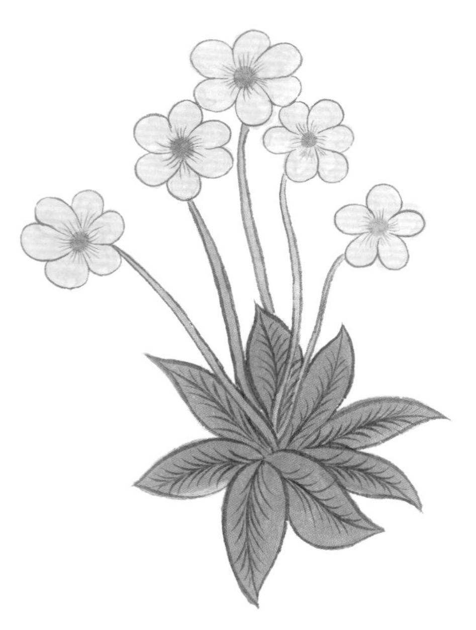

西藏点地梅 *Androsace mariae Kaniz var tibelica(Maxin) Hand–Mazz*

西藏点地梅功效，治疗水臌引黄水。

《如意宝树》中说:“点地梅治炭疽,解热,干黄水。”让穹多吉说:“点地梅清热治黄水。”本品之名有：托勒、嘎斗那保、曲阵等。

达玛萨莫说：“点地梅生长在土石相杂的地方。根如筋，叶状如虎耳草，莲座被羽状毛，茎如红香，顶端有花七至九朵，花红色，状如禽目，很像报春花，仲夏开花；又称温茂恰卜阵。有人认为这是甘松，是错误的。”如上所述，易于辨认。

ཨེ་ཏོག་སེར་ཆེན།

ཨེ་ཏོག་སེར་ཆེན་རྨ་འདྲུབ་རྩ་རྡུལ་གསོ། །ཞེས་པར། རང་བྱུང་པས། སེར་ཆེན་རྣག་དང་སྐྱོད་ཚད་འཇོམས། །ཞེས་པར། འབྲུངས་དཔེར། མཁའ་འགྲོ་གསང་སྨན་སེར་ཆེན་པ། །ལོ་མ་སྔོ་ལྗང་ཕྱི་རྒྱབ་སྐྱ། །(སྤུ་ཆུང་ཡང་ཟེར།)རྒྱ་ཁུར་ལོ་མའི་ཕྱོགས་དང་ཉེ། །རྩ་བ་སེར་པོ་འོ་མ་ཅན། །སྡོང་པོ་དཔལ་གང་པ་དང་འདྲ། །མེ་ཏོག་སེར་དབྱིབས་རྒྱ་མེན་འདྲ། །འབྲས་བུ་བདུད་རྩིའི་གཙུ་འདྲ། །བྱ་འགྲུར་མོ་རྐང་རིང་དག་གིས་རྙེད། །མགོ་ཆག་རྩ་རྒྱུས་གསོ་བའི་མཆོག །ལེ་བརྒྱན་རྩེ་བོལ་མེ་ཏོག་ཟེར། །ཞེས་པས་སྐམ་སར་སྐྱེ་བའི་ལོ་རྐང་སོགས་རྒྱ་མེན་དང་དབྱིབས་འདྲ་ལ་ལོ་མ་ལབ་ལོ་དང་འདྲ་བ་རྐང་དེ་ལས་ཐུང་ཞིང་མེ་ཏོག་སེར་པོ་འཆར་བ་ཞིག་གོ།

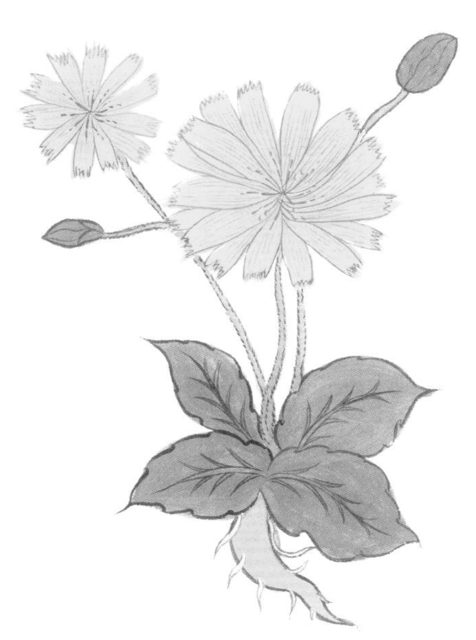

山苦荬　*lxeris sp*

山苦荬功效愈疮，并且能够止脉腐。让穹多吉说："山苦荬治脓肿，清上半身热。"《图鉴》中说："山苦荬叶青绿色，叶背白灰色，被短毛，近似毛连菜叶；根黄色，有乳状白液；茎如黑芥茎；花黄色，状如丽春花；种子状如甘露珠。本品原为长腿沙鸥找到之药。功效治头伤，养筋脉。又名来卜干孜保麦多。"如上所说，山苦荬生长在旱地，叶柄等状如丽春花，叶似萝卜叶而茎略短，花黄色。

ས་བཅད་བཞི་པ། འབྲས་བུ་བཏུ་བར་འོས་པའི་རིམ་པ་བསྟན་པ།

第四节　果实类药物

ད་ནི་བཞི་པ་འབྲས་བུ་བཏུ་བར་འོས་པའི་རིམ་པ་བཤད་པར་བྱ་སྟེ།

应采集的果实类药物有：

གསེར་གྱི་མེ་ཏོག

གསེར་གྱི་མེ་ཏོག་སྣོད་ཚད་མཁྲིས་ཚད་སེལ། །ཞེས་པར། རྩིས་ཉི་ཟླའི་འཁོར་ལོར། གསེར་གྱི་མེ་ཏོག་བསིལ་ལ་རྣོ་བས་མཁྲིས་པ་སྣོད་ལྷུང་སེལ། དང་། རང་བྱུང་པས། གསེར་གྱི་མེ་ཏོག་མཁྲིས་པའི་སྨན། །ཞེས་སོ། །མིང་། སོན་པུ་ཁྲ་ཛི། །གསེར་མེ། གསོར་མགོ། གཟེར་མཆུ་ཟེར། འབྲུངས་དཔེར། གསེར་གྱི་མེ་ཏོག་ཅེས་བྱ་བ། །སྔོང་པོ་ཕྲ་རིང་ལོ་མ་ཆེ། །མེ་ཏོག་སེར་པོ་འོད་དུ་འབར། །འབྲས་བུ་ཤིང་བཙོའི་གསོར་དང་འདྲ། །གཞན་ལ་འཁྲིལ་ཤིང་སྐྱེ་བ་ཡིན། །ཞེས་པ་ལྷུམ་རར་སྐྱེ་བ་ཡིན། །འཇུས་དང་འཇང་སོགས་སུ་མ་བཏབ་པར་འཛོར་བ་ལ་བརྟེན་ནས་གར་ཡང་སྐྱེ། ཡུལ་དེར་གཤིན་ཐག་མེ་ཏོག་ཟེར། རྒྱ་གར་ནས་འབྲས་བུ་ཞིང་སོར་གང་དྲག་ཙམ་ལ་སྣ་སོར་དོར་ཉེ་བ་ཙམ་འབྱུང་བ་བཟང་ངོ་།།

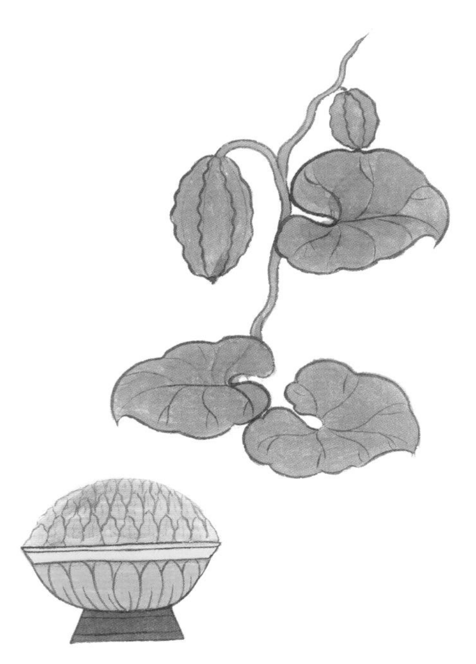

波棱瓜籽　*Herpetospermum peduculosum(ser.) Baill*

波棱瓜子清腑热，并且治疗胆热症。《计算日月之轮》中说：“波棱瓜籽性凉、锐，治赤巴入脏腑。”让穹多吉说：“波棱瓜籽为治赤巴病之药。”本品之名有：捎那布卡巴、色吉美多、赛尔美、梢尔高、松曲等。

《图鉴》中说："波棱瓜茎细长，叶大，花黄色，有光泽，种子状如木匠钻头，植株攀援其他植物而生长。"本品在园中种植，居地和姜地等处也有未种植而零星生长的，该地称为兴托合麦多。印度产的一种，宽约一指，长约两指，质佳。

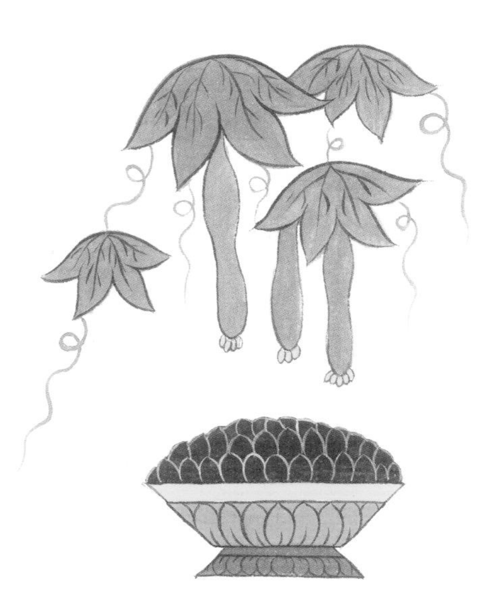

གསེར་གྱི་ཕུད་བུ།

གསེར་གྱི་ཕུད་བུས་མཁྲིས་པ་གྱེན་དུ་འདྲེན། །ཞེས་པར། རང་བྱུང་པས། གསེར་གྱི་ཕུད་བུས་སྐྱོད་དུ་འདྲེན།།གསུངས།མིང་། གསེར་རོག་ཟེར། འབྲུངས་དཔེར། གསེར་གྱི་ཕུད་བུ་ཞེས་བྱ་བ། །འབྲས་བུ་སྦུར་བ་མགོ་བཅད་འདྲ། །རོ་ནི་ཁ་ལ་རྩུབ་པ་ཡིན། །རང་གི་ནུས་པས་དུག་ནད་དང་། །བད་མཁྲིས་སེལ་ཞིང་གྱེན་དུ་འདྲེན། །ཞེས་པ་སྐྱེ་ཚུལ་སྡྲ་མ་ལྟར་ལས་མེ་ཏོག་སེར་པོ། འབྲས་བུ་བི་ཧའི་འབྲས་བུ་ལྟར་རྩྭས་བཏུམས་པའི་ནང་ནས་འབྲས་བུ་ནག་ལེབ་སྦུར་བ་བཞར་བ་འདྲ་བ་འབྱུང་བ་བཟང་། དཀར་པོའང་ཡོང་བར་སྣང་། དམན་པ་རྩྭ་ལྷུམ་ལས་བྱུང་བ་སྣལ་མའི་ཕུད་གཟུགས་འདྲ་བ་ཡང་འབྱུང་ངོ་།།

丝瓜籽（乌牛籽） *Luffacylindrica(L.) R*oem

丝瓜籽功效止泻，并能引吐赤巴病。让穹多吉说："丝瓜籽功效催吐。"本品又名赛尔饶合。

《图鉴》中说："丝瓜籽状如去头的甲虫。味苦，性糙，功效解毒，治疗和引吐培根、赤巴病。"生态同波棱瓜，花黄色，果实状如椰子被草丝包裹。种子黑色、扁、状如无头甲虫者，质佳。也有白色的，质中。也有状如草丝交错包裹的，质劣。

དུག་མོ་ཉུང་།

དུག་མོ་ཉུང་གིས་མཁྲིས་སེལ་ཚ་འབྲུ་གཅོད། །ཅེས་པར། རང་བྱུང་པས། དུག་ཉུང་མཁྲིས་ནད་གཉེན་པོ་སྟེ། །གསུངས། མིང་། ཀུ་ཏ་ཛ། བཙད་སྐྱེས། ཨིནྡྲ་ཡ་བཾ། དབང་པོའི་ནས། ཕ་ལ།

འབྲས། ཧྲ་དྲ་ཡ་བཾ། ནས་བཟང་། ཀྲིཥྞ་ས་ཀ། འབྲས་ནག། སུ་མུ་ཁ། བཞིན་བཟང་། ཤ་ཀྲཿ བརྒྱ་བྱིན་ཤིང་། བནྡྷ་ཀཿ བུ་ཅན། གི་རི་མལླི་ཏ། རིགས་ཕྲེང་། ཨེ་ཏ་སྦྱི། བདེ་བའི་འབྲས་བུ། ཨིནྡྲ་ཛ་བ། དབང་པོའི་ས་བོན། བཙྪ་ཀ་ཟེར། རྒྱུད་སཾ་པུ་ཊ་ལས། དབང་པོའི་ནས་ནི་ཀུ་ཊ་ཛའི་ས་བོན་ཏེ། ཞེས་པས། ལྷ་དབང་བརྒྱ་བྱིན་གྱིས་ནས་ཀྱི་ས་བོན་སྨོན་ལམ་བཅས་བཏབ་པ་ལས་བྱུང་བར་བཤད་པས། ཨིནྡྲ་དབང་པོ་དང་། ཡ་བ་ནས་ཡིན་པས། དབང་པོའི་ནས་སོ། །གབ་ཏུ། དབང་པོ་དང་། བརྒྱ་བྱིན་དང་། ལྷ་མིན་དགྲ་དང་། ཤ་མ་ལི་ཟེར། མངོན་རྗོགས་ལས། ཨིནྡྲ་ཡ་བ་ཞེས་བྱ་བ། །ས་རོང་ཁྲམ་དང་ནགས་གསེབ་སྐྱེ། །ལོ་མ་བྲ་ལོ་འདྲ་ལ་ཆེ། །སྡོང་བུ་ཤིང་ལ་འཁྲིལ་ནས་སྐྱེ། །འཁྲིལ་ས་མེད་ན་ཁྲུ་རེ་ཙམ། །འཁྲིལ་ན་གྲོགས་ཀྱིས་གར་སླེབས་སྐྱེ། །མེ་ཏོག་སེར་པོ་ཆུང་བ་ཡིན། །གོང་བུ་རིལ་མོ་མཆུ་རིང་ནང་། །འབྲས་བུ་ནེ་ཙོའི་ལྕེ་འདྲ་བ། །བྱེ་རྒོད་སྦྲུ་འདྲས་དྲིལ་ནས་ཡོད། །ཅེས་གསུངས་པས་གསལ། རྒྱ་བལ་ལྷོ་མོན་ནས་འབྲས་བུ་ནེ་ཙོའི་ལྕེ་ཙམ་ཡོད་པ་འབྱུང་བ་བཟང་ཞེས་དང་། ཆགས་སྨན་རིན་རྒྱལ་བས། ཤིན་ཏུ་སྲ་བའི་དུག་མོ་ཉུང་། །ཞེས་ཆུང་ན་བཟང་བར་བཤད། འོན་ཀྱང་རོ་གང་ཁ་བ་བཟང་གསུངས་སོ། །འདི་གཙང་ཤོད་ཀྱི་ལྷུམ་རར་སྐྱེ། །སྐྱེ་ཚུལ་ཨུ་སུ་རང་དང་འདྲ་བ་ལས་མེ་ཏོག་སེར་པོ་ཡིན། དྲི་ངར་ཤིན་ཏུ་ཆེ། ཡན་ལག་བརྒྱད་པ་དང་། བདུད་རྩི་སྙིང་པོ་སོགས་སུ་ཤུ་ཏི་སྦྱུ་བའི་འབྲས་བུ་འདྲ་བར་ཡོད་ཅེས་བཤད། འདྲ་ཡིག་དུང་མིག་ལས། ཤུ་ཏི་སྦྱུ་བའི་འབྲས་བུ་འདྲ། །ཞེས་གསུངས། ཡི་གེ་མ་དག་པ་ཞིག་ལ་ཤུ་ཏི་སྦྱུ་བའི་འབྲས་བུ་ཡིན། ཟེར་བ་ཡོད་འདུག་པའི་རྗེས་སུ་འབྲངས་ནས་ཕལ་ཆེར་དུ། ཤུ་ཏི་སྦྱུ་བའི་འབྲས་བུ་ཡིན་གསུངས་པ་མ་དག་གོ། འདི་དཀར་ནག་གི་ཁྱད་མ་གཏོགས་ཨུ་སུ་ཡིན་པས། འགྲེལ་པ་ཟླ་ཟེར་ལས། ཤུ་ཏི་ནི་ཤ་ཏ་པུཥྤའོ། །དེ་ནི་མ་སིའོ། །ཞེས་གསུངས་སོ། །

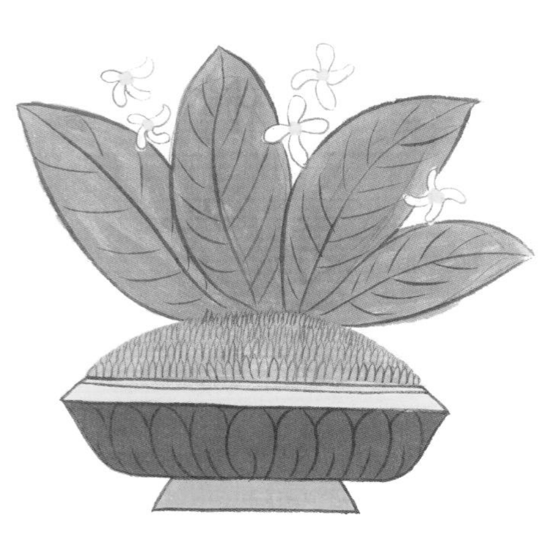

止泻木籽　*Holarrhena antidysenteriaca wall ex.A.DC*

止泻果治疗胆病，并且能够止热泻。让多吉说："止泻木籽为对治胆病之药。"本品之名有：杰吉、旺波奈、帕拉、斋、奈桑、斋纳合、苏木卡、兴桑、加兴相、布建、若合昌、得卫斋布、旺波洒笨等。《萨木布扎续》中说："止泻木籽是固扎札的种子。"它是天王帝释对青稞种子加持祈愿后播种生成的，因而称为恩扎昂保、亚哇奈、旺波奈；隐语中称旺波、加兴、拉门扎、夏玛勒。

《现观》中说："止泻木籽生长在土山、沟滩地和林间。叶状如锦鸡儿，但叶片大；茎缠绕其他树木而生，不缠绕的长约尺许，缠绕茎与所缠绕物等高；花小，黄色；果荚圆而嘴长，种子状如鹦鹉舌，外有兀鹰羽毛状物包裹。"如上所述，其清楚易辨。产自印度、尼泊尔、藏南门隅等地的，种子状如鹦鹉舌者，质佳。恰曼仁加说："止泻木籽很细。"其意思说小者质佳。但是，无论哪一种，味苦者质佳。

ཨུ་སུ།

ཨུ་སུས་ཕོ་བའི་བད་ཀན་ཚ་བ་སེལ། །ཞེས་པར། ལྕགས་ཕྲེང་ལས། ཨུ་སུ་ཤུ་དྲི་བསེ་ཡབ་འདྲ་སྟེ་རྣོ་བར་བྱེད། །ཅེས་དང་། དཔག་བསམ་ལྗོན་པར། ཨུ་སུ་ཐང་དུ་བསྐོལ་བླུད་ན། །བད་ཀན་སྨུག་པོ་འཇོམས་པ་ཡིན། །དང་། རང་བྱུང་པས། ཨུ་སུ་གླང་ཐབས་སྐྲང་སེལ་མཆོག །གསུངས། །མིང་། ཤ་ཏ་པུཥྤ། མེ་ཏོག་བརྒྱ་པ། ཤ་ཏ་ཨཧྣ། ཡན་ལག་བརྒྱ་པ། ཤ་ཏ་ཧྭ། བརྒྱའི་མིང་ཅན། ཧྲ་ཧུ། ཧླ་ཉི་ཡ་ཟེར། གབ་ཏུ། སྐོམ་སེལ་ཟེར། འཁྲུངས་དཔེར། ཨུ་སུ་ལྡུམ་ར་བཟང་པོར་སྐྱེ། །ལོ་སྡོང་མེ་ཏོག་གོ་སྙོད་འདྲ། །འབྲས་བུ་ག་བུའུ་ཁ་སྦྱོར་འདྲ། །རང་གི་ནུས་པས་བད་ཀན་སེལ། །མཆོག་ཏུ་སྨུག་པོ་འཇོམས་པར་བྱེད། །ཅེས་གསུངས། འདི་ལ་རིགས་དཀར་ནག་གཉིས་འབྱུང་། ནག་པོ་ནི་ཤུ་དྲི་ཡིན། དཀར་པོ་འདི་ལ་འདྲ་ཡིག་ཏུ། ཨུ་སུ་ག་བུའུ་ཁ་སྦྱོར་འདྲ། །གསུངས།

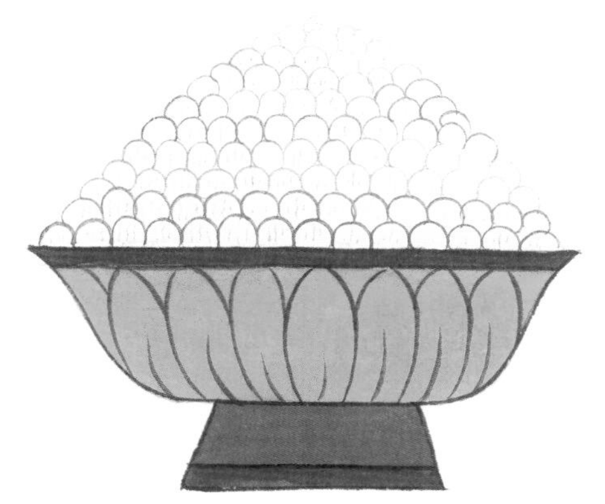

芫荽籽　*Coriandrum sativum L.*

芫荽治胃培根热。《铁鬘》中说："芫荽籽和黑芫荽籽状如木瓜，性锐。"《如意宝树》中说："芫荽煎汤内服，治培根、培根瘀紫症。"让穹多吉说："芫荽治肠绞痛。"本品之名有：麦多加巴、燕拉加巴、加尹芒建。隐语中称高木赛。

《图鉴》中说："芫荽生长在园中。叶、茎、花状如茴香，果荚闭合。功效治培根病、培根瘀紫症。"本品分为黑、白两种。黑芫荽即芹菜。白芫荽如上所述。《图鉴螺眼》中说："芫荽果荚闭合。"

སྲུ་ཏི།

སྲུ་ཏི་ནི། མིང་། མ་སི། ཟུ་ར། ཤ་ཏ་པུཥྤ། མེ་ཏོག་བརྒྱ་བའང་ཟེར། འདི་གཙང་རོང་གི་ལྡུམ་རར་སྐྱེ། །སྐྱེ་ཚུལ་ཙ་སུ་རང་དང་འདྲ་བ་ལས་མེ་ཏོག་སེར་པོ་ཡིན། དྲི་ངར་ཤིན་ཏུ་ཆེ། ཡན་ལག་བརྒྱད་པ་དང་། བདུད་རྩི་སྙིང་པོ་སོགས་སུ་ཤུ་ཏི་སྒྲུ་བའི་འབྲས་བུ་འདྲ་བར་ཡོད་ཅེས་བཤད། འདྲ་ཡིག་དུང་མིག་ལས། ཤུ་ཏི་སྒྲུ་བའི་འབྲས་བུ་འདྲ། །ཞེས་གསུངས། ཡི་གེ་མ་དག་པ་ཞིག་ལ་ཤུ་ཏི་སྒྲུ་བའི་འབྲས་བུ་ཡིན། ཟེར་བ་ཡོད་འདུག་པའི་རྗེས་སུ་འབྲངས་ནས་ཕལ་ཆེར་དུ། ཤུ་ཏི་སྒྲུ་བའི་འབྲས་བུ་ཡིན་གསུངས་པ་མ་དག་གོ། འདི་དཀར་ནག་གི་ཁྱད་མ་གཏོགས་ཙ་སུ་ཡིན་པས། འགྲེལ་པ་ཟླ་ཟེར་ལས། ཤུ་ཏི་ནི་ཤ་ཏ་པུཥྤའོ། །དེ་ནི་མ་སིའོ། །ཞེས་གསུངས་སོ། །

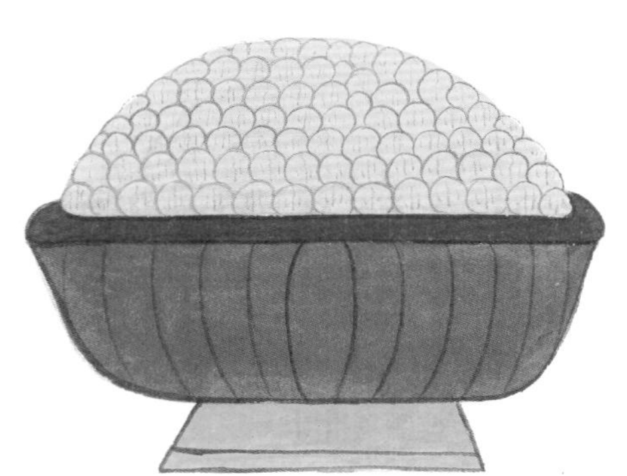

黑芫荽（芹菜籽）

黑芫荽效同芫荽，并且能够止口渴。黑芫荽又名玛斯、苏拉，也称麦多加巴、夏达布卡巴。生长在藏地山沟口的园中；生态和白芫荽一样，而花为黄色，气味很浓。《八支》和《甘露精义》中都说：“黑芫荽种子状如羌活籽。”《图鉴螺眼》中说：“黑芫荽籽状如羌活籽。”由于词义不清，而把黑芫荽籽作为羌活籽。其后，均附会此说。说黑芫荽籽就是羌活籽，这是不正确的。

本品虽有黑、白之分，都是芫荽。《释诠・月光》中说：“黑芫荽即夏达布卡巴，亦称玛斯。”

ཟི་ར་དཀར་པོ།

ཟི་ར་དཀར་པོས་གློ་བའི་ཚད་པ་སེལ། །ཞེས་པར། བདུད་རྩི་ཐིགས་པར། ཟི་རས་དྲོད་སྐྱེད་ཟས་འཇུ་ཡི་ག་འབྱེད། །དང་། ལྟགས་ཕྲེང་དུ། ཟི་ར་དྲོ་ལ་ཞུ་རྗེས་བསིལ། །དང་། རང་འགྲུང་པས། ཟི་ར་དཀར་ནག་སློག་རླུང་འཇོམས། །གསུངས། མིང་། ཤྭེ་ཛཱི་ར། ཟི་ར་དཀར་པོ། ཡུལ་སྐད་དུ། ཨ་ཛ་ཝ་ཡི་ནི། ཛཱི་ཀི་རྣམས་ནི་ཟི་ར་དང་གོ་སྙོད་ལ་ལ་ཕུད་གསུམ་ཀར་ཛཱི་ར་ཟེར་བར་འདུག། འདི་ལ་རིགས་གཉིས་ཏེ། འབྱུངས་དཔེར། ཟི་ར་དཀར་པོ་ལྡུམ་རར་སྐྱེ། །ལོ་མ་ཕྲ་

ལ་ཉ་ག་ཅན། །སེ་ཏོག་དཀར་པོ་གདུགས་ཀྱི་ཚུལ། །འབྲས་བུ་དག་ནི་གོ་སྙོད་འདྲ། །རོ་ནི་ཚ་ལ་མངར་བ་ཡིན། །རང་གི་ནུས་པས་བད་ཀན་དང་། །མ་ཞུའི་ནད་རྣམས་སེལ་བར་བྱེད། །ཅེས་གསུངས། འདྲ་ཡིག་ལས། ཟི་ར་དཀར་པོ་གོ་སྙོད་འདྲ། །གསུངས་སོ། །འདི་ལ་མེ་ཏོག་སེར་པོ་འབྱུང་བ་ཟི་ར་སེར་པོ་ཡིན་གསུངས། ཁ་ཅིག་སེར་པོ་ཟིན་ཏིག་ཡིན། ལྗོག་དུག་གམ་གཟའ་དུག་གོ་ཟེར་ཡང་རང་ལུགས་ལ་མི་བྱེད་དོ། །

香旱芹籽　*Cuminum cymnum L.*

香旱芹籽清肺热。《甘露之滴》中说："香旱芹籽提升胃阳，消食，开胃口。"《铁鬘》中说："香旱芹籽性温，化性凉。"让穹多吉说："香旱芹和黑种草籽镇命脉隆。"本品之名有：司拉嘎尔保。方言中称为阿扎窝尹尼。皂格们把香旱芹、葛缕子、蛇床子三者统称为孜然。本品分为黑、白两种。白为香旱芹，黑为黑种草。

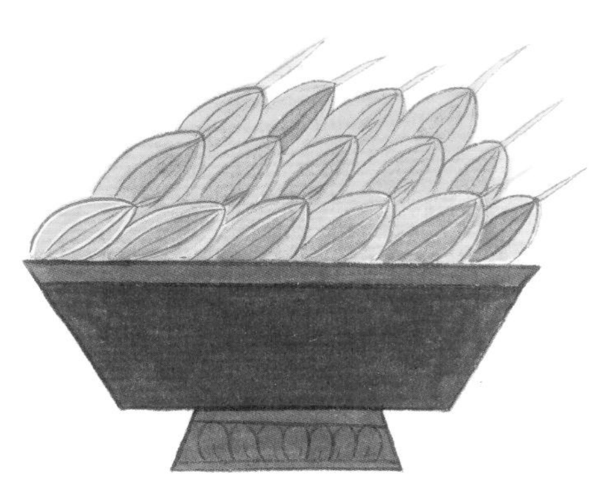

《图鉴》中说："香旱芹生长在园中。叶细，深裂；花白色，花序伞状；种子状如葛缕子。味辛、甘，功效治培根、消化不良。"《图鉴螺眼》中说："香旱芹状如葛缕。"

本品开黄花的，称为柴胡，有人说这是齿苞筋骨草，也有人说是镰形棘豆、苞叶雪莲。本人不用其说。

ཟི་ར་ནག་པོ།

ཟི་ར་ནག་པོས་མཆིན་པའི་གྲང་བ་སེལ། །ཞེས་པའི་མིང་། ཀྂ་ལ་ཛཱི་ར། ནག་པོ་ཟི་ར། གབ་ཏུ། ཤ་ཁྲི་བོང་ཁྲི་ཟེར། འབྲུངས་དཔེར། ཟི་ར་ནག་པོ་ལོ་མ་སྣུམ། །སྡོང་པོ་ཕྲ་ལ་རིང་བ་ལ། །མེ་ཏོག་སྔོན་པོ་ཆུང་བ་ཡིན། །འབྲས་བུ་ནག་པོ་ལྷུགས་ཕྱེ་འདྲ། །རོ་ནི་མངར་སྣུམ་ཡིད་ཙམ་ཚ། །ནུས་པས་ཕོ་བའི་ནད་རྣམས་སེལ། །ཞེས་གསུངས། འདྲ་དཔེར། ཟི་ར་ནག་པོ་ཕག་ཤིག་འདྲ། །གསུངས། འདི་ནག་ལ་རྒྱུབ་པ་ཟུར་གསུམ་པ་ཁོ་ན་ཡིན་ལ། ཕལ་ཆེར་མི་བརྟག་པར་རྩིང་བཟོ་བྱེད་པའི། ཏིལ་ནག་ལེབ་མོ་དང་། ཨུཏྤལའི་འབྲས་བུ་ཁམ་ནག་འཇོང་བ་སོགས་ལ་གང་ཟིན་བྱེད་པ་མང་དུ་མཐོང་། ཟི་ར་དཀར་པོ་བོད་དུ་འབྱུང་ལ་ནག་པོ་རྒྱ་བལ་ལས་མི་འོང་གསུངས་པ་དང་། བོད་སྐྱེས་སྐྱེ་ཚུལ་གོང་བཞིན་ལ་ལོ་མ་ཆེ་བ་ཙམ་ལ་གང་བུ་ཅན་འབྱུང་ཟེར་བའང་སྣང་ངོ་། །

黑种草籽　*Nigella glandulifera Freyn.et sint*

黑种草籽祛肝寒。本品之名有：嘎拉孜拉、那保斯拉。隐语中称夏其邦其。《图鉴》中说："黑种草叶油绿；茎细长；花小，蓝色；种子黑色，状如铁砂。味甘、微辛，有油味。功效治胃病。"《图谱》中说："黑种草籽状如猪虱。"本品黑色，粗糙，三角形。不好辨认，很多人认为是加工后的扁形黑芝麻，或是绿绒蒿的椭圆形褐黑色的种子。

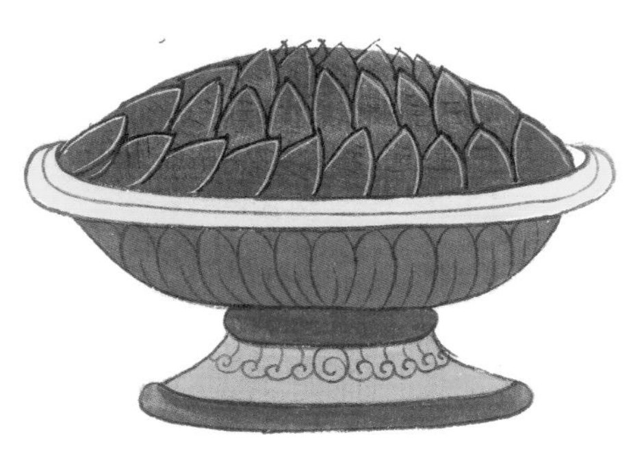

有人说香旱芹在藏地生长，黑种草除印度、尼泊尔外，藏地不生长。其实，黑种草藏地也生长，形态同上述，而叶略大，有果苞。

ལ་ལ་ཕུད།

ལ་ལ་ཕུད་ཀྱིས་ཕོ་ནད་གྲང་བ་སེལ། །ཞེས་པར། རང་བྱུང་པས། ལ་ལ་ཕུད་ནི་སྤྲིན་ལ་ཕན། གསུངས། མིང་། ནན་ཡང་། ལ་ལ་ཕུད། ཨགྣི་ཧི་པ། མེའི་སྒྲོམ་བུ། ཨ་ཛ་མོ། ཨ་ཛ་ཕན། ལུག་དགའ། ཀུ་གྲ་གཟྭ། དྲག་ཤུལ་དྲི། བྲ་ཧྨ་ཧྲ། ཚངས་པའི་སྙིང་པོ། ཡ་མ་ནི་ཀ ཡོལ་བ་ཅན། གོ་སྙོད་དཀར་པོ་ཡང་ཟེར་རོ། །འདི་ལ་རིགས་རྒྱ་སྐྱེས་གསུམ། བོད་སྐྱེས་གསུམ་དང་དྲུག་འབྱུང་། དབྱིབས་གོ་སྙོད་ལྟ་བུ་ལ་མེ་ཏོག་དཀར་སེར་ནག་གསུམ་ལས། ལ་ལ་ཕུད་དཀར་སེར་ནག་གསུམ་བྱེད། བལ་པོ་འདོལ་ཀ་ནས་འབྱུང་བ་བཟང་། འབྲས་བུ་ཟེ་ར་འདྲ་བ་ལ་ལེབ་མོ་སུལ་རིས་ཅན་དབྱིབས་སྐྱུར་བས་ཟླ་ཚེས་ལྟ་བུ་ལ་མཆུ་སྣང་བ་ཆེ་ཆུང་རྒྱ་ཧེ་ལ་ཀྱི་འབྲུ་ཙམ་རོ་ཚ་ལ་དྲི་མ་ཞིམ་ཏུ་ཆེ་བ་ཡིན། ཁ་དོག་སྐྱ་བོ་དང་། སེར་སྐྱ་དང་། དམར་སྨུག་གསུམ་སོ་སོར་འབྱུང་། དབྱིབས་རྒྱ་བོད་འདྲ།

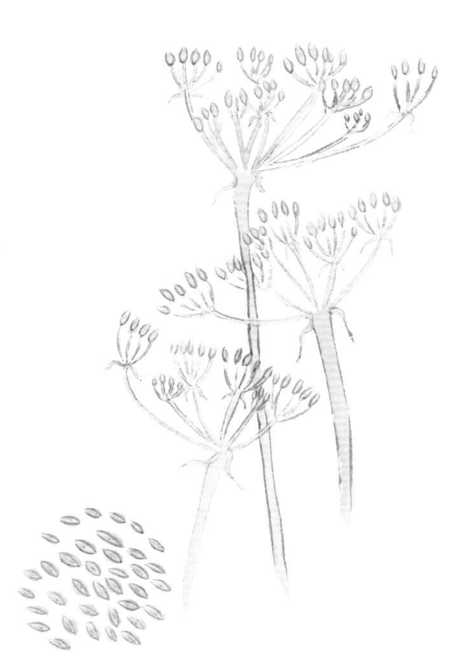

ལ་ལ་ཕུད་ནི་འཐག་མཁན་སློམ་བུ་འདྲ། ཟེར་བ་བོད་སྐྱེས་ཀྱི་གང་བུ་ལ་དགོངས་པའོ།།

蛇床子　*Cnidium monnieri(L.) Cuss*

蛇床子治胃寒病。让穹多吉说："蛇床子利虫病。"本品之名有：南央、拉拉普、麦卓木布、阿扎毛、阿扎万、鲁尕、折徐知、仓贝亮保、尧巴见、高蓼嘎尔保。

本品印度生长的有三种，藏地生长的有三种，共为六种。形态像葛缕，花有白、黄、黑三色，因而蛇床子也分白、黄、黑三种。尼泊尔多如嘎地方所产者质佳。种子状如香旱芹籽而扁，有皱纹，弯曲；或状如新月，嘴尖状如芝麻。味辛，气味很浓。颜色有灰白色、淡黄色、红紫色三种。印度产的和藏地产的形状一样。"蛇床子状如纺锤"，这里说的是藏地产的蛇床子的果荚。

གོ་སྙོད།

གོ་སྙོད་རླུང་ཚད་དུག་དང་སྲིན་ནད་སེལ། །ཞེས་པར། རིན་ཆེན་སྤུངས་པ་ལས། གོ་སྙོད་ཡང་ལ་སྙོམས་པས་སྲིན་དང་བད་ཀན་དག་ལ་སྙོམས་པར་བཤད། ཅེས་གསུངས། རང་བྱུང་པས། གོ་སྙོད་སྙིང་ཚད་རླུང་ནད་སེལ། །གསུངས། མིང་། ཨ་ཛ་ཛཱ། ནི་ལི་ཤི། བྲ་ཧི་ཀ། ཛྙ་ཙི་ཀ སྲིག་གི་གཉེན་རྣམས་ཟེར། བྲི་ཧ་ཧི། ཞེས་པ་ཡང་ཡོད་ལ། ཀཎྜ་ཀ་རི་ལའང་བྲི་ཧ་ཧི་ཟེར་བ་དང་། མཁྲིན་བརྩེ་ལོ་ཙཱ་བས་སེ་ཚན་བདུན་པར། ཛཱི་ར་གསུངས་ནས་ཟི་ར་དང་སྐད་དོད་གཅིག་པར་མཛད་ཀྱང་ནུས་པ་མི་མཚུངས་བཅས་སྐབས་ཤེས་པ་དགོས་སོ། །འབྲུངས་དཔེར། གོ་སྙོད་ཁ་ལུང་ན་ལས་སྐྱེ། །ལོ་མ་འཛོང་སྤབས་ཉ་ག་ཅན། །སྡོང་པོ་ཕྲ་རིང་རྩེ་མང་གྱེས། །མེ་ཏོག་དཀར་པོ་གདུགས་ལྟར་བྲུམ། །འབྲས་བུ་ལ་ལ་ཕུད་འདྲ་སྨུམ། །ནུས་པས་སྐྲངས་འདུལ་སྲིག་ནད་སེལ། །བད་ཀན་སེལ་ཞིང་དང་ག་འབྱེད། །ཅེས་པ་ལྟར་རོ།།

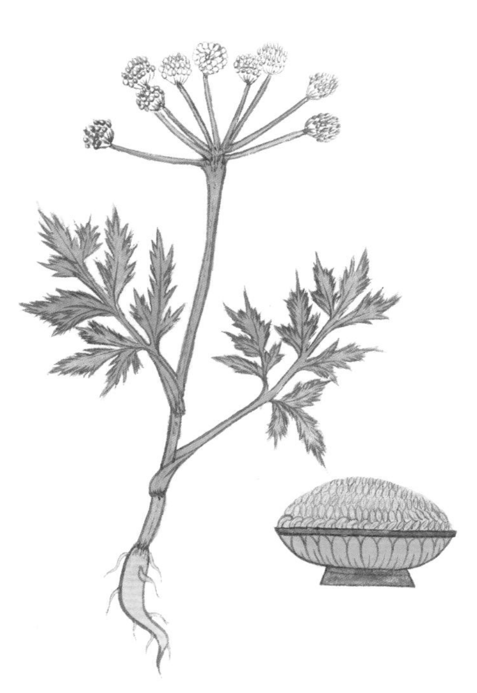

葛缕子（藏茴香） *Carum carvi L.*

藏茴香治隆热症，并治毒症眼睛病。《宝堆》中说："葛缕子性轻、平，利目，调和培根。"让穹多吉说："葛缕子清心热，祛隆。"本品之名有：阿札孜、尼厘西、扎斗嘎、扎尼孜嘎、莫合格宁等，也叫知哈斗。悬钩子也叫知哈斗。青泽翻译家在《第七章》中谈到"孜然"时说与"斯拉"同音，而功效不同。这些在临床上要分清。

《图鉴》中说："葛缕生长在山沟。叶椭圆，深裂；茎细长，分枝多；花白色，花序伞状；种子状如蛇床子而油润。功效消肿，治眼病、培根病，舒胸开胃。"

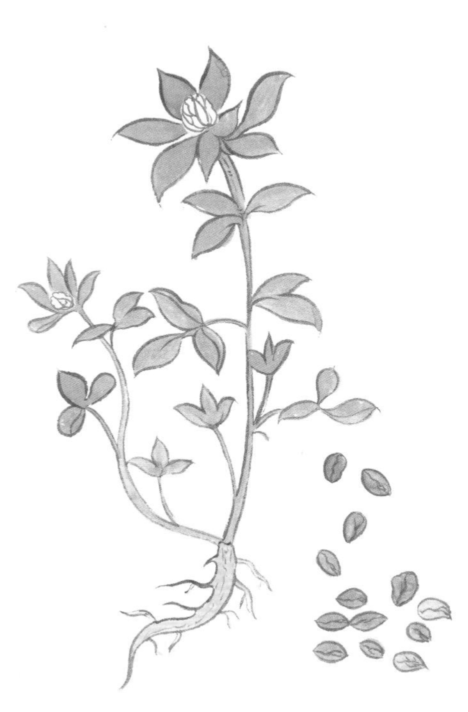

ཀྲུ་མོ་ཟ།

ཀྲུ་མོ་ཟ་ཡིས་གློ་རྣག་འཁྲུ་བ་གཅོད། །ཅེས་པར། རོ་སྣར་ལས། ཀྲུ་མོ་ཟ་ནི་ལྕི་ལ་སྣུམ་པས་རླུང་ལ་ཕན། །དང་། ལྡོན་ཤིང་ལས། ཀྲུ་མོ་ཟས་ནི་བད་ཀན་སེལ། །གྲང་ཤས་སེལ་ཞིང་མཁྲིས་པ་སྐྱེད། །ཅེས་དང་། རང་བྱུང་པས། ཀྲུ་མོ་ཟ་ཡིས་རྣག་རྣམས་སྐེམ། །འཁྲུངས་དཔེར། ཀྲུ་མོ་ཟ་ནི་ཞིང་ལས་སྐྱེ། །ལོ་མ་སྲན་ཚུང་འདྲ་བ་ལ། །གོང་བུ་བྱ་ཕོའི་ཐི་སྡེར་འདྲ། །ཞེས་པ་ཇི་བཞིན་ལས་མེ་ཏོག་དཀར་པོ་སྲན་མའི་མེ་ཏོག་འདྲ་བར་གོང་བུ་བྱ་ཕོའི་ཐི་སྡེར་རམ་ཤུག་ཚེས་པའི་གང་བུ་འདྲ་བར་འབྲས་བུ་དང་པའི་སེར་སྐྱོང་འདྲ་ལ་ཙུང་ལེབ་ཡོན་དྲི་ངད་ཅན་བོད་པས་ཚོད་མར་འདེབས་པ་ཡོངས་གྲགས་ཀུན་གསལ་ལོ། །

葫芦巴 *Trigonella foenumgraecum L.*

葫芦巴治疗肺脓，并且能够止腹泻。《味气铁鬘》中说："葫芦巴子性重、润，益隆。"《如意宝树》中说："葫芦巴子治培根病、厥寒症，但生赤巴。"让穹多吉说："葫芦巴子干脓。"

《图鉴》中说："葫芦巴生长在田间。叶如豌豆叶，果荚状如公鸡距。"如是所述，葫芦巴花白色，状如豆花，果荚状如雄鸡距，或如密花角蒿果荚，种子状如白刺果，略扁，微有气味。藏族人当菜种植，到处皆产，容易辨认。

སྐང་ཐོག་པ།

སྐང་ཐོག་པ་ཡིས་ཤ་དུག་འཁྲུགས་ཚད་སེལ། །ཞེས་པའི་མིང་། འདྲེ་དཔལ་གང་། འདྲེ་མོ་ཡུངས་ཀར། སྤྲེལ་སྨན་སངས་རྒྱས་སྐྱབས། བྲ་བ་ཐང་ཤིང་། ཨ་སྦྲ་ཐང་ཤིང་ཟེར། འབྱུངས་དཔེར། སྐང་ཐོག་འབར་བ་ཞེས་བྱ་བ། །ཁ་བུར་ཟིལ་གནོན་ཞེས་ཀྱང་བྱ། །སྐམ་སའི་གྲམ་དང་ཞིང་མུར་སྐྱེ། །ལོ་མ་ལ་ཕུག་འདྲ་ཚ་སྦྲ། །སྡོང་པོ་གཅིག་ལ་ཡལ་ག་མང་། །ཡལ་གར་མེ་ཏོག་སེར་པོ་རྒྱས། །གང་བུ་རིང་ལ་ཐང་ལོ་འདྲ། །འབྲས་བུ་གསེར་གྱི་ཕྱེ་མ་འདྲ། །གློ་བའི་ནད་དང་ཁྲག་ནད་སེལ། །ཁྲག་གི་ནད་ལ་ཆིག་ཐང་ཕུབ། །ཅེས་གང་བུ་ཕྱོགས་གཅིག་འཕྱངས་པ་དེའོ། །ཕུན་ཐས་སྐབས་ཤང་ཚེ་བྱེད་པའང་ཡོད།

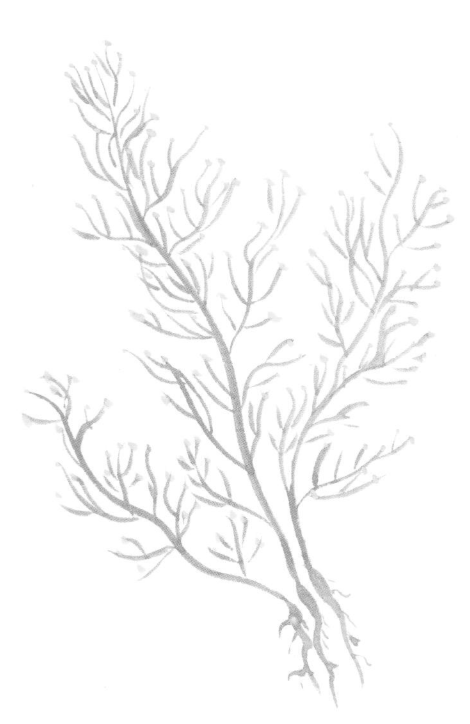

垂果蒜芥

Sisymbrium heteromallum C.A.meyer

垂果蒜芥解肉毒，并且治疗紊乱热。本品之名有：斋巴冈、岗托巴、斋毛云嘎、斋曼桑杰加卜、札巴唐相、阿扎唐相等。

《图鉴》中说："垂果蒜芥又名尕布尔司隆，生长在旱滩、田边地头。叶像萝卜叶；根细；茎单一，分枝多，枝头开黄花；荚果长、状如松针，种子状如金沙。功效治肺病、血病，独味汤内服治血病有效。"如是所述，果荚同侧悬垂，即为本品。作为禳物用时，也有当苧蒡用的。

སྐྱེ་ཚེ།

སྐྱེ་ཚེས་བགེགས་འདུལ་སྐྲངས་དང་ཐྭོག་པ་སེལ། །ཞེས་པར། འབྱུངས་དཔེར། སྐྱེ་ཚེ་ལོ་མ་ནག་ལ་མཐུག །སྡོང་བུ་མེ་ཏོག་འབྲས་བུ་གསུམ། །ཡུངས་ནག་པ་དང་འདྲ་བའོ། །རོ་ནི་ཚ་

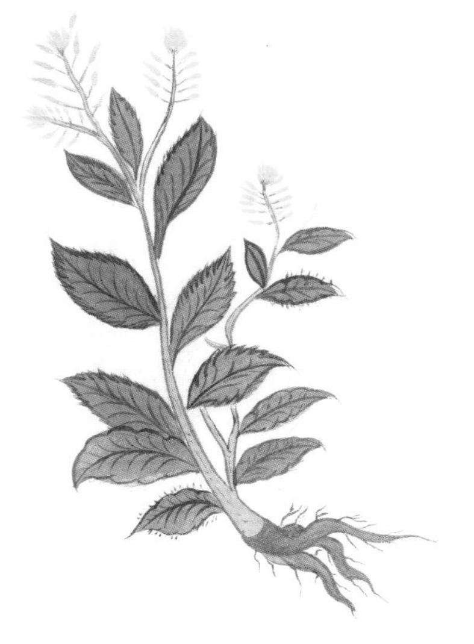

ལ་རྒྱབ་པ་ཡིན། །ནུས་པས་སྐྲངས་དང་ལྷོག་པ་འདུལ། །ཞེས་པ་སྐྱེ་ཚུལ་སོགས་ཞུངས་སོན་འདྲ་བ་དེའོ། །

印度蔊菜　*Roripa indica (L.) Hiern*

印度蔊菜降邪魔，消散肿胀治疗疮。《图鉴》中说：“印度旱菜叶黑厚，茎、花、种子状如黑芥菜。味辛，性糙，功效消肿，治疗疔疮。”形态状如白芥子。

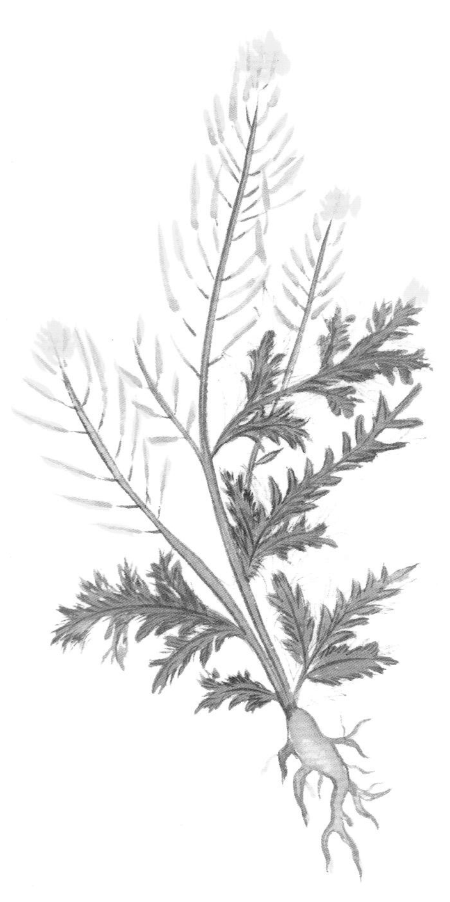

ཤང་ཚེ།

ཤང་ཚེས་དེར་མཚུངས་ལྷོག་རིགས་འདུལ་བར་བྱེད། །ཅེས་པའི་འགྲུངས་དཔེར། ཤང་ཚེ་སྐྱེ་ཚེ་འདྲ་བ་ལ། །སྡོང་བུ་རིང་ལྷེམ་ནམ་མཁའ་གང་། །འབྲས་བུ་ཆུང་ལ་སེར་བའོ། །རོ་ནི་ཚ་ལ་དྲག་པོའི་རྫས། །སྲོག་གཟེར་སེར་སྐྱུང་རྫས་སུ་བཟང་། །རང་གི་ནུས་པས་ལྷོག་ནད་འདུལ། །ཁོང་བཏང་བྱུགས་པས་མོད་ལ་འཇོམས། །སྐྲངས་དང་འབྲས་རྣམས་གང་ཡིན་སེལ། །ཞེས་སྐྱེ་ཚུལ་སྐྱེ་ཚེ་འདྲ་ལ་དེ་ལས་ཆེས་རིང་ཞིང་འབྲས་བུ་སྐང་ཐོག་འདྲ་ཞིང་རོ་སྐང་ཐོག་ལས་ཚ་བ་དེའོ། །

播娘蒿（华东葶苈子）

Descurainia sophia(L.) Schur

播娘蒿子效同上，并且治疗疔毒类。《图鉴》中说：“播娘蒿状如印度蔊菜；茎长有弹性；种子小，黄色。味辛辣。为镇刺痛防湿良药，功效治疗疮；大剂量内服、外敷，消肿，治疖疮。”其形态状如印度蔊菜而茎很长，种子状如糖芥子而味较辛辣。

བྲེ་ག

བྲེ་གས་གློ་དང་མཁལ་མའི་ཚ་བ་སེལ། །ཞེས་པར། ལྕགས་ཕྲེང་དུ། བྲེ་གའི་འབྲས་བུ་དྲོ་ལ་སྐམ་པར་འདུག །ཅེས་དང་། ལྡོན་ཤིང་ལས། བྲེ་གའི་འབྲས་བུས་དང་ག་འབྱེད། །ཡན་ལག་སྐེམ་པར་བསྔགས་པ་ཡིན། །དང་། རང་བྱུང་པས། བྲེ་གས་མཁལ་ནད་ཀུན་ལ་ཕན། །ཞེས་གསུངས། མིང་། རྒྱ་གྲོག། བོན་པོ་ཇ་ཁུར། འདྲེ་ཇ་ཆུང་། དགེ་སློང་ཚབ་རིལ། ཧེ་པདྨ་ཟེར། འཁྲུངས་དཔེར། སྔོ་ཡི་གཙོ་བོ་བྲེ་ག་ནི། །འབོལ་ས་དག་དང་ཞིང་གསེབ་སྐྱེ། །ལོ་མ་སྔོ་མཐུག་མདངས་དང་ལྡན། །སྡོང་པོ་སྨྱུག་འདྲ་ངར་པ་མང་། །མེ་ཏོག་དཀར་ལ་ཆུང་བ་ཡིན། །གོང་བུ་ཌ་ཆུང་འདྲ་བའི་ནང་། །འབྲས་བུ་དམར་སྨུག་ཞིབ་པ་ལ། །ནེའུ་ལེ་ཡི་རི་མོ་གསལ། །རོ་ནི་ཚ་སྒམ་སྣོག་དྲི་བྲོ། །ནུས་པས་མཁལ་མའི་ནད་རིགས་སེལ། །ཞེས་པ་དེའོ། །

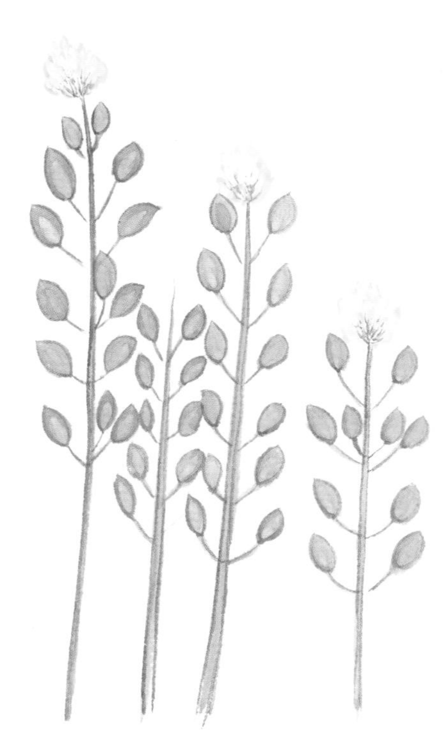

薪蓂子　*Thlaspi arvense L.*

菥蓂功效清肺热，并且治疗肾热症。《铁鬘》中说：“菥蓂子性温、燥。”《如意宝树》中说：“菥蓂子开胃，燥四肢黄水。”让穹多吉说：“菥蓂子治各种肾病。”本品之名有：加卓、笨保昂库、则嘎、则嘎哇、寨昂穷、格隆恰若、赫斑玛等。

《图鉴》中说：“菥蓂子为旱生草类药物之主药，生长在松软的土地及田间。叶厚，青色，有光泽；茎状如竹而枝多；花小，白色；荚果状如手鼓，种子小，红紫色，上有明显的箕斗纹。味辛，性润，有蒜味，功效治肾脏病。”

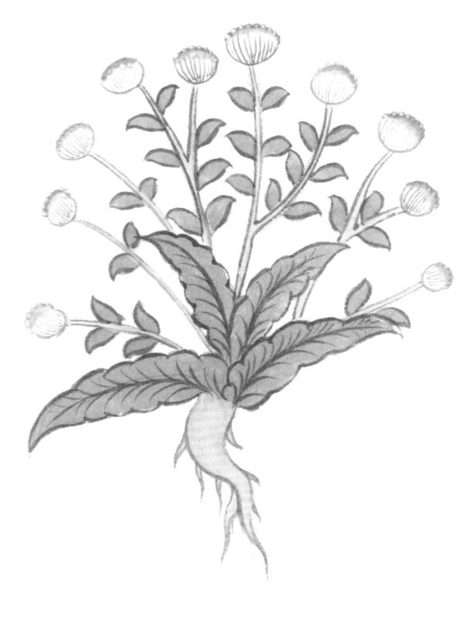

སོག་ཀ་པ།

སོག་ཀ་པ་ཡིས་སྐྱུགས་པ་གཅོད་པར་བྱེད། །ཅེས་པར། རང་བྱུང་པས། སོག་ཀས་རྩ་ནད་མ་ལུས་སེལ། །ཞེས་གསུངས། མིང་། ཁྲབ་མོ་ཟེར། འབྲུངས་དཔེར། སྔོ་སྨན་རྒྱལ་པོ་སོག་ཀ་པ། །སྐྱེ་ལུགས་དབྱིབས་ནི་བྲེ་ག་འདྲ། །ལོ་སྡོང་དེ་ལས་ཆུང་བ་ལ། །ལོ་མ་ལ་ཕུག་འབྲས་ངན་འདྲ། །མེ་ཏོག་བྱེའུ་ལ་ཕུག་འདྲ། །དཀར་ལ་ཞིབ་སྐྱེས་ལོ་མའི་རོ། །ལ་ཕུག་དྲི་རོ་འདྲ་བ་ལ། །གང་བུ་གྲུ་གསུམ་སོག་པ་ཁ། །འབྲས་བུ་སེར་ལ་ཞིབ་པ་ཡིན། །ས་ནག་ཞིང་མུ་དག་ལས་སྐྱེ། །ཞེས་པ་དེའོ།།

荠菜籽 *Capsella bursa–pastoris (L.) Medic*

荠菜功效止呕吐。让穹多吉说：“荠菜籽治脉病。”本品又名查卜毛，索嘎哇。

《图鉴》中说：“旱生草类之君药荠菜，形态形状像菥蓂，而茎叶比较小，叶如萝卜叶，叶有萝卜味，花像葶苈花，白色而小，荚果三角形，状如肩胛骨，种子细小，黄色。生长在黑土地带和田边地头。”

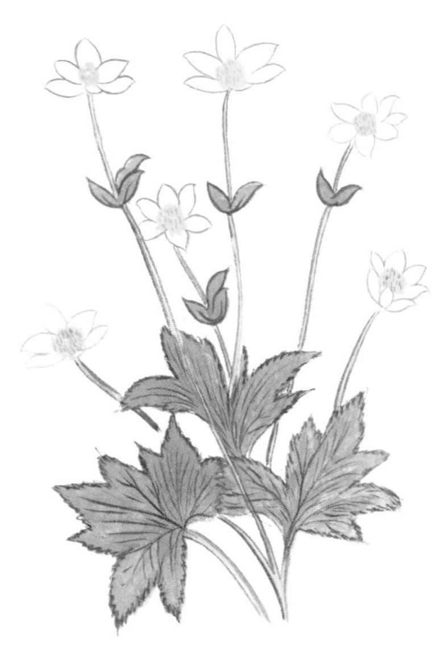

སྲུབ་ཀ།

སྲུབ་ཀས་རྟུལ་གཅོད་རྡོད་སྐྱེད་ཚ་སེར་འདྲེན། །ཞེས་པར། དཔག་བསམ་ལྗོན་ཤིང་ལས། ར་སྲུས་པོ་སྲིན་ཟུག་གཟེར་འཇོམས། །སྦྲུལ་གྱི་དུག་ཀྱང་ཞི་བར་བྱེད། །ཅེས་དང་། རང་བྱུང་པས། སྲུབ་ཀས་གྲང་སྐྲན་རྙིང་པ་འཇོམས། །ཞེས་གསུངས། མིང་ནི། ཙ་ཏ་ར། སྲུབ་མ། སྲུབ་ཀ། ར་སྲུས། རྩ་སྲུབ་མ་ཟེར། འབྲུངས་དཔེར། སྔོ་སྨན་རྒྱལ་པོ་ཙ་ཏ་ར། །ཐང་དང་ཞིང་མུ་སྲུབ་ལས་སྐྱེ། །ལོ་མ་སེང་གེའི་སྡེར་མོ་འདྲ། །སྡོང་པོ་དབུས་ནས་ཕྱོགས་སུ་གྱེས། །ངར་པ་ལྷུགས་ཀྱི་

སྐྲན་པ་འདྲ། །མེ་ཏོག་དཀར་པོ་འདབ་ལྔ་ལྡན། །འབྲས་བུ་ནས་སྔོན་ལྕགས་ཀྱུའི་མཆུ། །རོ་ནི་ཁ་ལ་རབ་ཏུ་ཚ། །ནུས་པས་དྲོད་སྐྱེད་གྲང་སྐྲན་འཇོམས། །ཞེས་པའོ། །

草玉梅　*Anemoe riyularis Buch–Ham ex DC*

草玉梅止腐生阳，并且引出黄水病。《如意宝树》中说：“草玉梅治胃虫，镇刺痛，解蛇毒。”让穹多吉说：“草玉梅治寒性肿瘤、淋病、关节积黄水。”本品之名有：札达拉、苏卜玛、苏卜嘎、拉苏、札苏卜玛等。

《图鉴》中说：“旱生草类之君药草玉梅生长在平滩和田边。叶像狮子爪，从中心向四面分茎，花梗如铁丝，花白色，五瓣，种子状如蓝青稞，嘴如铁钩。味苦，甚辛辣，功效提升胃阳，消除寒性肿瘤。”

ཏིལ་འབྲུ།

ཏིལ་གྱིས་རླུང་འཇོམས་ལུས་སྟོབས་འཕེལ་ཁམས་སྐྱེད། །ཅེས་པར། དཔའ་བོས། ཏིལ་འབྲུ་དྲོ་ཞིང་པགས་པ་འཇམ། །བསིལ་ཞིང་སྐྲ་དང་སྟོབས་སྐྱེད་ལ། །ལྕི་ཞིང་གཅིན་ཐུང་ཞུ་རྗེས་ཚ། །ཡིད་གཞུངས་དྲོད་སྐྱེད་བད་མཁྲིས་སྐྱེད། །ཅེས་དང་། རང་བྱུང་པས། ཏིལ་དཀར་ནག་པོས་རླུང་སེལ་ལོ། །ཞེས་གསུངས། འདི་ལ་དཀར་ནག་གཉིས། ཁ་དོག་མ་གཏོགས་དབྱིབས་ཆེ་ཆུང་འདྲ་ལ། ལེབ་མོ་ཟུང་ཟད་འཇོང་སྐབས་ལ་སྟོད་སྨད་ཆེ་ཆུང་ཟུར་ཙམ་ཡོད་པའི་འབྲུ་བྲེ་གའི་འབྲུ་ཙམ་སེན་མོས་བཙིར་ན་སྣུམ་གྱི་རང་བཞིན་ཡིན་ལ། ཤིན་ཏུ་དཀར་བ་དང་ནག་པ་གཉིས་སོ། །

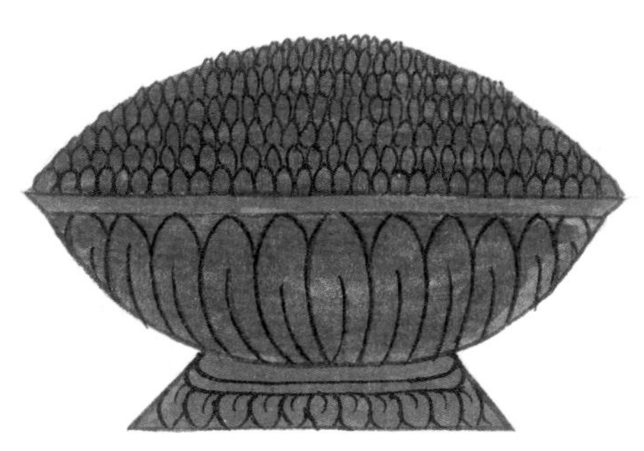

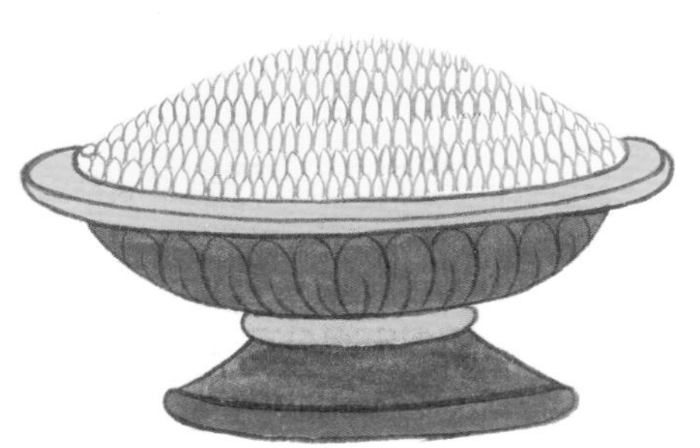

芝麻　*Sesamum indicum DC*

芝麻祛隆生体力，并且能增强体质。巴保说：“芝麻性温、缓、凉，功效生发，增强体力；性重，涩尿；化味辛，舒心，提升胃阳，生培根、赤巴。”让穹多吉说：“黑、白芝麻皆祛风。”

本品分为黑白两种。除颜色不同外，形状大小一样，扁而微椭圆形，上大下小，有棱，略像菥蓂子，用指甲挤有油性。

མདའ་རྒྱས།

མདའ་རྒྱས་རྩ་འབྱེད་བུ་འབྱིན་མོ་ནད་འཇོམས། །སྨོད་ཀྱི་མཁྲིས་སྐྲན་བཤིག་པར་བྱེད་པ་ཡིན། །ཞེས་པ། མདའ་རྒྱས་འདི་སྔ་རབས་རྣམས་འོལ་མོ་སེ་དང་གཅིག་པར་མཛད་ལ་ནུས་པ་ཡང་མཚུངས་ལ། བྱང་ལུགས་པ་ནི་འཁྲི་ཤིང་གི་རིགས། ལོ་ཀང་ལྗང་གུ་ལོ་དབྱིབས་སྲན་ནག་འདྲ་བ་གང་བུ་སྲན་མའི་གང་བུ་འདྲ་བའི་ནང་འབྲུ་དམར་པོ་བྱུ་རུ་འདྲ་ལ་སྣེ་ནག་པོ་ཅན་ཀུན་གྱིས་དམར་རྟ་མགོ་ནག་ཅེས་པའི་རྩ་ཐོག་དེའོ་གསུངས།

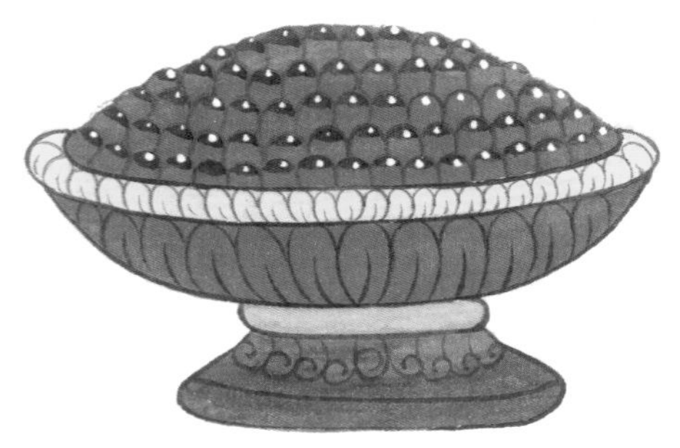

相思豆 *Abrus precatorius L.*

相思豆能舒脉络，催产治疗妇女病，并且破除胆肿瘤。前人认为相思豆和桃儿七一样，功效也相同。北派医家说。“相思豆树为木本爬藤植物。叶茎绿色，叶状如豌豆叶，荚果状如豆荚，种子红色状如珊瑚，是一种身红头黑的种子。人称玛如高纳。”即是本植物的种子。

ཤ་མང་པ། དངུལ་ཤ་མང་། གསེར་ཤ་མང་། ཤ་མང་སླག་པོ། ཤིང་ཤ་མང་། ཀླུང་ཤ་མང་། ལུད་ཤ་མང་། འབྲི་ཤ་མང་།

ཤ་མང་པ་ཡིས་དུག་དང་རྨ་ལ་ཕན། །ཞེས་པ་ལ་རིགས་བརྒྱད་ཡོད་པ་ལས། དང་པོ་འདི་ལ་དངུལ་ཤ་དང་རྩེ་ཤ་དང་ཨུར་ལུག་ཀྱང་ཟེར། རང་བྱུང་པས། རྩེ་ཤས་ཤ་ཡི་དུག་ལ་ཕན། །གསུངས་པ་དང་། གཉིས་པ་གསེར་ཤ་མ་ནི། རང་བྱུང་པས། གསེར་ཤས་སྲིན་རྣམས་འབྱིན་པར་བྱེད། །གསུངས། འདི་གཉིས་འཁྲུངས་དཔེར། དངུལ་གྱི་ཤ་མང་དཀར་པོ་དང་། །གསེར་ཤ་མ་ནི་སྤང་ལས་སྐྱེ། །དབྱིབས་ནི་ཕྲུ་བ་བུབ་པ་འདྲ། །ཁ་དོག་དཀར་དང་སེར་བ་ཡིན། །ནང་དམར་སྲུལ་ཞིབ་གདུགས་རྩིབས་འདྲ། །ཕྱུ་བས་དབུས་ནས་གདུགས་ལྟར་བཏེག །རོ་ནི་མངར་འཇམ་ཙུང་ལན་ཚྭ། །གཉིས་ཀས་རྨ་

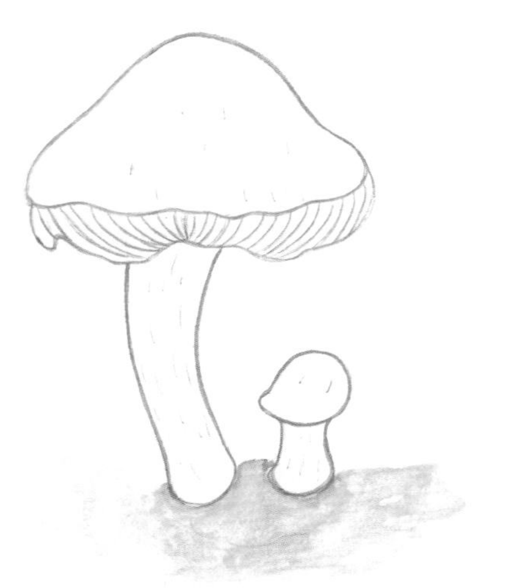

银菇

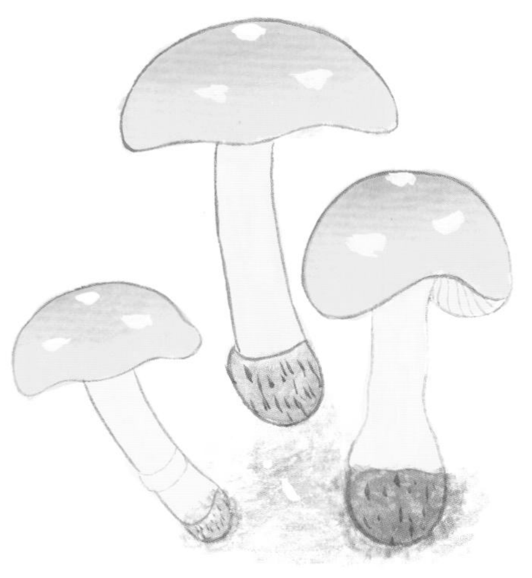

金菇

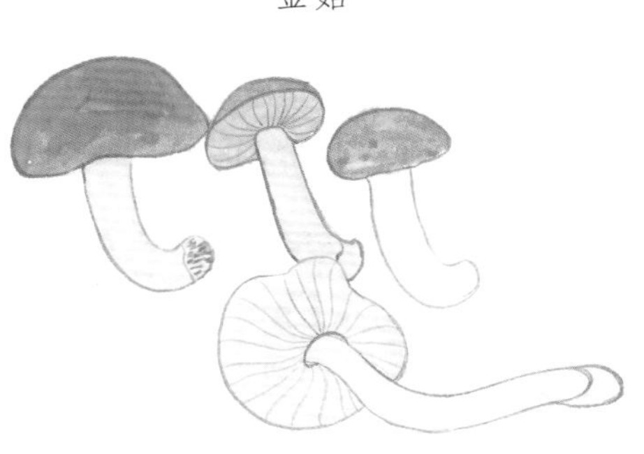

紫菇

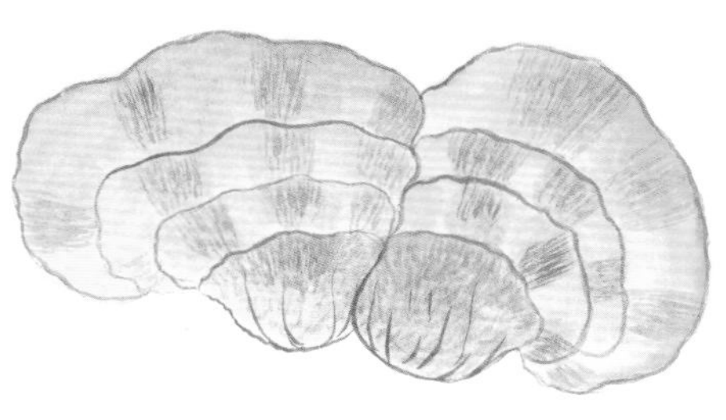

树菇

དང་ཤ་དུག་སེལ། །ཞེས་དཀར་སེར་གཉིས་ཉུས་པ་མཚུངས་པའོ། །གསུམ་པ་ཤ་མང་སྨུག་པོ་ནི། རང་བྱུང་ཞབས་ཀྱིས། སྨུག་ཤ་མཁྲིས་པ་ཀླུང་སེལ་ཡིན། གསུངས། འདྲ་བཀོད་ལས། ཤ་མང་སྨུག་པོ་སྤང་ལས་སྐྱེ། །ཁམ་སྨུག་གསེར་ཤའི་དབྱིབས་འདྲ་ཞིང་། །ཁྲོ་མཁན་ཕྲེང་ལ་གཤར་བ་འདྲ། །མཁྲིས་ཀླུང་སེལ་ལ་བད་ཀན་སྐྱེད། །ཅེས་པ་ལྟར་མང་ལ་ཞིབ་པ་གྲུབ་ཕྲེང་དུ་སྐྱེ་བས་ཞུ་གུ་བརྒྱུད་ཀྱང་ཟེར། བཞི་པ་ཤིང་གི་ཤ་མང་ནི། དེ་ཉིད་ཀྱིས། གེ་ཙ་ཕ་ཀྲས་ཀླུང་སྐྱེད་བྱེད། །གསུངས། འཕྲུངས་དཔེར། ཤིང་ཤ་ཤིང་གི་ནགས་ལས་སྐྱེ། །ཤིང་ལུད་སྐྱེ་བའི་ཤ་མང་རིགས། །བསྡིགས་པའི་ཐལ་བས་གྲི་འགགས་སེལ། །ཞེས་བཤད་པ་ནགས་གསེབ་ཏུ་སྐྱེ་བའི་ཤ་མང་དབྱིབས་མི་སྡུག་པ་སྣ་ཚོགས་མདོག་སེར་སྐྱ་ཁམ་ནག་སོགས་ཆེ་བ་ཡོང་། མིང་ཀིས་ཙ་དང་ཤ་གྲོད་དགོ་གྲོད་ཀྱང་ཟེར། ལྔ་པ་སླུང་གི་ཤ་མང་ནི། དེ་ཉིད་ཀྱིས། ཚ་ཤ་ཀླུང་གི་ནད་ལ་ཕན། །ཞེས་གསུངས། འཕྲུངས་དཔེར། སླུང་སྐྱེས་ཤ་མང་དམར་ལ་ཁམ། །རོ་ནི་ལན་ཚྭ་བསིལ་ལ་སྐྱུམ། །ཐ་རམ་སྨུག་དང་ད་ཏིག་སྦྱར། །འབྲུ་བ་རྩད་ནས་གཅོད་པར་བྱེད། །ཅེས་པ་སླུང་ཤོད་དུ་བདེ་བའི་ཐང་སོགས་ལས་སྐྱེ་བ་དམར་ལ་ཁམ་པ་དེའོ། །དྲུག་པ་ལུད་ཀྱི་ཤ་མང་ནི། རང་བྱུང་པས། དུག་ཤ་ཡན་ལག་སྐྲངས་ལ་ཕན། །ཞེས་གསུངས། འཕྲུངས་དཔེར། ལུད་ཀྱི་ཤ་མང་ཞེས་བྱ་བ། །ཕྱུགས་ལུད་མང་བའི་ཐན་ལས་སྐྱེ། །གསེར་ཤ་འདྲ་ལ་ཆུང་སྲབ་ནག །ཉུས་པས་སྐྲངས་དང་རྣག་འབྱམས་གཅོད། །ཅེས་པས། ལུད་ལས་སྐྱེས་

པའི་ཤ་མང་སྐྱངས་ལ་འགྱུར་བྱ་བ་དང་། འདི་ཉིད་གཙོར་བསྐྱེད་ལ་ཧ་ལྷོགས་པ་པན་ཏ་ཚེར་སྔོན་མེ་ཏོག་རྣམས་དང་། སླ་བའི་རིལ་མ་བསྲེགས་པའི་ཐལ་བ་བཅས་ཞོ་དང་སྦྱར་ནས་ཁོང་དུ་གཏོང་བ་དང་རྨ་ལ་བཏབ་པས་རྣག་རུལ་འགྲམས་པ་གཙོད་པར་བྱེད་དོ། །བདུན་པ་འདྲེ་ཤ་མང་ནི། རང་བྱུང་པས། ཕ་ཡང་སྐྱོ་ཏིས་མེས་ཚིག་སེལ། །ཞེས་དང་། འབྲུངས་དཔེར། ཕ་ཡང་སྐྱོ་ཏི་ཞེས་བྱ་བ། །སྲིབ་ཀྱི་སྤང་ལས་སྐྱེ་བ་ཡིན། །མདོག་དཀར་དཧུལ་གྱི་ལྷ་བ་འདྲ། །མར་དཀར་པུ་ལུ་འདྲ་ཡང་ཟེར། །རྒྱས་དུས་ནང་ནས་དུད་པ་འབྱུང་། །རང་གི་ནུས་པས་ཁྲག་གཙོད་བྱེད། །ཚ་བསྲེགས་པ་ཡི་ཐལ་བ་ཟེར། །ཁྲག་གིས་གསོས་ན་ཁྲག་ཏུ་འབབས། །ཞེས་པར། མིང་། ཕ་

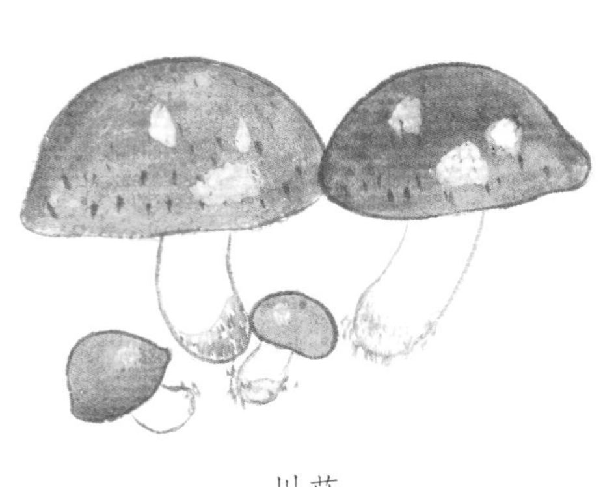

川菇

བོང་དགོ་དགོ། ཕ་བོང་གོལ་གོལ། འདྲེ་ཤ་མང་། འདྲེ་ཐལ་ཐུམ། འདྲེ་མོ་ཐལ་རྐོམ། མ་བསྲེགས་པའི་ཐལ་བ་ཟེར། རྒས་ན་ནང་ནས་ཐལ་བ་སེར་ནག་འཐུལ་བ་ཡིན། འདི་མཁྲིས་སྣ་དང་སྦྱར་ནས་ལྟོར་བཏང་ན་ཁྲག་འགྲམས་རིགས་གཙོད། རྨ་ལ་བཏབ་ན་ཁྲག་གཙོད་ཙ་ཁ་འཛིན། ཆུར་སྦྱར་བྱུགས་པས་མེས་ཚིག་ལ་ཕན། སླ་རྩི་དང་སྦྱར་ལ་བྱུགས་པས་སྦྲུལ་གྱི་སོ་དུག་ལ་ཕན། འདི་གཞོན་པ་ས་ལས་སྐྱེས་ཚེ་ཁྲག་གིས་གསོས་པས་ཁྲག་རྐྱལ་འདྲ་བ་ཆེན་པོར་ཚར་ཡོད་པའི་ཕྱེ་མ་གར་འཐོར་ཆར་སོགས་ཐྣན་དང་འཕྲད་ཚེ་ཁྲག་ཏུ་འགྱུར། རྒྱུས་ནས་རང་བཞིན་རྒས་པ་ནུས་ལྡན་བསྲེགས་པས་སྣག་ཚ་ཉན་པ་ཡིན།།

多种蘑菇 *Agaricus ssp*

蘑菇解毒并益疮。本品分为金菇、银菇、紫菇、树菇、草菇、川菇、粪菇、鬼菇等八种。

银菇，也称为泽夏和欧尔陆合。让穹多吉说："银菇解食肉中毒。"

金菇，让穹多吉说："金菇驱诸虫。"金菇和银菇，《图鉴》中说："银菇白色。金菇生长在山坡。二品状如锅倒扣；外表白色和黄色，里面红色；菌褶细密，状如伞肋，茎从中生，状如伞把。味甘、微咸，二品皆能愈疮，治食肉中毒。"如是所述，黄、白两种蘑菇功效相同。

紫菇，让穹夏说："紫菇治赤巴病、隆病。"《图鉴》中说："紫菇生长在山坡。褐紫色，状如金菇，气味浓烈，连生成排。功效治赤巴病、隆病，生培根。"如上所述，紫菇数多，个小，连生成排，因而也称陆荷据。

树菇，同书中又说：“树菇生隆。”《图鉴》中说：“树菇生于树林，为树肥生的蘑菇类。烧灰开通喉闭。”如上所述，本品为生长在林间的蘑菇，形状不美观，多样，颜色有黄、灰白、褐、黑褐色，个大。本品又名格如、夏卓高卓。

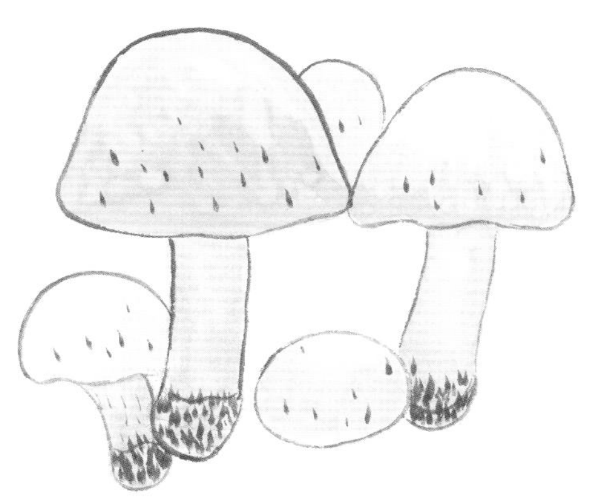

粪菇

川菇，同书中说：“川菇有益隆病。”《图鉴》中说：“川菇红褐色，味咸、性凉、润。与莎木面、盐麸果配伍，功效止泻。”如上所述，生长在沟川滩地，红褐色的蘑菇，即是本品。

粪菇，让穹多吉说：“粪菇消散四肢肿胀。”《图鉴》中说：“粪菇生长在畜粪多的湿地。状如金菇而小，薄，黑色。功效消肿，治脓。”粪菇敷肿可消，本品与独一味、角茴香、绿绒蒿花、麝粪灰、酸奶调服，外敷疮疖，可止脓疡。

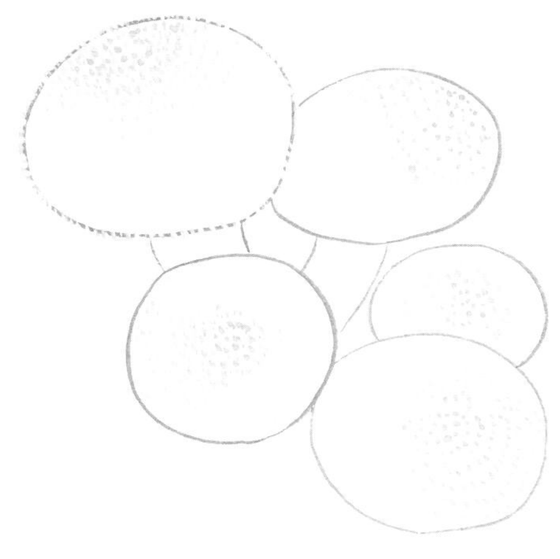

鬼菇

鬼菇（马勃），让穹多吉说：“马勃治烧伤。”《图鉴》中说：“马勃生长在阴面草坡。白色，状如银色大泡，也像白酥油圆球，老后内有烟状气体。功效止血。本品又名玛灼巴益塔哇。本品用血养后滴血。”其名称有：帕昂高高、帕昂高如高如、斋夏芒、寨塔图木、寨毛塔高木、玛灼贝塔哇等。本品长老时，体内变成黄褐色的灰状粉末，与胆汁调配，内服可止血淋，敷伤涩脉，止血；与水调敷可治火烧伤；与麝香调敷可解蛇毒。幼体在地上生长时，用血养后状如血袋，长大后粉末飞扬，遇雨水等受潮后化为血。长老后烧存性可做墨。

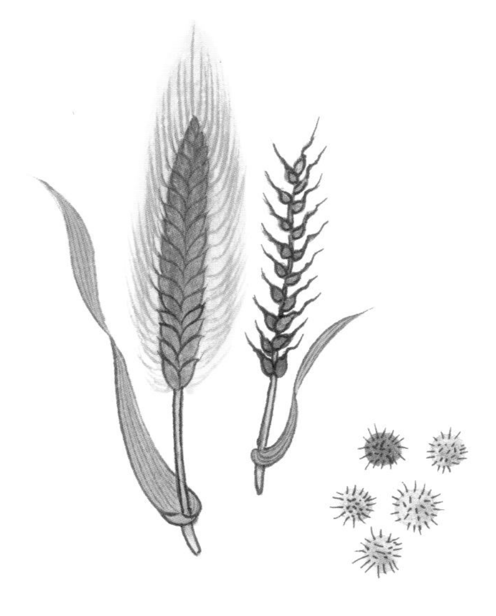

སཱ་ཛྱི་ཀ

སཱ་ཛྱི་ཀ་ཡིས་ཕོ་བའི་མེ་དྲོད་སྐྱེད། །ཅེས་པར། མིང་། བོན་ཡོང་པ། དུད་དཀར་སྙེ་མ། སྤོས་ཀྱི་སྙེ་མ། མེ་མེད་དུད་པ། མ་བསྲེགས་སོལ་བ། སྙེ་ནག་པ་ཟེར། ངོ་བོ་ནས་ཀྱི་སྙེ་མ་ནག་པོ་སོལ་ཐལ་འདྲ་བ་དེ་ཡིན་པར་འགྲེལ་བ་ཐམས་ཅད་མཐུན་པའོ། །

青稞黑粉菌　*Ustilago nuda(jens) Rostr*

黑粉菌提升胃阳。本品之名有：笨隆巴、毒嘎尔林玛、贝吉林玛、麦买毒巴、玛灼梢哇、林纳合巴。

本品为青稞的黑穗，状如炭灰，各种药书解释相同。

ས་བཅད་ལྔ་པ། ལོ་སྡོང་མེ་འབྲས་ལྷན་ཅིག་ཏུ་བཏུ་བར་འོས་པའི་རིམ་པ་བསྟན་པ།

第五节　叶茎花果同采类药物

ད་ནི་ལྔ་པ་ལོ་སྡོང་མེ་འབྲས་ལྷན་ཅིག་ཏུ་བཏུ་བར་འོས་པའི་རིམ་པ་བཤད་པ་ནི།

叶、茎、花、果应该同采的药物有：

བྲི་ཡང་ཀུ།

བྲི་ཡང་ཀུ་ཡིས་ཕོ་མཆིན་ཚ་བ་སེལ། །ཞེས་པར། རང་བྱུང་པས། པྲི་ཡང་ཀུ་ཡིས་མཆིན་ཚད་སེལ། །གསུངས། མིང་ནི། ཀླུ་མོ་གུར་ཀུམ། བཙུན་མོ་གུར་ཀུམ། འཇིབ་རྩི། འཇིབ་བུ། པ་པ་རེ་ཀོན། དན་ཏིག ཏིང་ལེ་ཅིན། བོད་ཀྱི་གུར་ཀུམ། གཡུ་ཛོག དྲེའུ་ཛོག་པ། ལཁན་བུ། རྩེའུ་དྲི་

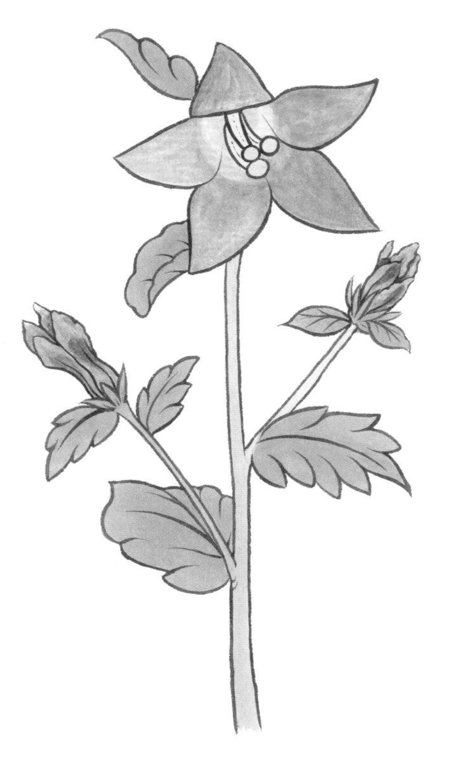

ཆེན། དར་སྔོན་འཕྱུར་བ། རྗེའུ་རྫོག་པ། ཙེའུ་པ། མཆིན་སྨན་ཙེའུ། གཡུ་ལོ་དར་ཡ་གན། ཀུན་འཛོམས་ག་བུར། མ་རཾ་ཙེ། འཁན་བུ་ལོ་སྔོན་རྣམས་ཟེར། འབྲུངས་དཔེར། ཞྲི་ཡང་ཀུ་ནི་ཉིན་སྲིབ་གར་ཡང་སྐྱེ། །ལོ་མ་མེ་ཏོག་སྔོན་པོ་སྟེ། །མེ་ཏོག་དར་སྔོན་འཕྱུར་བ་འདྲ། །རོ་ནི་མངར་ཁ་མཆིན་ཚད་སེལ། །ཁྲག་གཅོད་རྨ་འདྲུབ་ཆུ་སེར་སྐེམ། །ཞེས་པའོ། །

甘青青兰　*Dracocephalum tanguticum* Manim

甘青青兰之功效，治疗胃热和肝热。让穹多吉说："甘青青兰治肝病。"本品之名有：知羊苟、鲁茂苟尔固木、宗茂苟尔固木、吉卜孜、吉布、巴巴若贡、达那斗、当来尽、蕃吉苟尔固木、玉俄、斋俄、坎布、孜吾知青、达温恰尔巴、得吾俄、泽吾巴、青曼孜吾、玉洛达尔亚干、更交木嘎尔布、玛若木泽、坎布洛温等。

《图鉴》中说："甘青青兰阴阳二坡皆生。叶、花蓝色，花状如蓝旗飘扬。味甘、苦，功效清肝热，止血，愈疮，干黄水。"

འཛིབ་རྩི་ཆེན་པོ།

འཛིབ་རྩི་ཆེན་པོས་ཁ་ཡི་ནད་དང་ནི། །སོ་དང་མཆིན་པའི་ཚད་པ་སེལ་བར་བྱེད། །ཅེས་པར། འཛིབ་ཆེན། འཛིབ་རྩི་ཆེན་པོ། ཞྲི་ཡང་ཀུ་ཆེན་ཟེར། འདི་ཞྲི་ཡང་ཀུའི་རིགས་ཡིན་པས་མཆིན་ཚད་སོགས་ལ་ཕན་ལུགས་འདྲ་ཟུང་། ཁ་ནད་སོགས་མངར་བ་འཕྲོད་པའི་རིགས་འདི་རང་དགོས་པས་དབྱེ་བ་ཤེས་པར་དགོས། ལོ་མ་ཁྲིའི་ལྕེ་འདྲ་བ། སྡོང་པོ་སྨུག་ལ་གྲུ་བཞི་པ། མེ་ཏོག་ཞྲི་ཡང་ཀུ་འདྲ་ལ་དེ་བས་ཆེ་ཞིང་དྲི་མ་ཞིམ་པ་ཡིན། མེ་ཏོག་དཀར་སྔོ་རིགས་གཉིས་འབྱུང་། མེ་ཏོག་གི་རྙིང་པ་འཛིབས་པས་རོ་མངར་ཤས་ཆེ་བ་དེ་ཡིན། དཀར་པོ་ལ་འཛིབ་དཀར། འཛིབ་པ་དཀར་ཐོག་ཟེར། ཡུལ་པས་གཉིས་ཀར་མཛོ་མོ་ནུ་ནུ། ཨ་ནུ་ཧྲ་ནུ་ཟེར་བ་དེའོ། །

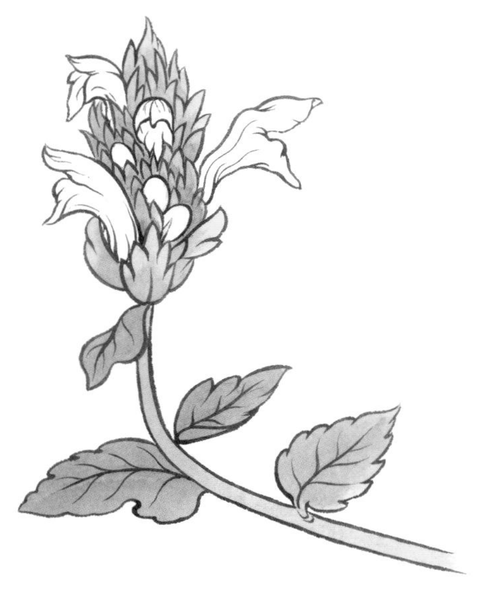

吉孜青保

吉孜青保治口病，并治牙病肝热病。本品之名有：吉卜青、奥奥嘎、吉卜孜青保、知阳苟青等。本品为甘青青兰类药物，功效清肝热。口病喜甘味药物，此药适合，这点需清楚。本品叶状如狗舌，茎方形紫色，花状如甘青青兰，但略大，气味芳香。花分白、蓝两种。吮吸花基部味非常甜。花蓝色者为康定鼠尾 འཇིབ་རྩི་ཆེན་པོ། Saivia prattli Hemsl 。花白色者为异叶青兰 འཇིབ་རྩི་དཀར་པོ། Dracocephaum heteropbyllum Benth，亦称吉卜嘎尔和吉普巴嘎尔陀合。乡民们俗称的皂茂鹿鲁、阿鲁昂鲁，即为本品。

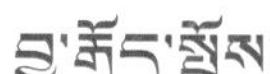

བྱ་རྒོད་སྤོས།

བྱ་རྒོད་སྤོས་ཀྱིས་གདོན་དུག་རིམས་ཚད་སེལ། །ཞེས་པར། རང་བྱུང་པས། བྱ་རྒོད་སྤོས་ཀྱིས་པགས་ནད་སེལ། །ཞེས་དང་། དཔག་བསམ་ལྗོན་ཤིང་ལས། བྱ་རྒོད་སྤོས་ཀྱིས་རིམས་འཁྲུགས་དང་། །དུག་ནད་མཁྲིས་པ་སེལ་བའི་མཆོག །ཅེས་པར་མིང་། བདུད་རྩི་ཆིག་ཐུབ། སྲིན་བྱའི་མགོ་ཅན། སྤོ་མ་གི་ཏ། སྤོ་ཤིག་གསོད། ཀླུ་རྩིའི་དྲི་ཅན། རྒོད་སྤོས་པ་ཟེར། མདོན་རྟོགས་ལས། བྱ་རྒོད་སྤོས་ནི་ཛ་ལས་སྐྱེ། །ལོ་མ་ནག་རྩུབ་ཁྱི་ལྕེ་འདྲ། །དམར་ལ་སྨུག་པའི་མདོག་ཤས་ཆེ། །མེ་ཏོག་སྔོན་པོ་བ་སྤུ་ཅན། །མེ་ཏོག་ཁྲི་ཡང་ཀུ་འདྲ་ཡང་། །སྐྱེ་ལུགས་སྲིན་བྱའི་མགོ་འདྲ་སྤུངས། །སྡོང་བུ་སྨུག་པོ་རིང་བ་ཡིན། །དྲི་

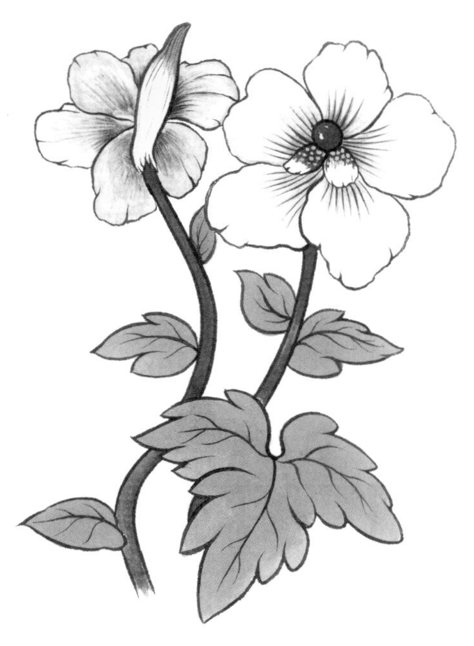

ཞིམ་སླ་བའི་ལྡེ་དྲི་ཐོ། །ནུས་པས་གདོན་འདུལ་རིམས་ཚད་སེལ། །ཞེས་པས་གསལ་ལོ། འགའ་ཞིག་གིས་ཧི་མུ་ཟ་ལ་ཁར་སྐྱེ་བ་ལོ་བཙན་པ་ལ་བྱེད་པ་ནོར་བའོ། །

黄毛翠雀花　*Delphinium chrysotrichum Finet Et Gagnep*

黄毛翠雀花功效，治疗魔毒疫热症。让穹多吉说："黄毛翠雀花治皮肤病。"《如意宝树》中说："黄毛翠雀花清瘟病时疫热，治毒病、赤巴病特效。"本品之名有：都孜切图、呷果贝、森夏高见、俄玛格达、俄西梢、拉孜知见、高贝巴等。

《现观》中说："黄毛翠雀花生长在高山。叶粗糙，黑色，状如狗舌，红紫色很浓；花蓝色，被细毛，花状如甘青青兰花，形态状如长耳鸮头；茎长，紫色，气味芳香有麝香香味。功效治邪病、时疫热。"上述很清楚。

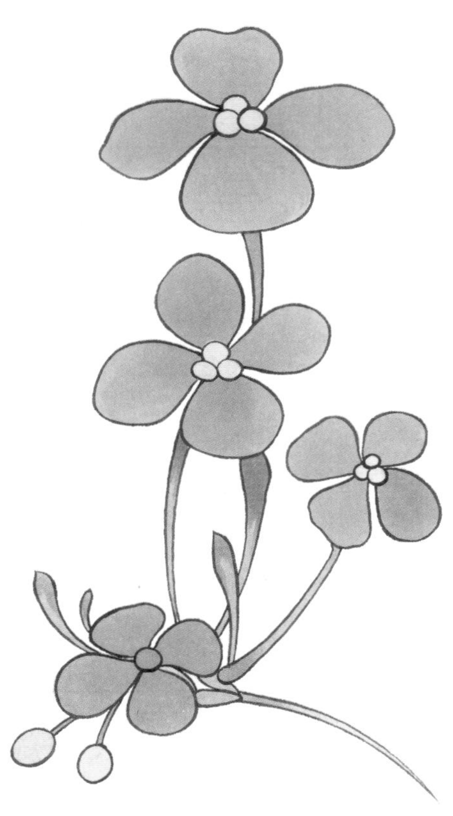

འབྲུ་སུ་ཧང་།

འབྲུ་སུ་ཧང་གིས་རྑ་འབྲུབ་གློ་ཚད་སེལ། ཞེས་པར། དཔག་བསམ་ལྗོན་ཤིང་ལས། འབུ་སུས་ཚ་བ་སེལ་བ་ཡིན། །ཁྲིད་པར་དུག་དང་ཚད་གསར་སེལ། །ཞེས་དང་། རང་བྱུང་པས། འབུ་སུ་ཧང་གིས་མཁལ་མར་ཕན། །ཞེས་གསུངས། མིང་། བི་ཤུ་ག། ནེ་ལེ་གང་བུ། གསེར་གྱི་ཏོད་པན། ཤིང་མ་ལེབ་གཅིག། སྲོ་མོང་རྩེ། སང་མ་སེང་མ། ལུ་གུ་ཀླད་སྨན། ཙོ་ག་ཀླད་སྨན། བྱིའུ་ཀླད་འཚོ་ཟེར། ཡུ་གུར་གྱི་སྐད་དུ། འབུ་སུ་ཧང་ཟེར་རོ། །འབྲུངས་དཔེར། འབུ་སུ་ཧང་ནི་ཞིང་ཐུར་སྐྱེ། །ལོ་མ་རྩུབ་པོ་རྐ་མ་མཆུ། །དབྱིབས་ནི་སྲན་ཆུང་ལོ་མ་འདྲ། །མེ་ཏོག་སེར་ཞིང་ངར་པ་འཁྱོག །གང་བུ་སྲན་མའི་གང་བུ་འདྲ། །ཞེས་མེ་ཏོག་སེར་ལ་ལི་ཁྲིའི་རྩ་མདངས་ཅན་སྲན་མའི་མེ་ཏོག་དབྱིབས་ལྟར་སྐྱེ་བའོ། །འདི་ལ་རིགས་གཉིས། གང་བུ་མེད་པ་ཕོ། གང་བུ་ཅན་མོའོ། །སྐམ་སར་སྐྱེས་པ་ལས་རླན་སར་སྐྱེ་བ་བཟང་བས། རིན་སྤུངས་ལས། འབུ་སུ་ཧང་ནི་

ན་ལས་སྐྱེས་པ་བཟང་གསུངས་སོ། །

苜蓿

苜蓿愈疮清肺热。《如意宝树》中说："苜蓿清热，解毒，清新热特效。"让穹多吉说："苜蓿益肾。"本品之名有：贝徐嘎、尼奈同布、赛尔吉交半、相玛奈解、梢芒孜、桑玛森玛、鲁苟拉曼、交尕拉曼、切吾拉措。布苏夯是维吾尔语。

《图鉴》中说："苜蓿生长在田边地头。叶粗糙，叶尖如皮，叶状如小豆叶；花黄色，花梗弯曲，荚果状如豆角。"如上所述，苜蓿花黄色，有黄丹光泽，状如豆花。

本品分为两种，无荚果者为雄即花苜蓿 འབུ་སུ་ཧང་མོ་རིགས། Trigonella ruthenica L. 有荚果者为雌即天蓝苜蓿 འབུ་སུ་ཧང་ཕོ་རིགས། Medicago iupulina L。湿潮地带生长的比干旱地方生长的质佳。《宝堆》中说："苜蓿沼泽草甸生者质佳。"

ཞིམ་ཐིག་ལེ།

ཞིམ་ཐིག་ལེ་ཡིས་མིག་གི་ལིང་ཐོག་ལེན། །ཞེས་པར། མིང་། མ་མ་འཛིབ་འཛིབ། བྱ་ལྕུམ་གསེར་མགོ པུ་ཤུད་མིག་སྨན། མིག་སྨན་སངས་རྒྱས། ཨ་ཛ་ན། ཞིམ་ཐིག་ལེ། ཞུན་མ་ཧིག་སོགས་ཀྱི་མིང་ངོ་། །འདི་ལ་རིགས་དྲུག་ཡོད་དེ། ཆེ་བ་གཉིས། འབྲིང་གཉིས། ཆུང་བ་གཉིས་སོ། །

ཆེ་བ་གཉིས་ནི། དཀར་པོ་དང་སེར་པོ་སྟེ། དང་པོ་དཀར་པོ་ནི། འབྲུངས་དཔེར། མིག་ནད་སེལ་བའི་ཨ་ཛ་ན། །བོད་སྐད་པུ་ཤུད་མིག་སྨན་ཟེར། །མིག་སྨན་སངས་རྒྱས་ཞེས་ཀྱང་ཟེར། ཞིང་དང་ས་ནག་དག་ལས་སྐྱེ། །ལོ་མ་ནག་ལ་རྩུབ་པ་ཡིན། །སྡོང་པོ་གྲུ་བཞི་གདེངས་ཀ་ཅན། །མེ་ཏོག་དཀར་པོ་ནམ་མཁར་འཕུར། །དར་དཀར་ཡོལ་བ་བྲེས་པ་འདྲ། །འབྲས་བུ་མདོག་ནག་བཞི་པོ་ལ། །ཟུར་གསུམ་བྲ་བོ་གས་པ་འདྲ། །རོ་ནི་མངར་ལ་སྐྱུམ་པ་ཡིན། །རང་གི་ནུས་པས་མིག་ནད་སེལ། །ཞེས་གསུངས་པ་དེའོ། །གཉིས་པ་སེར་པོ་ནི། འབྲུངས་དཔེར། སྡོང་པོ་གྲུ་བཞི་ཚིགས་ཐུན་མང་། །དེ་མཚམས་ལོ་མ་སྒྱོགས་བཞིན་གྱེས། །ལོ་མ་ཟྭ་འདྲ་ཟུག་རྔུ་མེད། །མེ་ཏོག་དཀར་སེར་རོ་ནི་ཁ། །འབྲས་བུ་ནག་པོ་ལྷེ་བ་འདྲ། །རང་གི་ནུས་པས་མིག་གི་ནད། །ལིང་ཐོག་སེལ་བའི་བདུད་རྩི་ཡིན། །ཞེས་པ་དེའོ། །

འབྲིང་བ་གཉིས་ནི། དམར་པོ་དང་། སྔོན་པོའོ། །དང་པོ་དམར་པོ་ནི། བཤད་པ་གཞན་སྔ་མ་འདྲ་བ་ལས། མེ་ཏོག་དམར་སྨུག་རྒྱ་ཚོས་ཁ། །ཟེར་བ་མ་གཏོགས་འདྲ་བར་བཤད་པའོ། །གཉིས་པ་སྔོན་པོ་ནི། མདོན་རྟོགས་ལས། གསེར་མགོ་སྤྲིབ་ཀྱི་སྨད་དུ་སྐྱེ། །ལོ་མ་འབོལ་ཞིང་སྐྱུམ་པ་ལ། །ངར་པ་གྲུ་བཞི་མཐྲངས་པ་སྟེ། །རིང་ཐུང་རྐང་རེ་ཁྲུ་རེ་ཙམ། །མེ་ཏོག་སྔོ་ལ་རྒྱ་མདངས་ཅན། །མེ་ཏོག་གོས་ནི་རྒྱ་སྨུག་ལ། །རོ་ནི་སྐྱུམ་ཞིང་ཁ་སྙིད་འདྲ། །མིག་ནད་མ་ལུས་

སེལ་བར་བྱེད། །ཅེས་པ་མེ་ཏོག་ཅུང་ཟད་ཆུང་བའོ། །

ཆུང་བ་གཉིས་ནི། དཀར་པོ་དང་སྔོན་པོའོ། །དང་པོ་དཀར་པོ་ནི། དེ་ཉིད་ལས། ཞིམ་ཐིག་སངས་རྒྱས་ཚ་འཛིབ་ནི། །ན་དང་འདྲེས་པའི་སྐམ་སར་སྐྱེ། །ལོ་མ་ནག་ཆུང་སྡོང་པོ་ཆུང་། །རིང་ཐུང་སོར་བའི་སོར་གསུམ་ཅན། །མེ་ཏོག་དཀར་སྐྱ་མང་བ་སྟེ། །འབྲས་བུ་ནག་པོ་ཏིལ་འབྲུ་འདྲ། །མིག་ནད་ཐམས་ཅད་སེལ་བར་བྱེད། །ཅེས་པ་ཀང་དམར་ལོ་མ་ཉ་ག་ཅན། །མེ་ཏོག་རྒྱ་ཁ་འདབ་མ་ལྔ་པ་དང་། །སྐད་བུའི་རྩ་བ་ཀང་ལྔ་ཚོམ་གཤིབས་པ་སྙིང་འདྲ་རྩེ་མོ་རིང་བ། མཐིང་རིལ་གྱི་མཚུ་འདྲ་བའོ། །གཉིས་པ་སྔོན་པོ་ནི། གཞན་སྤྱི་མ་བཤད་མ་ཐག་འདྲ་བ་ལ། ཀང་གྲུ་བཞི་ལོ་མ་སྐོར་ཆུང་ཉ་གའི་རྣམ་པ་སྣུམ་ལ་ཆུང་སིབ་ཅན། མེ་ཏོག་སྔོན་པོ་འཆར་བའོ། །

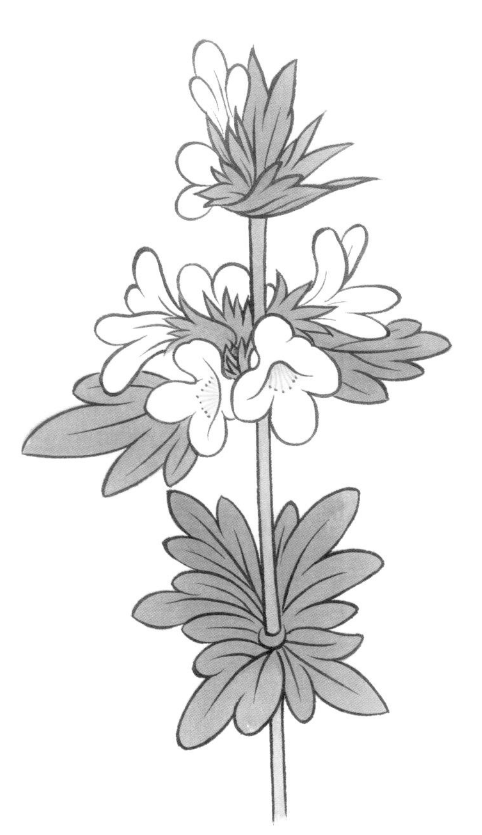

འདི་རྣམས་ཀྱི་སྤོ་སྣོན་པ་བཅད་འཁྲོ་ཞིང་ཐོག་ལ་གཏུགས་པའམ། འབྲས་བུ་མིག་ནང་དུ་བཙུག་ལ་མིག་བཙུམས་ནས་ཡུན་དུ་བསྡད་པས་འབྲས་བུ་དེ་ཆེར་རྒྱས་པ་དང་། ཞིང་ཐོག་ཉམས་པར་འགྱུར་རོ། །

兴托勒

兴托勒去眼翳障。本品总名为玛玛吉吉、兴托勒嘎保、夏都赛尔高、布徐莫合曼、莫合曼桑杰、阿扎那、兴托勒、徐玛斗合等。本品分为六种：大、中、小三等，每等又分大、小两种。

大者分为白、黄两种：

白者为夏至草 ཞིམ་ཐིག་དཀར་པོ། Lagopsis supine(Steph),《图鉴》中说："治眼病的夏至草，印地语中称阿札那，藏语中称为布徐莫合曼，或称为莫合曼桑杰，生长在田间和黑土地带。叶黑色，粗糙；茎方形，有纵棱；花白色，风吹飞向天空时，状如一片白绫飘摇；种子黑色，四粒簇生，三角形，状如荞粒裂开。味甘，性润，功效治眼病。"上述即是本品（也有人认为是白花假秦艽 ཕུ་ཤྲུ་མིག་སྨན། Phlomis betonicides Diols f.aobaC.Y.Wu）。

黄者为粘毛鼠尾草 ཞིམ་ཐིག་སེར་པོ། Salvia roborowskii Maxim,《图鉴》中说：“茎方形，节多，节上生叶伸向四面；叶状如荨麻叶而无螯刺；花白黄色，味苦；种子黑色状如袋。功效治眼病，是除翳障的甘露。”上述即是本品。

中者分红、蓝两种：

红者为粗齿水苏 ཞིམ་ཐིག་དམར་པོ། Stachys kouyangensis(Vaniot) Dunn var.franchetiana(herl.) C.Y.Wu，形状和上述的一样，只是花为红紫色，花瓣边缘为朱红色。

蓝者为蓝花荆芥 ཞིམ་ཐིག་སྔོན་པོ། Nepeta coerusens Maxim,《现观》中说：“蓝花荆芥生长在阴面山坡的下部。叶柔软，油润；花梗方形，坚硬，长短约一肘；花蓝色，有红色光泽，花被绛紫色。有油味，如茴香。功效治眼病。”本品如上所述，而花略小。

小者分白、蓝两种：

白者为鼠曲瓣花 ཞིམ་ཐིག་སངས་རྒྱས་ཚ་འཛིབ། Galeopsis bifida Boenn，同书中说：“鼠曲瓣花生长在与沼泽交界的旱地。叶小，黑色；茎小，长短约三指至四指；花淡白色，多数；种子黑色，状如芝麻。功效治一切眼病。”如上所述，白花小夏至草茎红色，叶深裂，花白色，花瓣五片，果梗五梗并列，荚果心形，尖长，状如白草鹬嘴。

蓝者为鼠尾 ཞིམ་ཐིག་སྨུག་པོའམ་མ་མ་འཛིབ་འཛིབ།，同上述。但茎为方形，叶小，圆形，浅裂，油润，有疹粒，花为蓝色。

将上述诸品的鲜药折断，用断面接触翳障，或者把种子放入眼中闭上，过一会儿，种子胀大，而翳衰退变小。

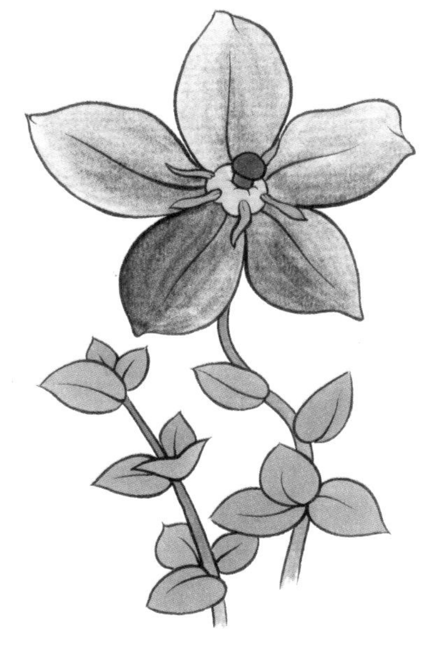

སྐྱི་བ།

སྐྱི་བས་གློ་བུར་བྲང་ཚ་ཆམ་པ་སེལ། །ཞེས་པར། རང་བྱུང་ཞབས་ཀྱིས། སྐྱི་བས་རྩ་ནད་གྲང་བ་སེལ། །ཞེས་གསུངས། མིང་གི་ལུ་ཐེར། འབྲུངས་དཔེར། སྐྱི་བ་ཞེས་བྱ་སྲིབ་མོར་སྐྱེ། །ལོ་མ་ཕྲ་ལ་མེ་ཏོག་ནི། །ཨུཏྤལ་ནི་ལ་དང་འདྲ་བར། །སྡོ་ཞིང་གཞན་ལ་འཁྲིལ་ནས་སྐྱེ། །རྩ་བ་མར་གྱི་རྐྱལ་བ་འདྲ། །ནུས་པས་སྣ་ཡིས་དྲི་ཚོར་བྱེད། །ཡི་ག་དང་ག་འབྱེད་པ་ཡིན། །ཞེས་པ་ལྟར་ལོ་གསེབ་དང་ཤིང་སོགས་ལ་འཁྲིལ་ནས་སྐྱེ་བ་རྩ་བ་རྫོག་པོ་ཆེ་བ་མངར་ཤས་ཆེ་བ་མེ་

ཏོག་ལུག་མིག་སྔོན་པོ་འདྲ་བའོ།།

幅冠党参（鸡蛋参） *Codonopsis convolvulacea Kurz subsp vinciflora(Kom) Hong*

幅冠党参之功效，治疗突发胸热症，并治流行性感冒。让穹夏说："幅冠党参治脉寒症。"本品之名有：吉鲁、聂哇、阿皮卡。《图鉴》中说："幅冠党参生长在阴面山坡。叶细，花如线叶紫菀花，蓝色，攀援其他植物而生，根状如酥油皮袋。功效增强嗅觉，止呕逆，开胃。"如上所述，幅冠党参生长在草木丛间，攀援其他植物而生，根快大，味甚甘，花状如蓝紫菀花。

སྲོ་མ་ནག་པོ།

སྲོ་མ་ནག་པོ་བཅུད་ལྡན་ལུས་སྟོབས་སྐྱེད། །ཅེས་པ་ལ་མིང་། སྣང་བ་སྣོ་འབྱེད། སིདྡྷི་ལྡུ་ལ། དངོས་གྲུབ་རྩ་བ། ཛཏྣ། ཇི་ཧྲ་བ་ན་ཟེར། འདི་ཞིང་སྐྱེས་སྲོ་མ་ར་ཙ་ཞེས་སྲོ་རྒྱུད་ཡོང་བ། གོས་དང་ཐག་པ་འཚོས་པ། ལོ་མ་ནག་པོ་དབྱིབས་ཐང་ཤིང་ལྟར་སྐྱེ་བ། འདོམ་རེ་ཙམ་པའི་འབྲས་བུ་སྔོ་སེར་ཁྲ་འོད་ཅན་དེའོ། །འདི་བཅུད་ལེན་དང་དབང་པོ་རྗེ་རྗེ་མཁྲེགས་བྱེད། །མིག་འབྱེད་པ་སོགས་ལ་བཟང་བ་ཡིན།།

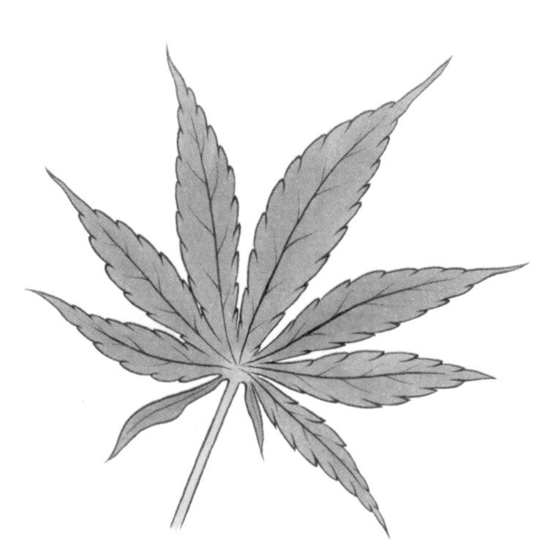

大麻 *Cannabis sativa L.*

大麻籽滋补增力。本品之名有：朗巴高杰、索玛拉扎、埃珠札巴、知巴纳。

本品为田生大麻，纤维可织布拧绳。叶黑色，茎状如扁柏，长约一托，种子青黄色，有花斑，有光泽。本品功效滋补固器。稃裂种仁脱出者质佳。

ཚ་རུག།

ཚ་རུག་རྒྱས་པའི་ཚད་པ་སེལ་བར་བྱེད། །ཅེས་པར། ལྷོན་ཤིང་ལས། ཚ་རུག་ཚ་མི་འཛིགས་པའི་སྨན། །རྒྱས་པ་ཚད་ན་མཆོག་ཏུ་བཏབ། །གསུངས། མིང་། ལ་བུར་དང་། ལང་གུར། རྒྱས་མཐུད་ཟེར། འབྲུངས་དཔེར། ཚ་རུག་ཚ་འགྲམ་མཚམས་སུ་སྐྱེ། །རྩ་བ་གཡུ་འབྲུག་འཁྱིལ་བ་

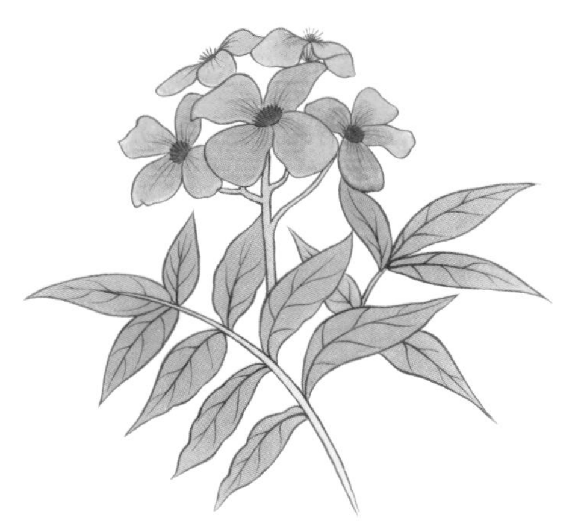

འདྲ། །ལོ་མ་སྦལ་པའི་ལག་པ་འདྲ། །རང་གི་ནུས་པས་རྒྱུས་ཚད་སེལ། །ཞེས་པ་ལྟར་ལས་དགུན་ཡང་ཆེར་མི་སྐྱེ་བ། སྡོང་བུ་སྨྱུག་ལྟར་ལས་ལོ་མ་ལབ་ལོ་འདྲ་ལ། མེ་ཏོག་སྔམ་སྐྱེས་དཀར་ཤས་ཆེ་ལ། རྣན་སྐྱེས་དམར་ཤས་ཆེ། ལོ་མ་འཕུར་ནས་སྣོམ་ན་ཉུངས་ལོ་བྲོ་བའོ།།

大叶碎米荠

Cardamine macraphylla willd

大叶碎米荠功效，治疗筋络之热症。

《如意宝树》中说 ：“大叶碎米荠为不畏水之药，为筋断外敷之良药。”本品之名有 ：拉布尔、朗荀尔、居图等。

《图鉴》中说 ：“大叶碎米荠生长在水边河滩。根状如苍龙盘卧，叶状如蛙掌。功效清筋热。”如上所述，本品冬季不凋，茎状如竹，叶如萝卜叶，花早生者甚白，湿生者甚红，叶用手搓揉有蔓菁叶气味。

ཧ་ཞིག

ཧ་ཞིག་རྩ་གསོ་རུས་སྦྱོར་རྩ་སྙོ་འགེགས། །ཞེས་པར། རང་བྱུང་པས། ཧ་ཞིག་མགོ་ཡི་ནད་ལ་ཕན། །གསུངས། མིང་། ཧ་ཞིག ཧེའུ་ཞིག གཟའ་དུག་ཁྲ་བོ། ཏི་ལུས་པ། སྲེ་མོང་མེ་ཏོག་ཟེར། འབྲུངས་དཔེར། ཧ་ཞིག་བྲག་གི་རྩ་བར་སྐྱེ། །ལོ་མ་ཉི་དགའི་ལོ་མ་འདྲ། །མེ་ཏོག་ཧ་ཡི་ཞིག་པ་འདྲ། །ས་ལས་མ་འཕགས་གཅིག་སྐྱེས་ཀྱིས། །རྩ་ཡི་སྙོ་རྣམས་འགེགས་པར་བྱེད། །ཅེས་དང་། གཟའ་བཙོས་མཚན་ཉིད་དུ། ལོ་མ་ཤང་དྲིལ་འདྲ་བ་ལ་སྤུ་ཅན་མེ་ཏོག་སེར་པོ་ཧེའུའི་ཞིག་པ་འདྲ། གང་བུ་ཛ་ཛེ་འདྲ། བྲག་ལྟམ་དང་མ་ནོར་ཞིག་ཟེར་བ་འདུག་གོ།།

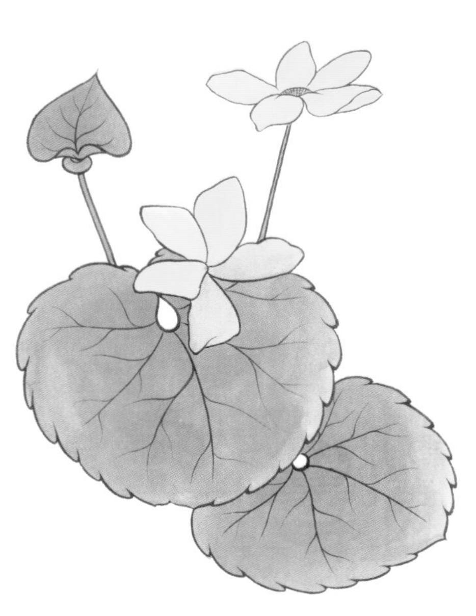

双花堇菜　*Viola biflora L.*

双花堇菜之功效，愈疮接骨封脉口。让穹多吉说。“双花堇菜有益头痛。”本品之名有：达莫合、得吾莫合、洒都叉吾、得本巴、赛芒麦多等。

《图鉴》中说：“双花堇菜生长在石岩下。叶像冬葵叶，花像马蹄，茎单一。功效愈合脉管。”《癫痫疗法旧注》中说：“叶状如报春花叶，被毛，花黄色，状如马驹蹄，荚果状如金刚。注意不要与款冬花相混搞错。”

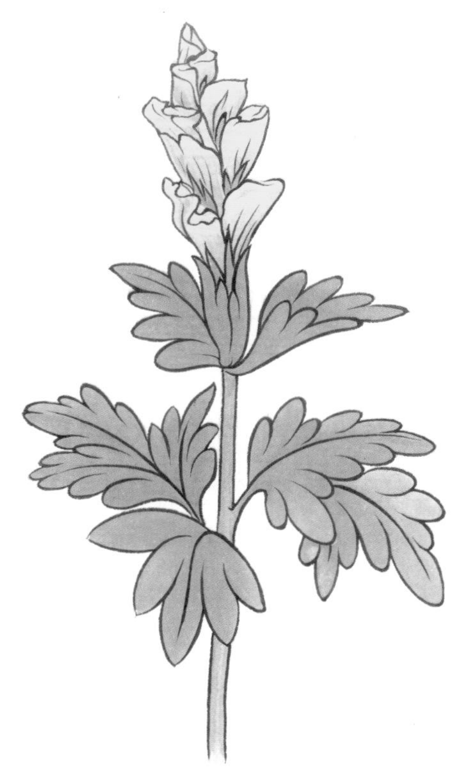

ལུག་ངལ།

ལུག་ངལ་དུག་སེལ་ཡན་ལག་སྐྲངས་པ་འཇོམས། །ཞེས་པར། འཁྲུངས་དཔེར། ལུག་ངལ་དཀར་པོ་ཆུ་འགྲམ་སྐྱེ། །ལོ་མ་འཇམ་ཞིང་ངར་པ་ཕྲ། །འབྱར་བག་ཡོད་ཅིང་མེ་ཏོག་སེར། །རོ་ནི་མངར་ལ་ནུས་པ་བསིལ། །རླུང་གཟེར་འཇོམས་པའི་མཆོག་ཏུ་བཤད། །ཅེས་པ་ལོ་མ་རྒྱ་མེན་འདྲ་བ། མེ་ཏོག་སེར་སྐྱ་བྱིའུ་མཆུ་འདྲ་བ་འཆར་བ་ཡིན། འགའ་ཞིག་སྟང་རི་ཟིལ་བར་བྱེད་པ་ནོར་བར་གསུངས།

陆额（银端）

银瑞功效治毒症，并且消散四肢肿。《图鉴》中说：“白银端生长在水边。叶柔软，叶柄细，有黏液，花黄色。味甘，性凉，为治风痛的良药。”如上所述，其叶如藏金盏，花淡黄色状如雀嘴。有些人将其认作斑花黄堇，这是错误的。（银端即船瓣灰绿黄堇 ལུག་ངལ། Carydalis adunca Maxim 白银端即硕大马先蒿 ལུག་ངལ་དཀར་པོ། Pedicularis ingens Maxim.——译者注。）

ཟངས་རྩེ་བ།

ཟངས་རྩེ་བ་ཡིས་མཁྲིས་ནད་མིག་སེར་སེལ། །ཞེས་པར། རང་བྱུང་པས། ཟངས་རྩེ་དཀར་པོས་ནག་སྐེམ་དྲོ། །ཞེས་གསུངས། མིང་། རི་ཁ་ཧྲ། ཁྲུ་མཆོག ཧོ་བ་ཀ། འཚོ་བྱེད། ཧོ་ཕཎྜི། འཚོ་ལྡན།

ནི་ཤ་ནི། རི་ཤ་ཀ་ཟེར། འདི་ལ་རིགས་དཀར་ནག་གཉིས་འབྱུང་། ནག་པོ་ནི། འབྲུངས་དཔེར། ཟངས་རྩི་ནག་པོ་བྱ་བ་ནི། །ས་ནག་འབོལ་བའི་ནང་དུ་སྐྱེ། །འཁན་པ་ལྷ་བུར་དྲི་ཡང་ཆེ། །ལོ་མ་ནག་མཉེན་ཉ་ག་ཅན། །སྡོང་བུ་བེའུའི་ཇ་མ་འདྲ། །མེ་ཏོག་འབྲས་བུ་འཁན་དམར་འདྲ། །རོ་ནི་ཚ་ལ་ཅུང་ཟད་ཁ། །ནུས་པས་སྨིན་ནད་མ་ལུས་སེལ། །ཞེས་པས་སྡོང་པོ་ཁྲ་གང་ནས་མཛུབ་གང་བར་མ་ངེས་སྐྱེ་བ། དབྱིབས་ཞིང་སྐྱེས་སྒྲོ་མ་ར་ཙ་འདྲ་བའོ། །དཀར་པོ་འདི་ལ་རིགས་གཉིས་ཡོད་པའི་དཀར་པོ་ནི། གསང་ནས་གཞན་དུ་བཤད་པས་གསང་བ་སྨན་གཅིག་ཟེར། དོན་ལ་མ་ཐང་འཚིང་བུ་ཡིན་པས། མིང་། སེང་གེ་འཇིགས་མེད། འོ་མ་འཛིན་པ་ཟེར། ཧཱུཾ་ཙ་སུ་མྣིས། གསང་བ་སྨན་གཅིག་མཚན་ཉིད་ནི། །སྐྱེ་བའི་ཡུལ་ལ་ངེས་པ་མེད། །གྲུམ་ཁྲིད་ཞིང་དང་སྲུ་ནང་དང་། །རྩིག་པའི་གདན་དང་ཤིང་གསེབ་སྐྱེ། །ལོ་སྡོང་འབྲས་ཞལ་ཕྲ་ཉག་ཅིང་། །སྡོང་བུ་གྲུ་བཞི་རྩུབ་པ་ལ། །ལོ་མས་ཚོགས་བརྒྱན་པད་འདབ་འདྲ། །མེ་ཏོག་དཀར་པོ་ཆུང་བ་ཡིན། །འབྲས་བུ་རིལ་བུ་གཉིས་འབྲེལ་རྩུབ། །ཀུན་ལ་སེང་གེའི་ཁ་སོ་ཅན། །དེ་ཕྱིར་སེང་གེ་ཁ་གདངས་ཟེར། །ཀུན་གྱིས་མཐོང་ཡང་ངོ་མ་ཤེས། །དེ་ཕྱིར་གསང་བ་སྨན་གཅིག་ཟེར། །མགོ་རྩ་སྣག་མོ་ཁ་རལ་ལ། །སྨན་ནི་སེང་བཞིན་འཇིགས་པ་མེད། །དེ་ཕྱིར་སེང་གེ་འཇིགས་མེད་ཟེར། །ཞེས་གསུངས་པ་དང་། ལྟོན་ཤིང་ལས། བདུད་རྩི་འོ་མ་འཛིན་པ་ནི། །རྩ་ཚད་ཁྲག་ཚད་སྨན་གྱི་མཆོག །ཅེས་དང་། སྨན་ནུས་རྒྱས་བཤད་ལས། མ་ཐང་འཚིང་བུས་ཏུས་པ་སྦྱོར། །ཞེས་པ་དེ་ཡིན་ལ། དེ་ལས་དམན་པ་དེ་རིགས་ལ་ཟངས་རྩི་དཀར་པོ་འམ། མ་ཐང་འཚིང་བུ་ནག་པོར་བྱེད་ལ། སྔོ་ལོ་སྡོང་ཕྲ་ལ་རིང་བ་ཡིན་ལ། ཕྱི་མ་འདི་དེ་ལས་གྱོང་ལ་ནག་ཅིང་ཐུང་། ལོ་མ་ཆེ་བ་ཡིན། གཉིས་ཀ་ཤིང་གཞན་ལ་དཀྲིས་ནས་སྐྱེ་བས་དཀྲི་བ་ཟེར། འབྲས་བུ་སོགས་རེག་པས་འབྱར་ཡོང་བས་རེག་འབྱར་དང་གོས་ལ་འབྱར་ཟེར། འོ་ཟངས་ཁོལ་མར་བཏབ་ནས་བསྐོལ་བས་ཞོར་ཆགས་པའི་རྒྱུ་རྩི་བྱེད་པས། ཟངས་རྩི་དང་ཞོ་རྩི་ཟེར། ཐིག་ལེ་འཛག་པ། འཛག་ལ་ཁད་ཀྱང་འདྲིས་འཛིན་སྲུང་བྱེད་པས། འོ་མ་འཛིན་པའམ། ཤུ་ཀྲ་འཛིན་པ་ཟེར་བའོ། །

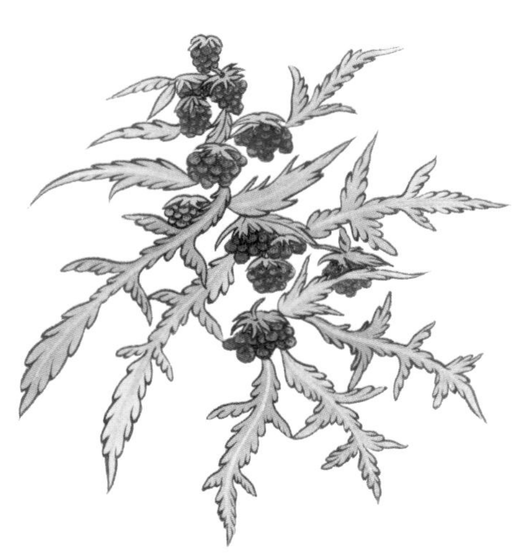

桑孜巴

桑孜巴的功效为治疗胆病目黄疸。让穹多吉说：“桑孜巴性温干脓。”本品之名有：若卡巴、曲乔、孜巴嘎、措西、孜窝豆、措丹、尼夏尼、若夏嘎等。本品分为黑（桑孜那保）、白（桑孜嘎保）两种。

黑者为桑孜那保即臭蒿 ཟངས་རྩི་ནག་པོ། Artemisia hcdinii ostenf,《图鉴》中说:“臭蒿生长在松软的黑土地带。状如黄花蒿而气味大;叶黑色，嫩软，深裂，茎如牛犊尾，花果状如红蒿，高一指至一肘，高低不一，状如田生大麻。”

白者为桑孜嘎保又分为两种：

一种为桑巴曼介，实为玛唐强布 མ་ཐང་འཆིང་བུ།，即猪殃殃 ཟངས་རྩི་དཀར་པོ། Galium aparine L. 又称桑格吉迈、奥玛增巴。达玛萨莫说：“猪殃殃生长地带不一定，滩地和田间、地埂、草丛、林间，到处皆生。叶、茎、果皆细弱，茎方形粗糙，叶生节周，状如莲叶，花小，白色，种子圆形，两粒相连，粗糙，被狮齿状粗毛，因而称为桑格卡当（狮子张口）。众人虽见而不认识，故称为桑巴曼介（一种秘密药）。治头疮如猛虎，入药像雄狮无畏，因而称为桑格吉迈（无畏雄狮）。”《如意宝树》中说：“猪殃殃为接续血脉之良药。”《药性广论》中说：“猪殃殃接骨。”

另一种较次，称为桑孜嘎尔保或玛唐强布纳保即中华茜草 མ་ཐང་ནག་པོ། Rubia ehinensis Reget Maack，叶蓝色，细长。后者比前者硬、黑、短，叶大。两种皆缠绕其他植物而生，因而称为知哇。果实等，衣物一触即粘，因而称为若合加尔和桂拉加尔，其含义是“触粘”“粘衣”。放入锅内烧滚的奶中发酵后，可做酸奶的酵母，因而称为“桑孜”和“肖孜”。功效能够涩精固精，因而称为奥玛增巴或得札增巴。

ཐ་རམ། ན་རམ། རམ་བུ། སྒང་རམ།

ཐ་རམ་ན་རམ་ལ་སོགས་འབྲུ་བ་གཅོད། །ཅེས་པའི་རམ་པ་ལ་རིགས་བཞི་སྟེ། ཐ་རམ་ན་རམ་རམ་བུ་སྒང་རམ་མོ། །དང་པོ་ཐ་རམ་ལ། རང་བྱུང་པས། ཐ་རམ་པ་ཡིས་འབྲུ་བ་གཅོད། །ཅེས་དང་། དཔག་བསམ་ལྗོན་པར། ཐ་རམ་པ་ཡིས་གྲང་འབྲུ་གཅོད། །གསུངས། སྙིང་པོར། ཧི་གུ་རམ་ཡག །འབྲུ་བ་གཅོད། །གསུངས། མིང་། ཧི་གུ་ལམ་སྐྱེས། ཧི་གུ་རམ་པ། ཧི་གུ་ལམ་ཡག། ཧི་ལ་ཙ་ཆུང་། ཨོ་པ་ཐེ་རང་། བེ་ཁྱུར། བཙུན་མོ་གཡུའི་ལྕང་ལོ་ཅན། རྒྱ་གར་བས་ཧོ་མ་ནི་ཏ། རྒྱ་ནག་པས་མེ་མོ། མི་ཉག་པས་སུ་སྨི་ལི་འོན་རྣམས་ཟེར། འབྲུངས་དཔེར། ཐ་རམ་ཞིང་རྫོང་ཐ་བ་དང་། །ལམ་ཁར་སྐྱེ་བའི་ལོ་མ་ནི། །རྩམ་ལ་རུག་འདྲ་རི་མོ་ཅན། །སྡོང་བུ་གཅན་གཟན་མཇུག་མ་འདྲ། །འབྲས་བུ་རམ་པའི་སྐྱེ་མ་བཅས། །ས་ལ་བགྲད་ནས་སྐྱེ་བ་ཡིན། །རོ་ནི་མངར་བསྐ་འབྲུ་བ་གཅོད། །ཅེས་པའོ། །

གཉིས་པ་ན་རམ་ལ། ལྗོན་པར། ན་རམ་གྲང་བའི་འབྲུ་བ་གཅོད། །དང་། ཉུས་བཤད་ལས། ན་རམ་པ་ཡིས་ཚ་འབྲུ་གཅོད། །གསུངས། མདོན་རྟོགས་ལས། ན་རམ་ན་བའི་སྤང་ལས་སྐྱེ། །ལོ་མ་ཐ་རམ་འདྲ་བ་ལ། །སྡོང་བུ་སྙེ་འབྲས་ཁམ་སེར་རྩིང་། །རྩམ་པའི་མདངས་བཅས་གྱེན་ལ་

ལྡང་། །རོ་ནི་ཁ་བསྐ་འདམ་དྲི་བྲོ། །ནུས་པས་ཆ་འབྲུ་གཅོད་པར་བྱེད། །ཅེས་གསུངས་པ་དེའོ། །

གསུམ་པ། རམ་བུ་ལ། ཟློན་པར། རམ་བུས་ཀྱང་བའི་འབྲུ་བར་ཕན། །གསུངས། མིང་། རམ་དམར། རམ་པ། རམ་བུ། རམ་ཆེན། ཆག་རམ་ཟེར། འབྲུངས་དཔེར། རམ་བུ་ཞེས་བྱའི་སྨམ་རྩི་ནི། །སྲིབ་མོའི་རི་དང་ཐང་ལས་སྐྱེ། །ལོ་མ་སྔོ་ནག་རལ་གྱི་འདྲ། །ཁང་སྡོང་ཕྲུག་རོན་ཁང་ལྡར་དམར། །མེ་ཏོག་དཀར་པོ་ཁྲི་མཛུག་འདྲ། །འབྲས་བུ་དམར་ཞིབ་བྱུ་རུ་འདྲ། །རྩ་བ་དམར་པོ་ཐག་བསླས་དབྱིབས། །རོ་ནི་བསྐ་བའི་རང་བཞིན་ཡིན། །གསུངས། འདི་ལ་རྒོད་གཡུང་གཉིས་ཡོད། རྒོད་པ་འདི་ཡིན་ལ། གཡུང་བ་ནི་གླུང་འགྲམ་བྲག་སྤང་འདྲེས་སར་སྐྱེ་བས། རམ་གཡུང་ཧ་མོན་རོང་ལ་སྐྱེ། །ལོ་མ་སླང་མའི་ལོ་མ་འདྲ། །སྡོང་བུ་རིང་ལ་མེ་ཏོག་ནི། །དཀར་དམར་མདངས་ལྡན་བལ་ཐོ་འདྲ། །རྩ་བ་དམར་མཁྲིགས་འཕྲེད་ལ་སྐྱེས། །མི་རོ་རེངས་འདྲ་མངར་བསྐ་སྐྱུར། །འབྲུ་གཅོད་རྒྱུ་མའི་གྲང་གཟེར་འཇོམས། །ཞེས་ཧ་མོན་པ་སྟེ་རམ་འབྱུ་སྤྲ་མ་ལྡར་མེད་པའོ། །རམ་པ་དམར་པོ་སྤྲ་མའི་རྩ་བ་བཟང་བར་བཤད། བདུད་རྩི་བམ་པོ་བརྒྱད་པ་ལས། རམ་བུ་དམར་པོ་འདི་རྩིའི་ལྷ་མོའི་རཀྟ་ཟགས་པ་ལས་བྱུང་བས་རྩ་དམར་བ་རཀྟ་ཡིན། འདི་སྟོན་འཁྲིང་གི་ཉ་ལ་རྩིའི་ལྷ་མོའི་རཀྟ་འཛག་པའི་དུས་བཀོས་པའི་རྩ་བ་འབྲས་བུ་ལས་ནུས་པ་ཆེ། དེ་ལ་ཁྲག་གི་ཉུངས་མ་ཡང་ཟེར། འདིའི་རྩ་བ་བཙིར་བའི་ཁུ་བ་པདྨ་རཀྟ་དང་ཆ་མཉམ་ནས་འཐུངས་ན་གང་དབང་དུ་བྱ་འདོད་པ་དེ་དབང་དུ་འགྱུར་ཞེས་རྩིའི་ལྷ་མོས་གསུངས་སོ། །ཞེས་བཤད།

བཞི་པ་སྤང་རམ་ནི། དཔག་བསམ་ལྗོན་ཤིང་ལས། སྤང་གི་རམ་འབྲུས་ཀྱང་འབྲུ་གཅོད། །ཅེས་དང་། རང་བྱུང་རྡོ་རྗེས། ན་རམ་རམ་བུ་མོན་བུ་གསུམ། །དྲོད་ལྡན་ཁྲག་འཕེལ་འབྲུ་བ་གཅོད། །ཅེས་གསུངས། མིང་། སྤང་རམ། མོན་བུ། མོན་ནི། རམ་དཀར་ཟེར། མངོན་རྫོགས་ནི། རམ་དཀར་མཐོ་མཁྲིགས་སྤང་ལས་སྐྱེ། །ལོ་མ་སྤྲ་མོ་སེག་བརྡར་འདྲ། །སྡོང་བུ་སྤྲ་ཕྲང་མེ་ཏོག་དཀར། །དབྱིབས་ནི་ཧ་མོན་འདྲ་ལ་ཆུང་། །འབྲས་བུ་སེར་ཞིབ་འོད་དང་ལྡན། །ཟུར་གསུམ་དབྱིབས་ནི་བྲ་བོ་འདྲ། །རྩ་བ་མོན་ཆུང་དཀར་ལ་མངར། །བསྐ་ཞིང་དྲོ་བས་ཀྱང་འབྲུ་གཅོད། །ཅེས་གསུངས་པས་གསལ་ལོ། །

平车前等四种然巴

平车前大车前等，功效能够止腹泻。如是所述的平车前等然巴分为四种：

（1）平车前 ཐ་རམ། Plantago depressa Willd，让穹多吉说：“平车前止泻。”《如意宝树》中说：“平车前止寒泻。”《甘露精义》中说：“平车前止泻。” 本品之名有斗苟枯木吉、塔任木、斗苟然木巴、斗苟拉木亚、得拉加穷、奥巴特让、贝库尔、宗茂玉江洛觅等。印地语称多玛尼达。汉语中称麦茂。木雅语中称苏米厘问。《图鉴》中说：“平车前

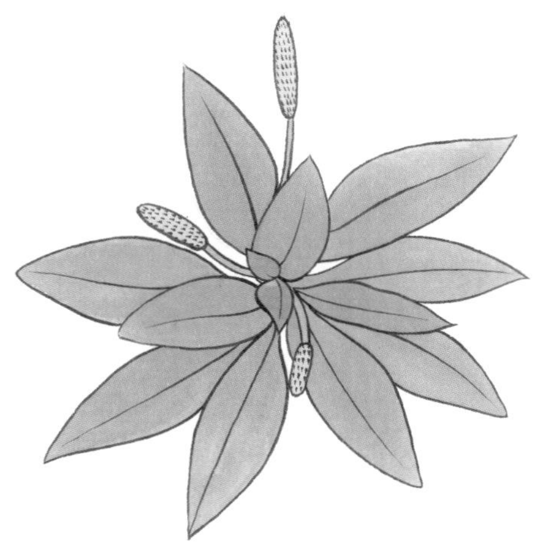
平车前

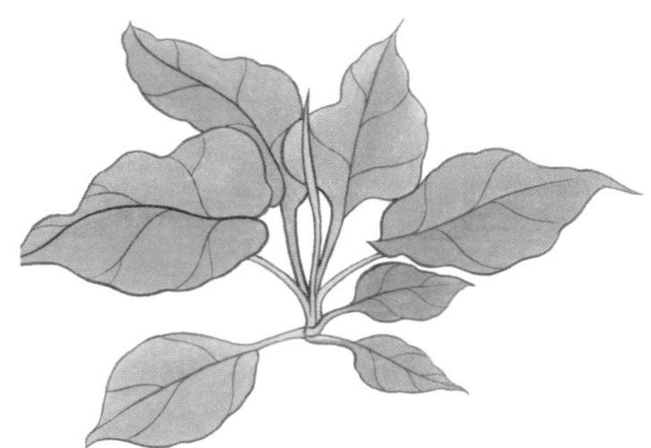
大车前

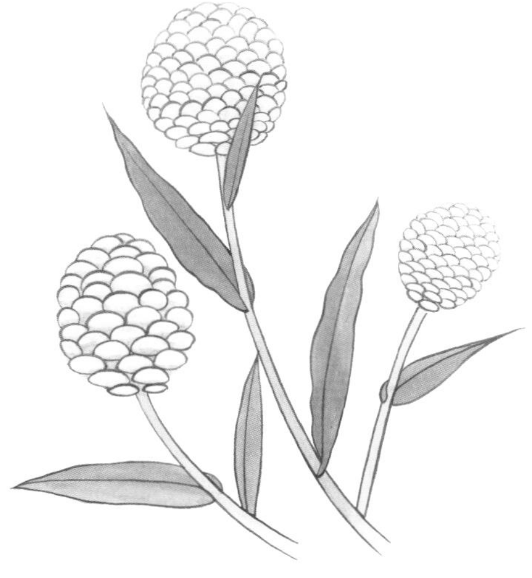
珠芽蓼

生长在田野、路畔。叶油绿，有花纹，状如驴耳，茎如豹尾，种子、果穗状如蓼穗，叶平铺地面而生。味甘、涩，功效止泻。”

（2）大车前 ནཱ་རམ། Plantago major L.。《如意宝树》中说：“大车前止寒泻。”《药性广论》中说：“大车前止热泻。”《现观》中说：“大车前生长在沼泽草甸。叶像平车前，茎、果穗褐黄色，粗糙紧密，有油光泽，茎叶向上生长。味苦、涩，有泥土味，功效止热泻。”

（3）珠芽蓼 རམ་བུ། Polygonum viviparum L.《如意宝树》中说：“珠芽蓼止寒泻。”本品之名有：然木玛尔、然木巴、然布、然木青、恰合然等。《图鉴》中说：“珠芽蓼生长在阴面山坡和滩地。叶蓝黑色，状如宝剑；茎红色，如鸽腿色；花白色，状如狗尾；种子细小，红色，状如珊瑚；根红色，状如拧绳。味涩。”本品分为山生和川生两种。山生珠芽蓼如上所述。川生为翅柄蓼 ཧྲ་མོན་པ། Polygonum sinomontanum samuelss 生长在河滩和石崖草甸交界之处。“川生翅柄蓼,生长在河川。叶状如高山柳，茎长；花白色有红色光泽，锤状；根红色，坚硬，横生，状如人僵尸。味甘、涩、酸，功效止泻、镇肠寒痛。”如上所述，没有上述一样的种子。红珠芽蓼根如前者的，质佳。《甘露八部》中说：“本品为甘露女神的经血所化，因而根红色，含有红色汁液。中秋挖的根，效力比种子大，称为车合格亮玛。本品榨的根汁与红宝石等分调服，欲治哪一脏腑的疾病，就治哪一脏腑

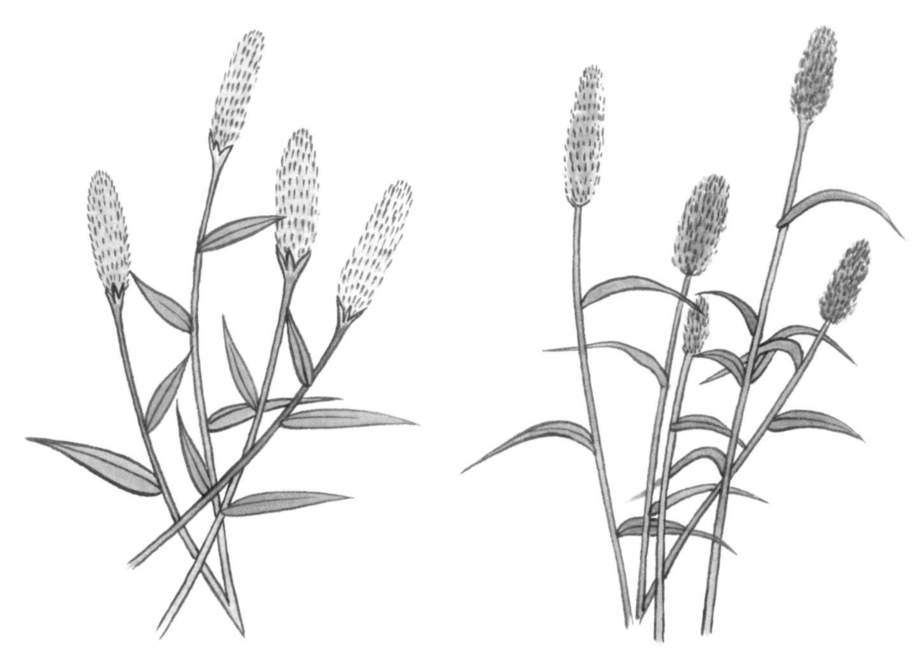

狭叶圆穗蓼

的疾病。”

（4）狭叶圆穗蓼 སྤང་རམ། Polygonuim macrophyllum D.Don var slenophy rum (meioh) A.T.L.,《如意宝树》中说：“狭叶圆穗蓼止寒泻。”让穹多吉说：“平车前、珠芽蓼、狭叶圆穗蓼三者性温，养血，止泻。”本品之名有榜然、门布、门奈、然木嘎尔等。

《现观》中说：“狭叶圆穗蓼生长在坚硬的高山草甸。叶细，状如锉；茎细，短；花白色，状如头花蓼花而小；种子细小，黄色，有光泽，三角形，状如荞麦粒；根白色，状如小头花蓼根。味甘涩，性温。功效止寒泻。”上述清楚，易于辨认。

ཏི་མུ་ས།

ཏི་མུ་ས་ཡིས་འབྲུ་བ་གསོད་པར་བྱེད། །ཅེས་པ་ལ། རང་བྱུང་པས། ཕོ་བཙན་ཚ་གྲང་འབྲུ་བ་གསོད། །ཕོ་བཙན་ཆེན་པོས་གདོན་ལ་ཕན། །ཞེས་དང་། ལྡོན་ཤིང་ལས། མེ་ཏོག་བྱ་རྐང་རྣག་འབྲུ་གསོད། །རྨར་བཏབ་ཆུ་སེར་སྐེམ་ཞིང་འདུབ། །གསུངས། མིང་གྱིར། ཕོ་བཙན་འཕིང་པོ། བྱ་རྐང་པ། ཏི་མུ་ས། ཏི་མུས་ས། རྒྱ་ཕོ་རྐང་གཅིག མེ་ཏོག་རྐང་ཆག གཡུ་ལུང་པ་ཟེར། འབྲུངས་དཔེར། རྒྱ་ཕོ་རྐང་གཅིག་ཅེས་བྱ་བ། །སྔོན་པོ་དར་ཡ་ཀན་ཞེས་ཟེར། །ཉིན་གྱི་སྟོད་སྨད་མ་ངེས་སྐྱེ། །ལོ་མ་སྒོར་འདྲ་ཅུང་ཟད་སྟོ། །སྡོང་པོ་སྔོན་པོ་ཕྲ་ལ་རིང་། །མེ་ཏོག་སྔོ་དམར་པུ་ཤུད་མགོ། རོ་ནི་ཅུང་ཟད་ཁ་བ་ཡིན། །རང་གི་ནུས་པས་དམར་བཤལ་གསོད། །ཆང་གིས་འཕྱུལ་ན་གྲང་

འབྲུ་གཅོད། །དབྱིབས་དང་སྐྱེ་སས་རིགས་གསུམ་ཡོད། །ཅེས་པ་ལ་རིགས་གསུམ་སྟེ། ལ་ཁར་སྐྱེ་བ་བོངས་ཐུང་ལ་མཐུག་པ་མེ་ཏོག་དཀར་ཤས་ཆེ་ལ་མདངས་མི་གསལ་བ་ལ་ལོ་བཙན་ཆེན་པོ་ཟེར། སྔོན་པ་ལས། ལོ་བཙན་མཐིང་པོས་དམར་ནག་རིམས། །ཚ་འབྲུ་གཅོད་པའི་མཆོག་ཡིན་གསུངས། །ཞེས་པའོ། །སྔོ་སྐྱ་ཆུང་བ་བར་ཤོད་དུ་སྐྱེ་བ་ལ་སྐྱེར་མིང་གཡུ་ལུང་བ་ཟེར། དེ་ཉིད་ལས་གཡུ་ལུང་ཚ་འབྲུ་གཅོད་པ་ཡིན། །གསུངས། དམའ་སའི་ས་མཚོར་སྐྱེས་པ་འབྲིང་བ་མཐིང་ནག་ལ། སྐྱེར་མིང་བྱ་རྐང་པ་ཟེར། ནུས་པ་ཕྱོགས་མཐུན་ཡང་རིམ་པས་སྔ་མ་བསིལ་བ་ཡིན།།

蓝翠雀花

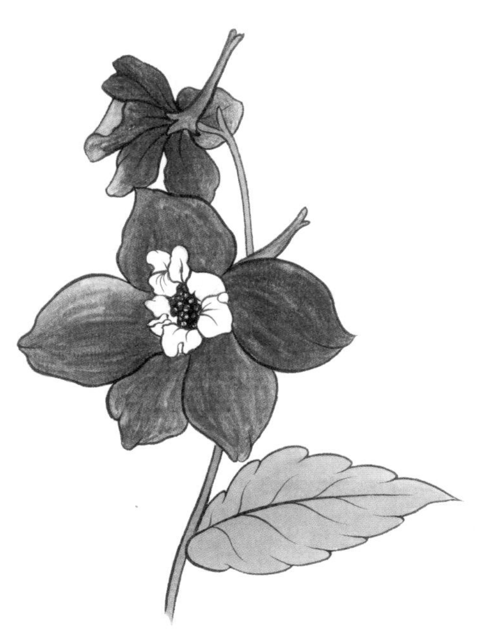

蓝翠雀花止腹泻。让穹多吉说："蓝翠雀花止寒痢、热痢，驱邪。"《如意宝树》中说："蓝翠雀花止脓泻，撒敷愈疮，干黄水。"蓝翠雀花，总名称为：洛赞唐保、夏冈巴、得木洒、斗买洒、玛洛冈介、麦朵冈恰、玉龙巴等。《图鉴》中说："矮白蓝翠雀又称为温保达尔亚干，阳山的高处和低处皆生。叶状如老鹳草，略蓝；茎青色，细长；花蓝红色，状如戴胜鸟头。味微苦，功效止赤痢，用酒送服止寒泻。由于生态和形态不同，分为三类。"如上所述，本品分为三类。

生长在山头，植株短，叶厚，花甚白，光泽不明显者，称为洛赞青保，即单花翠雀 ལོ་བཙན་ཆེན་པོ། Delphinium candelabrum Ostf.var.monanthum(Hand–Mazz)W.T.Wang .《如意宝树》中说："洛赞唐保治红黑时疫。"

花小，淡蓝色，生长在浅山坡、山沟者，称为玉龙巴即白蓝翠雀 ལོ་བཙན་པ། Delphinium albo Coeruleum Maxim. Var Pumium Huth . 同书中说："白蓝翠雀止热泻。"

生长在低地的壤土地带，植株中等，花蓝黑色者，称为夏冈巴，即蓝翠雀花 བྱ་རྐང་པ། Delphinium caeruleum Jacq.e x.camb.

上述诸种翠雀花功效相同，依次前者性凉。

ཁྲ་ཟྭག་པ།

ཁྲ་ཟྭག་པ་ཡིས་རྩ་འབྱེད་ཆུ་འགགས་འབྱིན། །ཞེས་པ། འབྲུངས་དཔེར། ལྕུམ་བུ་བྱང་ཆུབ་ཅེས་ཀྱང་བྱ། །ཀུ་ཤ་ས་ལུ་ཞེས་ཀྱང་བྱ། །འཇང་ཚོན་སྨུ་གུ་ཞེས་ཀྱང་བྱ། །ཁུ་བྱུག་རྩྭ་ལྗང་ཞེས་ཀྱང་བྱ། །སྐྱེ་ས་ལྷོ་བལ་རོང་དུ་སྐྱེ། །ལོ་མ་གྲེས་མ་གཞོན་ནུ་འདྲ། །མེ་ཏོག་མཆོང་གི་བུམ་པ་འདྲ། །རྩ་བ་གསེར་གྱི་སྐོར་རྩེ་འདྲ། །རང་གི་ནུས་པས་རྩ་ཁ་འབྱེད། །ཆུ་འགགས་རྡེའུ་ནད་མ་ལུས་སེལ། །མེ་ཏོག་མངར་གསུམ་སྦྱར་བ་ཡིས། །བཅུད་ལེན་ཡོན་ཏན་མ་ལུས་འབྱུང་། །ཞེས་གསུངས་པ་སྡོང་བུ་ཚིགས་ཅན་ཚིགས་རེ་ནས་ལོ་མ་སྐྱེ་བ་རྩེ་མོ་ལོ་མས་བཏུམས་པའི་ནང་དུ་མེ་ཏོག་དང་འབྲུ་ཟེ་ར་འདྲ་བ་དེ་ལས་ལེབ་ཙམ་ཡོད་པ་བལ་ཡུལ་སོགས་ཆུ་མོད་སར་སྐྱེ་བར་བཤད། མ་རྙེད་ན་ཁུ་བྱུག་རྫི་ཐོག་དང་། རྩ་བར་མ་སྐྱོ་ལྕགས་དང་། མ་མ་རྒྱུས་རྒྱུས་ཟེར་བས་ཚབ་རུང་ཟེར། ད་ལྟར་ཁམས་སུ་སྐྱེ་བ་ལོ་མ་སྨྱུག་ལོའི་དབྱིབས་ལ་ཟིལ་པ་དབང་ལག་ལོ་མ་ལྟར་ཆགས་པ། སྲབ་ལ་སྨུམ་པ་གཅིག་རྟེང་གཅིག་འཕྲུད་སྐྱེ་བ། མེ་ཏོག་དམར་ནག་བཟེད་ཞལ་ལྟར་གྱེན་ལ་བཟེད་པར་ཆར་ཆུ་བསོགས་འདུག་པ་མེ་ཏོག་གི་ཁ་ཚོད་ཀྱི་ཚུལ་དུ་ཁ་ཁེབས་ལ་ཁད་པ་ཡོད། བྱིས་པ་ཕལ་པས་ཁུ་བྱུག་གཅིན་རྫེའུ་ཟེར་བ་དེའོ།།

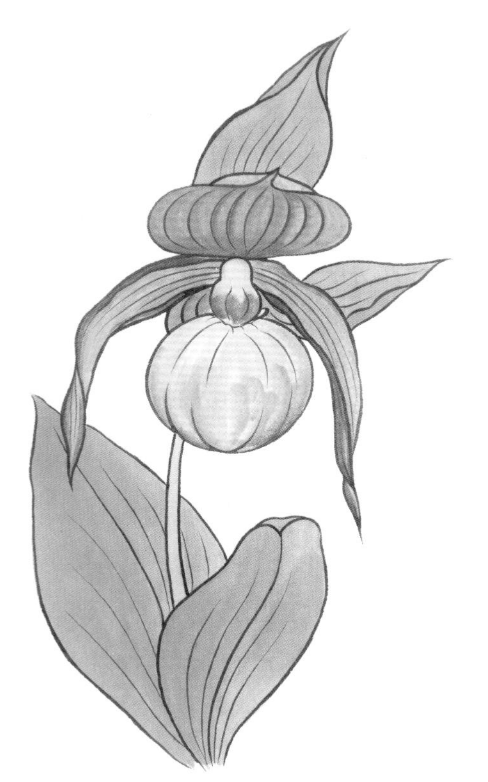

敦盛草（杓兰） *Cypripedium tibeticum Kingea Rolfe*

杓兰通脉通尿闭。《图鉴》中说："敦盛草又称敦布江曲、亦称固夏洒鲁，也称加村屡固，又称苦徐札江。生长在南方、尼泊尔等的温暖河川。状如嫩马兰叶，花状如玛瑙瓶，根状如金钻头。功效通脉，通尿闭，排结石。花与三甘药配伍，滋补功效全。"如上所述，敦盛草茎有节，每节生叶，茎尖叶收拢；叶丛中开花；种子状如野小茴而略扁；生长在尼泊尔等水多的地方。找不到本品时，可用问荆代替；根可用狗尾草和穿鱼草代替。

现在，康木之地生长的一种，叶状如竹叶，光泽如红门兰叶，叶薄，油润，叶基生，连续而生，花红黑色，状如盘盂，口朝上能盛雨水，花瓣如盖，几乎盖严。一般儿童称它为苦徐金泽吾。

ཅྲི་ཤང་དཀར་མོ།

ཅྲི་ཤང་དཀར་མོས་གློ་ཚད་ཕྱི་སྐྲན་སེལ། །ཞེས་པ་འདིར་ངོས་འཛིན་ལུགས་མང་སྟེ། གཤའ་རྫོ་ལ་བྱེད་པ་དང་། རྫོ་བྱེའུ་མགོ་དཀར་པོ་ལ་དང་། ཅོང་ཞི་ལ་དང་། རྫོ་ཞུན་རྒྱུའི་རྫོ་ལ་དང་། མེ་ཏོག་ཀྱི་ལྡེ་དཀར་པོ་ལ་བྱེད་པ་དང་། ར་དཀར་མོའི་འོ་མ་ལ་བྱེད་པ་སོགས་མང་ཡང་། འགྲུངས་དཔེར་གསུངས་པ་དངོས་ནི། །ཅྲི་ཤང་དཀར་མོ་སྤང་ལས་སྐྱེ། །འདབ་མ་གཅན་གཟན་སྨ་ར་འདྲ། །གློ་བའི་ནད་ལ་ཕན་པར་བྱེད། །ཅེས་པ་སྡོ་ཕུང་པོར་སྐྱེ་བ་ལོ་མ་མེད་པའི་ངར་པ་གཅན་གཟན་གྱི་ཁ་སྤུ་ལྟར་སྐྱེ་བ་མེ་ཏོག་དཀར་པོ་འཆར་བ་ས་གློ་ལ་ཞུགས་པའི་ཚད་པ་དང་། དེའི་རིལ་བུ་རྨར་བཙུག་པས་ཕྱི་སྐྲན་བཤིག་པར་བྱེད་དོ། །

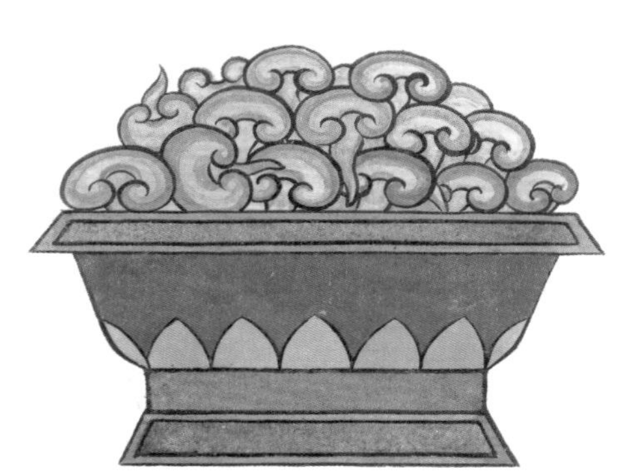

澜沧雪灵芝　*Arenaria lancangensis L.H.zhou*

澜沧雪灵芝功效，治疗肺热和外瘤。对本品的说法很多，如说是锡矿石、白石燕石、寒水石、石灰石、白花秦艽、白山羊奶，等等。《图鉴》中的说法才是对的：“澜沧雪灵芝生长在草甸。叶状如野兽须。功效利肺病。”如上所述，本品植株丛生，无叶片的叶柄，状如野兽须，花白色。功效清肺热，药锭置入肿瘤，可破瘤消肿。

ནད་མ།

ནད་མས་ཆག་སྦྱོར་རྨ་འདྲུབ་སྐྲངས་པ་གཞིལ། །ཞེས་པར། དཔག་བསམ་ལྗོན་པར། ནད་མས་རྨ་གསར་སྐེམ་པར་ནུས། །ལྷག་པར་ཡན་ལག་སྐེམ་ལ་བརྟགས། །ཞེས་པར། རིགས་གསུམ་སྟེ། འབྱར་མ། རྒྱུན་བུ། སྐྱིབ་མའོ། །འགྲུངས་དཔེར། ནད་མ་སྤུན་གསུམ་མཚན་ཉིད་བཤད། །ནད་མ་འབྱར་མ་ཞེས་བྱ་དང་། །ནད་མ་རྒྱུན་བུ་དག་དང་ནི། །ནད་མ་སྐྱིབ་མ་སྤུན་གསུམ་མོ། །ཞེས་དང་། ནད་མ་འབྱར་མའི་མཚན་ཉིད་ནི། །ཡུལ་དབུས་ཀྱི་བའི་ས་ལས་སྐྱེ། །ལོ་མ་སྔོན་པོ་རྩུབ་

པ་ལ། །སྡོང་བུ་གྲུ་བཞི་རིང་བ་ཡིན། །མེ་ཏོག་མཐིང་ཤུན་བེའུ་རྭེ་འདྲ། །འབྲས་བུ་སྤུན་ལ་ཟླུམ་པ་དང་། །ལོ་མ་འདབ་བཞི་འབྱར་ཞིང་འཁྱིལ། །རོ་ནི་ཁ་ལ་མངར་བ་སྐྱེ། །ནུས་པས་རྨ་རྣམས་གསོ་བར་བྱེད། །ཅེས་མེ་ཏོག་སྔོ་སྐྱ་སྡོང་པོ་ཅན་དང་། ཡང་། ནད་མ་རྒྱུན་བུའི་མཚན་ཉིད་ནི། །ཆུ་ཀླུང་ཆེན་པོའི་འགྲམ་ན་སྐྱེ། །ལོ་མ་རྩུབ་མོར་གང་རེག་འཁྱིལ། །འབྲས་བུ་ལུང་ཐང་འབྲས་བུ་འདྲ། །ཞེས་སྔ་མ་འདྲ་ཡང་དེ་ལས་སྙོམས་པ་ཆེ་ལ་བཀྲད་པའོ། །ཡང་། ནད་མ་སྐྱིབ་མའི་མཚན་ཉིད་ནི། །ཞིང་གི་སུ་རྣམས་ཀུན་ལས་སྐྱེ། །ལོ་མ་འབྱར་ཞིང་ཚུང་བ་ལ། །སྡོང་བུ་གཡུ་ཞགས་འཁྱིལ་བ་འདྲ། །འབྲས་བུ་སྦལ་པའི་སྒོ་ང་འདྲ། །གང་ལ་ཉེ་བར་འབྱར་ཞིང་འཁྱིལ། །རོ་ནི་གོང་དང་འདྲ་བ་སྐྱེ། །ནུས་པས་རྨ་རྣམས་གསོ་བར་བྱེད། །ཅེས་པ་སྟར་གྱི་མ་ཐང་འཚིང་བུའི་རིགས་ལོ་མ་ཕྲ་ལ་སིབ་པ་མེ་ཏོག་དཀར་ལ་སྔོ་མདངས་ཅན་སྡོང་བུ་རིང་ལ་གཞན་ལ་འཁྱིལ་ཤིང་སྐྱེ་བ་དེའོ། །

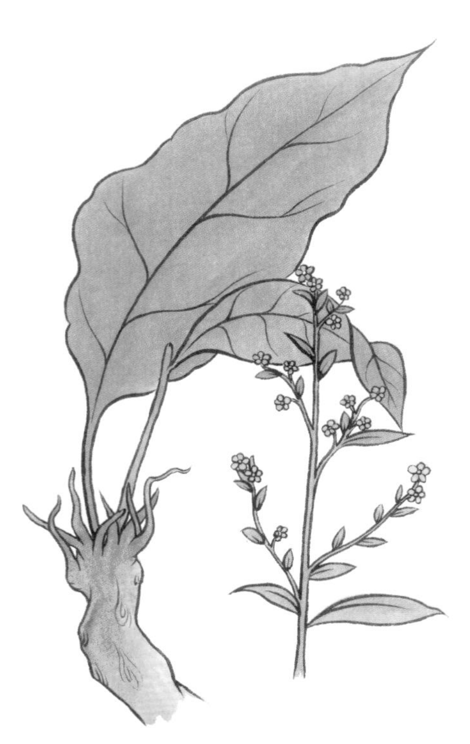

倒钩琉璃草

倒钩琉璃草功效，愈合骨裂愈疮伤，并且能够消肿胀。《如意宝树》中说："倒钩琉璃草干新疮，燥干四肢水肿。"本品分为三种：加尔玛、门布、吉卜玛。《图鉴》中说："倒钩琉璃草为三弟兄，一叫加尔玛，一叫门布，一叫吉卜玛。"

加尔玛即倒钩琉璃草 ནད་མ་འབྱར་མ། Cynoglossum wallichii G.Don var glochidiafum(Wall. ex.Benth).Kazmi，"倒钩琉璃草生长在卫地温暖的地方。叶蓝色，粗糙，茎方形，较长，花碧蓝色，花被状如牛犊角尖，种子簇生，圆形，叶伸向四面，见物就黏，围绕成团。味苦、甘，功效治疮疖。"如上所述，本品花浅蓝色，有茎。

门布即甘青琉璃草 ནད་མ་རྒྱུན་བུ། Microura tibetica Benth，"甘青琉璃草生长在大河岸上。叶粗糙，见物就黏，种子状如无患子。"本品同前品而略绵软，略大，叶铺地面。

吉卜玛即糙草 ནད་མ་སྐྱིབ་མ། Asperugo procumbenc L. "糙草生长在田边地埂。叶

小而粘，茎如玉绳缠绕，种子状如蛙卵，遇物即粘，味同上。功效治疮疖。”本品为上述猪殃殃类植物，叶细蓬松，花白色，有蓝色光泽，茎长，攀援他物。

བྱ་རོག་ཞུངས་མ།

བྱ་རོག་ཞུངས་མས་རྨ་གསོ་འབྲས་ནད་འདུལ། །ཞེས་པར། མིང་བྱ་རོག་མིག། བྱ་རོག་ནོར་བུ་ཡང་ཟེར་བས་སྤྲ་ཡག་པ་དང་མ་ནོར་བ་དགོས། འབྲུངས་དཔེར། བྱ་རོག་ཞུངས་མ་ཞེས་བྱ་བ། །སྲིབ་མོའི་ཁ་སྟོད་དག་ལས་སྐྱེ། །ལོ་མ་ལེབ་ལ་ཉ་ག་ཅན། །ལོ་མའི་རྒྱབ་ནི་སྐྱ་བ་ཡིན། །རྩ་བ་སྡོང་པོ་པགས་པ་དམར། །རྩ་བ་སྡོང་པོ་ཟོས་པ་ན། །བ་སྨྱོད་འདྲ་སྙེ་དམ་ལ་འགྱུར། །རང་གི་ནུས་པས་འབྲས་ནད་སེལ། །ཞེས་པ་བྱེ་མར་སྐྱེས་པ་ལོ་མ་ལ་ཕུག་ལྟ་བུ་བཀྲད་ནས་སྐྱེ་བ་རྩ་བའི་ཕྱི་དམར་པོ་མངར་བ་ཡིན།།

南藏菊　*Dolomiaea wardii(hand-Mazz) Ling*

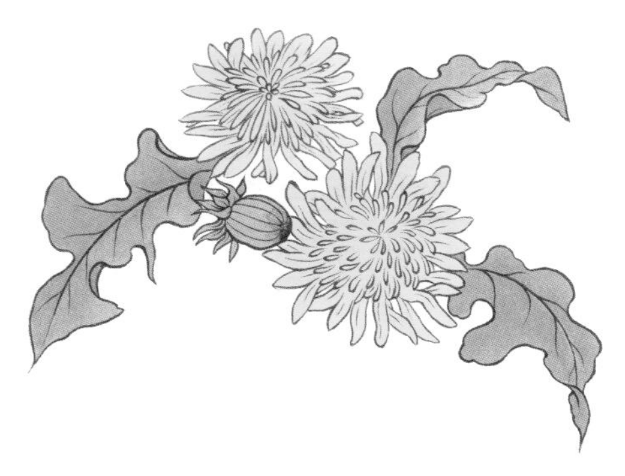

南藏菊功效养疮，并且治疗肿核疮。本品又名夏饶莫合，也称夏饶洛布，与蓝石草同名，注意不要相混弄错。《图鉴》中说：“南藏菊生长在阴面高山。叶扁深裂，叶背灰白色，根、茎、皮红色，误食本品根、茎，可使神志迷乱。功效治疖疮。”本品生长在砂地者，叶状如萝卜叶铺在地面，根外表红色，味甘。

སྣེའུ། རྒྱ་སྣེ། བོད་སྣེ།

སྣེའུ་རིགས་གཉིས་རྟུལ་འདྲེན་ནད་ཀུན་སེལ། །ཞེས་པར། རང་བྱུང་པས། སྣེའུས་རླུང་ཚད་འཁྲིན་པར་བྱེད། །གསུངས། རིགས་རྒྱ་སྣེ་བོད་སྣེ་གཉིས་ཏེ། འབྲུངས་དཔེར། སྣེའུ་ཞེས་བྱ་རིགས་གཉིས་ནི། །རྒྱ་སྣེ་དམར་ལ་བོད་སྣེ་སྔོ། །རིགས་ནི་གཉིས་སུ་ཤེས་པར་བྱ། །ཞེས་དང་། ཟློན་ཤིང་ལས། སྣེའུ་དམར་ལྷུམ་རྣ་དག་ལས་སྐྱེ། །སྡོང་བུ་ཚུ་མ་རྩི་དང་འདྲ། །ལོ་མ་ཕྲ་སིབ་ལོ་སྡོང་དམར། །འབྲས་བུ་དཀར་ཞིབ་རིང་བསྐྱིལ་འདྲ། །ནུས་པས་རླུང་སེལ་ཚད་པ་འདོན། །ཞེས་དང་། སྟོ་འབུམ་དུ། རྒྱ་སྣེ་དམར་པོ་ཞེས་བྱ་བ། །ལུ་མ་གྲམ་པ་ཐལ་བར་སྐྱེ། །རྩ་བ་སྡོང་པོ་དམར་པོ་སྟེ། །ལོ་མ་དམར་པའོ་ཤིན་ཏུ་མཐུག །དབྱིབས་ནི་ཀླུམ་ལ་འབྲས་བུ་རྒྱུས། །བདུད་རྩི་

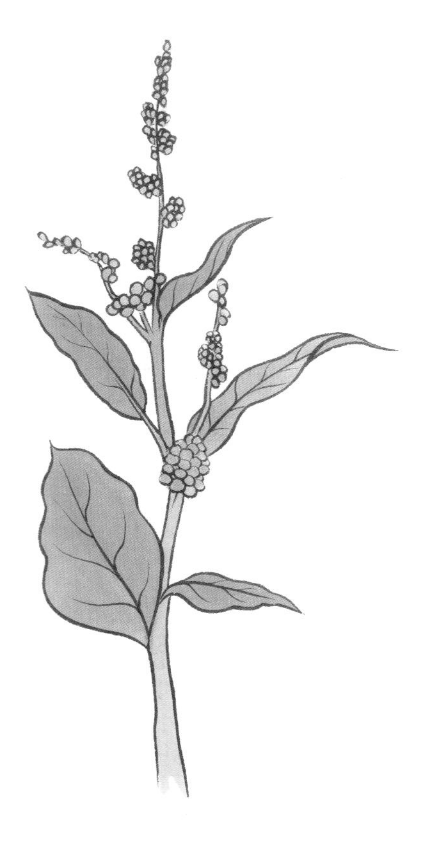

ཟྲིལ་པ་ཚགས་པ་འདྲ། །ནད་རྣམས་ཐམས་ཅད་སེལ་བ་ཡིན། །ཞེས་དམར་པོ་ལ་རིགས་གཉིས་ཡོད་པའི་སྔ་མ་འདི་མེ་ཏོག་ལྡུམ་རྭར་སྐྱེ་བ་ཡོན་ཆབ་མདོག་བསྒྱུར་ཞེས་པ་ཁུ་བས་ཚོན་མདངས་ཉན་པ་དང་། ཕྱི་མ་ནི། དབྱིབས་བོད་སྔོ་འདྲ་ལ་དམར་པོ་སྡོང་པོ་གྱེན་ལ་སྐྱེས་པའོ། །ཡང་། བོད་སྔོ་སྔོན་པོ་ཞིང་ལས་སྐྱེ། །ལོ་མ་གཡུ་ཡི་བསིལ་ཡབ་འདྲ། །རྒྱབ་ཏུ་བདུད་རྩི་ཟྲིལ་པ་ཚགས། །རོ་ནི་མངར་ལ་ཙུང་ཟད་ཚ། །ཁོང་བཏང་རྨ་ལ་ཆུ་མི་འཛིགས། །ཁབ་ལེན་དང་སྦྱར་ཁོང་བཏང་ཞིང་། །རྨ་ཁར་བཏབ་པས་རུས་ཚེན་ལ། །མདའ་ཟུག་མདེའུ་འབྱིན་པར་བྱེད། །ཅེས་པ་སྔོ་ཀོད་སྤེ་ལོ་སྡོང་སར་ཉལ་ནས་སྐྱེ་བའོ། །རྒྱ་སྔོ་དམར་པོ་ཤོག་བུར་བྱུགས་ན་རྒྱ་ཚོས་བྱུགས་འདྲ་འབྱུང་། བོད་སྔོ་བསྒྲུབས་ན་ཆུའི་རང་བཞིན་ནོ།།

藜（灰灰菜）

二藜发汗治诸病。让穹多吉说:“藜发散风热。”本品又分为红苋菜和灰灰菜两种。《图鉴》中说：“藜分两种，红苋菜红色，灰灰菜青色。”

红苋菜 རྒྱ་སྔོ། Amaranthus caudatus L.《如意宝树》中说：“红苋菜生长在园中。茎状如亚大黄。功效祛风，治感冒。”《本草》中说:“红苋菜生长在沼泽滩、灰堆旁。根、茎红色，叶红色、很厚、圆形，种子饱满状如甘露珠。功效治诸病。”红苋菜有两种，上述是第一种，生长在花园中，称为云恰多居尔，汁液可染色。第二种为野苋菜 སྔོ་ཀོད། Amaranthus viridia L.，形状如灰灰菜，红色茎向上生长。

灰灰菜 བོད་སྔོ། Chenopodium album L.“灰灰菜青色，生长在田间。叶状如玉扇，叶背有露状黏液。味甘、微辛。内服，治疮伤;与磁石配伍内服、外敷，退入骨镞头。”这种田生灰灰菜的叶茎匍匐在地面而生长。

红苋菜红色，涂在纸上，将纸染成朱红色。用灰灰菜来擦，灰灰菜性如水，即擦去红色。

ག་བུར་ཧྲིས་ལོ།

ག་བུར་ཧྲིས་ལོས་གློ་རིམས་ཚད་པ་སེལ། །ཞེས་པར། མིང་སེང་གེ་སྒྲར་རྒྱབ། ཆམ་པ་ལམ་ལྡོག། སྔོན་མོ་ཆབ་འདྲེན། ཁྱི་དུག་པ། ཁྱི་དུག་སྤྱང་རྗེས། ག་བུར་ཧྲིས་ལོའོ། །མན་ངག་འཁྲུངས་དཔེར། སྔོ་ག་བུར་ཧྲིས་ལོ་ཞེས་བྱ་བ། །ཁ་སྐྱོད་གཡའ་དང་སྲིབ་ལས་སྐྱེ། །རྩ་བ་ནག་པོ་ཆུན་པོར་འབྲེལ། །ལོ་མ་གཅན་གཟན་སྡེར་སྡེར་འདྲ། །སྡོང་པོ་མེ་ཏོག་ར་དུག་འདྲ། །རོ་རི་ཁ་ལ་ནུས་པ་བསིལ། །ཁྱི་དུག་སྤྱང་རྗེས་ཞེས་ཀྱང་བྱ། །སེང་གེ་སྡེར་མོ་བྱ་བ་ཡིན། །གློ་ཚད་ནད་ལ་བདུད་རྩི་ཡིན། །ཞེས་པས་ཤེས་སོ།།

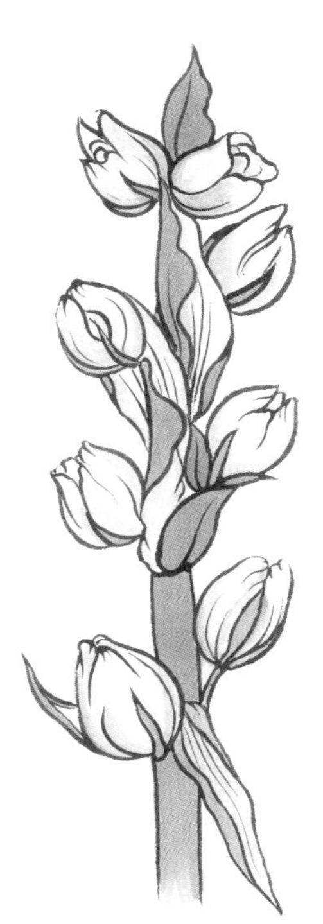

毛翠雀花

Delphinium tricborum Franch

毛翠雀花之功效，治疗肺疫疠热症。本品之名有；桑格巴尔加、嘎布得洛、强巴拉木岛、温茂恰珍、切都合巴、切都江吉。

《医诀图鉴》中说：“毛翠雀花生长在高山和阴面山坡。根黑色，叶状如虎豹爪，茎、花状如毛萼多花乌头。味苦，性凉，又称切都江吉、桑格得尔毛。为清肺热之甘露。”

སེང་གེ་འཛིགས་མེད།

སེང་གེ་འཛིགས་མེད་མགོ་ཆག་རུས་རྨ་གསོ། །ཞེས་པར། དེའི་གདམས་པ་ལས། སྔོན་ཚེ་སྤྱན་རས་གཟིགས་དབང་གིས། །མ་འོངས་དུས་ཀྱི་ཕྱི་མ་ལ། །སེམས་ཅན་དབུལ་ཕོངས་ཟ་ཐང་གུད། །ཁྱིད་ངན་དམག་ཇག་མཚོན་ཆ་དར། །གསོད་གཅོད་ཆག་རྨས་སྡུག་བསྔལ་མང་། །གསུངས་ནས་ཐུགས་བརྩེས་སྤྱན་ཆབ་ཕྱུང་། །ཐིགས་བདུན་ས་ལ་ལྷུང་བ་ལས། །སྔོན་ལམ་བཏབ་པས་གསང་སྔགས་བདུན། །ཆག་འབྲུགས་ཉེས་ཚད་སྣང་ཆེན་ལྟར། །ཁྲོས་ཀྱང་སེང་ལྟར་འཛིགས་པ་མེད། །གཙོ་བོ་ག་པ་གེར་སྐྱེས་ནི། །ས་བཟང་ཉམས་དགའི་སྤང་ལྗོངས་ལ། །དབྱར་ཟླ་མགོ་མའི་ཡར་ངོར་སྐྱེ། །ལོ་མ་ལེབ་ཆུང་ས་འབྱར་ལ། །མེ་ཏོག་སྔོ་དམར་ཧོར་ཞྭ་འདྲ། །གང་བུ་གཡེར་འབྲུ་འདྲ་བའི་ནང་། །ཆོག་འབྲས་སངས་རྒྱས་རིང་བསྲེལ་འདྲ། །གཙོ་བོ་ག་པ་གེར་སྐྱེས་ཡིན། །ཕྲུ་བོ་གངས་ཀྱི་

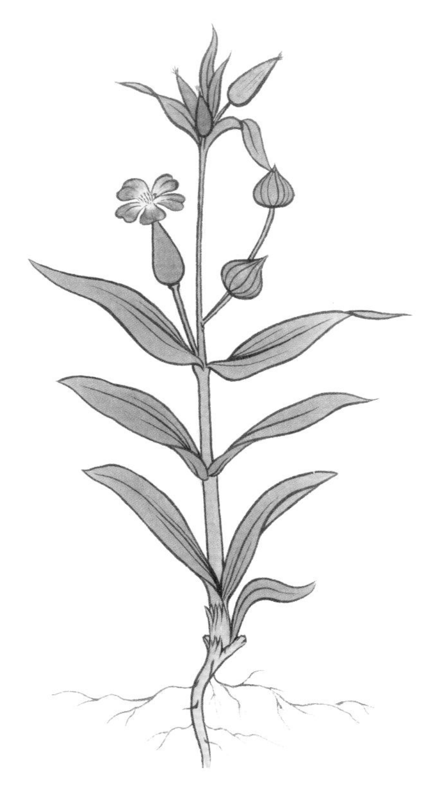

སེང་སྐྱ་ཡིན། །ནུ་བོ་མ་ཐང་འཆིང་བུ་ཡིན། །སྲིང་མོ་ཙ་ག་ཀླད་སྨན་ཡིན། །ཕོ་ལྷུམ་སྔོན་པ་གབ་སྐྱེས་ཡིན། །མོ་ལྷུམ་ཤ་ལ་ཡུ་རིང་ཡིན། །རྟ་མཆོག་རོག་པོ་འཇོམས་སྐྱེས་ཡིན། །ཞེས་སེང་གེ་འཇིགས་མེད་རིགས་བདུན་བཤད་པའོ། །

矮麦瓶 *Silene sp*

矮麦瓶草之功效，治疗头破养骨伤。本品的《明释》中说："以前，观世音菩萨见后世众生贫苦，作恶之人起兵动干戈、众生死伤、痛苦太多，动了慈悯之心，流下了七滴眼泪。祈愿后泪水化作七药，治疗跌打损伤疾患之热，力如大象，猛如无畏雄狮。主药为矮麦瓶草，生长在土壤肥沃的高山草甸，初夏时开始生长，叶扁小铺贴地面，花蓝红色状如蒙古帽，果实状如花椒，种子如佛舍利。兄药为无茎芥，弟药为猪殃殃，妹药为花苜蓿，男从人药为丽江风毛菊，女从人药为舌叶垂头菊，骏马药为粗梗黄堇。"上述为矮麦瓶草属的七药。

རོག་པོ་འཇོམས་སྐྱེས།

རོག་པོ་འཇོམས་སྐྱེས་ཀླད་ནད་མགོ་རུས་འཚོ། །ཞེས་པར། མིང་ཇོ་མོ་སྒྲོ་ལྷུམ། ར་ད་སྨན་གཅིག སྒྲོ་སྨན་ཆིག་ལྷུམ་ཟེར། གསང་བ་ཐུག་འཚོལ་ལས། རོག་འཇོམས་ར་ད་སྨན་གཅིག་ནི། །རི་སྟོད་ས་ཤག་གད་ལས་སྐྱེ། །རྩ་བ་རྒྱུས་པ་ཤད་པ་འདྲ། །ཁང་པ་ཟངས་ཀྱི་སྐྲུད་པ་འདྲ། །ལོ་མ་སྤོ་སྐྱ་མཐུག་པ་ལ། །ཉག་འདབ་སྤང་རི་ཟིལ་པར་མཚུངས། །མེ་ཏོག་དཀར་སེར་འབྲས་བུ་ཡང་། །དཀར་སེར་ཚོམ་སྐྱེས་ལུག་སྙིང་འདྲ། །རྐོད་ལྷུམ་ཆེ་ལ་གཡུང་ལྷུམ་ཆུང་། །ལོ་མ་མངར་ལ་འབྲས་བུ་ཚ། །ཁ་ཅིག་འདི་གུ་སྒྲོ་སྨན་ཟེར། །ལ་ལས་ཇོ་མོ་སྒྲོ་ལྷུམ་ཟེར། །སྒྲོ་ནད་བརྒྱད་ཀྱི་གསང་ལྷུམ་ཡིན། །རུས་ཆག་བརྒྱ་ཡི་འབྱར་རྩི་ཡིན། །ཀླ་ནད་སྟོང་གི་དྲུབ་སྐྱུད་ཡིན། །ཞེས་པས་གསལ་བའོ། །

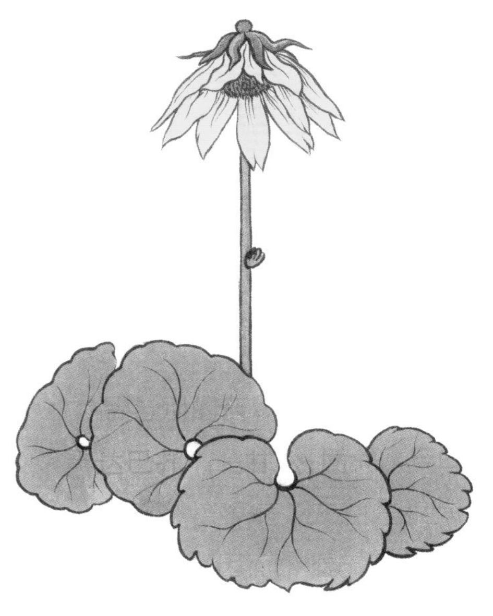

粗梗黄堇

Corgdalis paohypoda(Franeh) Hamd–Mazz

粗梗黄堇治肺病，并且治疗头骨伤。本品之名有：觉茂洛都木、足木洛尔登、拉达曼解合、洛曼切合都木等。

《秘洞探寻》中说："粗梗黄堇，生长在高山断岩。根状如筋；茎如铜丝；叶厚淡蓝色，裂片状如糙果紫堇叶；花白黄色；种子白黄色，簇生，状如绵羊心。粗糙的一种大，绵软的一种小。叶味甘，种子味辛。有人称本品是苟洛曼，又有人称为觉茂洛都木，本品是治八种肺病的良药，是接百种骨折的黏液，是愈合千疮的线。"上述很清楚，易于辨认。

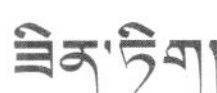

ཟིན་ཏིག།

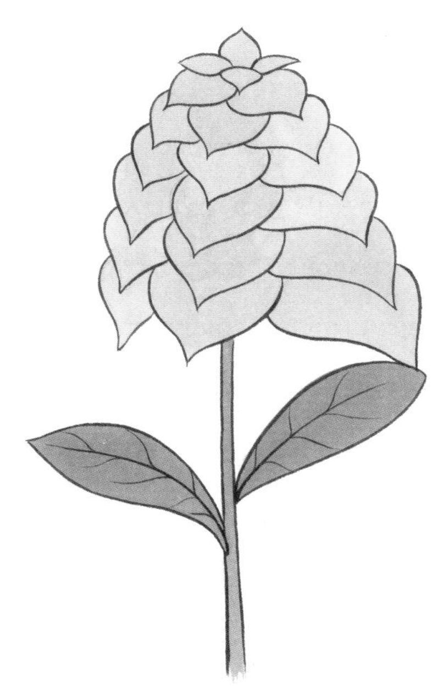

ཟིན་ཏིག་གཉན་ལྕོག་གཟའ་ནད་སྲིན་ལ་ཕན། །ཞེས་པར། མིང་བ་གྱི་དཀར་པོ། དཀར་མོ་མཁར་ཐབས། གཟའ་ལྷུམ་ལྕོག་འདུལ་ཟེར། འདྲ་དཔེར། ཟིན་ཏིག་དཀར་མོ་ཞེས་བྱ་བ། །གངས་དང་གཡའ་ཤག་ཕྱི་མར་སྐྱེ། །སྡོང་པོ་གྲུ་བཞི་དྲང་པོར་སྐྱེས། །ལོ་འདབ་དཀར་པོ་སྤུ་ཚུང་ཅན། །ཟུར་བཞི་རེས་བརྩེགས་མཆོད་རྟེན་དབྱིབས། །སྡོང་པོ་མི་མཐོང་ལོ་མས་བསྒྲིབས། །ཟིན་ཏིག་དཀར་མོ་མཁར་ཐབས་ཟེར། །ལོ་མའི་གསེང་ནས་མེ་ཏོག་མདོན། །འབྲས་བུ་ཚུང་ངུ་གབ་ནས་སྨིན། །གཟའ་དང་གཉན་ལྕོག་འཛོམས་པར་

ཕྱེད། །ཅེས་པས་གསལ་ལོ། །

齿苞筋骨草　*Ajuga lupuling Maxim var majar Diels*

齿苞筋骨草功效，治疗温毒和疔疮，有益中风病虫病。本品之名有：巴吉嘎尔保、嘎尔花毛卡尔塔、萨敦洛都、森斗嘎尔毛卡尔塔等。

《图鉴》中说："齿苞筋骨草生长在高山碎石带。茎方直，叶片有细白毛，叶轮生相叠，每轮四叶，植株状如宝塔，茎为叶蔽而不显，叶腋中开出花朵，种子小，叶遮蔽成熟。功效治疗中风、瘟疫、疔疮。"上述清楚，易于识别。

ཀླུ་བདུད་རྡོ་རྗེ།

ཀླུ་བདུད་རྡོ་རྗེས་གཟའ་ཀླུ་འབམ་གདོན་འཛོམས། །ཞེས་པར། རང་བྱུང་རྡོ་རྗེས། ཀླུ་དུག་ཚང་དུས་སྐྲངས་རྣམས་འཛོམས། །མེ་ཏོག་དཀར་པོས་ཁྲག་འཁྲུགས་སེལ། །ཞེས་གསུངས། མིང་ཀླུ་བདུད་དཀར་ནག །ལའུ་དཀར་ནག་ཟེར། རིགས་དཀར་ནག་གཉིས་སུ་གསུངས། ནག་པོའི་འཁྲུངས་དཔེ་ནི། སྐྱེས་བུ་ཀླུ་བདུད་རྡོ་རྗེ་འདི། །ཉིན་ན་མི་སྐྱེ་སྲིབ་ན་སྐྱེ། །སྲིབ་ཀྱི་ཤིང་ཕྲན་གསེབ་ལས་སྐྱེ། །ལོ་མ་དངུལ་གྱི་མདེའུ་ཞིབ་འདྲ། །སྡོང་བུ་སྨུག་རིང་ལྕུགས་སྐྱུད་འདྲ། །མེ་ཏོག་ཐལ་ཀར་སྣང་ཆེན་མདོག །དྲིལ་བུ་འདྲ་བ་ཐུར་དུ་བུབ། །ཟེའུ་འབྲུ་རྡོ་རྗེའི་ར་རྩེ་འདྲ། །ནང་མདོག་ཀླད་པའི་རིས་ཅན། །སྨོམ་ན་སྣང་ཆེན་དྲི་མ་བྲོ། །བཅད་ན་འོ་མའི་ཁུ་བ་འབབ། །རོ་ནི་ཁ་ཚ་བསྐ་ལ་བསིལ། ནུས་པས་ཀླུ་ནད་ས་གདོན་འཛོམས། །ཞེས་པ་ལ་སྐྱེ་ས་དང་ཁ་དོག་གིས་དམར་སེར་གཉིས་ཀྱང་འབྱུང་ངོ་། །དཀར་པོ་ལ་ཀོ་ཉེ་དང་། ཀོ་ནེ་ཡང་ཟེར། འཁྲུངས་དཔེར། ལྷ་བ་འཛོམས་པའི་ཀོ་ཉེ་བ། །མཐོ་ལས་མི་སྐྱེ་དམའ་ལས་སྐྱེ། །དམའ་བའི་ཉིན་ལོགས་དག་ལས་སྐྱེ། །ལོ་མ་གོང་འདྲ་སྤུ་ཚུང་ཅན། །མེ་ཏོག་དཀར་པོ་བོན་གཤང་འདྲ། །བཅད་ན་ཞོ་འཛག་དྲི་མ་རོ། །གོང་མ་དང་མཚུངས་ཕན་ཡོན་ཡང་། །འདྲ་ལ་ཁྱད་པར་འཇམ་ཞིང་སྙོ། །ཞེས་པའོ། །

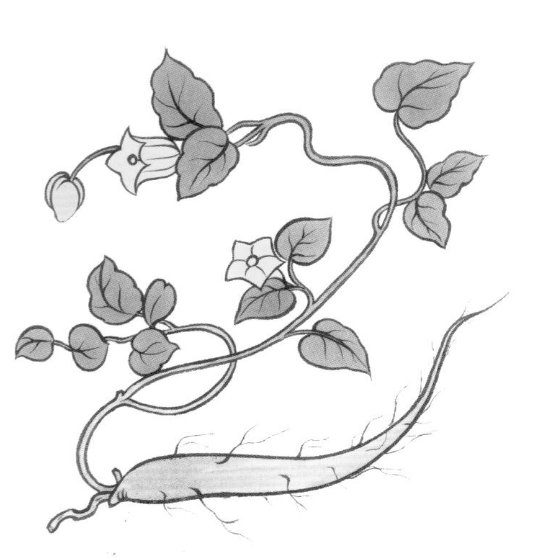

党参

党参治疗中风症、龙病臁疮邪魔病。让穹多吉说："党参嫩苗可消肿，白党参治血机亢进。"本品之名有：陆都嘎那、拉乌嘎那。本品分黑、白两种。

黑党参即脉花党参 ཀླུ་བདུད་རྡོ་རྗེ་ནག་པོ། Codonpsis neryosa(cnipp) Nannf,《图鉴》中说:"黑党参又名吉布陆都多吉，阳山不生长，生长在阴山灌木间。叶小，状如银镞；茎长，紫色，状如铁线；花灰白色，状如铃下垂，花粉囊状如金刚杵尖，内有脑脉状纹理；有牛黄气味，折断时流乳状白液。味苦、辛、涩，性凉，功效治疗龙魔病、地魔病。"由于生地和颜色不同，还有红黄两种。

白党参即灰毛党参 ཀླུ་བདུད་རྡོ་རྗེ་དཀར་པོ། Codonopsis canescens Nannf，又名羔尼，又称羔奈。《图鉴》中说:"治瘿疣的白党参，高山不生长，生长在较低的阳山。叶小，状如银镞被短毛；花白色，状如苯波教的手摇鼓。折断流酪状白液。气味功效同上而性缓、锐。"

གཟའ་དུག་ནག་པོ།

གཟའ་དུག་ནག་པོས་སྙིང་གདོན་གཟའ་ནད་འཇོམས། །ཞེས་པ་འདི་ལ་རིགས་ནི། ཡབ་ཡུམ་གཉིས་འདྲ་བ། ཐང་། དངོས་གསུམ། དེ་གསུམ་ལ་ཡུམ་གསུམ་དང་། འཁོར་གཟའ་དུག་དགུ་ཡོད་པར་གསུངས། གཙོ་བོ་ཡབ་ནི། འབྱུངས་དཔེར། གཟའ་དུག་ནག་པོ་ཞེས་བྱ་བ། །ཉིན་སྲིབ་བར་གྱི་ལ་ལས་སྐྱེ། །རི་བོ་གངས་ཅན་ཞོལ་ན་སྐྱེ། །ཕོ་རྫ་ཁྲབ་ཁྲིབ་གསེབ་ན་སྐྱེ། །མོ་རྫ་འཇམ་པའི་ན་ལས་སྐྱེ། །སྡོང་བུ་ཟུར་བཞི་ཚོགས་བརྒྱད་པ། །འདབ་མ་ཟྭ་ཡི་འདབ་མ་འདྲ། །མེ་ཏོག་སྔོན་པོ་དར་ལྗང་ཅན། །མེ་ཏོག་རེ་ཡི་ནང་ཤེད་ན། །ཧྣ་རུ་ལ་ཡི་སྐྲ་རེ་བཞུགས། །ཙ་བ་རྒྱུས་ཕྲན་ཤད་པ་འདྲ། །དྲི་ནི་སླ་བའི་རྩི་དྲི་བྲོ། །བསྲེགས་ན་དུད་པས་སྤྲལ་སྤྲུལ་འཆི། །གཟའ་ལ་གཟའ་དུག་ནག་པོ་ཟེར། །བགེགས་ལ་གུ་གུལ་ནག་པོ་ཟེར། །རྨ་ལ་ཡན་ལག་བཅད་འཕྱོར་ཟེར། །གཟེར་ལ་གཟེར་འཇོམས་ཡ་མེད་ཟེར། །འཁོར་དུ་གཟའ་དུག་དགུ་ཡིས་བསྐོར། །ཞེས་དང་། གཟའ་ལས་རྣམ་རྒྱལ་དུ། གཟའ་དུག་ནག་པོའི་སྐྱེ་ཚུལ་ནི། །རི་ཡོན་ཏན་ཅན་གྱི་གངས་ལས་སྐྱེ། །ཉིན་མ་སྲིབ་ཀྱི་མཐིལ་ལས་སྐྱེ། །ཆུ་མིག་དཀར་པོའི་གཡས་སུ་སྐྱེ། །ཙ་བ་མི་རོ་ཉལ་བ་འདྲ། །སྡོང་བུ་དུར་ཕག་མགོ་དགུ་འདྲ། །ལོ་མ་ལྕུགས་ཐེབ་བརྩེགས་པ་འདྲ། །ཕུང་པོ་གཅིག་ལ་སྡོང་བུ་དགུ། །སྡོང་བུ་རེ་ལ་འདབ་མ་གཉིས། །འདབ་མ་རེ་ཡི་ནང་ཤེད་ན། །ཡ་མཚན་དྲང་སྲོང་སྐྲ་རེ་བཞུགས། །མེ་ཏོག་སྔོན་པོ་བྱ་འདྲ་འབྱུངས། །སྨོམ་ན་སྣང་ཆེན་ཁ་ཧྲངས་བྲོ། །བཅད་ན་བདུད་རྩིའི་འོ་མ་འཛག །ཀླུ་དུག་ནག་པོ་འཁོར་ལོ་ཅན། །ཞེས་གསུངས། ཡུམ་ནི། རྒྱལ་པོ་དེ་ཡི་བཙུན་མོ་ནི། །རི་རྒྱལ་པོ་འདྲ་བའི་ཞོལ་ན་སྐྱེ། །སྲིབ་ཀྱི་ཉིན་བུ་ཆུང་ལས་སྐྱེ། །ཙ་བ་རྨ་བྱའི་སུག་པ་འདྲ། །སྡོང་བུ་དར་ལྗང

སྐྱུད་པ་འདྲ། །ཕོ་མ་དགེའུ་ཚུང་རྣ་མཆོག་འདྲ། །མེ་ཏོག་གཡུ་ཡི་དྲིལ་བུ་འདྲ། །འབྲས་བུ་སྨུ་ཏིག་ཚོམ་བུ་འདྲ། །བཙད་ན་བདུད་རྩིའི་འོ་མ་འཛག །ངད་པ་སྣང་ཆེན་ཁ་རླངས་བྲོ། །བདུག་པ་བྱས་ན་སྦལ་སྦྲུལ་འཆི། །གཟའ་དུག་ཡོངས་ཀྱི་རྒྱལ་མོ་ཡིན། །འདི་གཉིས་བསྡེབས་ནས་བཏང་གྱུར་ན། །དྲང་སྲོང་ནད་ལ་སླེབས་པས་ཆོག །ཅེས་དང་། འདྲ་ཐང་དངོས་གསུམ་བཤད་པ་ཡང་། དེ་ཉིད་དུ། འདི་ལ་འདྲ་དང་ཐང་དངོས་གསུམ། འདྲ་ནི་མོན་གྱི་ནག་རིང་ཡིན། །ཡུམ་ནི་བོད་ཀྱི་ལྡིང་སྲོད་ཡིན། །ཐང་ནི་གངས་ཀྱི་ཁྲི་དུག་ཡིན། །ཡུམ་ནི་ཟྫ་ཡི་སུར་སྡེལ་ཡིན། །དངོས་ནི་བོད་ལས་སྐྱེ་བ་དཀའ། །གལ་ཏེ་སྐྱེས་ན་རི་རྒྱལ་ནི། །དགྲར་དཀུན་མེད་པར་ཁ་བ་འབབ། །སྔོན་དཔྱིད་མེད་པར་བུ་ཡུག་འཚུབ། །དེ་འདྲ་གཉན་པོའི་རི་ལས་སྐྱེ། །རིང་ཐུང་ཚད་ནི་ཁྲུ་གང་ཙམ། །སྡོང་བུ་གྲུ་བཞི་བ་སྤུ་ཅན། །རྩ་བ་གཅིག་ལ་མཛུག་མ་དགུ། །འབེན་གང་ཙམ་ནས་ཁ་རླངས་བྲོ། །མདུང་གང་ཙམ་ལ་ཁ་བ་མེད། །བབ་པའི་འབུ་སྦྲང་རོ་ཕུང་འོང་། །མིར་བུས་དུད་པ་སྔོ་དམར་འཕྱུལ། །དུད་པས་སླེབས་ཚད་སྲོག་ཆགས་འབྱུལ། །ཚུ་རུ་བླུགས་ན་ཁོལ་བར་འགྱུར། །འདི་ཡོད་ས་ན་གངས་ཐིགས་ཡོད། །ཕོང་གཉིས་སྲུ་མཚན་ཡིན་པར་བཤད། །རྒྱལ་པོར་བཙུན་མོ་འདྲ་བ་གཉིས། །གཟའ་དུག་ལའུ་དཀར་པོ་དང་། །བཙུན་མོ་སུར་སྡེལ་གཉིས་ཡིན་ནོ། །གསུངས། གཟའ་དགུའི་དུག་དགུ་ཡང་། དེ་ཉིད་ལས། སྤང་རི་ཟིལ་པ་ཉི་མའི་དུག །རྩི་དམར་རྐང་གཅིག་ཟླ་བའི་དུག །ཕོ་བཙན་འཕྱིང་པོ་མིག་དམར་དུག །ཕྲི་ཡང་ཀུ་ནི་ལྷག་པའི་དུག །སྟག་ཤ་བ་ནི་ཕུར་བུའི་དུག །ཟིན་ཏིག་པ་ལྷ་སངས་ཀྱི་དུག །པརྞ་ཏ་ནི་སྤེན་པའི་དུག །ལྕགས་ཀྱུ་བ་ནི་སྒྲ་གཅན་དུག །ར་དུག་དུ་བ་མཛུག་རིངས་དུག །ཅེས་དང་། སྐྱིབ་(ཨ་རུ་གསེར་མདོག་)གཅིག། དཔའ་བོ་(ག་བུར་གི་ཤང་ཙུ་གུར་ལི་སུག་གོ་)དྲུག། གྱད་ཀྱི་སྒོ་སྲུང་(སླ་རྩི་ཟླ་མཚན་ཏི་ཡོའི་ཀླད་པ་)གསུམ། མཚོན་ཆ་(ཡུངས་གར་སྨུ་ཟེ་གུ་གུལ་ཤུ་དག་རུ་རྟ་ལྡེ་)གོ་ཁྲབ་(ནག་རིང་སྣང་ཆེན་སྨྱོན་པ་ཁྲི་དུག་སྤྱང་རྫེས་)གསུམ་སོགས་གསུངས་སོ།།

苞叶雪莲

苞叶雪莲之功效，治罗睺病和中风。本品分：父种和母种两种；扎、唐、埃三种及其三者的母种三种；从属种一种。共为九种。

君药父种药为苞叶雪莲 གཟའ་དུག་ནག་པོ། Saussurea obvallata(DC.) Suh－Bip，《图鉴》中说：“苞叶雪莲，生长在阴阳交界的山地和高山雪线附近，凸山生在碎石带，凹山生在沼泽草甸。茎四棱八面体形，叶状如荨麻叶，花青色带绿，每朵花心有一个状如罗睺罗的胚珠，根状如筋。”有麝香气味，燃烧时烟能熏死蛙、蛇。治中风时称为苞叶雪莲，驱邪时称为固苟那保，疗疮时称为延洛节觉，镇痛时称为赛觉亚美，周围有九种洒都围绕。《战胜煞星》中说：“苞叶雪莲生长在雪线附近，生长在阴阳交界的台地，生长在白水泉的右侧。根状如人尸僵卧，茎九枝、状如土埋的九个猪头，

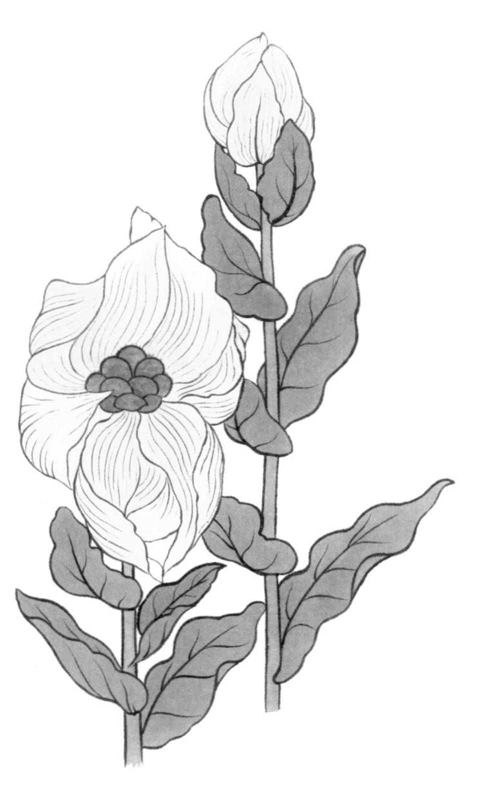

叶状如铁指重叠。一棵植株上长九根茎，每根茎上有两个皱褶，每一皱折中有一位‘仙人’。花青色，状如鸟，有牛黄气味。折断流乳状白液。名叫鲁毒纳保科尔洛。”

后药母种药为党参，“生长在高山下部阴坡略见阳光的地方。根状如孔雀爪，茎状如绿色丝线，叶状如黄羊羔的耳朵，花状如玉铃，种子状如珍珠粒团。折断流乳状汁液，有牛黄气味，燃烧时可熏死蛙、蛇。为紫堇属诸药之后药。上述二药配制服用，神仙之病也能治”。

扎、唐、埃三种及其三者的母种，同书中说：“扎、唐、埃三种煞杜，‘扎’为门隅产的那让（细叶草乌），其母种为藏地产的当保（黄毛翠雀花）。‘唐’为雪山的切毒（毛翠雀花），其母种为石山的苏尔奈（红叶雪莲）。‘埃’在藏族地区很难生长，假若间或生长，就长在不分冬夏大雪飞扬，不分春秋狂风吹刮的高山上。长短约一肘;茎方形被细毛，一条根长九条尾，一大把能嗅见气味，一小股嗅不见气味。气味一熏时昆虫尸体成堆，火中燃烧时有蓝红色烟，烟气熏到处昆虫乱跌，丢在水中水如沸。本品生处有高山风化硬石膏，二者相依而生，如像君王和后妃，君药为煞杜鲁嘎保，后药为苏尔奈。”所谓九曜药和九毒，同书中说：“班花黄堇为日曜毒，矮紫堇为月曜毒，翠雀花为火曜毒，甘青青兰为水曜毒，棘豆为木曜毒，齿苞筋骨草为金曜毒，角茴香为土曜毒，唐松草为罗睺毒，毛萼多花乌头为彗星毒。”又说：“为一拯救药（金色诃子）、六英雄药（冰片、牛黄、竹黄、红花、丁香、豆蔻）、三卫士药（麝香、经血、黄鼠脑）、五锐器药（白芥子、硫黄、安息香、藏菖蒲、川木香）、三盔甲药（门隅细叶草乌、党参、毛翠雀花）等。”

ལྕུམ་ནག་དོམ་མཁྲིས།

ལྕུམ་ནག་དོམ་མཁྲིས་རྒྱ་གསོ་རྩ་ཁ་འཛིན། །ཞེས་པར། འབྱུང་དཔེར། སྔོ་སྨན་དོམ་མཁྲིས་ཞེས་བྱ་ནི། །སྲིབ་མོའི་ས་ནག་སྤང་ལས་སྐྱེ། །ལོ་མ་སྔོན་པོ་སྤུ་ཅན་མཐུག །རྩ་བ་ཆུང་ལ་སྔོང་བུ

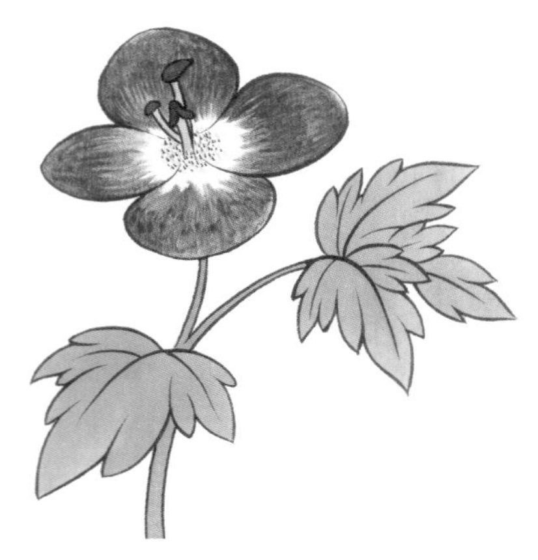

རིང་། །མེ་ཏོག་སྔོན་པོ་སྤུངས་ནས་སྐྱེ། །རོ་ནི་ཁ་ལ་མངར་བའི་ཚུལ། །ནུས་པས་རྨ་གསོ་ཤའུ་སྐྱེད། །ཁྲག་གཅོད་རྨ་ཡི་ཚད་པ་གསོད། །ཅེས་སོ། །འགའ་ཞིག་འདི་བ་ཤ་ཀ་བྱེད་པ་འཁྲུལ་ལོ། །

婆婆纳 *Veronica ciliata Fisch*

婆婆纳之功效为治疗疮伤收脉口。《图鉴》中说：“婆婆纳生长在阴山的黑土草甸。叶厚、青色、被毛，根小，茎长，花蓝色，簇生。味苦、甘，功效疗疮，生肌，止血，清疮热。”有些人将本品作为闹阳花是错误的。

བྱི་རུག།

བྱི་རུག་རྨ་ཡི་འབུ་སྲུང་སྲིན་ཕོལ་སེལ། །ཞེས་པར། རང་བྱུང་པས། རུག་པ་བྱི་རུག་སྲིན་ལ་ཕན། །གསུངས། མིང་བྲ་བ་རྒྱ་ལུག། འབྲི་རྨིད་པ། བྱེ་རིག་པ། ལི་ང་། རུ་སྦྱོས་པ་ཟེར། རིགས་ནི། བརྒྱད་པའི་རང་འགྲེལ་ལས། བྱི་རུག་པ་སྤེ་སེར་ནག་གཉིས། །ཞེས་གསུངས་པའི་སེར་པོ་དང་། ནག་པོ་ལའང་སྔོ་སྨུག་གཉིས་ཡོད་ལ། སེར་པོ་ནི། འཁྲུངས་དཔེར། བྱི་རུག་པ་ཞེས་བྱ་བ་ནི། །སྤང་གོང་ཆུ་མིག་ན་བར་སྐྱེ། །ལོ་མའི་དབྱིབས་ནི་ཟྭ་འདབ་འདྲ། །སྙེ་མ་བོན་ཚེ་འདྲ་བ་ལ། །མེ་ཏོག་སེར་པོ་ཙམ་ཙོམ་འབྱུང་། །དྲི་མ་དྲགས་པར་མནམ་པ་ཡིན། །ནུས་པས་འབུ་སྲུང་སྲིན་ཕོལ་སེལ། །ཞེས་གསུངས། ནག་པོ་ནི། སྔོ་འབུམ་དུ། བྱི་རུག་ས་ནག་ལྷས་ལས་སྐྱེ། །སྡོང་བུ་གྲུ་བཞི་ཐིག་ཤིང་འདྲ། །ལོ་མ་གཡུ་ཡི་ཏབ་རྩེ་ཅན། །མེ་ཏོག་སྨུ་མེན་བུམ་པ་འདྲ། །རོ་ནི་བག་ཙམ་ཚ་བ་ཡིན། །རང་གི་ནུས་པས་བད་ཀན་སེལ། །ཞེས་གསུངས། རིགས་མེ་ཏོག་གི་ཁ་དོག་ལས་མེད་ལ། རིན་ཆེན་འཁྲུངས་དཔེར། བྱི་རུག་ཞིང་སྨུ་ཆུ་འགྲམ་དང་། །ཐང་དང་གྲམ་པ་དག་ལས་སྐྱེ། །ལོ་མ་ཡུ་མོའི་རྔ་བ་འདྲ། །སྡོང་པོ་གྲུ་བཞིའི་ཚིགས་པ་ནས། །ཡལ་ག་སྐྱེ་ཞིང་མེ་ཏོག་ནི། །གཅན་གཟན་མཇུག་མ་ལྟ་བུ་ལ། །སྔོ་སྨུག་སེར་བའི་རིགས་གསུམ་ཡོད། །དྲི་ཞིམ་སྦྱོས་ཀྱི་རྒྱལ་པོ་སྟེ། །ཤ་ལ་བྱུགས་པས་འབུ་སྲུང་ཐུབ། །གཞང་སྲིན་མངལ་སྲིན་པགས་པའི་སྲིན། །ཕོ་སྲིན་འཇོམས་ལ་དབྱར་དུས་སོགས། །རྨ་ལ་བཏབ་ན་འབུ་སྲུང་མཆོག །ཅེས་པས་ཤེས་སོ། །

香薷

香薷治疗牛眼疮，并且能防疮伤虫。让穹多吉说：“香薷利虫病。”本品之名有：

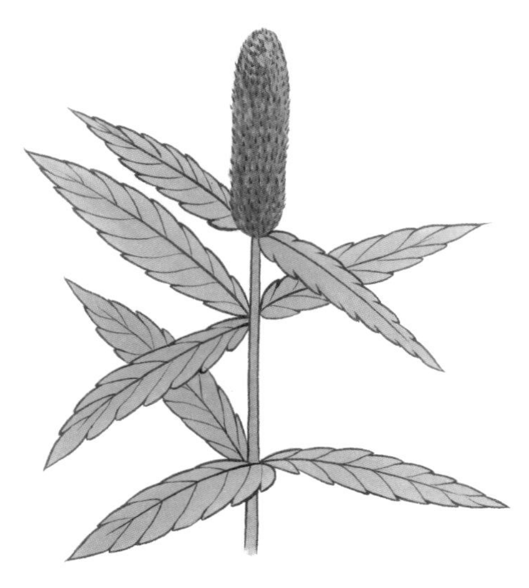

扎巴居陆、息肉巴、智美巴、吉若巴、厘昂、如贝巴等。本品分为黄黑两种。《八支自释》中说："香薷分为黄黑两种。"黑香薷又分蓝、紫两种。

黄香薷即毛穗香薷 བྱི་རུག་སེར་པོ། Eisholtzia eriostachya(Benth) Benth，《图鉴》中说："黄花香薷生长在高山草甸、泉边、沼泽草甸。叶状如荨麻叶，花穗状如虎豹尾，花黄色，状如稷花。气味浓烈，功效防虫，治痟疮。"

黑香薷即密花香薷 བྱི་རུག་ནག་པོ། Elsholtzia densa Benth，《本草》中说："黑香薷生长在黑土、畜圈周围。茎方形，状如标尺，叶状如玉佩，花状如青金石瓶。味辛，有黏液，功效治培根病。"

上述分类，仅以花的颜色来分。《珍宝图鉴》中说："香薷生长在田边地埂、河滩、平川、旱滩等地。叶像母鹿耳朵；茎方形有节，节上分枝；花穗状如虎豹尾，花有蓝、紫、黄三种；气味芳香。涂肉可防虫蝇，可治肛门虫、阴道虫、皮肤病虫、胃肠虫，夏天等时敷疮可防虫蝇。"上述清楚，易于识别。

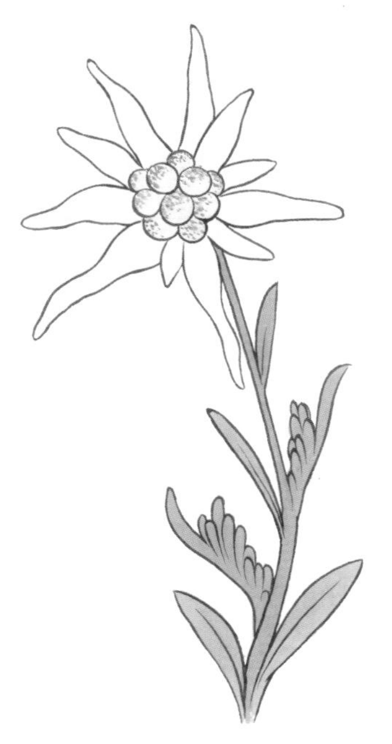

སྤྲ་ཐོག།

སྤྲ་ཐོག་རིམས་དང་རྗོ་དུག་སེལ། །ཞེས་པར། རང་འགྲེལ་ལས། སྤྲ་བ་ཆེ་ཆུང་ལུག་བལ་དང་། །རྒྱབ་སྐྲངས་ཁྲག་གཅོད་སྨོམས་པ་ཡིན། །སྤྲ་རྟོད་པ་ཡིས་རྩེན་རྣམས་འདུལ། །ཞེས་གསུངས་པའི་སྤྲ་བ་ལ་རྟོད་གཡུང་གཉིས་དང་སྤྲ་ཆུང་གསུམ། རྟོད་པ་སྤྲ་མགོ་མཐུག་ལ་མེ་ཏོག་གི་དབྱིབས་ཅན་སྤྲ་སྣ་ཐུང་བ་དེས་རྩེན་རྣམས་འགྱུར་གྱིས་འདུལ་བ་དང་། སྤྲ་གཡུང་སྤང་དང་ན་ཁར་སྐྱེ་བའི་ལོ་འདབ་ཅན་མེ་ཏོག་སེར་སྐྱ་འཆར་བ་དེས་རིམས་དང་རྗོ་ལ་སྦྱར་བའི་རྗོ་དུག་ལ་

པན་ནོ། །

坚杆火绒草　*Leontopodium franchetii Beauv*

火绒草治疫疠症，并治石类合成毒。让穹多吉说："大小火绒草治羊毛疔、发背，止血和血。山生火绒草治肉疣。"本品分为山生火绒草、甸生火绒草、小火绒草三种，山生火绒草冠厚，有花形状，绒短。治肉疣。

甸生火绒草生长在草甸和沼泽边上。叶叶重叠，花淡黄色。治瘟病时疫，解石类合成毒。

གཟྣ་ཧྭ་ཏྲ།

གཟྣ་ཧྭ་ཏྲས་སྨན་དང་བད་ཀན་ཕན། །ཞེས་པའི་སྦྲ་འདི་དྲི་བཟང་ལ་འཇུག་རྒྱུ་ཡིན་ཡང་། ཡི་གེ་མ་དག་པའི་སྐྱོན་གྱིས། པ་ཏ། པ་ཊ། པ་ཁ། པ་ཀྲ་སོགས་བྱས་པ་མང་ཡང་དོན་གཅིག་པར་ཧྭ་དྲའོ། །ངོ་བོ་ནི་ལོ་མ་རྒྱ་ཁུར་འདྲ་བ་ལ་ཕྲ་ཉམས་ཅན། ཁང་རིང་བ་ལ་ཐོག་བུ་སྤྲ་བ་འདྲ་བ་དང་། མེ་ཏོག་སེར་པོ་དང་། ཐོད་ཀྱི་དབྱིབས་ཅན་དང་། མེ་ཏོག་སྐྱ་སོབ་འདབ་མ་ཟུར་བཞི་འཆར་བ་སོགས་སྐྱེ་སའི་དབང་ལས་མ་ངེས་ཀྱང་དྲི་མ་ཤིན་ཏུ་བཟང་བ་ཡིན། མདོར་ན་རྩ་བ་རིགས་དཀར་སེར་གཉིས་སུ་འདུས་པ་ཡིན། ཡིག་རྙིང་འདྲ་དཔེར། གཟྣ་ཧྭ་དྲ་སྤྲ་བའི་ཐོག་བུ་འདྲ། །ཞེས་དང་། འདྲ་ཡིག་དུང་མིག་ལས། གཟྣ་ཧྭ་དྲ་སྤྲ་བ་དྲིལ་བ་འདྲ། །གསུངས་སོ། །འབྲུ་ཤག་ཟངས་ཀྱི་བུམ་པ་ལས། རྒྱ་གར་དུ་གཟྣ་ཧྭ་དྲ། རྒྱ་ནག་པས། མལྷ་ཊི་ལན། མི་ཉག་སྐད་དུ་ཊེ་ལོན། སྟག་གཟིག་ཕྱོམ་གྱི་སྐད་དུ། འགྱེར་ཏི་ཨུས། བོད་སྐད་དུ་དྲི་བཟང་པོའམ་དྲི་ལམ་པོའོ། །ཞེས་གསུངས། གཞན་དང་ནོར་འཕྲེང་ནི་སྦྲ་གཅིག་ལ་དོན་མང་བའི་རོལ་བ་མང་བས། གཏོང་ཡུལ་གྱིས་འབྱེད་དེ། གཉན་དང་ཚད་པ་སོགས་ཀྱི་སྐབས་གཟྣ་ཧྭ་དྲ་ཟེར་བ་བྱུང་ན་སྤང་སྤོས་ཡིན་ལ། དེ་བཞིན་དུ་ཁ་སོ་མཁལ་མའི་སྐབས་གོ་ཡུ། དྲིག་དང་ཚམ་པ་དུག་སྨན་རིགས་བད་ཀན་སྐྱ་བོ་རྣམས་དང་བུམ་རྫས་འདག་ཆལ་སོགས་ཀྱི་སྐབས་འདི་རང་ཡིན། སྤོས་ཚོན་མཆིན་ནད་སོགས་ལ་གུར་

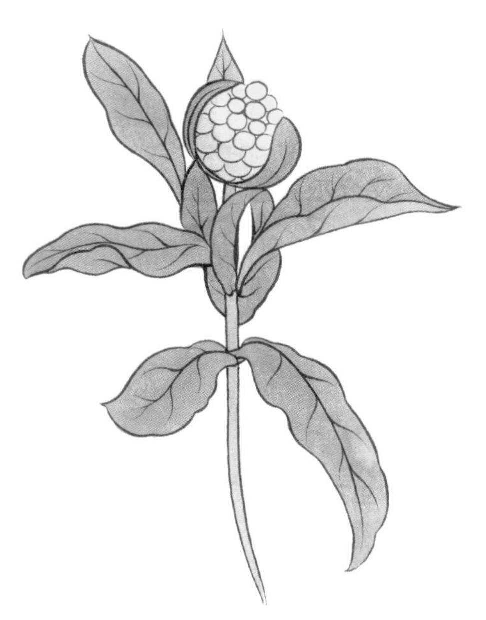

ཀུམ་ཡིན་པས་སྐབས་དང་བསྟུན་པ་གཅེས་སོ།།

鼠曲草 *Gnaphalium affame D.Don*

鼠曲草治疗痞瘤，并且治疗培根病。本品叶状如毛连菜叶而细软，茎长，果实状如火绒草实，花黄色，状如盔缨，蓬松，花瓣四角形。生地不定，气味很好闻。总之，以根来分，分为白、黄两种。《古字图谱》中说：“鼠曲草状如火绒草。”《图鉴螺眼》中说：“鼠曲草状如火绒草团。”《虫穴铜瓶》中说：“印地语中称干达巴扎，汉语中称玛斋兰，木雅语中称斋隆，大食和高昌语中称吉尔斗美。藏语中称为智桑保或智兴木保。”

本品与别的药物易混淆，藏语中同名异物多，用时要分清。治疗瘟疫和热病用的“干达巴扎”是甘松；同样，治口病、齿病、肾脏病时用的是槟榔；治风湿病、流感、毒症、肿瘤、培根病、灰白培根病和清除瓶盆等器皿时用的是本品；治臌胀、肝病时用的是红花。因而，临床要对症下药。

འོད་ལྡན།

འོད་ལྡན་ཁྲག་མཁྲིས་མི་གནོད་བཅུད་ལེན་མཆོག །ཅེས་པར། མིང་རྟག་ཏུ་ཏུ། འོད་ལྡན་རྒྱལ་པོ། བཅུད་ལྡན་རྒྱལ་པོ་ཟེར། འདི་ལ་བདུད་རྩི་འོད་ལྡན་གྱི་རྒྱུད་ལེའུ་བརྒྱ་དང་རྩ་གཅིག་ཡོད་པར་བཤད་པའི་མན་ངག་སྙིང་པོ་བསྡུས་པ་ལས། བདུད་རྩི་ལོད་ལྡན་ཞེས་བྱ་བ། །ལོ་སྟོང་སུམ་ཅུ་ཏིག་དང་འདྲ། །མེ་ཏོག་སེར་པོ་གསལ་བ་ལ། །བདུད་རྩི་ཟིལ་པ་རྒྱུན་དུ་ཆགས། །རྩ་བ་གྲོ་མའི་རྗེག་པོ་འདྲ། །རོ་ནི་མངར་ཁ་ཁྲག་མཁྲིས་འཇོམས། །བཅུད་ལེན་བརྟེན་ན་ཚེ་རིང་ཞིང་། །དབང་པོ་མདངས་གསལ་སྟོབས་རྩལ་ལྡན། །ཞེས་གསུངས་སོ། །རྟག་ཏུ་ཟེར་བ་ཡང་། དེ་ཉིད་ལས། ང་ལ་ཡོན་ཏན་དཔག་མེད་ཡོད་མོད་ཀྱང་། །འགྲོ་བ་ཀུན་གྱིས་མ་མཐོང་ཡི་རེ་སྨུག །བཅུད་ལྡན་མ་ཉེད་ཐོངས་རྣམས་སྙིང་རེ་རྗེ། །ཞེས་ཟེར་རྟག་ཏུ་ཏུས་པས་རྟག་ཏུར་བརྗོད། །ཅེས་འབྱུང་ངོ་། །འདི་ལ་མེ་ཏོག་ལོ་སྟོང་སོགས་ལ་ཚེ་བ་འགྱུར་བག་ཡོད་ལ་གོང་བཤད་ལ་གསལ་བས་ནོར་འཁྲང་ཆུང་། འདི་རིགས་དཀར་པོ་ཞིག་འབྱུང་བ་ནི་ལོ་མ་ལེབ་མོ་འདབ་བཞི་པ་ཤས་ཆེ་བ་ལས་འདབ་མ་ས་ལ་འགྱུར་བ་སྟོང་པོ་མེ་ཏོག་ཚེ་བ་སོགས་སུམ་ཅུ་ཏིག་འདྲ་ལ་བོངས་དེ་ལས་ཐུང་བ་རྩ་རྗེག་མེད་ཅིང་མེ་ཏོག་དཀར་པོ། ཟེའུ་འབྲུ་དམར་པོ་འཁོར་བ་གང་བུ་དམར་པོ་རྩེ་གཉིས་པ་པདྨའི་དབུས་ནས་རྒྱས་པ་ནི་སུམ་ཏིག་ཇི་ལྟ་བ། མེ་ཏོག་དཀར་དམར་འདྲེས་པས་མཛེས་སྡུག་ཡིད་དུ་འོང་བ་དེ་ལ་གན་དཀར་དམར་ཡང་ཟེར་བ་སྦྲ་མ་དང་རོ་ནུས་མཚུངས་པར་གསུངས། གཞན་འཇམ་དབྱངས་སྤྱན་རས་གཟིགས་ཕྱག་རྡོར་རྟ་མགྲིན་སོགས་ལ་སྦྱར

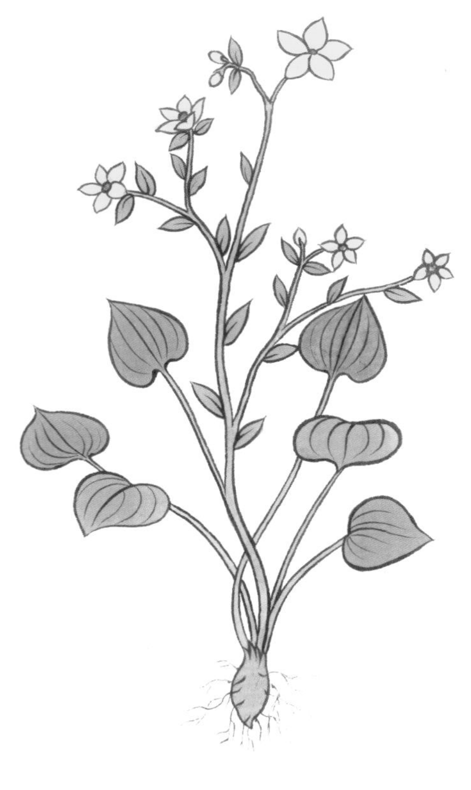

བའི་རྟག་ཏུ་སེར་དཀར་སྔོ་དམར་རྣམས་ཡོང་བ་ནི་ལས་ཚོགས་རེའི་དབང་ལས་འདི་དང་མི་གཅིག་གོ། །

优越虎耳草　*Saxifraga egregia Engl*

优越虎耳草功效，不伤血胆滋补药。本品之名有：达都欧、喔登、喔登加保、居丹加保。《虎耳草续》有一百〇一章中所说的《歌诀精义》中说："优越虎耳草叶茎状如篦齿虎耳草；花黄色，经常有露状黏液；根状如蕨麻块根。味甘、苦，功效治血病、赤巴病，滋补益寿，利器荣色，增强体力。"又名达欧。同书中说："我的功效虽然无量，但是众生都看不见，真使我伤心！人们找不到滋补药物，却舍弃了我，实在可怜！"经常这样哭诉，因此称为常泣草。本品花、叶、茎均有黏液。上述清楚，不易搞错。

本品有白色的一种，即黑蕊虎耳草 འོད་ལྡན་དཀར་པོ། Saxifraga melanocentra Franch。其叶扁，除四片叶片很大外，别的叶片贴在地上，茎、花黏液等均像篦齿虎耳草，而植株较短，无块根，花白色，花粉囊红色裂散，果荚红色有两个尖，茎从莲座中心生长，与篦齿虎耳草很相似。又有花白红相杂的一种，花很美丽，称为干嘎玛，性味功效与上述相同。

另外，以文殊菩萨和观音菩萨、马头明王等命名的黄、白、蓝、红色的几种虎耳草，与本品不是一个品种。

དར་ཡ་ཀན།

དར་ཡ་ཀན་གྱིས་བྱང་ཁོག་རྒྱ་སེར་སྐེམ། །མགོ་བོའི་རུས་ཆག་སྦྱོར་ཞིང་ལྷ་བ་འཛིན། །ཞེས་པ་འདི་ལ་དམིགས་པ་གཞན་གྱི་དར་ཡ་ཀན་དང་། བབ་པ་སྐབས་ཀྱི་དར་ཡ་ཀན་གཉིས་ཡོད་ལ། དར་ཡ་ཀན་ཞེས་པའི་སྒྲ་འདི་ཞང་ཞུང་གི་སྐད་ཡིན་པར་གསུངས་ལ། དོན་དུ་བདུད་རྩིའམ་ཐེང་ཚོག་ལ་འཇུག་པས་གཞན་དམིགས་རེར་ཟབ་པའི་སྐབས་སྨན་གྱི་ཚེ་བརྗོད་ཀྱི་མིང་ཡིན་ལ། སྐབས་འདིར་ནི་གཉིས་

ཡིན་ཏེ། བྱང་ཁོག་ཆུ་སེར་སྐེམ་པ་ལ། འབྲུངས་དཔེར། སྐྱེ་གནས་ཡུལ་ལྗོངས་ཀུན་ལས་ཡོད། །ལོ་སྡོང་ཡལ་ག་ཁྲད་པོར་སྐྱེ། །མེ་ཏོག་དཀར་པོ་འདབ་མ་བཞི། །འབྲས་བུ་སྲུ་མེན་དམར་པོ་འདྲ། །རང་གི་ནུས་པས་བྱང་ཁོག་གི། །ཁྲག་དང་ཆུ་སེར་འཛོམས་པའི་མཆོག །ཅེས་དང་། དེ་དང་མཐུན་པར་དུས་འཁོར་ནས་ཀྱང་བཤད་པས། །མིང་ཁྲག་ཁྲིག་པ་དང་། །ཁང་ཕུག་པ་དང་། །ཁང་ཐོག་སྐྱེས་ཞེས་པ་དེ་ཡིན། ཚིག་ཕྱི་མ་སྐབས་ལ་སྨུག་པོ་དར་ཡ་ཀན་མཛད་པ་དང་། འབྲུངས་དཔེར། སླུ་འདུལ་ནག་པོ་དར་ཡ་ཀན། །ཁྲག་ནག་ལོགས་ལས་སྐྱེ་བ་སྟེ། །འཛམ་བུ་གླིང་ན་དཀོན་པའི་སྨན། །ལོ་མ་བགྲད་པོ་རྩ་བ་དཀར། །མེ་ཏོག་དཀར་སེར་སྔོ་དམར་བཞི། །གཅིག་ཏུ་ངེས་མེད་སྐྱེ་བ་འབྱུང་། །བསིལ་བའི་རྫ་ལས་སྐྱེས་པ་ན། །མེ་ཏོག་དཀར་སྔོ་གང་ཡང་རུང་། །ཞེས་པའི་སྐབས་འདི་ལའང་འབྲུངས་དཔེ་ཁ་ཅིག་ཏུ། དར་ཡ་ཀན་ཞེས་བྲག་གསེབ་སྐྱེ། །ལོ་མ་སྦྲ་མོ་ཁ་གསུམ་ལ། །མེ་ཏོག་བ་དན་འཕྱུར་བའམ། །སྐྱེས་པས་དོང་རལ་བཏགས་པ་འདྲ། །རྩ་བ་སེར་ལ་ཁ་བ་ཡོད། །ཟེར་བ་འདུག་བཅས་བསྐྱུར་བཙོས་མང་ཕྱིར་མ་ངེས་རུང་། མེ་ཏོག་དཀར་སེར་སྔོ་དམར་སྣ་ཚོགས་འཆར་བ་སྐྱེས་པས་དོང་པ་བཏགས་པ་འདྲ་ལ་གང་བུ་སྦྲ་རིང་འབྲས་བུ་ནག་པོ་ཆུང་བ་ཡོང་བ་ལ་བྱེད་པ་ཡིན། བབ་པ་སྐབས་ཀྱི་དར་ཡ་ཀན་ནི། སྐབས་བབ་གཙོ་བ་ལས་དར་ཡ་ཀན་རྣམ་པ་ཉེར་ལྔ་ཙམ་བཤད་ཡོད་པ་ལས་དབྱེ་དགོས་ཏེ། འབྲུངས་དཔེར། དར་ཡ་ཀན་ལ་རིགས་མང་སྟེ། །རི་གཉན་མགུལ་སྐྱེས་དར་ཡ་ཀན། །མེ་ཏོག་སྔོན་པོ་མདངས་དང་ལྡན། །ལོ་མ་ཚེར་ཅན་ཉ་ག་ཅན། །ཞེས་ཚེར་སྔོན་པ་དང་། སླུང་ཤོད་སྐྱེ་བའི་དར་ཡ་ཀན། །ཞེས་ཤང་དྲིལ་དང་། ཆུ་མིག་ནང་སྐྱེས་དར་ཡ་ཀན། །ཞེས་ཆུ་ལྕུམ་པ། ཆུ་སླུང་སྐྱེས་པའི་དར་ཡ་ཀན། །ཞེས་ཁྲག་ཁྲིག་པ། བརྒྱ་བྱིན་ལྷ་སྲུང་དར་ཡ་གན། །ཞེས་ཏ་ལོ། དམུ་རྫིང་སེལ་བའི་དར་ཡ་ཀན། །ཞེས་སྣ་ཏིག་པ། སླུ་རྣམས་འདུལ་བའི་དར་ཡ་ཀན། །ཞེས་སླུ་བདུད། རྨ་རྣམས་འདུབ་པའི་དར་ཡ་ཀན། །ཞེས་གསང་བ་སྨན་གཅིག། ལ་ནས་འོང་བའི་དར་ཡ་ཀན། །ཞེས་གང་ག་ཆུང་། སྨུག་པོ་དར་ཡ་ཀན། །ཞེས་སྲད་སྨུག། ལྐོག་པ་འདུལ་བའི་དར་ཡ་ཀན། ཞེས་བྱ་རྐོད་སུག་པ། ངང་པ་ཆིག་རྒྱུག་དར་ཡ་ཀན། །ཞེས་སྐྱེ་འབྲུམ། རྣག་རྣམས་འདུལ་བའི་དར་ཡ་ཀན། །ཞེས་སྤང་ཚན་སྤུ་རུ། གྲང་སྐྲན་འདུལ་བའི་དར་ཡ་ཀན། །ཞེས་དབྱི་མོང་། སྙོ་ནད་སེལ་བའི་དར་ཡ་ཀན། །ཞེས་སྤང་རྒྱན་དཀར་པོ། སྔོན་པོ་དར་ཡ་ཀན། ཞེས་བྱ་ཁང་པ། བདུད་རྩི་དར་ཡ་ཀན། ཞེས་ཁུར་མང་། འཆི་མེད་དར་ཡ་ཀན། །ཞེས་བྱ་རོག་ཉེར་བུ། ཤ་རྒྱལ་དར་ཡ་ཀན། ཞེས་སྟག་ཤ དུག་འཛོམས་དར་ཡ་ཀན་ནམ་ཤ་དར་ཡ་ཀན་ཞེས་རྨ་བྱའི་ཤ ཐིག་ལེ་དར་ཡ་ཀན་ཞེས་དངུལ་ཆུ། རྩི་དར་ཡ་ཀན་སླ་རྩི། གནམ་དར་ཡ་ཀན་ཞེས་བྱ་རྐོད་མཁྲིས་པ། རྗེ་དར་ཡ་ཀན་ཙོང་ཞེ། ཁྲག་དར་ཡ་ཀན་བྲག་ཞུན་དང་ཉེ་ཤུ་རྩ་ལྔ་ཙམ་བཤད་པས་སྐབས་ལ་སྦྱར་བའོ།།

达尔亚干

独行菜的功效为干涸体腔之黄水，愈合头骨之破裂，并且能固持软骨。本品一为特指的“达尔亚干”即独行菜,一为对症而用的诸种达尔亚干。达尔亚干为象雄语,意为甘露或良药。特指一种药物时，便成了特指的药名。这里所说的达尔亚干，有两种。

一种为干胸腔黄水的达尔亚干即独行菜 དར་ཡ་ཀན་ཁྲག་ཁྲོག་པ། Lepidium apetalum Willd，《图鉴》中说："独行菜处处皆有。叶、茎、枝均硬，花白色、四瓣，种子细小、红色、状如红色青金石。功效干胸腔瘀血和黄水，有特效。"《计算日月时轮》中也是这样说的。本品之名有：赤超合巴、康普合巴、康沱合吉。后一语有时称木保达尔亚干。

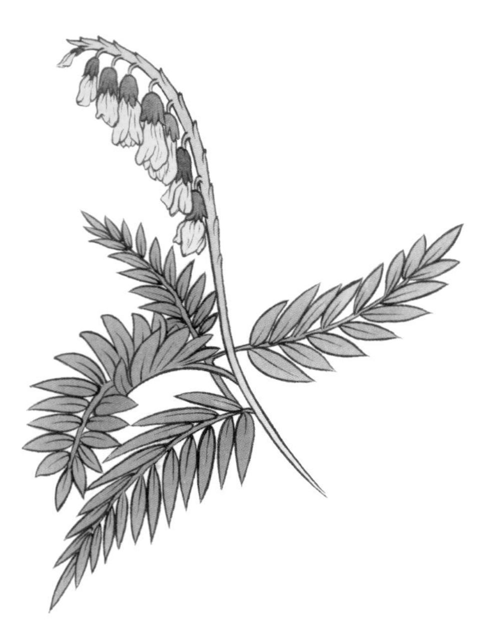

一种为鲁都那保达尔亚干即东俄洛黄芪 ཀླུ་འདུལ་ནག་པོ་དར་ཡ་ཀན། Astragalus tongolensisoler，《图鉴》中说："鲁都那保达尔亚干生长在黑石岩，为地球上之稀少药。叶片舒展，根白色，花有白、黄、蓝、红四色，四色花不一定在同株开。生长在凉爽高山的，花白色、蓝色的都有。"一些图鉴中说："达尔亚干生长在石岩隙里。叶细，三裂，花状如旗帜悬挂，或像箭剑悬挂，根黄色。味苦。"上述变化很多，无一定说法。本品花白、黄、蓝、红各色都有，状如箭剑旗帜悬挂，荚果细长，种子小，黑色。

二十五种达尔亚干对症而用的诸种达尔亚干，主要有这二十五种，需要一一区分。《图鉴》中说："达尔亚干有许多种。险峰生达尔亚干，花蓝色有光泽，叶被刺，深裂，为多刺绿绒蒿。沟生达尔亚干，为报春。水泉生达尔亚干，为水通草。河川生达尔亚干，为独行菜。天王护佑的达尔亚干，为蜀葵。治腹水的达尔亚干，为点地梅。治龙病的达尔亚干，为党参。愈疮的达尔亚干，为猪秧秧。高山生达尔亚干，为乌奴龙胆。木保达尔亚干，为高山米口袋。治疔疮炭疽的达尔亚干，为水母雪莲花。昂巴且居合达尔亚干，为白刺果。治脓的达尔亚干，为绵参。治寒性肿瘤的达尔亚干，为铁线莲。治肺病的达尔亚干，为白花龙胆。蓝达尔亚干，为翠雀花。甘露达尔亚干，为蒲公英。长生达尔亚干，为笔管花。肉王达尔亚干，为虎肉。解毒达尔亚干或肉达尔亚干，为孔雀肉。精华达尔亚干，为水银。汁液达尔亚干，为麝香。天达尔亚干，为秃鹫胆。石达尔亚干，为寒水石。血达尔亚干，为岩精。”上述二十五种达尔亚干，要对症而用。

ས་བཅད་དྲུག་པ། རྩ་ལོ་མེ་འབྲས་བཅས་ཡོངས་རྫོགས་བཏུ་བར་འོས་པའི་རིམ་པ་བསྟན་པ།

第六节 根叶花果全采类药物

ད་ནི་དྲུག་པ་རྩ་ལོ་མེ་འབྲས་བཅས་ཡོངས་རྫོགས་བཏུ་བར་འོས་པའི་རིམ་པ་བཤད་པ་ནི།

应同采根叶花果全草类的药物有：

རེ་སྐོན།

རེ་སྐོན་ཁྲག་སྐེམ་སྨུག་པོའི་རྩ་ཚད་སེལ། །ཞེས་པར། རང་བྱུང་པས། རེ་སྐོན་པ་ཡིས་ཁྲག་ཚད་འཇོམས། །ཞེས་པར་མིང་། རྩི་དམར་ཀང་གཅིག། ཕྱུག་རོན་ཀང་། རྩི་དམར་ཟེལ་པ། ཟླ་བའི་དུག། རྒྱ་རི་མཐོན་པོ། རྩི་མིན་རྩིའི་མིང་ཅན་ནོ། །འབྲུངས་དཔེར། རྩི་དམར་ཀང་གཅིག་གཡའ་སྤང་སྐྱེ། ལོ་མ་སྔོ་སིབ་ས་ལ་བགྲད། །མེ་ཏོག་དཀར་སེར་ཆུང་ལ་མཛེས། །རྩ་བ་ཀང་གཅིག་རབ་ཏུ་དམར། །བདུད་རྩི་ཆུ་ཡི་ཟེལ་པ་ཆགས། །དྲི་ཞིམ་རོ་ཁ་མཆོག་ཏུ་བསིལ། །ཞེས་པ་བཞིན་མཆོག་དང་། དམན་པ་སྤྲ་མ་འདྲ་ཅུང་མེ་ཏོག་དཀར་ལ་རྩ་བ་སྐྱ་བ་ལ་རྩི་སྐྱ་ཞེས་པ་དང་གཉིས་སོ། །འདི་ལོ་མ་ཐུང་བ་མ་གཏོགས། ལོ་དབྱིབས་སྐྱེ་ཚུལ་པདྨ་དང་འདྲ་བ་ཡོད།།

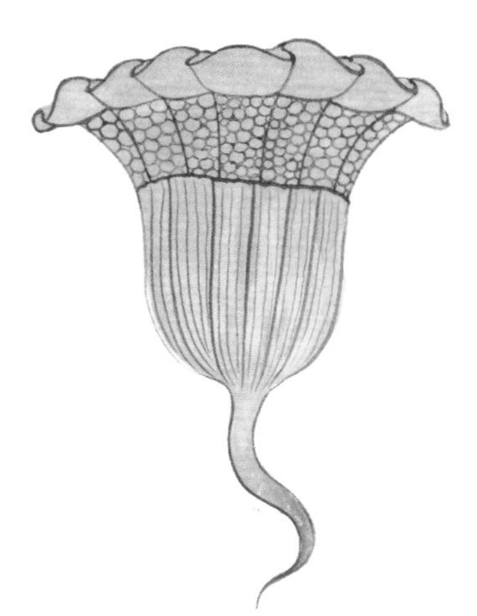

矮紫堇

矮紫堇能干瘀血，清解杂症之血热。让穹多吉说："矮紫堇清血热。"本品又名孜玛尔岗介、普合绒冈、孜玛尔司巴达卫冈、加热通保、孜孟孜芝见。本品分为上品、下品两种。

上品为矮紫堇 རེ་སྐོན། Corydalis hendersonii Hemsl - C.nepalens.Kitam《图鉴》中说："矮紫堇生长在高山草甸。叶蓝色，碎裂，铺在地面;花小，白黄色，美丽;根单一，甚红。常有露状泌物。气味芳香，味苦，性凉。"如上所述，为上品。

下品黄花紫堇 རྩེ་སྐྱ། Corydalis boweri Hemsl，状同上所述，但花白色，根灰白色，称为孜加。叶短，其形状似角茴香叶。

སྲོལ་གོང་བ།

སྲོལ་གོང་བ་ཡིས་མགོ་ཆག་དུག་ཚད་སེལ། །ཞེས་པར། དཔག་བསམ་ལྗོན་ཤིང་ལས། ཡུ་མོ་སྲོལ་གོང་གྲེ་ནད་འགོགས། །བྲང་ཁོག་ཡན་ལག་སྐེམ་གྱི་མཆོག །སྟོངས་ཚད་རོ་སྟོད་གཟེར་ཟུག་འཛོམས། །ཞེས་དང་། རང་བྱུང་པས། ཡུ་མོ་སྲོལ་གོང་མགོ་ལ་ཕན། །གསུངས། མིང་ཡུ་མོ་ཨོལ་གོང་། བྲི་ཀུ་ར་ཆ་ཟེར། འཁྲུངས་དཔེར། ཡུ་མོ་ཨོལ་གོང་སྤང་ལས་སྐྱེ། །ལོ་སྡོང་ཁུར་མང་འདྲ་བ་ལ། །ཁོང་སྟོང་སྦོམ་ལ་མེ་ཏོག་སེར། །བཅད་ན་བདུད་རྩི་འོ་མ་འབབ། །རྐང་གཅིག་རྟིང་ཁྲ་ལོ་མ་འཇམས། །མེ་ཏོག་ཕྲུག་ཤད་ཁ་འདྲ་མཉམ། །རོ་ཁ་དུག་སེལ་མགོ་རྨ་གསོ། །མང་ན་རྩ་འཇིད་བཤལ་ཡང་ནུས། །ཞེས་པ་ལ་མེ་ཏོག་སྔོ་སྨུག་གི་དབྱེ་བཅས་གསུམ་དུ་འབྱུང་ངོ་།།

绢毛菊 *Soroseris hookeriana(C.B.clarke) stebb ssp ervsi–moides stebb*

绢毛菊治头破裂，并且治疗毒热症。《如意宝树》中说："绢毛菊治咽喉病，干胸腔四肢黄水，清虚热，镇上半身疼痛。"让穹多吉说："绢毛菊利头。"本品之名有：玉毛奥如先、智尚然纳。

《图鉴》中说："绢毛菊生长在高山草甸。叶茎状如蒲公英，茎单一、中空、较粗，花黄色、状如缨毛、齐整，叶光滑。折断有乳状白液。味苦，功效解毒，治

头疮，剂量大可舒脉。”以花来分，有黄、蓝、紫三种。[黄者为绢毛菊、团花绢毛菊 ཟ་སྐྱེས་སྤྱོལ་གོང་། Soroseris glomerata(Decne) stebb，紫者为合头菊 སྤྱོལ་གོང་སྨུག་པོ། Syncalathium haulaguchi(kitam) Ling——译者注。]

ཀྱུ་མོ་མདེའུ་འབྱིན།

ཀྱུ་མོ་མདེའུ་འབྱིན་བྲུ་རོ་ཟུག་རྫ་འབྱིན། །ཞེས་པར། ལྡོང་ཤིང་ལས། ཡུ་མོ་མདེ་འབྱིན་མདེའུ་འབྱིན། །བུ་འཐོག་འབྱིན་པས་དེ་འདྲ་འོ། །ཞེས་དང་། རང་བྱུང་པས། མདེ་འབྱིན་བུ་འབྱིན་ཆུ་སེར་སྐེམ། །ཞེས་གསུངས། འབྲུངས་ཚུལ་མི་འདྲ་བ་དང་བརྟག་དཔྱད་ཀྱི་གནས་སུ་གྱུར་ཀྱང་། འབྲུངས་དཔེར། ནད་རྣམས་ཀུན་སེལ་བྲག་སྐྱེས་ག་བུར་ཏེ། །གཞུང་གཞན་དག་ན་ཡུ་མོ་མདེའུ་འབྱིན་ཟེར། །ཉིན་མ་སྲིབ་ཀྱི་བྲག་ཡོགས་དག་ལས་སྐྱེ། །ལོ་མ་སྔོན་པོས་བྲག་ཡོགས་ཐམས་ཅད་ཁྱབ། །མེ་ཏོག་དཀར་སྔོ་དྲིལ་བུ་བུབ་པ་འདྲ། །གསེར་ཐིག་སེར་པོས་ཀུན་ཏུ་གང་ནས་གནས། །ཞེས་དང་། ཁ་ཅིག་ཏུ། ལོ་མ་སྔོན་པོ་བྲན་ཚུང་འདྲ། །མེ་ཏོག་སྔོ་དམར་ར་གཟར་འདྲ། །གང་བུ་སྔོན་པོ་གཞུ་ཤུབས་འདྲ། །ཟེར། གོང་ལྟར་ཡང་། མིང་སྔོན་མོ་དུལ་དུལ། ཡུ་མོ་ཟ། མགོ་ཆག་རྩ་འཛིན། ཐང་ཀར་བཅད་འཇོར། རྒྱལ་པོ་སྤྲི་སྨན། སྲིན་པོ་བྲག་ལ་མདའ་རྒྱབ། ཟག་ལྷུམ་སྔོན་པོ། བྲག་སྨན་ཨའུ་རྩི་རྣམས་ཟེར། རྗེ་ཟུར་མཁར་མཉམ་ཉིད་རྡོ་རྗེས་འདི་ལ་མདེའུ་འབྱིན་དངོས་མི་མཛད་དེ། གང་ལ་མཛད་ན་དེ་ཉིད་ཀྱིས། ཡུ་མོ་མདེའུ་འབྱིན་ཞེས་བྱ་བ། །སྐྱེ་ནི་གཡའ་ཤག་དག་ལས་སྐྱེ། །རྩ་བ་རྒྱུས་ཕྲན་གཤིབ་པ་འདྲ། །ལོ་མ་རྐོད་ཀྱི་ཐེའུ་ཕྲན་འདྲ། །རོ་ནི་ཁ་ལ་ནུས་པ་བསིལ། །ནུས་པས་བུ་རོ་ཟུག་རྫ་འབྱིན། །མངལ་ཚབས་ནད་ལ་མཆོག་ཏུ་བསྔགས། །ཞེས་གསུངས། འདི་ངོས་འཛིན་སྐབས། གཡའ་ལས་སྐྱེ་བ་རྩ་བ་དམར་ལ་འདབ་མ་ར་མོ་ཤག་འདྲ་བ་མེ་ཏོག་སྨུག་པོ་རོ་ཙུང་ཟད་ཁ་བ་ལ་ངོས་འཛིན། ཞང་སྨན་ནག་པས། སྔོན་མོ་དུལ་དུལ་ལ་མདེའུ་འབྱིན་བྱེད་པ་འདི་ཡི་གེ་མ་དག་པ་ཡིན་ལས་ཆེ། ཡིག་རྙིང་ལ་གཞུང་གཞན་དག་ན་ཡུ་མོ་ཟ་ཞེས་བྱ། ཟེར་བ་ཡང་མཐོང་། འདིའི་ནུས་པའི་སྐབས་ཀྱང་ཚ་བ་རྟུལ་འབྱིན་སོགས་ལས་བུ་རོ་དང་མདེའུ་ཐོན་པའི་བཤད་པ་ཆེར་མེད། སྤྱིར་སྤེར་འགྲོ་བ་ཙམ་ལ་མི་ལྟོས། མིང་ཙམ་ལ་ཡང་མི་ལྟོས། ཆུ་རྟ་མོ་ལ་ཡང་ཡུ་མོ་མདེའུ་འབྱིན་མིང་བཤད། ལག་ལེན་ལ་ཡུ་མོ་ཟས་བུ་རོ་དང་མདེའུ་ཨེ་ཐོན། ཚབས་ནད་ཨེ་སྦྱོང་། ང་ལ་རྗེ་དྭགས་པོ་རིན་པོ་ཆེས རྒྱུད་མན་ངག་ལག་ལེན་བཅས་ཡུ་མོ་ཨོལ་གོང་གནང་བ་ཡིན། འདིས་མདེའུ་འབྱིན་བརྒྱད་ཀྱི་གཙོ་བོ་བྱས་ནས་བཏང་ན་ཨ་ཙང་ཆེ་སྟེ། ཚིག་རྒྱུག་གིས་ཀྱང་མདེའུ་དང་བུ་རོ་ཨེ་ཐོན་བལྟས་པ་ཡིན། ཚ་བ་ནད་དང་རྩ་ལྟོ་གཉིས་ཀར་རྒྱུག་པ་ཡིན། སླར་ཡང་རྡོ་ཚད་ལྟ་ཕེར། ཞེས་གསུངས། མགོན་པོ་ཀླུ་སྒྲུབ་ནས་བརྒྱུད་པ་པྲི་ཡང་ཀུའི་སྦྱོར་ཆེན་འཕགས་པ་རང་བྱུང་བཟང་

པོས་མཛད་པ་ལས། རྟུལ་འདོན་ཞི་བྱེད་བཤད་པའི་མཐར་འདི་སྐད་བྱུང་། རྨ་དང་མདེའུ་འདོན་ལ་སྦྱར་ན། མདེའུ་འདོན་བརྒྱད་དང་སྦྱར་ཞེས་པ། བྱང་གཡག་མདེའུ་འབྱིན་བྱ་བ་ནི། །གངས་དང་གཡའ་མའི་མཚམས་སུ་སྐྱེ། །ད་བྱིད་དཀར་པོ་བྱ་བ་ཡིན། །བྱུངས་མཐུག་པགས་བུ་བསྒྱུར་བ་འདྲ། །སྤྲེའུ་མདེའུ་འབྱིན་བྱ་བ་ནི། །གངས་དང་སྤང་གི་མཚམས་སུ་སྐྱེ། །མིང་ནི་དབུ་བཟང་རམ་བུ་ཟེར། །རྒྱང་བུ་མདེའུ་འབྱིན་བྱ་བ་ནི། །གཡའ་སྤང་འཛོམ་པའི་ན་ལས་སྐྱེ། །ཏ་དུག་ཕོ་མོ་བྱ་བ་ཡིན། །ཡུ་མོ་མདེའུ་འབྱིན་བྱ་བ་ནི། །སྤང་རི་གཉན་པོ་ཀུན་ལས་སྐྱེ། །ཡུ་མོ་ཨོལ་གོང་བྱ་བ་ཡིན། །སྤྱང་མ་མདེའུ་འབྱིན་བྱ་བ་ནི། །རྒྱལ་ཁམས་ཉིན་སྲིབ་ཀུན་ལས་སྐྱེ། །ཐོག་གར་མགོ་དགུ་བྱ་བ་ཡིན། །ཀོ་བོ་མདེའུ་འབྱིན་བྱ་བ་ནི། །རྒྱ་ཨོད་ཞིང་གི་ནུ་ལས་སྐྱེ། །ལྡིང་རོག་མེ་ཏོག་སེར་པོ་ཡིན། །སྲིན་པོ་མདེའུ་འབྱིན་བྱ་བ་ནི། །ན་ཚུ་འདམ་ལས་སྐྱེ་བ་ཡིན། །ན་ཤུག་སྔོན་དམར་བྱ་བ་ཡིན། །མི་རྐོད་མདེའུ་འབྱིན་བྱ་བ་ནི། །རྒྱ་ནགས་མཐུག་པོའི་གདེངས་ན་སྐྱེ། །ཐུགས་དཀར་དོམ་བུའི་མཆིན་མཁྲིས་ཡིན། །ཐམས་ཅད་ཚོགས་ན་མཆོག་གྱུར་ཡིན། །གང་ཚོགས་ཞིག་དང་སྦྱར་ཡང་རུང་། །རྨ་ལ་བསྐུ་དང་ཁོང་དུ་གཏོང་། །མདེའུ་ལྕགས་ཁོང་ལུས་རང་བཞིན་འབུད། །ཏུས་ལ་འཐོག་ཀྱང་རང་འབུད་འགྱུར། །འདི་ཡང་འཁོར་སྟོམ་གཙོ་བོའི་ཕྱེད། །རྟུལ་སྦྱོང་མ་ཡིན་ཞི་བྱེད་ཡིན། །ཞེས་གསུངས་སོ། །མདེའུ་འབྱིན་དེ་དག་ཀྱང་སེམས་ཅན་དེ་དག་རང་རང་གིས་རྙེད་པ་ཡིན་པར་བཤད་དོ། །

拟耧斗菜 *Paraquilegia microphya(Royle) Drumm.et Huech.*

拟耧斗菜下死胎，排出体内镞弹物。《如意宝树》中说：“拟耧斗菜退镞弹，下死胎。”让穹多吉说：“拟耧斗菜退镞，下死胎，干黄水。”本品形态特征不同，识别也不同。《图鉴》中说：“折吉尕布除百病，在别的药书典籍中称为益矛得金，生长在阴阳交界处的石岩上。茎叶盖在岩面，花淡蓝色，状如铃倒扣，有金色斑点。”有的说：“叶青色，润如油浸，花蓝红色，状如铜铃，果青色，状如弓套。”本品之名有：温毛都都，玉茂萨、高恰札增、唐嘎尔介交尔、加保折曼、森保折合拉达加、萨合都木温保、折合曼阿吾孜等。

南派医家年木尼多吉说：“这不是真正的拟耧斗菜。”是什么呢？他说：“拟耧斗菜生长在石山缝隙里。根状如筋排列，叶状如秃鹰小爪。味苦，性凉，功效下死胎，镇痛。”石山生拟耧斗菜根红色，叶状如黄精叶，花紫色，味微苦。这些要识别清楚。

相曼那巴说：“把温毛都都当作拟耧斗菜，可能是文字之误，古词和别的医书中都称为玉毛洒。”这种记述也看到过。温毛都都功效除清热发汗外，没有说下死胎，退镞。不看配方，也不看名字，镰形棘豆也有“益矛得金”之称。再试试看，玉毛洒能否下死胎，退镞？能否泻恶血症？当保仁保切从续论、秘诀、实践等诸方面向

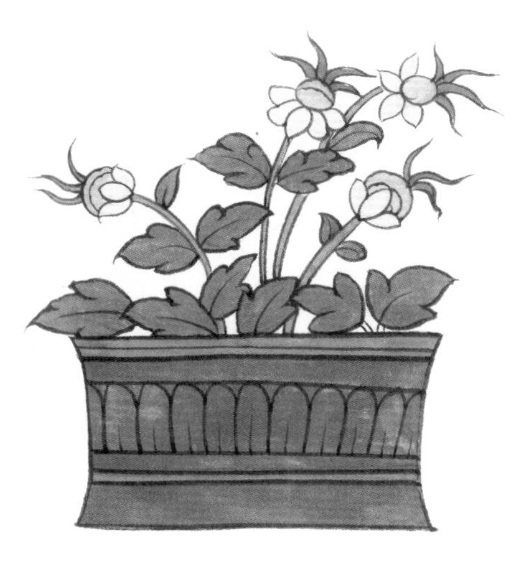

我讲述说："本品是拟耧斗菜，它是八种退镞药物之冠，药效很好。曾对单味药能否退镞，下死胎？能否治恶血症、通脉、化食？做过观察，反复观察证明，疗效很好。"

帕巴让钧桑保著的《公保龙树论师传的〈青兰大配方〉》中谈到排出、脱退时这样说："用于愈伤和退镞之药剂，有八种退镞药物相配伍。牦牛退镞药，生长在雪山和石山的交界处，为水母雪莲，状如丢弃的一堆灰色烂皮。猕猴退镞药，生长在雪山和草甸交界处，为报春花。野驴退镞药，生长在石山、草甸交界的沼泽地，为如都泼毛。草鹿退镞药，生长在高山草甸，为拟耧斗菜。母狼退镞药，阴阳两山皆生，为翼首草。兀鹫退镞药，生长在田边地埂，为当饶麦朵赛尔保花。鸱鸮退镞药，生长在沼泽泥中，为那徐东玛尔。野人退镞药，生长在密林中，为白胸棕熊的肝胆。"八药配全，功效最好，单味药也可以用。外敷伤口并且内服，体内镞头自行退出，即是入骨也自行退出。这些药物疏涩功效各半，不是排出而是脱退。据说上述这些退镞药物，原是上述这些动物各自找到的，而后为人所知。

སྤྲང་རྩི་དོ་བོ།

སྤྲང་རྩི་དོ་བོས་རིམས་དུག་སྙིང་ཚད་སེལ། །ཞེས་པར། རང་བྱུང་པས། སྤྲང་རྩི་དོ་བས་ཁྲག་ཚད་སེལ། །གསུངས། མིང་ནི། ཆིག་ཐུབ་དཀར་པོ། ཨ་མགོ་བེར་ག། ཨ་མགོ་བེར་གྱོན། ནེ་གུར་ཆུང་། ནའུ་ཆུང་། ཀུན་བྱེད་རྒྱལ་པོ། པོ་བོ་མགོ། ཀཧྣ། ཐེའུ་རང་མགོ་ཐོག་དཀར་མགོ་དགུ། དཔེ་དཀར། ཡུ་མོ་བེར་བ། དབང་པོ་རྡོ་རྗེ། སྤྱང་མོ་མདེའུ་འཐེན། མི་རྐན་མགོ་བོ། རྩི་མགོ་རྡོག། བདུད་རྩི་འཆི་སོས། ཟླ་བའི་བཅུད། བེ་དོ། དོ་བོ་མ་རྣམས་ཟེར། འདི་ལ་རིགས་གསུམ་ཡོད་པས། འབྲུངས་དཔེར། སྤྲང་རྩི་དོ་བོ་ཞེས་བྱ་སྤུན་གསུམ་ནི། སྤྲང་རྩི་དོ་བོ་ལུག་རྩི་དོ་བོ་དང་། སྤྲང་རྩི་འབྱུར་བག་ཅན་དང་གསུམ་ཡིན་ནོ། །ཞེས་གསུངས། རྟོགས་བརྗོད་དུ། རི་མཐོན་སྤྲང་ལྗོངས་འཛིན་པའི་དོ་བོ་ཡང་། །མཆོང་སྣ་གཡུ་གོས་དུང་གི་རྐང་པ་ཅན། །རིམས་དུག་ཚ་བ་གསར་སྙིང་དྲེག་གྲུམ་དང་། །ཁྲག་འབྲུགས་རྒྱུ་གཟེར་འཇོམས་པའི་བདུད་རྩི་ཡིན། །ཞེས་སོ། །སྤྲང་རྩི་

དོ་བོ་ནི། འབྲུངས་དཔེར། སྤང་རྩི་དོ་བོ་ཁ་ལུང་སྐྱེ། །ལོ་མ་འདབ་མར་ཉ་ག་མེད། །སྡོང་བུ་རིང་ལ་མེ་ཏོག་དཀར། །རྒས་པ་མི་རྒན་མགོ་བོ་འདྲ། །ཞེས་གསུངས། ལུག་རྩི་དོ་བོ་ནི། ལུག་རྩི་དོ་བོ་ཞེས་བྱ་བ། །ས་དྲི་བཟང་པོའི་སྤང་ལས་སྐྱེ། །ལོ་མ་ཉག་མེད་བལ་དང་བཅས། །མེ་ཏོག་ནག་ཁྲ་དྲི་ཞིམ་བྲོ། །རང་གི་ནུས་པས་ཚད་རིམས་སེལ། །ཞེས་གསུངས། སྤང་རྩི་འབྱར་བག་ཅན་ནི། །སྤང་རྩི་འབྱར་བག་ཅན་ཞེས་པ། །ས་བཟང་རི་ངོས་དག་ལས་སྐྱེ། །ལོ་མ་འབྱར་བག་ཉ་ག་ཅན། །ལྩུམ་བུ་རུ་ཏ་ཞེས་ཀྱང་བྱ། །ཞེས་གསུངས་སོ། །

翼首草

翼首草治疫毒症，并且治疗心热症。让穹多吉说：“翼首草清血热。”本品之名有：且图嘎尔保、阿羔贝尔嘎、榜孜多吾、阿羔贝尔钧、乃尚琼、乃吾琼、更西加保、保吾高、嘎尔达、特写让羔、滔嘎尔羔苟、百嘎尔、玉木贝尔巴、昂保多吉、江毛得金、莫干高吾、孜羔道、都子其随、达卫居、贝多、多保玛等。本品分为三种。《图鉴》中说:“翼首草有三兄弟:邦子多保（匙叶翼首草）、鲁子多保（美丽风毛菊）、邦子加尔巴合见（粘叶翼首草）。”

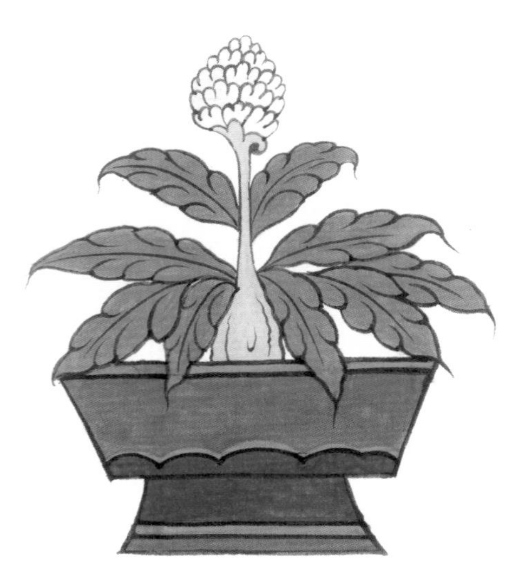

《释义》中说：“翼首草生长在高山草甸。玉衣，螺腿，玛脑发。功效清新旧热，治瘟病时疫、风湿性关节炎、血机亢进、肠绞痛。”

匙叶翼首草 སྤང་རྩི་དོ་བོ། pterocephalus hookeri(C.B.Clarke) Diels,《图鉴》中说:“匙叶翼首草生长在高山的山沟。叶片不裂，茎长；花白色，老后状如老人头。”

美丽风毛菊 ལུག་རྩི་དོ་བོ། Saussurea tangutica Maxim,《图鉴》中说：“美丽风毛菊生长在土质好的高山草甸，叶片不裂，被毛，花黑色，有斑点，气味芳香。功效清热，治瘟病时疫。”

裂叶翼首草 སྤང་རྩི་འབྱར་བག་ཅན། Pterocephalus bretschneideri (Batal.) pretz,《图鉴》中说：“裂叶翼首草生长在土质好的山坡。叶有黏液，深裂。又名敦布如达。”

རྟ་ལྤགས།

རྟ་ལྤགས་ལྷ་བ་འཛིན་ཞིང་ཆུ་སེར་འདྲེན། །ཞེས་པའི་མིང་ནི། བ་ལ་ནུ་ནུ། འཇིབ་བུ་ཙི། མེ་ཏོག་ཕྲེང་བ། ཧ་ནུ་བ་ལ། ཙ་སྦྱང་སྔོན་པོ། ཧའུ་པ་ལ། ཏ་སྐམ། ཏ་དྲེག་པ་ཞེས་དང་། ཕྲོམ་གྱི་སྐད་དུ། ཧའུ་པ་རི་གོན་ཟེར། འབྲུངས་དཔེར། རྟ་ལྤགས་དག་ནི་རྣམ་པ་གཉིས། །རི་ལས་སྐྱེས་དང་ཀླུང་སྐྱེས་ཏེ། །གཉིས་པོ་སྐྱེ་ལུགས་གཅིག་པ་ཡིན། །ལོ་མ་སྒོར་མོ་མཐུག་པ་ལ། །འབྲུམ་བུ་མཐུག་པོ་ཡོད་པ་འདྲ། །ས་ལ་འབྱར་ནས་ཁྲིད་པོར་སྐྱེ། །སྡོང་བུ་གྲུ་བཞི་ཐིག་ཤིང་འདྲ། །མེ་ཏོག་རྒྱ་སེར་དཀར་གསུམ་ཡོད། །ཚེར་མ་དང་བཅས་ཁྱི་གཞུག་འདྲ། །རི་སྐྱེས་མངར་ཁ་རླུང་ནད་སེལ། །ཀླུང་དང་ན་སྐྱེས་དྲོ་ལ་སྐམ། །ཞེས་གསུངས། རི་སྐྱེས་ལ་དཀར་པོ་དང་ཀླུང་སྐྱེས་ལ་ནག་པོ་བྱེད་པ་ཡིན། །

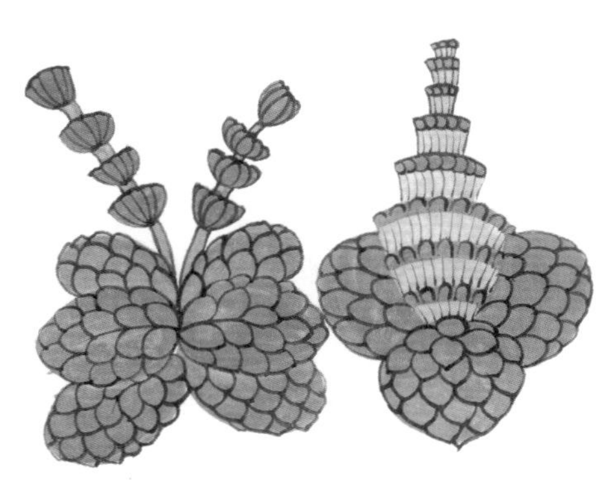

独一味

独一味固持软骨，并且引出黄水病。本品之名有:巴拉努努、吉布孜、麦朵昌巴、哈努巴拉、札江温保、哈吾巴拉、达干木、达折合巴等。高昌语中称哈吾巴若贡。

《图鉴》中说:“独一味分两种，一为山生，一为川生。二者形态一样。叶圆形，厚而有疣状腺点，铺贴地面舒展而生；茎方形，状如节戟；花分紫、黄、白三种，被刺，状如狗尾。山生独一味味甘、苦，治风病；川生和沼泽生独一味性温、燥”。山生独一味 རི་སྐྱེས་རྟ་ལྤགས། Lamiophlomis rotata(Benth) kudo，也称白独一味。川生独一味 即美花筋骨草 ཀླུང་སྐྱེས་རྟ་ལྤགས། Aiuga ovalifolia Bur et Franch war calantha (Diels) C.v.Wuetc chen 也称黑独一味。

ཨ་བྲི་ཁ།

ཨ་བྲི་ཁ་ཡིས་མགོ་ཆག་དུག་ནད་སེལ། །ཞེས་པར། རང་བྱུང་པས། རུས་པ་གསོ་བར་ཨ་བྲི་མཆོག །ཅེས་སོ། །སྔོན་པར། ཨ་བྲི་ཁ་ཡིས་ཀླུ་མཆན་གཙོད། །ཅེས་གསུངས། མིང་ཨ་བྲི་ཁ། དུག་

མེད། གཡའ་སྒྲོ། དཀར་པོ་ཆིག་ཐུབ། ལུ་གུ་སྙིང་། གངས་ཀྱི་སྨོམ་ཆེན། བདུད་རྩི་ནད་འཛོམས། ཨའུ་རྩི། ཀླུ་བདུད་ནག་པོ། འོ་མ་འཛིན་པ་ཐེར། འབྲུངས་དཔེར། ཨ་ཧྲི་ཁ་ནི་གཡའ་སྤང་སྐྱེ། །ལོ་མ་ར་མཉེ་འདྲ་བ་ལ། །སྡོང་པོ་སྨུག་མཉེན་ལྡེམ་པར་སྐྱེ། །མེ་ཏོག་རྒྱ་སྨུག་ཁྲ་ཐིག་ཅན། །ཁྱེན་དུ་སྐྱེས་ཀྱང་ཐུར་དུ་ཐུབ། །ཤང་བུ་ཨ་རུ་ར་དང་འདྲ། །འབྲས་བུ་དོང་ཙེ་བརྩེགས་འདྲ་མང་། །རྩ་བ་སྒོག་གཅིག་མ་འདྲ་དཀར། །རོ་ནི་མངར་ལ་ནུས་པ་བསིལ། །ཞེས་དང་། ལྗོན་ཤིང་འབྲུངས་དཔེར། དཀར་པོ་ཆིག་ཐུབ་ཅེས་བྱ་བ། །དེ་ཡང་གངས་ཀྱི་འདབ་ལས་སྐྱེ། །རྩ་བ་སྒོག་པའི་རྩ་བ་འདྲ། །ལོ་མ་ར་མཉེ་བ་དང་འདྲ། །མེ་ཏོག་མི་གསལ་འབྲས་བུ་རྒྱས། །འབྲས་བུ་བུམ་པ་བརྩེགས་པ་འདྲ། །རྩ་བས་དུག་གི་ནད་རྣམས་སེལ། །ལོ་མས་ཆུ་སེར་ནད་རྣམས་སེལ། །འབྲས་བུས་མགོ་ཡི་ནད་རྣམས་སེལ། །ཁྱད་པར་སྟོངས་པའི་ཚ་བ་སེལ། །ཞེས་པ་རྫ་དང་གཡའ་ཤག་ཤིང་གསུམ་མ་ངེས་པར་སྐྱེའོ། །

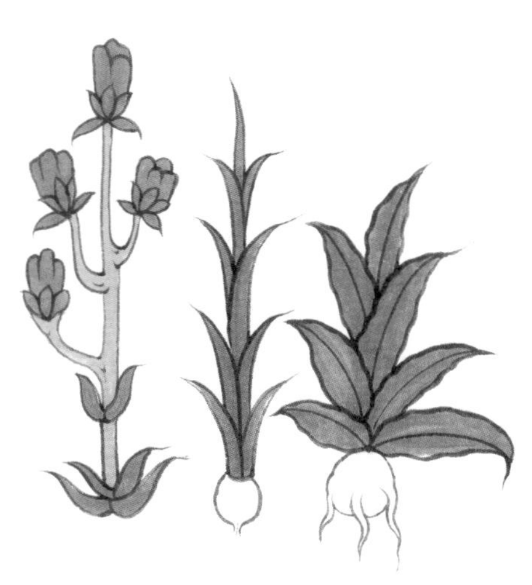

梭砂贝母 *Fritillaria delavayi Franch*

梭砂贝母治头伤，并且治疗中毒症。 让穹多吉说："梭砂贝母养骨特效。"《如意宝树》中说："梭砂贝母止月经。" 本品之名有：阿贝卡、毒合买、亚卓、嘎尔保切图、鲁苟亮、冈吉羔木青、毒孜乃交、阿吾孜、鲁都那保、奥玛增等。

《图鉴》中说："梭砂贝母生长在高山草甸。叶状如黄精叶；茎紫色，柔软；花紫色，有斑点，上开而下垂；果状如诃子，种子状如小铜币重叠，粒数很多；鳞茎白色，状如独头蒜。味甘，性凉。"《树木图鉴》中说："梭砂贝母生长在雪山下坡。根状如蒜头；叶状如黄精叶；花不显而种子饱满，种子瓶状重叠。鳞茎根治中毒病，叶治黄水病，种子治头部疾病，清虚热特效。" 如上所述，本品生长在草山、石山、树林，生境不一。

ཡྲ་ཡག་རྩ་བ།

ཡྲ་ཡག་རྩ་བས་གློ་གསོ་གློ་རྣག་འདྲེན། །ཞེས་པ་འདིར། ལྗོན་ཤིང་ལས། པ་པ་རེ་སྐོན་རྩ་ཆད་གསོ། །རྩ་ཁ་སྡོམ་ཞིང་ཚིལ་བུ་འཚོ། །མཆོག་ཏུ་ཕྱི་རོལ་ཤ་སྐྲངས་འདུལ། །ཞེས་དང་། རང་བྱུང་པས། བྱ་རོག་ནོར་བུས་གློ་རྣག་འདྲེན། །ཞེས་གསུངས། མིང་ནི་བྱ་རོག་ནོར་བུ། པ་པ་རེ་སྐོན། གཡག་སྙིང་། ལུག་སྙིང་། གཡའ་ལྷམ་ལུ་གུ་སྙིང་། རྒྱལ་པོ་གཙུག་ན་ནོར་བུ། ཁོ་ཡག་པ། བྱ་རོག་ནུ། དམར་པོ་ལ་ལོང་། ཀྱུང་ཁུ་ལུང་ཁུ། དུག་ཏི་ཀོ་རེ། ཐོག་ནག་མགོ་དགུ། བྱ་རོག་བུ། ཨ་བྱག། སྐྱེ་བ་རྒྱུན་གཅོད། ཤུ་བ་ཏོག་ལེན། དཀར་པོ་ཡར་འདྲེན་རྣམས་ཟེར་རོ། །འབྲུངས་དཔེར། པ་པ་རེ་སྐོན་ཞེས་བྱ་བ། །ལོ་མ་འདབ་བཞིས་ས་གཞི་མནན། །མེ་ཏོག་སྔོན་པོ་ཙུང་ཟད་དམར། །འབྲས་དབྱིབས་སེམས་ཅན་སྙིང་དང་འདྲ། །སྨིན་ནས་དམར་སྨུག་མདོག་ཏུ་འགྱུར། །རོ་ནི་མངར་ལ་ཙུང་ཟད་ཁ། །བྱ་རོག་ནོར་བུ་ཞེས་ཀྱང་བྱ། །གཡག་སྙིང་དང་ནི་ལུག་སྙིང་སོགས། །མིང་གི་བྱེ་བྲག་བཅུ་གསུམ་ཡོད། །རང་གི་ནུས་པས་རྨ་རྣམས་གསོ། །འཆི་མེད་དར་ཡ་ཀན་དུ་གྲགས། །འབྲས་བུས་སྙིང་གི་ནད་རྣམས་སེལ། །ལོ་མ་རྨ་ལ་བདུད་རྩིར་མཚུངས། །རྩ་བས་གློ་རྣག་འདྲེན་ཞིང་གསོ། །ཞེས་པ་བཞིན་ལས་ཁྱད་པར་འབྲས་བུས་ཁྲག་སྐྲན་དང་རྒྱུ་འདྲིལ་བཤིག་ཅིང་བུད་མེད་ཀྱི་ཁྲག་མཁར་བཤིག་པའི་མཆོག་གོ། རྩ་ལོ་འབྲས་བུའི་ནུས་ཁྱད་སོ་སོར་ཡོད་བཞིན་ངེས་པར་བྱའོ། །

肉果草　*Lancea tibetica Hook.f.et Thoms*

肉果草根能养肺，并且能引出肺脓。《如意宝树》中说："肉果草愈合脉管，涩脉止血，生脂，消散外部肌肿。"让穹多吉说："肉果草托引肺脓。"本品之名有：夏若洛尔布、巴巴热滚、巴亚合巴、雅合亮、鲁合亮、亚都木鲁固亮、加保租那洛尔布、科亚合巴、夏饶合鲁，哇牙巴、玛尔保拉龙、均库龙库、都合得羔热、淘那羔苟、夏饶合布、阿夏合、吉巴均觉、徐巴多合炼、嘎尔保亚尔珍等。

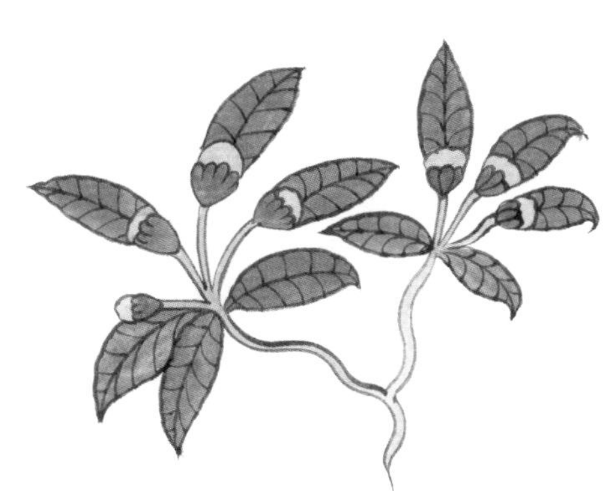

《图鉴》中说："肉果草叶重叠，铺在地面，花蓝色微红，种子状如动物的心脏，成熟后变成红紫色。味甘、微苦。也称夏若洛尔布，又称雅合亮、鲁合亮，名字共有十三个。功效治诸疮，誉为长生甘露。种子治心脏病；叶治诸疮胜似甘露；根养肺，托引肺脓。"如上所述，本品，特别

是种子治血瘤，舒肠绞结，破妇女癥瘕疗效尤好。根、叶、种子各有其效，临床要对症而用。

སྨུག་ཆུང་འདེན་ཡོན།

སྨུག་ཆུང་འདེན་ཡོན་རུས་གསོ་ལྷ་བ་འདེགས། །ཞེས་པར། རང་བྱུང་པས། སྨུག་ཆུང་འདེན་ཡོན་གྲང་བ་འཇོམས། །གསུངས་པར། འགྲུངས་དཔེར། སྨུག་ཆུང་འདེན་ཡོན་ཞེས་བྱ་བ། །ལ་ལས་སྨུག་ཆུང་པེར་མགོ་ཟེར། །སྐྱེ་ལུགས་ཨུཏྤལ་འདྲ་བ་ལ། །མེ་ཏོག་སྨུག་པོ་ར་གཟར་འདྲ། །རོ་ནི་ཅུང་ཟད་ཁ་བ་ཡིན། །རང་གི་ནུས་པས་མགོ་ཆག་དང་། །རུས་ཆག་གསོ་བ་ཐེ་ཚོམ་མེད། །ཅེས་པ། རི་མཐོན་དང་ཕུ་ལག་རྣམས་སུ་སྐྱེ་བ་ལོ་མ་རལ་གྲི་འདྲ་ལ་མེ་ཏོག་སྡོང་བུ་ཚེར་སྔོན་འདྲ་རུང་ཅིག་སྐྱེས་ཤས་ཆེ་ལ་འབྲེལ་མའང་རེ་གཉིས་འབྱུང་ཞིང་མེ་ཏོག་དམར་སྨུག་མཆིན་པ་ཁ་ལོ་སྡོང་ཚེར་ཆུང་ཅན་ཞིག་གོ འདི་འགྲེལ་པ་འགའ་ཞིག་ཏུ་སྤྲ་ཡག་པ་ཡིན་གསུངས་ཀྱང་། རྒྱུད་ལ་ལྷུབ་པ་མི་འབྱུང་བ་དང་ནུས་པ་སོ་སོར་བཤད་པས་མི་འཐད་དོ།།

川西绿绒蒿 *Meconops henrici Bur er Franch*

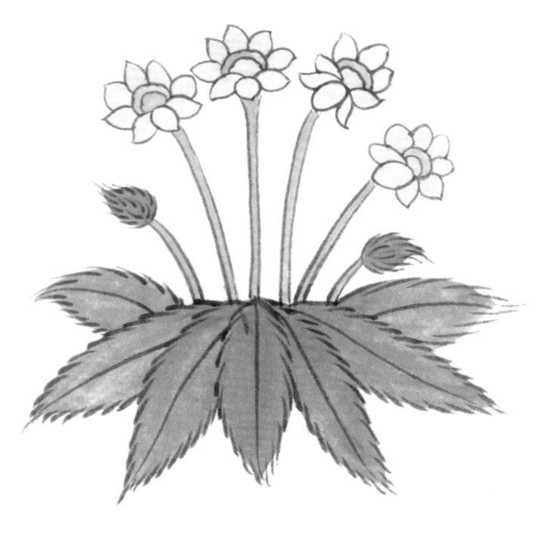

川西绿绒蒿功效，养骨并抬升软骨。

让穹多吉说：“川西绿绒蒿祛寒。”

《图鉴》中说：“川西绿绒蒿又叫木穷贝尔高，生态状如绿绒蒿。花紫色，花瓣状如小匙。味微苦，功效治头伤，接骨。”本品生长在高山和沟岔的上部等地。叶剑状，花梗如多刺绿绒蒿，多单一，也有一两根并生的，花红紫色如肝色，叶茎被小刺毛。一些解释中说本品是肉果草，但药典中没有系统论述，而且各述功效，说法不一。

འབྲི་ཏ་ས་འཛིན།

འབྲི་ཏ་ས་འཛིན་རྣག་ཁྲག་སྐྲོ་ཕྱུད་འདྲེན། །ཞེས་པར། དཔག་བསམ་ལྗོན་ཤིང་ལས། འབྲི་ཏ་ས་འཛིན་བད་མཁྲིས་སེལ། །ལྷག་པར་དེ་ཡིས་འཐིབས་པ་སེལ། །ཞེས་དང་། རང་བྱུང་པས། འབྲི་ཏས་རྣག་སྐེམ་ཡན་ལག་ཕན། །ཞེས་གསུངས། མིང་ས་འདྲེ་ཟེར། འགྲུངས་དཔེར། འབྲི་ཏ་

ཐང་དང་རླན་ལྡོངས་སྐྱེ། །ལོ་མ་ཏུག་པ་འདྲ་ལ་ཆུང་། །མེ་ཏོག་དཀར་དམར་མདངས་མཛེས་ཆུང་། །ངར་པ་དམར་པོས་ས་སྟེངས་ཁྱབ། །འབྲས་བུ་སྨིན་ནས་བྱུར་ཚོམ་འདྲ། །རོ་ནི་ཅུང་ཟད་མངར་བ་ཡིན། །ནུས་པས་སྟོད་དུ་འདྲེན་པར་བྱེད། །ཅེས་པ་བཞིན་ལས་འགའ་ཞིག་གྲོ་ལོ་ལ་ངོས་འཛིན་པ་དང་དེ་ལ་འགྲེལ་པ་བརྩམས་པ་རྣམས་ནི་རང་བཟོ་ལས་གར་ཡང་མ་བཤད་དོ། །

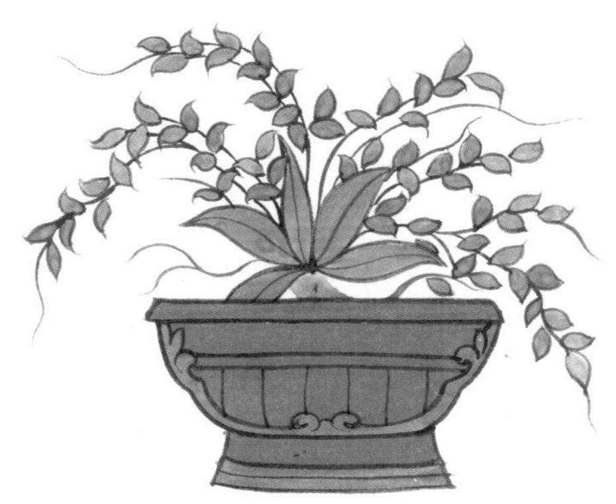

东方草莓　*Fragaria orientalis Lozinsk*

东方草莓之功效，引出脓血和肺痰。《如意宝树》中说 :“草莓治培根、赤巴病，尤其治疗培赤胸闷。”让穹多吉说 :“草莓干脓，利四肢。”本品之名有 : 洒斋、孜孜洒曾。

《图鉴》中说 :“草莓生长在旱滩和潮湿地方。叶状如香薷叶而小，花小，白红色，光泽弱，茎红色匍匐地面，种子成熟后状如珊瑚小粒团。味微甘，功效上引。”有人认为是蕨麻，并有解释，但在别的药物典籍中并无其述（本品包括短穗兔耳草和东方草莓——译者注）。

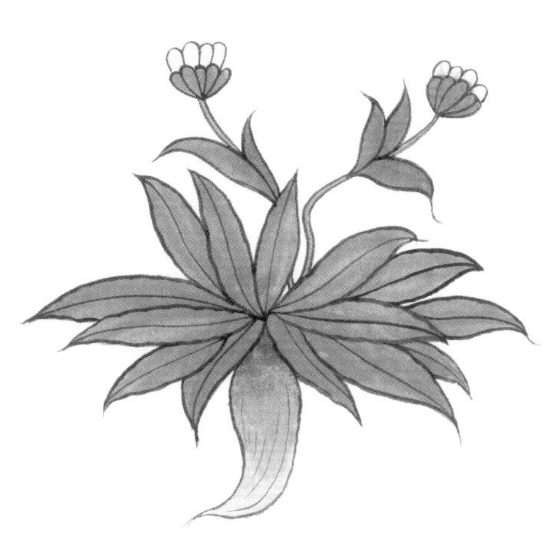

སྤང་སྤོས།

སྤང་སྤོས་ཚད་སྙིང་དུག་ཚད་སེལ་སྐྲངས་འདུལ། །ཞེས་པར། རིན་སྤུངས་ལས། སྤང་སྤོས་བསིལ་ལ་ཡང་བའོ། །ཞེས་དང་། རང་བྱུང་པས། སྤང་སྤོས་ཤ་སྐྲངས་འདུལ་བར་བྱེད། །ཅེས་པར་མིང་། གནྡྷ་ན་ཏྲ། ཛ་ཊཱ་མི་སི། ཛ་ཊི་ལ་མ་སི། པ་ཁ་ན་ད། དྲི་ཆེན་ཐོད་དམར། ཛ་ཛནྡྷ་ཟེར། འབྲུངས་དཔེར། སྤང་སྤོས་ཞེས་བྱ་དྲི་བསུང་ལྡན། །སྤྲིབ་ཀྱི་སྤང་ལས་སྐྱེ་བ་ཡིན། །ལོ་མ་གཡུ་ཡི་གཞོང་པ་འདྲ། །སྡོང་བུ་སྨུག་ལ་མེ་

ཏོག་དམར། །ལུང་པ་དྲི་ཞིམ་སྤོས་ཀྱིས་འགེངས། །འདི་ལ་ལྷ་རྣམས་རྟག་ཏུ་མཉེས། །ཞེས་ལོ་མ་ཤིང་ཉ་བྲིད་ཀྱི་ལོ་མ་འདྲ་ལ་སྐྱེ་ཚུལ་སྣ་ཏིག་འདྲ་བ་དེའོ། །

甘松　*Nadorstachy grandflora DC.*

甘松治宿热毒热，并且能够消肿胀。《宝堆》中说："甘松性凉、轻。"让穹多吉说："甘松消肌肿。"本品之名有：榜贝、札札莫赛、札斗拉玛斯、巴卡纳达、智青陀玛尔等。

《图鉴》中说："甘松芳香，生长在阴山草坡。叶状如玉盆，茎紫色，花红色，香气满沟，对此众神也永久喜悦。"如上所述，甘松之叶状如醉鱼草叶，生态环境与西藏点地梅相似。"

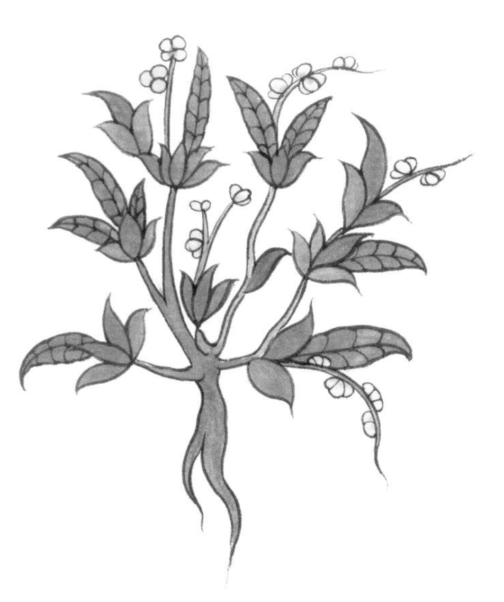

རྒྱ་སྤོས།

རྒྱ་སྤོས་དེར་མཚུངས་ཡན་ལག་རྣག་རྣམས་སྐེམ། །ཞེས་པར། དཔག་བསམ་ལྗོན་པར། རྒྱ་སྤོས་རྩ་བས་གཉན་རིགས་སེལ། །མཆེར་པ་གླང་ཐབས་གག་ལྷོག་འཇོམས། །ལྷག་པར་ཡན་ལག་རྣག་རྣམས་སྐེམ། །ཞེས་སོ། །འབྱུངས་དཔེར། རྒྱ་སྤོས་རྒྱལ་པོའི་ལྡུམ་ར་འམ། །བསོད་ནམས་ལྡན་པའི་ཚལ་དུ་སྐྱེ། །ལོ་མ་ཤུག་ལོ་ཟ་དང་འདྲ། །ལོ་མ་མེ་ལོང་ཁ་ལྟར་གྱེས། །མེ་ཏོག་སེར་བའི་མདངས་ཆགས་པ། །དྲི་ཞིམ་རོ་ཁ་ནུས་པ་བསིལ། །ནུས་པས་དུག་ཚད་གཉན་ཚད་སེལ། །ཞེས་པའོ། །

草木樨（省头草）　*Melilotus suaveoleng Ldb*

草木樨效同甘松，并且干涸四肢脓。《如意宝树》中说："草木樨根治炎症，脾脏病、绞肠痧、白喉、乳蛾，特别是干四肢脓水特效。"

《图鉴》中说："草木樨生长在御花园，或生长在有福气的田园中。叶如胡萝卜叶，状如三鉴分开呈品字状，花黄色有光泽，气味芳香。味苦，性凉，功效清热，解毒，消炎。"

ཨོལ་མོ་སེ།

ཨོལ་མོ་སེ་ཡིས་རྩ་ནད་མངལ་སྐྲན་སེལ། །ཞེས་པར། དཔག་བསམ་ལྗོན་ཤིང་ལས། ཨོལ་མོ་སེ་ཡིས་ཁྲག་ནད་སེལ། །མཆོག་ཏུ་མོ་ཡི་ནད་ལ་བསྔགས། །ཞེས་དང་། རང་བྱུང་པས། ཨོལ་མོ་སེ་ཡིས་མཁལ་ནད་སེལ། །ཞེས་གསུངས། མིང་གཞན་ཙནྡྲ་ལི། མངལ་གཏུམ་མོ། བ་མ་ལུ་ལུ། ཨོ་མ་སི་སི། མདའ་རྒྱུས་པ་ཟེར། མདོན་རྟོགས་སུ། མངལ་ནད་འཇོམ་བྱེད་ཨོལ་མོ་སེ། །རོང་ཤོད་ནགས་མའི་ལྗོངས་ལས་སྐྱེ། །རྩ་བ་མཁྲེགས་པའི་ཁེ་མདུད་ལ། །ཡན་ལག་རྐང་ཕྲན་བརྒྱ་དང་ལྡན། །ལོ་མ་སྒྲོ་ལོ་འདྲ་ལ་མཛེས། །འདབ་མ་ཆེ་ལ་རྐང་ཡང་རིང་། །མེ་ཏོག་དམར་པོ་ཆུང་ལ་མཛེས། །གང་བུ་གླང་གཡག་ཐུག་འབྲས་འདྲ། །སྨིན་ནས་ཁྲག་གི་རྐྱལ་པ་འདྲ། །འབྲུ་གུ་དམར་སྨུག་གྲེས་འབྲས་འདྲ། །རྩ་བ་ཁ་ཚ་ལོ་མ་ནི། །ཁ་བསྐ་འབྲས་བུ་མངར་བ་ཡིན། །ནུས་པས་ཁྲག་ནད་མངལ་སྐྲན་སྦྱོང་། །བུ་དང་ཤ་མ་ཁྲག་འགགས་འདོན། །བྱུགས་པས་རྒྱ་ཟེ་པགས་ནད་འདོན། །ཕྲ་ཅང་ཐལ་ན་ཤུ་བ་བྱེད། །ཅེས་གསུངས་སོ། །འགའ་ཞིག་ཤིང་ཨོ་སེ་ལ་མིང་འདྲ་བཅོས་ནས་ཨོལ་སེ་འབྲི་བ་འགྲེལ་པ་མ་དག་གོ། འདྲ་དཔེར་ལས། ཨོལ་མོ་སེ་ནི་ཁྲག་གི་རྐྱལ་པ་འདྲ། །ཞེས་སོ། །

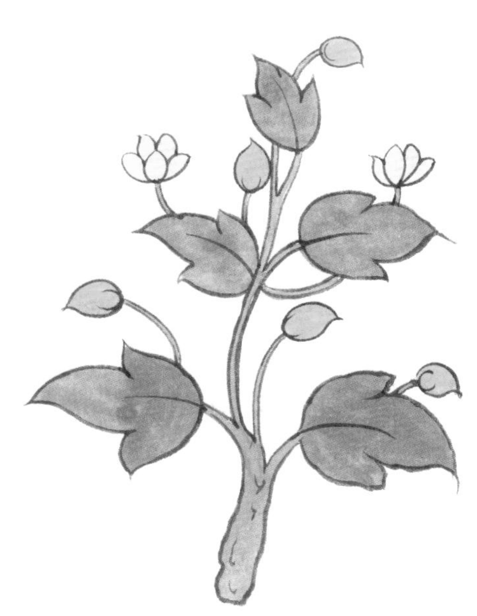

桃儿七（鬼臼） *Sinopodophyllum hexandrum(Royle) ying*

桃儿七治疗脉病，并且治疗子宫病。《如意宝树》中说：“桃儿七治血分病，治妇科病有特效。”让穹多吉说:“桃儿七治肾脏病。”本品之名有:奥毛赛、昂如都木毛、巴玛鲁鲁、奥玛斯斯、达据巴等。

《现观》中说：“治子宫病的小叶连生长在河沟、林缘。根坚硬、有百条之多；叶状如独活叶，叶片大，柄长;花小，红色，美丽;果实状如牛睾丸，成熟后状如血囊;种子红紫色，状如马蔺子。根味苦、辛，叶味苦、涩，种子味甘。功效泻血病、子宫病，下死胎、胎衣，开血闭；外敷治癣、皮肤病；细粉治黄水疮。”有人把相奥毛赛之名改写成奥如赛，作为本品解释，是不正确的。《图谱》中说：“桃儿七果实如血囊。”

ཀྲུ་དྲུས།

ཀྲུ་དྲུས་རྨ་འདྲུབ་རྩ་འཐུད་རྒྱུ་གཟེར་འཇོམས། །ཞེས་པར། ལྡོན་ཤིང་ལས། ལྕུམ་བུ་ཀྱུ་དྲུས་བྱ་བ་ནི། །རྨ་ཡི་ཤའུ་གསོ་བའི་མཆོག །ཅེས་དང་། རང་བྱུང་པས། ཀྱུ་དྲུས་སྣོད་ཚད་འཇོམས་པ་ཡིན། །ཞེས་གསུངས། མིང་སེར་པོ་ཀྱུ་དྲུས། བདུད་རྩི་རབ་བསིལ་ཟེར། འདི་ལ་གཉིས། མཆོག་ནི། འབྲུངས་དཔེར། ཀྱུ་དྲུས་ཉིན་སྲིབ་གཉིས་ཀར་སྐྱེ། །ལོ་མ་ཕྲ་འཇམ་སྡོང་པོ་རིང་། །ཚིགས་པ་རེ་རེ་དག་ནས་སྐྱེ། །དབྱིབས་ནི་ཀྱི་ལྕེ་ནག་པོ་འདྲ། །མེ་ཏོག་དཀར་སེར་དམར་བའི་མདངས། །འབྲས་བུ་དག་གིས་ཕྱུར་བུར་གང་། །རྩ་བ་གསེར་གྱི་ལྕུག་མ་འདྲ། །རོ་ཁ་ནུས་པས་རྨ་དང་ནི། །དུག་དང་རིམས་ཀྱི་གཉེན་པོ་ཡིན། །ཕྱེ་མ་ལན་གསུམ་བཏབ་པ་ན། །རྨ་རྙིང་སོ་དབང་འགྱུར་ཡང་ནུས། །ཞེས་པ་དེ་དང་། དམན་པ། སེར་པོ་ཀྱུ་དྲུས་ཞེས་བྱ་བ། །མཐོ་བསིལ་རྫ་འདབ་སྤང་ལས་སྐྱེ། །ལོ་མ་སྐྱ་མཐུག་རྒྱ་མེན་འདྲ། །སྡོང་བུ་ཐུང་ལ་མེ་ཏོག་སེར། །དབྱིབས་ནི་གཡུ་སྔོན་གསེར་མགོ་དང་། །འདྲ་ལ་གང་བུ་འབྲས་བུའང་མཚུངས། །རྩ་བ་སེར་པོ་འཛིངས་ཐབས་ཅན། །མཛོ་སྨད་རླས་པ་འདྲ་ཡང་ཟེར། །དབྱིབས་ནི་བེ་དོའི་རྩ་བ་འདྲ། །ཁ་བསིལ་རྨ་ཚད་སྣོད་ཚད་སེལ། །ཞེས་པའོ། །

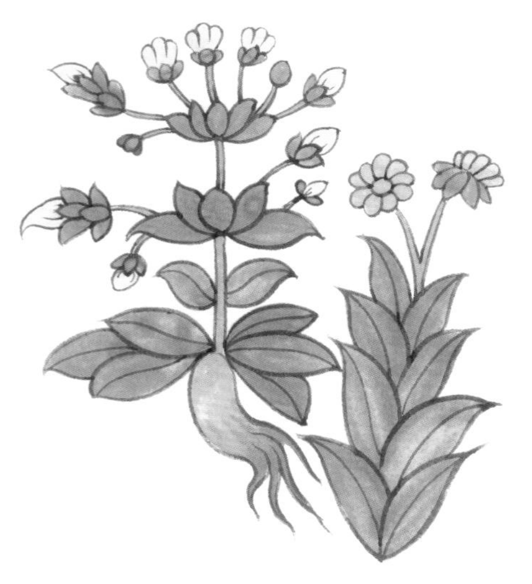

迭裂黄堇

迭裂黄堇愈疮伤，接续断脉治肠痧。《如意宝树》中说：“迭裂黄堇愈疮生肌。”让穹多吉说：“迭裂黄堇清腑热。”本品之名有：赛尔保格周、都孜司、格周等。本品分上下两品。

上品为迭裂黄堇 ཀྱུ་དྲུས་སེར་པོ། Corydalis dasyptera Maxim，《图鉴》中说：“迭裂黄堇阴阳两山皆生。叶细，光滑；茎长，每节生枝状如黑秦艽；花白黄色，有红色光泽；种子状如奶渣；根状如金条。味苦，功效解毒，治疮及瘟病时疫。粉末撒敷三次，旧疮也痊愈。”

下品为华北獐牙菜 ལྕུམ་བུ་ཀྱུ་དྲུས། Swertia wolfangiana Gruning，《图鉴》中说：“华北獐牙菜生长在凉爽的高山草坡。叶厚，灰白色，状如藏金盏；茎短；花黄色，形态状如西伯利亚紫堇，荚果、种子也相像；根黄色，扭结，如犏牛毛辫，状如翼首草。味苦、性凉，功效清疮、腑热。”

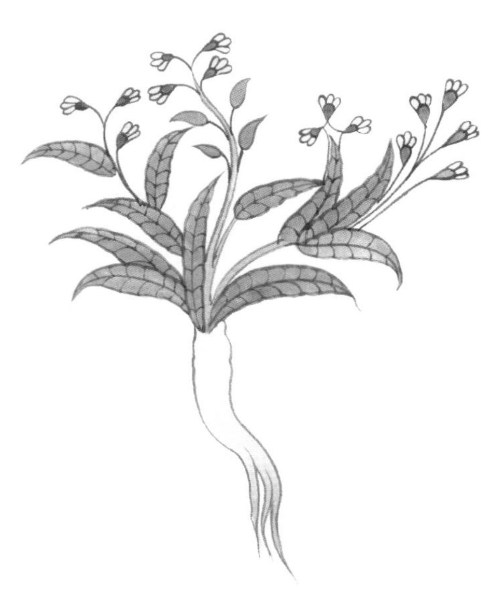

བྱི་ཙ་ལ་ཕུག

བྱི་ཙ་ལ་ཕུག་ཤ་དུག་སེལ་བར་བྱེད། །ཅེས་པར། རང་བྱུང་པས། བྱི་ཙ་ལ་ཕུག་ཤ་དུག་ཕན། །གསུངས། མིང་ཤ་ཤ་རུབ་རུབ་ཀྱང་ཟེར། །འབྲུངས་དཔེར། བྱི་ཙ་ལ་ཕུག་གྲམ་ལས་སྐྱེ། །ལོ་མ་ལྗང་གུ་མཐུག་པ་ལ། །མེ་ཏོག་དཀར་ཞིང་ངར་བ་ཕྲ། །རིང་ཐུང་མཐེད་རེ་མཛུབ་རེ་ཙམ། །རོ་དང་དྲི་མ་ལ་ཕུག་འདྲ། །ནུས་པས་ཟས་འཇུ་ཤ་ནད་སེལ། །ཞེས་སོ། །འདི་ལའང་རྒོད་གཡུང་གཉིས་སོ། །ལོ་མ་དཔལ་གང་པ་འདྲ་བ་བྱི་ཙ་ལ་ཕུག་རྒོད། ལོ་མ་ཞིབ་ལ་སྤུ་ཆུང་ཡོད་པ་བྱི་ཙ་ཚ་ལ་ཕུག་ཅེས་གཡུང་། དྲི་རོ་སོགས་གཞན་འདྲ་བའོ། །

蚓果芥　*Torularia humilis(C.A.Mey.) O.E.schulz*

蚓果芥功效化食，并且治疗肉毒症。让穹多吉说："蚓果芥利食物中毒。"本品之名有：夏夏如如、切乌拉普。

《图鉴》中说："蚓果芥生长在河滩。叶厚，绿色；花白色，花梗细，长短约五指拳又一指。味气如萝卜。功效消食，解食肉中毒。"本品分蚓果芥和双脊荠两种。叶面有泡者为蚓果芥；叶小，被毛者为双脊荠 བྱི་ཚ་ལ་ཕུག Dilophia fontana Maxim。味、气二者相同。

སྣོག་སྐྱ།

སྣོག་སྐྱས་རླུང་གྲིབ་དུག་མཛེ་གདོན་སེལ་ཏོ། །ཞེས་པར། ལྷུགས་ཀྱི་བྲེང་བར། སྣོག་པ་ཚ་བས་ཆུ་སེར་རླུང་ལ་ཕན། །དང་། སློབ་དཔོན་དཔའ་བོས། སྣོག་སྐྱ་རབ་ཏུ་ཚ་ཞིང་རྣོ། །ཞུ་རྗེས་ཚ་ཞིང་འབྲུ་བ་དང་། །ཞིམ་ཞིང་སྣ་སྐྱེད་ལྡི་རོ་ཚ། །སྣུམ་ཞིང་དྲོད་སྐྱེད་ཡི་ག་འབྱེད། །ཅེས་དང་། རང་བྱུང་པས། རླུང་ནད་ཀུན་ལ་སྣོག་སྐྱ་མཆོག །ལོ་མ་དེ་དང་ཕྱོགས་མཐུན་ཡིན། །ཞེས་དང་། སྒྲོན་གསལ་ལས། སྣོག་སྐྱས་རོ་ཙ་ཚ་ཞིང་རབ་ཏུ་རྣོ། །ཞུ་རྗེས་ལྡི་ཞིང་འབྲུ་བས་སྣ་སྐྱེད་ཅིང་། །ཞིམ་ཞིང་སྣུམ་ལ་དྲོད་སྐྱེད་དང་ང་ག་འབྱེད། །ཤ་བཀྲ་མཛེ་སྐྲན་གཞང་འབྲུམ་གཅིན་སྲི་དང་། །བད་ཀླུང་སྐྱིགས་བུ་ཆམ་པ་དབུགས་མི་བདེ། །ལུད་པ་སེལ་ཏེ་ཁྲག་དང་མཁྲིས་པ་སྐྱེད། །ཅེས་གསུངས། མིང་ནི། ཨ་

སུ་ར་ཏུ་ཧྲི་ར། ལྷ་མིན་ཁྲག ཐི་ཀུན། ལ་ཤུ་ན། བཙའ་སྒོག གླང་སྒོག རྒྱ་སྒོག ཞིང་སྒོག རླུང་ནད་སེལ་བའི་ཐིག་པན་ཟེར། སྔར་གོང་དུ་བཤད་པ་བཞིན་བདུད་རྩི་རྩོད་དུས་ལྷ་མ་ཡིན་གྱི་དབང་པོ་སྒྲ་གཅན་འཛིན་གྱི་སྐེ་ཚངས་པའི་འཁོར་ལོས་བྲེགས་པའི་ཁྲག་གི་ཐིགས་པ་སར་ལྷུང་བ་ལས་སྒོག་པའི་རིགས་སྒོག་སྐྱ་གཙོར་གྱུར་པ་བྱུང་བར་བཤད་པའོ། །སྒོག་པ་ལ་རྩ་བའི་དབྱེ་བ་གཉིས་ཡོད་པ་ནི་སྒོག་སྐྱ་དང་སྒོག་སྔོན་ནོ། །སྒོག་སྐྱ་ཞེས་པ་ཞིང་ལ་བཏབ་པའི་སྒོག་པ་དང་། སྒོག་སྔོན་ཞེས་པ་རི་ལས་སྐྱེས་པའི་སྔོ་རིགས་ཀྱི་སྒོག་པའོ། །འདིར་སྒོག་སྐྱ་སྟེ། བཤད་རྒྱུད་ལས། སྒོག་སྐྱ་ལྕི་བསིལ་སྲིན་ནད་ཚད་རླུང་སེལ། །གསུངས་པ་ལའང་རིགས་གཉིས། རྩ་བ་དཀར་ལ་རྫོག་ཆེ་རོ་འཇམ་པ་སྒོག་སྐྱ་དང་། རྩ་རྫོག་ཕྲ་མང་པགས་དམར་ཚ་དྲག་ཆེ་བ་སྒོག་དམར་ཏེ་སྔ་མ་འཇམ་ལ་ཕྱི་མ་རྩུབ་པའོ། །མཆོག་ནི་སྒོག་པ་ལྷུ་མེད་པའི་ཆིག་རྫོག་གོ།

大蒜　*Allium sativum L.*

大蒜性温治隆病，杀虫解毒治麻风，并且治疗邪魔病。《铁鬘》中说：“大蒜辛辣，祛隆，利黄水。”导师巴保说：“大蒜甚辛，性锐，化味辛，利泻；气味香，生发；味辛，性重、润，提升胃阳，开胃。”让穹多吉说：“一切隆病大蒜特效，叶与蒜头效相同。”《明灯》中说：“大蒜味辛，性最锐，化性重，利泻，生发；气味香，性润，提升胃阳，开胃口，治白癜风、麻风、肿瘤、痔疮、尿潴留、培隆并病、呃逆、气不顺、流感、痰喘诸病，生血、赤巴。”本品之名有：拉孟车、西更、拉徐那、加高、龙高、相高、龙乃赛贝泼合半。如前所述，争饮甘露之时，非天首领罗睺的脖颈被梵天的法轮砍断，血点洒在地上，化为大蒜为主的蒜类。蒜以鳞茎来分，分为两类：大蒜、野蒜。大蒜为田中种的蒜；野蒜为山野野生的蒜。这里，主要介绍大蒜。《论述续》中说：“大蒜重、凉，杀虫，清热，祛隆。”大蒜分为两种。鳞茎白色，个大，味不甚辛辣者，称为白皮蒜。鳞茎较小，分瓣多，皮红色，味甚辛辣者，称为红皮蒜。前者性缓，后者性糙。质最佳者为不分瓣的独头蒜。

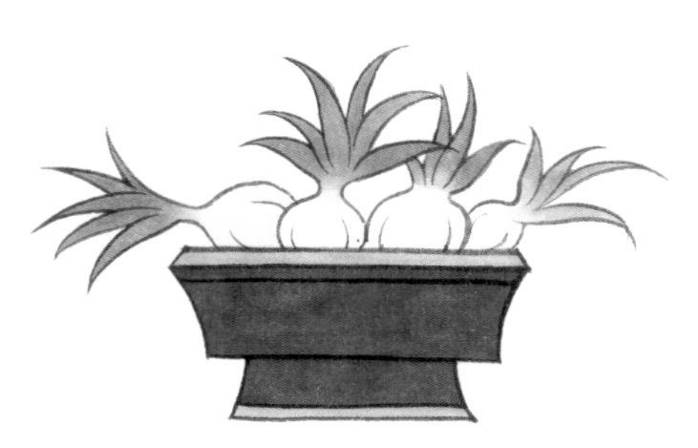

བཙོང་སྔོག།

བཙོང་སྔོག་གཉིད་འཕེལ་ཟས་ཡིན་བད་རླུང་སེལ། །ཞེས་བཤད་རྒྱུད་དུ་གསུངས་ལ། ལྡོན་ཤིང་ལས། བཙོང་གིས་དྲོད་སྐྱེད་མ་ཞུ་སེལ། །དང་ག་འགགས་སེལ་ཟས་འཇུ་བྱེད། །ཅེས་དང་། རང་བྱུང་པས། བཙོང་ནག་ཧང་འབམ་གྲང་བ་འཇོམས། །གསུངས། འགྲུངས་དཔེར། བཙོང་སྔོག་རི་དང་ལྷུམ་རྭར་སྐྱེ། །འདབ་མ་རིལ་མོ་སྦུབས་ཅན་ཏེ། །རོ་ཚ་སྲིན་ནད་ཆུ་སེར་དང་། །མོ་ནད་སེལ་ཞིང་འབམ་གདོན་འཇོམས། །ཞེས་པ་རི་སྐྱེས་ཞིང་སྐྱེས་གཉིས་ཀ་འདྲ་ལ་སྔོག་སྐྱའི་ལྗང་ལོ་འདྲ་བ་ཁོང་སྦུབས་སྟོང་ཅན་རྩ་�་མེད་པའོ། །འདི་སྔོག་སྔོན་དུ་བྱེད་པའང་ཡོད།།

葱　*Allium fistulosum L.*

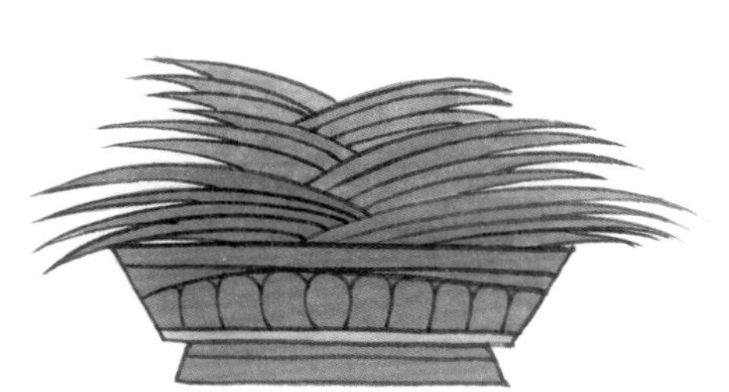

“葱之性温增睡眠，增进食欲治培隆。” 上述为《论述续》之说。《如意宝树》中说：“葱提升胃阳，治消化不良，开胃口，帮助消化。”让穹多吉说：“葱治脚气病，祛寒。”

《图鉴》中说：“葱生长在山地和园中。叶为圆筒形。味辛，功效杀虫，治黄水病、妇女病、脚气病。”如上所述，本品分为山生、田生两种。叶状如大蒜绿叶，而中空成筒形，无块根。本品也有作为青蒜的。

རི་སྔོག། བྲག་སྔོག། འཇམ་ནག། རྒྱ་སྔོག། གླང་སྔོག་ཀེ་ཛེ། བྱིའུ་སྔོག། རྡག་སྔོག།

རི་སྔོག་ཐམས་ཅད་འཇུ་དཀའ་ཟས་ཡིན་ལྷི། ཞེས་བཤད་རྒྱུད་དུ་གསུངས་པའི་སྔོག་སྔོན་ལ་རིགས་བདུན་ཡོད་པ་སྟེ།

དང་པོ་རི་སྔོག་ནི། རང་བྱུང་པས། ཤ་བ་རྩེ་ཡིས་སྲིན་རྣམས་སེལ། །གསུངས་པ། འགྲུངས་དཔེར། ཤ་སྔོག་ཅེས་བྱ་རི་མགོར་སྐྱེ། །ལོ་མ་བཙོང་འདྲ་མེ་ཏོག་སེར། །རོ་ནི་མངར་ལ་ཅུང་ཟད་ཁ། །རང་གི་ནུས་པས་མོ་ནད་དང་། །སྲིན་ནད་མ་ལུས་འཇོམས་པར་བྱེད། །ཅེས་ལ་ཁར་ནནས་སྐྱེས་པའི་མེ་ཏོག་དཀར་སེར་ཅན་ནོ།།

གཉིས་པ་བྲག་སྔོག་ནི། དེ་ཉིད་ལས། བྲག་སྔོག་བྲག་དང་རྫ་ལས་སྐྱེ། །ལོ་མ་གོང་འདྲ་ཕྲ་ལ་སིབ། །རྩ་བར་ར་མོ་ཤག་འདྲ་བཞི། །ཇོག་ཕྲན་འབྱུང་བས་གྲང་སྲིན་འཇོམས། །ཞེས་པ་མེ་ཏོག་མ་ངེས་པའོ།།

གསུམ་པ་འཛོམ་ནག་ནི། འཛོམ་ནག་གཡའ་དང་བྱེ་མར་སྐྱེ། །ལོ་མ་རྒྱ་ཁབ་གཤིབས་པ་འདྲ། །མེ་ཏོག་སྔོག་རྗེས་དམར་ལ་ཆུང་། །རོ་ཚ་དྲི་དུགས་མགོ་སྲིན་འཛོམས། །ཞེས་སོ། །

བཞི་པ་རྒྱ་སྔོག་ནི། རྒྱ་བ་ཞེས་བྱ་སྔོག་པའི་རིགས། །ཉིན་སྲིབ་འབོལ་བའི་སྤང་ལས་སྐྱེ། །ལོ་མ་མཐུག་ལ་རིང་བ་ཡིན། །མེ་ཏོག་དམར་པོ་རབ་ཏུ་མཛེས། །འབྲས་བུ་ཟླུམ་པོ་སྔོ་ལ་གསལ། །རོ་ཚ་ནུས་པས་གྲང་རླུང་དང་། །ཕོ་མཆིན་མཁལ་མའི་གྲང་ནད་དང་། །སྲིན་འཛོམས་ཁོང་པའི་ཆུ་རྣག་འབྱིན། །ཞེས་རབ་ཏུ་མང་བར་སྐྱེ་བ་ཡིན། དེ་ལ་རང་བྱུང་ཇོ་རྗེས། རྒྱ་བ་འཛོམ་དང་བྲག་སྔོག་གསུམ། །སྲིན་དང་ཆུ་སེར་གྲང་བ་སེལ། །ཞེས་གསུངས་སོ། །

ལྔ་པ་གླང་སྔོག་ཀེ་ཛི་ནི། སྔོག་པ་ཀེ་ཛི་ཞེས་བྱ་བ། །ཁ་གླང་ས་ཤས་སྤང་ལས་སྐྱེ། །རྩ་བ་དཀར་པོ་འབུ་འདྲ་ཚོམ། །ལོ་མ་སྔོག་སྐྱ་དག་དང་འདྲ། །སྡོང་པོ་ཐུར་མ་རིང་བའི་རྩེར། །མགོ་ཇོག་མེ་ཏོག་དམར་རམ་སེར། །འབྲས་བུ་ཞིབ་ལ་སྔོ་དཀར་ཧྲེམ། །ནུས་པས་རྣ་གསོ་སྐྲངས་པ་འདུལ། །ཆུ་སྐྱེམ་ལྷོག་འབྲས་འགགས་པ་སེལ། །ཞེས་མེ་ཏོག་དམར་པོའམ་དཀར་སེར་མ་ངེས་པའོ། །

དྲུག་པ་བྱེའུ་སྔོག་ནི། བྱེའུ་སྔོག་ཅེས་བྱ་ཕུང་པོ་ཆུང་། །ལོ་མ་མེ་ཏོག་སྔོ་ལ་འཇམ། །སྲིན་སེལ་ཟས་འཇུ་ཡི་ག་འབྱེད། །ཅེས་མེ་ཏོག་མཐིང་སྔོན་ཅན་རོ་སྔོན་མ་རྣམས་ལས་རོ་འཇམ་པའོ། །

བདུན་པ་རྟག་སྔོག་ནི། དཔག་བསམ་ལྗོན་ཤིང་ལས། རྟག་པས་མཁྲིས་སེལ་འབྲུ་བ་གཙོད། །ཅེས་པར། རྟག་སྔོག་ལོ་མ་རལ་གྱི་འདྲ། །རྩ་བ་དཀར་ཕྲ་སྤུ་བཞིན་མང་། །མེ་ཏོག་དམར་ལ་འབྲས་བུ་དཀར། །ནུས་པས་ཏྲོད་སྐྱེད་གྲང་འབྲུ་གཙོད། །ཅེས་སྲིབ་སོགས་གསོམ་སར་སྐྱེས་པའོ། །

དེ་དག་སྤྱི་ལ་དཔག་བསམ་ལྗོན་ཤིང་ལས། །རི་སྔོག་བད་ཀན་ཚ་གྲང་ནད། །འཕྱིབས་པའི་ནད་དང་ཕོ་ནད་སེལ། །ཞེས་གསུངས་སོ། །

野韭蒜类

一切野韭蒜性重，难消化而增食欲。《论述续》中所说的野葱蒜分为七种。

黄花葱 རི་སྔོག། Allium atrosanguineum schrenk，让穹多吉说：“黄花葱治诸虫病。”《图鉴》中说：“黄花葱生长在山头。叶状如葱，花黄色。味甘、微苦，功效治妇女病、虫病。”如上所述，本品生长在山中沼泽地，花白黄色。

石砾韭 བྲག་སྔོག། Allium sp,《图鉴》中说：“石砾韭生长在石岩、石山。叶同上而细，蓬松，根状如黄精，块根小。功效祛寒，杀虫。”如上所述，本品颜色不一定。

甘青韭 འཛོམ་ནག། Allium przewalskianum Regel，《图鉴》中说：“甘青韭生长在石山、沙地。叶状如大针排列，花为葱角花，红色，朵小。味辛，气味浓烈，功效治头虫。”

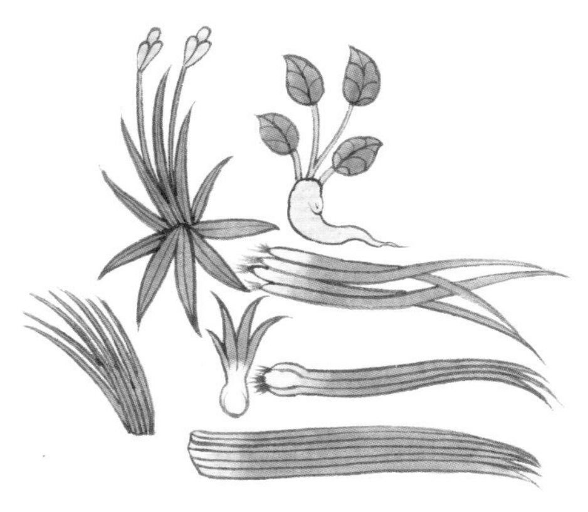

大花韭 རྒྱ་སྒོག། Allium macranthum Baker,《图鉴》中说："大花韭生长在阴阳两面土质松软的草坡。叶厚长，花红色、美丽，种子圆形、青色、光泽显明。味辛，功效祛寒气，治胃、肝、肾寒证，杀虫，排内腔脓水。"本品处处生长，出产很多。让穹多吉说："甘青韭、大花韭和石砾韭，能杀虫，祛寒，干黄水。"

粗根韭 སྒྲང་སྒོག་ཀེ་རྗེ། Allium fasciculatum Rendle,《图鉴》中说："粗根韭生长在山沟草坡。根白色，状如虫团；叶状如大蒜；茎长约一筷，茎上端开花；花序球状，花红色或黄色；种子细小，淡青色。功效疗疮，消肿，干黄水，治疔疮、皮肤炭疽、疖疮、壅塞。"如上所述，本品花红色或淡黄色，其色不一。

高山韭 ཀིའུ་སྒོག། Allium sikkimense Baker,《图鉴》中说："高山韭植株小；叶、花青色，光滑。功效杀虫，消食，开胃。"如上所述，本品花青蓝色，味不如上述诸品辛辣。

太白韭 དུག་སྒོག། Allium prattii C.H.wright,《如意宝树》中说："太白韭治赤巴病、止泻。"大花韭叶状如剑，根白色，细，毛多，花红色，种子白色。功效提升胃温，止寒泻。"生长在阴山松树林缘。

上述诸品,《如意宝树》中说："野韭蒜治培根寒热病，开郁豁闷，治胃病。"

སྒྲང་སྐྱི་སྐྲས།

སྒྲང་སྐྱི་སྐྲས་ཀྱིས་རྩ་འབྲུང་རིམས་ཚད་སེལ། །ཞེས་པར། དཔག་བསམ་ལྗོན་ཤིང་ལས། སེར་པོ་ཁྲག་རྐང་པོ་ལྷུམ་གྱིས། །ཚད་ནད་ཀུན་དང་ལྷོག་པ་གསོད། །རྒྱུ་ནད་ཚ་བ་རོལ་དུ་འཇོམས། །ཞེས་གསུངས། མིང་སྒྲང་སྐྱི་སྐྲས། སེར་པོ་ཁྲག་རྐང་། ཡང་སྐྱི་འདྲ་བ། ལྷུམ་བུ་སེར་པོ། རྫོང་ལེན་སེར་པོ་ཟེར། འབྲུངས་དཔེར། སྒྲང་སྐྱི་སྐྲས་ཞེས་བྱ་བ་ནི། །མོན་ཡུལ་ཀླ་ཀློ་ཁ་བཀྲའི་ཡུལ། །ནགས་རི་མཐུག་པོའི་སྤང་ལས་སྐྱེ། །ལོ་མ་སྤྲ་ལ་སྐུམ་པ་ཡིན། །སྡོང་པོ་རིང་ལ་མཉེན་པ་ཡིན། །རྩ་བ་དང་ནི་མེ་ཏོག་སེར། །བཅད་ན་འོ་མ་འབབ་པ་ཡིན། །རོ་ནི་ཁ་ལ་བསྐ་བ་ཡིན། །རང་གི་ནུས་པས་ནག་ཆུ་སྐེམ། །རྩ་འདུབ་ཀློ་བུར་ཚད་རིམས་སེལ། །ཞེས་པའི་ལོ་མའི་དབྱིབས་སྤུབ་ཀ་དང་ཁྱོགས་འདྲ་

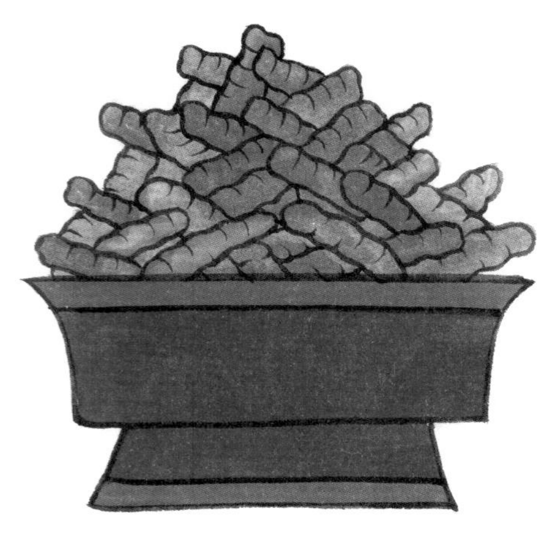

ལ་རྩ་བ་སེར་པོ་སྤུ་ཅན་སེར་ཚོས་དང་ཚོན་དུ་རུང་བ་འདི་ཀློ་མོན་དང་ཚ་བའི་སྐང་རྒྱབ་ཕྱོགས་ནས་ཡོང་བ་འདི་ཕོ་ལྷུམ་ཡིན། མོ་ལྷུམ་ནི་ལྕགས་ཀྱུ་བ་སྟེ།།

黄连　*Coptls teetoides C.Y.chehg*

黄连吸水清疫热。《如意宝树》中说："黄连治一切热症、疔疮、皮肤炭疽，治小肠热病。"本品之名有：娘孜折、赛尔保车冈、阳孜扎哇、敦布赛尔保、黄连赛尔保等。

《图鉴》中说："黄连产于门隅等热带地方，生长在密林山坡。叶细，油绿，茎长而软，根、花皆黄色。折断流乳状汁液。味苦、涩，功效干脓水，愈疮，治瘟疫，清急性热。"如上所述，黄连叶状如银莲花，根黄色被毛，可做黄色染料。上述黄连，产自珞、门和热带山地，为雄黄连。雌黄连为多叶唐松草。

ལྕགས་ཀྱུ།

ལྕགས་ཀྱུས་གཉན་འདུལ་དུག་ཚད་གསོད། །ཅེས་པ་ལ། ཀློན་ཤིང་ལས། ལྕགས་ཀྱུ་རིན་ཆེན་མགོ་ལྷ་ཡིས། །སྐྱོག་པ་ནག་པོ་རོལ་དུ་གསོད། །ཕྱིར་ཡང་ཚ་བ་མ་ལུས་འཇོམས། །ཞེས་དང་། རང་བྱུང་པས། ཁྲག་རྐང་ལྕགས་ཀྱུས་ཚད་པ་སེལ། །གསུངས། མིང་ནི། སེར་པོ་ཁྲག་རྐང་། སྐྱོག་དུག་ནག་པོ། ལྕགས་ཀྱུ་མགོ་ལྷ། བོང་བུ་ཟན་དམར། གཉན་ཐུབ་དཔའ་བོ་ཟེར། དྭགས་པོའི་འཇོར་འབུམ་དུ། འདི་ལ་བུ་བ་ཐང་ཤིང་དང་། རྩི་དམར་རྐང་གཅིག་པ་ཡང་ཟེར་བ་ཡོད། འབྱུངས་དཔེར། གཉན་ཐུབ་རྒྱལ་པོ་ལྕགས་ཀྱུ་ནི། །ཉིན་གྱི་ཛ་བྲག་དྲུང་དུ་སྐྱེ། །སྡོང་བུ་རིང་ལ་ཙུང་ཟད་སེར། །ལོ་མ་གཡུ་བུན་གཏོར་བ་འདྲ། །མེ་ཏོག་གསེར་གྱི་གང་བུ་འདྲ། །ཟེའུ་འབྲུ་སླ་སྤུ་འཇོར་འདྲ་སེར། །འབྲས་བུ་ཟེ་ར་དཀར་པོ་འདྲ། །དེ་ཡི་རྩེ་མོ་ལྕགས་ཀྱུ་འདྲ། །རྩ་བ་སེར་པོ་ཁྲག་རྐང་ཡིན། །རོ་ནི་ཙུང་ཞིག་ཁ་བ་ཡིན། །ཚད་རིམས་དུག་གཉན་རྒྱས་པ་འཇོམས། །རྟོག་པའི་ཚ་བ་དྭངས་སྙིགས་འབྱེད། །མ་སྨིན་

སྙིན་བྱེད་འཐོར་བ་སྡུད། །ཚད་རིགས་འཇོམས་པའི་བདུད་རྩིར་བཤད། །ཅེས་པ་འདི་མྱང་རྩི་སྤྲུས་སམ་སེར་པོ་ཁྲག་རྐང་སོ་ལྷམ་ཡིན་ནོ། །ཁ་ཅིག་ཡི་གེ་བཅོས་ནས། འབྲས་བུ་ཟེ་ར་དཀར་པོ་ཡིན། རྩ་བ་སེར་པོ་ཁྲག་རྐང་ཡིན། །ཟེར་བའི་སྨན་གཅིག་ལ་ངོ་བོ་གཉིས་སུ་བྱེད་པ་དང་། དེ་བཞིན་སྤྲུ་བ་ལའང་། ཤུ་དྲི་སྤྲུ་བའི་འབྲས་བུ་ཡིན། །ཟེར་བ་སོགས་འདྲ་ཟེར་བ་ཡིན། ཞེས་པར་སྒྱུར་བར་བྱེད་པའི་ལུགས་ནི་གསོ་བ་རིག་པའི་ཞབས་འདྲེན་པའི་རིགས་སོ། །

唐松草（多叶唐松草）　*Thalictrum foliolasum L*

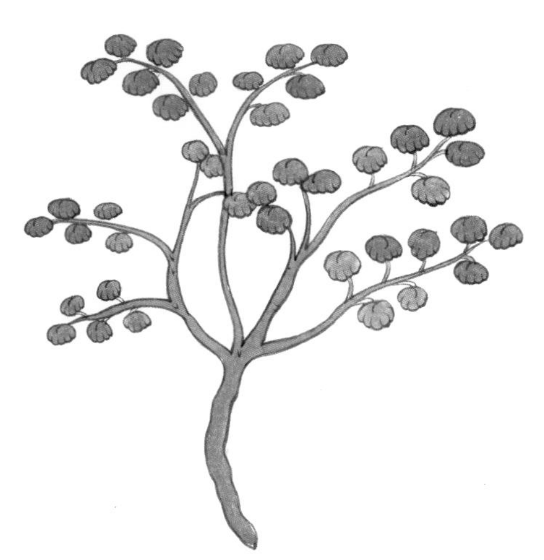

唐松草功效降瘟，并且治疗毒热症。《如意宝树》中说："唐松草治疗疮炭疽，清热。"让穹多吉说："唐松草清热。"本品之名有：赛尔保车冈、洛都那保、解合据兰昂、邦布散玛尔、年图巴保等。在《达保零散本草》中，本品还称为布巴唐兴、孜玛尔冈解合巴。

《图鉴》中说："降瘟药王唐松草，生在阳山石岩下。茎长，微黄；叶状如玉瓶碎片；花状如金蕾，花蕊像蓬松的麝毛；果实状如香旱芹子，果尖状如铁钩；根黄色含红色汁液。味微苦，功效清疫热，解毒，消炎，清浊热，分清浊，促熟，敛散。为清诸热的甘露。"上述是说川黄连，或说芸香叶唐松草。有些人改写易名，说种子是香旱芹子，根是多叶唐松草根，把一种药说成两种植物。同样，也有把芹菜籽说成是羌活籽的。这种改写易名之法是医学的障碍。

བྱ་རྒོད་སྡུག་པ།

བྱ་རྒོད་སྡུག་པས་མགོ་རྨ་ཕྲོག་རྒོད་འདུལ། །ཞེས་པར། ལྷོན་ཤིང་ལས། བྱ་རྒོད་སྡུག་པས་མགོ་རྨ་གསོ། །ཚད་པའི་གཟེར་ཟུག་ཞི་བར་ནུས། །ཞེས་དང་། རང་བྱུང་ཞབས་ཀྱིས། བྱ་རྒོད་སྡུག་པས་གཟའ་ནད་སེལ། །གསུངས། མིང་ནི། རྒྱལ་པོ་ལ་ཐོད་ཅན། བྱང་གཡག་མདའུ་འཁྱིལ། ད་བྱིད་དཀར་པོ་ཟེར། འབྲུངས་དཔེར། ད་བྱིད་དཀར་པོ་ཞེས་བྱ་བ། །གངས་རི་མཐོན་པོའི་ཞྭ་ལས་སྐྱེ། །ལྡོག་པ་འདུལ་བའི་དར་ཡ་ཀན། །བྱ་རྒོད་སྡུག་པ་ཞེས་ཀྱང་བྱ། །སྡོང་བུ་ཁོང་སྟོང་

རས་བལ་གྱོན། །སྐྱེ་ཚུལ་ཡུ་མོ་སྤོལ་གོང་བཞིན། །རྩེ་ལྷུམ་མེ་ཏོག་ཅུང་ཟད་སྨུག །བྱ་རྒོད་ཟ་ལ་བབས་པ་འདྲ། །རོ་ནི་ཁ་ལ་ནུས་པ་བསིལ། །ལྷོག་པའི་ནད་རིགས་གང་ལ་ཡང་། །གཅིག་ཐང་ཁོང་བཏང་སྐྲངས་པ་ལ། །ཕྱི་ནས་འབྱར་བྱས་འཕྲལ་བདེ་སྐྱེར། །ཞེས་གསུངས་སོ། །

水母雪莲花 *Saussurea medusa Maxim*

水母雪莲花功效，治头疮恶疔疮。《如意宝树》中说："水母雪莲花治头疮，止热性疼痛。"让穹夏说："水母雪莲花治癫痫。"本品之名有：加保拉桃坚、玄果捏巴、江亚合得金、达西嘎尔保等。

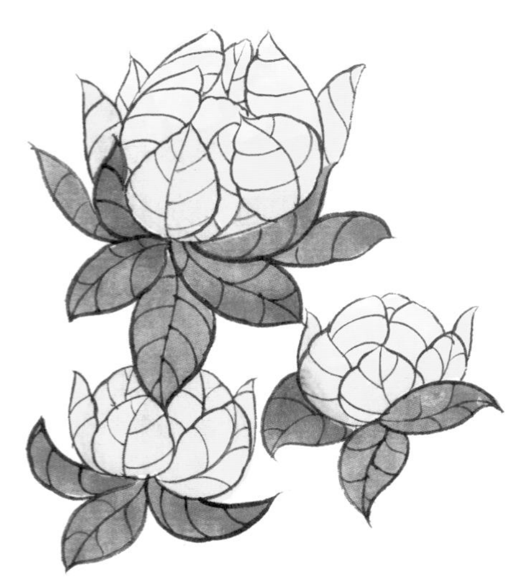

《图鉴》中说："水母雪莲花生长在雪山雪线附近的碎石地带，是治疗疔疮炭疽的最有疗效的药物。又称恰高苏合巴。茎中空，被棉状绒毛，形态状如绢毛菊，茎顶开花；花微紫红，状如秃鹰蹲在石岩上。味苦，性凉，功效治疔疮炭疽病，独味汤消肿，外敷肿胀速消。"

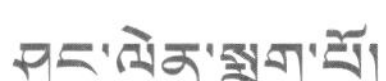

ཤང་ལེན་སྨུག་པོས་གློ་བའི་ནད་ལ་ཕན། །ཞེས་པར། མིང་གསེར་ཐུར་ཟེར། སྐྱེ་ཚུལ་ནི། ཤང་ལེན་སྨུག་པོ་ཞེས་བྱ་བ། །མཐོ་ཟའི་བྱང་བལྟས་ལོགས་ལས་སྐྱེ། །ཟ་ཞིབ་འཇམ་པོའི་ས་ལས་སྐྱེ། །ཆེ་བར་མི་སྐྱེ་སོར་བཞི་ཙམ། །རྩ་ལོ་པད་མ་བརྩེགས་པ་འདྲ། །སྡོང་པོ་གསེར་གྱི་ཐུར་མ་འདྲ། །མེ་ཏོག་དཀར་དམར་ཆུང་ལ་སྐྱོམས། །ཟེའུ་ཁྱུང་ལྕོ་ཀའི་མིག་དང་འདྲ། །རོ་ནི་མངར་ཁ་གློ་ནད་གསོ། །གསང་སྔན་གསེར་ཐུར་ཞེས་ཟེར་དགོན། །མན་ངག་སྦྱོར་སྡེ་ཟུར་དུ་ཡོད། །ཡོན་ཏན་བརྗོད་པས་ལང་བ་

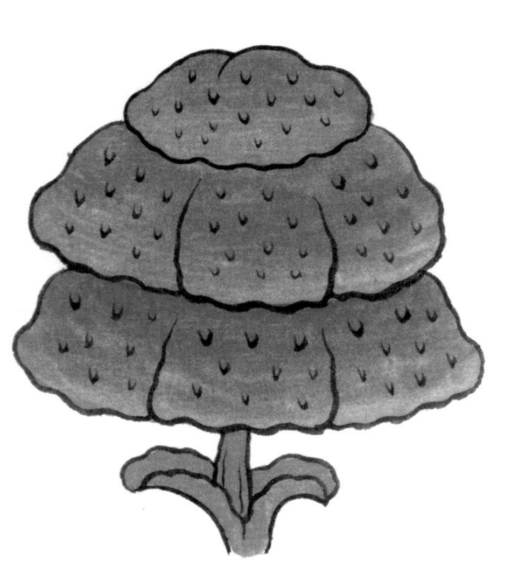

མིན། །ཞེས་སོ། །མིང་དངོས་ནི་བདུད་རྩི་གངས་ཤམ་པའོ། །གངས་བཙུད་འཛིན་པའང་ཟེར།

绵参　*Eriophyton wallichii Bentn*

绵参养肺治热症。本品又名赛尔图尔。生长在高山北向一侧的碎石带。植株不大，约高四指，茎基部叶莲座重叠，茎如金筷；花小，淡红色，均匀；种子状如云雀眼。味甘、苦，功效治肺病。称为桑曼宙尔图尔的一种蚤缀，很稀少。《秘诀续》药物配方附录中有收载，除功效外其他未述。本品真名叫都孜或夏木巴，又称冈据增巴。

ཁུར་མོང་།

ཁུར་མོང་བད་སྨུག་ཚད་སྙིང་དག་ལ་ཕན། །ཞེས་པར། ལྷོན་ཤིང་ལས། ཁུར་མོང་མཁྲིས་སེལ་ཕོ་ནད་སེལ། །གློ་བུར་དུག་ཐབས་འཐབ་པ་སངས། །དེ་ཡི་མེ་ཏོག་ཚད་རིགས་སེལ། །ཕ་ཁུར་དང་ག་འགགས་པ་སེལ། །ཁྲག་མཁྲིས་སེལ་བར་བྱེད་པའི་མཆོག །ཅེས་དང་། རང་བྱུང་པས། ཁུར་མོང་ཞོ་ཅན་དབྱིག་དུག་སེལ། །ཞེས་པ་ལ། མིང་། ཤེས་རབ་ཡོ་མ་ཟེར། འདི་ལ་རྒྱ་ཁུར་ཕ་ཁུར་གཉིས། དེ་རེ་རེ་ལ་དཀར་ནག་གཉིས་ཏེ་བཞིའོ། །འབྱུངས་དཔེར། ཁུར་མོང་རྒྱ་ཁུར་ཕ་ཁུར་གཉིས། །དཀར་ནག་དབྱེ་བས་བཞི་ཡིན་ཏེ། །བདུད་རྩི་དར་ཡ་ཀན་ཞེས་ཟེར། །ནད་སེལ་བདུད་རྩི་སྨན་བཞི་ཡིན། །མེ་ཏོག་དཀར་པོ་ཁུར་དཀར་ཏེ། །སེར་པོ་ཤར་བ་ཁུར་ནག་ཡིན། །གང་ཡང་མེ་ཏོག་འདབ་སྟོང་ལྡན། །སྡོང་སྦུབས་ཁོང་སྟོང་གདུགས་ཡུ་འདྲ། །གང་ནས་བཅད་ཀྱང་འོ་མ་འབབ། །རྒྱ་ཁུར་རི་དང་ལྗོངས་ལས་སྐྱེ། །ལོ་མ་འཇོང་རིང་སྡོང་པོ་རིང་། །ཞེས་རྒྱ་ཞོད་ཞིང་སོགས་ལས་སྐྱེ་ཞིང་། །སྡོང་པོ་རིང་ལ་མགོ་བོ་གཉིས་གསུམ་སོགས་འབྲེལ་པ་དེ་ཡིན། ཕ་ཁུར་ནི། ཕ་ཁུར་ཁ་སྐྱོད་སྤང་ལས་སྐྱེ། །ལོ་མ་བྲ་སྣུམ་ཉ་ག་ཅན། །མེ་ཏོག་གཅིག་པུར་སྐྱེས་པ་ཡིན། །རྩ་ཁ་ཡུད་ཙམ་འགོལ་ལ་མངར། །རྩ་བ་དཀར་མཉེན་འོ་མ་འབབ། །མིང་ནི་སྐྱབས་ལས་དཀར་པོ་ཟེར། །ཟུས་པས་ཚད་རིམས་ཁྲག་མཁྲིས་སེལ། །ཞེས་བཤད་པ་དེའོ། །

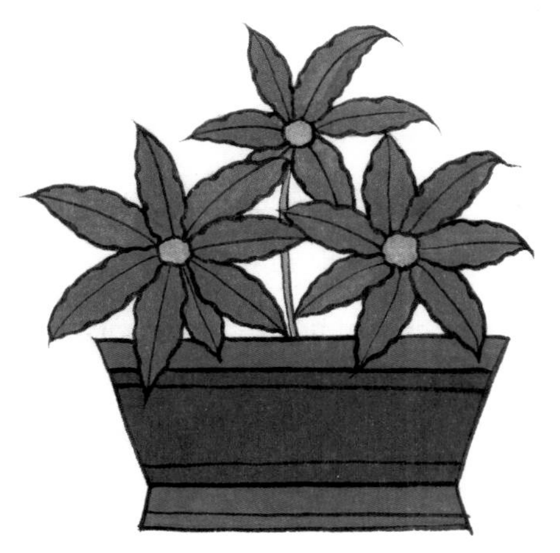

蒲公英

蒲公英的功效为治培根瘀紫热症。《如意宝树》中说："蒲公英治胆病、胃病，解急性中毒。花清热。西藏蒲公英开胃口，治血病、赤巴病。"让穹多吉说："蒲公英汁解宝石中毒。"本品之名又称为西然奥玛。分为蒲公英、毛连菜两种。每种又分黑、白两种。共为四种。《图鉴》中说：“蒲公英分毛连菜和蒲公英两种，再分为黑、白，共四种。又称为都孜达尔尔干，为治病甘露四弟兄。花白色者为白蒲公英，花黄色者为黑蒲公英。无论哪一种，其花瓣千层，茎中空，圆筒形，伞柄状。无论根、茎或叶折断后皆有乳状汁液流出。”

“毛连菜生长在山地、田野。叶长椭圆形，茎长。”如上所述，白者为毛连菜 རྒྱ་ཁུར་དཀར་པོ། Picris hieracioides L.ssp fuscipilosus Hand - Mazz、黑者为苣荬菜 རྒྱ་ཁུར་ནག་པོ། Sonchus brachyotus Dc，皆生长在山沟、田野，茎长，花两三朵并蒂。

蒲公英，“蒲公英生长在高山坡。叶细，深裂，油绿色；花单一开放，味苦、微甘；根白色，柔软，流乳状白液。亦称加卜奈嘎尔保，功效清热，治瘟病时疫、血病、赤巴病”。如上所述，黑者为西藏蒲公英 ཁུར་ནག་པོ། Taraxacum tibetanum Hand Mazz、白者为锡金蒲公英 ཁུར་དཀར་རམ་སྐྱབས། Taraxacum sikkimense Hand - Mazz。

པ་ཧྟ་ལ།

པ་ཧྟ་ལ་ཞིམ་ཁ་ཚ་སྲིན་རང་སེལ། །ཞུ་རྗེས་མངར་བས་ཡི་ག་འབྱེད་པར་བྱེད། །ཅེས་པར། ཡན་ལག་བརྒྱད་པར། པ་ཧྟ་ལ་ཞིམ་སྲིན་ནད་སེལ། །ཞུ་རྗེས་མངར་ཞིང་ཡི་ག་འབྱེད། །ཅེས་གསུངས། འདི་ལ་གྱེར་སྨན་གྱིས། པ་ཧྟ་ལ་འདི་སྔ་རབས་པས་གསལ་ཁ་ཆུང་བས། ཕྱིས་འགྲེལ་བྱེད་མང་པོས་སྣ་ཚོགས་ལབ་པར་སྣང་ནས་འགྲོན་པ་རྣམས་ཀྱིས་བརྟག་དཔྱད་མཛད་པར་འཚལ། ཞེས་གསུངས་པ་ཐུགས་མང་པར་སྣང་། པ་ཧྟ་ལ་གསེར་མེ་ལ་བྱེད་པ་ནི། ཆ་ལག་བཅོ་བརྒྱད་ནང་ཚན་མིང་དོན་བརྡ་སྤྲོད་ལས། རྒྱ་སྐད་མིང་དོན་བརྡ་སྤྲོད་དུ། གསེར་མེའི་རྒྱ་སྐད་པ་ཧྟ་ལོ་ཡིན་པར་བཤད་པ་འདི་མ་དག་པས་ལན། འདི་གཡུ་ཐོག་པའི་མཛད་པ་ཡིན་པར་གྲགས་པས་མ་དག་པ་མེད་ཟེར་ཡང་། གཡུ་ཐོག་པའི་གསུང་མིན་པར་ཐག་ཆོད་དེ། མ་དག་པ་མང་པས་སོ། །གང་ཞེ་ན། རྒྱ་སྐད་མིང་དོན་བརྡ་སྤྲོད་འདིར། དུང་གི་རྒྱ་སྐད་ལ་ཤིཨུ་ཤ་ཤི་ཟེར་བའི་ཨུ་དང་། དངུལ་ཆུ་ལ་ད་ཆུ་ཟེར་བའི་ཆུ་དང་། ཟུར་བ་ལ་ཤོ་ཟུར་ཟེར་བའི་ཟུ་སྐྱེ། རྒྱ་སྐད་ལ་མེད་པའི་ཡི་གེ། ཨུ་ཆུ་ཟུ་རྣམས་དང་། དེ་བཞིན་སྔགས་སྔེབ་མ་ཡིན་པའི་ཆུ་མ་རྩེ་ལ་རྩེ་སྨུག་མོ་དང་། ཉ་ཕྱིས་ལ་མུ་ཏིག། ལིག་བུ་མིག་ལ་མདུང་རྩེ། སླ་སྒང་ལ་མོན་ལུག། འབྲ་གོ་མ་ཉུ་ཏ་ཀང་། བྱ་ཀང་ལོ་བཙན། སྨྱུང་རྩི་སྤྲུས་སེར་པོ་ཀུ་དྲུས་ཟེར་བ་འདི་དག་བོད་སྐེབ་འབབ་ཞིག་པས་སོ། །པ་ཧྟ་ལ་ཞེས་པའི་སྐད་དོད་ནི། རིན་ཆེན་སྤུངས་པའི་དཀའ་གནད་བུ་དོན་མ་ལས། པ་ཧྟ་ལ་སྣྲ་རོ་མ་བ་རུ། ཞེས་པ་ནི། ས་འོག་གནས་པའི་སྦུ་མང་པའོ། །ཞེས་བཤད། གསེར་མེའི་སྐད་དོད་སུ་ཕཊ་སུཊྚི་ཞེས་སོགས་གསེར་དང་མེ་ཏོག་གི་སྐད་དོད་གང་དུའང་མི་གཏོགས་

སོ། །དངོས་ཀྱི་འགལ་བ་ཡང་། མན་ངག་རྒྱུད་ཀྱི་ཚ་བ་སྤྱི་བཅོས་སྐབས་སུ། དངོས་གཞི་རྒྱལ་པོ་བཙུན་མོ་སྲས་དང་བློན། མཚོན་ཆ་ཆིབས་སུ་བཅས་པས་ནད་ཡུལ་འདོན། ཅེས་པའི་གསེར་མཆན་དུ། བློན་པོ་ལ་ལྷུམ་རྩ་དང་གསེར་མེ། མཚོན་ཆ་ལ་པ་ཏོ་ལ་ཞེས་སོ་སོར་གསུངས་ཡོད་པས་འདི་གཉིས་མི་གཅིག་པ་ངེས་གསལ་ལོ། །ཡང་བརྒྱད་པ་རྩ་འགྲེལ་དང་འགྲེལ་བ་ཟླ་ཟེར་སོགས་ནས་པ་ཏོ་ལའི་ལོ་མས་ཚོད་མ་བྱེད་པར་གསུངས་པས། ཚོད་མ་ཉན་པ་ལ་ཆགས་བཞག་ནས་བྱང་ལུགས་ཁ་ཤས་དང་། འགའ་ཞིག་ཏུ་རྒྱ་ཁུར་ཡིན་པར་ཐག་བཅད་མཛད་འདུག་ཀྱང་། ཁུར་མོང་ཙམ་དུ་མ་ཟད་ཚོད་མ་ཉན་པ་ནི་མང་བ་དང་། པ་ཏོ་ལར་བཤད་པ་དང་ཁུར་མོང་གཉིས་རོ་ནུས་དབྱིབས་སོགས་གང་ནས་ཀྱང་མི་མཚུངས་སོ། །དངོས་ཀྱི་འགལ་བ་ཡང་། རྒྱ་གར་ནག་ཕྲོམ་བལ་སོགས་མཐའ་བཞིའི་སྨན་པ་རྣམས་བཀའ་བགྲོས་ནས་མཛད་པ་གཅེས་པ་བསྡུས་པའི་སྐྲན་བཤིག་སྨན་གྱི་ལིང་ཚེ་ལས། ཐར་ནུ་ཁུར་མོང་དཀར་ནག་སོགས་འོ་མ་ཅན་སྐྱུར་བའི་སྡེ་དང་། ཚ་བ་གསུམ་སླེ་ཏྲེས་པ་ཏོ་ལ་བྱི་བཟུང་བྲ་གོ་རྒྱ་ཚྭ་ཡུང་བ་དབྱི་མང་གར་སྲུས་སྣ་ཚ་སྡེ་རྫི་བ་བཅུ་གཉིས་ཞེས་སོ་སོར་བཤད་ཡོད་པ་གསལ་ལོ། །འོ་ན་པ་ཏོ་ལ་དེར་དབྱིབས་དང་རོ་ནུས་སོགས་གང་འདྲ་ཞིག་ཡོད་ཅེ་ན། དབྱིབས་ནི། །འདྲ་ཡིག་དུང་གི་མིག་ལས། པ་ཏོ་ལ་ནི་སྣ་སྐྱ་འདྲ། །ཞེས་གསུངས་པ་དང་། གཡུ་ཐོག་པའི་སྨན་ངོས་འཛིན་པའི་བསྟན་བཅོས་ལས། པ་ཏོ་ལ་ཞེས་རྩ་བ་ནི། །སྣང་པོ་ཆེ་ཡི་རྐང་བོལ་འདྲ། །ལོ་མ་ལེབ་མོ་རལ་གྱི་འདྲ། །སྐྱེ་ནི་རི་ཐང་མཚམས་སུ་སྐྱེ། །ཞེས་དང་། རིན་སྤུངས་བུ་དོན་མ་ལས། དབྱིབས་ར་མཉེའམ་སྣ་སྐྱ་འདྲ་ལ་ལོ་མ་ཊུག་པ་འདྲ་བ་སྟེ་ཞེས་གསུངས་སོ། །རོ་དང་ནུས་པ་ནི། ཡན་ལག་བརྒྱད་པ་ལས། པ་ཏོ་ལ་ཞིམ་སྲིན་ནད་སེལ། །ཞུ་རྗེས་མངར་ཞིང་ཡི་ག་འབྱེད། །ཅེས་གསུངས། དེའི་འགྲེལ་པ་ཟླ་ཟེར་ལས། པ་ཏོ་ལ་སོགས་པའི་སྡེ་ཚན་ངེས་པར་གསུངས་པ་སྟོན་ཏེ། པ་ཏོ་ལ་ནི་ཞིམ་ཞིང་ཆོམ་པར་བྱེད་པ་དང་། སྲིན་ནད་སེལ་ཞིང་འཇོམས་པ་དང་། ཞུ་རྗེས་མངར་བས་ཤིན་ཏུ་ཡི་ག་འབྱེད་པ་ཡིན་ནོ། །ཞེས་གསུངས། པདྨ་ཏ་ཨ་ཧྲ་ཡ་ཀྲྀ་ཧྲེའི་བདུད་རྩི་བུམ་པ་ལས། སླེ་ཏྲེས་པ་ཏོ་ལ་ཚ་བསྐ། །ཞེས་དང་། བུ་དོན་མ་ལས། དང་པོ་མངར་ཁ་དངོས་གཞི་ཚ་རྗེས་བསྐ་ནོ་ཞུ་རྗེས་མངར། །ཞེས་དང་། གཡུ་ཐོག་སྨན་ངོས་འཛིན་པར། རོ་ནི་མངར་ཁ་ཚ་ལ་རྣོ། །ཞེས་གསུངས་སོ། །འོ་ན་དེ་གང་ལ་བྱེད་ཅེ་ན། རང་ལུགས་ཡང་མྱེས་བརྒྱུད་པར་བཅས་པས་ངོས་འཛིན་པ་ནི། རོང་ཆེན་རྣམས་ཀྱི་རི་ཐང་མཚམས་སུ་སྐྱེ་བའི་རྩ་བ་བླངས་ནས་ཕལ་ཆེར་གྱི་ལྷུམ་ནར་བཙུགས་པ་ཆུ་འདལ་བ་ཞེས་པ་ཕལ་སྐད་དུ་ཆུ་འཐག་པ་ཟེར་བ་ལོ་མ་རལ་གྱི་འདྲ་བ། རྩ་བ་ར་མཉེ་ཕྱོགས་འདྲ་ལས་སྣ་སྐྱ་ལྟར་མང་དུ་འབྲེལ་ནས་སྐྱེ་བ་ཡན་ལག་སྲུ་ཕྲན་མང་ཞིང་རོ་མངར་ཁ་ཚ་རྣོ་ལྡན་པ་འདི་རང་འགྲུལ་མེད་དུ་བྱེད། བཤད་མ་ཐག་པའི་ལུང་རྣམས་ལས་རོ་ཕྱོགས་རེ་བ་དང་། ཤས་ཆེ་བ་དང་ལྡན་པ་ཡོངས་རྫོགས་སོགས་བཤད་པ

ཀུན་དང་ཡང་མཚུངས་སོ། །འདི་ལ་རྒྱུད་ཀ་ཟེར་བ་ནི་མ་དག་པའོ། །

白芨　*Bletilla striata(Thunb) Reichb.f.*

白芨味香治虫病，化味甘甜开胃口。《八支》中说："白芨味香，治虫病，化味甘，开胃。"对于本品，金尔曼说："巴多拉这一名称，前辈不太清楚，后世解释很多，而将各种说法混淆在一起研究。"这一说法是真实的。将"巴多拉"作为"金针灸火"解释，《十八支・词义释诠》中说："印地语词义中'金针灸火'称为'巴多拉'是不正确的。据传这是宇妥说的，当然无误。"但是，这肯定不是宇妥的话，谬误很多。为什么呢？在这本书中，说海螺印地语称为"奈吾夏"之"吾"；说水银称为"达曲"之"曲"；说茶蘼称为"肖苏尔"之"苏"；三者印地文中皆无此字。因而，"吾、曲、苏"三字和亚大黄称为孜达合毛，石决明称为木斗合，长石称为东泽，耳叶蓼称为门鲁，札高称为玛努达岗，翠雀花称为洛赞，川黄连称为赛尔保固朱等，纯粹是藏语。"巴多拉"这个词，在《宝堆难义注释》中说："所谓'巴多拉洒塔饶玛巴胡'其意是'地下存在的许多毛。"金针灸火在印地语中称为'苏窝那布卡巴'，不包含金与花的语意。其意是矛盾的。《秘诀续》中谈到热病总治法时说："君药、后药、太子药和臣药，连同武器药、骑乘药同赴病界。"在其注释中说："臣药为大黄和金针灸火，武器药为巴多拉。"二者分别说得很清楚，不是同一药物。《八支解释月光》中说："巴多拉叶可做菜。"从可做菜这点来说：一些北派医家认为本品是大叶蒲公英。但可做菜的野菜很多，不仅是蒲公英。巴多拉和蒲公英无论性味、功效、形状哪一点也都不一样，其实也是矛盾的。印度、汉地、高昌、尼泊尔等四方的医家们商榷后著的《精选破瘤药物》中说："大戟、黑白蒲公英等为乳状汁液属，三热药和宽筋藤、巴多拉、牛蒡子、大枣、硇砂、姜黄、铁线莲、草玉梅、毛茛等为十二味锐药。"上

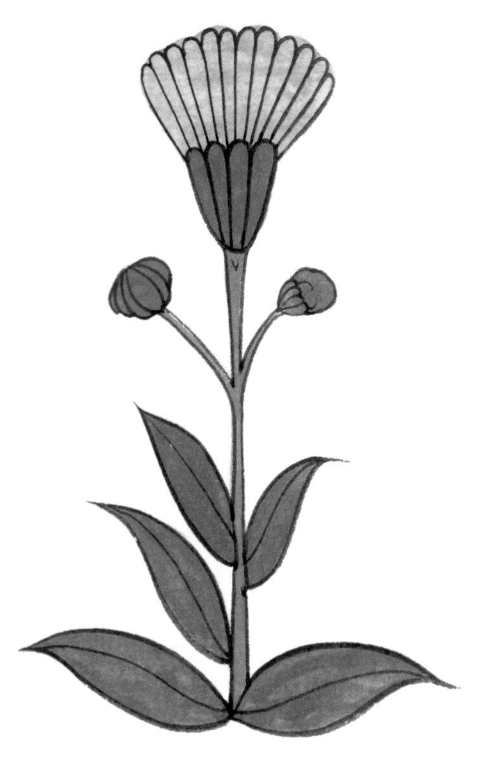

述诸药都分别来说，这就很清楚了。

白芨的形状、性味、功效是怎样的呢？白芨的形状，《图鉴螺眼》中说：“白芨状如姜。”宇妥的《药物识别》中说：“白芨根状如大象的蹄背，叶扁平状如宝剑，生长在高山平川交界处。”《宝堆难义注释》中说：“根状如黄精或姜，叶如香薷。”白芨的性味和功效，《八支》中说：“白芨味香，治虫病；化味香甜，开胃。”在《八支解释月光》中说：“对白芨等属必须指出：白芨味香，令人悦意，功效治虫病；化味甘甜，开胃。”班智达阿巴亚格达的《甘露宝瓶》中说：“宽筋藤、白芨辛、涩。”《宝堆难义注释》中说：“味先甘、苦，回味辛、涩，性锐，化味甘。”宇妥的《药物识别》中说：“味甘、苦、辛，性锐。”

究竟怎样识别本药呢？我的祖传识别法是：本品生长在河川、山滩交界处。挖取它的根。在一般园中栽培的，称为曲达巴，俗语称为曲托合巴；叶剑状，根状如黄精，更像姜多块连生，分支和根毛多。味甘、苦、辛，性锐。这是正确无错的。并与上述药书典籍中所说的性味和许多方面也是完全一致。上面所述，味和功效等，与诸种说法也一样。认为本品是曲达合的说法是不正确的。

སྤྲར།

སྤྲར་གྱིས་རིམས་རྙིང་གཟེར་ནད་སྲིན་ནད་སེལ། །ཞེས་པ་འབྲུངས་རབ་ནི། སྤོ་སྨན་སྤྱོར་ཞེས་བྱ་བ་ནི། །ཆེ་ཆུང་རིགས་ནི་གཉིས་ཡོད་དེ། །ཞིང་ནང་སྐྱེས་པ་སྤྱོར་ཆེན་ཡིན། །སྤང་སྐྱེས་སྤྱོར་ཆུང་དག་ཏུ་བཤད། །ལོ་མ་དམར་སྨུག་མེ་ཏོག་དབྱིབས། །མེ་ཏོག་དམར་སྨུག་རྒྱ་ཕོར་འདྲ། །རོ་ནི་ཁ་ལ་མངར་བའི་ཚུལ། །རྩ་ལོ་མེ་འབྲས་ཕྱེ་མ་བྱ། །བསྐོལ་ཐང་བཏང་བས་གཟེར་ཐབས་ནད། །རིམས་རྙིང་ཁྲག་འཐུམ་མིག་ནད་སྲིན། །ཆུ་ཤོར་གློ་ནད་བྲང་རྒྱབ་གཟེར། །རྩིབ་ལོགས་གཟེར་དང་ལྷུ་ཚིགས་ལ། །ཆུ་སེར་བབ་དང་གདོང་སྐྲངས་དང་། །རོ་སྟོད་གཟེར་དང་ཚད་ཉིང་རིགས། །ཤིན་ཏུ་འབྱོངས་དཀའི་ནད་རྣམས་སེལ། །རིམས་ནད་ཚ་བ་རྒྱས་པ་ལ། །ཁོང་དུ་བཏང་ནས་གོས་ཀྱིས་ཕྱིབས། །ག་བུར་རྡུལ་འབྱིན་དག་དང་འདྲ། །ཕྱི་ཡིས་དྲིལ་བྱས་

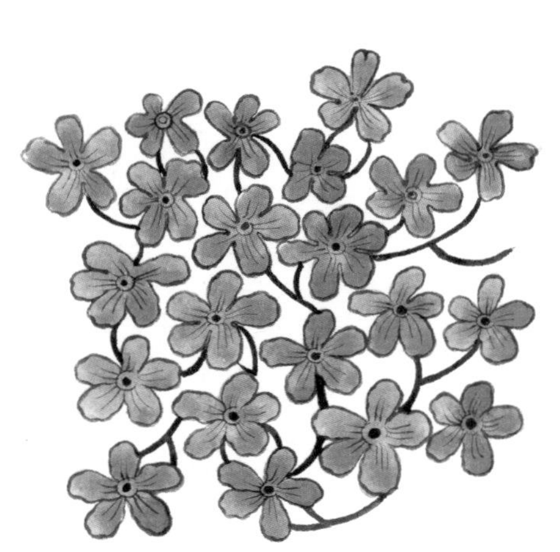

བ་སྤུར་འདོན། །ཞེས་སོ། །

老鹳草

老鹳草治旧疫疠，并能止痛治虫病。《佳优图鉴》中说：“分为大小两种：田生者为大老鹳草，山生者为小老鹳草。叶红紫色，状如花；花红紫色，状如木碗。味苦、甘。根、叶、花、果捣为粉末，煎汤服止痛，治血丝漫眼、虫病、旧疫疠病、失水、肺病、胸背痛、胁痛、关节积黄水、脸肿、上半身浮肿、竣泻之病。治时疫高热，内服后盖被取暖，如同冰片退烧一样，汗出热退。”（大老鹳草即巴塘老鹳草 སྤོར་ཆེན། Geranium orientalitibeticum R.knult，小老鹳草即草原老鹳草 སྤོར་ཆུང་། Geranium prateuse L.——译者注。）

སྲད་མ། སྲད་སྨུག སྲད་དཀར། སྲད་ནག སྲད་སྔོན། སྲད་དམར། སྲད་སེར།

ཀླ་བ་སྲད་མ། ཙྲིཙ་སྲད་མ། ཏུག་སྲད།

སྲད་མས་འོར་དང་སྐྲ་ནབ་དམུ་ཆུ་འདྲེན། །ཞེས་པ་ལ་རིགས་དགུ་ཡོད་དེ། འབྲུངས་ཚད་ལས། སྲད་མ་དག་ལ་རིགས་དགུ་ཡོད། །སྲད་སྨུག་སྲད་དཀར་སྲད་ནག་སྔོ། །དམར་སེར་སླ་བ་ཙྲིཙ་ཏུག་སྲད། །ཅེས་གསུངས། སྲད་སྨུག་ལ་མིང་། སྨུག་པོ་དར་ཡ་ཀན། སྨུག་ནག་ཟེལ་པ། སྨུག་པོ་རྟག་ཏུ། སྔོན་མོ་ཆུ་འདྲེན། གསང་བ་སྨན་རྒྱལ། གཟི་མདངས་མེད་པ། ཁལ་སྲུལ་བྲེ་བོ། ཁལ་སྲུལ་སྨུག་པོ། ཤེལ་སྣང་ཉ་ཏུག བྲག་མིན་སྤང་ལ་དགག་པ། །དམུ་ཆུའི་གསང་ལྟུམ། མོན་ལུག་སྣ་སྣང་ཡང་ཐོར་འབུམ་སྐབས་ཟེར་རོ། །ལྗོན་ཤིང་ལས། སྨུག་ནག་ཟེལ་པ་ཞེས་བྱ་བ། །ཛ་ཡི་འདབས་སུ་འབྲུངས་སོ་སྐད། །མེ་ཏོག་སྨུག་ནག་ཟེལ་པ་ཅན། །ཚད་པའི་ནད་ལ་འདི་འདྲ་མེད། །བྱུང་ཁོག་རྩ་ཡི་ཚ་བ་སེལ། །ཁྱད་པར་འཁྲིབས་ནད་སེལ་ལོ་སྐད། །ཅེས་དང་། འབྲུངས་དཔེར། སྨུག་པོ་དར་ཡ་ཀན་ཞེས་ནི། །གཡའ་དང་ཛ་འདབས་གྲམ་ལས་སྐྱེ། །ལོ་མ་ལེབ་ཆུང་སྲན་ཆུང་འདྲ། །མེ་ཏོག་དམར་སྨུག་ར་གཟར་འདྲ། །རྩ་བ་རྒྱུས་པ་ཤད་པ་འདྲ། །ཐང་ཀར་སྨུག་པོ་ཞེས་ཀྱང་བྱ། །སྔོན་མོ་ཆུ་འདྲེན་ཞེས་ཀྱང་བྱ། །ཞེས་དང་། རང་བྱུང་པས། སྲད་སྨུག་དམུ་ཆུ་དག་ལ་ཕན། །ཞེས་གསུངས་སོ། །

སྲད་དཀར་ནི། བཤད་རྒྱུད་ལས། སྲད་དཀར་བ་ཡིས་དམུ་ཆུ་སྐྲ་ནབ་སྦྱོང་། །ཞེས་དང་། ལྗོན་ཤིང་ལས། སྲད་མ་དཀར་པོས་ཆུ་འགགས་སེལ། །མཆེར་ནད་རྒྱུ་གཟེར་འཇོམས་པར་བྱེད། །ཅེས་དང་། ཕྱི་རྒྱུད་ལས། སྲད་དཀར་ཆིག་ཐང་མཆོར་ཚད་དམུ་ཆུ་སེལ། །དང་། རང་བྱུང་པས། སྲད་དཀར་གློ་ཚད་སེལ་བའི་མཆོག །ཅེས་དང་། འབྲུངས་དཔེར། སྲད་དཀར་གཡའ་ཤས་ས་རོང་སྐྱེ། །ལོ་མ་བ་སྤུ་དཀར་པོ་ཅན། །མེ་ཏོག་དཀར་པོ་འཆར་བ་ཡིན། །ནུས་པས་བད་ཀན་སྐྲ་ནབ

སེལ། །ཞེས་གསུངས་སོ། །

སྤྲད་ནག་ནི། རང་བྱུང་ལས། སྤྲད་ནག་དུག་རྣམས་འདྲེན་པར་བྱེད། །ཅེས་དང་། སྙིང་བཅོས་ལས། སྤྲད་མ་ནག་པོ་སྤང་མཐར་སྐྱེ། །མེ་ཏོག་སྔོ་ནག་མདངས་དང་ལྡན། །ལོ་མ་སྤུ་བཅས་བགྲད་ནས་སྐྱེ། །དམུ་རྫིང་ཆུ་ཡི་རྒྱ་མཚོ་ལ། །ཐིམ་པ་མེད་པའི་ཡུར་བ་ཡིན། །ཞེས་སོ། །འདི་ལོ་མ་བཅས་སྤྲད་མ་གཞན་དང་འདྲ་ཙང་མེ་ཏོག་སྔོ་མཐིང་བསྐྱར། རྒྱ་ཕོར་ཁ་ཙམ་ལས་མི་ཆེ་བའོ། །

སྤྲད་མ་སྔོན་པོ་ནི། རང་བྱུང་ལས། སྤྲད་སྔོན་སྤྲད་སེར་གཉིས་ཡོད་དེ། །ཞེས་པའི་སྔོན་པོ་དེར། འཕྲུངས་དཔེར། སྔོན་པོ་མེ་ཏོག་སྔོན་པོ་སྐྱེ། །མཆོག་ཏུ་རྨ་ནད་ཐམས་ཅད་འཚོ། །ཞེས་གསུངས་པ་འདི་བར་ཤོད་གར་ཡང་བྱེ་མ་ས་ཤག་ལས་སྐྱེ་བའི་མེ་ཏོག་སྔོན་པོ་དམར་མདངས་ཡོད་པ་ས་ལ་བགྲད་ནས་ཡལ་འདབ་བརྒྱངས་པའོ། །

སྤྲད་མ་དམར་པོ་ནི། འཕྲུངས་དཔེར། དམར་པོ་མེ་ཏོག་དམར་པོ་སྐྱེ། །སྨུག་པོའི་གཟེར་ཟུག་ཐམས་ཅད་སེལ། །ཞེས་དང་། གསང་བའི་ཆུ་བཅོས་ལས། ཁ་སྟོད་སྤང་སྐང་མཁྲིགས་པ་ལ། །སྨུག་པོ་ཁྲག་གཟེར་རྒྱས་པའི་གཉེན། །སྤྲད་དམར་དར་དམར་རྒྱལ་མཚན་འདྲ། །ལོ་མ་ཐུང་ལ་སྡོང་བུ་རིང་། །མེ་ཏོག་དམར་པོ་ཐུར་དུ་འཕྱང་། །སྡོང་བུ་གྱེན་འགྲེང་རྒྱལ་མཚན་འདྲ། །ཁྲག་བཤལ་སྨན་ལ་མཆོག་ཏུ་བཟང་། །ཁྲག་གཟེར་འཇོམས་ཤིང་ཁྲག་ལམ་མཐུད། །ཅེས་པས་གསལ་ལོ། །

སྤྲད་མ་སེར་པོ་ནི། འཕྲུངས་བཀོད་ལས། སྤྲུལ་ནག་བཅད་འཇོར་བྱ་བ་ནི། །ས་དང་གསོམ་པའི་ལྗོངས་ལས་སྐྱེ། །ལོ་མ་སྤྲད་ལོ་རྩིང་པ་ལ། །སྡོང་བུ་ཕྲ་ལ་རབ་ཏུ་རིང་། །མེ་ཏོག་སེར་པོ་རྒྱལ་མཚན་དབྱིབས། །གང་འབྲས་སྤྲད་མ་གཞན་དང་འདྲ། །རྩ་ཚད་རྨ་ཚད་ཁྲག་ཤོར་ལ། །རྩ་སྡོང་ལོ་མ་མེ་ཏོག་འབྲས། །བརྡུངས་ལ་བཙིར་བའི་ཁུ་བ་ནི། །ཐེངས་པ་ཙམ་ནས་སོད་ལ་འཚོ། །ཞེས་པ་སྡོང་པོ་རིང་ལ་ཆེ་བ་ལས། །སྤྲད་དམར་ཧེ་ལྷ་བའོ། །

གླ་བ་སྤྲད་མ་ནི། འཕྲུངས་དཔེ་ལས། གླ་བ་སྤྲད་མ་ཞེས་བྱ་བ། །ཁ་སྟོད་དག་ལས་སྐྱེ་བ་ཡིན། །མེ་ཏོག་སྡོང་བུ་དག་ལས་སྐྱེ། །མེ་ཏོག་སྔོ་དམར་གང་བུ་ཅན། །འབྲས་བུ་ལེབ་ལ་མཁལ་མ་འདྲ། །རོ་ནི་ཁ་དང་མངར་བའོ། །རང་གི་ནུས་པས་སྤྲིན་ནད་དང་། །གཟེར་ནད་ལྗོག་སྐྲངས་འདུལ་བར་བྱེད། །ཅེས་པ་སྡོང་པོ་ཐང་རེ་མན་སྐྱེ་བ་ལ་ལོ་མ་མེ་ཏོག་སྡོང་པོར་སྐྱེ་བ། ལོ་མ་སྤུ་ཅན། མེ་ཏོག་སྔོ་ལ་དམར་སྨུག་ཤས་ཆེ་ཞིང་འབྲས་བུ་བྱིས་པ་རྣམས་ཀྱི་རྒྱན་ཕྲེང་བྱེད་པ་དེའོ། །

བྱིའུ་སྤྲད་མ་ནི། དཔག་བསམ་ལྗོན་ཤིང་ལས། བྱིའུ་སྤྲད་ཆུ་འགག་སེལ་བར་བྱེད། །ཅེས་དང་། འཕྲུངས་དཔེར། བྱིའུ་སྤྲད་མ་ཞེས་བྱ་ནི། །ཉིན་སྲིབ་གཉིས་ཀྱི་རི་ལས་སྐྱེ། །ལོ་མ་སྡོང་བུ་ཙུང་ཟད་ཕྲ། །མེ་ཏོག་སྔོ་དམར་རབ་ཏུ་མཛེས། །འབྲས་བུ་སྤྲད་དམར་དབྱེ་བ་མེད། །རོ་ནི་མངར་ལ་ནུས་པ་བསིལ། །རང་གི་ནུས་པས་རྨ་ནད་དང་། །ཁྲི་སྨྱོན་གྱིས་བཟུང་འཚོ་བའོ། །མགོ་

དང་བྱང་ཁོག་ཡན་ལག་གི། རྒྱ་ནི་ཇི་ལྟར་ཆེ་ཡང་འཚོ། །ཞེས་པ་ཁ་ལུང་བར་གྱི་རི་ལས་སྐྱེ་བའི་སྲད་མ་ཕྲ་ལ་ལོ་མ་སྲབ་ཅིང་ཉུང་བའོ། །

དུག་སྲད་ནི། རང་བྱུང་རྡོ་རྗེས། སྲད་མ་དྲི་ཅན་གདོན་ནད་སེལ། །ཞེས་པ། འབྲུངས་བཀོད་ལས། དུག་སྲད་དྲི་ཅན་དམའ་སར་སྐྱེ། །ལོ་མ་འབོལ་ལ་ཕུང་པོར་སྐྱེ། །མེ་ཏོག་སྐྱ་ལ་མདངས་མི་གསལ། །དྲི་མ་དུགས་པས་ཟ་མཁན་མེད། །གདོན་ལ་བདུགས་པས་རེངས་པར་བྱེད། །སྐྲངས་ལ་བྱུགས་པས་འཇོམས་པར་བྱེད། །ཕྱུགས་ཀྱིས་ཟོས་ན་འཐོམ་པར་བྱེད། །སྤྲེལ་གྱིས་ཟོས་ན་འཆི་བར་བྱེད། །བྱང་པས་ཟོས་ན་དུག་རབ་ལྡན། །ཞེས་པར་ཡུལ་སྐད་དུ་སྦྲེ་རོག་པ་ཡང་ཟེར། རྩ་བས་ཤོག་བུ་འཚོས་པའོ། །

དེ་དག་ནི་སྔ་མ་བཟང་ལ་རིམ་པས་དམན་པ་ཡིན། སྔ་མ་ལས་ཕྱི་མ་ཕྱེད་ཕྲི་བའི་ཆ་ཅན་གྱི་ཁུ་བ་སྐྱོགས་གཅིག་ཏུ་གདུས་པའི་ཁཊྭ་དམུ་ཆུ་འདྲེན་སྐེམ་ལ་མཆོག་ཏུ་བཟང་བ་ཡིན། དཔག་བསམ་ལྗོན་པ་ལས། སྲད་གདུས་ཁུ་བས་དམུ་རྫིང་སེལ། །ཞེས་གསུངས་སོ། །

黄芪

黄芪治心性水肿，并治水肿引腹水。

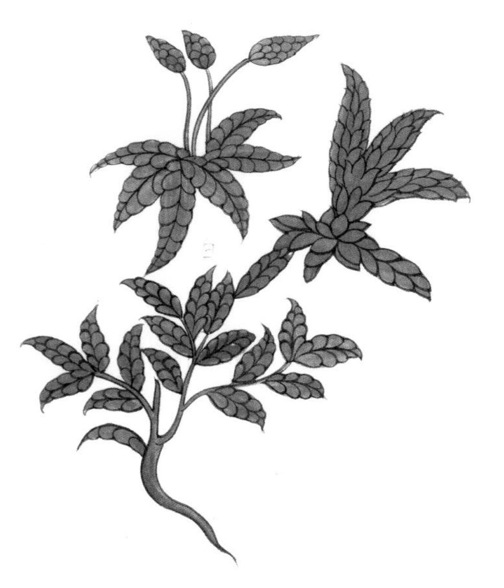

本品分为九种。《图态》中说：“塞玛有九种：即紫花黄芪、白花黄芪、黑花黄芪、蓝花黄芪、红花黄芪、黄花黄芪、麝黄芪、雀黄芪、毒黄芪。”

紫花黄芪即高山米口袋 སྲད་སྨུག། Gueldeh Staedtia himalaica Baker，其名有：木保达尔亚干、木那合司巴、木保达欧、温毛曲陈、桑巴曼加、司当麦巴、长洒折保、卡洒木保、西朗尼毒、折门邦拉尕巴、木曲桑敦木、门鲁拉冈、洮尔布木等。《如意宝树》中说：“高山米口袋，生长在高山。花紫黑色，有露状分泌液。治热病莫过此药，清腔疮热，开郁豁闷有特效。”《图鉴》中说：“高山米口袋生长在高山坡、河滩。叶扁小，状如豌豆叶；花红紫色，如紫铜色；根状如筋。也称唐嘎尔保，又名温毛曲陈。”让穹多吉说：“高山米口袋利水肿。”

白花黄芪即多花黄芪 སྲད་དཀར། Astragalus fioridus Benth ex bunge,《论述续》中说：“多花黄芪泻水肿、浮肿。”《如意宝树》中说：“多花黄芪开水闭，治脾病，止肠痛。”《后续续》中说:“多花黄芪独味汤清脾热,治腹水病。”让穹多吉说:“多花黄芪清肺热。”《图鉴》中说:“多花黄芪生长在高山土质坚硬的地方。叶被白毛,花白色。功效治培根病、浮肿。”

黑花黄芪即短序棘豆 སྲད་ནག། Oxytropis subpodooba P.c.Li. 让穹多吉说：“短序棘豆托毒。”《专门疗法》中说：“短序棘豆生长在草坡边缘。花蓝黑色，有光泽；叶面被毛。腹水积如海，它为引水渠。”本品叶等与其他黄芪相同，而花为碧蓝色，较小。

蓝花黄芪即马豆黄芪 སྲད་སྔོན། Astragalus Pastorius Tsai et Yii，让穹多吉说：“马豆棘豆有黄蓝两种。”这里所说的蓝花黄芪即本品。《图鉴》中说：“马豆棘豆蓝花。功效治诸疮。”如上所述，本品山沟、砂地等处皆生，花蓝色有红色光泽，植株匍匐地面，枝叶伸展。

红花黄芪即锡金岩黄芪 སྲད་དམར། Hedysarum sikkimense Benth ex Baker,《图鉴》中说：“锡金岩黄芪花红色，止培根瘀紫症疼痛。”《经水疗法》中说：“锡金岩黄芪为培根瘀紫症疼痛的对症药，生长在草坡坚硬地方。状如红绫胜幢；叶短，茎长，花红色下垂，茎直立，状如胜幢。止赤痢特效，亦止血痛，续脉。”上述清楚，易于辨认。

黄花黄芪即康定黄芪 སྲད་སེར། Astragalus yunnanensis Franch var tatsiensis(Bur et Franch) Cheng f.《图鉴》中说:“康定黄芪又名珠纳介效，生长在土质较差的松林边缘。叶如豆叶而粗糙；茎细，很长；花黄色，胜幢状；荚果种子同其他黄芪。功效续脉，止血，清疮热。根、茎、叶、花、果，捣烂拧汁，外敷一次立见效。”如上所述，本品除茎长大外，其他和红花黄芪一样。

麝黄芪即紫花黄花 གླ་བ་སྲད་མ། thermopsis barbata benth,《图鉴》中说：“紫花黄花生长在高山。花生于茎，花蓝红色，有荚果，种子扁，肾状。味苦、甘，功效杀虫，止痛，消肿、治疗疮炭疽。”如上所述，本品茎单一，叶花生于茎，叶被毛，花蓝红紫色，种子可给孩子们做饰串。

雀黄芪即红花岩黄芪 བྱིའུ་སྲད་མ། Hedysarum multijugum Maxim,《如意宝树》中说:“红花岩黄芪开通尿闭。”《图鉴》中说：“红花岩黄芪阴阳两山皆生长。叶、茎较细，花蓝红色,很美丽,种子同锡金岩黄芪没有区别。味甘,性凉,功效治疮疖,解狂犬毒,头胸四肢疮再大也能治疗。”如上所述，红花岩黄芪生长在雪山沟之间的山地，茎细，叶薄而少。

毒黄芪即黄花棘豆 དུག་སྲད། Oxytropis ochrocephala Bunge，让穹多吉说：“黄花棘豆味臭,治中邪病。”《图鉴》中说:“黄花棘豆味臭,生长在低地。蓬松成堆;花灰白色,无光泽；气味浓烈，禽兽不食。功效熏诸邪，敷疮能消肿。牲口误食就昏，蛇吃就死，斑蝥吃了更毒。”本品俗语称斋饶巴。根可造纸。

上述诸种黄芪和棘豆，前者质佳，依次质次。按着后者比前者减半的比例，诸种黄芪汁混合熬膏，托引和干腹水特效。《如意宝树》中说：“黄芪膏治腹水病。”

ལེའུ་བརྒྱད་པ། ལན་ཚྭའི་སྨན་སྡེ་བཤད་པ།
第八章　盐碱类药物

ད་ནི་བརྒྱད་པ་ལན་ཚྭའི་ལེའུ་བཤད་པ་ལ། སྤྱི་དང་བྱེ་བྲག་གཉིས་ཡོད་པ་ལས།

盐碱类药物，分为总论和分论。

ས་བཅད་དང་པོ། སྤྱིར་བསྟན་པ།
第一节　总　论

དང་པོ་སྤྱིར་བཤད་པ་ནི། དེ་ཡང་རོ་དྲུག་གི་ནང་ཚན་ལན་ཚྭ་ནི། རྒྱུད་ལས། ལན་ཚྭ་རེག་ན་ཚ་ཞིང་མཆིལ་མ་འདུ། །ཞེས་པའི་རྩ་བ་ཆུ་དང་མེ་གཉིས་ཀྱིས་བསྐྱེད་པ་ཆུའི་རྒྱུ་ལ་མེའི་ནུས་ཀྱིས་ཆགས་པ་སྟེ། འདིའི་ལོ་རྒྱུས་ཀྱང་སྔོན་གྱི་ཚེ་ན་ལྷ་ཆེན་མ་ཧཱ་དེ་བ་དང་། ལྷ་མོ་ཨུ་མ་དེ་ལྷ་གཉིས་རི་རབ་ཀྱི་ངོས་ལ་ཁྲི་བརྩེགས་ནས་ཁྲིའི་སྟེང་དུ་སྙོམས་པར་ཞུགས་པའི་ཚེ་བ་ཡུན་ནས་ཡུན་དུ་མ་ཕྱེ་བར་བཞུགས་སོ། །དེའི་བར་ནས་མགོན་པོ་ལེགས་ལྡན་འཁྲུངས་

པར་གྱུར་ཏེ། སྔར་ཡང་ཡུན་དུ་ལྷ་ཡབ་ཡུམ་ལྷོ་བ་མ་ཕྲེ་བས། སྲས་ལེགས་ལྡན་གྱི་བསམ་པ་ལ་བདག་ཡོད་པའི་སྔོན་དང་། དེ་རྗེས་ཀྱང་ཡུན་དུ་བདག་གི་ཕ་མ་ལྷ་ཡབ་ཡུམ་ལྷོ་བ་མ་ཕྲེ་བ་འདི་མ་ལེགས་སྙམ་ནས། དེ་ཕྲེ་བའི་ཕྱིར་ལེགས་ལྡན་མེར་སྤྲུལ་ནས་ཁྲི་ཁང་ལ་མེ་སྦར། རླུང་ལྷ་རླུང་དུ་བྱས་ནས་སྦུད་པས་ཁྲི་ཁང་ཚིག་ནས་ཁྲི་འགྱེལ་བས་ལྷ་ཡབ་ཡུམ་རི་རབ་ཀྱི་ངོས་ནས་གཡང་དུ་ལྷུང་བས་སྦྱོར་བ་ཕྲེའོ། །དེའི་ཚེ་ཡུམ་ཆགས་པ་ཆེན་པོའི་ཁུ་ཁྲག་འདྲེས་པ་སྦྱོར་མཚམས་ནས་གནམ་དུ་འཕོར་བར་ཆགས་པའི་དབང་གིས་གཟའ་ཆེན་བརྒྱད་བྱུང་། ས་གཞིར་འཕོར་བས་ས་བདག་རྒྱལ་བློན་བཅུ་དྲུག་བྱུང་། ཁུ་ཁྲག་གི་སྙིགས་དང་ལྷག་མ་སྦྲེ་བ་ཞེས་ལན་ཚྭ་བའི་རོ་དང་བཅས་པ་རྒྱ་མཚོར་ལྷུང་བ་ཆུ་དང་འདྲེས་པ་དེར་ཁྲི་ཁང་གི་མེ་ལྷུང་བས་ཁོལ། ཆུའི་ཟུར་དང་སའི་མཁར་ལན་ཚྭའི་ཚྭ་རིགས་ཆགས་པ་ཡིན་པས། ཚྭ་ལ་ཡང་ཁམས་གཉིས་ཀྱི་ཁ་དོག་དཀར་བ་དང་དམར་བ་བྱུང་བ་ཡིན། དེའི་ཕྱིར་ཚྭ་འབྱུང་བའི་སེམས་ཅན་ཁམས་དཀར་དམར་རྒྱུས་ནས་ཆགས་པ་འཕེལ་བའི་རྒྱུ་མཚན་ནོ། །ཞེས་གཏམ་རྒྱུད་དག་ལས་བྱུང་བ་ཡིན། དེ་ལྟའི་ལན་ཚྭ་འདི་ལ་ཆུའི་ཡོན་ཏན་སླ་བསིལ་ལྕི་རྟུལ་སྣུམ་འཇམ་མཉེན་བདུན་དང་། མེའི་ཡོན་ཏན་ཚ་རྣོ་སྐམ་རྩུབ་ཡང་སྣུམ་གཡོ་བདུན་དང་ལྡན་པ་ཡིན། བྱེད་པའི་ལས་ཀྱང་། བདུད་རྩི་ཐིགས་པ་ལས། ལན་ཚྭ་ཕལ་ཆེར་བད་ཀན་མཁྲིས་པ་སྐྱེད། །རླུང་འཇོམས་འཇུ་བྱེད་བཤང་གཅི་འབྱེད་ཅིང་རྫོ། །ཡི་ག་འབྱེད་ཅིང་ཁྲག་མཁྲིས་སྐྱེད་པར་བྱེད། །ཅེས་དང་། བཤད་པའི་རྒྱུད་ལས། ལན་ཚྭས་སྲ་འཁྱིལ་འགགས་པ་འབྱེད་པ་དང་། །དུགས་ཀྱིས་རྩལ་དང་དྲོད་བསྐྱེད་ཡི་ག་འབྱེད། །བསྙེན་དྲགས་སྐྲ་འཁྱི་སྐྲ་དཀར་གཉེར་མ་མང་། །སྟོབས་འགྲིབ་སྐོམ་མཛེ་མེ་དབལ་ཁྲག་མཁྲིས་སྐྱེད། །ཅེས་དང་། ཟླ་ཟེར་ལས། ལན་ཚྭ་སྐྱུར་མངར་སྣུམ་པ་དང་། །བཤང་གཅི་ཐུར་འབྱིན་སྦུབས་འབྱེད་བྱེད། །ཅེས་བཤང་གཅི་འབྱིན་ཐུར་དུ་ཁ་ཕྱིར་ལ་ལྟ་བའི་བུ་གའི་སྦུབས་འབྱེད་པར་བྱེད་པའོ། །ཇོ་བོའི་བྱེད་ལས་ལ་ཡང་མི་འདྲ་བ་ནི། ལན་ཚྭས་བད་མཁྲིས་སྐྱེད་པར་བྱེད་ཀྱང་མི་སྐྱེད་པ་རྒྱམ་ཚྭ་དང་ལྕེ་མྱང་ཚྭ་ཡིན་པ་དང་། ལན་ཚྭས་རླུང་ལ་ཕན་པར་འོས་ཀྱང་མི་ཕན་པ་རྒྱ་ཚྭ་དང་རྩབ་རུ་ཚྭ་ཡིན་པ་དང་། རླུང་ལ་གནོད་པ་ཟེ་ཚྭ་ཡིན་པ་སོགས་བསྟན་བཅོས་རྣམས་ལས་བཤད་པ་དང་། བོ་དོང་པ་ཕྱོགས་ལས་རྣམ་རྒྱལ་གྱི་བདུད་རྩི་བུམ་པ་ལས། རྒྱམ་ཚྭ་ལྕེ་མྱང་ཚྭ་མ་གཏོགས། །ལན་ཚྭ་ཕལ་ཆེར་མིག་ལ་གནོད། །ཅེས་གསུངས། དེ་ལྟ་བུར་ཀུན་ལ་ཕྲ་ཞིབ་ཀྱི་བྱེ་བྲག་ཡོད་པ་ཡང་ཕྱེད་པར་གྱིས་ཤིག།

总的来说，盐碱类药物是六味中味咸的药物。《论述续》中说:“盐碱含热和液。”这就是说盐碱有水火二素，由水素、火热而形成的。

关于盐碱药来历的传说：古时候，大神玛哈德瓦和女神乌玛德卫，在山王须弥山上设了架子，架子上齐整地放着应分享的衣食之物，很久很久没有分享。就在这期间，生下了神子公保洛丹。又过了很久，神父神母还是没有分享衣食之物。于是，神子洛丹想到："有我之前，生我之后，过了漫长的岁月，我的神父神母没有分享衣食之物，这是很不好的。"此后，为了分享衣食之物，洛丹化作火，点着了架腿。风伯兴风吹火，架腿烧焦倒塌了。神父、神母从须弥山坡滚下绝壁。他们分了财物。

那时，神父神母之大欲精血，因跌伤混合，飞散天空的变作八曜，飞洒在地上的化作十六位地王君臣。髓血之残渣连同咸味，混入海水。架腿带火掉入大海，大海烧开了，在海角凝结成盐碱之类。盐碱分红、白二种。因而，食盐生物，由红、白二体（精卵）发育而成。

由于盐碱是这样形成的，所以它具有水的稀、凉、重、钝、缓、润、软七效，并具有火的热、锐，燥、糙、轻、润、动七效。它的功效，《甘露之滴》中说："盐碱生培根、赤巴，又能祛风，通二便，开通肠结。"如上所述，盐碱开通二便，开窍，通肠。但是，各类盐碱性味功效也不一样。大青盐生培根、赤巴，而光明盐和黑盐不生培根、赤巴；大青盐利隆，而硇砂和杂布如查盐不利隆、火硝损隆等，医学典籍论著中皆有所论述。《保东巴方胜甘露宝瓶》中说："除光明盐和黑盐外，别的盐碱大多不利于眼。"这样，就需要对各种盐碱作详细具体的论述。

ས་བཅད་གཉིས་པ། བྱེ་བྲག་རེ་རེའི་ངོ་བོ་བསྟན་པ།

第二节　分　论

གཉིས་པ་བྱེ་བྲག་རེ་རེའི་ངོ་བོ་བཤད་པ། རང་བྱུང་དང་བཟོ་ཚྭ་གཉིས་ལས།

各种盐碱，分为天然盐碱和加工盐碱二类。

དང་པོ། རང་བྱུང་གི་ཚྭ།

一、天然盐碱类药物

རྒྱ་ཚྭ།

རྒྱ་ཚྭས་དུག་དང་སྲིན་གསོད་རྩ་ནད་སྦྱོང་། །ཀག་པ་ཤ་རོ་གཅོད་ཅིང་ཆུ་འགགས་འབིགས། །ཅེས་

པར། རིན་ཆེན་སྤུངས་པ་ལས། རྒྱ་ཚྭ་མཆོག་སྟེ་ནུས་པ་བརྒྱད་དང་ལྡན། །ཞེས་དང་། བདུད་རྩི་ཐིགས་པ་ལས། རྒྱ་ཚྭ་རྣོ་ཞིང་ལྕེ་ཐུང་ཆུ་འགགས་སེལ། །རྨ་ཡི་རུལ་གཙོད་ཆུ་སེར་འདྲེན་པར་བྱེད། །ཅེས་གསུངས། རང་བྱུང་པས། རྒྱ་ཚྭས་རྩ་སྦྱོང་བདུད་རྩི་ཡིན། །ཞེས་དང་། ཧོང་ཁྲུན་ཟབ་ཏིག་ལས། རྣོ་ངར་ལྡན་པ་ཆུ་ཡི་ད་བྱིད་ནི་རྒྱ་ཚྭའོ། །ཞེས་སོ། །མིང་། ཛཱ་ཧྭ་ཀྲིཥྞ། ལྕེ་འབིགས། སཾ་བི་རི་ལོ་ཊ། རྡོའི་དྭངས་མའི་ཚྭ། པཙི་ཀྵ་ར། ཆུའི་སྙིང་པོ། མོ་ཤ་དོ། ཚྭ་རྒྱལ། ཆུ་ད་བྱིད། རེག་འབིགས། ཆུ་རྡོལ། རྒྱའི་དཔོན་པོ་ཟེར། རྒྱ་ནག་པས་ཟངས་རྒྱ། ཕྲོམ་གྱིས་ཟངས་ཁད་ཟེར། འདི་ཆུ་ལས་བྱུང་བ་དང་། རྒྱ་མཚོའི་འགྲམ་གྱི་བྲག་ལས་བྱུང་བ་གཉིས་ཡོད། ཨ་མ་ནི་གོན་བྱ་བའི་རྒྱ་ཚྭ་ཞིག་ཡུལ་ཨ་མ་ཧྣ་ཧྣའི་ཚལ་ནས་འབྱུང་བ་དང་། ཤ་ཧོར་ཞེས་པ་ཞིག་རྒྱ་ནག་ནས་འབྱུང་བ་དང་། གཞན་ཡང་རྒྱ་གར་ནག་དང་སྟོད་ཧོར་སོགས་ནས་འབྱུང་། དབྱིབས་ཤེལ་ལྟར་ལ་བཅག་ན་ག་བུར་ལྟར་ཚེ་འཛིན་པ། བྲག་གི་དྲེག་རྩི་འདྲ་བ་དང་། རྡོ་དམར་སོགས་འབྱུར་ལ། ཁ་ཞབས་དྭངས་སྙིགས་ཀྱི་རྣམ་པ་མེད་པ་རོ་ཤིན་ཏུ་ཚ་ངར་ཆེ་བ་དེ་རང་བྱུང་ཡིན་པས་མཆོག་ཏུ་བཟང་། རྒྱ་གར་དང་སྟོད་ཧོར་གྱི་ཚྭ་ཞུན་མ་ཞེས་པ་སྔོ་ལ་དྭངས་པ་དཀར་ལ་འཚེར་བ། དེ་ཡང་སྟོད་དུ་བླུགས་པའི་ཉམས་ཟོམ་ལས་འབྲུག་པ་བགོག་པ་ལྟ་བུའི་གཟུགས་དང་། ཁ་ཞབས་དྭངས་སྙིགས་ཀྱི་རིམ་པ་ཡོད་པ་བཅག་ན་སྣ་སུལ་ཡོད་པ་རེག་བྱ་རབ་ཏུ་ཚ་བ་དེ་རབ་ཡིན། དེ་འདྲ་ལ་ཁད་ཀྱང་སྐྱ་ལ་སོབ་པ་སྙི་བ་ནི་སྟོད་ཧོར་གྱི་དོང་བཟོ་མ་འཁྲིད་བའོ། །ཡང་སྐྱ་སོབ་ཡང་བ་མདངས་མི་གསལ་ཞིང་བར་ཞབས་སྔོ་བ་དང་ནག་པ་ཁ་སྐྱ་ལ་སྣ་ཐུང་བ་འཁྲོ་ཟངས་སོགས་སུ་བླུགས་ནས་ཆགས་པའི་ཉམས་ཏིང་ཕོར་ནས་འབྲུག་བགོག་པའི་དབྱིབས་རོ་ཚ་ངར་མི་ཆེ་བ་ཐ་མའོ། །འདྲ་ཡིག་ལས། རྒྱ་ཚྭ་རྡོ་རྒྱུས་སྣ་རིང་འདྲ། །ཞེས་སོ། །

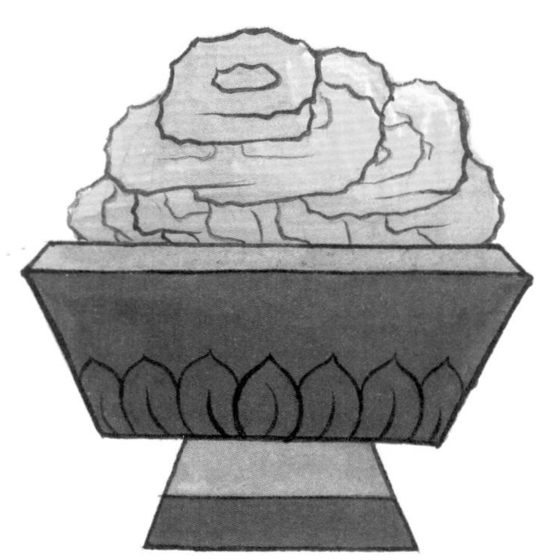

硇砂　*Sal ammoniacum*

硇砂解毒并杀虫，泻除脉病治喉蛾，开通尿闭去死肌。《宝堆》中说："硇砂有八种功效。"《甘露之滴》中说："硇砂性锐，治舌爽，通尿闭，去疮腐，引黄水。"让穹多吉说："硇砂为泻脉之甘露。"《东君甚深精义》中说："曲达西性锐，即硇砂"。本品之名有：吉布合、加察、多当玛察、曲娘保、毛夏多、嚓加如、曲达西、热合布合、曲多如、加笨保等。汉语中称桑加。高昌语称桑开。

本品分为水生硇砂和海岸生硇砂两种。阿玛尼公硇砂产自阿玛昂昂的林中。夏道尔硇砂产自汉族地区。另外印度、汉地、藏北、霍尔等地也产硇砂。

本品状如晶，敲时有冰片状黏液，混有石花状红石等物，表底一致，无沉渣状。味甚辛者，为天然硇砂，质最佳。印度和藏北、霍尔等地产的熔硇砂，色青而白，闪光，状如熔铸容器中冷却后取出的凝结体，表层和底部有层渣子，敲破后内有条纹，触时很热，此为上品。状同此品，而表面灰白，松软者，是藏北、霍尔地方产的，称为东梢玛硇砂，为中品。另外，有一种灰白色，光泽不显，基部青色或黑色，表面灰白色，纤维短的，是熔注在生铜容器中冷却后取出的，味不甚辣，为下品。《图鉴螺眼》中说："硇砂像纤维长的阳起石。"

རྒྱམ་ཚྭ།

རྒྱམ་ཚྭས་མ་ཞུ་བད་རླུང་གྲང་བ་སེལ། །ཞེས་པར། སྒྲོན་མ་གསལ་བ་ལས། རྒྱམ་ཚྭ་དེ་འདྲ་བསིལ་ཞིང་གྲང་ནད་སེལ། །འདི་གཉིས་ཕན་ཡོན་དྲོད་བསིལ་ནུས་དང་ལྡན། །ཞེས་གསུངས་པའི་དེ་འདྲ་ཞེས་པ་སྔོན་ལྷེ་མྱང་ཚྭ་སོགས་ནས་འདི་གསུངས་པས་ལྷེ་མྱང་ཚྭའི་ནུས་པ་དེ་འདྲ་བའི་ཁར་ཁྱད་པར་བཤད་པ་དང་ནུས་པ་དྲོ་བསིལ་ཞེས་ལྷེ་མྱང་ཚྭ་དྲོ་རྒྱམ་ཚྭ་བསིལ་གསུངས་པ་དང་། རོ་སྐོར་ལས། རྒྱམ་ཚྭ་ལྷེ་མྱང་ཚྭ་ནི་(སྔ་མ་བསིལ་ཕྱི་དྲོ་བའི་)ནུས་པ་གཉིས་དང་ལྡན། གྲང་བ་སེལ་ལ་ཁྲག་མཁྲིས་དག་ལ་མི་གནོད་ཟེར། བད་ཀན་སྨུག་པོའི་ནད་ལ་འདི་ཡང་སྤྱང་བར་བྱ། ཞེས་དང་། དཔའ་བོས། རྒྱ་མཚོའི་ལན་ཚྭ་ཞུ་རྗེས་མངར། །ལྷི་ཞིང་བད་ཀན་རྣམ་འཕེལ་བྱེད། །ཅེས་དང་། རང་བྱུང་པས། རྒྱམ་ཚྭས་ཉེས་པ་གསུམ་ག་སེལ། །ཞེས་གསུངས། མིང་། སམུདྲ་བ། རྒྱ་མཚོ་ལས་བྱུང་བ། སིནྡྷུ་ལོ་ཕཀྐ། རྒྱ་མཚོའི་ཚྭ། སིནྡྷེ་ལོ་ན་ཟེར། ཁ་ཆེའི་སྐད་དུ། སེནྡྷེ་བ། བོད་ཀྱི་རྒྱ་མཚོ་ལས་བྱུང་བ། ཕལ་སྐད་དུ། སོ་ནཱ་ལོ་ན་ཟེར། ཁ་ཆེའི་གྲོང་ཁྱེར་གཙུག་བརྟེན་དང་ཉེ་བའི་བྲག་དང་མཚོ་ལས་བྱུང་བ་གཉིས་སོ། །མཆོག་ནི་བྲག་ལས་བྱུང་བ་སྔོ་དཀར་ཤེལ་ལྟར་དྭངས་ལ་ཐེ་ལྟར་བཅག་ཀྱང་གྲུ་བཞིར་འགྲོ་བ་ལན་ཚྭ་ཞིང་མངར་བའོ། །འདྲ་ཡིག་ལས། རྒྱམ་ཚྭ་ཉ་སྐབས་པ་དང་འདྲ། ཞེས་སོ། །མཚོ་ལས་བྱུང་བ་དཀར་པོ་རབ་ཏུ་དྭངས་པ་ཙོང་ཞིའམ་འཁར་གོང་ལྟ་བུ་འབྱིང་བའོ། །ཡུལ་གཞན་གྱི་མཚོ་ལས་བྱུང་བ་སྔོ་ནག་སྐར་མ་ཅིག་ཅིག་པ་དམན་པའོ། །མ་རྙེད་ན་བྱང་མཚོ་ལས་བྱུང་བ་ལྷད་མེད་དྭངས་ལ་མངར་བ་གསེར་མཚོའི་ཚྭ་དཀར་འཁར་གོང་འདྲ་བ་དང་། བྱང་ཆེན་གྱི་སྔོན་པོ་གྲུ་བཞི་མ་ལྟ་བུས་ཚབ་ཏུང་སྐྱེ། རང་བྱུང་པས། བྱང་ཚ་ལྷད་མེད་རྒྱམ་ཚྭར་མཚུངས། ཞེས་གསུངས་སོ། །

光明盐 *Sallucidum*

光明盐治未消化，并且治培隆寒症。《明灯续》中说："光明盐性凉，治寒症，二品有温凉二性。"这句话先说了黑盐等，而后说本品，分别说了黑盐的性和本品的性；所谓"性温、凉"是说黑盐性温，光明盐性凉。《味气铁鬘》中说："光明盐和黑盐有二性（前者性凉，后者性温）。功效治寒症而不伤血、赤巴、培根、木保病忌用。"巴保说："光明盐化味甘，性重，生培根。"让穹多吉说："光明盐治三灾病。"本品之名有：加木措奈钧哇、加木察、加木措察。克什米尔语中称桑埃哇、蕃吉加木措奈钧哇。俗语中称松拉洛纳。

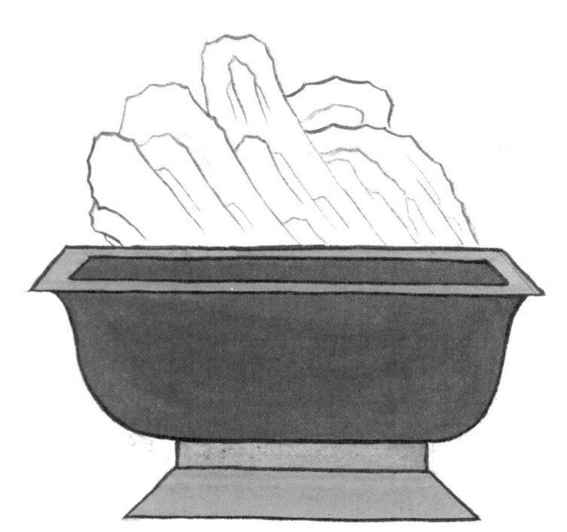

本品产自克什米尔祖典城和附近的石岩及海中，分岩生和海生两种。岩生者为上品。淡青色，状如水晶，有光泽，敲碎时碎块方粒，味咸、甘。《图鉴螺眼》中说："光明盐状如水绵。"海生者白色，有光泽，色如寒水石和青铜，为中品。别处海生者青黑色，星点斑斑，为下品。无有上述诸品时，藏北湖泊中所产的、无杂质、有光泽、味甘之盐，或赛尔措海所产、白色、色如青铜之盐，羌青所产方盐等皆可代用。让穹多吉说："纯净羌盐与光明盐相似。"

ཁ་རུ་ཚྭ།

ཁ་རུ་ཚྭ་ཡིས་དྲོད་སྐྱེད་སྲོས་པ་དང་། །གྲིགས་དང་འཁྲིང་འཁྲིག་བད་རླུང་འཛོམས་པར་བྱེད། །ཅེས་པར། ལྷུགས་ཕྲེང་ལས། ཁ་རུ་ཚྭ་ནི་དྲོ་ལ་ལྷི་བས་སྨན་པ་ཡིན། །ཞེས་དང་། སྒྲོན་གསལ་ལས། ཁ་རུ་ཚྭ་ནི་སྨན་ཞིང་དྲོ་ལ་ཚ། །སྟོད་ཀྱི་བད་ཀན་སྨད་ཀྱི་རླུང་ནད་འཛོམས། །གཉེར་དང་ཟུག་དང་ལུས་ལྷི་རྟུག་སྐམ་དང་། །བཤང་འགགས་ལྟོ་སྦོས་སེལ་ཞིང་མེ་དྲོད་སྐྱེད། །ཅེས་དང་། །རང་བྱུང་པས། ཁ་རུ་ཚྭ་ནི་དྲོད་ཀྱི་གཙོ། །རྒྱུ་ལོང་ཚད་སེལ་ངོ་མཚར་ཆེ། །གསུངས། མིང་ནི་མ་ལོང་ཏ་ཡང་ཟེར། འདི་ལ་རང་བྱུང་དང་བཟོ་མ་གཉིས་ཡོད། རང་བྱུང་ལ་དམར་ནག་གཉིས་ཡོད། གང་ཡང་ཅོང་ཞི་འདྲ་ལ་འོད་དང་ལྡན་ཞིང་རོ་ཚ་ལ་ར་གཞོབ་བྲོ་བ་ཡིན། དམར་པོ་ལ་འདྲ་ཡིག་ཏུ། ཁ་རུ་ཚྭ་

ཉི་མེ་རྫེ་བཅག་པ་འདྲ། །ནག་གམ་དམར་ལ་རྣ་གཞོབ་དྲི་མ་བྲོ། །ཞེས་དང་། ནག་པོ་ལ། འདྲ་དཔེར། ཁ་རུ་ཚྭ་ནི་ཅོང་ཞི་ནག་པོ་འདྲ། །ཞེས་སོ། །བཟོ་མ་ནི་ཚྭ་བཟོ་ལས་བཤད་ལྟར་བཟོས་པ་སྐྱེ་ཚྭའི་རྒྱུ་དང་བཟོ་ཁྱད་ལ་དབྱེབས་མ་ངེས་རོ་སྔ་མ་འདྲ་ལ་རིགས་གཉིས་ཡོད་པའོ། །

紫硇砂（藏红盐） *Halitum violaceum*

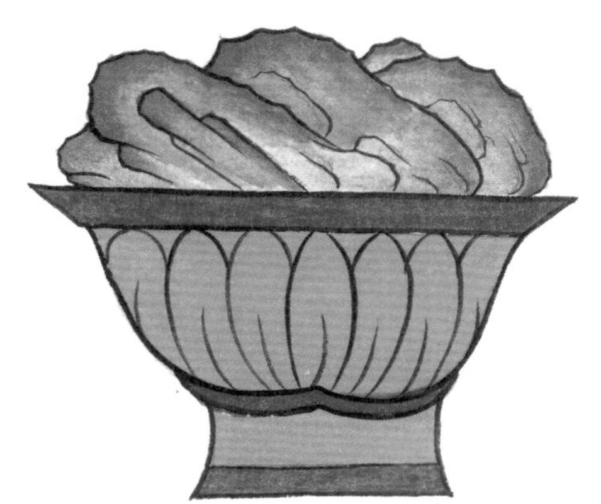

紫硇砂提升胃温，消胀治暖气嘈杂，并且治培隆并病。《铁鬘》中说：“紫硇砂性温、重、润。”《明灯》中说:“紫硇砂性润、温，味辛，治上身培根、下身隆病、漫痛、刺痛、身重、便秘、肛结、食胀，提升胃阳。”让穹多吉说：“紫硇砂为提升胃阳之主药，清大小肠热特效。”亦称为玛洛邵那。本品分天然品和加工品两种。天然品又分为红、黑天然紫硇砂两种。无论哪一种，纹理均如寒水石，有光泽，味辛，有焦角气味。

红紫硇砂，《图鉴螺眼》中说：“红紫硇砂状如破碎火石，红黑两种都有焦角气味。”

黑紫硇砂，《图谱》中说：“黑紫硇砂状如黑寒水石。”

制紫硇砂为热制品，形状不一，性味同上述，分为两种。

མཚོ་ཚྭ།

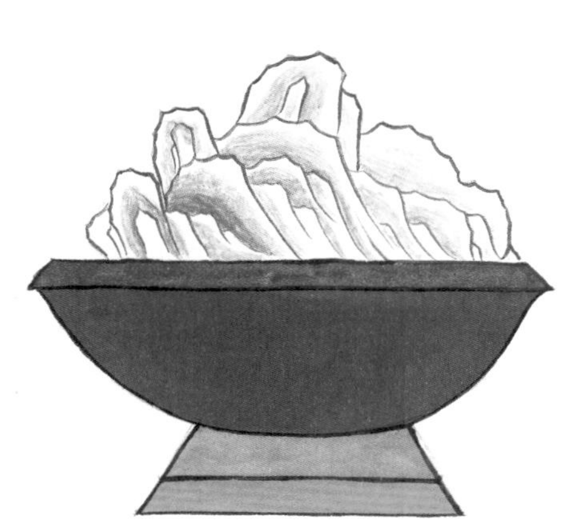

མཚོ་ཚྭ་རྒྱམ་ཚྭ་འདྲ་བས་བད་རླུང་སེལ། །ཞེས་པ་གོང་དུ་རྒྱམ་ཚྭའི་ཚབ་ཏུ་བཤད་པའི་དཔེར་བཞག་གཉིས་དང་དེ་འདྲའི་རིགས་མཚོ་ལས་བྱུང་བའོ། །

海盐（湖盐）

海盐效同光明盐，治疗培隆合并症。上述说到光明盐的代用品时，已经在举例中说明，功效与光明盐相同。本品产自湖海中。

ཟླ་ཚྭ།

ཟླ་ཚྭས་ཟླ་བ་འཛོམས་ཤིང་ཤ་ལྷག་བཅུ། །ཞེས་པར། རང་བྱུང་པས། ཟླ་ཚྭས་ཟླ་བ་རྨེན་བུར་པན། །འཇང་གི་ཚྭ་ནག་དེ་དང་འདྲ། །ཞེས་གསུངས། འདི་ལ་སྟོད་ནས་འོང་བ་བྱེ་མ་ཀ་ར་གོང་བུར་འདྲིལ་བ་འདྲ་ལ་ཚྭའི་རོ་ཤིན་ཏུ་དྲུགས་པ་ཞིག་གོ། དེ་བཞིན་འཇང་ཡུལ་གྱི་ཚྭ་དམར་ལ་ནག་ཅིང་ཞིབ་པ་སྣུམ་འབོལ་འོད་ཅན་ཁ་རུ་ཚྭ་ཁྲོབ་བརྡུངས་བྱས་ནས་བསྲེས་པ་འདྲ་བ་དང་ཡུལ་གང་རིགས་ཀྱི་བྲག་ལ་ཆགས་པ་དཀར་ལ་རོ་སྔ་མ་ལྟ་བུ་འབྱུང་བའོ། །

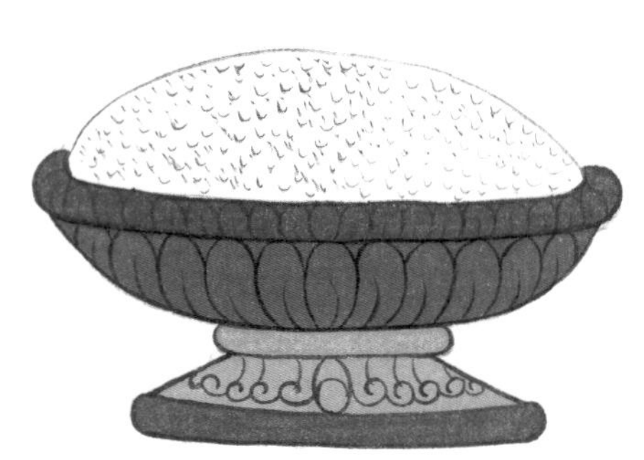

碘盐

碘盐消项瘿赘疣。让穹多吉说："碘盐消项瘿、赘疣，与羌地黑盐功效相同。"

本品产自藏北一带的，状如砂糖团，咸味甚浓。产自羌地的，色红而黑，细腻，油润，松软，有光泽，状如混有粗粒紫硇砂。产自各处石岩的，色白，味同前。

ཚ་ལ།

ཚ་ལས་རྨ་འདྲུབ་ཁྲག་འཇུ་སྦྱོང་བར་བྱེད། །ཞེས་པར། རང་བྱུང་པས། །ཚ་ལ་དཀར་པོ་དྲག་པོར་སྦྱོང་། །གསུངས། མིང་། ཊིཀྣ་ཁ་ཧ། ཊིཀྣ། དར་ཚུར། ཟངས་རྩི། རྨ་སྦྱོར། ཤེལ་རྩི། རྒྱུག་བྱེད། འཇུ་བྱེད། བཞུ་རྩི་ཟེར། འདི་རྒྱ་གར་དང་ཁ་ཆེ་མངའ་རིས་མཚམས་སོགས་ནས་འབྱུང་། ཆུ་ལས་བྱུང་བ་སྐྱེ་རིགས་གསུམ། ས་འོག་སོགས་སུ་འཁྱུག་ལྟར་ཆགས་པ་སྔོ་དཀར་དྭངས་ལ་འོད་ཟེར་ཆགས་པ་བཟང་། སྐྱ་རྡུག་ཕྱི་སྲུན་མ་འཕྲིང་། བྱལ་ཏོག་འདྲ་བའི་དཀར་ཉོབ་ནི་རྒྱུ་

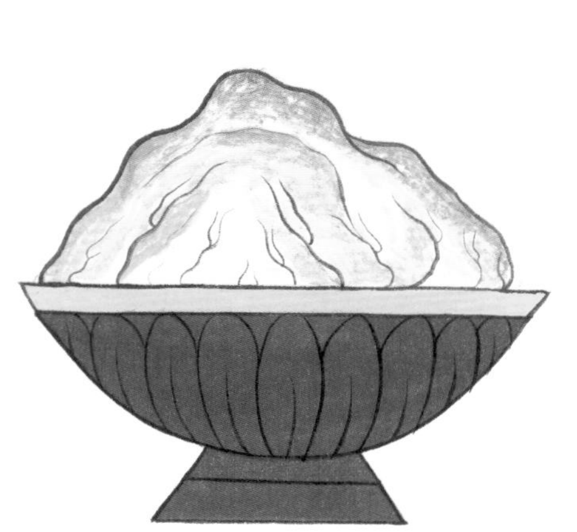

ངན་པ་དང་། བཟང་ཡང་རྙིང་ནས་ཡལ་སོང་བ་ཡིན་པས་ངན། གང་ཡང་རོ་མངར་བ་ཡིན། བསྲེགས་ཚེ་འཇུ་ཞིང་ཁོལ་ལ་ལྦུ་བ་དཀར་པོར་བྲ་བོའི་ཡོས་ལྟར་འཕེལ་བ་བཟང་། འཇུ་ཡང་མི་འཕེལ་བ་འབྲིང་། མི་འཇུ་བ་ངན་པའོ། །

硼砂　*Borax*

硼砂功效愈疮伤，并且能活血化瘀。让穹多吉说："白硼砂锐泻。"本品之名有：项固、察拉、达措尔、桑孜、玛觉尔、西如孜、居合西、居西、徐孜等。

本品产自印度、克什米尔和阿里交界处。水产者分为三种。在土中状如冰，青白色，有光泽者质佳。灰白色，碎小如鼠粪者质中。状如碱花，白色、松软者质劣。质虽佳，但日久风化气味消失者，质劣。无论哪一种皆甘。燃烧时融化，产生白色泡沫，状如水开，像炒荞粒膨胀暴烈者质佳。融化而不膨胀者，质中。不融化者，质劣。

ལན་ཚྭ།

ལན་ཚྭས་ཟས་འཇུ་སྐྲན་བཤིག་འགགས་པ་འབྱེད། །ཞེས་པ་མིང་ཡུལ་ཚྭ་དང་ཚོང་ཚྭ་ཞེས་པ་སྟེ། ཡུལ་གར་ཡང་མ་ངེས་ཕལ་ཆེར་ལ་མང་དུ་འབྱུང་ལ། ཁྱད་པར་ས་དམར་ཤས་ཆེ་བ་ལས་འབྱུང་བས། ས་འོག་ནས་ཚྭ་ཆུའི་ཆུ་མིག་རྫོལ་བ་ཟུར་དུ་སྦྱང་ལ་ཆགས་སུ་བཅུག་པ་ཡུལ་སོ་སོའི་འདེབས་ཚྭ་སྟེ། དེ་ཡང་ཡུལ་སའི་ཁ་དོག་གིས་མ་གོས་པ་དགོས། ས་མདོག་བྱུང་ན་བགྲུངས་ནས་འཐག་པར་བྱ། སྟོན་དཔྱིད་བཟང་། དབྱར་འབྲིང་། དགུན་ངན་པའོ། །

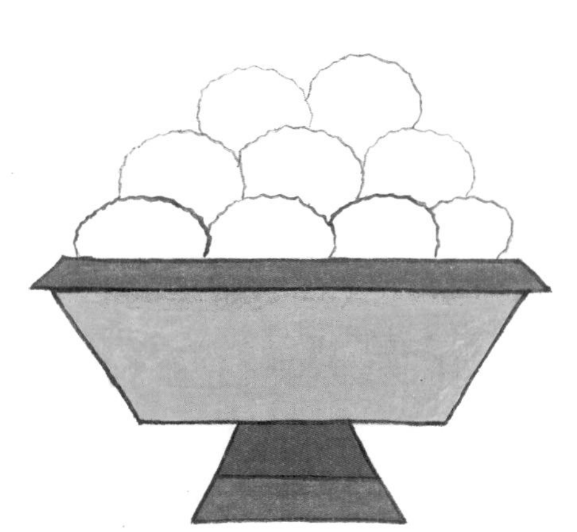

大青盐　*Sal*

大青盐功效消食，破除痞瘤通闭结。本品分为土产盐和商品盐两种。各地大都出产，产量很多。特别是红色土壤中出产的，盐水泉从地下涌出，引向周围，蒸发成盐，称为"田盐"。田盐不应染上各地的土色，如染有土色要洗净，粉碎。秋春采的盐质佳；夏季采的盐质中；冬季采的盐质劣。

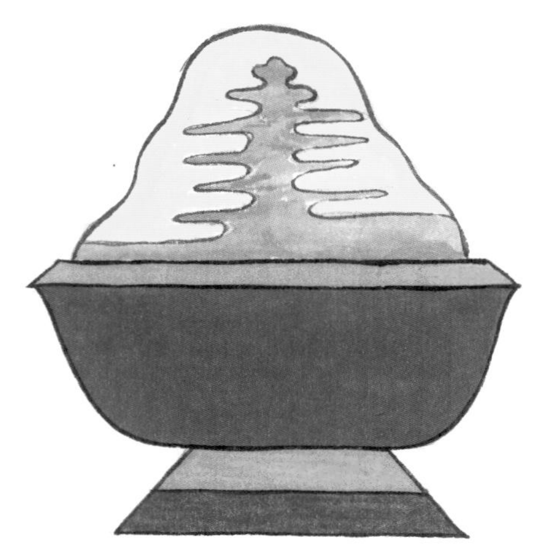

མཛེ་ཚྭ།

མཛེ་ཚྭས་ཁྲག་འཇུ་ཟླ་ཡི་ཆུ་སེར་འདྲེན། །ཞེས་པར་མཆོག་དམན་གཉིས་ལས། མཆོག་ནི་བྲག་ལས། ཚུར་གྱི་ལྦུ་བ་ལྟར་ཆགས་པ་བྱང་ཚྭ་ལྟར་དཀར་ཞིང་དྭངས་ལ་ཚྭ་བྲོ་བའོ། དམན་པ་ནི། ཡ་བཀྲ་རའི་འོག་ཏུ་ཚྭ་ཞུན་ཆགས་པ་སྐྱ་ལ་སོབ་པ་ལྷད་མེད་པ་སྟེ་ཡ་བཀྲ་ར་རྙས་པའོ། །

硼硝（含水芒硝） *Natrll sulfas*

硼硝功效化瘀血，引出疮伤之黄水。

本品分为上品和下品两种。上品产自山崖、石岩。状如矾沫，白如羌盐，有光泽，咸味浓。下品为芒硝熔后底下的结晶盐，灰白色，松软，无杂质者称为老芒硝。

ཡ་བཀྲ་ར།

ཡ་བཀྲ་རས་ཪྫོད་སྐྱེད་སྐྲན་ནད་སྦྱོང་། །ཞེས་པར། མིང་། རྒྱ་ནག་པས་ཀེཙུ་ལ་ཀ་ཟེར། འདི་ལ་ཟླ་ཟེར་དུ། ནས་ཆོག་འཁྱུས་པའི་ཐལ་བ་ཞེས་བསྒྱུར་པས། ནས་སྔོན་པོ་དེ་མེ་ལ་བསྲེགས་ནས་ཞག་ཏུ་ལོན་པའི་ཐལ་བ་དེའི་ཁར་ཆགས་པའི་བ་ཚྭ་འདྲ་བ་དེ་ཡིན་ཞེས་འགྲེལ་བ་འདོད་འཛེར་བཤད་དོ། །འདུལ་བ་ནས་ཀྱང་། ནས་ཆོག་ཐལ་བར་འགྱུར་བྱེད་ཡིན་པར་གསུངས། ཟླ་ཟེར་ལས། ནས་ཆོག་འཁྱུས་པའི་ལན་ཚྭ་ནི། །སྐྲན་དང་སྙིང་ནད་སྐྱ་རྦབ་དང་། །སོགས་གསུངས། བསྒྱུར་ཚུལ་ཡང་། ཡ་བ་ན། ནས་ཡིན་ལ། ཀྵ་ར་འགྱུར་བ་ཡིན་པས། ཇི་ལྟ་བ་ཡིན་ན། ཡ་བ་ན་ཀྵ་ར་ཡོང་དགོས་རྒྱུ་ལ་བར་ནས་ན་མེད་པ་དང་། འགྱུར་རང་ཡང་། ནས་འགྱུར་བ། ཟེར་བ་ལས་ཆོག་པ་དང་ཐལ་བ་ཟེར་བའི་སྐད་དོད་མེད་ལ། ཆོག་པ་དོན་དུ་འགྱུར་བ་ལོས་ཡིན་ཡང་། ཆོག་པ་ཁ་རྒྱང་དུ་མ་ཟད་འགྱུར་ལུགས་མང་དུ་ཡོད་པ་དང་། ནས་འགྱུར་བ་མ་ཡིནཔའི་སྒྲ་གཞན་ལའང་མི་འཇུག་པའི་ངེས་པ་མེད་པས་ཐེ་ཚོམ་པའི་གནས་སོ། །འོན་ཀྱང་དེང་སང་ལག་ཏུ་ལེན་བྱ་དངོས་ནི། རྒྱུད་རིན་སྤུངས་པ་ལས། ཡ་བཀྲ་ར་བག་ཕྱེ་སིག་མེད་འདྲ། །བཙངས་ན་ཁྲིག་སྒྲ་འབྱིན་པས་ཁ་བ་འདྲ། །ཞེས་གསུངས་བཞིན། ཕུག་པ་གྲོག་པོ་སོགས་ལས་ཆགས་པའི་བ་ཚྭ་དཀར་པོ་ཡང་ལ་མདངར་བག་ལྡན་པ་བཙངས་ན་ཁྲིག་སྒྲ་འབྱིན་པ་དེའོ། །

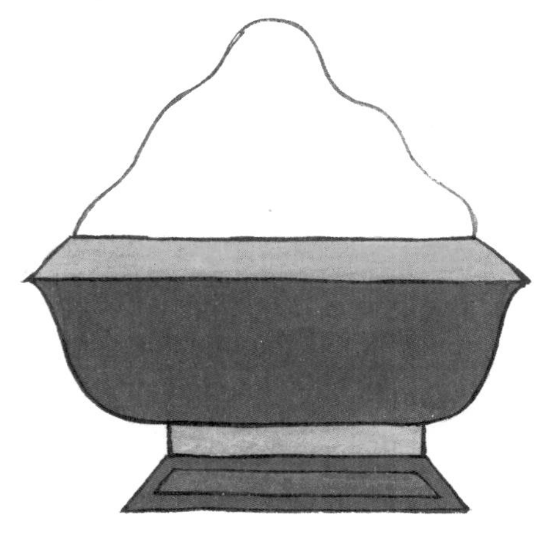

玄明粉（无水芒硝） *Mirabititum*

玄明粉提升胃阳，并且泻除痞瘤病。 本品之名，梵语中称为格伍拉嘎。《月光》中说：“格伍拉嘎其意是焦青稞淋制之灰，蓝青稞在火中烧成灰，水淋过滤，放置一夜，在表面形成盐状物质，即本品。”《炮制法》中也说：“本品为青稞烧焦淋制而成。”《月光》中说：“焦青稞淋制的玄明粉，消肿瘤，治心脏病，消浮肿。”但是，从语义来看，本品并非青稞灰所制。而今所用之实物，正如《宝堆》中所说：“玄明粉状如无粗粒之面粉，捏时如雪发出喳喳之声。”如上所述，岩洞深谷等处，生成一种白色的硝盐，体轻，味甘，状如细麦粉，捏时发出喳喳之声，即为玄明粉。

བུལ་ཏོག།

བུལ་ཏོག་རྨ་ལ་གཅོད་རྩམ་པ་སྨྱུགས་པར་བྱེད། །ཅེས་པར། དཔག་བསམ་ལྗོན་པར། བུལ་ཏོག་འཇུ་བར་བྱེད་པ་ཡིན། །བད་ཀན་ཕོ་བར་རྫིངས་པ་སེལ། །སྲིན་དང་དུག་ཐབས་མཐའ་དག་འཇོམས། །ཞེས་དང་། རང་བྱུང་པས། བུལ་ཏོག་ནད་རྣམས་ཐུར་དུ་འབྲུ། །ཞེས་གསུངས། །མིང་ཧཱི་བུ་ག བོད་ཚྭ། བྱང་ཐོག། ལེ་བུལ་ཟེར། ལྷོ་བྱང་སོགས་མ་ངེས་གར་ནས་ཀྱང་འབྱུང་ཞིང་། དཀར་པོ་ཅུ་གང་འདྲ་ལ་ལྗི་ཞིང་ཁ་མངར་ལན་ཚྭ་བ་དེ་སྨན་བུལ་བཟང་། རོ་ཚ་ལ་སྐྱུར་བ་ཚྭ་བུལ་ཡིན་པས་ངན། གང་ཡང་ཡུལ་སའི་ཁ་དོག་བྱུང་ན་མ་གྲུངས་པ་ཡིན་བཞུ་བགྲུངས་བྱེད་དགོས་སོ། །

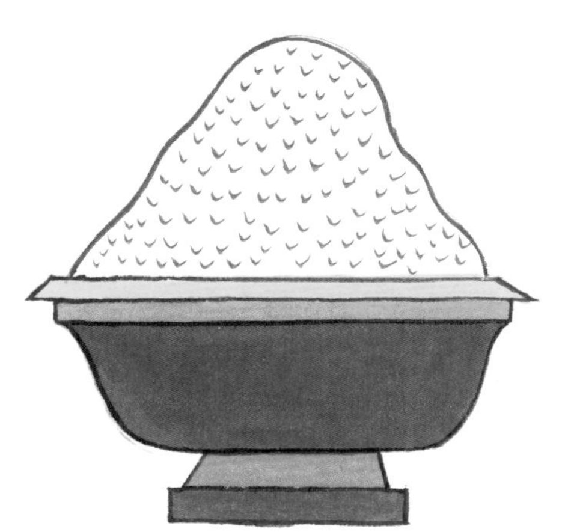

碱花　*Trona*

碱花功效止溃疡，并且能消化糌粑。 《如意宝树》中说：“碱花助消化，治培根胃胀、虫病、中毒性肝病。”让穹多吉说：“碱花下泻诸病。”本品之名有：孜吾嘎、乌如刀合、番察、羌淘合、奈布如等。

本品南北处处皆产，色白如石膏，性重。味苦、甘、咸，为药碱，质佳。味辛、酸者，为盐碱，质劣。无论何处所产，带有土色时，均需溶洗。

ད་ཚུར།

ད་ཚུར་ཁ་ཡི་དྲི་སྦྱོང་རུས་ནད་སེལ། །ཞེས་པ་ད་ཚུར་ནི། ཚུར་རིགས་བཞི་ཡོད་པའི་ཚུར་དཀར་པོ་ཡིན་ལ། འདི་ལ་ཡི་གེ་མ་དག་པས་ད་ཚུར་དང་དར་ཚུར་སོ་སོར་ཡོད་པའི་ཕྱི་མའི་མཐའ་རྟེན་གྱི་ར་དོར་དས་ནོར་བ་མང་དུ་འདུག། འདི་ནི་དཀར་ཚུར། སེར་ཚུར། ནག་ཚུར་ཟེར་བའི་མིང་ཐོག་འཕུལ་བྱེད་ཀྱི་ད་དེ་ལ་ཚུར་མིང་སྦྱར་བ་ཡིན། དར་ཚུར་ཞེས་པའི་ད་ལ་མཐའ་རྟེན་ར་སྦྱར་བ་ནི་ཚ་ལའི་མིང་ཡིན་པས་མ་ནོར་དགོས། ངོ་བོ་ནི་ཚ་ལ་དཀར་པོ་བཟང་བ་འདྲ་ལ་དེ་ལས་ཅུང་དཀར་བ། རོ་བསྐ་སྐྱུར་ལན་ཚྭ་ཚུར་གཞན་མ་ལྟ་བུའོ། །

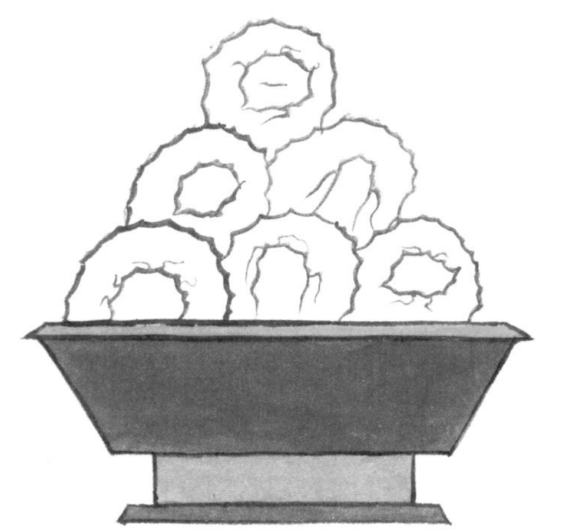

白矾（明矾） *Alumen*

白矾功效除口臭，并且治疗骨骼病。本品为四种矾中之白矾。本品由于名字不一，有许多错误。白矾、黄矾、黑矾等的名称上，都有“措尔”一词。以为“达尔措尔”是硼砂，这是不对的。本品状如优质白硼砂而略白，味涩、酸、咸，与别的矾相同。

ནག་ཚུར། སེར་ཚུར།

ནག་ཚུར་སེར་ཚུར་རུལ་གཙོད་སྨན་ལ་བཀོ། །ཞེས་པ་འདི་གཉིས་ས་དང་བྲག་ལས་ཕྱུར་བ་སྟེ། ཁ་དོག་མ་ངེས་ཀྱང་ཚུར་ནག་ཤས་ཆེ་ས་དང་བྲག་ལས་ཀྱང་འབྱུང་བ་དང་། དེ་ཡང་ས་བྲག་སྔོ་བ་དང་ནག་པ་ལས་འབྱུང་བ་ཤས་ཆེ། སེར་ཚུར་བྲག་ལས་འབྱུང་བ་དང་། བྲག་དཀར་བ་སྐྱ་བ་ལས་འབྱུང་བ་ཤས་ཆེ། བྲག་ལ་ཡང་རང་མདོག་གི་བྲག་དྲིག་འབྱུང་། ཕྱི་དབྱིབས་ཚུར་ནག་ཁ་དོག་དཀར་ལ་སེར་ཁ་ཆགས། སེར་ཚུར་དཀར་ལ་སྐྱ། རོ་འདྲ་བ་ལས་ནག་པོ་ངད་ཆེ། ངེས་པ་ནི། སྣ་ལོ། བྲ་བོ། ཨ་རུ་ར། སེ་འབྲུའི་གང་བུ་རྣམས་གང་རིགས་དང་མཉམ་དུ་ཆུར་སྦྱར་བས་ཁུ་བ་ནག་སེར་རང་མདོག་སྟོན། འདྲེས་པས་སེར་ལྡང་ཡོང་བ་ཡང་ཡོད། ཁུ་བ་དེ་བཞིན་ལ་བ་དང་བལ་ལ་ཚོས་བྱས་ཀྱང་འཇུ་བའོ། །

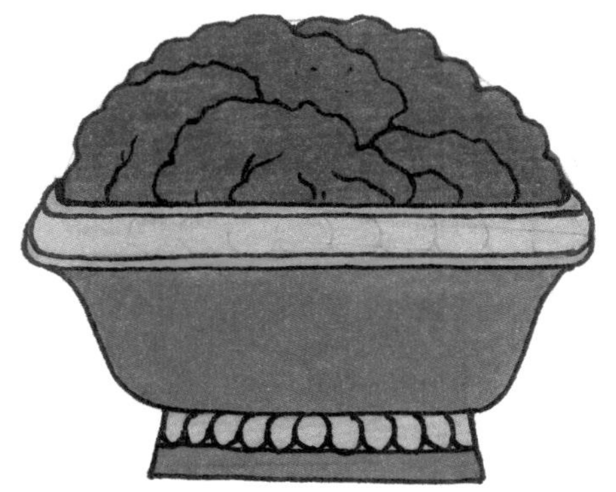
黑矾

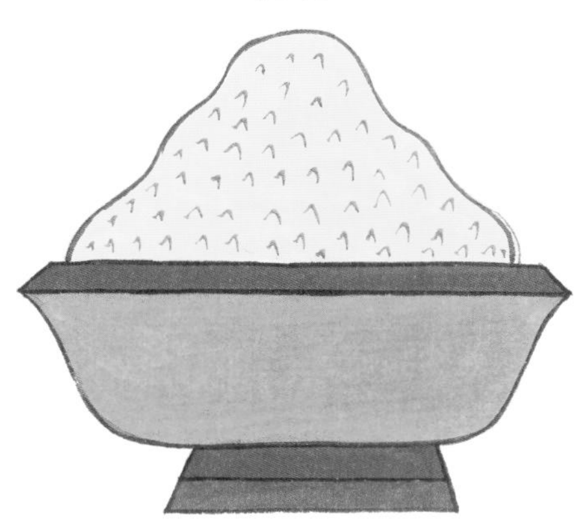
黄矾

黑矾和黄矾　*Fibroferitum*

黑矾黄矾止腐烂，并且挖除痞瘤症。在土和岩石中，黑矾和黄矾二品状如奶渣，颜色不一。黑矾甚黑，产自土和石岩中，产自青石岩和黑石岩的最多。黄矾产自石岩中，产自白石岩和灰石岩的最多。由于产自石岩，也就带有石垢的颜色。黑矾外表白色，带黄；黄矾外表白色，带灰。二品味相同，黑矾味气大。二品与多穗蓼、荞麦、诃子、石榴子中的任何一种配合成水溶液，分别显黑色或黄色。溶液混合后成黄绿色，溶液可染棉和羊毛。

བིག་པན།

བིག་པན་འབྲས་གཅོད་སྐྲན་བཤིག་ལེང་ཐོག་ལེན། །ཞེས་པ་འདི་ཚུར་སྔོན་ཡིན་ཏེ། རང་བྱུང་པས། ཚུར་ནག་རིགས་གསུམ་གང་གིས་ཀྱང་། །དབྱིག་དུག་སེལ་ཞིང་ཁ་ནད་འཇོམས། །གསུངས་པ་ནི་ཚུར་ཕྱི་མ་འདི་གསུམ་ཡིན། དབྱིག་དུག་སོགས་སེར་ནག་གཉིས་ཁོང་གཏོང་དང་སྔོན་པོ་བྱུགས་པ་ཡིན། ཁ་ནད་ལ་གསུམ། ཁས་མཁུར་བཀང་བྱེད་པའོ། །མིང་ནི། ནྲི་ལ་ཐོ་ཐ། སག་སྟེ། སག་རམ་སྟེ། བིག་པན། ཚུར་སྔོན་རྣམས་སོ། །འདི་རང་བྱུང་བྲག་ལས་ཆགས་པ་རྒྱ་གར་ནས་ཡོང་། ཁ་དོག་མཐིང་ག་དང་གཡུ་ཁ་གཉིས་དབྱིབས་དང་དྭངས་ཆ་ཚུར་དཀར་འདྲ། རོ་ཚུར་སྐྱི་དང་འདྲ་ལ་ཟངས་གཡའ་ཙུང་གྲོ་བ་ཡོད། བཟོས་པ་རྒྱ་བོད་གང་ནས་ཀྱང་འབྱུང་། རང་བྱུང་བཟང་། བཟོས་པ་དམན། རང་བྱུང་རྟགས་སུ་ཕྱི་ལ་རྗོ་སྟེ་ཙུང་ཟད་ཡོད། བཟོས་པ་གཡུ་ཁ་ཤས་ཆེ་ཕྱི་མ་དང་རྫར་བྱས་པ་སོགས་ཡོང་ཡང་ཤེལ་ལྟར་དྭངས་པ་མི་ཡོང་། བཟོས་པ་རྒྱ་ཚོས་བཟོས་པ་རྩུབ། ཕོ་ཟངས་གཉིས་དང་ཚུར་དཀར་གྱིས་བཟོས་པ་འཇམ་མོ། །བིག་པན་ཞེས་པ་འཐང་། ཁ་ནད་ཤུ་ཐོར་མིག་སོགས་ལ་ཚུར་སྔོན་འདི་ཡིན། གང་ཡང་ཐྲན་ཕབ་ནས་ལྷུགས་ལ་བྲུང་ན་ཟངས་མདོག་འཇིན། ཚད་ཀླུང་སྐབས་སོགས་ནི་སོག་ཐལ་ཡིན། བིག་པན་ཞེས་པར་བྱང་པ་སོགས་སྟོད་སྨན་འགའ་རེས་ཚ་ལ་བསྲེགས་པ་ལ་བྱེད། གསེར་བྲེ་དངུལ་བྲེ་སོགས་ལ་

བྱོལ་རྟོག་ལ་བྱེད་པ་རྣམས་མ་དག་ནོར་བ་ཡིན་གསུངས། ལྷུང་གི་སྐབས་སྐོག་བསྙིགས་ཐལ་བར་ཞིག་པན་ཟེར།

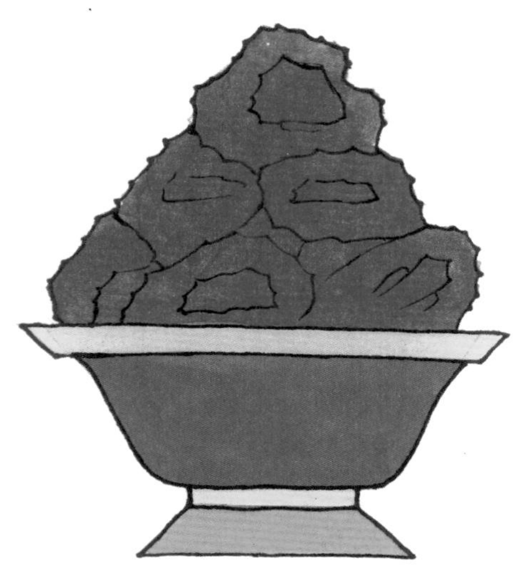

胆矾（硫酸铜） *Chalcanthitum*

胆矾除去肿核疮，破除痞瘤去翳障。让穹多吉说。“三种矾中的任何一种皆能解宝石毒，治口疮。”上述三种矾中的最后一种即本品。解宝石毒时，黑矾和黄矾内服，胆矾外敷。口中疾病，三种矾皆可敷。本品之名有：尼拉托塔、撒合孜、撒合然木孜、播合半、措尔温等。

本品天然岩生者产自印度，有天蓝色和玉色两种，形状、光泽皆如白矾，味同诸矾，微有铜锈味。加工品印度、汉地、藏地皆产。天然品质佳，加工品质次。天然胆矾，表面微有石脂；加工胆矾为玉色，表面有粉末和磨研的痕迹，没有晶石光泽。加工胆矾中，用硇砂炮制的粗糙，用酸奶、紫铜和白矾炮制的光滑细腻。“播合半”一词，在对症用药时，名同药不同。治疗口病、癣、风疹、眼病等病时用胆矾，该品润，混后在铁面摩擦时显铜色。治疗风热时用的是大蒜灰。治疗胸腔病、上半身病时用的是煅硼砂。有人认为是金砂、银砂做的碱，这是错误的。祛风时用的是大蒜灰。

སྐམ་ཚྭ།

སྐམ་ཚྭས་བད་ཀན་སྐྱེད་ལ་འཇུ་དཀའ་ཀྱི། །ཞེས་པ་གད་ཚྭ་སྟེ། གད་རལ་དང་ས་ཕུག་སྐམ་པོ་ལས་བྱུང་བ་སྟེ་བ་ཚྭ་བཞིན་ཆགས་ཀྱང་རྡུལ་གྱི་རང་བཞིན་ཅན་ཁ་དོག་ཡུལ་སའི་རྗེས་སུ་འབྲང་བ་ཡིན། རོ་ཚོད་ཚྭ་རང་དང་འདྲ་བ་ཡིན།

崖盐

崖盐性重生培根，并且食后难消化。本品又名格察。产自干燥的山崖和土洞中，状如碱花，土性，颜色随所产地的土色而异，味与食盐相同。

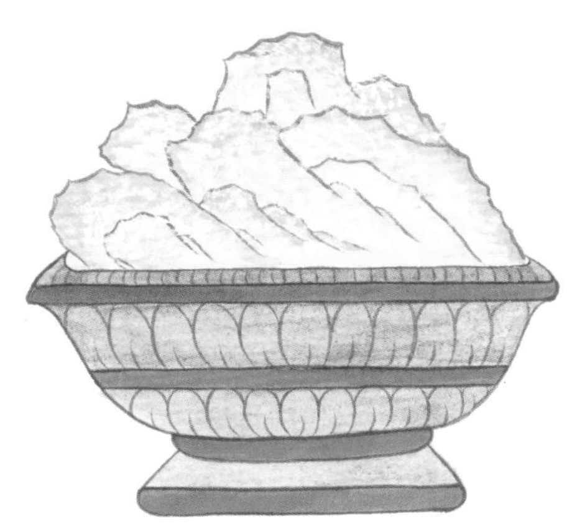

བྲག་གི་སྐམ་ཚ།

བྲག་གི་སྐམ་ཚྭས་འཇུ་བར་བྱེད་པ་ཡིན། །ཞེས་པར། རང་བྱུང་པས། བྲག་ཚྭས་སྐྲན་དང་མ་ཞུ་སེལ། །གསུངས། འདི་བྲག་སྐམ་པོ་ཉི་ཆར་མི་ཐོག་ཅིང་རླུང་ཐོག་པ་ལ་རོ་སྔ་མ་ལྟ་བུ་ལས་ཅུང་ཟད་སྐྱུར་བ་དབྱིབས་དང་སྲབ་མཐུག་ཅི་རིགས་འབྱུང་བ་ཡིན།

岩盐

岩盐功效助消化。让穹多吉说：“岩盐治肿瘤，消食。”本品产自太阳晒不到，雨淋不到，风能吹到的干燥石岩，味同前而微酸，形状薄厚不一。

བ་ཚྭ།

བ་ཚྭས་ཆུ་འཇེད་ཐུར་དུ་སྒྲོང་བར་ནུས། །ཞེས་པ་གད་གྲོག་ལ་ཆགས་པ་སྙུམ་འཐོལ་རྣན་ཅན་ཟེ་ཚྭའི་རྒྱུ་འདྲ་བ་ལ་ཚྭ་བྲོ་དང་ཆེ་ཡང་མེར་བསྲེགས་ན་ཟེ་ཚྭ་ལྟར་མི་ཁོལ་བ་ཡིན།

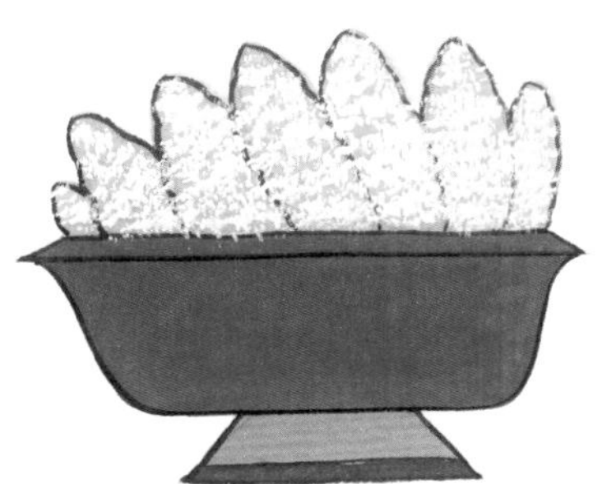

硝泥　*Humus Nitrosus*

硝泥利尿并下泻。本品产自土岩深谷，松软，润湿，状如火硝，咸味浓。火中燃烧时同火硝一样不发生泡沫。

ཚྭ་དམར་བྲག་ཚྭ།

ཚྭ་དམར་བྲག་ཚྭས་དྲག་པོར་སྒྲོང་བ་ཡིན། །ཞེས་པ་ས་བྲག་ཁང་ཤོད་སོགས་ཉི་རླུང་གང་ཡང་མི་ཐོག་པའི་རྣན་དང་ས་རྣངས་ལས་ཆགས་པའི་ཚྭའོ། །

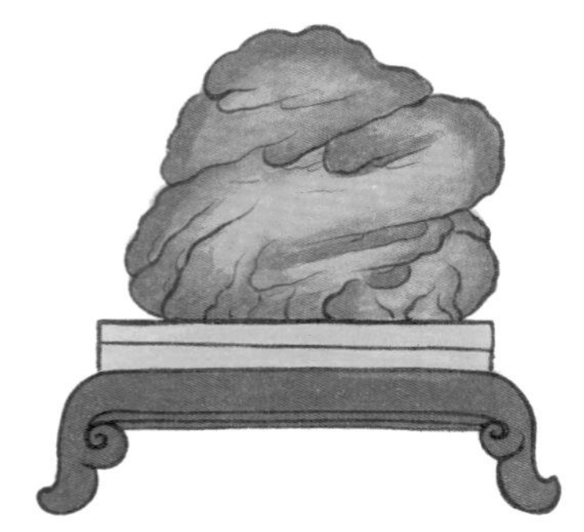

红岩盐

红岩盐功效锐泻。本品为土洞或石洞中日晒风吹不到的地方，由湿气和土气形成的一种盐。

ཐང་ཚྭ།

ཐང་ཚྭས་འབྲས་འདུལ་ཉེས་པ་གསུམ་ཀ་སྐྱེད། །ཅེས་པར། རང་བྱུང་པས། ཐང་རྒན་ཚྭ་ཡིས་རྨ་འབྲས་གཅོད། །ཅེས་གསུངས་པ་ནི། ཐང་ཤིང་གི་རྩ་བའམ་སྡོང་དུམ་རུལ་པ་ལས་ཆགས་པ་ཤིང་གི་ཚྭ་ཡིན་ཏེ། འདི་ཉི་མ་མི་ཕོག་པའི་རླན་ཅན་ཕྱུགས་ཀྱི་ཟོས་ན་དུག་པར་འགྱུར་བས་དེ་ལ་ཐང་ཁྲག་དང་ད་བོ་ཆ་མཉམ་བསྐོལ་ཐང་དྲོན་མོ་བཏང་བས་ཕན་པའོ། །

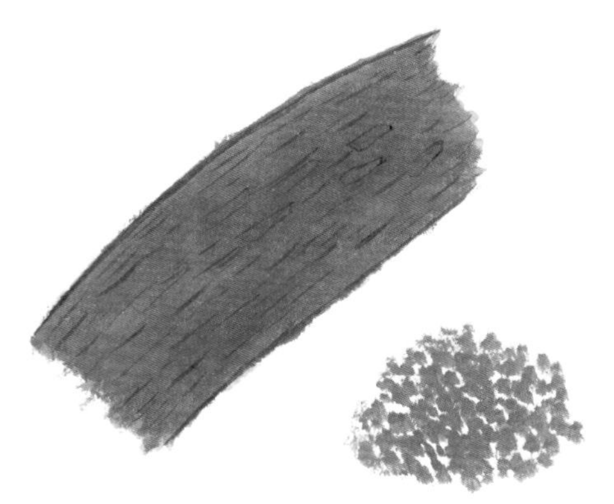

松硝

松硝治疗肿核疮，但是能生三灾病。让穹多吉说：“松盐除疮疖。”本品为腐朽的松树根或树墩上生成的一种树盐，因太阳晒不到而潮湿。牲口食后要中毒。本品与松树液、银粉背蕨各等分配伍，煎汤温服有益。

གཉིས་པ། བཟོ་ཚྭ།

二、加工盐碱类药物

ཟེ་ཚྭ།

ཟེ་ཚྭས་རྡོ་འཇུ་རེའུ་རྡོ་སྨན་བཤིག །ཅེས་པ་ལ། རང་བྱུང་རྡོ་རྗེས། ཟེ་ཚྭས་སྲིན་གསོད་རྡོ་སྨན་བཤིག །ཅེས་གསུངས། མིང་ནི། སའི་ཤེལ། ཚྭ་ཧྲག་ཅན། མེ་འབར་ཚྭ་ཟེར། འདི་རང་བྱུང་ཡིན་པ་འདྲ་ཡང་ལས་ཀྱི་ཆོ་གས་གཙང་བར་བགྱུངས་དགོས་ལ། དེར་ཡང་རྒྱའི་ཁྱད་པར་ལས་རིགས་

གསུམ་སྟེ། བྲག་སྐྱིབ་སོགས་ལས་འཁྲུག་པ་ལྷུར་ཆགས་པ་ལས་བགྱུངས་པ་ཤེལ་ཁབ་ལྟ་བུ་རབ། ས་བྲག་གང་ལ་ཡང་བྱ་སྤྱུ་ལྷུར་ཆགས་པ་ལས་བགྱུངས་བ་ཆུར་ཕྱེ་ལྟ་བུ་འབྲིང་། གྱང་རྨང་གད་པ་སོགས་ལས་སྐམ་འབོལ་དུ་ཆགས་པ་ལས་བགྱུངས་པ་རྩམ་པའམ་ཡོས་ཆོག་གི་ཕྱེ་མ་འདྲ་བ་ཐ་མའོ། །གང་ཡང་དང་པོའི་རྒྱུ་དང་རྗེས་གཙང་བར་བྱས་པ་གང་ཡང་རོ་ཚ་ལ་རེག་བྱ་བསིལ་བ། མེ་ལ་བཏབ་ན་ཁོལ་ཞིང་ཚ་ཚ་འཛྲོ་བའོ། །

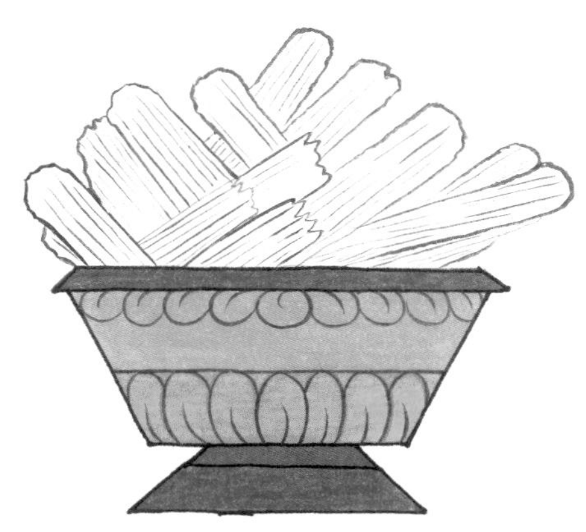

火硝　*Nitrum*

火硝化石破石瘤。让穹多吉说："火硝杀虫，消石，破痞瘤。"本品之名有：洒西如、赛察、察灼合见、麦巴尔察等。

本品状如天然品，但仍要加工洗净。由于质量之别，加工品有三种：一为产于石岩缝隙中，状如冰，加工洗净后，状如晶针者，为上品。一为产于土崖石岩，状如禽羽，加工洗净后，状如奶渣粉者，为中品。一为产于墙基崖根，湿润松软，加工洗净后，状如糟粑或炒粉者，为下品。无论哪一种，都要像第一种一样洗净；无论哪一种，味辛，触时有凉感，撒在火中，膨胀有泡沫，发嚓嚓爆烈声。

ཐལ་ཚྭ།

ཐལ་ཚྭས་གྲང་སེལ་ཕོ་བ་སྲོས་པ་འཇོམས། །ཞེས་པར། རང་བྱུང་པས། ཐལ་ཚྭ་ལྷེ་མྱང་ཚྭ་དང་མཐུན། །ཞེས་དང་། ལུགས་ཕྲེང་ལས། ཐལ་ཚྭ་བསྐྲ་ར་འདྲ་སྟེ་སྲོས་པ་འཇོམས། །ཞེས་པ་ལ་རིགས་གསུམ་སྟེ། ཤིང་སྣའི་ཐལ་ཚྭ་དང་། །སྔོང་ཚྭ་དང་། ལྷམ་ཚྭ་གསུམ་མོ། །ཚྭ་དངར་ཕྱི་མ་རིམ་པས་ཆེ་ལ་རོ་རྒྱ་ཚྭ་འདྲ། ཕྱི་མ་འདི་ལ། འདྲ་དཔེར། ཐལ་ཚྭ་ཞུན་བུར་འདྲ་ལ་རྒྱ་ཚྭ་སྦྲོ། །ཞེས་དང་། སྟ་མ་གཉིས་ལས། འདྲ་ཡིག་ཏུ། ཐལ་ཚྭ་

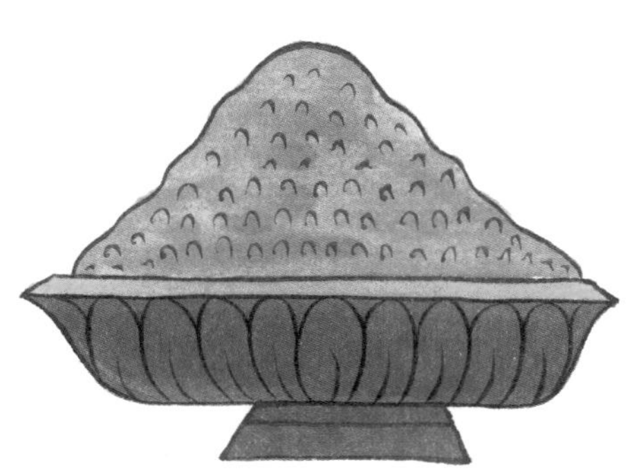

ཐལ་བའི་རིལ་བུ་འདྲ། །ཡང་ན་ནག་སོབ་ཐལ་བསྔོངས་འདྲ། །ཞེས་སོ། །

灰盐

灰盐祛寒治胃胀。让穹多吉说："灰盐功效同黑盐。"《铁鬘》中说："灰盐状如元明粉，味如硇砂。"前两种，《图鉴螺眼》中说："灰盐状如灰丸，或如又黑又松的灰团。"

མཚལ་ལྭ།

མཚལ་ལྭས་རྩ་ནད་ཁྲག་སྐྲན་བཤིག་པར་བྱེད། །ཅེས་བཟོས་པ་སྟེ། འཚོ་མཛོད་གྲུབ་པས། རིན་ཆེན་ད་ཆུ་མཚལ་ཡིན་ལ། །བདུད་རྩི་ད་ཆུ་མཚལ་ལྭ་སྟེ། །འདི་གཉིས་མིང་གིས་མ་ནོར་བའི། །ཐོས་པའི་ནོར་གྱིས་ཕྱུག་པ་གཅེས། །ཞེས་གསུངས་པས། འདི་ལ་ད་ཆུ་ལྭ་ཡང་ཟེར། མདོག་མཚལ་འདྲ་བ་འབྱུང་བའོ། །གཞན་ཡང་བཟོ་ལྭ་ནི། སྔ་མ་དེ་བཞི་དང་། རྒྱ་ལྭ། ཁ་རུ་ལྭ། རྩབ་རུ་ལྭ། ན་གུ་ལྭ། ཟེ་ལྭ། ཐིག་པན་ལྭ་རིགས་གཉིས། ལྭ་བསྲེགས་རིགས་བདུན་ཏེ། བཟོས་པའི་ལྭ་སྣ་བཅོ་བརྒྱད་ནི། བཟོ་བའི་རྒྱུའི་ལེགས་ཉེས་དང་། །བཟོ་ཆེན་ལག་ལེན་བཟང་ངན་ལས་དབྱིབས་དང་ཁ་དོག་ངེས་པ་མི་འབྱུང་ལ། འདི་དག་བཟོ་བའི་ལག་ལེན་གབ་སྦས་མེད་པ་ཁོ་བོས་ལག་ལེན་གཅེས་བཏུས་སུ་རྒྱས་པར་བཤད་ཡོད་པས་དེ་ནས་ལོངས་ཤིག།

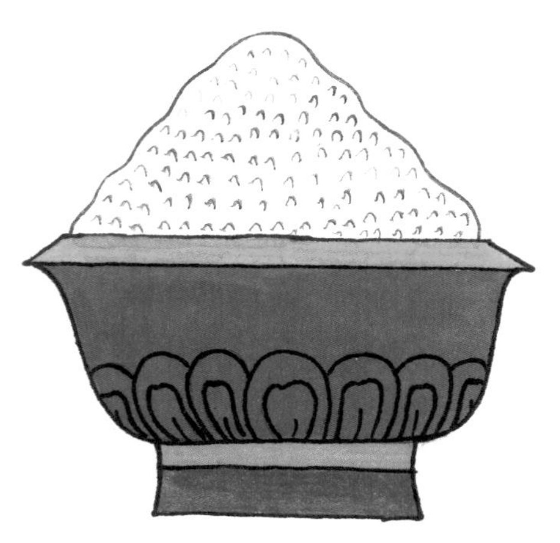

朱红盐

朱红盐治疗脉病，并且破除血痞瘤。措扎珠巴说："珍宝银朱是朱砂，甘露银朱朱红盐，二者之名勿搞错，骤然一听易混淆。"本品又名达曲察，颜色如银朱。

另外，加工盐碱类药物除上述四种外，还有硇砂、紫硇砂、杂布如查盐，那固察盐、火硝、两种胆矾盐、七种煅盐，共十八种盐。由于质量好坏不同，加工技术不同，因而形状、色泽不一。这些盐碱的加工技术不是保密的，我在《实践选集》中有详细的论述。

ལེའུ་དགུ་པ། སྲོག་ཆགས་ལས་བྱུང་བའི་སྨན་སྡེ་བཤད་པ།

第九章　动物类药物

ད་ནི་བར་གྱི་དགུ་པ་སྲོག་ཆགས་ལས་བྱུང་བའི་སྨན་སྡེ་བཤད་པ་ལ།　ནང་ཚན་དབྱེ་བ་སུམ་ཅུ་ཡོད་པ་རིམ་པས་བཤད་པར་བྱ་བ་ནི།

动物类药物内分三十类，一类一类依次来说。

ས་བཅད་དང་པོ། ར་ཡི་སྨན་གྱི་ནུས་པ་བསྟན་པ།

第一节 角类药物

དང་པོ་ར་ཡི་སྨན་གྱི་ནུས་པ་བཤད་པ་ནི།

第一节讲述角类药物的功效。

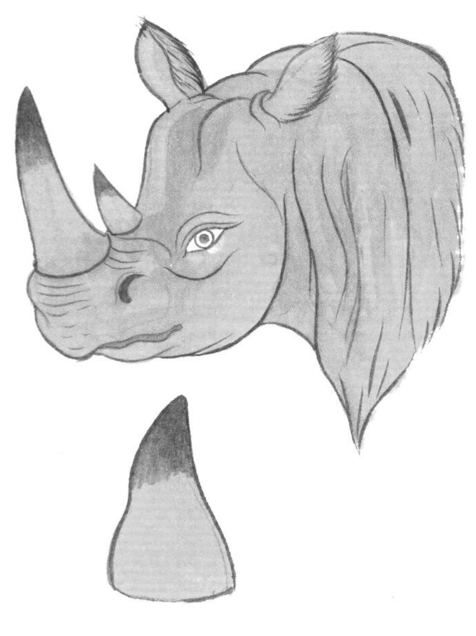

བསེ་རུ།

བསེ་རུས་ཁྲང་ཁོག་རྣག་ཁྲག་ཆུ་སེར་སྐེམས། །ཞེས་པར། ལྕགས་ཕྲེང་ལས། བསེ་རུ་ཅུང་ཟད་དྲོ་ལ་སྐེམ་སྐྱེ་ཁྲག་རླངས་འཇུ་བར་བྱེད། །ཅེས་དང་། སྒྲོན་གསལ་ལས། བསེ་རུས་གཟེར་དང་དུག་དང་སྐྲང་ཐབས་འཇོམས། །དང་།

犀角

犀角总的功效为干体腔脓血黄水。《铁鬘》中说："犀角微温性燥，化血气。"《明灯》中说："犀角止痛，解毒，治绞肠病。"

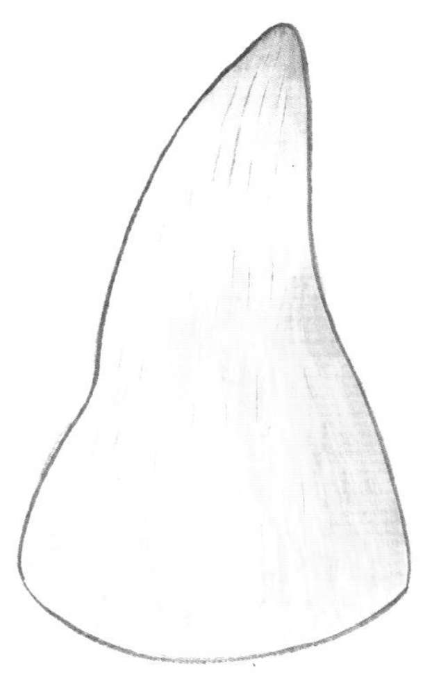

བསེ་རུ་དཀར་པོ།

དཀར་པོས་དུག་ཚད་སེལ་བྱེད་ནུས་པ་བསིལ། །

白犀角

白犀角的药性凉，治疗一切毒热症。《明灯》中说："白犀角性凉，清热解毒。"

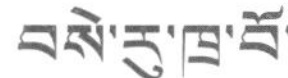
བསེ་རུ་ཁྲ་བོ།

ཁྲ་བོས་དུག་སྲུང་བསིལ་དྲོད་སྙོམས་ཀུན་འཕྲོད།།

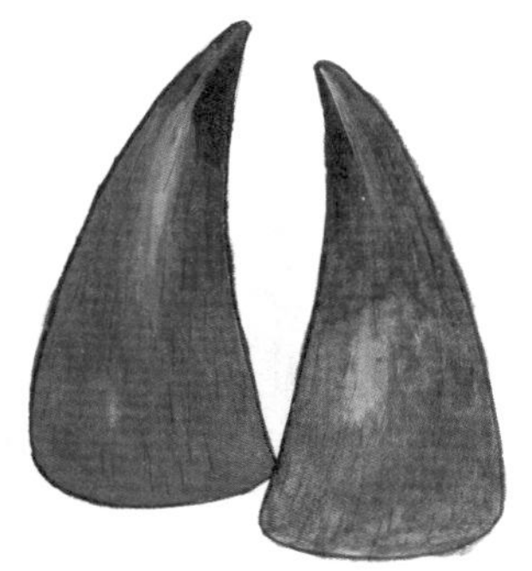

花犀角

花犀角功效防毒，凉热均衡诸病除。《明灯》中说："花犀角性凉、温、平，适应诸症，防毒。"

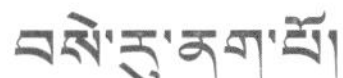
བསེ་རུ་ནག་པོ།

ནག་པོས་རྣག་ཁྲག་ཆུ་སེར་སྐེམ་བྱེད་དྲོ། །ཞེས་པར། མིང་། ཀྱི་བོར་ཆིག་སྐྱེས། གཅིག་པུ་སྐྱེས་པ་ཟེར།

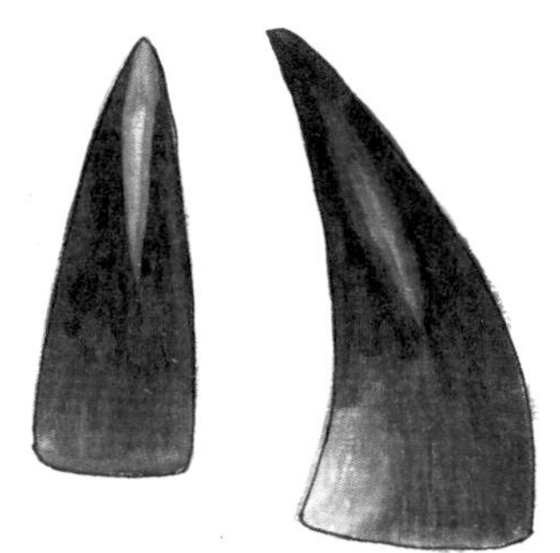

黑犀角

黑犀角之药性温，干涸脓血和黄水。《明灯》中说:"黑犀角性温,干脓血、黄水。"本品之名有：吉吾尔切合吉、解合布尔吉巴。

ཤ་ཝ་ཝ་བའི་ཐོག་རྭ།

ཤ་ཝ་ཝ་བའི་ཐོག་རྭ་བསེ་རུར་མཚུངས། །རྭ་གསར་སྤུ་ཅན་སོབ་པོ་ནུས་པ་བསེ་རུ་དང་འདྲ།

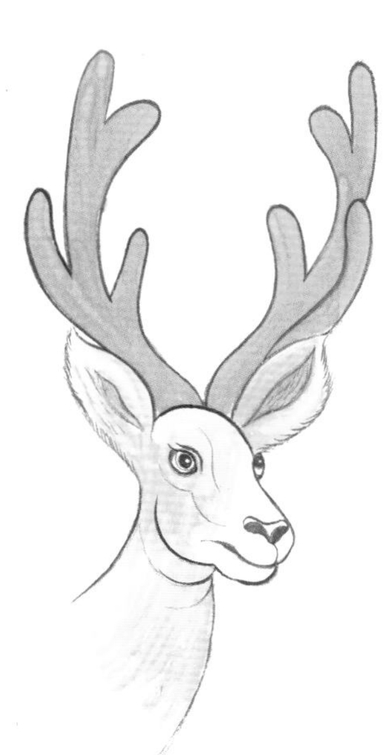

鹿茸

梅花鹿茸马鹿茸，功效皆与犀角同。

本品为梅花鹿和马鹿的被毛新角，质松软，功效同犀角。

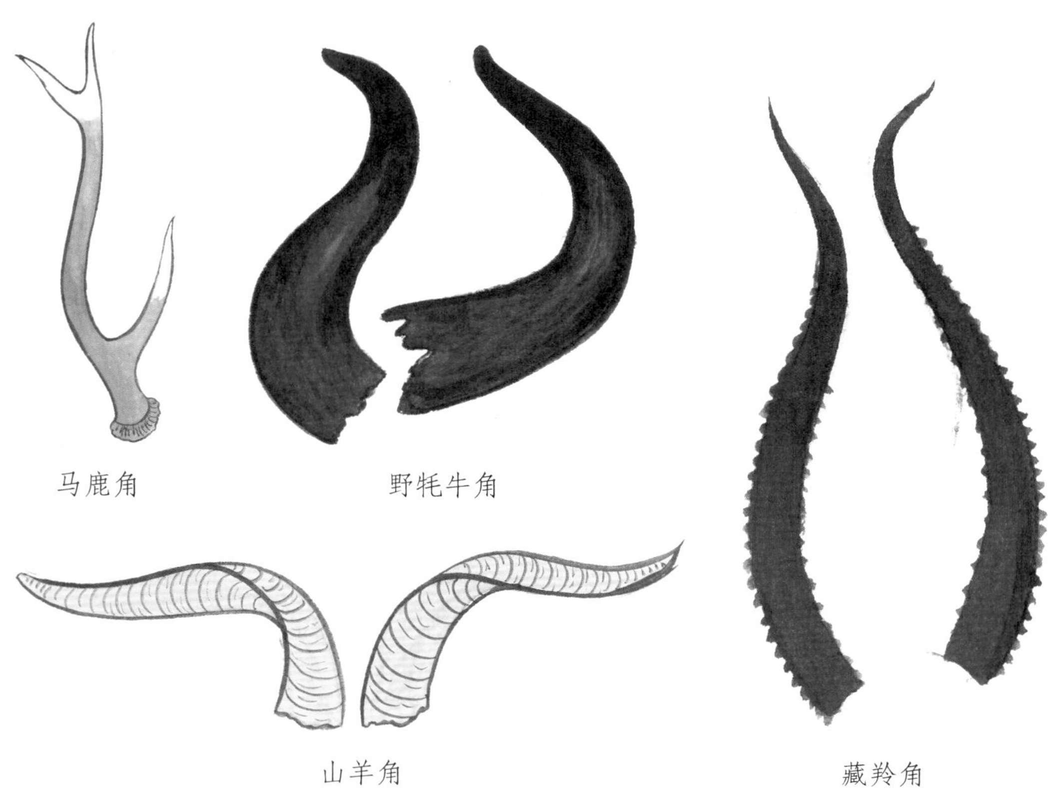

马鹿角　　野牦牛角

山羊角　　藏羚角

ཤ་བ་གཡག་རྒོད་གཙོད་དང་རའི་རྭ་གཞོབ།

ཤ་བ་གཡག་རྒོད་གཙོད་དང་ར་ཡི་རྭའི། །གཞོབ་ཀྱིས་བད་ཀན་ལྷ་བ་གཟེར་རྣམས་འཇོམས།།

鹿、野牦牛、藏羚羊、山羊等的角

马鹿角、野牦牛角，藏羚角和山羊角，燎焦治疗培根病，并治瘿疣止疼痛。

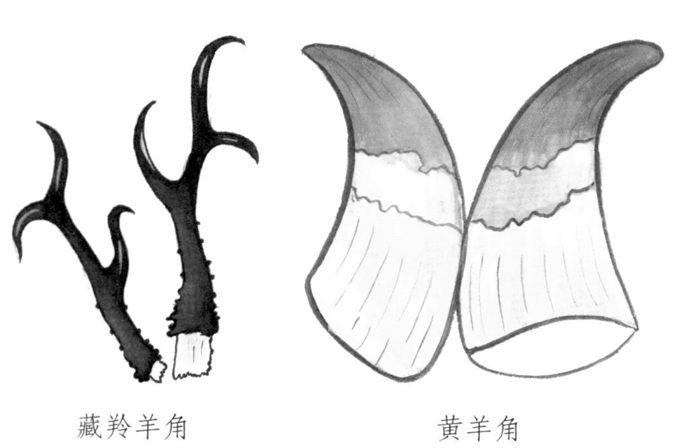

藏羚羊角　　黄羊角

གཙོད་དང་དགོ་བའི་རྭ།

གཙོད་དང་དགོ་བའི་རྭ་ཡིས་འཁྲུ་བ་གཅོད།།

藏羚羊角、黄羊角

藏羚角和黄羊角，功效能够止腹泻。

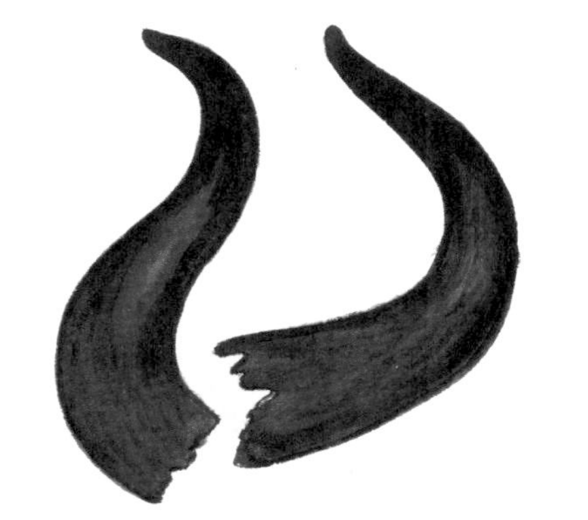

འབྲོང་གཡག་རྭ།

འབྲོང་གཡག་རྭ་(འབྲོང་པོ་གཞན་)ཡིས་ཕོ་དྲོད་སྐྱེད་སྐྲན་ནད་བཤིག།

野牦牛角（野牛角）

野牦牛角升胃温，并且破除痞瘤病。

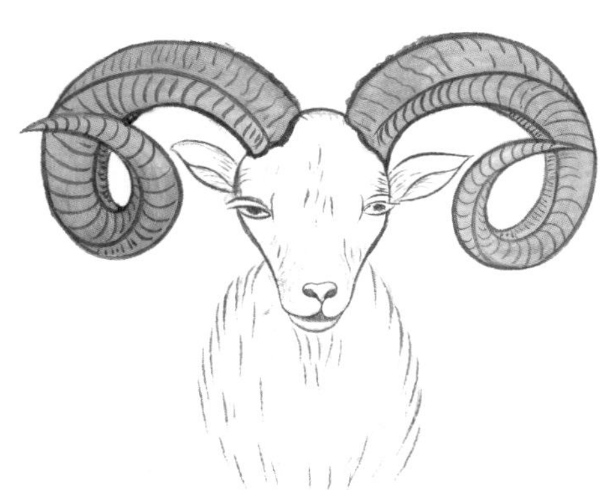

གཉན་གྱི་རྭ།

གཉན་གྱི་རྭ་(ཧོང་ལེན་སྦྱར་བས་)ཡིས་(འདི་བསྲེས་པའི་དུགས་ཀྱིས་གྲང་སྲིན་ལ་ཕན་)རིམས་ནད་སེལ་བར་བྱེད།།

盘羊角

盘羊角治疫疠症。盘羊角（配兔耳草）治瘟病时疫（烤热熏罨治寒虫）。

མ་ཧེའི་རྭ།

མ་ཧེས་(རྭས་)འོར་ནད་བ་མེན་(རྭས་)རྣག་ཁྲག་སྐེམ།།

水牛角和野黄牛角

水牛角治水肿症。野黄牛角干脓血。

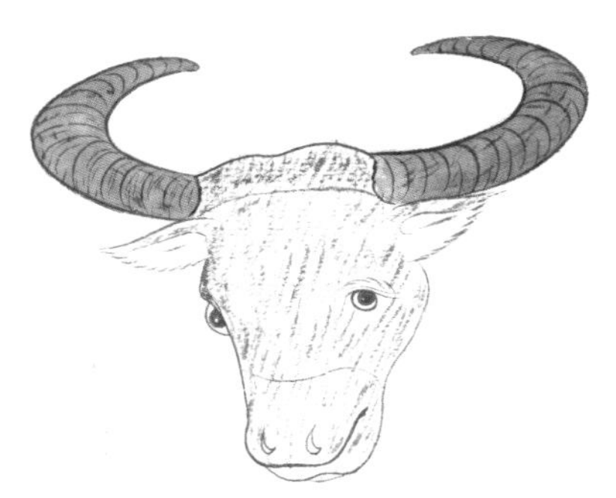

水牛角

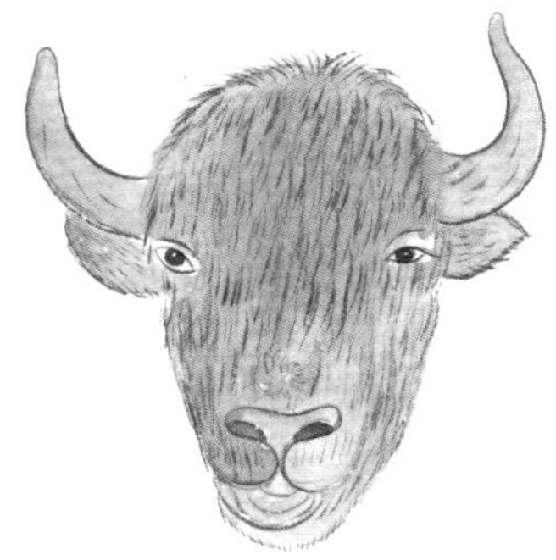

野黄牛角

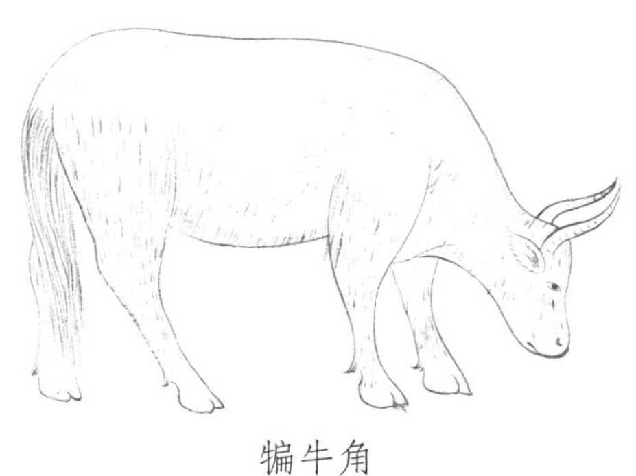
犏牛角

མཛོ་རྭ།

མཛོ་རྭས་ཆ་བྲན་དུག་ལ་ཕན་པར་བྱེད།།

犏牛角

犏牛角治昂占（雌雄犏牛）毒。

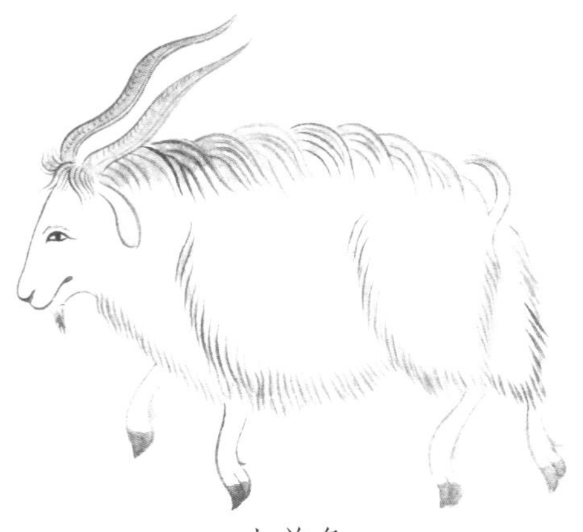
山羊角

ར་གནའ་ཆུ་གླང་རྭ།

ར་གནའ་ཆུ་གླང་རྭ་ཡིས་ཚད་པར་ཕན། །ར་(མ་)དཀར་(མོའི་)རྭ་ཡིས་རྨོངས་(དང་)རིམས་གཟེར་བ་འཇོམས།།

山羊角、岩羊角、水牛角

山羊岩羊水牛角，皆有益各种热痘症。白山羊角豁沉闷，并治疫疠止疼痛。

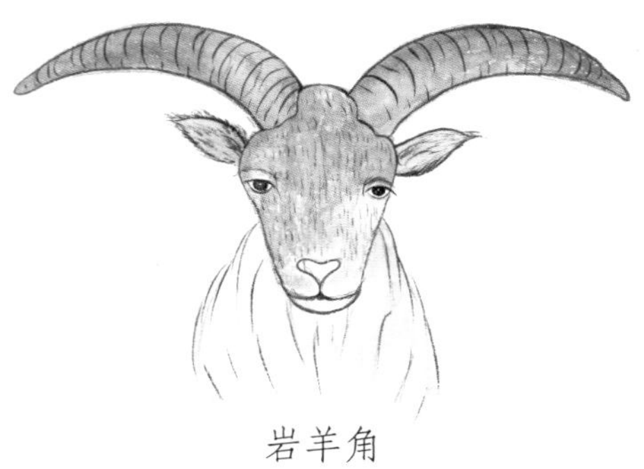
岩羊角

རྒྱ་རུ།

རྒྱ་རུས་རྭ་དུག་མངལ་འགགས་འབྱིན་པར་བྱེད། །(སེམས་ཅན་གང་རུང་གིས་མི་ཕྱུགས་བརྡུངས་པའི་དུག་དང་བུད་མེད་མངལ་ནད་ཀྱིས་ཁྲག་འགགས་པར་ཕན།)

鬣羚角

鬣羚角能解角毒（各种动物抵伤人畜所中的角毒），开通子宫阻闭症（妇女子宫病瘀血阻闭）。

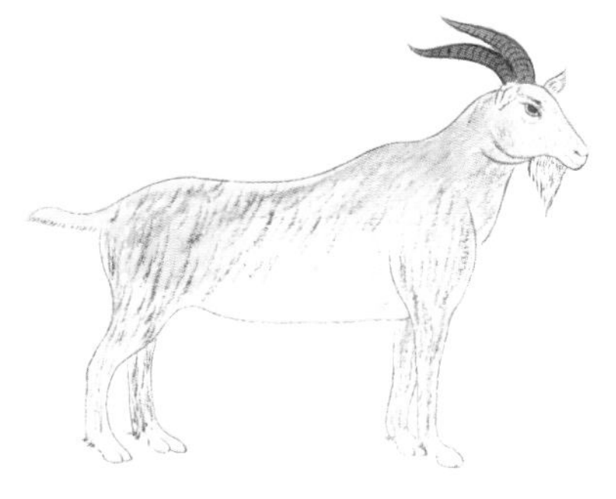

ར་རྭ།

སྤྱིར་ན་ར་རྭ་བསིལ་ལ་ལུག་རྭ་དྲོ།།

山羊角

总之山羊角性凉，而绵羊角性热。

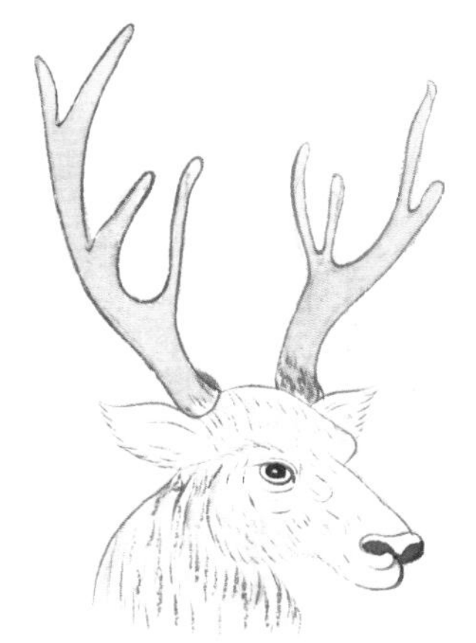

རི་དྭགས་རྭ།

རི་དྭགས་སྙོམས་ལ་ཕྱུག་པོ་དྲོ་བ་ཡིན།

鹿角

各种鹿角性皆平，各种种畜角性温。

ས་བཅད་གཉིས་པ། མིག་གི་ནུས་པ་བསྟན་པ།

第二节　眼类药物

གཉིས་པ་མིག་གི་ནུས་པ་བསྟན་པ་ནི།

第二节讲述眼类药物的功效。

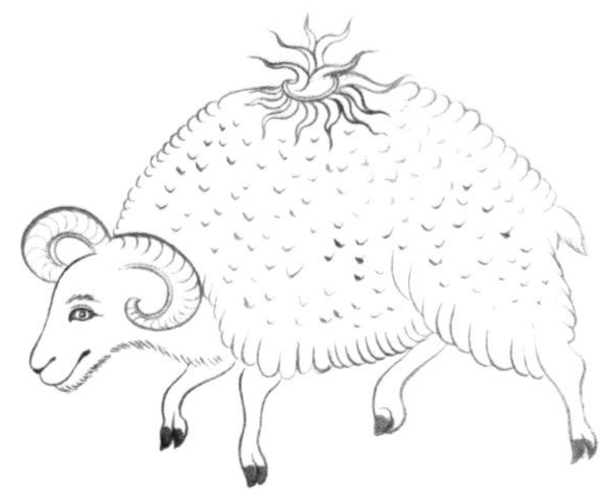

ལུག་གི་མིག་འབྲས།

ལུག་གི་མིག་འབྲས་སོ་ཡི་བཅུད་ལེན་(ནང་སྙིང་ཤེལ་འདྲ་དེས་སོ་སྦྲ་བ་དང་དཀར་བར་)བྱེད།།

绵羊眼珠

绵羊眼珠补牙齿（指绵羊眼珠内的晶体，能固齿洁齿）。

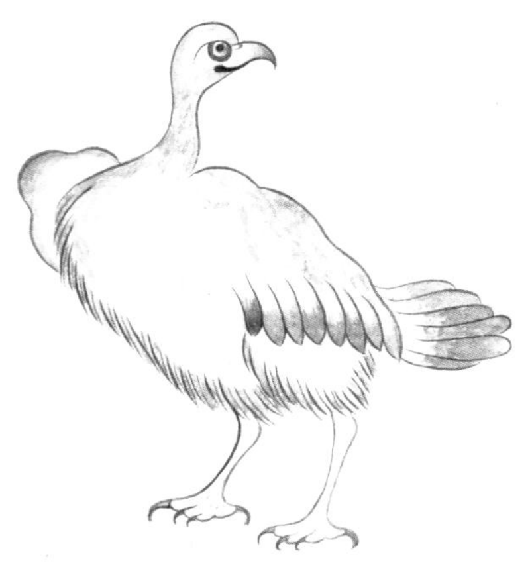

བྱ་རྒོད་མིག།

བྱ་རྒོད་མིག་གིས་（མིག་ལ་བྱུགས་པས་）རྒྱང་གསལ་（རིང་པོ་ཚུན་མཐོང་）གྲིབ་ལ་（མིག་གྲིབ་འགྲིབ་པ་ལ་བྱུགས་）ཕན། །（གློ་གཅོང་ལ་ཡང་ཕན།）

秃鹫眼

秃鹫眼敷眼明目，外涂翳障利翳障，并且有益肺痨病。

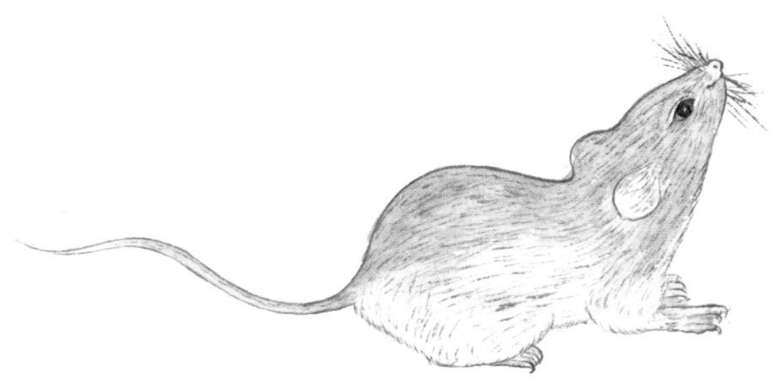

ཉ་དང་བྱི་བའི་མིག

ཉ་དང་བྱི་བའི་མིག་གིས་གཉིད་མཐུག་སྲུང་། །

鱼目、鼠目

鱼目、鼠目防昏睡。

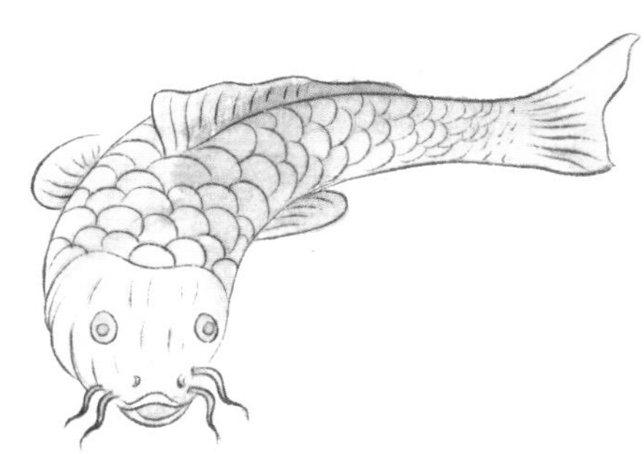

ས་བཅད་གསུམ་པ། ལྕེ་ཡི་ནུས་པ་བསྟན་པ།

第三节　舌类药物

གསུམ་པ་ལྕེ་ཡི་ནུས་པ་བསྟན་པ་ནི།

第三节讲述舌类药物的功效。

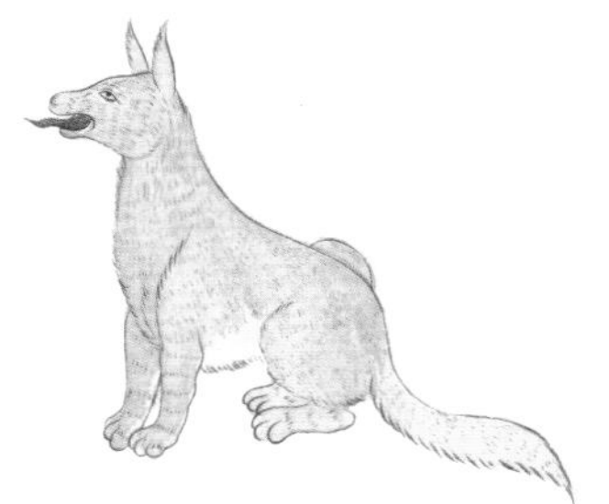

སྤྱང་ཀིའི་ལྕེ།

སྤྱང་ཀིའི་ལྕེ་ཡིས་ལྕེ་སྐྲངས་གག་པ་སེལ། །

狼舌

狼舌功效治舌肿，并且治疗乳蛾症。

ཁྱི་ལྕེ། ཕག་ལྕེ།

ཁྱི་ལྕེས་(དོམ་མཁྲིས་དང་སྦྱར་ནས་)རྨ་འདྲུབ་ཕག་ལྕེས་(བུ་རམ་དང་དུར་བྱིད་དང་དྭ་བའི་རྩ་བ་སྦྱར་ནས་རུས་མཛེར་རུས་འབྲས་ལ་བྱུགས་)རུས་གཟེར་འགོག །

狗舌和猪舌

狗舌（同熊胆相配伍）功效愈疮伤。猪舌（同蔗糖、白狼毒、天南星相配伍，敷骨瘤、骨疖）拔除骨结刺。

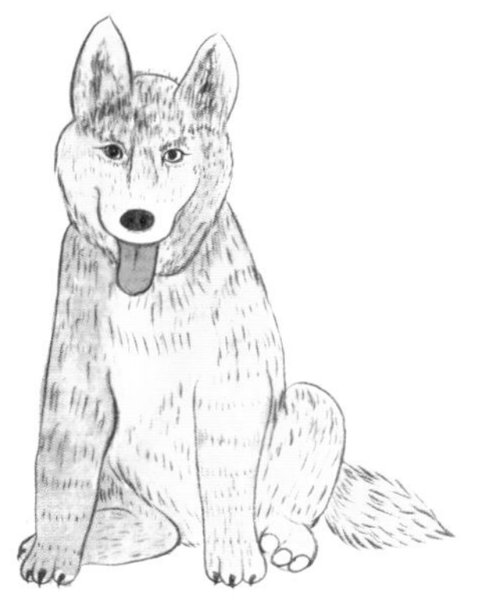

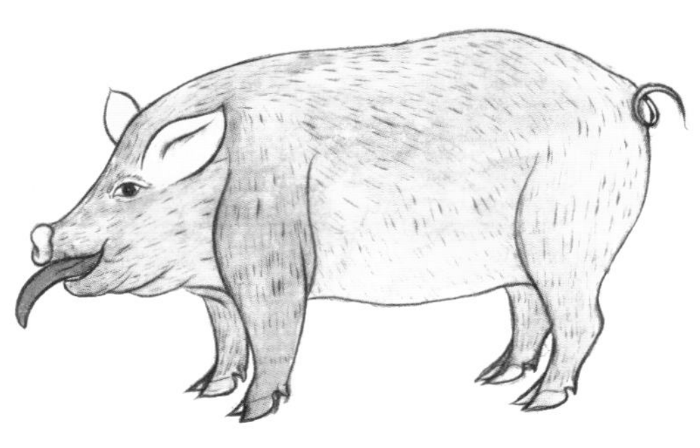

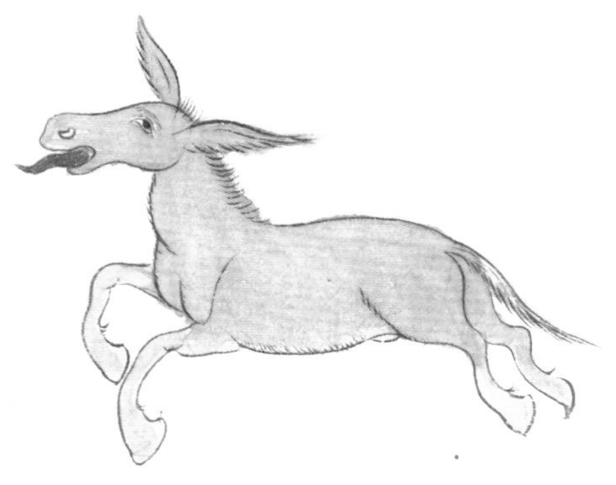

རྡང་མཁན་ལྕེ།

རྡང་མཁན་ལྕེ་(བོང་བུའི་ལྕེ་ལ་ཕུག་སྐམ་པོ་དང་སྦྱར་ནས་གཏོང)ཡིས་འཁྲུ་བ་གཅོད་པར་བྱེད།།

驴舌

驴舌（与干萝卜相配）功效止腹泻。

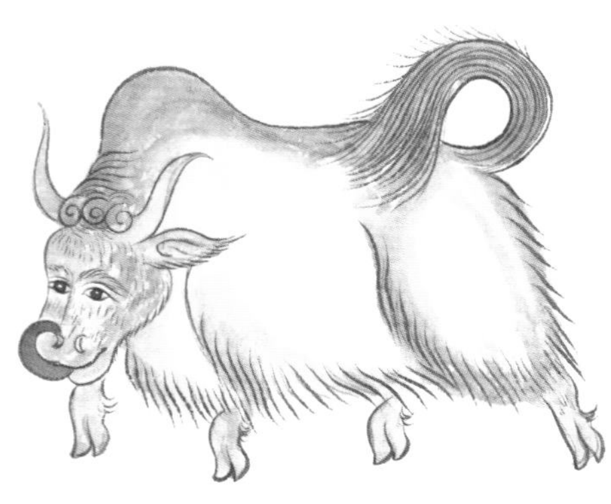

གཡག་ལྕེ།

གཡག་(འབྲོང་ངམ་མ་རྙེད་ན་རྨོ་བཀལ་མ་བྱས་པའི་ལྕེ་རྩབ་རུ་ཚ་དང་སྦྱར་)གི་ལྕེ་ཡིས་བད་ཀན་གྲང་བ་སེལ།།

公牦牛舌

公牦牛舌（没有野牛舌时，用未犁未驮的公牦牛舌，与杂布如查盐相配）之功效，能治疗培根寒症。

ས་བཅད་བཞི་པ། སོ་ཡི་ནུས་པ་བསྟན་པ།

第四节　齿类药物

བཞི་པ་སོ་ཡི་ནུས་པ་བསྟན་པ་ནི།།

第四节讲述齿类药物的功效。

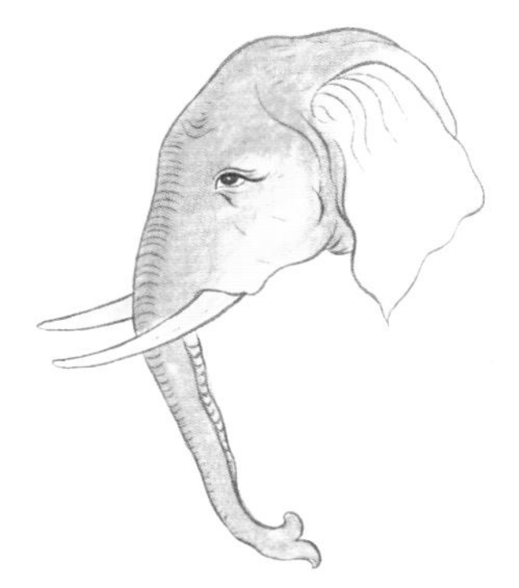

གླང་ཆེན་མཆེ་དྲུག་སོ།

གླང་ཆེན་མཆེ་དྲུག་སོ་ཡིས་(གླང་པོ་ཆེའི་མཆེ་བའོ་)གདོན་དུག་སྲུང་།།

大象犬齿

大象犬齿防邪毒。

ཕག་རྒོད་མཆེ་བ། ཁྱིའི་མཆེ་བ། སྲམ་གྱི་མཆེ་བ།

ཕག་རྒོད་མཆེ་བས་མདེའུ་འབྱིན་(མདེའུ་འབྱིན་དང་སྦྱར་ལ་ཕོང་བཏང་རྒྱར་བླུགས་)ཁྱིའི་མཆེ་བས་(སྨན་དང་སྦྱར་ལ་ལྟོར་གཏོང་)། །གག་པ་སེལ་ཞིང་སྲམ་གྱི་མཆེ་བ་(སོ་བྱའི་ཤ་ཁུ་དང་སྦྱར་ལ་གཏོང་)སྣས། །གྲི་བ་སོགས་ལ་ཉ་རུས་ཟུག་པར་ཕན།།

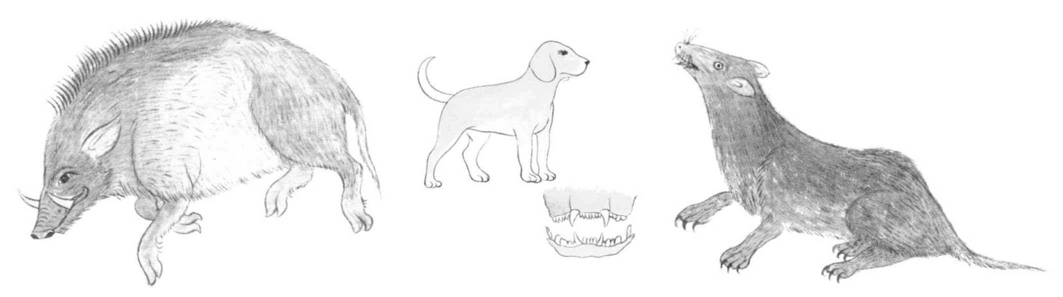

野猪犬齿、狗犬齿、水獭犬齿

野猪犬齿退镞弹。狗的犬齿防喉蛾。水獭犬齿之功效，有益鱼骨鲠咽喉。野猪犬齿（与假楼斗菜配伍）内服并注入伤口可退弹镞。狗的犬齿（与治喉病药配伍内服）治喉症。水獭犬齿和鼻尖（与鸬鹚肉汤配伍内服）治鱼骨鲠喉。

དོམ་གྱི་མཆེ་བ། ཁྱིག་གཟིག་གི་མཆེ་བ། འབྲུག་གི་མཆེ་བ།

དོམ་གྱི་མཆེ་བས་(བྱ་རུས་དང་སྦྱར་བས་)ཁྲག་གཅོད་ཁྱིག་གཟིག་དང་། །འབྲུག་(སྨན་སྦྱོར་དང་སྦྱར་བས་)གི་མཆེ་བས་(གཟེར་སྨན་གསུམ་དང་སྨན་ཆེན་སྦྱར་བས་འབམ་པོ་ལ་ཕན་)སོ་ཡི་གཟེར་འཇོམས་བརྟན། །(སྲིན་སྨན་ལ་སྦྱར་བས་སྲིན་གཟེར་འཇོམས།)

熊犬齿、虎豹犬齿、龙犬齿

熊的犬齿止出血。虎豹犬齿龙犬齿，治疗牙痛并固齿。熊的犬齿（与鸟骨配伍）止血。虎豹犬齿和龙犬齿（与三镇痛药，即鞑箭菊、多刺绿绒蒿、熏倒牛和铁棒锤配伍）治牙龈紫肿病，治齿痛（与杀虫药配伍，止虫牙痛），固齿。

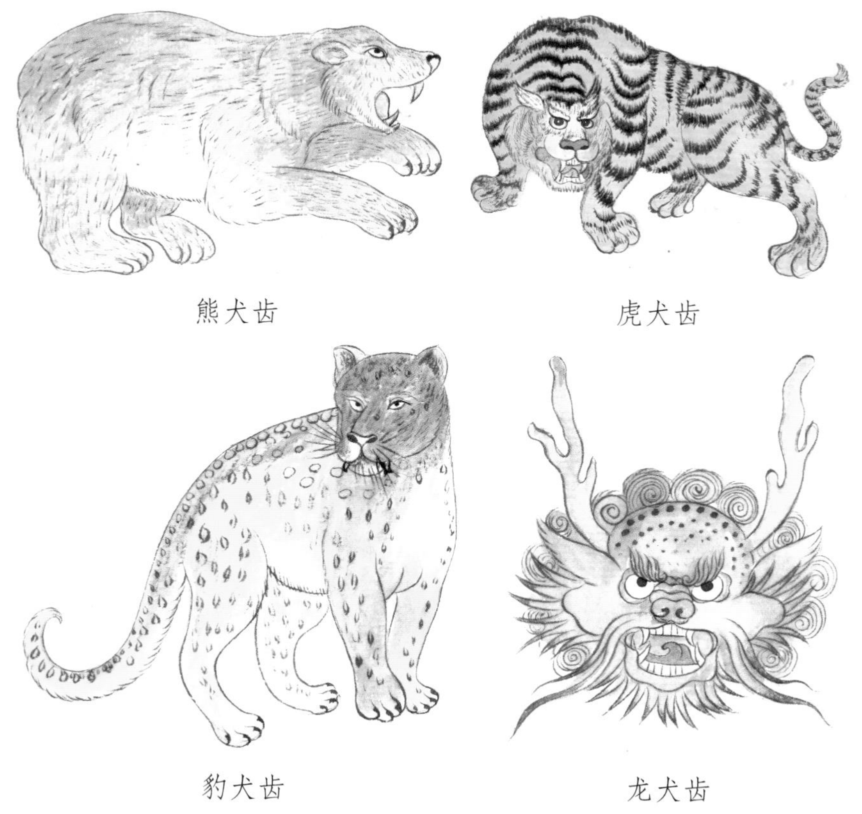

熊犬齿　　虎犬齿

豹犬齿　　龙犬齿

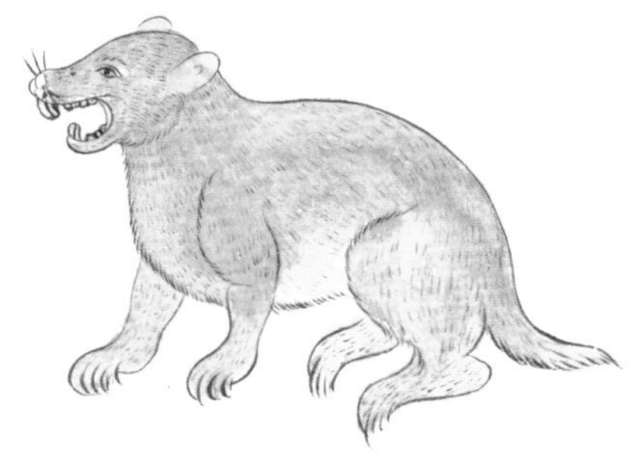

འཕྱི་བའི་མཆེ་བ།

འཕྱི་བའི་མཆེ་བས་(དོམ་གྱི་མཇིང་རུས་དང་སྦྱར་ནས་འདེབས་དང་བཏུང་)རུས་པ་ཆག་པ་སྦྱོར།།

旱獭犬齿

旱獭犬齿（与熊脖颈骨配伍，外敷或内服）能接骨。

སྲམ་གྱི་མཆེ་བ།

སྲམ་གྱི་མཆེ་བས་(བུ་རམ་དང་སྦྱར་ནས་བཏང་བས་)རྡེའུ་ནད་ཆུ་འགགས་སེལ།།

水獭犬齿

水獭犬齿（与红糖配伍内服）治结石，并且开通尿阻闭。

ས་བཅད་ལྔ་པ། གྲེ་བའི་རྒྱུས་པ་བསྟན་པ།

第五节 喉头类药物

ལྔ་པ་གྲེ་བའི་(གྲེ་བའམ་ཨོལ་མདུད་ཏང་ཏང་པ་ཡང་ཟེར་)རྒྱུས་པ་བསྟན་པ་ནི།

第五节讲述喉头类药物的功效。

བྱ་རྒོད་ཀོ་བོ་སོ་བྱའི་གྲེ་བ།

བྱ་རྒོད་ཀོ་བོ་སོ་བྱའི་གྲེ་བ་ཡིས། །མ་ཞུ་འཇུ་དང་ཁྲད་པར་ཤ་འཇུ་བྱེད། །རྒོད་(འབྲོང་ཡིན་མ་ཉེད་ན་རྫོ་བཀལ་མ་བྱས་པ་)གཡག་རྟ་རྒྱང་གཙོད་དང་དགོ་བ་དང་། །སྤྱང་ཀི་སོ་བྱ་(ཆུ་བྱ་སོ་ཐོ་ནག་པོ་ཞེས་དེ་ལ་སོ་ཡོད་པས་བྱ་ཟེར་)རྣམས་ཀྱི་གྲེ་བ་ཡིས། །མགུལ་བའི་ལྷ་བ་

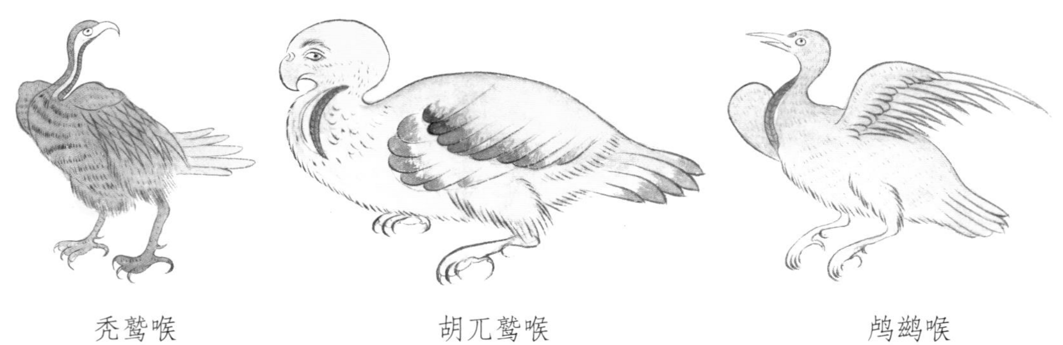

秃鹫喉　　　　胡兀鹫喉　　　　鸬鹚喉

འཇོམས་པར་བྱེད་པ་ཡིན། །གཡག་རྒོད་ལུག་སོགས་སྐྱེ་རྨེན་སྣ་ཚོགས་(ལྷ་ཚྭའི་ནང་དུ་ཙུང་ཟད་བཙོས་ནས་བསྐམ་པར་བྱ་)དང་། །གྲེ་བ་སྣ་ཚོགས་(ལྷ་ཚྭའི་ཆུར་བཙོས་ལ་སྐམ་བསེད་ལེགས་པར་བྱས་ནས་ལྷ་སྨན་སྦྱར་བའི་གཙོ་བོར་ཐུན་བསྐྱེད་ལ་གཏོང་བའོ་)དེ་བཞིན་ལྷ་བར་ཕན།།

秃鹫喉、胡兀鹫喉、鸬鹚喉

秃鹫兀鹫鸬鹚喉，皆能治疗未消化，尤其能消化肉食。以上各种鸟的喉头（与消化药物配伍）帮助消化，特别是消化肉食效果好。野牛喉、公牦牛喉、马喉、野马喉、藏羚羊喉、黄羊喉、狼喉、鸬鹚喉，以野牛喉为好，若找不到野牛喉时，公牦牛喉、马喉、野马喉、藏羚羊喉、黄羊喉、狼喉、鸬鹚喉皆可治活动瘿瘤。野牛、公牦牛、公绵羊等的喉和扁桃腺野牛、公牦牛、公绵羊等动物的扁桃腺（在硼砂水中微煮干燥），和上述各种动物的喉（在硼砂水中微煮干燥，与治瘿瘤药物配伍，增大剂量内服），皆能治疗瘿瘤。

ཙ་ག་ཁྲ་བྱུག་འཇོལ་མོ་ཏའི་གྲེ་བ།

ཙ་ག་ཁྲ་བྱུག་འཇོལ་མོ་ཏའི་གྲེ་བས། །(སྐད་སྨན་སྦྱོར་བ་ཟབ་མོ་གང་རིགས་པ་བསྡེབ་པ་

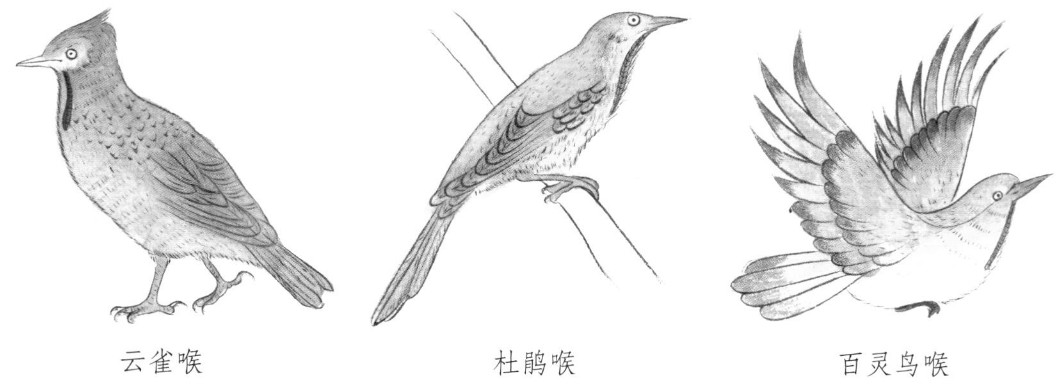

云雀喉　　　　杜鹃喉　　　　百灵鸟喉

ཡིན་)སྐད་འགགས་སེལ་ཞིང་ཚངས་པའི་དབྱངས་སྙེར་ཟེར།།

云雀喉、杜鹃喉、百灵鸟喉

云雀杜鹃百灵鸟、马等动物之喉头（与清音药配伍），消除喑哑成妙音。

ས་བཅད་དྲུག་པ། སྙིང་གི་ནུས་པ་བསྟན་པ།

第六节 心类药物

དྲུག་པ་སྙིང་གི་ནུས་པ་བསྟན་པ་ནི།

第六节讲述心类药物的功效。

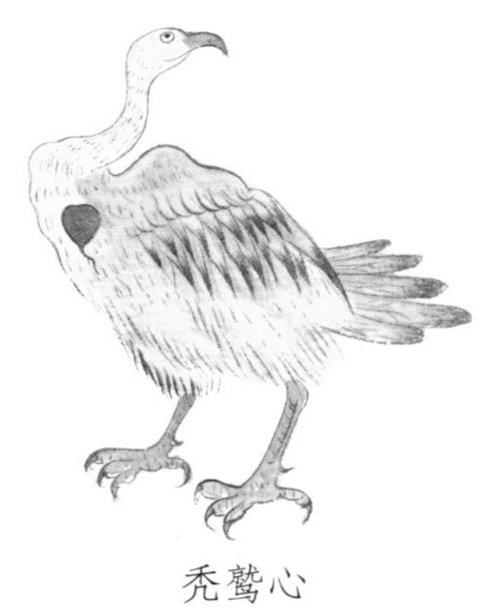

秃鹫心

བྱ་རྒོད་སྙིང་།

བྱ་རྒོད་སྙིང་གིས་དྲན་པ་ཉམས་པ་གསོ།།

秃鹫心

秃鹫心治记忆衰。

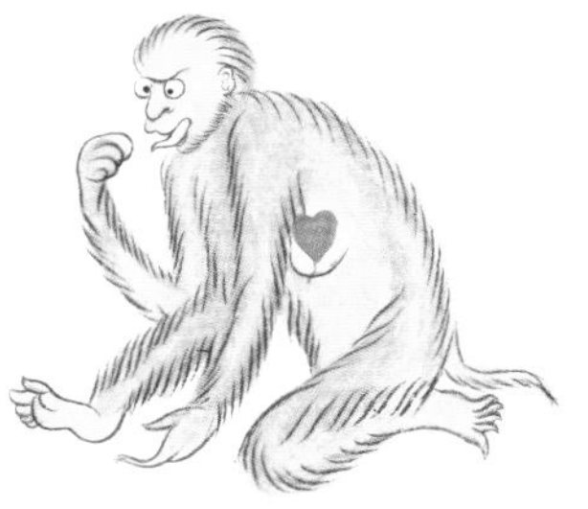

猕猴心

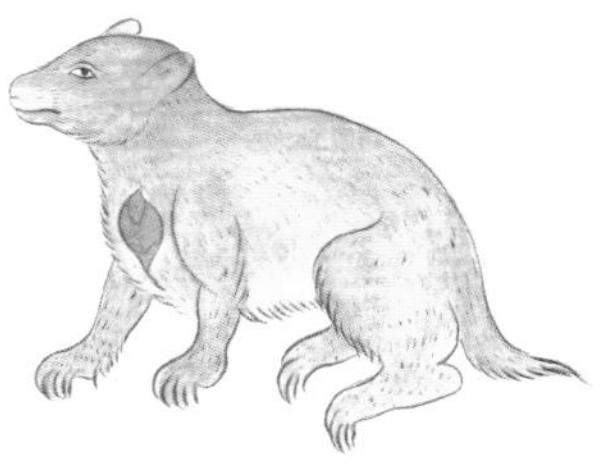

旱獭心

སྤྲེའུ་དང་འཕྱི་བའི་སྙིང་།

སྤྲེའུ་དང་འཕྱི་བའི་སྙིང་གིས་སྙིང་ཚབས་(བུད་མེད་མོ་ནད་སྙིང་གཟེར་ཆེ་བ་)སེལ།།

猕猴心和旱獭心

猕猴心和旱獭心，功效治疗心躁症（妇女病和心严重疼痛病）。

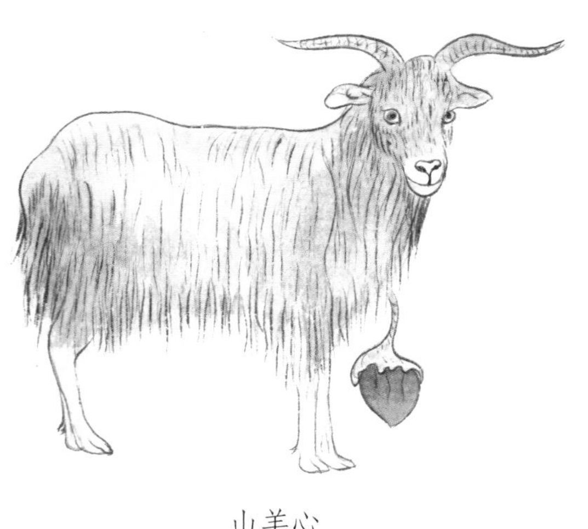

山羊心

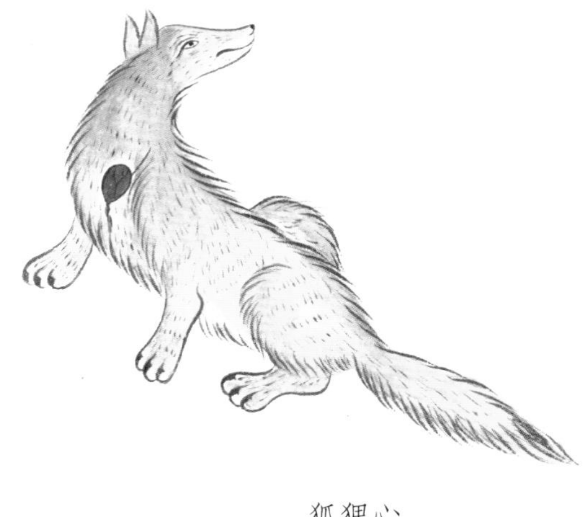

狐狸心

ར་སྙིང་། ཝ་སྙིང་།

ར་སྙིང་སྲིན་སེལ་ཝ་སྙིང་དགུ་ཆུ་སྦྱོང་།།

山羊心和狐狸心

山羊心治疗虫症。狐心泻除肾水肿。

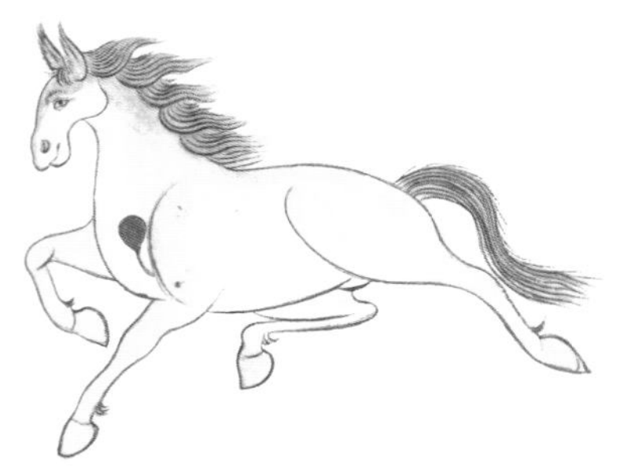

རྟ་སྙིང་།

རྟ་ཡི་སྙིང་གིས་དུག་ནད་ཚོགས་ཕྱིར་སྡུད།།

马心

马心脏的功效为收敛毒扩散关节。

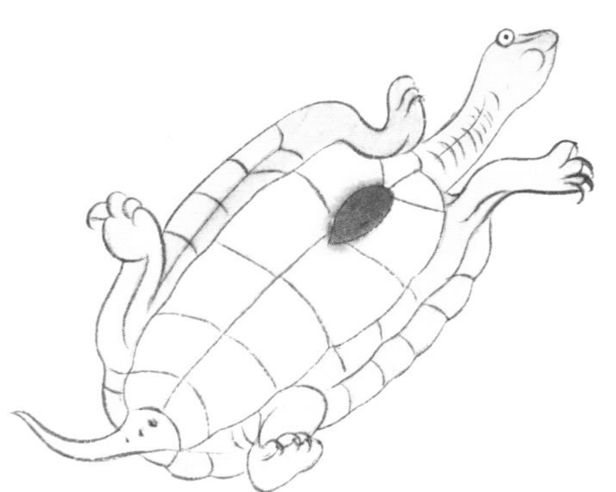

རུས་སྦལ་སྙིང་།

རུས་སྦལ་སྙིང་(རུས་པའི་གོང་བུ་ནང་དུ་སྦལ་པ་ཡོད་པ་དེའི་སྙིང་པོ་)གིས་མགོ་ཡི་རྨ་གསོ་བྱེད།།

乌龟心

乌龟心治头疮伤（骨壳内龟的心脏）。

ས་བཅད་བདུན་པ། གློ་བའི་ནུས་པ་བསྟན་པ།

第七节　肺类药物

བདུན་པ་གློ་བའི་ནུས་པ་བསྟན་པ་ནི།

第七节讲述肺类药物的功效。

ཝ་དང་ཁྲག་ཧྲིའི་གློ་བ།

ཝ་(འཕྲོད་པའི་སྨན་དང་སྦྱོར་བའི་འཕྲོད་སྨན་བོང་བུའི་འོ་མར་སྦྱར་བས་བརྒྱངས་ལ་བཙོས་པའོ་)དང་ཁྲག་ཧྲིའི་གློ་བས་གློ་རྡོལ་གཅོད།།

狐肺和燕肺

狐肺（与相适合之药配伍，相适合之药要在驴奶中久煮）燕肺治肺穿。

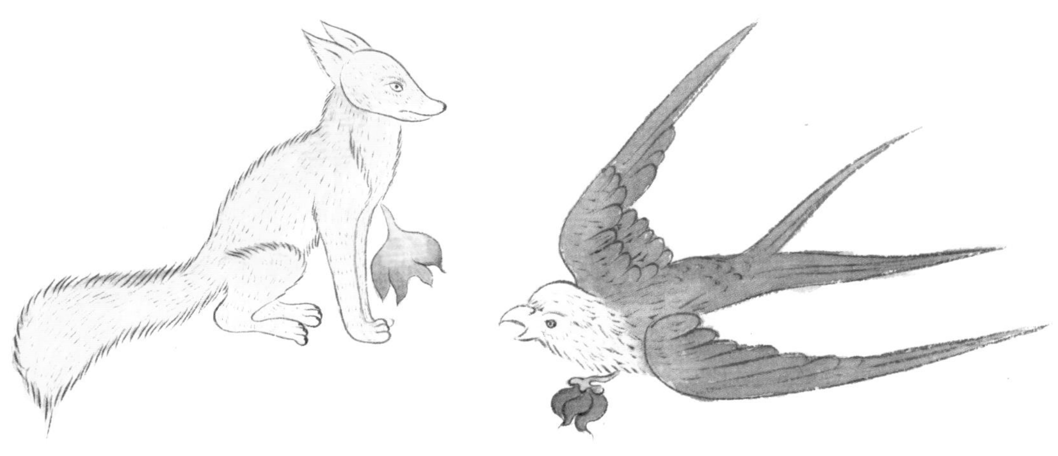

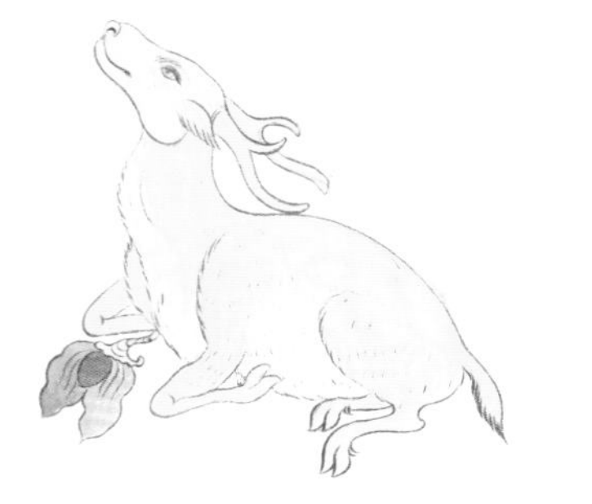

ཁ་ཤའི་གློ་བ།

ཁ་ཤའི་གློ་བས་གློ་རྣག་སེལ་བར་བྱེད།།

雪鹿肺

雪鹿肺治肺脓症。

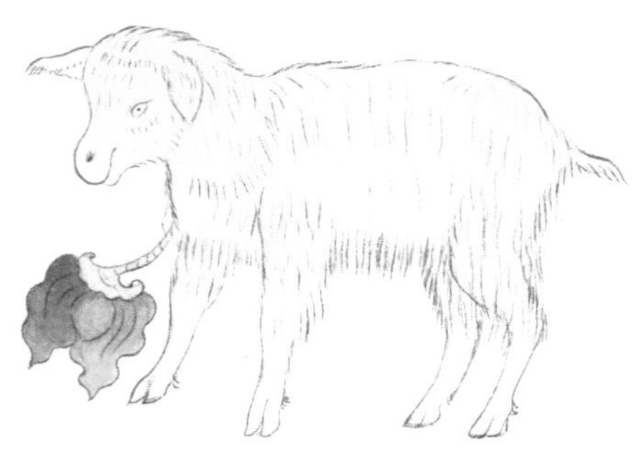

རེའུ་སྐྱེས་འཕྲལ་ཤི་བའི་གློ་བ།

རེའུ་སྐྱེས་འཕྲལ་(མས་མ་བལྡག་གོང་)ཤི་བའི་གློ་བས་གློ་བ་གསོ།།

山羊羔肺

山羊羔肺（出生后母羊未舐前死亡）补养肺。

ར་གློ། གཉན་གློ།

ར་གློས་སྲིན་སེལ་གཉན་གློས་རྒྱུ་ཚབས་སེལ།།

山羊肺、盘羊肺

山羊肺治疗虫病。盘羊肺治疗肺病，并治妇科肠恶症。

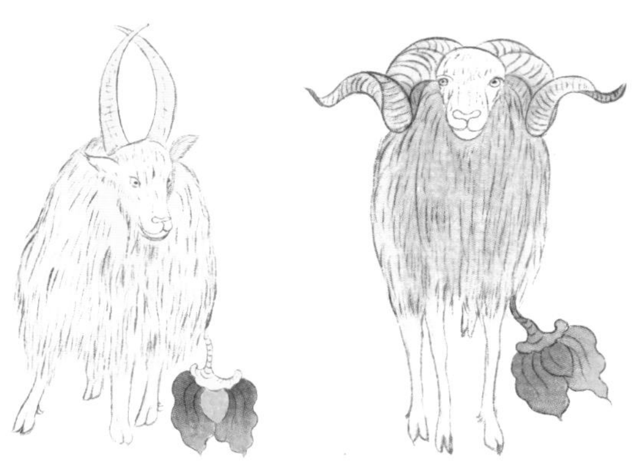

ས་བཅད་བརྒྱད་པ། མཆིན་པའི་ནུས་པ་བསྟན་པ།

第八节　肝类药物

བརྒྱད་པ་མཆིན་པའི་ནུས་པ་བསྟན་པ་ནི།།

第八节讲述肝类药物的功效。

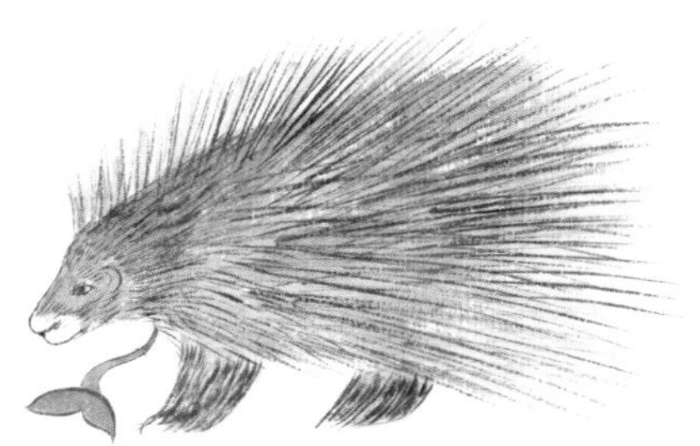

豪猪肝

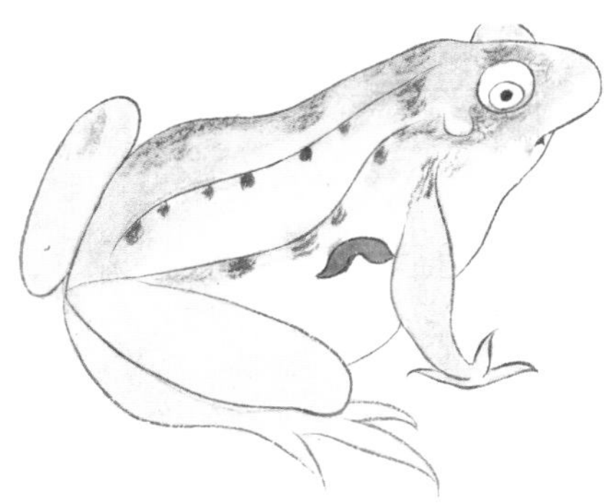

黑青蛙肝

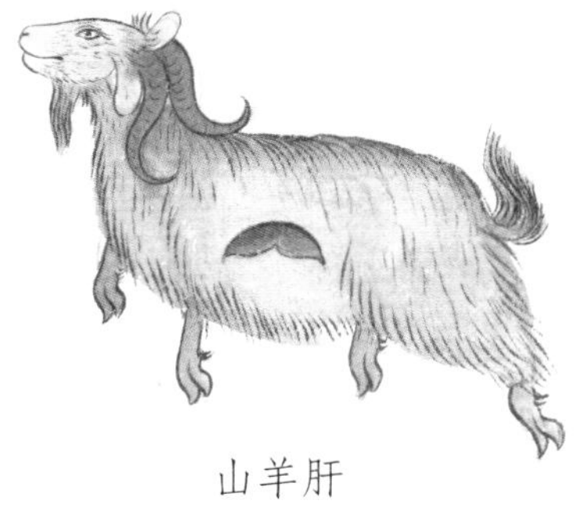

山羊肝

གཟུགས་མོ་སྦལ་ནག་མཆིན་པ།

གཟུགས་མོ་(གཟུགས་མོ་ནི་སེམས་ཅན་ཆེ་ཆུང་འཕྲི་བ་ཙམ་ལ་ཡན་ལག་ཐུང་བ་གདོང་སོ་མཆེ་བ་གཉིས་ཡོད་པ་འཕྲི་བ་བྲ་བ་རི་བོང་གཟུགས་མོ་རྣམས་སོ་སྐྱེ་ལུགས་འདྲ་བ་ལས་གཅན་གཟན་གཞན་ལྟར་གཡས་གཡོན་མཆེ་རིང་དང་སྔོན་པོ་ཞིབ་མིན་སྤུ་ཐམས་ཅད་སྣང་ཐུར་ཡིན་པའོ་)སྦལ་ནག་མཆིན་པས་སྦྱར་དུག་སེལ།།

豪猪肝和黑青蛙肝

豪猪（豪猪大小如旱獭，四肢短，有两颗门齿、犬齿，齿的形态与旱獭、鼠兔、野兔等的牙齿的形态一样。豪猪和其他食肉动物一样，口腔左右长全齿。犬齿长，青色，较粗。毛为粗硬刺毛）肝黑青蛙肝，功效治疗合成毒。

ར་ཡི་མཆིན་པ།

ར་ཡི་མཆིན་པས་སྲིན་སེལ་མིག་(མིག་ཤེད་ཆུང་བ་དང་སྲོད་ལོང་ཡོད་པ་ལའོ་)ལ་ཕན།།

山羊肝

山羊肝杀虫利目（治眼力衰弱、夜盲症）。

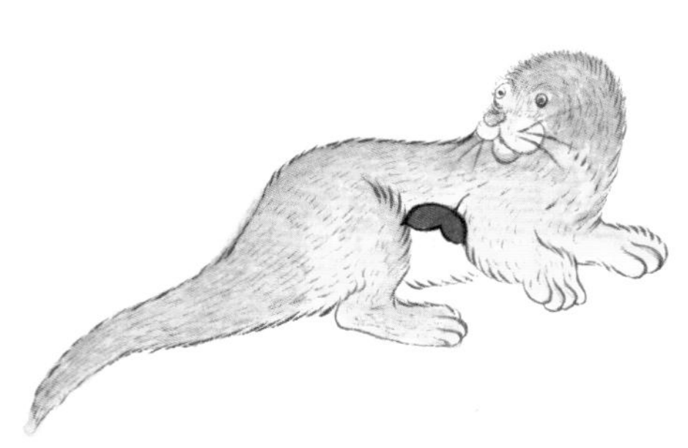

སྲམ་གྱི་མཆིན་པ།

སྲམ་གྱི་མཆིན་པས་(བུལ་ཏོག་དང་སྦྱར་ལ་གཏོ་)ཆུ་འགགས་མངལ་འཁྲིལ་(ཡས་མས་ནས་གཏོང་སྨན་དང་སྦྱར་ལ་ཡིའུ་མར་གཏོང་དང་གོང་འོག་གདོང་སྤྲད་དགོས་གསུངས་)འབྱིན།།

水獭肝

水獭肝（与碱花配伍内服）治疗尿闭，排除子宫之瘀血。

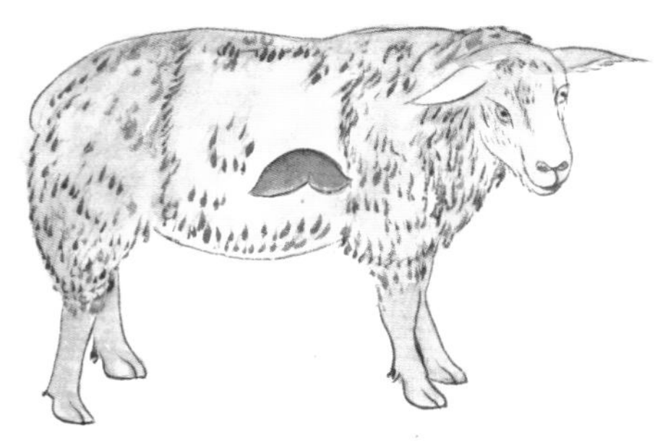

ལུག་མཆིན།

ལུག་མཆིན་མཆིན་རླུང་མིག་འགྲིབ་ནད་ལ་ཕན།།

绵羊肝

绵羊肝治肝隆症，有益眼睛翳障病。

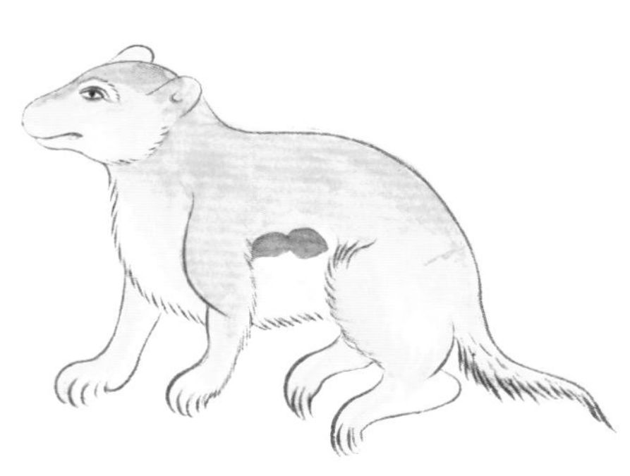

འཕྱི་བའི་མཆིན་པ།

འཕྱི་བའི་མཆིན་པས་(དོམ་མཁྲིས་དང་སྦྱར་ནས་གས་པོར་འདེབས་ཁོང་དུ་ཡང་གཏོང་བའོ་)རུས་པ་གས་ཆག་སྦྱོར།།

旱獭肝

旱獭肝（与熊胆配伍敷患处并内服）愈合骨裂。

ས་བཅད་དགུ་པ། མཁྲིས་པའི་ནུས་པ་བསྟན་པ།

第九节　胆类药物

དགུ་པ་མཁྲིས་པའི་ནུས་པ་བསྟན་པ་ནི།

第九节讲述胆类药物的功效。

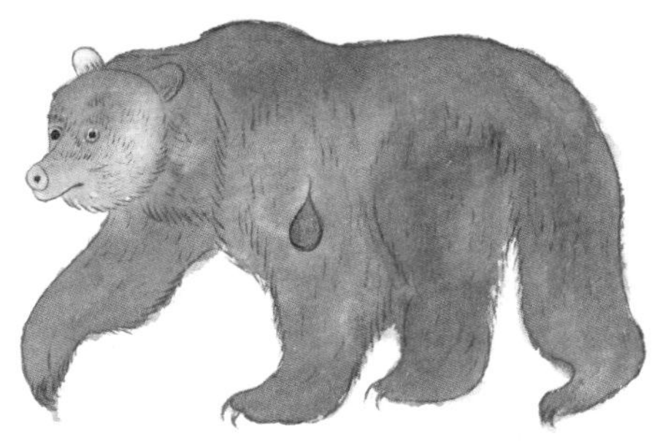

དོམ་མཁྲིས།

དོམ་མཁྲིས་མཁྲིས་པའི་མཆོག་ཡིན་(རྒྱས་དབྱེ་རྩི་སྨན་སྐབས་བཤད་པ་ལྟར་རོ་)རྩ་ཁ་འཛིན། །རྨ་གསོ་མཁྲིས་སེལ་མིག་གི་ནད་ལ་ཕན།།

黑熊胆

黑熊胆（按照精华类药物中所说）为胆上品，固持脉口愈疮伤，治疗胆病利目病。

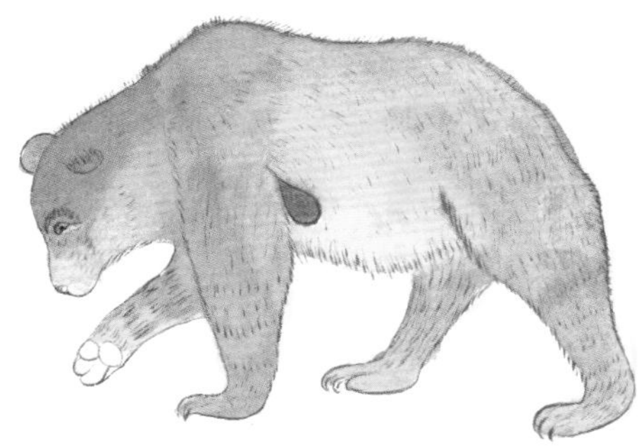

དྲེད་མོའི་མཁྲིས་པ།

དྲེད་མོའི་མཁྲིས་པ་དོམ་དང་ནུས་ཕྱོགས་མཐུན།།

棕熊胆

棕熊胆同黑熊胆。

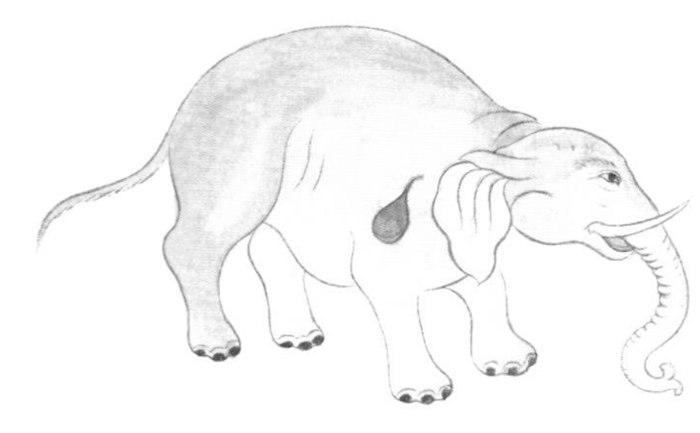

གླང་ཆེན་མཁྲིས་པ།

གླང་ཆེན་མཁྲིས་པས་དུག་གིས་ཤ་རྣམ་གསོ། །(སྦྱར་དུག་གིས་ཤ་འབྲི་ནས་ནག་སྐེམ་དུ་འགྲོ་བ་དེ་ལ་དུག་སྨན་དང་སྦྱར་ལ་གཏོང་བ་ཡིན།)

象胆

象胆（象胆汁涂于变质肉上成黑色，干燥后，与解毒药配服）治毒症肌瘦。

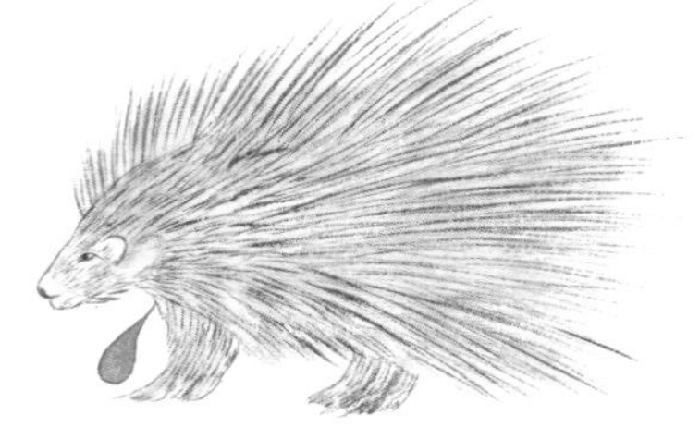

豪猪胆

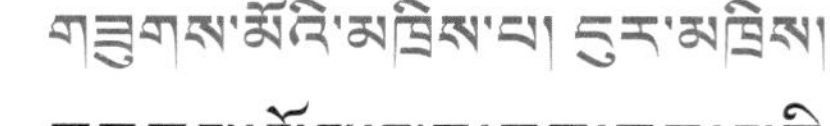

གཟུགས་མོའི་མཁྲིས་པ། ངུར་མཁྲིས།

གཟུགས་མོས་སྦྱར་དུག་ངུར་མཁྲིས་(ཆུ་བྱ་ངང་པ་དཀར་སེར་རིགས་གཉིས་ཡོད་པ་འདྲ་)ཞ་ཡོག་འཇོམས།།

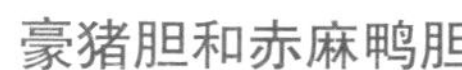

豪猪胆和赤麻鸭胆

豪猪胆解合成毒。 赤麻鸭（赤麻鸭有白、黄两种，功效相同）胆之功效，治疗腿肚转筋痛。

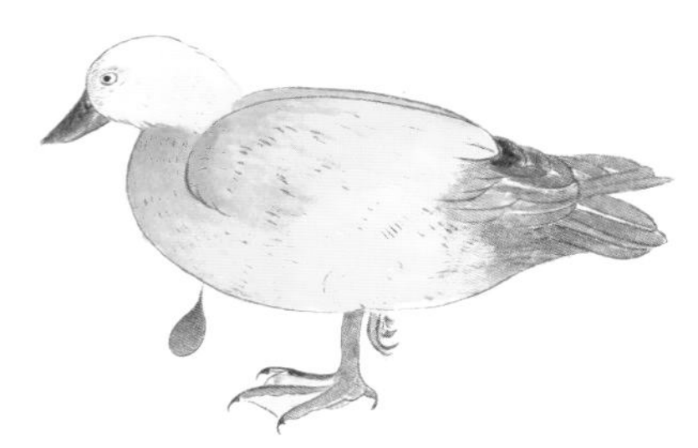

赤麻鸭胆

གཡག་རྒོད་མཁྲིས་པ།

གཡག་རྒོད་བྱང་ཁོག་རྩ་སྡོམ་མེ་དྲོད་(གཏུམ་མོའི་སྨན་དང་སྦྱར་ནས་ལུས་བཀྲུས་ལ་བྱུགས་པའོ་)སྐྱེད།།

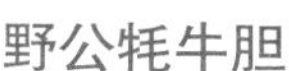

野公牦牛胆

野公牦牛胆（与锐药配伍，洗身外敷）功效，封闭体腔之脉道，并且能够升胃温。

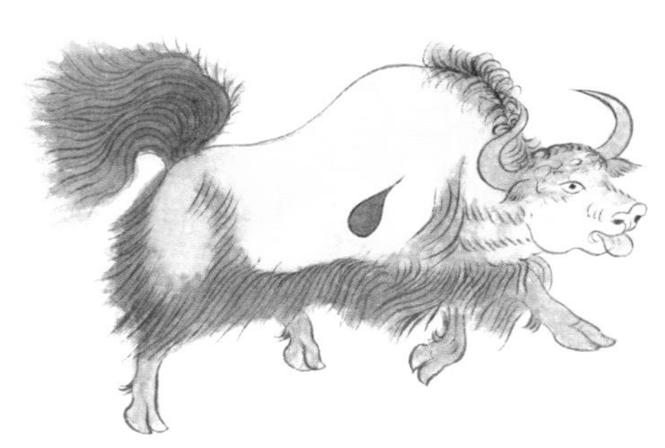

野公牦牛胆

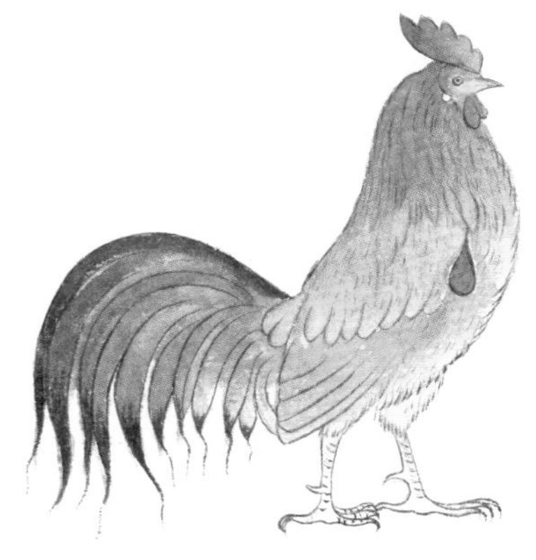

ཁྲིམ་བྱ་མཚལ་ལུའི་མཁྲིས་པ།

ཁྲིམ་བྱ་མཚལ་ལུས་(མཁྲིས་པས་)རྨ་(རྨ་བྱའི་སྒོ་ང་ལ་སྦྱར་བའི་དུག་ལ་ཕན་)བྱའི་སྒོང་དུག་སེལ།།

红毛白点公鸡胆

红毛白点公鸡胆，治疗孔雀蛋（孔雀蛋配制的合成毒）中毒。

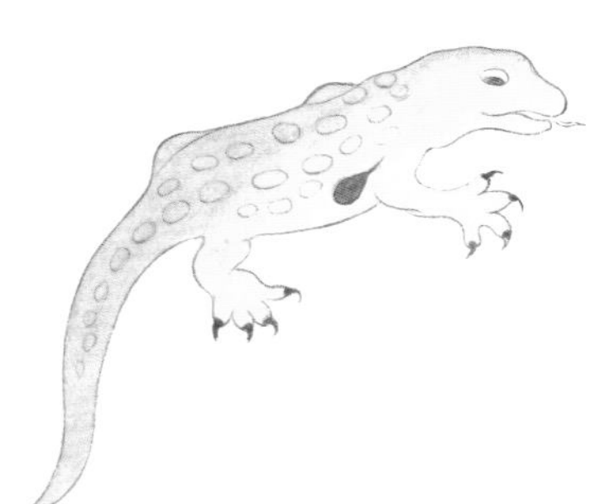

རྩངས་པའི་མཁྲིས་པ།

རྩངས་པའི་མཁྲིས་པས་མགོ་ཡི་ཤའུ་སྐྱེད།།

蜥蜴胆

蜥蜴胆生头伤肌。

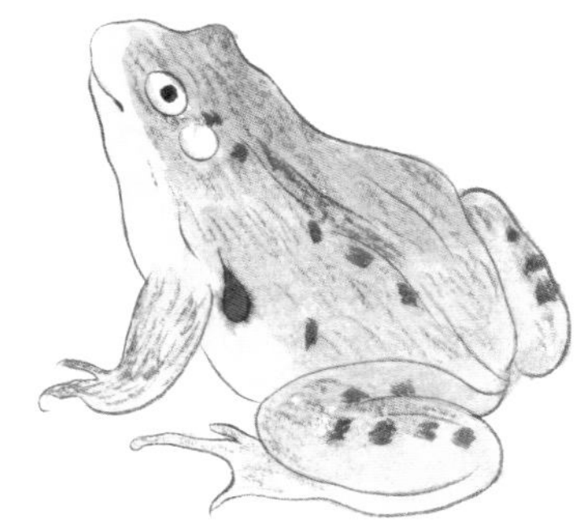

黑青蛙胆

སྦལ་ནག་ནེ་ཙོའི་མཁྲིས་པ།

སྦལ་ནག་ནེ་ཙོའི་མཁྲིས་པས་སྦྱར་དུག་སེལ།།

黑青蛙胆和鹦鹉胆

黑青蛙胆和鹦鹉胆，能够治疗合成毒。

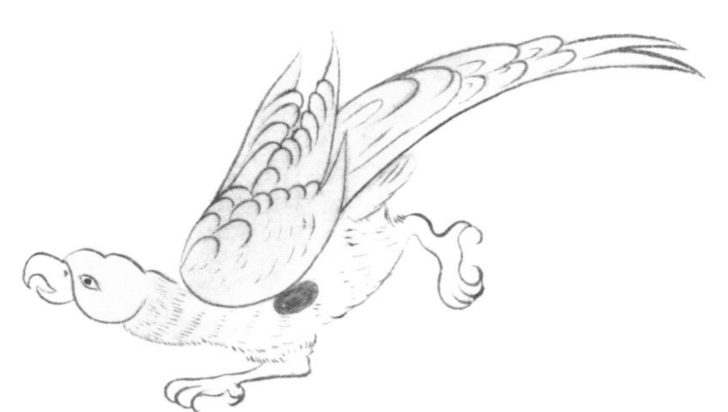

鹦鹉胆

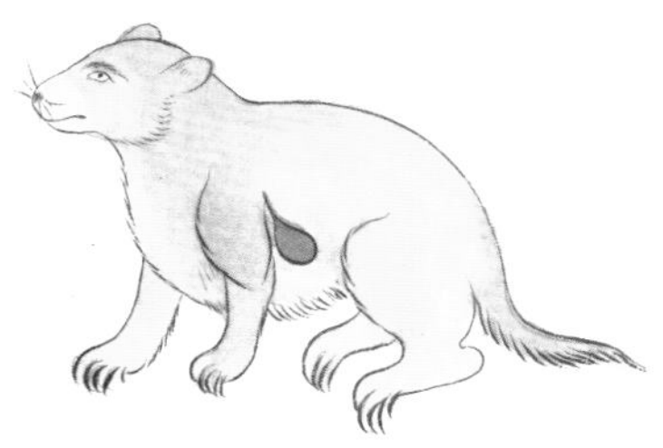

འཕྲི་བའི་མཁྲིས་པ།

འཕྲི་མཁྲིས་སྦྱར་དུག་རྨ་ཕན་ཆང་ནད་འཇོམས།།

旱獭胆

旱獭胆解合成毒，有益伤疮和酒癖。

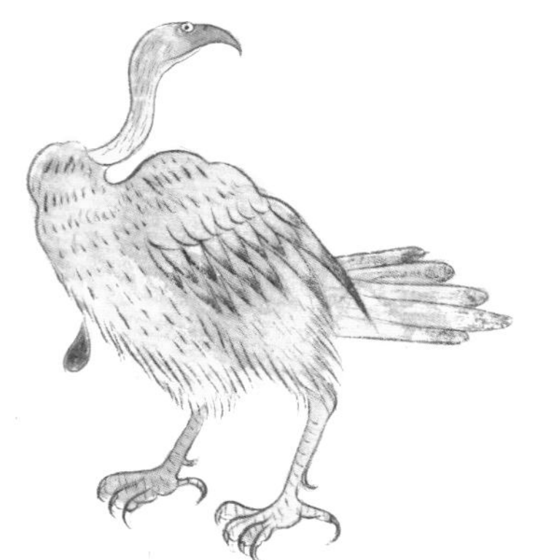

བྱ་རྒོད་ཀྱི་མཁྲིས་པ།

བྱ་རྒོད་(མཁྲིས་པ་མིག་ལ་བླུགས་དང་བཏུང་བས་)མིག་གསལ་རྨ་གསོ་གློ་ནད་ཕན།།

秃鹫胆

秃鹫胆明目益疮（内服、外敷均可），并且有益肺脏病。

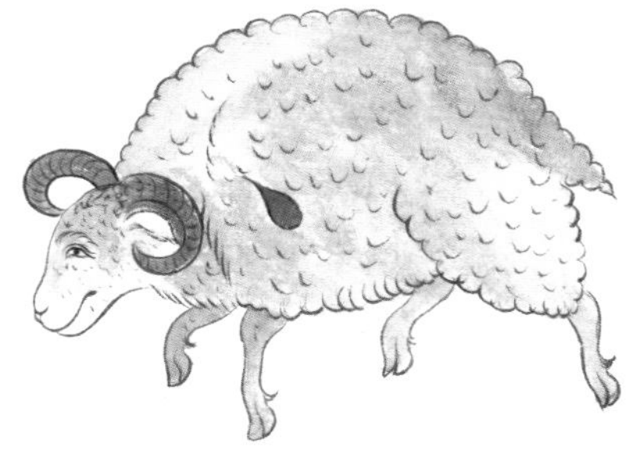

ལུག་དང་རྟ་ཡི་མཁྲིས་པ།

ལུག་དང་རྟ་ཡི་མཁྲིས་པས་རྨ་ལ་ཕན།།

绵羊胆和马胆

绵羊胆马胆益疮。

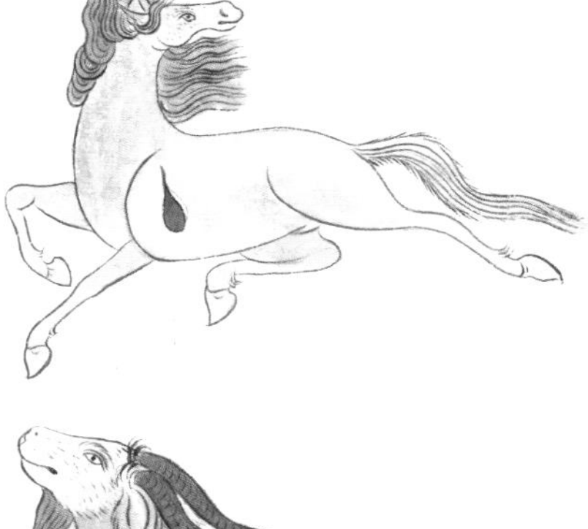

ར་མཁྲིས།

ར་མཁྲིས་སྲིན་གསོད་དུག་ནད་ཚིགས་འབྱེར་སེལ།།

山羊胆

山羊胆功效杀虫，治毒病扩散关节。

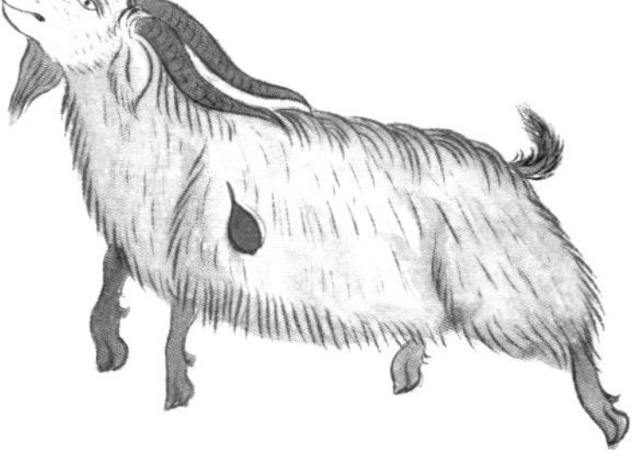

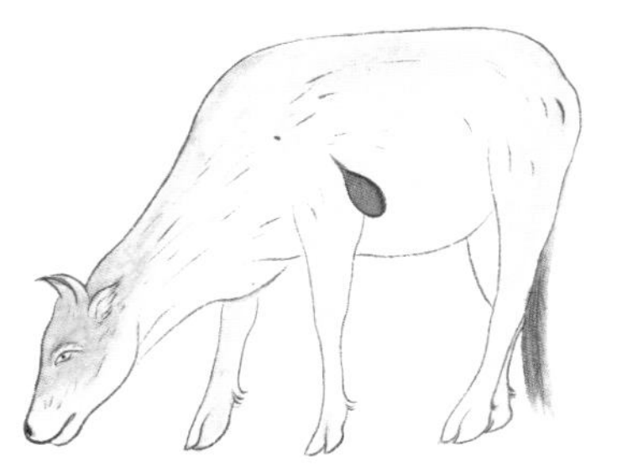

གླང་མཁྲིས།

གླང་(ནག་པོའི་)མཁྲིས་སྦྱར་དུག་མིག་ལ་ཕོག་པར་ཕན།།

黄牛胆

黄牛（黑色）胆解合成毒，并且有益眼受伤。

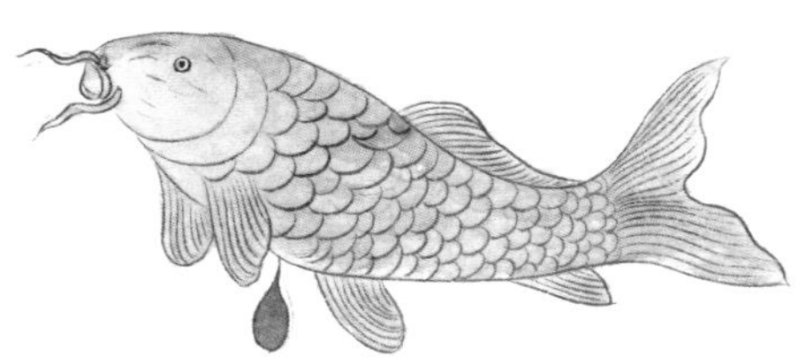

ཉ་མཁྲིས།

ཉ་མཁྲིས་རྨ་ཚད་མིག་འགྲིབ་དག་ལ་ཕན།།

鱼胆

鱼胆清解疮伤热，并且治疗眼翳障。

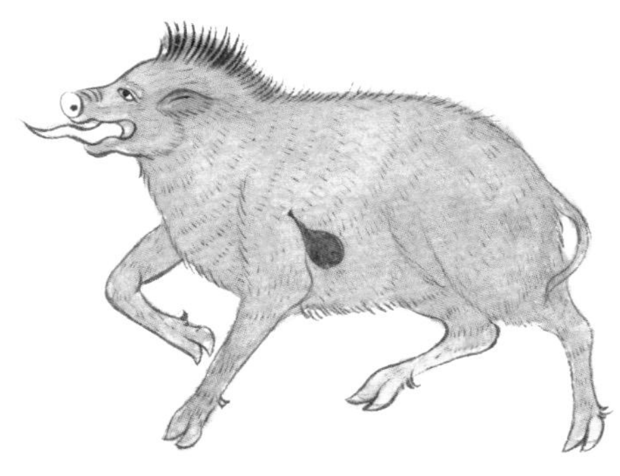

ཕག་མཁྲིས།

ཕག་མཁྲིས་རྨ་དུག་ཚད་སེལ་མིག་ལ་ཕན།།

猪胆

猪胆清解疮毒热，并且对眼有益处。

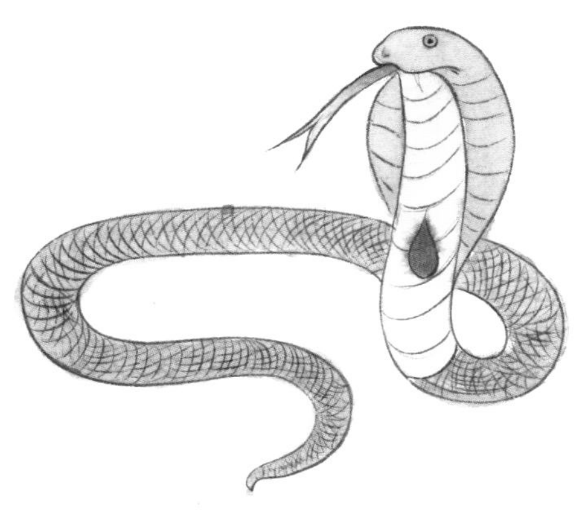

སྦྲུལ་ཆེན་མཁྲིས་པ།

སྦྲུལ་ཆེན་མཁྲིས་པས་ནད་རྣམས་སྤྱི་ལ་ཕན།།

蟒胆

蟒蛇胆有益诸病。

ས་བཅད་བཅུ་པ། མཆེར་པའི་ནུས་པ་བསྟན་པ།

第十节　脾类药物

བཅུ་པ་མཆེར་པའི་ནུས་པ་བསྟན་པ་ནི།

第十节讲述脾类药物的功效。

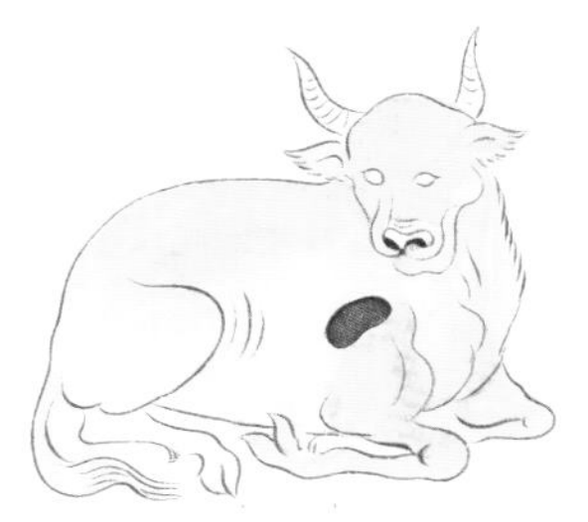

གླང་གི་མཆེར་པ།

གླང་གི་མཆེར་པས་རྨ་དང་དུག་ལ་ཕན།།

黄牛脾

黄牛脾治疮解毒。

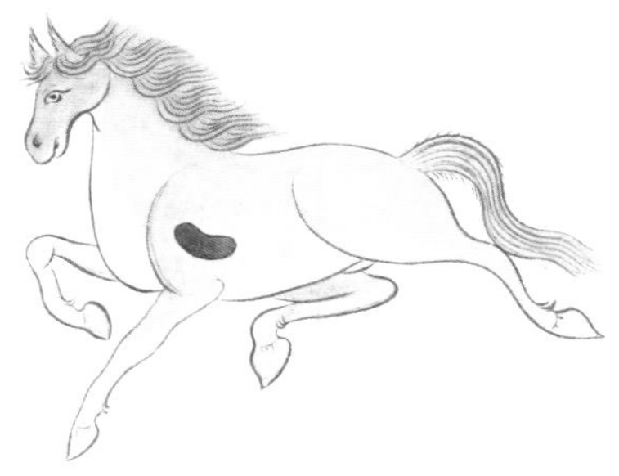

རྟ་མཆེར།

རྟ་ཡི་མཆེར་པས་རྨ་ལྷད་འདུལ་བར་བྱེད། །(རློན་འབྱར་བྱས་པ་དཀྲིས་མས་བསྡམས་ལ་བཞག་གོ།)

马脾

马脾（湿贴患处，包扎）治疮伤溃疡。

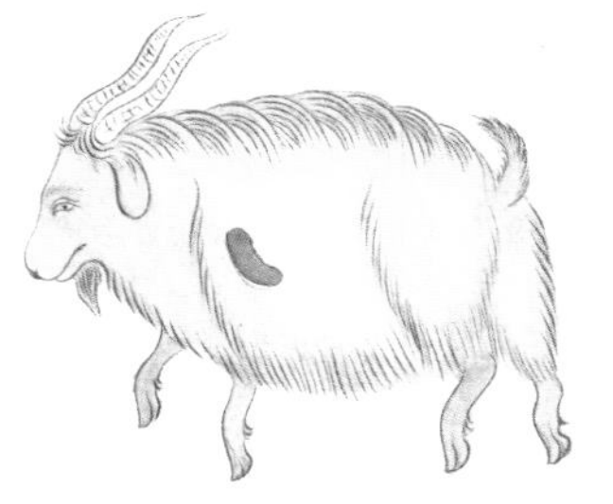

ར་མཆེར།

ར་ཡི་མཆེར་པས་(མཆེར་པ་རྟྲོན་མོས་སྤྲངས་ཐབས་སུ་འགྲོ་བར་ད་སྨྲོས་བྱས་ལ་སྒྲོ་བུར་ཁ་ལ་བཙེག་གོ་)བྱིས་པའི་ཁ་ལྐུགས་འབྱེད།།

山羊脾

山羊脾（趁热，激怒小孩，突然塞入口中）治小儿哑。

ས་བཅད་བཅུ་གཅིག་པ། མཁལ་མའི་ནུས་པ་བསྟན་པ།

第十一节　肾类药物

བཅུ་གཅིག་པ་མཁལ་མའི་ནུས་པ་བསྟན་པ་ནི།

第十一节讲述肾类药物的功效。

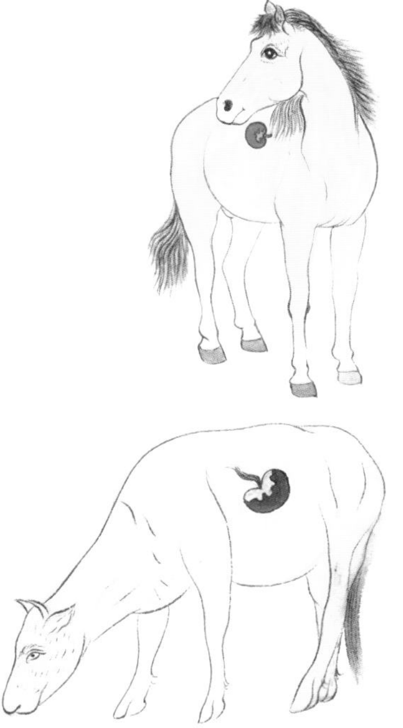

རྟ་དང་གླང་གི་མཁལ་མ།

རྟ་དང་གླང་གི་མཁལ་མས་མཁལ་ཚད་སེལ། །

马肾和黄牛肾

马肾黄牛肾功效，二肾皆治肾热症。

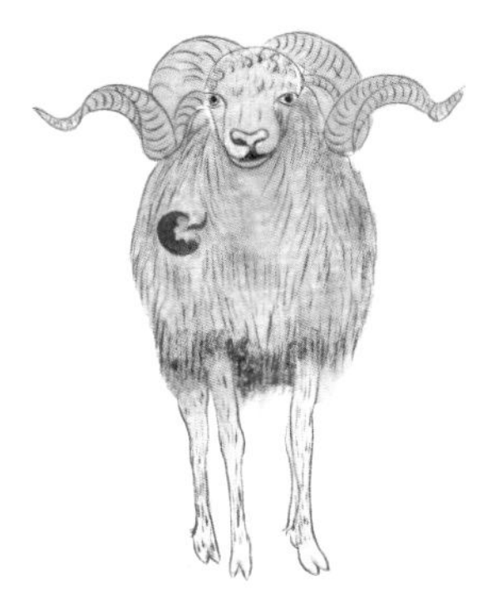

ལུག་ཐོང་མཁལ་མ།

ལུག་ཐོང་མཁལ་མས་མཁལ་ནད་གྲང་བ་སེལ། །

三岁公绵羊肾

三岁公绵羊之肾，功效治疗肾寒症。

ས་བཅད་བཅུ་གཉིས་པ། ཕོ་བའི་ནུས་པ་བསྟན་པ།

第十二节　胃类药物

བཅུ་གཉིས་པ་ཕོ་བའི་ནུས་པ་བསྟན་པ་ནི།

第十二节讲述胃类药物的功效。

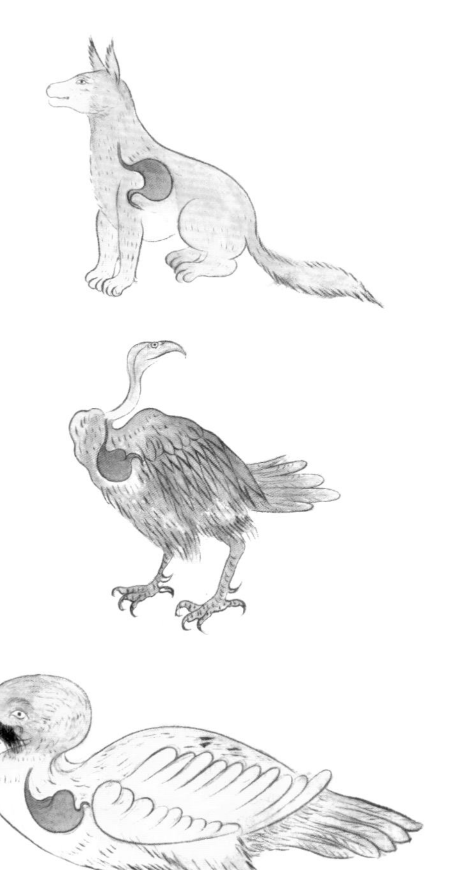

སྤྱང་ཀིའི་ཕོ་བ།

སྤྱང་ཀིའི་ཕོ་བས་དྲོད་སྐྱེད་མ་ཞུ་འཇོམས།།

狼胃

狼胃能提升胃阳，并治疗未消化症。

བྱ་རྒོད་ཕོ་བ།

བྱ་རྒོད་ཕོ་བས་སྐྲན་བཤིག་མེ་དྲོད་སྐྱེད།།

秃鹫胃

秃鹫胃提升胃阳，并且破除痞瘤症。

གོ་བོའི་ཕོ་བ།

གོ་བོའི་ཕོ་བས་ཟས་འཇུ་སྐྲན་ལ་བཅོ།།

胡兀鹫胃

兀鹫胃消食化滞，并且挖除痞瘤症。

ས་བཅད་བཅུ་གསུམ་པ། རྒྱུ་མའི་ནུས་པ་བསྟན་པ།

第十三节　肠类药物

བཅུ་གསུམ་རྒྱུ་མའི་ནུས་པ་བསྟན་པ་ནི།

第十三节讲述肠类药物的功效。

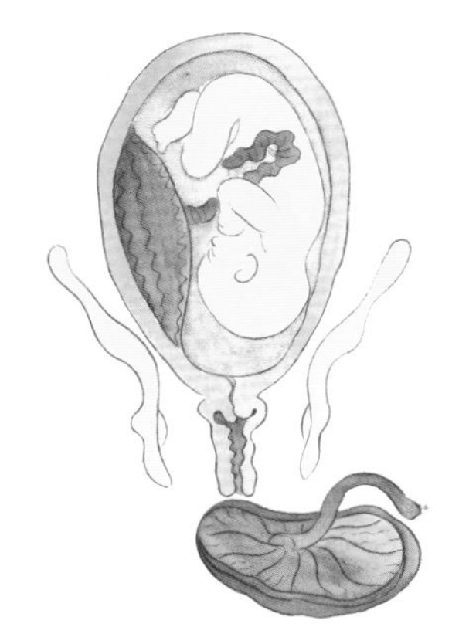

མི་ཡི་ཕྲུ་མ།

མི་ཡི་ཕྲུ་མས་དྭངས་མའི་དུག་རྣམས་ཞི།།

人胎盘

人的胎盘之功效，能够息除精华毒。

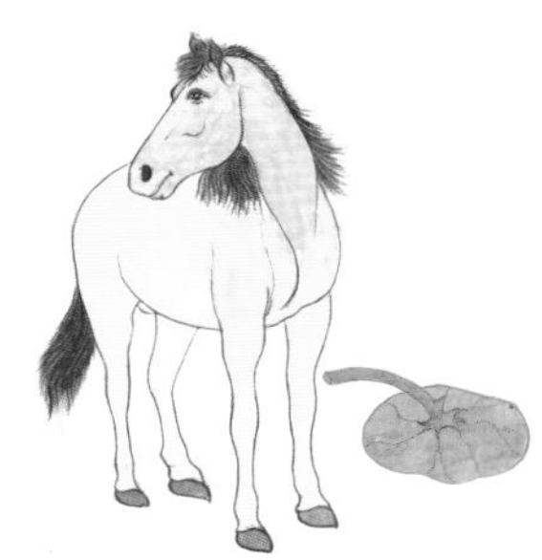

རྟ་ཡི་ཕྲུ་མ།

རྟ་ཡི་ཕྲུ་མས་མེས་ཚིག་རྨ་ལ་ཕན།།

马胎盘

马胎盘治火烧伤。

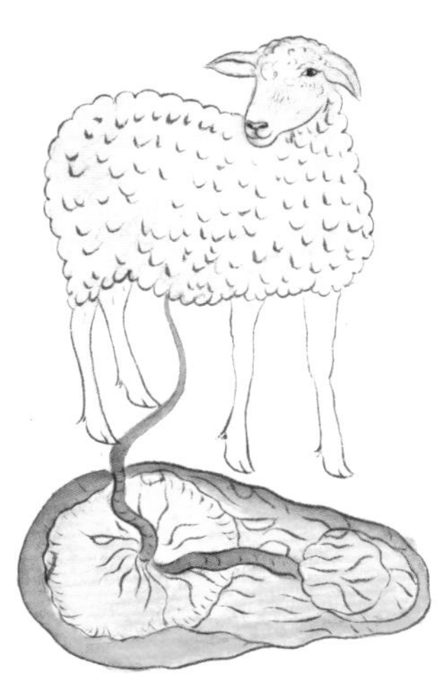

ལུག་གི་ཕྲུ་མ།

ལུག་གི་ཕྲུ་མས་དབང་པོ་རྡོ་རྗེ་སྨན།།

绵羊胎盘

绵羊胎盘金刚（阴茎）药。

ས་བཅད་བཅུ་བཞི་པ། མཚན་མའི་ནུས་པ་བསྟན་པ།

第十四节 生殖器类药物

བཅུ་བའི་མཚན་མའི་ནུས་པ་བསྟན་པ་ནི།

第十四节讲述生殖器类药物的功效。

ཁྲུག་འབྲས་ཁྱི་རླིག

ཁྲུག་འབྲས་རོ་ཙ་(ལུག་ཁྲུག་དང་གཉེན་འབྲས་ལུག་འོར་བཙོས་པ་དང་དེ་བཞིན་འབྲོང་གཡག་གཉིས་འབྲི་འོར། རྟ་བོང་རྐྱང་གསུམ་བོང་འོར། ར་གནའ་ར་འོར། ཤ་བ་གླང་གཉིས་བ་འོར་བཙོས་ལ་མ་རུལ་མ་སད་སྐྱངས་པར་བསྐམས་པ་ཡིན་ནོ། །འབྲས་བུ་རྣམས་ཆགས་པ་མ་སྤྱད་པ་དགོས་གསུང་འདུག་)ཁྱི་རླིག་(ཁྱི་ཡི་འབྲས་བུ་སྐམ་པོ། རྒྱ་ཚྭ་དང་རྒྱ་རུ་སྦྱར་ལ་གཏོང་)བུ་རོ་(མ་ཤི་སྐྱེ་རན་པ་ལའང་)འབྱིན།།

种畜睾丸狗睾丸

种畜睾丸（各种未交配过的种畜睾丸经炮制：种绵羊和种盘羊的睾丸用绵羊奶煮；种野牛和种牦牛的睾丸用牦乳牛奶煮；马、驴、野驴的睾丸用驴奶煮；种山羊和种岩羊的睾丸用山羊奶煮；种鹿和种黄牛的睾丸用黄牛奶煮；不使腐烂发霉，干燥）皆壮阳。

狗之睾丸（干燥的狗睾丸，与硇砂、鬣羚角配伍，内服）下胎衣（胎儿未死，临产时可利产）。

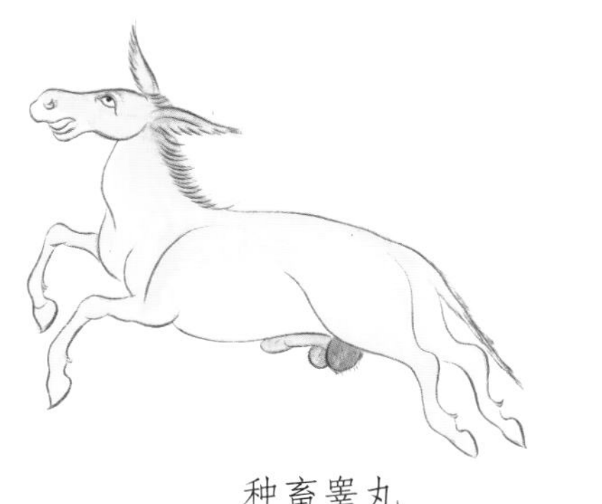

种畜睾丸

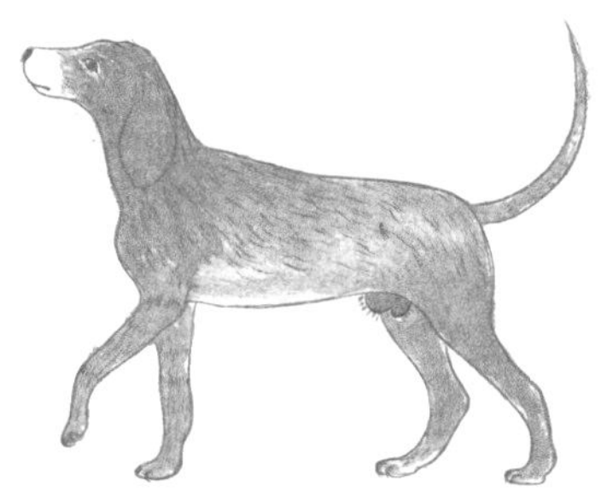

狗睾丸

ས་བཅད་བཅོ་ལྔ་པ། རུས་པའི་ནུས་པ་བསྟན་པ།

第十五节　骨类药物

བཅོ་ལྔ་རུས་པའི་ནུས་པ་བསྟན་པ་ནི།

第十五节讲述骨类药物的功效。

འབྲུག་རུས།

འབྲུག་རུས་(ས་འོག་ནས་ཆེ་ཆུང་སྣ་ཚོགས་ལས་སྐྱ་སངས་ཚིགས་པ་ལྟར་ལྕེར་འབྱར་བ་མཁྲེགས་པ་རྐང་རྡོ་ཤེལ་དུ་སོང་བ་དབྱིབས་མ་ངེས་ཀྱང་གཅན་གཟན་ལྟར་མཆེ་བ་དང་ཤ་ཝ་ལྟར་རྭ་འབོག་བཅས་ཡོད་པ་སྒལ་པ་ཤིན་ཏུ་རིང་བ་མཇུག་རུས་ཕྲ་མོ་བཅས་ཡོད་པ་ཇོ་མ་སྡེ། སེམས་ཅན་གཞན་དང་ནོར་བ་མང་ངོ་)རུལ་གཅོད་རྨ་འབྲུལ་རྨེན་པ་བཞུ།།

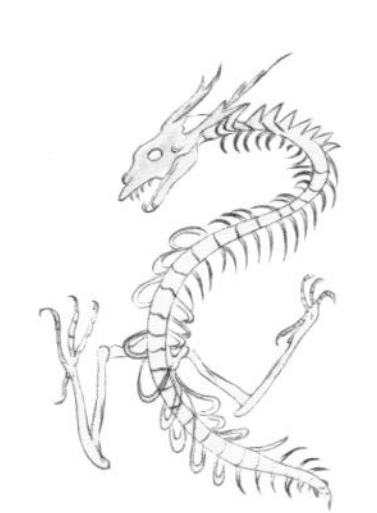

龙骨

龙骨（本品为埋在地下的古生动物的骨骼，大小不一，灰白色，粘舌，坚硬，胫骨石化如晶，形状不一，有的状如食肉动物犬齿的，有的状如鹿角，脊柱很长，尾骨细。多与其他动物的骨骼相混）止疡愈疮伤，并消疮疱和脂疣。

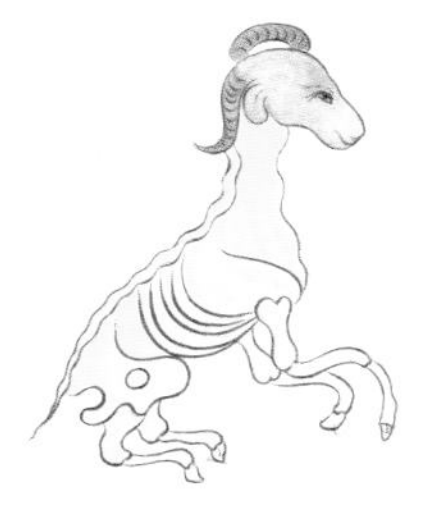

ལུག་རུས།

ལུག་(ཕྲོང་ཆེར་གྱི་)རུས་རླུང་ནད་མཇུག་ཆུང་(རུས་ཐང་བྱ་)མཁལ་རྐེད་ཕན།།

绵羊骨

绵羊（前半身）骨汤治隆病；小尾椎（煮汤饮）有益肾腰。

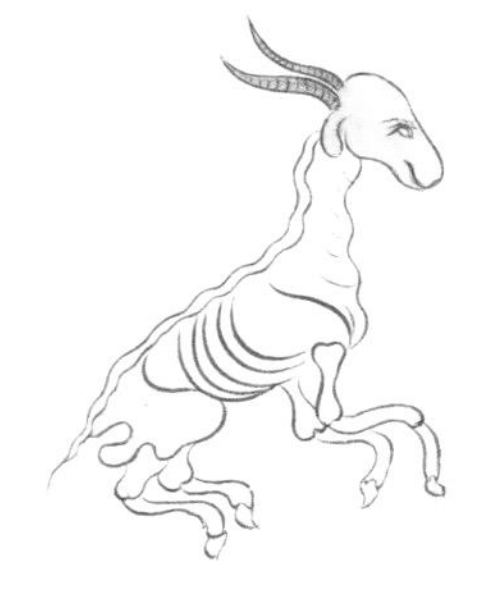

ར་ཡི་རུས་པ།

ར་ཡི་རུས་པས་མདེའུ་དང་རུས་འཛེར་འདོན།།

山羊骨

羊骨能排除弹镞，拔除骨疖和骨刺。

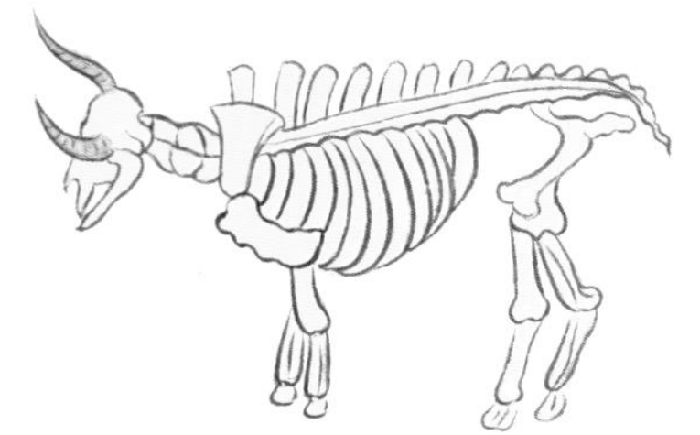

འབྲོང་རུས།

འབྲོང་རུས་དྲོད་སྐྱེད་སྟག་རུས་ལྷ་བ་འཇུག།

野牛骨

野牛骨提升胃阳。

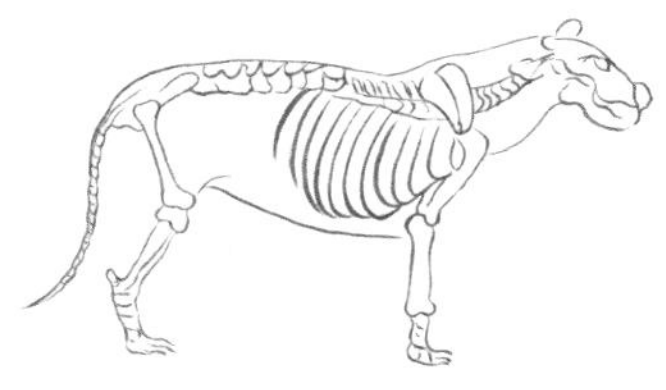

虎骨

སྟག་གཟིག་རུས་པའི་ཐལ་བ།

སྟག་གཟིག་རུས་པའི་ཐལ་བས་སྐྲན་ལ་བཀོ།།

虎豹骨灰

虎豹骨灰挖肿瘤。

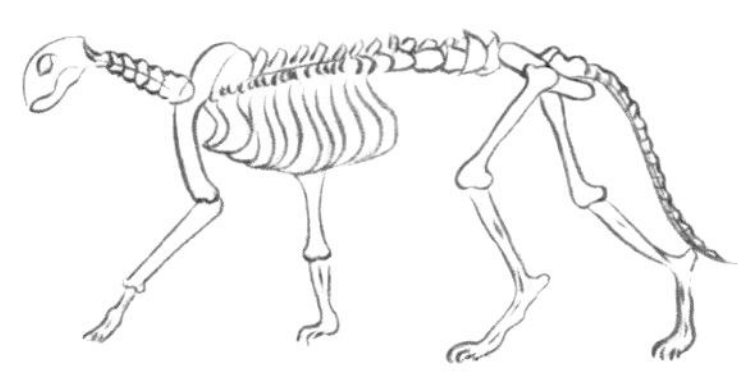

豹骨

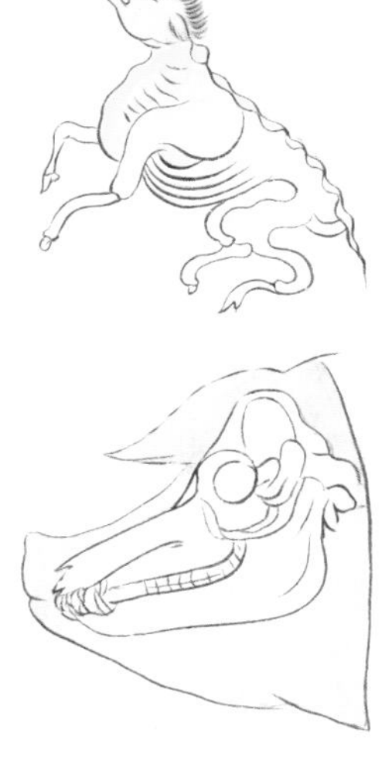

ཕག་ཐོད་དང་ཕག་རུས།

ཕག་ཐོད་དམུ་ཆུ་ཕག་རུས་སྨུག་པོ་སེལ།།

猪顶骨和猪骨

猪顶骨治肾腹水。猪骨治培根瘀紫。

སྤྲེ་རུས་དང་རུས་སྦལ།

སྤྲེ་རུས་གག་ལྷོག་རུས་སྦལ་མཛེ་ལ་ཕན།།

猴骨和龟板

猴骨治喉蛾疔疮。龟板功效治麻风。

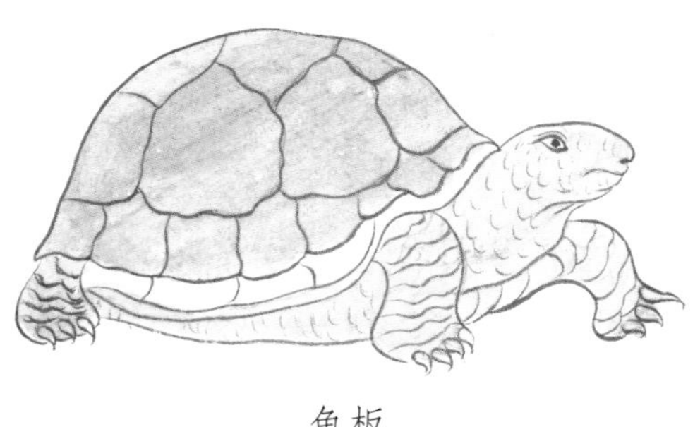

龟板

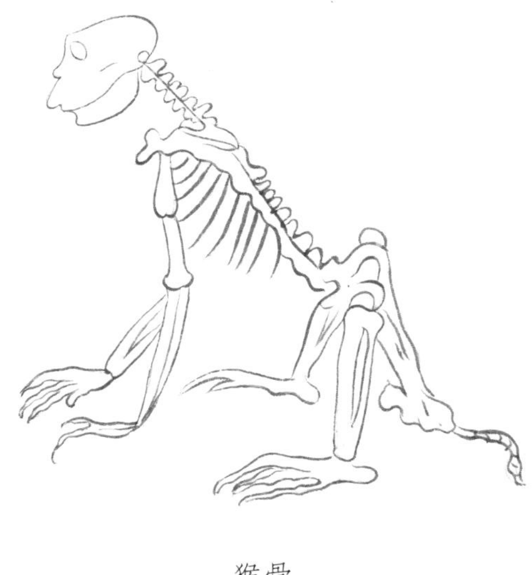

猴骨

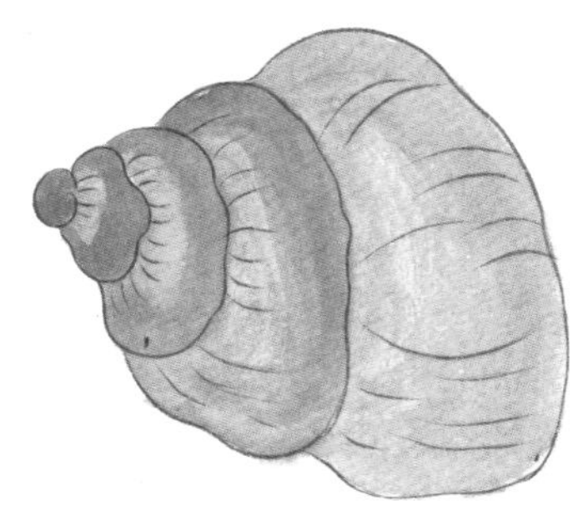

འབུ་སྒྲོགས། ཉུང་འབུ།

འབུ་སྒྲོགས་(མིང་གྲུ་དར་དང་ཀུན་དར་ཟེར། ཉུང་འདྲས་ཞུབ་ལྟར་ལེབ་མོ་དུག་ཆེ་ངན་)སྲིན་སེལ་དམུ་ཆུ་སྐེམ།།

田螺

田螺(又名陆达尔、更达尔,状如盾甲,扁平,大毒)功效治虫病,并且干涸肾水肿。

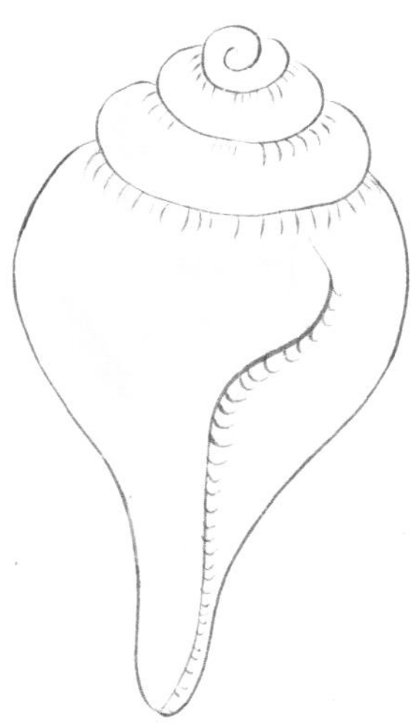

ན་ཟུན་ཟུ་མོ།

ན་ཟུན་ཟུ་མོས་(ཉུང་འདྲ་ལས་གཞི་ཉུང་ངམ་ཉུང་ཆེར་བ་ཅན་འདྲ་བ་རྒྱ་མཚོ་ནང་ནས་འབྱུང་བ་དེའོ་)ཀླད་པ་འཛག་པ་གཅོད།།

小白色螺蛳壳

白色螺（状如海螺，或状如长尾黄斑海螺、刺螺，生活在湖海中）壳止脑漏。

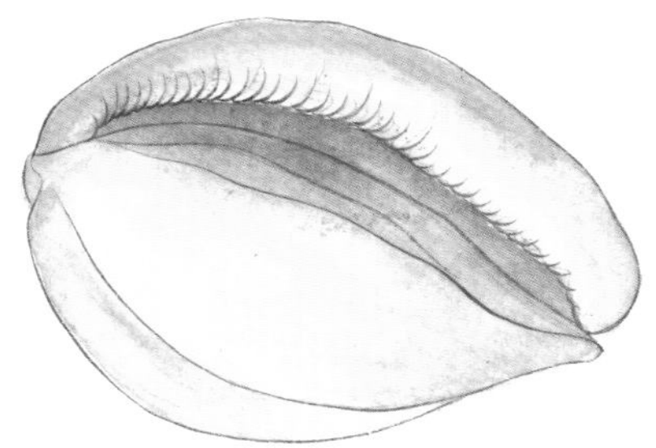

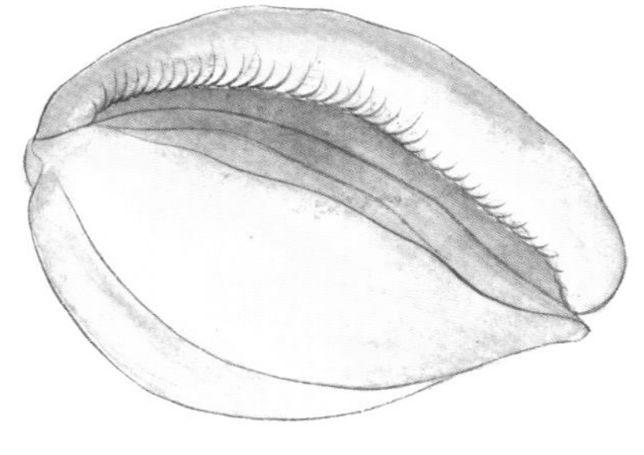

འགྲོན་ཐལ།

འགྲོན་ཐལ་ཁྲག་གཅོད་འགྲིལ་བཞིག་རྣག་ཆུ་སྐེམ།།

贝齿灰

贝齿灰功效止血，破除瘀聚干脓水。

ཁེར་གྱི་རུས་པ།

ཁེར་གྱི་རུས་པས་(ཆུ་གནས་སེམས་ཅན་དབྱིབས་འཁར་ཇ་ཁ་སྦྱར་ལྟར་མཐའ་འཁོར་ཁ་སོ་ཅན་དེའི་རུས་པའོ་)བྱིས་གདོན་ཆུང་སྲི་ཐུབ།།

蚌壳

蚌壳（蚌为水生动物，壳如两扇钹，可开合，周围有许多齿凸）治小儿邪病，并治夭亡鬼作祟。

ས་བཅད་བཅུ་དྲུག་པ། རྐང་མར་གྱི་ནུས་པ་བསྟན་པ།

第十六节　骨髓类药物

བཅུ་དྲུག་པ་རྐང་མར་གྱི་ནུས་པ་བསྟན་པ་ནི།

第十六节讲述骨髓类药物的功效。

འབྲོང་གི་རྐང་མར།

འབྲོང་གི་རྐང་མར་བྱུགས་པས་རྨ་ལ་ཕན།།

野牛股骨髓

野牛骨髓外涂敷，有益于各种疮伤。

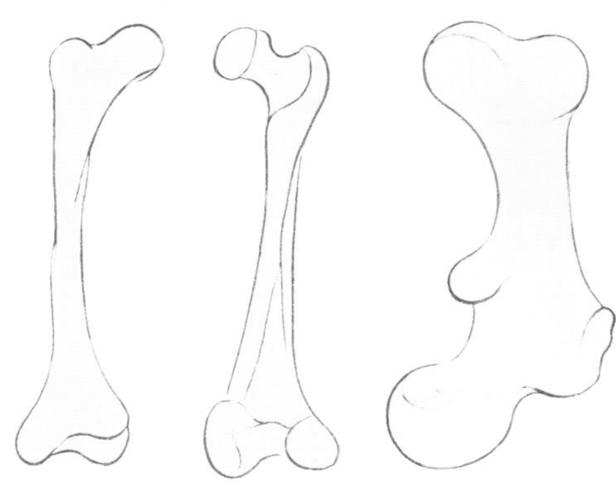

野牛股骨髓　　猪股骨髓

པག་གི་རྐང་མར།

པག་རྐང་སྐྲ་དང་སྨིན་མ་བྱི་བ་སྐྱེ།།

猪股骨髓

猪骨髓生发生眉。

ས་བཅད་བཅུ་བདུན་པ། ཀླད་པའི་ནུས་པ་བསྟན་པ།

第十七节　脑类药物

བཅུ་བདུན་པ་ཀླད་པའི་ནུས་པ་བསྟན་པ་ནི།

第十七节讲述脑类药物的功效。

གཟུགས་མོ་དང་ཁྱི་གུའི་ཀླད་པ།

གཟུགས་མོ་ཁྱི་གུའི་ཀླད་པས་ཀླད་འཛག་གཅོད།།

豪猪脑和狗崽脑

豪猪脑和狗崽脑，功效皆能止脑漏。

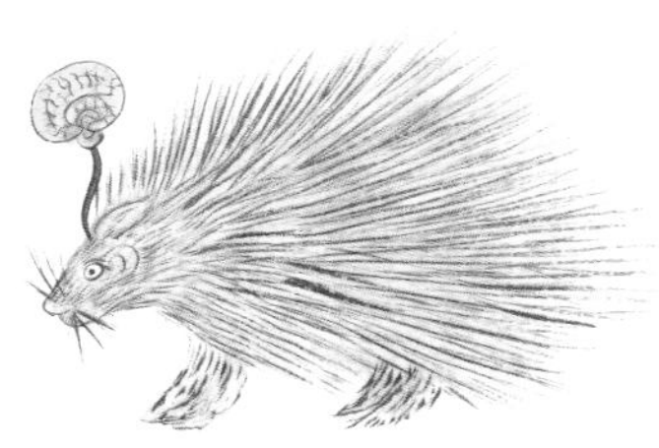

豪猪脑

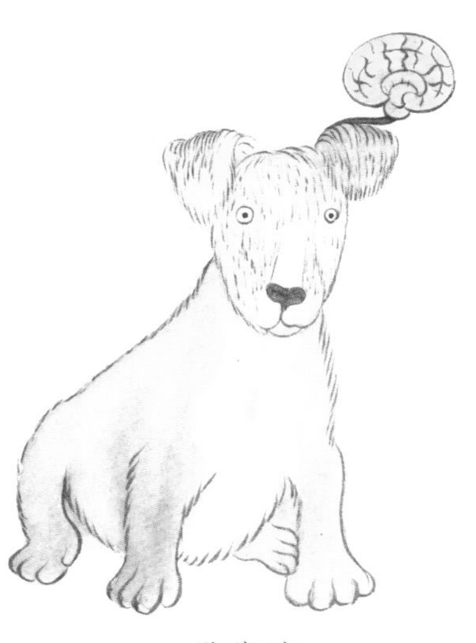

狗崽脑

དོམ་དང་རྩངས་པའི་ཀླད་པ།

དོམ་དང་རྩངས་པའི་ཀླད་པས་མགོ་རྨ་གསོ། །

黑熊脑和鬣蜥脑

黑熊脑和鬣蜥脑，功效治疗头疮伤。

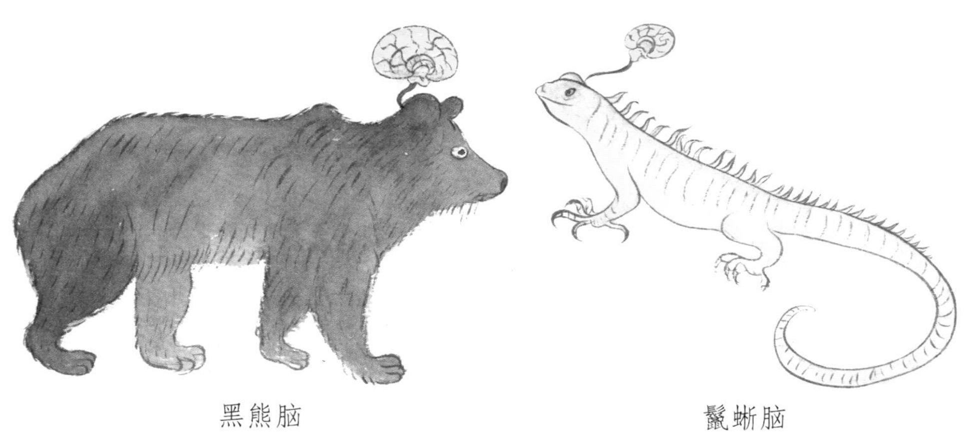

黑熊脑　　鬣蜥脑

དེ་བོ་ཕུག་རོན་མཆིལ་ཀླད།

དེ་བོ་ཕུག་རོན་མཆིལ་ཀླད་རོ་ཙ་བྱེད། །

雉脑和鸽脑麻雀脑

雉脑鸽脑麻雀脑，三脑功效皆壮阳。

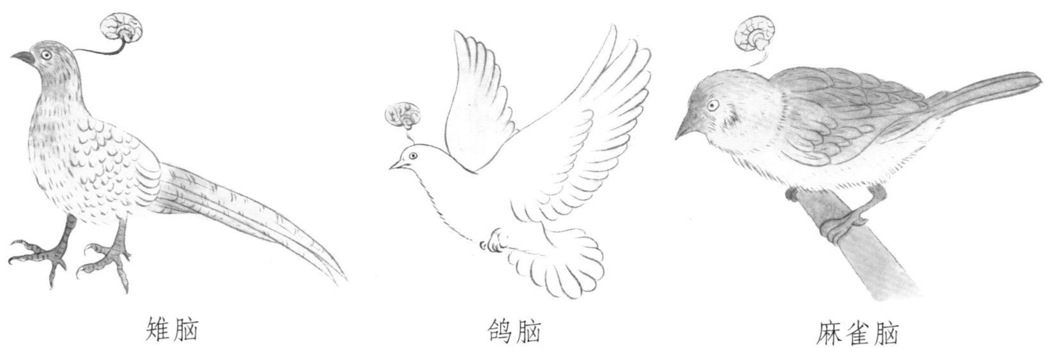

雉脑　　鸽脑　　麻雀脑

གོ་བོའི་ཀླད་པ། ར་ཀླད།

གོ་བོས་རྣག་སྐེམ་ར་ཀླད་རྩ་རྒྱུས་གསོ།།

胡兀鹫脑和山羊脑

兀鹫脑功效干脓。山羊脑能养筋络。

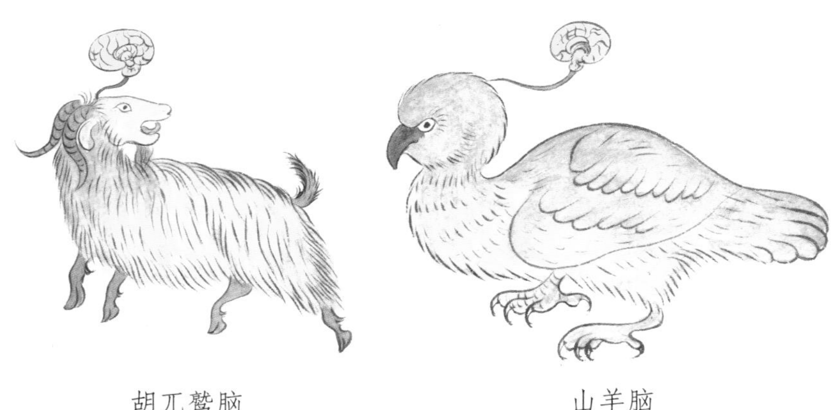

胡兀鹫脑　　山羊脑

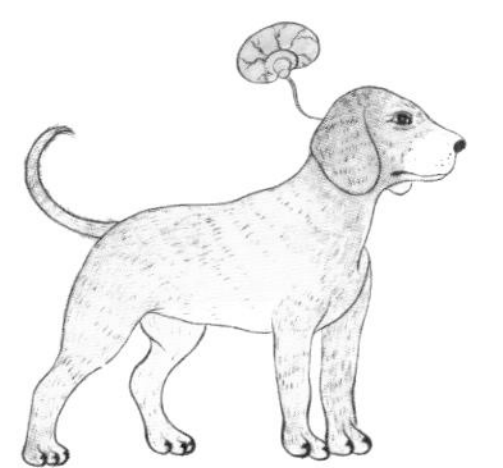

ཁྱིའི་ཀླད་པ།

ཁྱི་ཡི་ཀླད་པས་ཕྱི་འགྲིབ་མིག་ལ་ཕན།།

狗脑

狗脑有益外翳障。

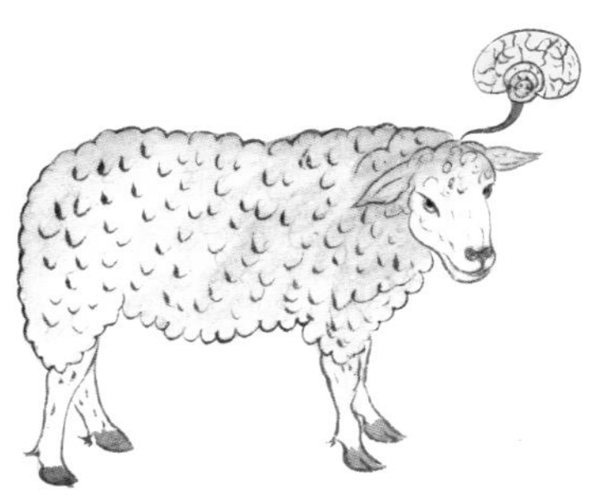

ལུག་གི་ཀླད་པ།

ལུག་གི་ཀླད་པས་མགོ་འཁོར་མཚོ་འཁྲུམས་གསོ།།

绵羊脑

绵羊脑治头昏晕。

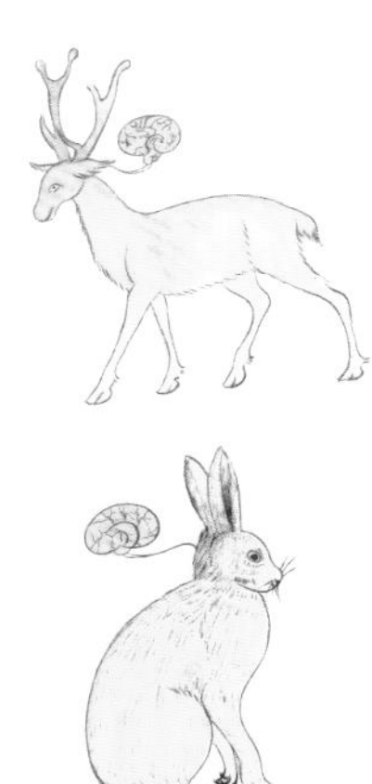

རི་དྭགས་ཀླད་པ། རི་བོང་ཀླད་པ།

རི་དྭགས་འཁྲུ་གཅོད་རི་བོང་རྒྱུ་གཟེར་འཇོམས།།

鹿脑和野兔脑

鹿脑功效止腹泻。野兔脑治疗肠痧。

ས་བཅད་བཅོ་བརྒྱད་པ། ཚིལ་བུའི་ནུས་པ་བསྟན་པ།

第十八节　脂类药物

བཅོ་བརྒྱད་པ་ཚིལ་བུའི་ནུས་པ་བསྟན་པ་ནི།

第十八节讲述脂类药物的功效。

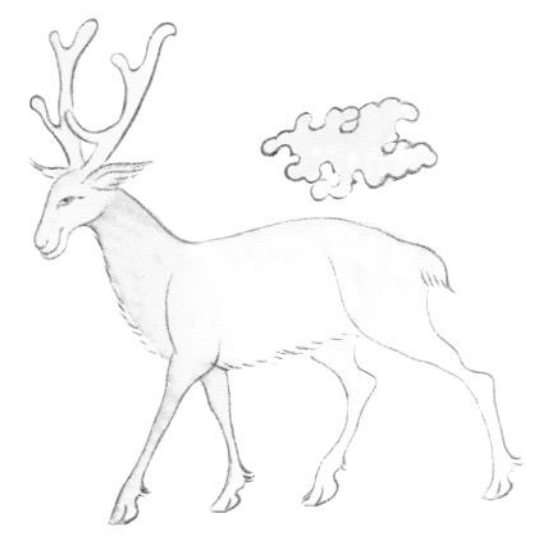

ཤྭ་ཚིལ།

ཤྭ་ཚིལ་སྲིན་ནད་འབྱིན་འཇོམས་དུག་ནད་སྲུང་།།

鹿脂

鹿脂驱虫防毒病。

སྦྲུལ་ཚིལ། རྒྱ་ཚིལ།

སྦྲུལ་ཚིལ་མདེའུ་འབྱིན་རྒྱ་ཚིལ་(བྱུགས་)མཛེ་ལ་ཕན།།

蛇脂和羱羚脂

蛇脂退体存弹镞。羱羚脂（外敷）治麻风病。

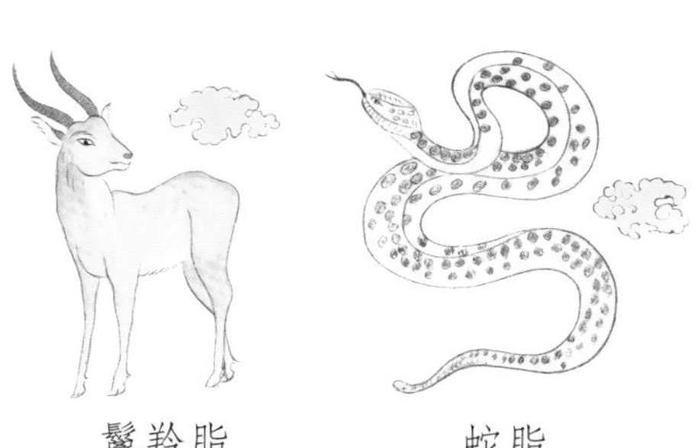

羱羚脂　蛇脂

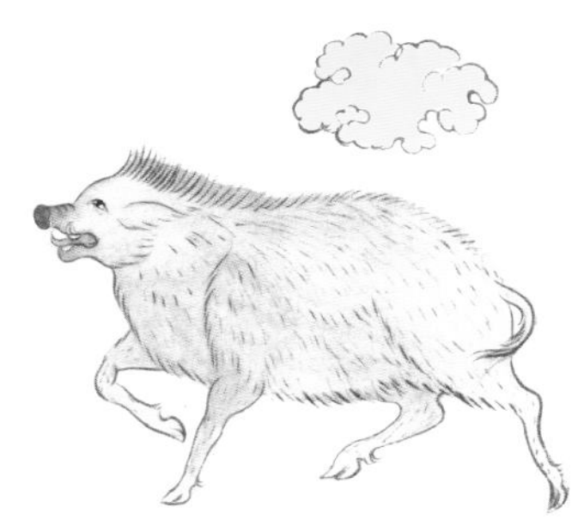

ཕག་ཚིལ།

ཕག་ཚིལ་དུག་སྐྱུད་ཆུ་སེར་ཤུ་ཐོར་འཛོམས།།

猪脂

猪脂敛毒干黄水，并治脓疖黄水疮。

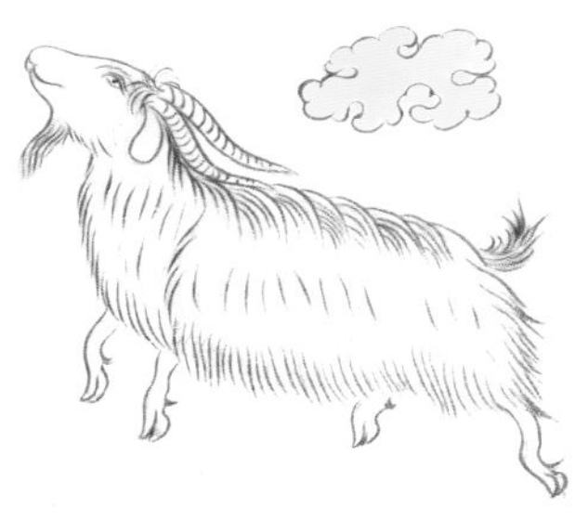

ར་ཚིལ།

ར་ཚིལ་སྲིན་དང་རིག་དུག་རྨ་ལ་ཕན།།

山羊脂

山羊脂油治虫病，并且治疗梅毒疮。

རྟ་བོང་ཚིལ།

རྟ་བོང་ཚིལ་གྱིས་ཟ་ཕྲུག་སྐྱང་ཤུ་སེལ།།

马脂和驴脂

马脂驴脂止瘙痒，并且治疗牛皮癣。

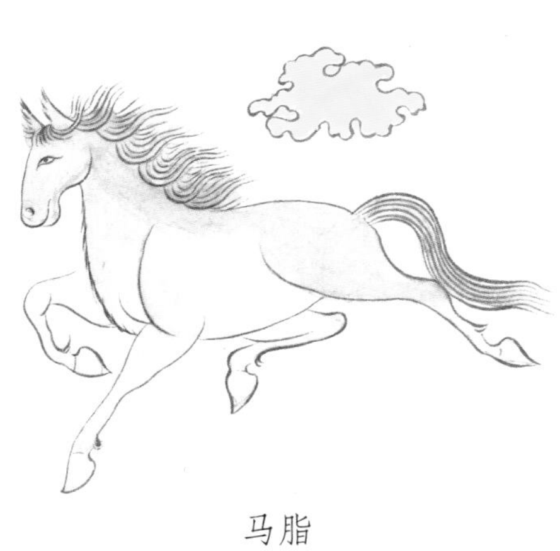

马脂

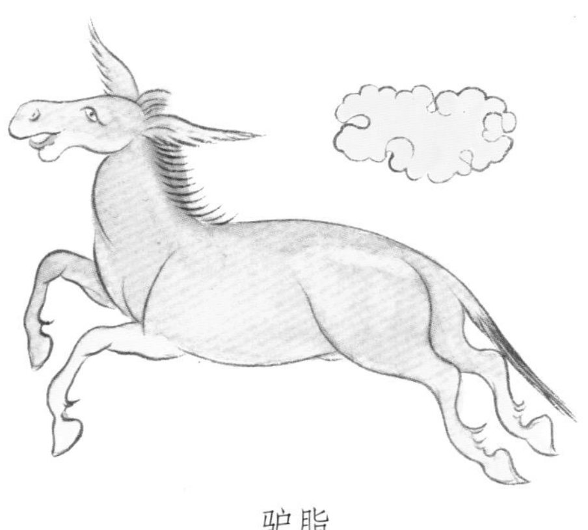

驴脂

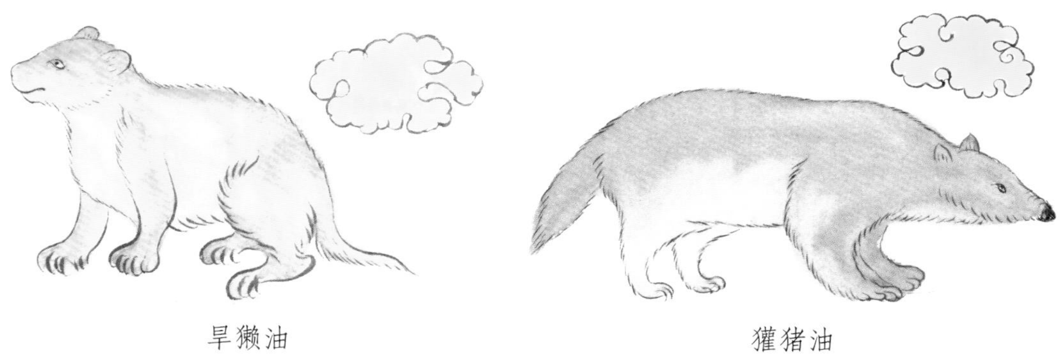

旱獭油　　　　獾猪油

འཕྱི་གྲུམ་ཚིལ།

འཕྱི་གྲུམ་ཚིལ་གྱིས་གྲང་རླུང་ཞ་སྐྲངས་འཇོམས།།

旱獭油和獾猪油

旱獭油和獾猪油，功效祛除寒隆症，并治腓肠肌肿胀。

ས་བཅད་བཅུ་དགུ་པ། ཁྲག་གི་རྣམས་པ་བསྟན་པ།

第十九节　血类药物

བཅུ་དགུ་པ་ཁྲག་གི་ཕན་ཡོན་བསྟན་པ་ནི།

第十九节讲述血类药物的功效。

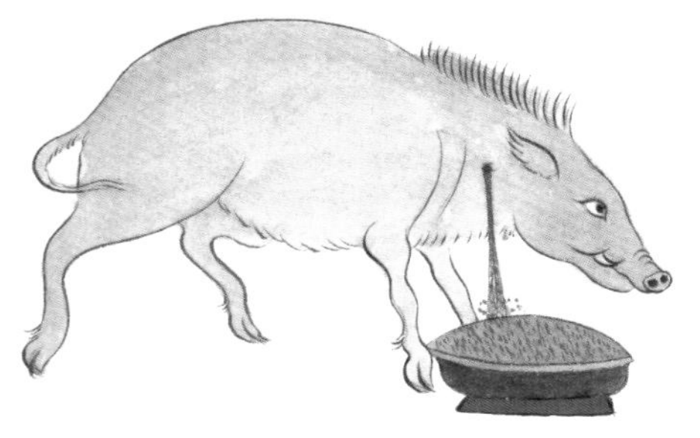

ཕག་ཁྲག

ཕག་ཁྲག་དུག་དང་སྨུག་པོ་ཁྱེར་བ་སྡུད།།

猪血

猪血收敛扩散毒、培根瘀紫症扩散。

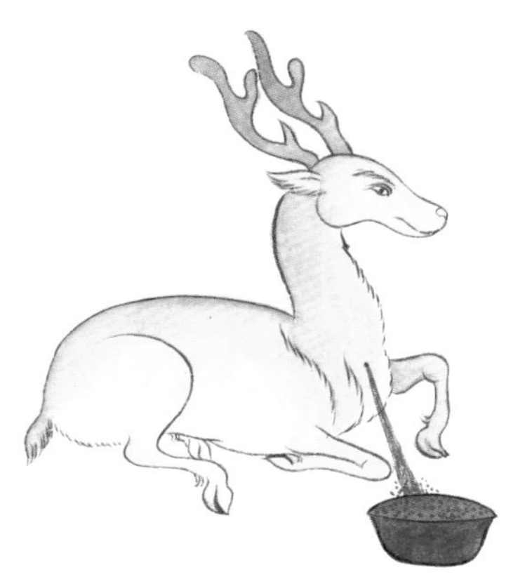

ཤ་བའི་ཁྲག།

ཤ་བའི་ཁྲག་གིས་(སྲིན་སྨན་དང་བསྡེབས་པས་)སྲིན་གསོད་(དོམ་མཁྲིས་ཤིང་ཚ་གཉིས་དང་སྦྱར་)ཟླ་མཚན་གཅོད།།

鹿血

鹿血（与杀虫药配伍）功效能杀虫，（与熊胆和桂皮配伍）并能止月经。

བྱ་ཕོའི་ཟེ་ཁྲག་དང་བྱ་ཕོའི་ཨོག་ཚལ་ཁྲག

བྱ་ཕོའི་ཟེ་ཁྲག་ཤ་གསོ་ལྷ་བ་འཛིན། །པད་མའི་རྒྱུན་འབེབས་ཨོག་ཚལ་ཁྲག་གིས་སྡོམ།།

雄鸡鸡冠血和颏下垂肉血

雄鸡冠血养肌肉，并固软骨和骨脂；公鸡颏下垂肉血，月经滴滴能固涩。

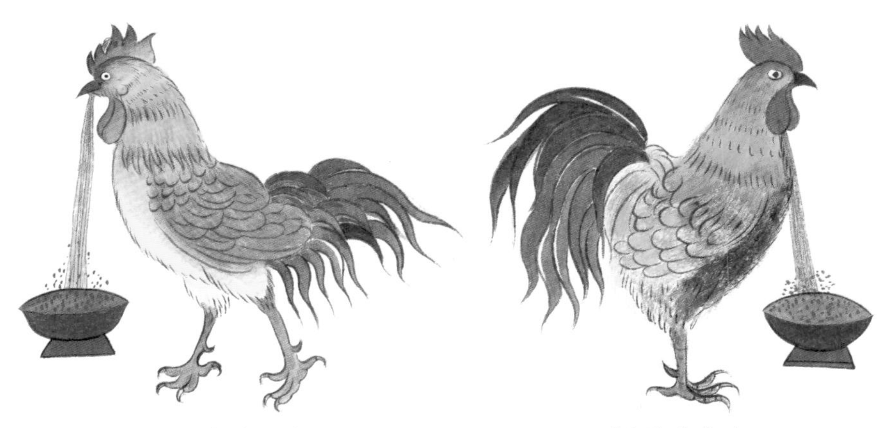

雄鸡鸡冠血　　颏下垂肉血

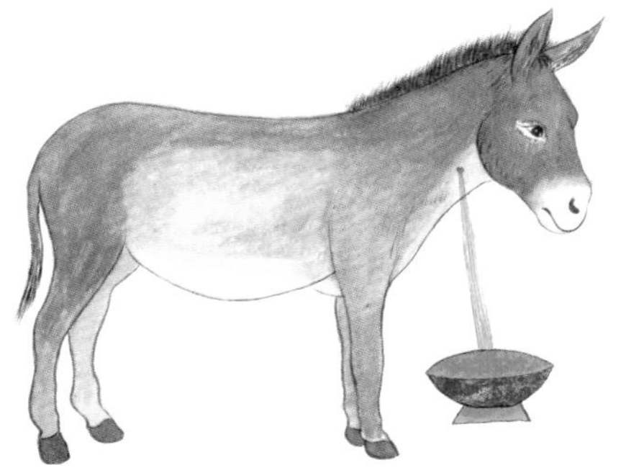

བོང་ཁྲག།

བོང་ཁྲག་གྲུམ་བུ་ཚིགས་ཀྱི་ཆུ་སེར་སེལ།།

驴血

驴血治疗风湿病，并治关节黄水症。

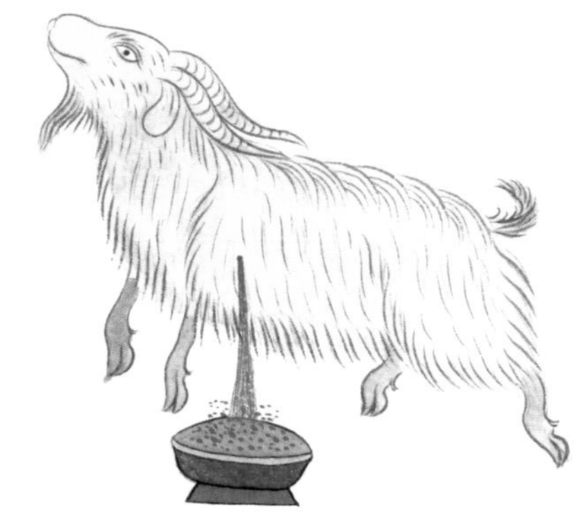

ར་ཡི་ཁྲག

ར་ཡི་ཁྲག་གིས་རེག་དུག་འབྲུམ་ནག་(དྲོན་མོ་འཐུང་བྱུག་བྱེད་པ་ཡིན་)ཕན།།

山羊血

山羊血（热服热敷）治疗梅毒，并且治天花痘疹。

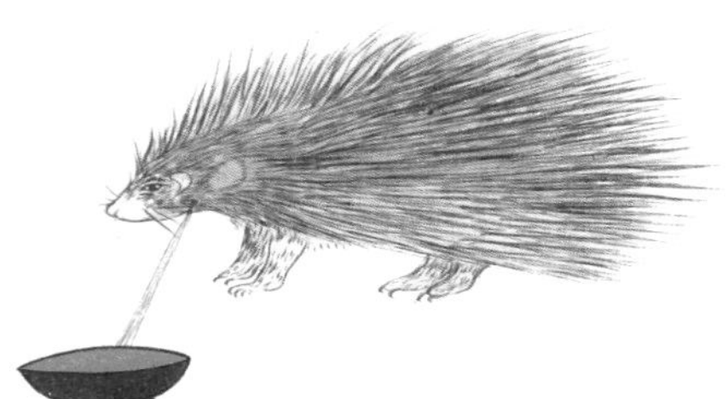

གཟུགས་མོའི་ཁྲག།

གཟུགས་མོའི་ཁྲག་གིས་སྨིན་མ་བྱི་བ་སྐྱེ།།

豪猪血

豪猪血能生脱眉。

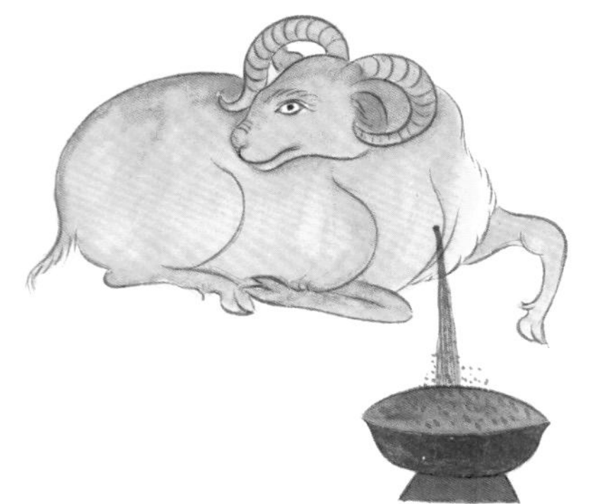

གནའ་བའི་ཁྲག

གནའ་བའི་ཁྲག་གིས་ཆང་ནད་སྲུང་བར་བྱེད།།

岩羊血

岩羊血能防酒病。

ས་བཅད་ཉི་ཤུ་པ། ཤའི་ནུས་པ་བསྟན་པ།

第二十节 肉类药物

ཉི་ཤུ་ཤ་ཡི་ནུས་པ་བསྟན་པ་ནི།

第二十节讲述肉类药物的功效。

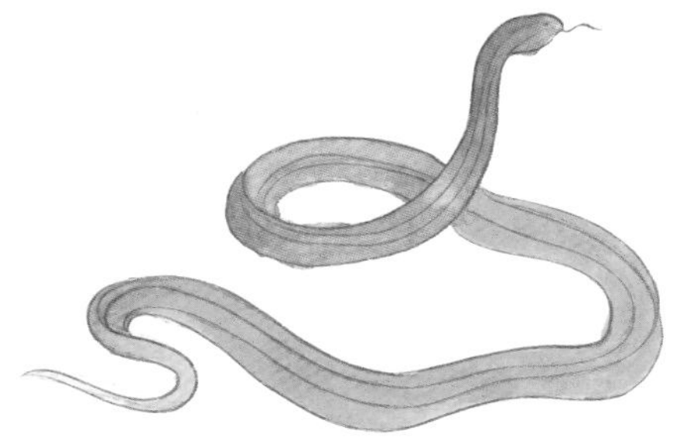

གསེར་སྦྲུལ་ཤ།

གསེར་སྦྲུལ་གཉེན་འཇོམས་རོ་ཙ་ཤ་རྒྱས་བྱེད།།

锦蛇肉　*Elaphe carinata(Gunther)*

锦蛇肉治疗瘟病，并且壮阳生新肌。

ལྕགས་སྦྲུལ་གཡུ་སྦྲུལ་ཤ།

ལྕགས་སྦྲུལ་མིག་ཕན་གཡུ་སྦྲུལ་འགྲིལ་བ་བཞིག།

银环蛇肉 *Bungarus muiticinctus* 和翠青蛇肉　*Opneodrys major*（*Guenther*）

银环蛇肉益眼睛。翠青蛇肉破瘀聚。

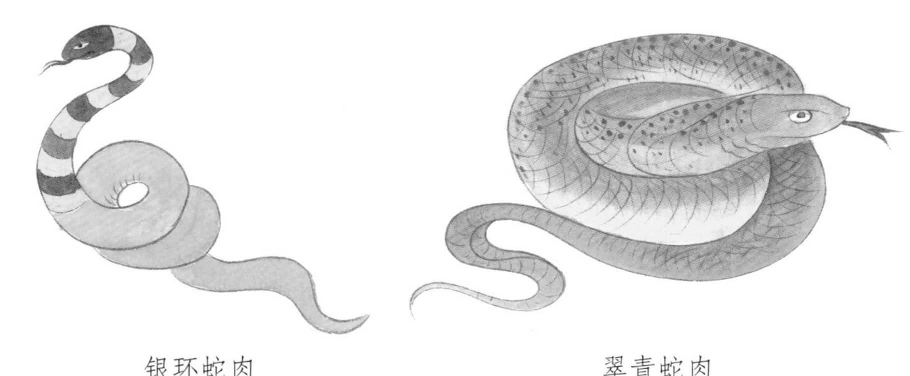

银环蛇肉　　　　翠青蛇肉

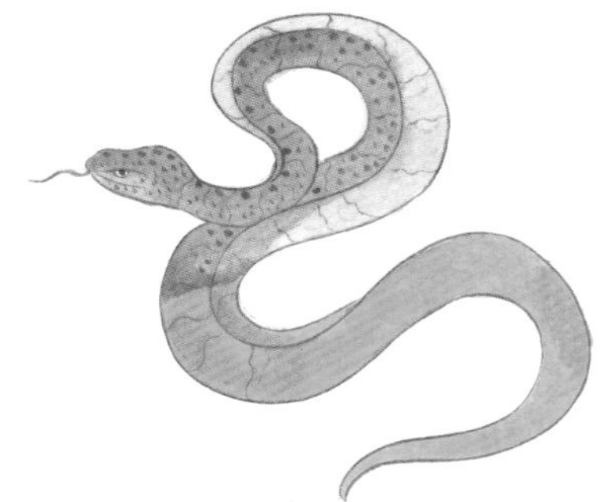

སྨན་སྦྲུལ་ཤ།

སྨན་སྦྲུལ་སོགས་གང་ཤ་སྐྱེས་འགགས་འབྱིན་རོ།།

黑眉锦蛇肉　*Elaphe taeniurua cope*

黑眉锦蛇等蛇肉，生长肌肉通阻闭，并且能够生体阳。

ཐག་སྦྲུལ།

ཐག་སྦྲུལ་སྲིད་སྲུང་མིག་དང་དབང་པོ་གནོད།།

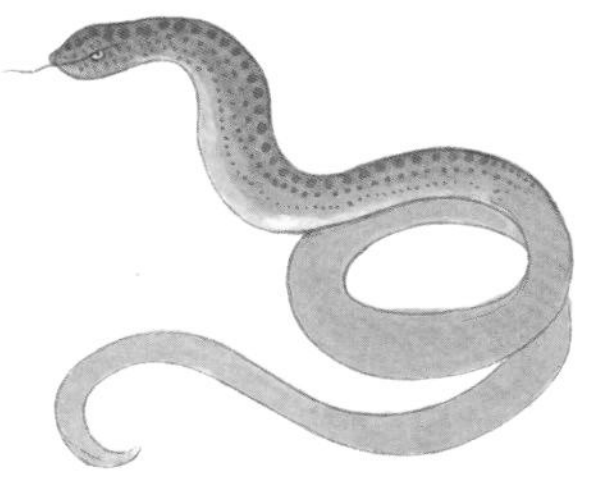

赤链蛇肉 *Dinodon rufozonatum(Contor)*

赤链蛇肉能禳灾，对眼和器官有害。

སྲེ་མོང་སྲིན་བྱའི་ཤ།

སྲེ་མོང་ཤ་ཡིས་ཤ་ལ་སྦྱར་དུག་དང་། །སྐྱོག་འདུལ་སྲིན་བྱའི་ཤ་ཡིས་གདོན་ལ་ཕན།།

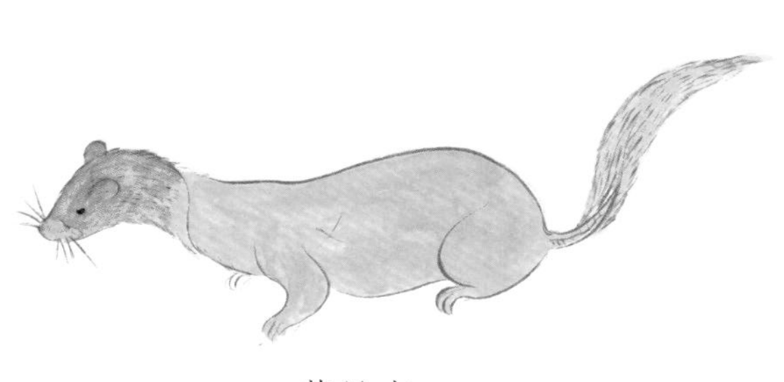

黄鼬肉

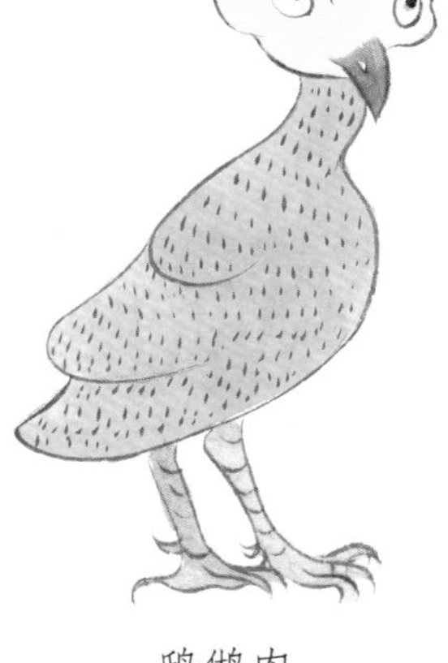

鸱鸺肉

黄鼬肉 *Mustela sibirica pallas* 和鸱鸺肉 *Otus sunia stictonotus*

黄鼬肉之功效为解除肉配合成毒，并且治疗疮炭疽。鸱鸺肉利邪魔病。

བྱ་རྒོད་གོ་བོའི་ཤ།

བྱ་རྒོད་གོ་བོས་དྲོད་སྐྱེད་ལྷ་བ་འཇིག།

秃鹰肉和胡兀鹫肉 *Gypaetus barbatus hemachalanus （Hutton）*

秃鹰肉和兀鹫肉，提升胃阳治瘿疣。

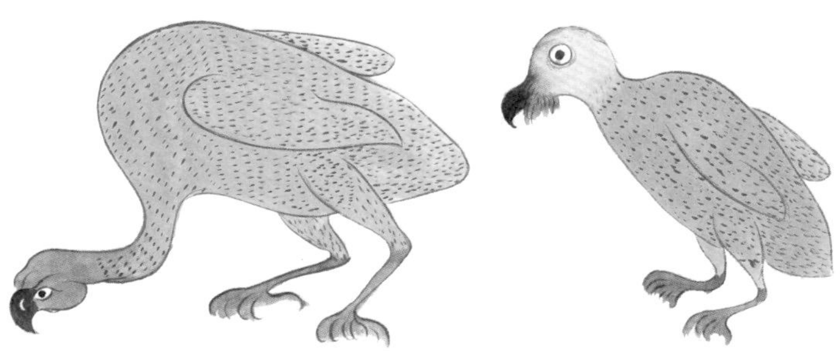

ད་བྱིད་རྩངས་པ་སོགས་ཀྱི་ཁ།

ད་བྱིད་རྩངས་པ་ནས་ཟན་མཆིལ་པ་དང་། །ཉ་སྲམ་རྫིགས་བུ་ནགས་སྤྲེལ་དེ་ཕོ་རྣམས། །རོ་ཙ་མཁལ་ནད་གྲང་བ་ཅན་ལ་ཕན། །(ད་བྱིད་ལ་མིང་གངས་སྤྲེལ། སྟོབས་སྐྱེད། སྨུ་ཏིག་གོས་ཅན་ཟེར། འདི་རིགས་དཀར་སྣུག་གཉིས་ཡོད། སྐེ་ཐུང་ལ་མིག་དམར་ཞིང་། མདོག་སྣུག་སྔོ་དམར་ལྗང་སོགས་ལ་ཐིག་ལེ་སྣ་ཚོགས་ཡོད་པ་བཅད་ན་ཆོལ་བུའི་རང་བཞིན་ད་བྱིད་སྣུག་པོ་ཡིན། ལུས་དང་མཇིན་པ་རིང་ལ་སེར་སྐྱའམ་དམར་སྐྱ་འོད་ཆེ་བ་ཆོལ་ཁམས་སྤུ་མ་ལས་ཅུང་ཆུང་བ་ད་བྱིད་སེར་པོའམ་དཀར་པོ་ཡིན། གང་ཡང་ཟེ་བ་དང་སྨིན་མ་རགས་ཤིང་ལུས་ཕྲ་བ་ཕོ། ཟེ་བ་དང་སྨིན་མ་ཆུང་ཞིང་ལུས་སྦོམ་མཇིན་པ་ཐུང་བ་མོར་བཤད། མཁའ་འགྲོ་གཏད་རྒྱའི་རྒྱ་མདུད་ལས། ཕོ་ནི་གངས་ཀྱི་སྟོད་ན་གནས། །མོ་ནི་རྒྱ་མཚོའི་གཏིང་ན་གནས། །དབྱར་ཟླ་གསུམ་གྱི་ཚེས་གསུམ་ནས། །ཉི་ཤུ་གསུམ་གྱི་བར་ལ་འཇུག །འདོད་པ་མ་སྤྱད་ཕོ་ནུས་ཆེ། །སྤྱད་ཚར་ནུས་པ་མོ་ཆེའོ། །ཞེས་དང་། དབྱིབས་ཀྱང་། མཇུག་མའི་གཉེར་མ་གྱེན་བསྟན་ཕོ། ཐུར་བསྟེན་མོ་རུ་ཤེས་པར་བྱ། །ཞེས་ངོས་ཟིན་ནས་ཕོ་ལ་མོ་གཏོང་བ་དང་། མོ་ལ་ཕོ་གཏོང་བ་ནུས་པ་ཆེ་བར་བཤད་པ་དང་། འདི་ལ་དུག་འདོན། ངར་འདོགས་སོགས་མ་བྱས་ན་ཕན་པ་ཆུང་ལ་གནོད་པ་ཆེ་གསུངས། རྩངས་པ་ལ་ནགས་རྩངས་སམ་ནགས་སྤྲེལ་དང་། གླུང་རྩངས་གཉིས་ཡོད། ནགས་སྤྲེལ་ནི་ལུས་མཐོ་གང་ནས་ཕྱུར་གུ་རེ་མན་ཆད་མ་ངེས་པ་གངས་སྤྲེལ་འདྲ་ལ། མཇུག་མ་ནས་ལུས་སྤྱིར་ཟེ་བ་སོགས་ཡོད་ཀྱང་ཆོལ་མེད་པ་ཡིན། འདིའི་ཤ་ཡང་དམ་དང་འབྱར་བག་ཡོད་པ་འོད་ཤིག་གེ་བ་པགས་པ་ཡང་བརྟུངས་ཚེ་ཆག་པ་བཟང་། ཤ་ཆུང་བ་སྐྱ་བ་སྲུ་བ་པགས་པ་སྲབ་ལ་སྲ་བ་ངན། གླུང་རྩངས་ནི་སོར་བཞི་ནས་མཐོ་རེའི་བར་ཡོད། སྤྲེལ་པ་མཇུག་མ་རིང་ལ་ཟེ་བ་མེད་ལུས་ཕྲ། ཡན་ལག་མཉེན་པགས་པ་སྲབ་ལ་ནག་ཁྲ། ཆོལ་ཡོད་པ་གླུང་འགྲམ་བྲག་སོགས་ལ་གནས་པའོ། །རྩངས་པ་གླུང་འགམ་མ་ཞེས་པ་མགོ་གཉིས་ཡོད་པ་བཟང་། རྫིགས་བུ་ནི་བྱེ་ཚུག་གམ་བྱེ་མ་སྨུ་གུ་ཞེས་པའི་སྤྲེལ་ཆུང་བྱེ་མར་ཁུང་བུ་བྱས་ནས་གནས་པ་སེར་སྐྱ་ཁྲ་ལ་སྨྱུར་མགྱོགས་ཅན་མཇུག་མ་རིང་བ་གཟུགས་མཐེ་བོང་ཙམ་མོ། །ནས་ཟན་ནི་ཡུལ་གྲོང་དུ་གནས་པའི་མཆིལ་པ་རྒྱ་བོ་སྟེ། ཁྲི་སྔེ་སྟོང་དཔོན་ཡང་ཟེར། དེ་བོད་མཆིལ་ཡིན། དེ་རིགས་རྒྱ་མཆིལ་མགོ་དམར་ཞེས་པ་མགོ་དམར་ཤས་ཆེ་བ་འདི་ལ་རྡོ་རྗེ་ཁྲི་པོ་ཡང་ཟེར། འདབ་ཆགས་བཅུ་གཅིག་པ་ཡང་ཟེར་ཏེ། འདིས་དུས་གཅིག་ལ་འདོད་པ་ལན་བཅུ་གཅིག་སྤྱོད་པར་ནུས་པས་ཟེར་རོ། །བྱ་དེ་ཕོ་ནི་ཁྱིམ་བྱ་སྟེ། རྒྱ་བྱ་བོད་བྱ་གཉིས། རྒྱ་བྱ་མགོའི་ཟེ་བ་སྐར་ཀའི་ཚི་གུ་འདྲ་བ་ཟེང་ཕྱོབ་ཕྱོབ་པ་དང་། བོད་བྱ་ཟེ་བ་མ་རུ་རྩེའི་འབྲས་བུ་འདྲ་བའི་རྟིང་པ་སོག་ལེ་ཁ་ཅན་ནོ། །རྒྱ་བྱ་བཟང་། སྤྲེལ་རིགས་སོགས་རུལ་པ་དང་ཚིག་པ་ཤས་ཆེ་བས་དེར་མ་སོང་བ་དགོས། རུལ་ཚིག་གིས་གནོད་པ་ལས་ཕན་པ་མེད།)

羌活鱼、鬣蜥等肉 *Batrachuporus pinchonii*（*David*）*Agama*

羌活鱼肉、鬣蜥肉、食禾麻雀麻雀肉、鱼和水獭沙蜥肉、蛤蚧肉和野鸡肉，壮阳有益肾寒症。[羌活鱼又名岗巴、刀吉、木斗桂建。本品有白、紫两种。颈短，眼红，有紫、青、红、绿各色斑点，身子切开为脂肪性者，是紫羌活鱼。身长，颈长，有淡黄色或淡红色光泽，脂肪比紫羌活鱼略少，称为黄羌活鱼或白羌活鱼。无论哪一种羌活鱼，鳞（疙瘩）和眉骨粗大，身材苗条者为雄；鳞和眉骨小，身材粗胖，颈短者为雌。《空行传授之大结》中说："雄羌活鱼生长在雪山上，雌羌活鱼生长在大海深处。夏季三月的初三至二十三之间交配，交配前雄羌活鱼功效大，交配后雌羌活鱼功效大。"形状是"尾部皱纹向上者为雄，向下者为雌"。认清雌雄，以便雌雄配对，雌配雄功效大，雄配雌功效小。本品用时须去毒，如若本品不经炮制，则效微而害大。

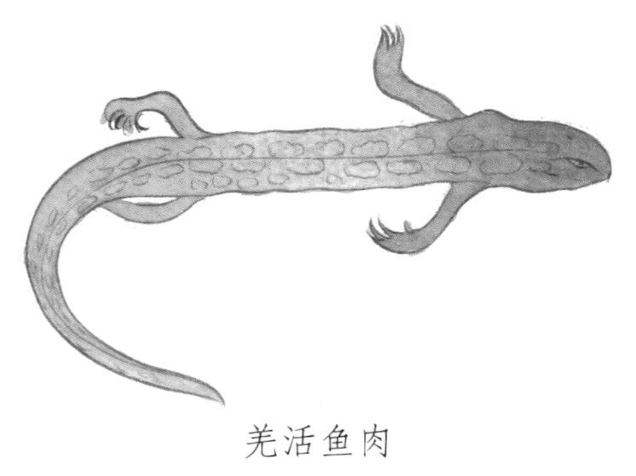

羌活鱼肉

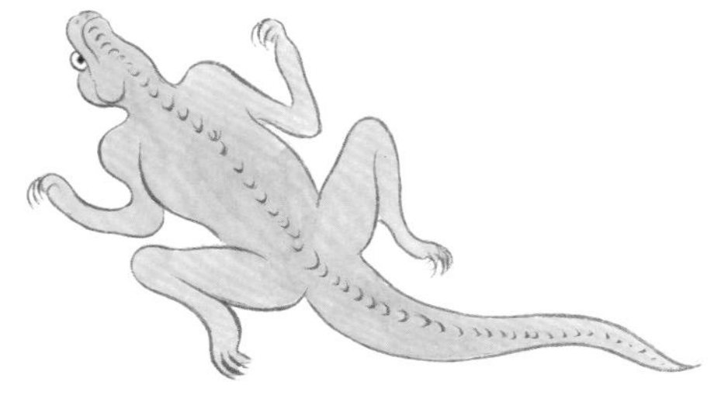

鬣蜥肉

鬣蜥分为两种。林生鬣蜥（或称为蛤蚧）和川生鬣蜥。体长在一扎至一肘之间，状如羌活鱼，从尾至全身有鳞，而体内几乎无脂肪。肉细密有黏液，有光泽，皮薄易破，用毛皮轻打也能打破者，质佳。肉少疏松，皮薄而牢者，质劣。川生鬣蜥体长约四指至一扎之间，尾长，身细无鳞，四肢柔软，皮薄有黑斑，体含脂肪。生长在河边、石岩等处的一种川生鬣蜥，称为"藏巴干木玛"，有两个头者、质佳。

沙蜥亦称西曲合、西玛吕固，在沙中挖洞而居，淡黄色，有斑点，跑得很快，尾长，体大小约一拇指。

麻雀是居住在村庄的灰色小雀，亦名赤得东本。此为食禾麻雀（藏麻雀）。还有一种称为红头麻雀（汉麻雀），头很红，又名多吉赤保、达恰居介合巴，因为此雀一时可连续踩蛋十一次而得此名。

公鸡即家鸡中的公鸡，分汉鸡和藏鸡两种。汉鸡的鸡冠状如核桃仁，蓬松。藏鸡的鸡冠状如可瓜子，尖端锯齿状。汉鸡质佳。

羌活鱼类容易腐烂或炒焦。入药注意不要腐烂或炒焦。腐烂或炒焦则有害无益。]

བྱ་ཕང་དང་ངུར་པའི་ཤ།

བྱ་ཕང་སྐྱུགས་གཅོད་ངུར་པས་ཉ་ལོག་འཇོམས།།

藏马鸡肉　*Crossoptilon crossoptilon (Hodgson)*

赤麻鸭肉　*Tadorna ferraginea (Pallas)*

藏马鸡肉功效止吐。赤麻鸭肉之功效，治疗小腿肚转筋。

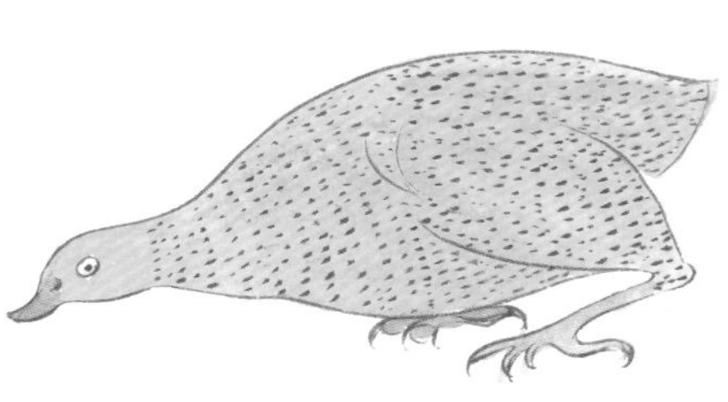

藏马鸡肉

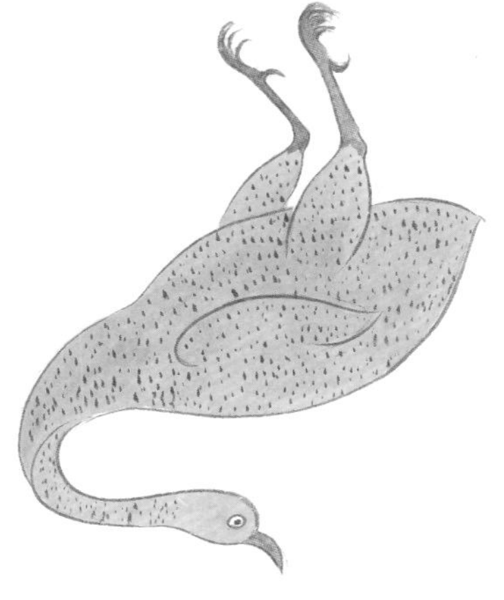

赤麻鸭肉

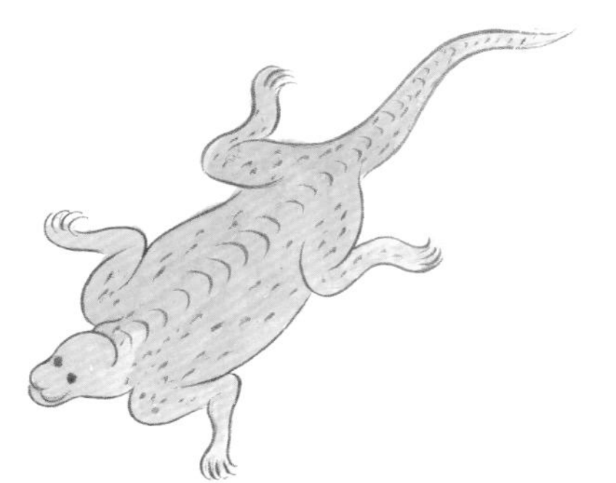

རྨིགས་པའི་ཤ།

རྨིགས་པས་སྲིན་ནད་དུག་སེལ་རོ་ཚ་བྱེད།།

青海沙蜥肉　*Eremias argus peters*

沙蜥肉治疗虫病，并且解毒又壮阳。

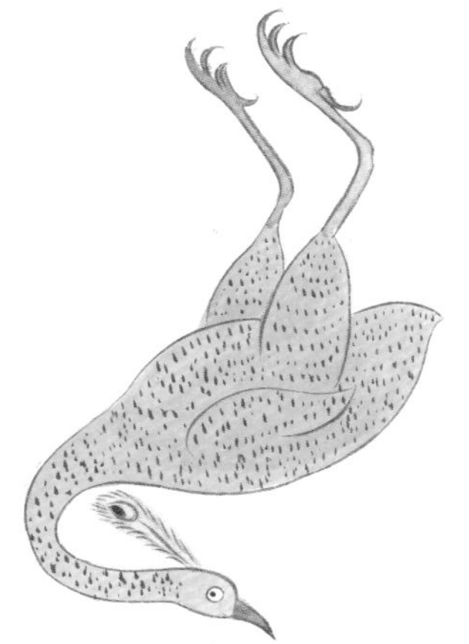

རྨ་བྱའི་ཤ།

རྨ་བྱའི་ཤ་(དུག་ལ་སྦྱོར་སྟེ་མ་བྱས་པར་རང་བཞིན་བསྟེན་མི་རུང་ཤ་མཁྲིས་སོགས་ཀྱི་ཚབ་བྱ་ཕང་གིས་འོང་བར་བཤད་)ཡིས་མཁྲིས་པ་དུག་ནད་སེལ།།

孔雀肉　*Paro muticus（Linnaeus）*

孔雀肉治胆毒症（孔雀肉要与解毒药物相配，不可任意内服。马鸡肉和胆，可代孔雀肉和胆）。

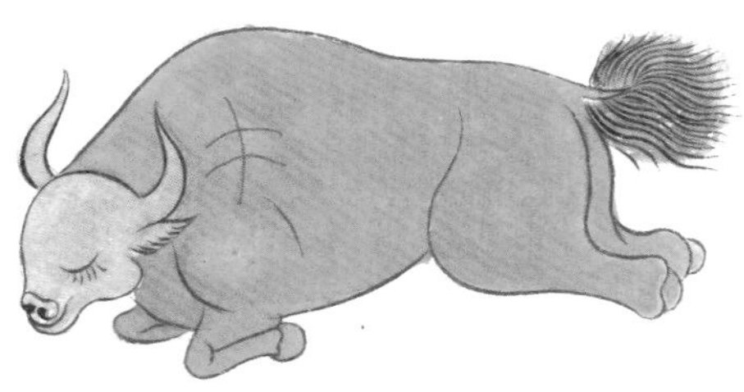

རྒོད་གཡག་ཕ་རྒྱུས།

རྒོད་གཡག་ཤ་རྒྱུས་རླུང་སེལ་དམུ་ཆུ་སྐེམས།།

野公牦牛肉和筋

Bos gruniens Linnaeus

野公牦牛肉和筋，功效祛除骨隆症，并且干涸肾水肿。

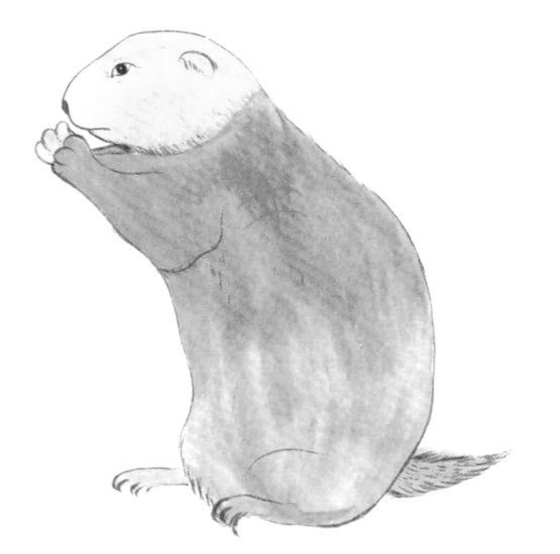

འཕྱི་བའི་ཤ།

འཕྱི་བའི་ཤ་ཡིས་གྲང་རླུང་མོ་ནད་སེལ།།

旱獭肉　*Marmota himalayana Hodgson*

旱獭肉治寒隆症，并且治疗妇女病。

སྤྱང་ཀི་དང་བོང་བུའི་ཤ།

སྤྱང་ཀི་(མ་ཞུ་འཇུ་)བོང་བུས་དྲོད་སྐྱེད་ལུས་ཟུངས་འཕེལ།།

狼肉和驴肉　*Aquus asinus Linnaeus*

狼肉驴肉升胃阳，并增身体之七精。

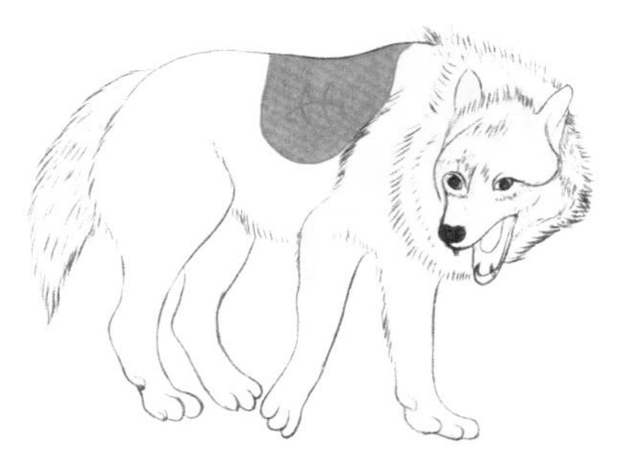

狼肉

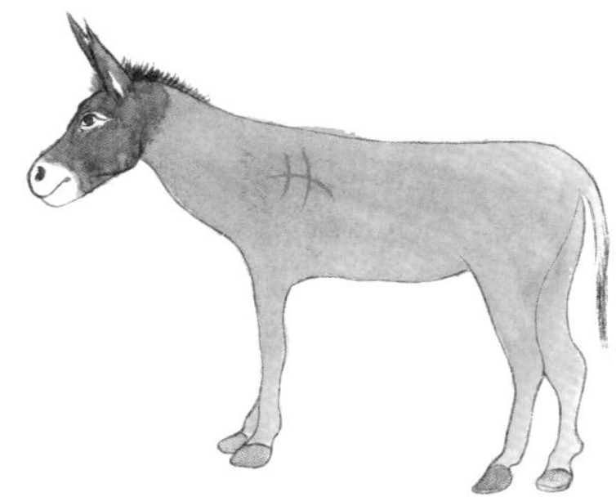

驴肉

དྲེད་ཤ། ཁྱི་ཤ།

དྲེད་ཤས་རླུང་འཇོམས་ཁྱི་ཤས་གྲང་སྐེམ།།

骡子肉和狗肉

Canis familiaris L.

骡子肉功效祛隆。狗肉功效干寒水。

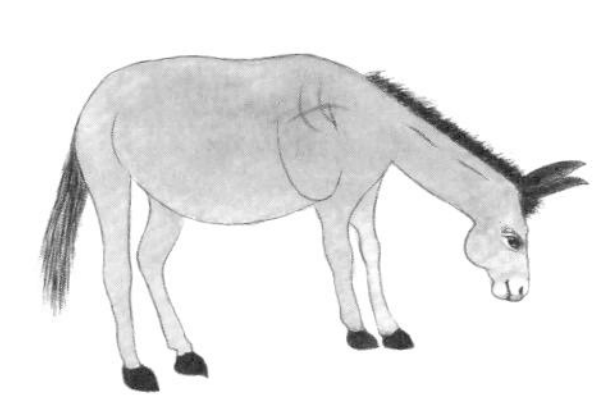

骡子肉

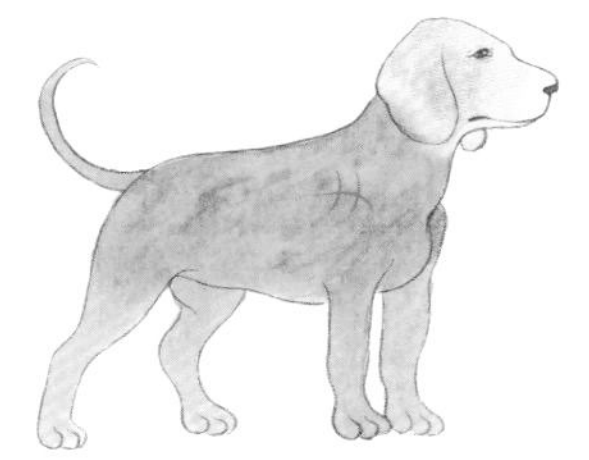

狗肉

རྟ་དང་རྐྱང་ཤ།

རྟ་དང་རྐྱང་ཤས་རླུང་ནད་གྲང་བ་སེལ།

马肉和野驴肉　*Equus caballus orientalis Maack Aquus hemionus kiang Moocrofe*

马肉野驴肉功效，能够治疗寒隆症。

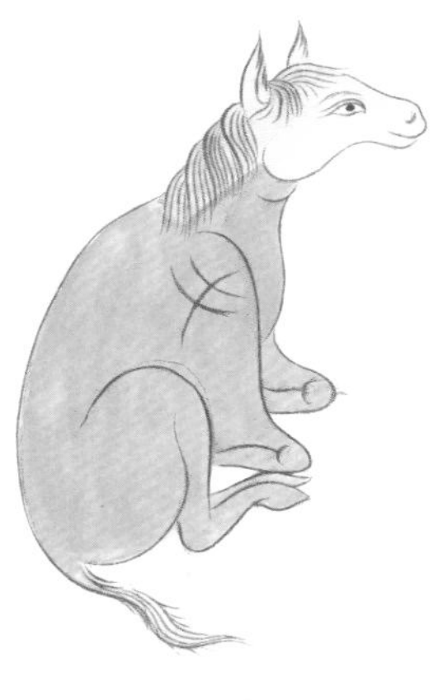

马肉

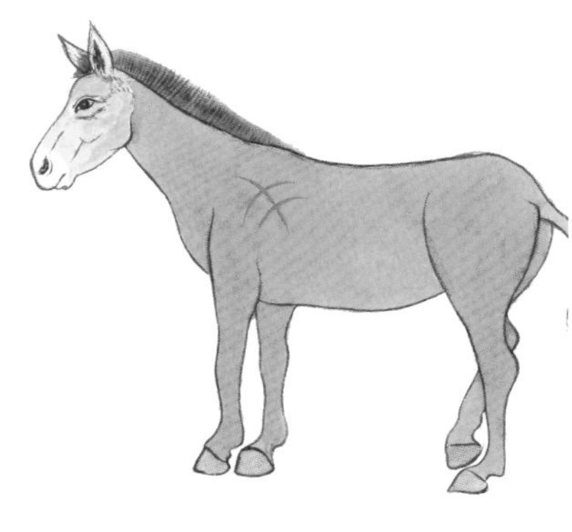

野驴肉

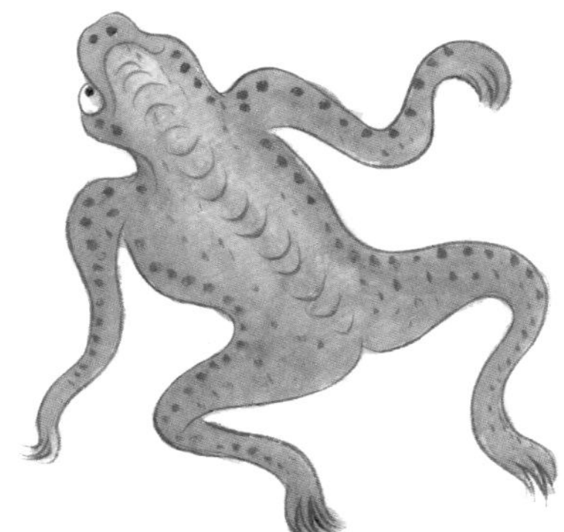

སྦལ་ཤ།

སྦལ་(ནག་གི་)ཤས་ལྡོག་རིགས་(དེའི་)ཤ་ཁུས་ལྕེ་སྐྲངས་འཇོམས།།

黑蛙肉　*Bufo bufo gargarizans. Cantor*

黑蛙肉治类疔毒，肉汤消散舌肿胀。

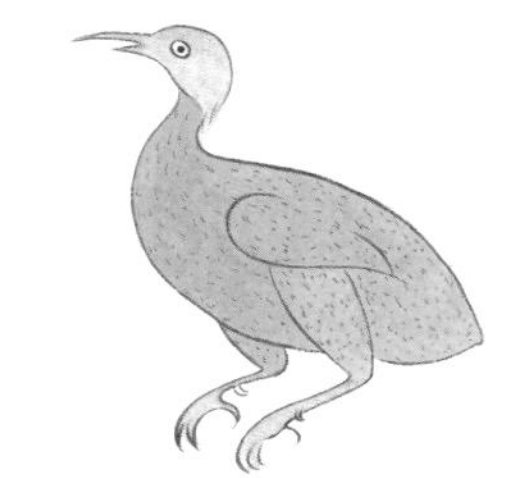

སོ་བྱའི་ཤ།

སོ་བྱའི་ཤ་ཡིས་གདོན་སེལ་ཆུ་འགགས་འབྱེད། །(ཤ་ཁུས་ཉ་རུས་ཟུག་པར་ཕན།)

鸬鹚肉

Phalacrocorax carbo sinensis（Blumebacb）

鸬鹚肉治邪魔症，并且开通尿闭症（鸬鹚肉汤治鱼骨卡喉）。

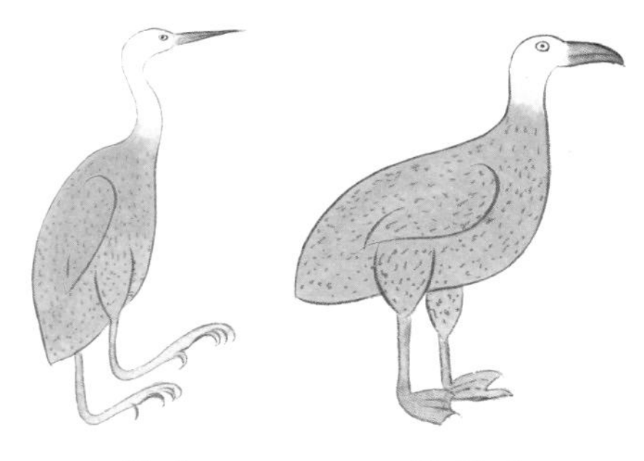

白鹭肉　　海鸥肉

སྐྱར་མོའི་ཤ།

སྐྱར་མོའི་ཤ་ཡིས་ཉ་ཤར་སྦྱར་དུག་སེལ། །

白鹭、海鸥肉　*Egretta garzetta garzetta*

白鹭、海鸥肉功效，治疗鱼肉合成毒。

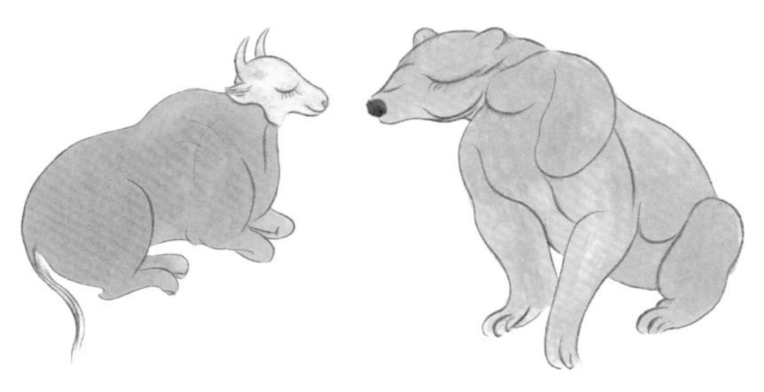

黄牛肉　　黑熊肉

དོམ་ཤ། བ་ལང་ཤ།

དོམ་ཤས་ཚད་པ་བ་ལང་(ཤས་) མཁྲིས་ཚད་སེལ། །

黑熊肉和黄牛肉　*Selenartos thibetanus G.Cuyier　Selenartos thibetanus G.Cuyier*

熊肉功效治热症。黄牛肉治胆热症。

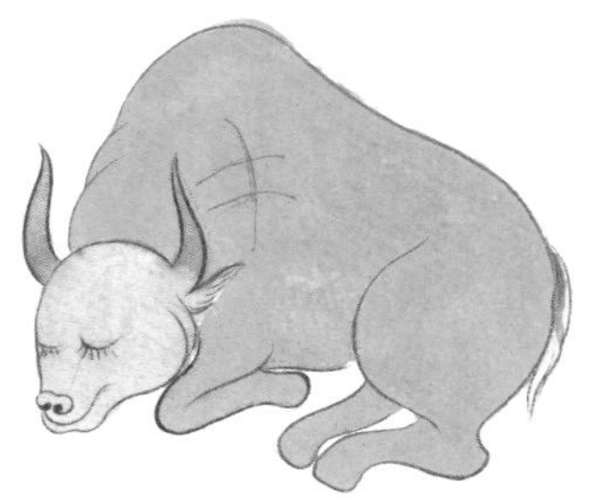

公牦牛肉

འབྲི་གཡག་ཤ།

འབྲི་གཡག་ཤ་དྲོ་རླུང་སེལ་ཚད་པར་གནོད། །

公牦牛肉

公牦牛肉性热，治隆症有害热症。

ལུག་ཤ།

ལུག་ཤ་དྲོ་ཡང་བད་ཀན་སེལ་བ་ཡིན།།

绵羊肉　*Ovis aries linnaeus*

绵羊肉热治培根。

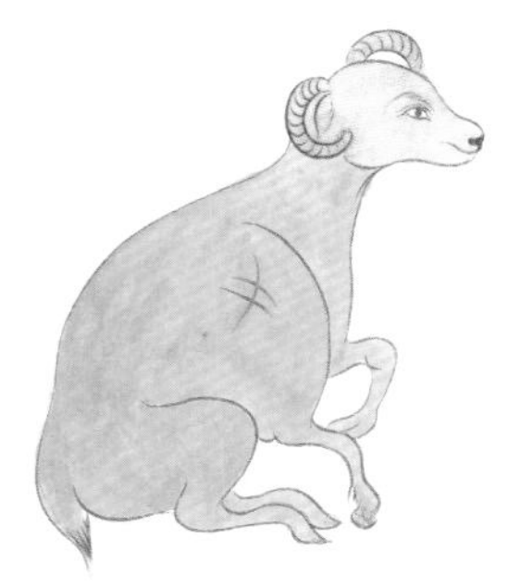

ར་ཤ། ཕག་ཤ།

ར་ཤ་ཕག་ཤ་བསིལ་ལྕི་ཚད་(པ་དང་)འབྲས་འཇོམས།།

山羊肉和猪肉　*Capra hircus Linnaeus*　*Sus scrofa domestica Brisson*

山羊肉猪肉凉重，治疗热症肿核疮。

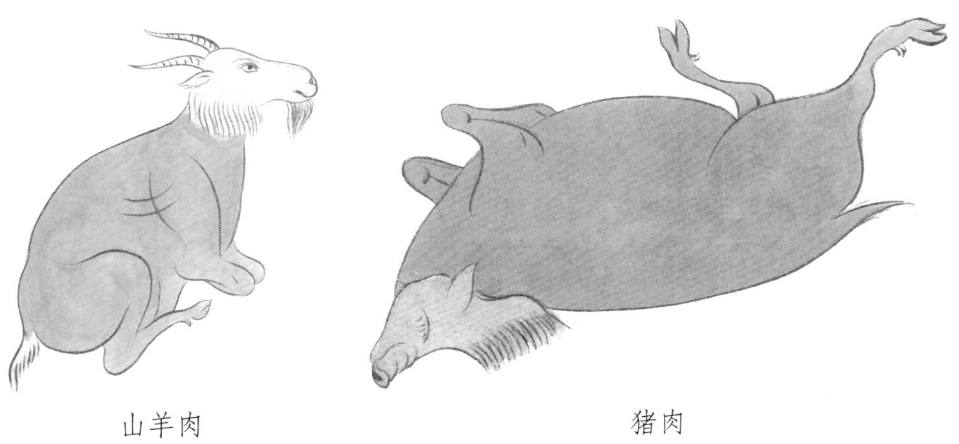

山羊肉　　猪肉

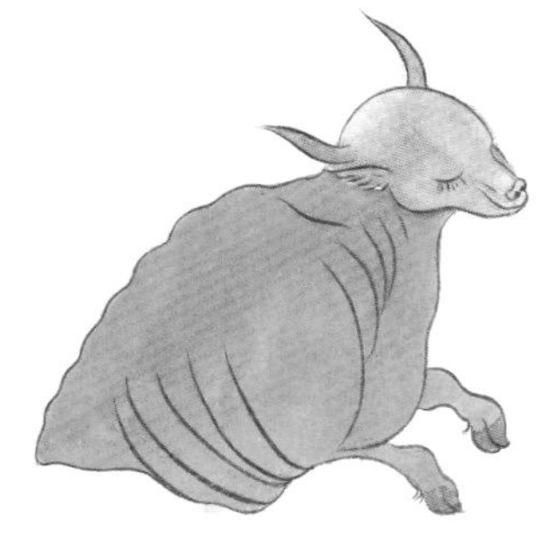

མ་ཧེ་བ་མེན་ཤ།

མ་ཧེ་བ་མེན་ཤ་ནི་བཅུད་དང་ལྡན།།

水牛野黄牛肉　*Bubalus bubalis L.*

水牛肉野黄牛肉，皆有营养能滋补。

ཉ་ཤ།

ཉ་ཤས་རྨ་འཁྲིལ་བཙོལ་དང་བད་མཁྲིས་སེལ། །(ཤིང་ཀུན་དང་སྦྱར་བས་)འབྲས་བཤིག་རྨ་སྐྲན་དྲེད་དང་མོ་ནད་སེལ། །

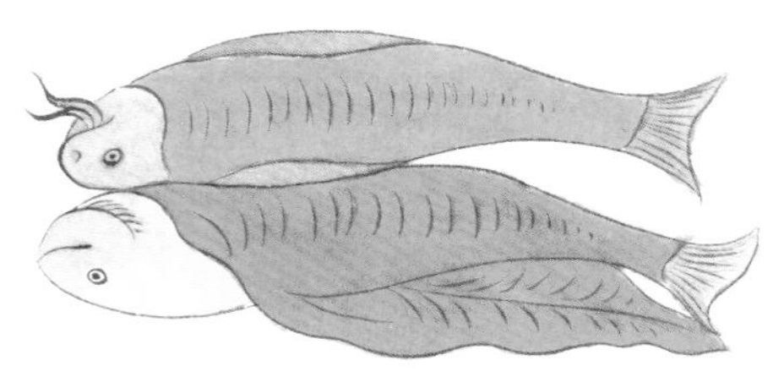

鱼肉　*Ptychobarbus kaznakovi Nikolsky*

鱼肉功效破积脓，治疗培赤合并症。（与阿魏配伍）破除肿核治疮瘤，治疗痛风妇女病。

སྲེ་མོང་ཤ།

སྲེ་མོང་ཤ་ཡིས་ཁ་ནད་སྦྱར་དུག་སེལ། །

黄鼬肉　*Mustela sibirica pallas*

黄鼬肉治口腔病，并治疗合成毒症。

གོང་མོའི་ཤ།

གོང་མོས་རོ་ཙ་ཆུ་སེར་མོ་ནད་སེལ། །

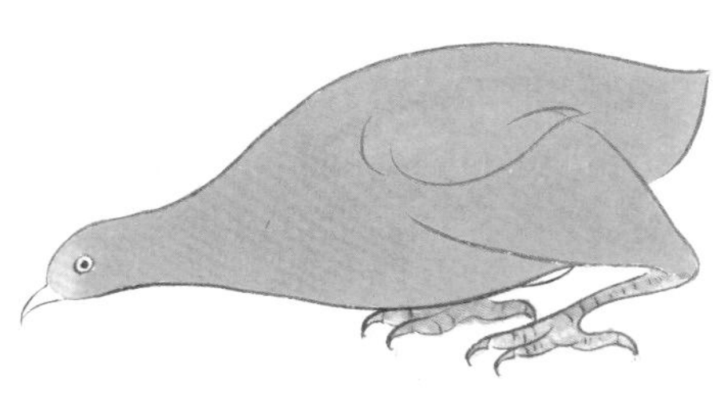

松鸡肉　*Lthaginis cruentus*

松鸡肉功效壮阳，治黄水病妇女病。

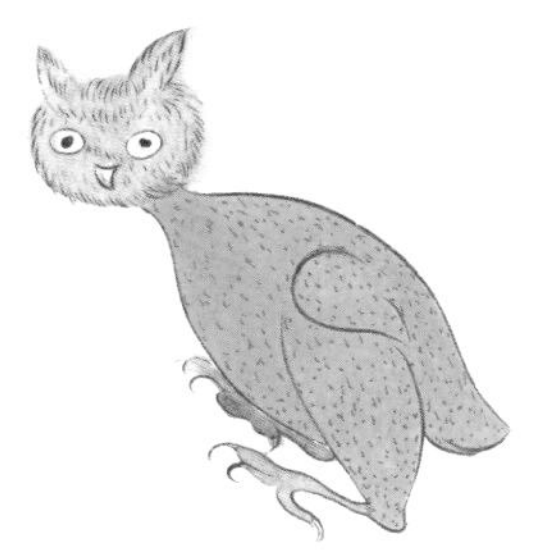

ཨུག་པའི་ཤ།

ཨུག་པས་གདོན་སེལ་རྨ་ནད་གྲ་ཁྲོས་འཛོམས། །

鸱鸮（猫头鹰）肉

Bubo bubo tibetanus Bianchi

鸱鸮肉治邪魔症，并治疮红肿扩散。

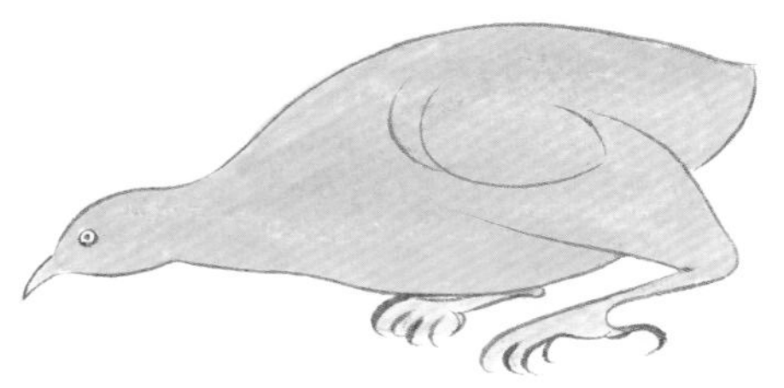

བྱ་མོ་ནག་མོའི་ཤ།

བྱ་མོ་ནག་མོའི་ཤ་ཡིས་སྦྱར་དུག་སེལ། །

黑母鸡肉

Gallus gallus domesticus brisson

黑母鸡肉之功效，能够治疗合成毒。

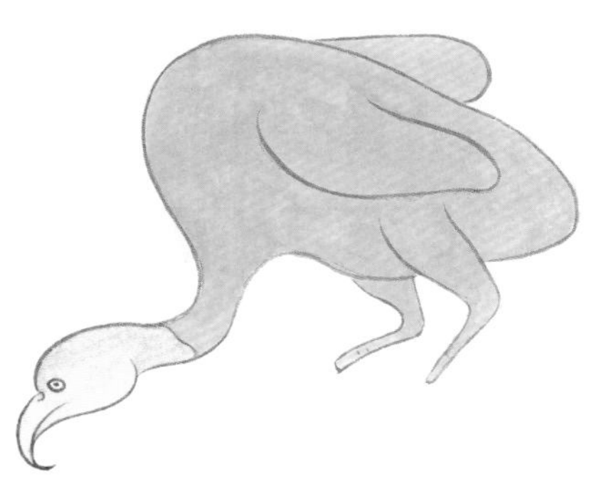

ཁྲ་གླག་ཤ།

ཁྲ་གླག་ཤ་ནི་བཅུད་ལྡན་འབྱུང་གདོན་འདུལ། །

鹞肉和雕肉　*Circus cyaneus cyaneus (Linnaeus)　Haliaectus leucorhyphus (Pallas)*

鹞肉雕肉有营养，并且治疗邪魔病。

ས་བཅད་ཉེར་གཅིག་པ། པགས་པའི་ནུས་པ་བསྟན་པ།

第二十一节　皮类药物

ཉེར་གཅིག་པགས་པའི་ནུས་པ་བསྟན་པ་ནི།

第二十一节讲述皮类药物的功效。

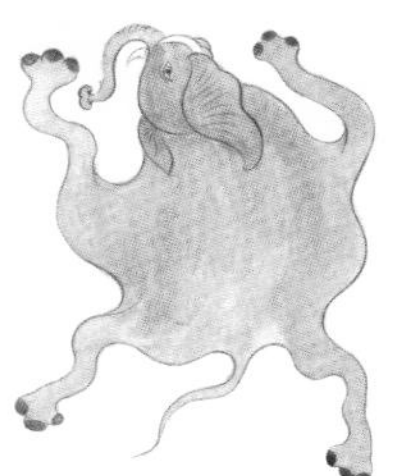

象皮

གླང་ཆེན་བསེ་ཀོ།

གླང་ཆེན་(སེར་ཙམ་བསྲེགས་ནས་སྨན་ལ་བསྲེ་)བསེ་ཀོས་འབྲུམ་ནག་ནད་ལ་ཕན། །

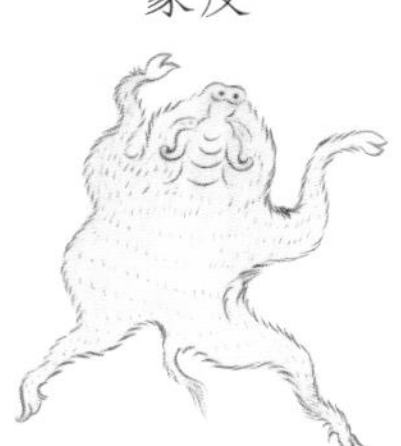

犀牛皮

象皮和犀牛皮

大象皮（象皮须煅黄配入方药）和犀牛皮，有益天花痘疹病。

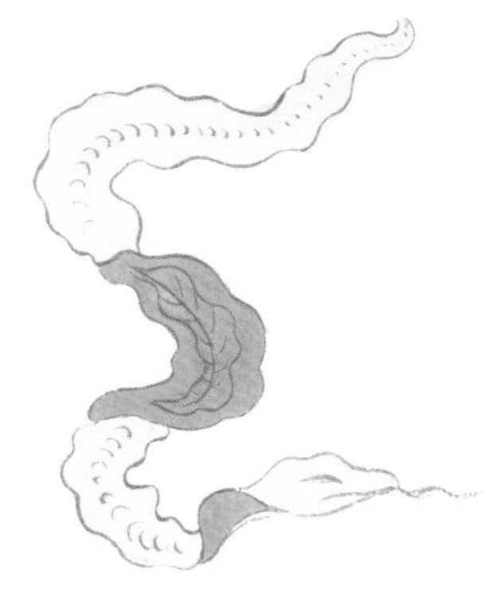

སྦྲུལ་ལྤགས།

སྦྲུལ་ལྤགས་(ནུས་ལྡན་བསྲེགས་ནས་ཕག་ཚིལ་དང་སྦྱར་ལ་བྱུགས་)ཤ་བཀྲ་སླང་ཤུ་(ཁོང་དུ་གཏོང་དགོས་)ཤ་མ་འབྱིན།།

蛇蜕

蛇蜕（烧存性，与猪油调和，外涂）治疗白癜风下胎衣（内服）。

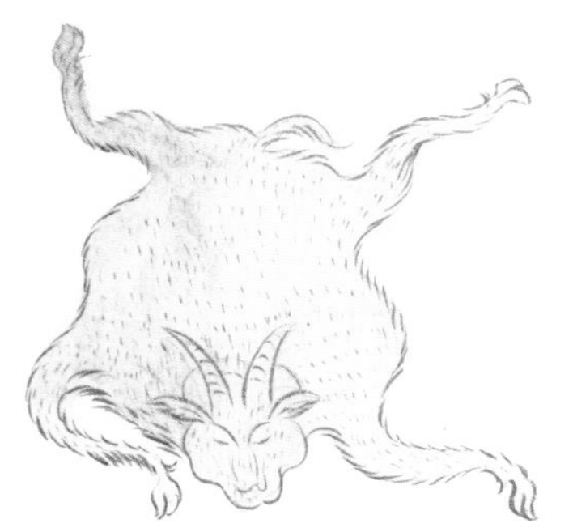

ར་ལྤགས་རློན་པ།

ར་ལྤགས་རློན་པས་སྲིན་དང་རེག་དུག་སེལ།།

山羊皮

山羊皮湿敷治虫，并且治疗梅毒病。

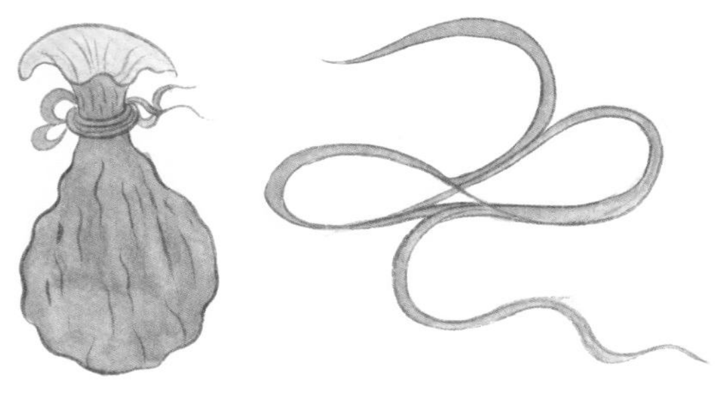

ཁྲོ་སེར་སྒྲིགས་ཐག་རྙིང་པ།

ཁྲོ་སེར་སྒྲིགས་ཐག་རྙིང་པས་སྣ་ཁྲག་གཅོད།།

旧皮袋和捆经皮绳

旧皮袋捆经皮绳，功效能够止鼻衄。

ས་བཅད་ཉེར་གཉིས་པ། སྤུའི་ནུས་པ་བསྟན་པ། （བསྡུས།）

第二十二节　毛类药物（略）

ཉེར་གཉིས་པ་སྤུ་ཡི་ནུས་པ་བསྟན་པ་ནི།།

第二十二节讲述毛类药物的功效。

ས་བཅད་ཉེར་གསུམ་པ། སྒྲོའི་ནུས་པ་བསྟན་པ།

第二十三节　翎毛类药物

ཉེར་གསུམ་པ་སྒྲོ་ཡི་ནུས་པ་བསྟན་པ་ནི།

第二十三节讲述翎毛类药物的功效。

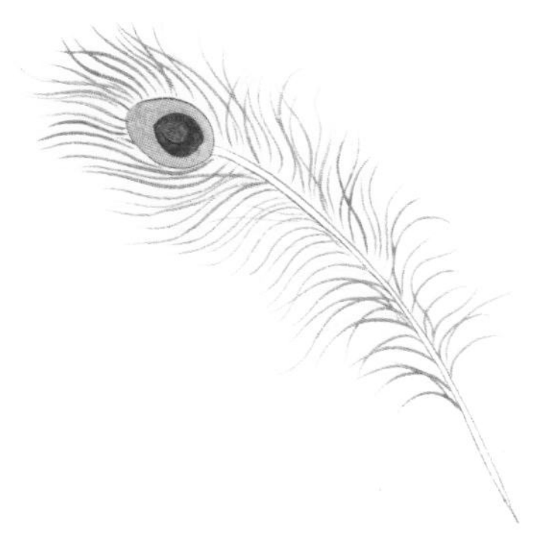

རྨ་བྱའི་མདོངས་ཀྱི་སྤུ་དུགས།

རྨ་བྱའི་མདོངས་ཀྱི་སྤུ་དུག་(རྨ་བྱ་སྒྲོ་རྣམས་ལྕགས་སྲེག་མེ་འོད་ཀྱིས་གཞོབ་སེར་ཙམ་བྱེད། ཁྱད་པར་རྨ་བྱའི་སྒྲོ་མེ་ཡོང་སྣོད་དུ་ཤེལ་གྱི་མེས་བསྲེག། མ་འཛོམ་ན་གོང་སྣོས་གཞན་ལྟར་བསྲེག་གོ་)སློ་རྣག་སེལ།།

孔雀尾翎

雀尾翎（鸟类翎毛要用铁烧红的火焰烤黄。特别是孔雀尾翎毛，在玻璃或晶火烤黄，功效最好；没有玻璃或晶石器皿时，可以用别的器皿烤黄）之功效，烧烟熏治肺脓症。

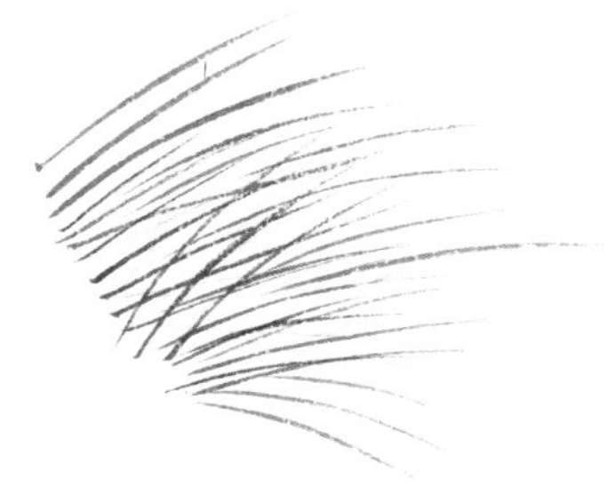

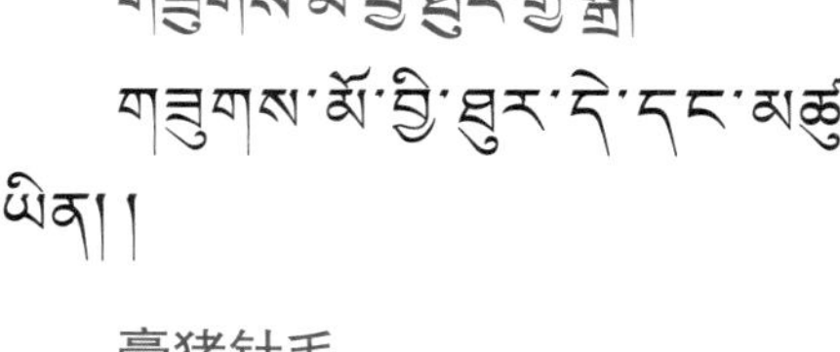

གཟུགས་མོ་བྱི་ཐུར་གྱི་སྒྲོ།

གཟུགས་མོ་བྱི་ཐུར་དེ་དང་མཚུངས་པ་ཡིན།།

豪猪针毛

豪猪针毛之功效，与孔雀尾翎相同。

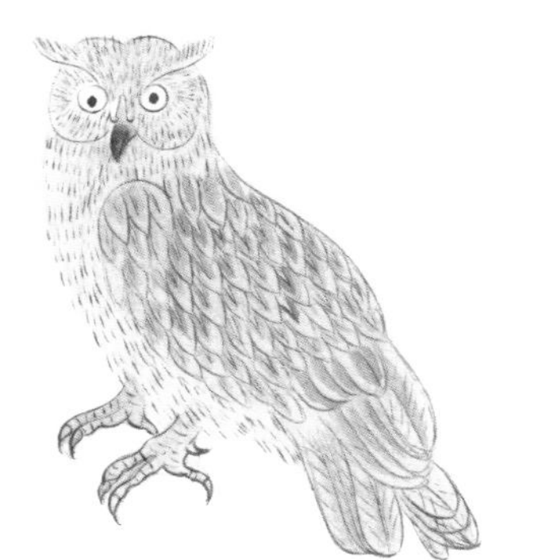

འུག་སྒྲོ།

འུག་སྒྲོས་དམུ་ཆུ་སྐེམ་ལ་གློ་རྣག་འདྲེན།།

鸱鸮翎

鸱鸮翎（烤焦内服）肝肾水肿，并且能引出肺脓。

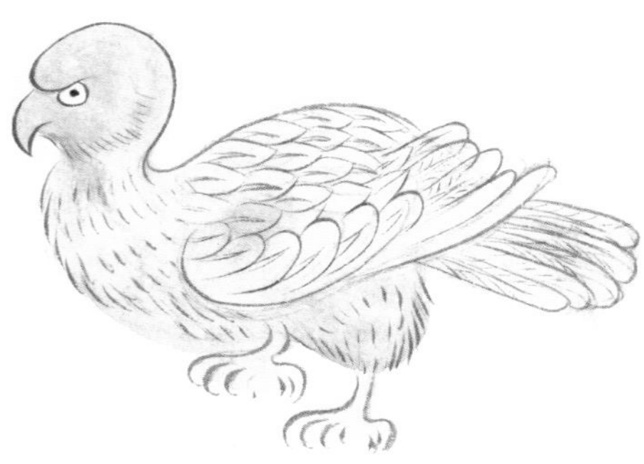

གོ་སྒྲོ།

གོ་སྒྲོས་གདོན་འཛོམས་ཆུ་རྣམས་སྐེམ་པར་བྱེད།།

胡兀鹫翎

胡兀鹫翎（烤焦内服）治邪魔病，并且干涸黄水病。

ས་བཅད་ཉེར་བཞི་པ། སེན་མོའི་རུས་པ་བསྟན་པ།

第二十四节　爪蹄类药物

ཉེར་བཞི་པ་སེན་མོའི་རུས་པ་བསྟན་པ་ནི།

第二十四节讲述爪蹄类药物的功效。

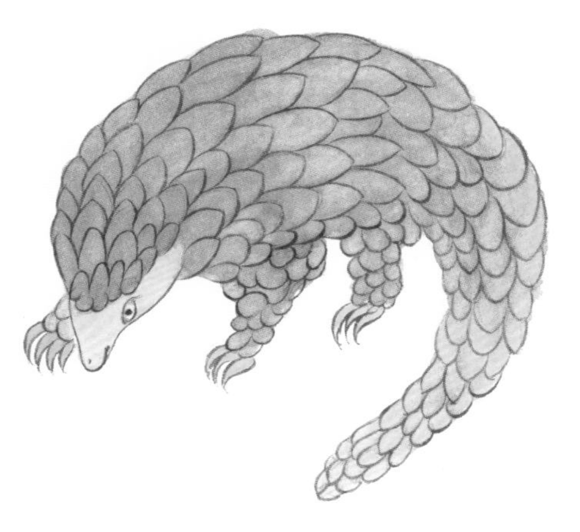

ཆུ་སྲིན་སྲེར་མོ།

ཆུ་སྲིན་སྲེར་མོ་(འདི་སྟག་གཟིག་ནས་ཡོང་བར་བཤད། ན་གི་ཡིན། སྲེར་མོ་དངོས་ཡིན་མིན་དགག་བཞག་མང་བ་ཡོད། ལྗོན་ཤིང་ལས། ཆུ་སྲིན་སྲེར་མོས་དུག་ཚད་སེལ་དང་། རང་བྱུང་པས། ཆུ་སྲིན་སྲེར་མོས་རྩ་ཆད་འབྲུད་ཅེས་གསུངས། མིང་པོ་ཀྱི་ཟེར་བ་སོ་ཡིན། ཀླུ་སྨན་དུས་མ་གཏོགས་འདི་དང་མི་མཐུན་)རུས་པའི་ཚད་པ་སེལ།།

螺厣（鲮鲤爪）

螺厣（鲮鲤爪）（本品据说来自波斯，实为荣螺厣，是否为动物爪有许多驳正，争论很多。《如意宝树》中说："鲮鲤爪清热解毒。"让穹多吉说："鲮鲤爪续筋。"）功效清骨热。

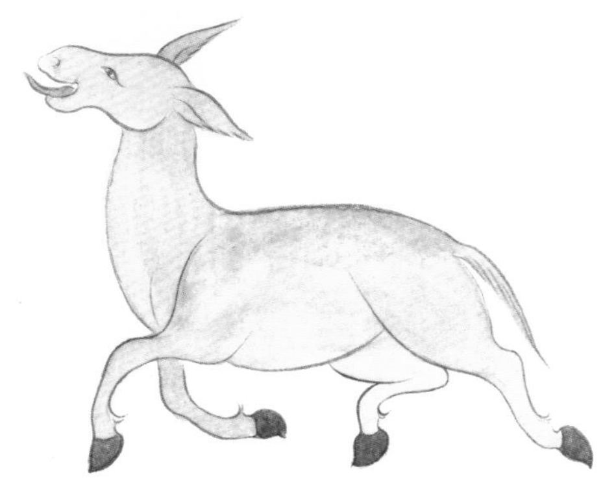

བོང་རྨིག་རྟ་རྨིག།

བོང་རྨིག་(བོང་ཐོར་ཀྱི་ལག་པ་གཡས་པའི་རྨི་བཞར་བ་དང་རྒྱ་ཛྭོ་ལྕམ་པ་སྦྱར་)ཆུ་འགགས་རྟ་རྨིག་སྐྲན་ནད་སེལ། །(བཙའ་མ་སྣ་སེར་བསྲེག་གོ།)

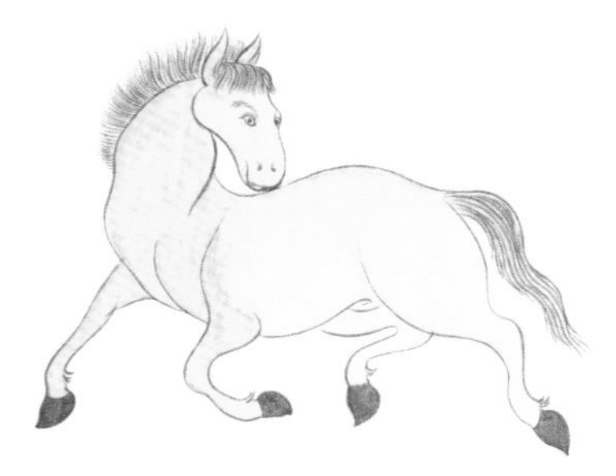

驴蹄和马蹄

驴蹄（两岁母驴的右前蹄削片与硇砂、冬葵籽配伍，内服）开通尿闭。马蹄（烤黄）功效治肿瘤。

ས་བཅད་ཉེར་ལྔ་པ། སྐྲོའི་ནུས་པ་བཤད་པ།

第二十五节　肠胃糜类药物

ཉེར་ལྔ་པ་སྐྲོ་ཡི་ནུས་པ་བསྟན་པ་ནི།

第二十五节讲述肠胃糜类药物的功效。

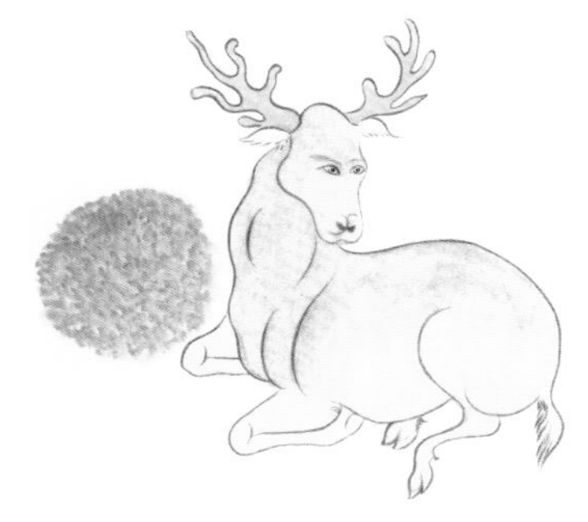

ཤྭ་བའི་སྐྲོ།

ཤྭ་བའི་སྐྲོ་ལུམས་སྲིན་གྱི་ནད་ལ་ཕན།།

鹿胃糜

鹿胃糜罨治虫病。

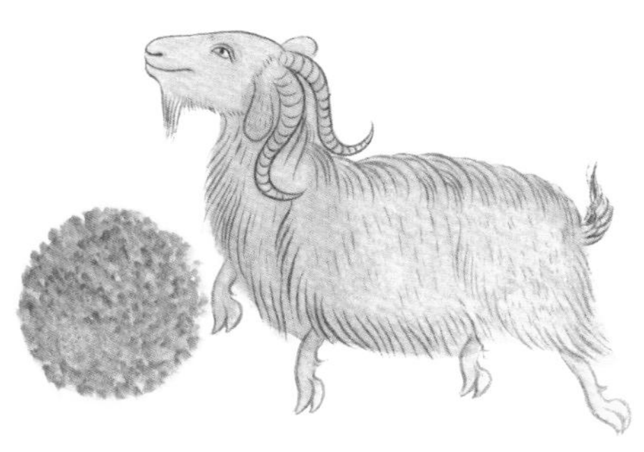

རའི་སྐྲོ།

ར་ཡི་སྐྲོ་ལུམས་(སྦྲུལ་དང་སྦྲང་བུ་སོགས་ཀྱི་དུག་ལ་ཕན་)རྒྱུ་བའི་སོ་དུག་འཇོམས།།

山羊胃糜

山羊胃糜外罨敷（有益虫、蛇咬伤），解除流动之牙毒。

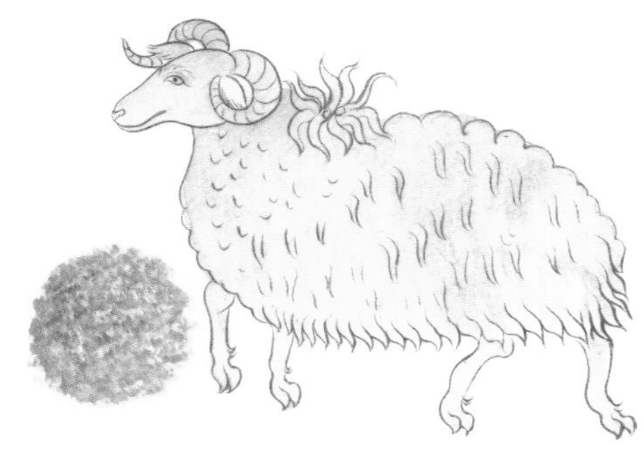

ལུག་གི་སྲོ།

ལུག་གི་སྲོ་ལུམས་བྱིས་པའི་གྲང་སེར་བསྲོ། །

绵羊胃糜

绵羊胃糜之功效，罨治幼儿寒黄症。

ས་བཅད་ཉེར་དྲུག་པ། བྱུན་གྱི་ནུས་པ་བསྟན་པ།

第二十六节　粪类药物

ཉེར་དྲུག་པ་བྱུན་གྱི་ནུས་པ་བསྟན་པ་ནི།

第二十六节讲述粪类药物的功效。

གོ་བོ་བྱ་རྒོད་བྱུན།

གོ་བོ་བྱ་རྒོད་བྱུན་(དུག་གསོད་པ་དགོས་དུས་ནམ་ཡང་དུག་མ་བསད་པ་སྤང་)གྱིས་དྲོད་སྐྱེད་ལ། །སྐྲན་བཤིག་ལྕེན་དང་ལྕགས་དྲེག་འགོག་པར་བྱེད། །སྐྲངས་པ་འཇོམས་དང་རྣག་ཏུ་འགྱུགས་པར་བྱེད། །

胡兀鹫粪和秃鹫粪

胡兀鹫粪秃鹫粪（须去毒，无论何时不去毒者忌用），提升胃阳破痞瘤，拔除脘症铁垢病，消散肿胀并熟脓。

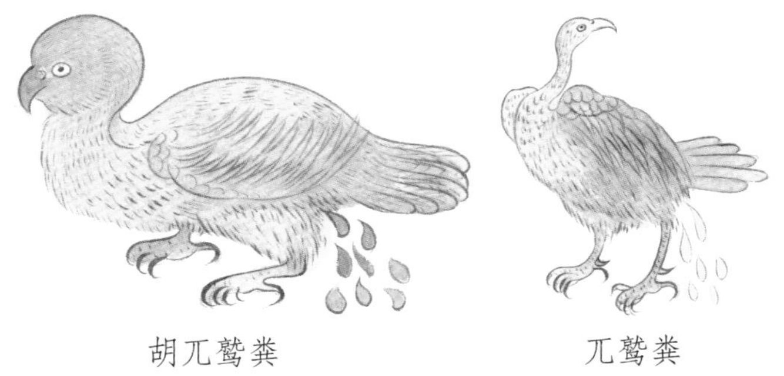

胡兀鹫粪　　　　兀鹫粪

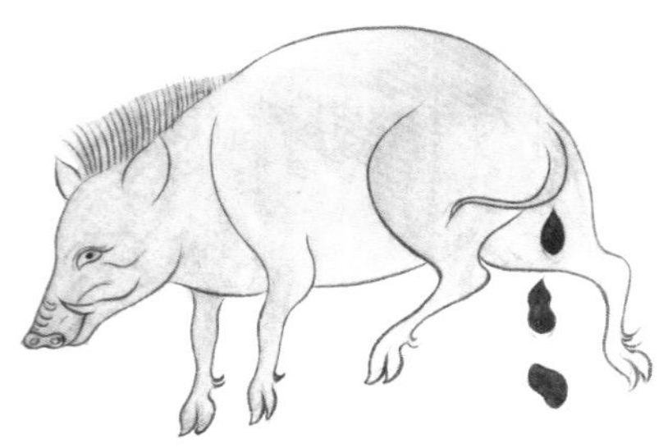

ཕག་བྲུན།

ཕག་བྲུན་མ་ཞུ་གཉན་རིམས་མཁྲིས་སྐྲན་འཇོམས།།

猪粪

猪粪治疗未消化，并治瘟疫和胆瘤。

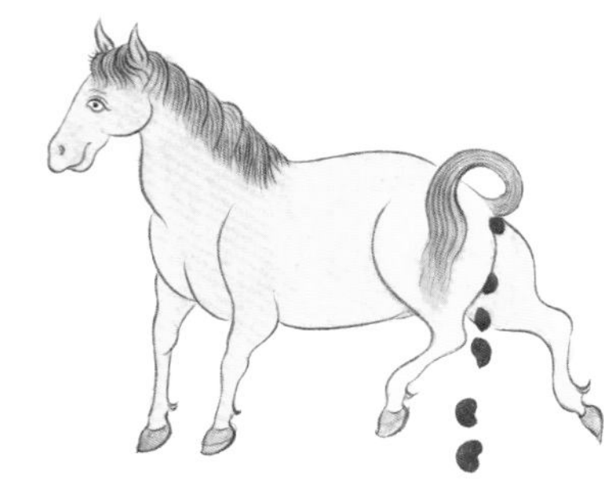

རྟ་སྦྲངས།

རྟ་སྦྲངས་སྲིན་སེལ་མཁྲིས་རླུང་སྐྱུག་པ་གཅོད།།

马粪

马粪治虫病止吐，并且治赤隆并病。

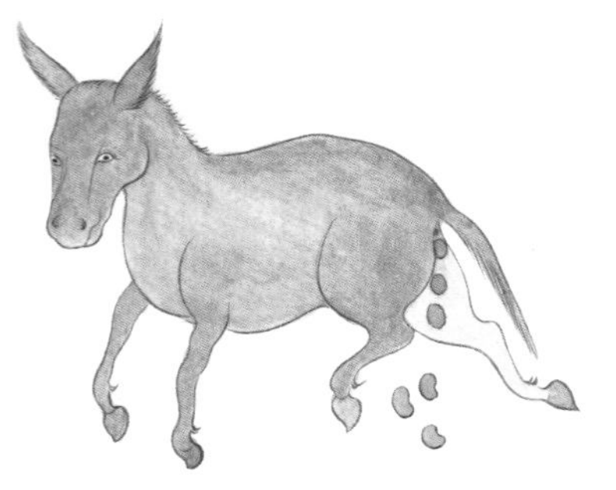

བོང་ནག་སྦྲངས།

བོང་(བུ་)ནག་(པོའི་)སྦྲངས་ཀྱིས་རྨ་ལ་(འབྱར་བྱས་པས་)ཕན་པར་བྱེད།།

黑驴粪

黑驴粪（外敷）有益诸疮。

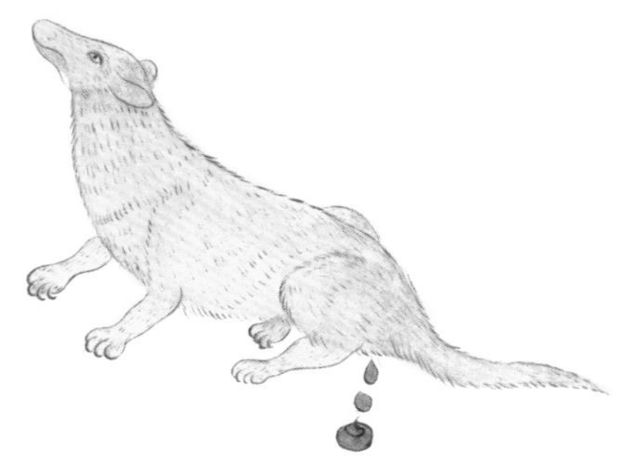

སྲམ་བྲུན།

སྲམ་བྲུན་དམུ་ཆུ་སྐེམ་དང་མངལ་ནད་འབྱིན།།

水獭粪

水獭粪肝肾水肿，并且排出子宫病。

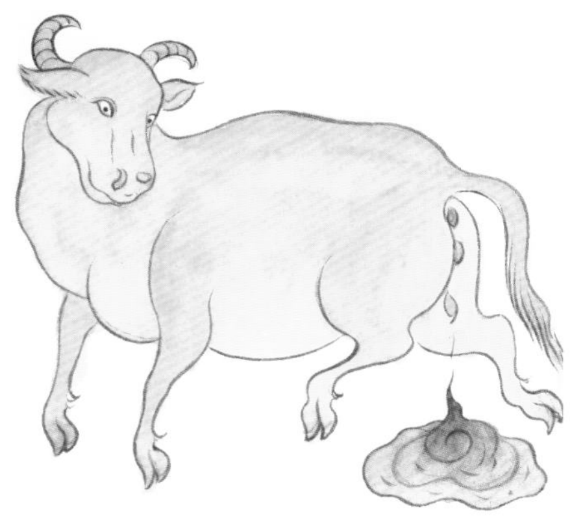

བ་སེར་ལྕི་བ།

བ་སེར་ལྕི་བ་སར་མ་ལྷུང་བ་ཡིས། །ཀྱུར་དུག་ལ་ཕན་བ་གསར་ལྕི་བ་ཡིས། །དབུགས་མི་བདེར་ཕན་ཆུ་སེར་ཤུ་ཐོར་སེལ།།

黄色黄牛粪和小黄牛粪

黄色黄牛悬接粪，功效有益转化毒。小黄牛粪之功效，有益呼吸气不顺，并治黄水脓疖疮。

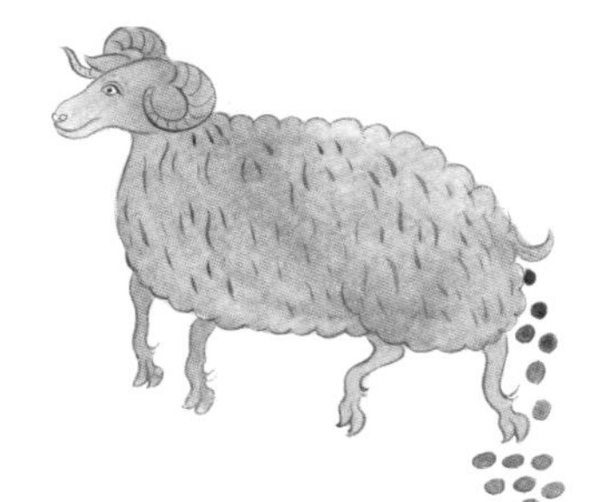

ལུག་རིལ་ལུམས།

ལུག་རིལ་ལུམས་ཀྱིས་ཡན་ལག་ཆུ་སེར་འཇོམས།།

绵羊粪

绵羊粪罨浴功效，治疗四肢黄水病。

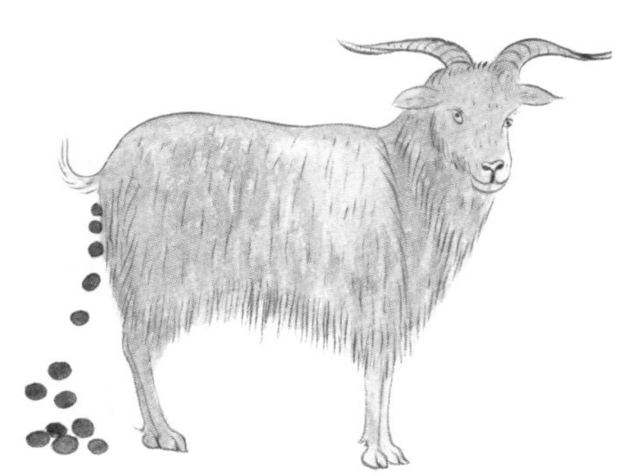

ར་རིལ་ལུམས།

ར་རིལ་ལུམས་ཀྱིས་མཛེ་དང་དུག་ལ་ཕན།།

山羊粪

山羊粪罨治麻风，并且有益中毒症。

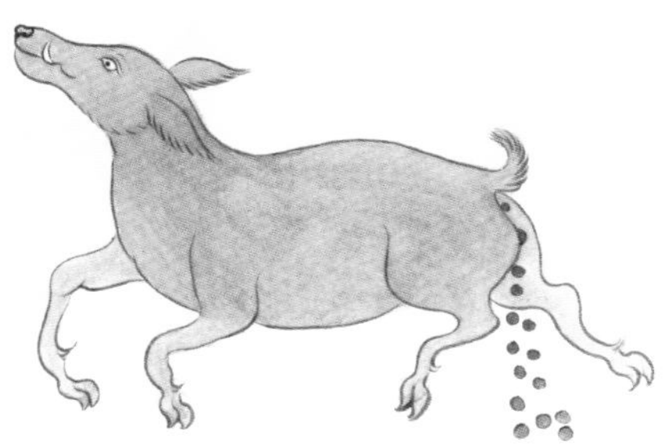

གླ་རིལ་ལུམས།

གླ་རིལ་ལུམས་ཀྱིས་རྩ་ནད་སྤྱི་དང་ནི། །ཚ་བ་གབ་པའི་གཟེར་རིགས་གླད་བབས་དང་། །བྲང་ཁོག་རྨ་ལ་ཕན་པར་བྱེད་པ་ཡིན།།

麝粪

麝粪罨浴治脉病，并治宿热脑痛病，而且有益体腔疮。

ཀྱི་ཚིལ།

ཀྱི་(ཁྱི་ལུད་དཀྱིལ་དུ་སྦྲུན་དཀར་པོ་རིལ་རིལ་བྱུང་བ་ལ་ཀྱི་ཚིལ་ཟེར་བ་དང་སེམས་ཅན་ཀྱི་གོ་ར་ཞེས་པའི་ཚིལ་དང་ར་ཀྱི་བོའི་ཚིལ་རྣམས་ལ་ཀྱི་ཚིལ་ཟེར་བ་སྐབས་ཤེས་པ་དགོས་སོ་)ཚིལ་རིག་དུག་སྐྲང་ཤུ་གཉན་ལྷོག་འཇོམས། །

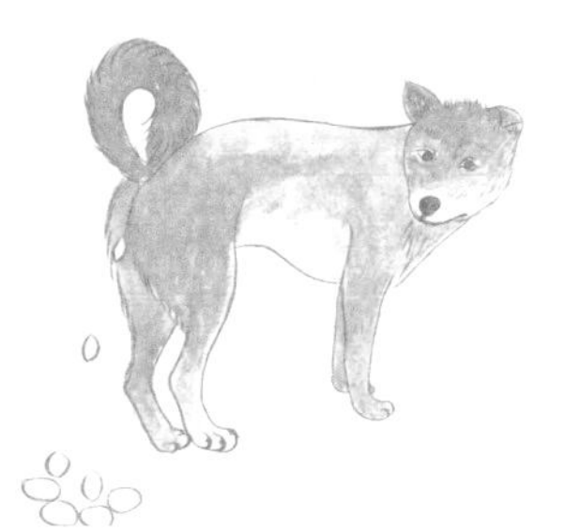

狗白粪

狗白粪（狗白粪为狗屎中的白粒，称“加次”。羚牛脂和白山羊脂,也称“加次”。入药时，须要分清楚）治疗梅毒、瘟毒疔疮牛皮癣。

ཁྲག་རྟའི་སྦྲུན།

ཁྲུག་རྟའི་སྦྲུན་གྱིས་རྩ་སྦྱོང་དམར་བཤལ་འཇོམས། །

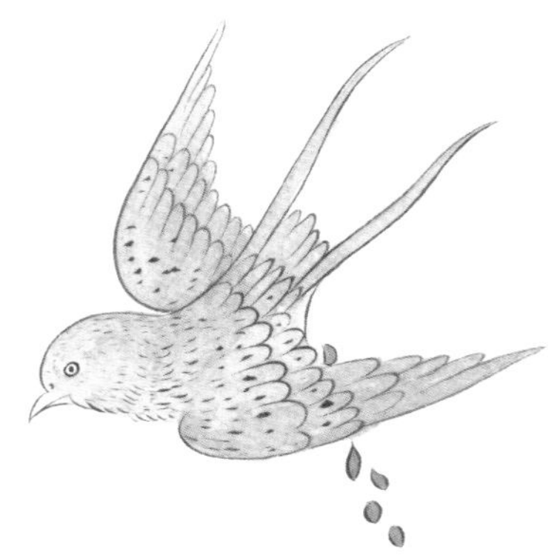

燕子粪

燕粪泻脉治赤痢。

ས་བཅད་ཉེར་བདུན་པ། དྲི་ཆུའི་ནུས་པ་བསྟན་པ།

第二十七节　小便类药物

ཉེར་བདུན་པ་དྲི་ཆུའི་ནུས་པ་བསྟན་པ་ནི།

第二十七节讲述小便类药物的功效。

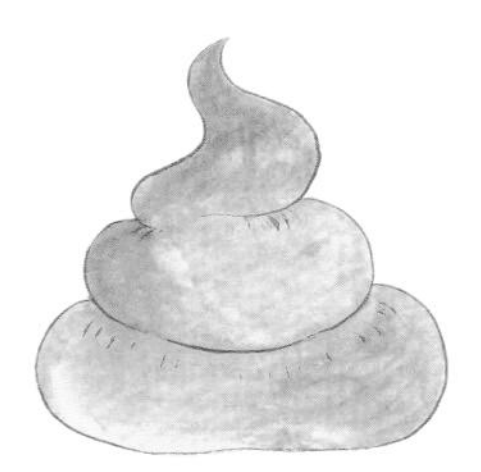

ཨ་གྲོས་ཏ།

ཨ་གྲོས་ཏ་(བྱིས་པ་ལོ་བརྒྱད་པའམ་དགེ་སློང་ཁྲིམས་ལྡན་གྱི་དྲི་ཆུའོ་)ཡིས་ནི། །ཉན་རིམས་དུག་ཚད་གདོན། །ནད་རྙིང་རུས་ཞེན་དབུགས་མི་བདེ་བ་སེལ། །

八岁童便

八岁童便（或守戒高僧的小便）治瘟疫，并且治疗毒热症、旧病入骨气不顺。

ས་བཅད་ཉེར་བརྒྱད་པ། འོ་མའི་རིགས་པ་བསྟན་པ།

第二十八节　奶类药物

ཉེར་བརྒྱད་པ་འོ་མའི་རིགས་པ་བསྟན་པ་ལ། འོ་མ་ཞོ་མར་གསུམ་ཡིན།

第二十八节讲述奶类药物的功效，奶类药物分奶、乳酪（酸奶、达拉）、酥油三类。

(གཅིག།) འོ་མ།

དང་པོ་འོ་མ་ནི། སྒྲི་དང་བྱེ་བྲག་གཉིས་ཀྱི་དང་པོ་སྤྱིར། །འོ་མ་རོ་དང་ཞུ་རྗེས་མངར་ཞིང་སྣུམ། །མདངས་སྐྱེད་ལུས་བྱུངས་ས་བོན་འཕེལ་བར་བྱེད། །བད་ཀན་སྐྱེད་ལྗི་བསིལ་བས་རླུང་མཁྲིས་སེལ། །བཞོས་ཐོག་འོ་མས་བྱུངས་སྤེལ་བདུད་རྩིར་མཚུངས། །བཞོས་ནས་ཞག་སོགས་ལོན་པ་འོ་རྣོན་ཞེས། །གྲང་མོ་ལྗི་བསིལ་སྲིན་དང་བད་ཀན་སྐྱེད། །བསྐོལ་ན་ཡང་དྲོ་གདུས་ན་འཇུ་དཀའ་ལྗི། །མར་བཏོན་འོ་མ་ཤང་མ་རྒྱབ་ལ་བསིལ། །

（一）奶

奶分总述和分述。

总述：奶的味和化味皆甘，性润，功效荣色，培元，益精，生“培根”；性重而凉治隆赤并病，新挤的热奶培元强身，如同甘露。挤后放置一宿，成为生奶，生奶性重而凉，能生虫，生培根。奶烧滚后性轻而温，熬后性重，难消化。取了油剩的奶，性糙而凉。

གཉིས་པ་བྱེ་བྲག།

分述：

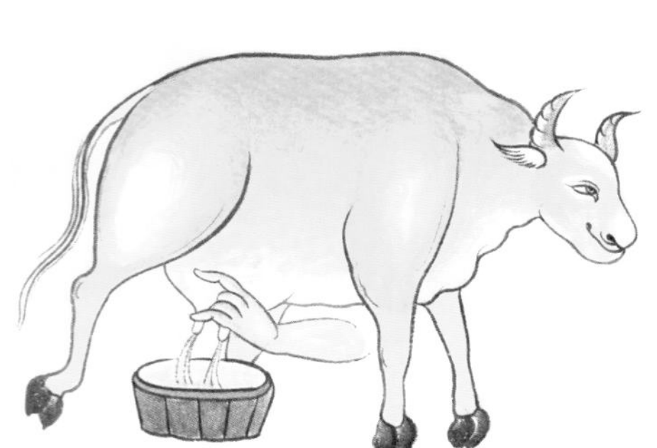

བ་ཡི་འོ་མ།

བ་ཡི་འོ་མས་ནི། །འཚོ་བྱེད་བཅུད་ལེན་གློ་རྗོལ་གློ་གཅོང་ཕན། །ཁྲག་མཁྲིས་རིམས་ཉིང་གཅིན་སྙི་དབུགས་མི་བདེ། །ལུད་པ་བཀྲེས་སྐོམ་ངལ་དང་མགོ་འཁོར་སྐྱོས། །དཔལ་ཉམས་ལ་ཕན་སྟོབས་དང་ནུ་ཞོ་སྐྱེད།།

黄牛奶

黄牛奶最滋补，有益肺疾、肺痼疾，治疗血赤并病、瘟病日久、尿频症、气不顺、痰不利、疲乏无力、头昏目眩，并能养荣增力，下奶。

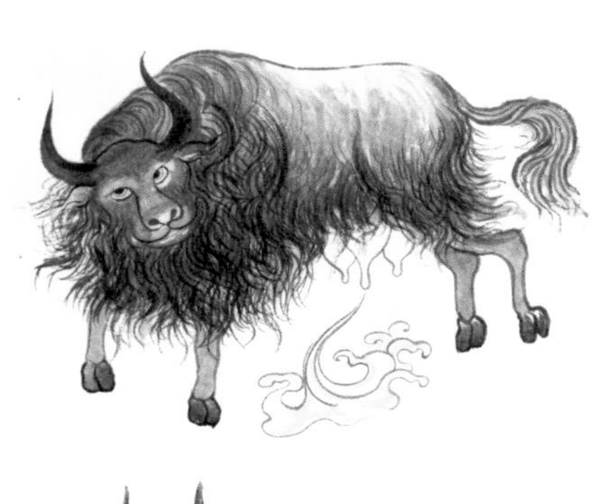

འབྲི་འོ།

འབྲི་འོས་རླུང་འཇོམས་བད་མཁྲིས་ནད་ལ་གནོད།།

牦牛奶

牦牛奶祛隆，对培赤并病有害。

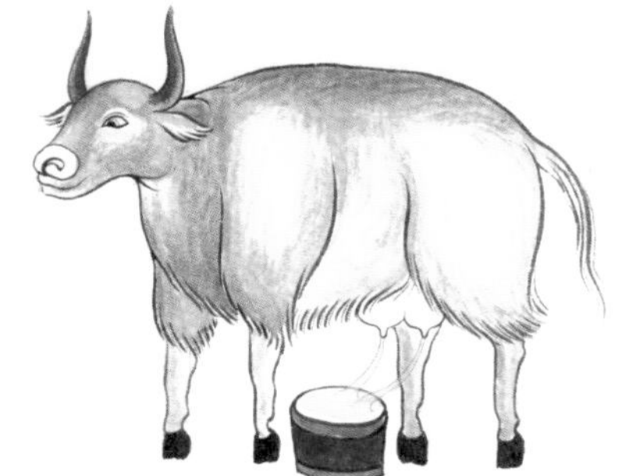

མཛོ་མོའི་འོ་མ།

མཛོ་མོའི་འོ་མ་སྙོམས་པས་ཀུན་ལ་འཕྲོད།།

犏牛奶

犏牛奶性平，利百病。

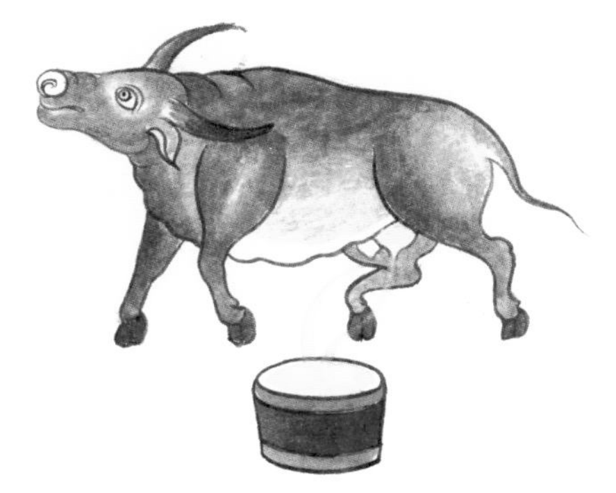

མ་ཧེའི་འོ་མ།

མ་ཧེའི་འོ་མ་རབ་ཏུ་ལྗི་ལ་བསིལ། །འཇུ་བ་དྲགས་དང་གཉིད་མེད་པ་ལ་ཕན།།

水牛奶

水牛奶性最重而凉，容易消化，利失眠症。

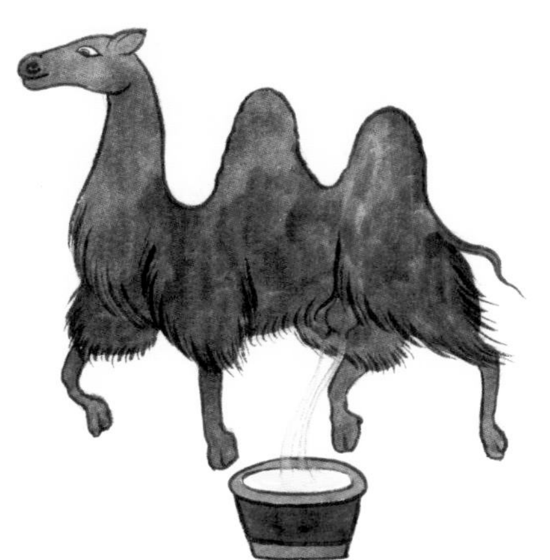

རྔ་མོའི་འོ་མ།

རྔ་མོའི་འོ་མ་ཚུང་ཟད་རྩུབ་ལ་དྲོ། །ལན་ཚྭ་བྲོ་ཆེ་ཡང་སྙེ་རླུང་དང་ནི། །བད་ཀན་ལྟོ་སྦོས་སྐྲན་འོར་དམུ་ཆུ་དང་། །གཞང་པའི་ནད་ལ་ཕན་པར་བྱེད་པ་ཡིན།།

骆驼奶

骆驼奶味咸，性微糙、温、轻，功效理气，治培根胃胀、虫病、水肿、腹水、痔疮、痔漏。

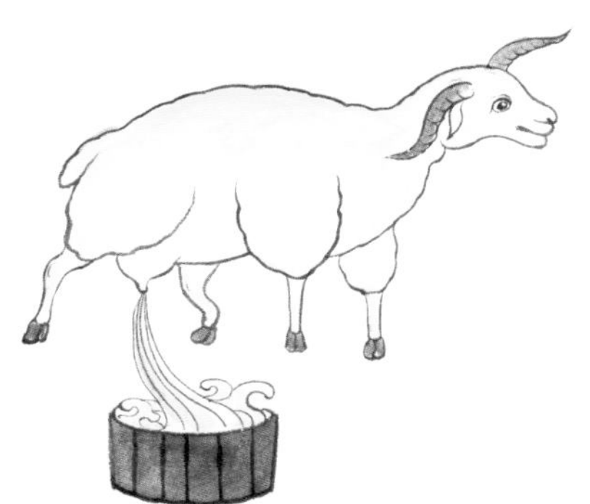

ལུག་འོ།

ལུག་འོས་རླུང་འཇོམས་སྙིང་ནད་བད་མཁྲིས་སྐྱེད། །དབུགས་མི་བདེ་དང་སྲིན་ལ་གནོད་པ་ཡིན།།

绵羊奶

绵羊奶祛隆，治心脏病，生培根、赤巴，不利气喘和虫病。

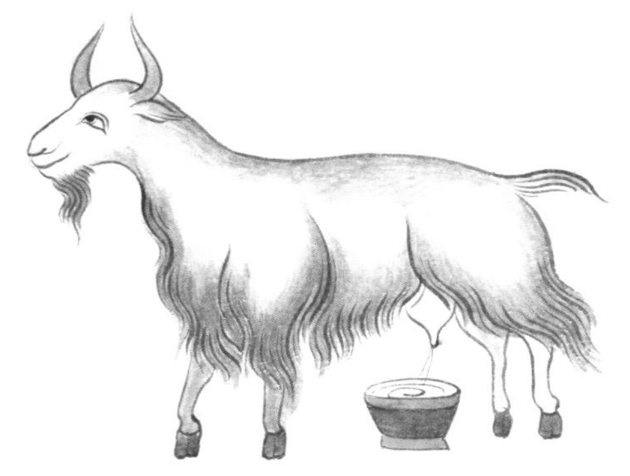

ར་འོ།

ར་ཡིས་ཆུ་ཉུང་འཐུངས་པས་འོ་མ་རྣོད། །ཁ་ཞིང་ཚ་བ་ཟོས་པས་ཡང་ལ་བསིལ། །སྐོམ་དང་རིམས་དང་དབུགས་མི་བདེ་བ་དང་། །ཁྲག་དང་མཁྲིས་པ་ཚད་པའི་ནད་ལ་ཕན། །

山羊奶

山羊由于饮水少而奶性烈，由于喜食苦辣而奶性轻、凉，治烦渴、瘟疫、气不顺，利血、赤巴、热病。

རྟ་བོང་འོ་མ།

རྟ་བོང་འོ་མ་ཚ་སྐྱུར་ལན་ཚྭ་བྲོ། །གློ་གསོ་ཡན་ལག་རླུང་སེལ་རྨོངས་པར་བྱེད། །

马奶、驴奶

马奶和驴奶味辛、酸、咸，养肺，祛四肢隆病，治神志模糊。

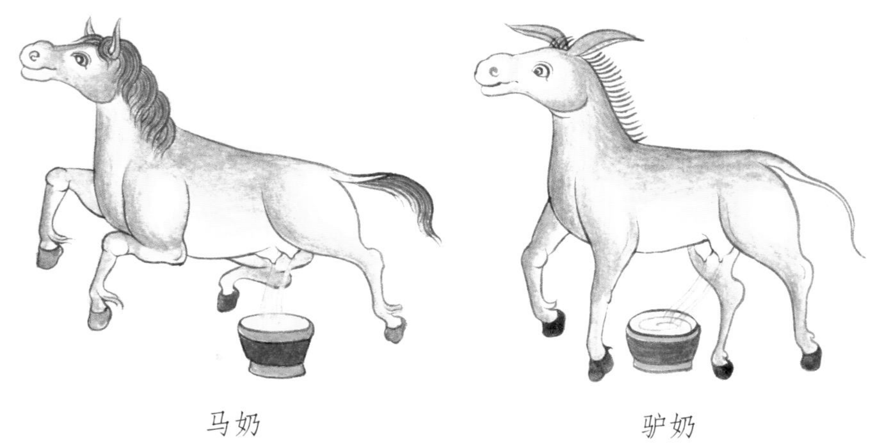

马奶　　　驴奶

(གཉིས།) ཞོ།

ཞོ་སྐྱ།

གཉིས་པ་ཞོ་ནི་མར་བརྟོན་ཤང་མ་འམ། །ཞོ་སྐྱུས་མ་སློམས་ཆམ་རིམས་འགྲམས་དང་ནི། །འབྲུགས་སེལ་འབྲུ་གཙོད་རླུང་ལ་ཞུང་ཟད་གནོད། །

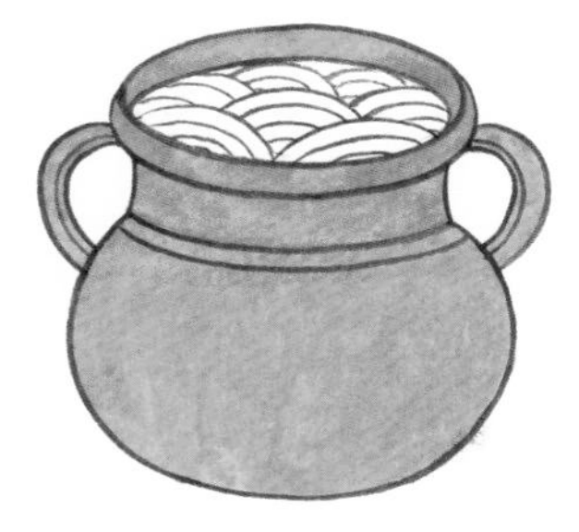

（二）乳酪

淡酪

奶去奶油做的淡酪治和合失调、流感蔓延、紊乱，止泻；对隆稍许有害。

ཞོ་དྲོན།

ཞོ་(འོ་མ་མར་མ་བཏོན་པའི་)དྲོན་དཔྱིད་དང་དེ་བཞིན་སོས་ཀ་དང་། །སྟོན་དུས་མཚན་མོ་དུག་དང་འདྲ་བར་བཤད། །གལ་ཏེ་བཏུང་ན་མར་དང་ཤ་ཀ་ར། །སྦྲང་རྩི་སྐྱུ་རུ་ར་མེད་བཏུང་བ་མིན། །རྟག་ཏུ་མ་ཡིན་མ་ལངས་ཉལ་དུས་མིན། །དེ་ལྟར་མིན་བསྟེན་རིམས་དང་ཁྲག་སེ་དབལ། །མཛེ་དང་སྐྲ་རྦབ་མགོ་འཁོར་སྐྱེད་པར་བྱེད།།

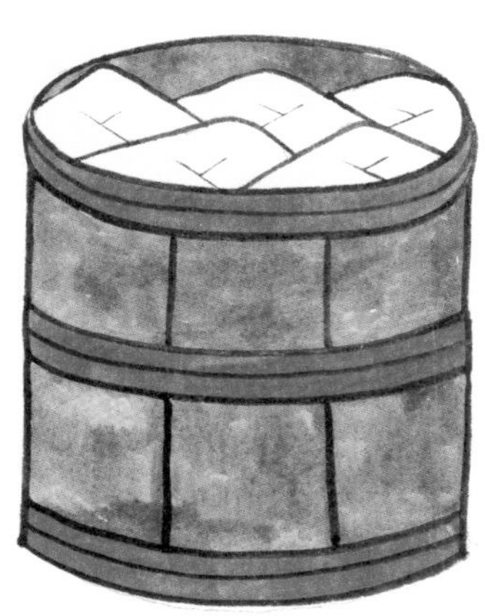

酸奶

没有去奶油的奶做的酸奶，春天时功效同上，秋天的晚上饮用赛如毒，假如要喝，没有酥油、肉、糖、蜂蜜、余甘子时勿饮。不是经常而是偶然，有时睡觉时喝了生瘟热、血疹、癞疮，出现浮肿、头昏。

ཕྱུམ་གསར།

ཕྱུམ་གསར་ཞེས་པ་འོ་མ་དར་བ་གང་། །བསྲེས་ལ་རྡུལ་ནས་བཙགས་པའི་སྙིགས་མ་དང་།།

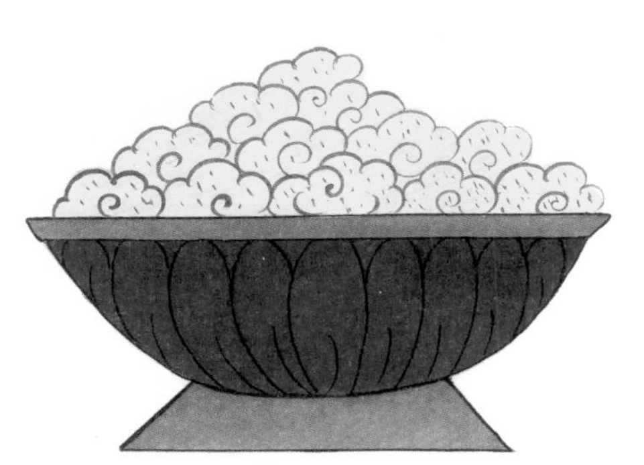

曲拉

奶和达拉水相混，发酵后过滤的酸奶渣。

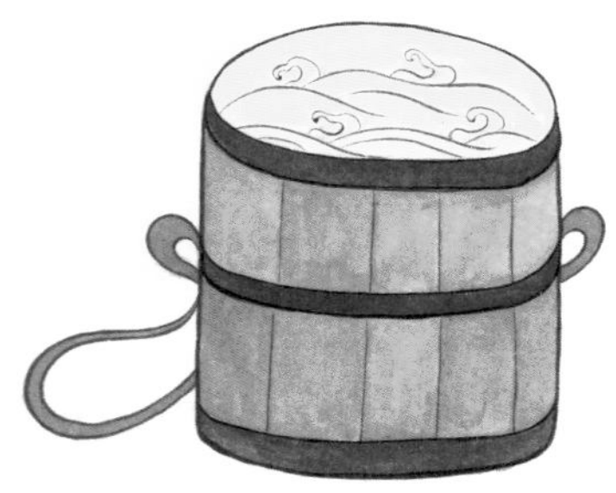

ཞོ་སྤྲིས།

ཞོ་སྤྲིས་(འོ་མ་ཡང་འདྲ་བའི་མངལ་སྤྲིས་)སྟོབས་བསྐྱེད་རོ་ཙ་རྩ་ཆད་མཐུད།།

奶皮

奶上形成的奶皮增力，壮阳，续脉。

ཞོ་རྩབས།

ཞོ་རྩབས་འཁྲུ་གཅོད་རླུང་དང་བད་ཀན་སེལ། །དྲོད་སྐྱེད་ཟས་འཇུ་ཡི་ག་འབྱེད་པར་བྱེད། །(ཞོ་རྩབ་མོ་ལ་སྤྱིར་རྩབ་མོ་ཟེར་ལ། རྩབ་མོ་འཇུག་པ་མང་བས། སྐབས་འདིར་ནི། དཔལ་མོའི་ངག་སྒྲོན་ལས། ཞོ་རྩབས་རྩབ་མོ་སེར་རྩའི་གོས། །ཞེས་དང་། འཕྲུལ་སྐད་དུ། ཞོའི་རུ་མའམ། རུ་རྩི་སྟེ། གཡོར་པོ་རྣམས་ཞོ་རུལ་ལ་རྩབས་ཟེར་བར་སྣང་ལ། དོན་ཞོ་སྣོད་དུ་གཏུམས་པ་སྟེ་དྲོད་རྒྱལ་དུ་ཉར་ཚགས་བྱས་པས་རང་འཐག་ལ་སོང་བའི་སྐྱུར་ལངས་པའི་གར་མའོ། །འཁྲུ་གཅོད་ཀྱི་སྐབས་ཀྱི་རྩབས་འདི་ཡིན། བད་ཀན་སོགས་ཞི་སྦྱོང་སྐབས་ལྕུམ་སྟོང་རྩ་དང་། འཇམ་དབྱངས་བློ་འཕེལ་དུས་རྩབ་མོའི་བཏུང་བ་ཞེས་པ་དང་། སྦྱོང་ལྷུག་སྐབས་སིངས་པོའོ། །རླུང་རྩི་འབྱུར་སོགས་ཀྱི་སྐབས་ཟན་ཆང་ཡིན། རྨ་འདུལ་སྐྲངས་འབྱུར་སོགས་ལ་སྦང་མ་ཡིན་པ་རྣམས་སྐབས་ཕྱེད་དགོས་སོ། །)

酸奶酵母

酸奶酵母止泻，治隆病、培根病，提升胃阳，消食，开胃口（酸奶酵母总称为“札卜毛”，但“札卜毛”种类很多，这里所说的是酸奶酵母。巴毛的《语灯》中说：“酸奶酵母是黄色酵母的衣被。”查如语中称为肖如玛、如孜；瑶尔保们将坏酸奶称为“札卜”，其意就是发酵的乳酪。其制造之法是将乳浆装在容器中，保温放置，自然发酵变酸，凝结而成。止泻时用的是酵母，即酸奶酵母。清泻培根病时用的是大黄茎。舒心时用的是薄酒。调配膏汁时用的是糌粑酒。疗疮消肿时用的是酒糟。上述药物，临床要分清楚）。

(གསུམ།)མར།

གསུམ་པ་མར་ལ་སྤྱི་དང་བྱེ་བྲག་གཉིས།

（三）酥油

酥油分总述和分述。

མར་སྤྱི།

དང་པོ་འཕྲལ་གྱི་མར་གསར་རོ་ཙ་བྱེད། །བསིལ་ཞིང་མདོག་དང་སྟོབས་སྐྱེད་འབྲུ་བ་གཅོད། །མེ་དྲོད་སྐྱེད་ཅིང་གློ་གཅོང་ལུད་པ་སེལ། །རླུང་མཁྲིས་ཁྲག་དང་གཞང་འབྲུམ་ཚད་པ་སེལ། །ཞུན་མར་བློ་རྣོ་དྲན་གསལ་དྲོད་སྟོབས་སྐྱེད། །ཡིད་གཞུངས་ཚེ་འཕེལ་མིག་དང་མདངས་བཟང་ལ། །རྒས་པ་རབ་གཞོན་སྐད་སྙན་བུ་འདོད་འབྱུང་། །གློ་རྡོལ་སྐེམ་དང་གཅོང་ནད་འབྲས་མཚོན་རྨ། །མེས་ཚིག་རྨ་དང་རླུང་མཁྲིས་སྨྱོ་དང་དུག །དྭངས་མ་ཉམས་དང་རིམས་ནད་ཚད་པ་སེལ། །སྣུམ་གྱི་(ནང་ནས་འདི་ནི་)མཆོག་སྟེ་བསིལ་ཞིང་ན་ཚོད་འཇོག །སྟོབས་ནི་སྟོང་ལྡན་སྦྱོར་བས་ལས་སྟོང་བྱེད། །མར་རྙིང་སྨྱོ་བྱེད་བརྗེད་བྱེད་བརྒྱལ་བྱེད་དང་། །རྣ་མིག་ཀླད་ནད་སེལ་ཞིང་འཚོ་བྱེད་ཡིན། །རྨ་སྦྱོར་མངལ་ནད་སེལ་ཞིང་ནད་ལས་རྒྱལ། །

总述：

新酥油性凉色鲜，功效壮阳，荣色，增力，止泻，提升胃阳，止咳化痰，治肺痼疾，治隆病、赤巴病、血症，治痔疮，清热。

熔化酥油益智增强记忆，提升胃阳，增强体力，舒心，升阳，延年益寿，明目，养荣，返老还童，清音亮嗓，治肺疾、肺痨、疮疖、创伤、烧伤、烫伤、隆赤并病、疯癫病、瘟病时疫，本品为诸油之中的上品，性凉、质嫩力强、功效甚佳。

陈酥油治疯癫病、健忘症、眩晕病、脑病、耳病、眼病、子宫病、疮疖，并能滋补。

བྱེ་བཞག

བ་མར།

བ་ཡི་མར་མཆོག་ཀུན་ལ་འཕྲོད། །

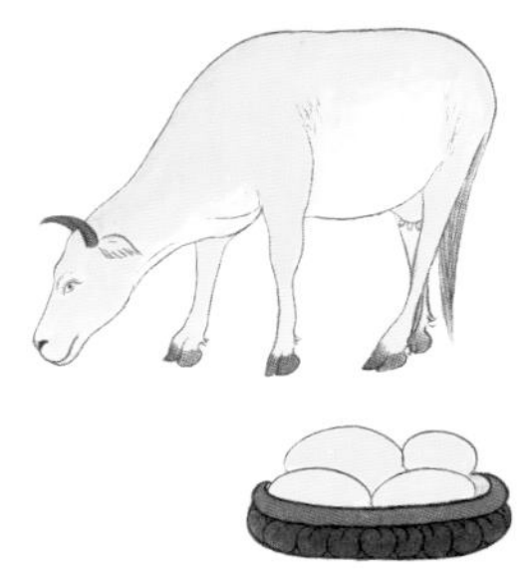

分述：

黄牛奶酥油

黄牛奶酥油为各种酥油中的上品，处处适用。

མཛོ་མར། ར་མར།

མཛོ་མར་ར་མར་སྙོམས་བསིལ་རླུང་ཚད་སེལ། །

犏牛奶酥油和山羊奶酥油

犏牛奶酥油和山羊奶酥油性平、凉，祛隆清热。

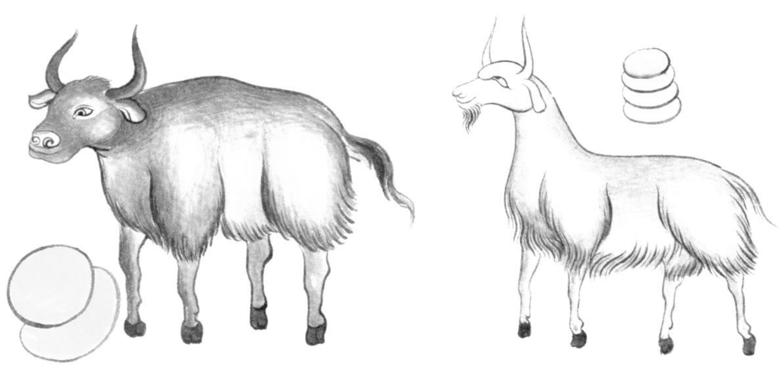

犏牛奶酥油　　山羊奶酥油

འབྲི་མར། ལུག་མར།

འབྲི་དང་ལུག་མར་རླུང་སེལ་མེ་དྲོད་སྐྱེད། །ཅེས་པའོ། །

牦牛奶酥油和绵羊奶酥油

牦牛奶酥油祛隆，提升胃阳。

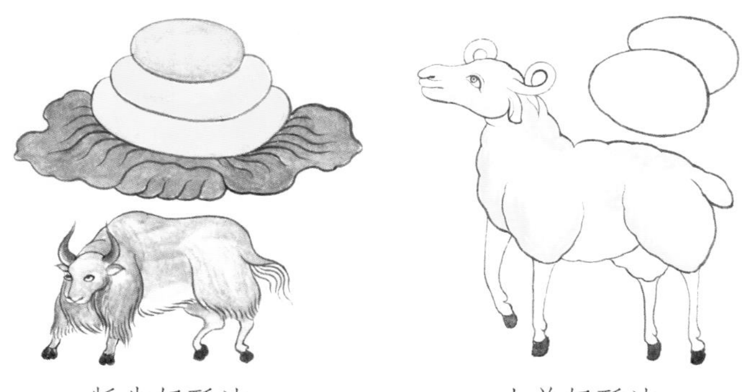

牦牛奶酥油　　山羊奶酥油

དེ་ལྟར་སྲོག་ཆགས་ལས་བྱུང་བའི་སྨན་འདི་རྣམས་ལ་སྔོན་དུ་ནད་རོ་རྙིང་པ་དང་འཕྲལ་སྨན་ལ་དགོས་པར་ནད་ཀྱིས་མ་བཏབ་པ་ན་གཞོན་དར་མ་གམ་འཁྲུགས་མེད་པ་དགོས་པར་བཤད།།

上述各种产自动物身体的药物，须采自原动物没有患过病，也没有用过药物的青壮年的动物。

ས་བཅད་ཉེར་དགུ་པ། སྲོག་ཆགས་ཟུབ་རིལ་གྱི་ནུས་པ་བསྟན་པ།

第二十九节　昆虫、头、蛋类药物

ཉེར་དགུ་སྲོག་ཆགས་ཟུབ་རིལ་ནུས་པ་བསྟན་པ་ནི།

第二十九节讲述昆虫、头、蛋类药物的功效。

སྲིན་བུ་པད་མ་གསོན་པོ།

སྲིན་བུ་པད་མ་གསོན་པོས་ནད་ཁྲག་འཁྱུད། །ཞེས་པ་ཁྲག་གཏར་དགོས་པ་ལ་སྲིན་བུ་པད་མ་ཞེས་པ་ཆུ་ལ་གནས་པ་དེ་གཏར་དུ་འོས་པའི་རྩ་ཐོག་ཏུ་བཞག་པས་ནད་ཁྲག་འཁྱུད་སྟེ་རྩ་རྒྱུད་ནས་འཛིབ་ཅིང་བྲུངས་ཁྲག་འཁྱུད་དུ་མི་འདོད་པས་མི་གནོད་ཕན་སྐྱོབས་ཆེ་བ་ཡིན་ལ་དེ་མེད་པའི་སར་གཙག་བུས་གཏར་བས་ནད་བྲུངས་མི་ཕྱིད་གནོད་ལ་ཕན་ཆུང་བ་ཡིན་པས། ཡན་ལག་བརྒྱད་པ་ལས། ཁྲག་ནི་བཟང་ངན་འདྲེས་པ་ལས། །པད་མས་དང་པོ་ནད་ཁྲག་ནི། །འཁྱུད་སྟེ་ངང་པས་འོ་མ་དང་། །འདྲེས་ཆུའི་འོ་མ་ལེན་དང་མཚུངས། །ཞེས་གསུངས། འབུ་དེ་ལ་ཡང་དུག་མེད་བསྙེན་བྱ་དང་། དུག་ཅན་སྤང་བྱ་གཉིས་ཡོད་ལ། དེ་བརྟག་པ་ལ་གནས་པའི་ཆུ་དང་ངོ་བོ་དབྱིབས་དང་ཁ་དོག་བརྟག་པ་ཡང་། བསྟན་བཅོས་དེ་ཉིད་ལས། སྲིན་བུ་པད་མ་བདེར་གནས་པ། །ཁྲག་དབྱུང་ཕྱིར་ནི་སྦྱར་བར་བྱ། །ཆུ་མདོག་རྣམ་པར་གསལ་བ་དང་། །དུག་མེད་ཉ་ཕྱིབས་མེད་ལས་བྱུང་། །རྩ་སྔར་རོ་སྟོད་སོ་ཁྲ་སྔུམ། །རྒྱབ་ནི་ངུར་སྨིག་འདྲ་ལུས་ཕྲ། །ལྟོ་ནི་ཅུང་ཟད་སེར་བ་བཟང་། །ཆུ་ནང་ཉ་དང་སྦལ་སོགས་དང་། །རི་མོའི་དྲི་མ་རྣག་ལས་བྱུང་། །དཀར་དང་དམར་དང་ཤིན་ཏུ་གནག །མི་བསྲུན་སྦོམ་དང་འཁྱིལ་བ་དང་། །འཛའ་ཚོན་དང་འདྲ་རོ་སྟོད་བཀྲ། །སྤྱུ

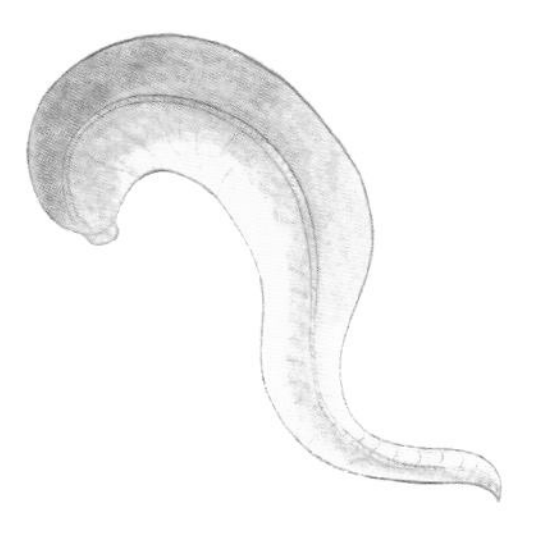

ཡོད་དེ་རྣམས་དུག་ཅན་ཡིན། །སྲིང་བུ་དེས་ནི་ཁྲག་འཛིབས་ན། །གཡའ་ནག་འཛག་རིམས་མགོ་འཁོར་སྐྱེད། །དེ་ལ་དུག་ཁྲག་མཁྲིས་གསོ་བྱ། །ཞེས་གསུངས་པ་སོགས་ལས། འབུ་དེ་ལེན་པ་དང་རྩ་ལ་སྦྱར་ལུགས་གསོ་ལུགས་སོགས་ཡོད་ཀྱང་འདིར་ས་བཅད་ཙམ་ལས་མི་སྤྲོ་བ་ནི་འབུ་དེ་མི་རྙེད་པས་མི་མཁོ་བའོ། །

活水蛭

活水蛭吮吸病血。先在放血的部位，针刺出血，然后把活水蛭放在该处吮吸病血。血液沿脉管流来，但水蛭不喜欢吮吸无病之血，当吮吸到无病之血时就不吸了，因而无害而益大。无水蛭的地方，采用针刺放血，病血与好血不分，有害而益小。《八支》中说："好血病血相混，水蛭只吸病血，就像水乳相混，天鹅分饮乳汁一样。"

水蛭分无毒和有毒两种，无毒可用，有毒忌用。有毒无毒，要根据所生水质、性状和颜色来分。《八支》中说："水蛭安生水中，为吸病血抓来，生在水色干净清亮、无毒、没有水绵的水中，身上有脉纹，上半身有青斑，滑润，背部红黄色如藏红花，腹部微黄，体细者为好。生长在有鱼、蛙的水中，水面有油花，气味脓腥，水蛭白色或红色或甚黑、体粗、恶劣，上身有虹彩闪烁、长毛、有毒，忌用。用它吸血，会生黑癣、传染病、头昏。水蛭可吸毒血治胆病。"

水蛭虽有上述说法，有抓虫吸血法的疗法，但除本节外不再阐述，因为该虫不易找到，所以一般不使用。

སྦུར་ཁྲ། སྦུ་འབུ།

སྦུར་ཁྲས་ཁྱི་དུག་སྦུ་འབུས་ཁྲག་ཤོར་སྡོམ། །

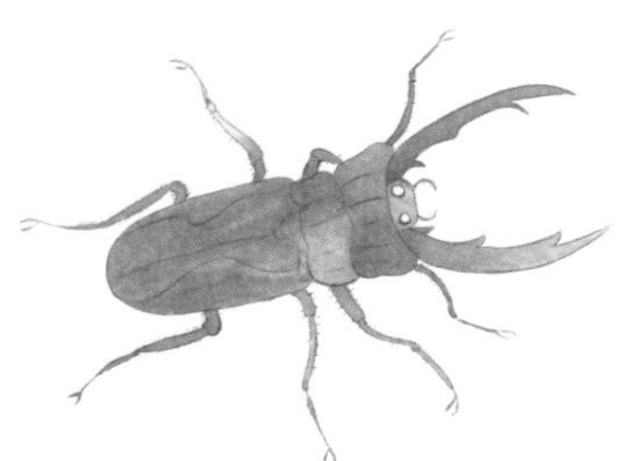

花甲虫和粉蝶蛹

花甲虫解狂犬毒。粉蝶蛹治流血不止，失血过多。

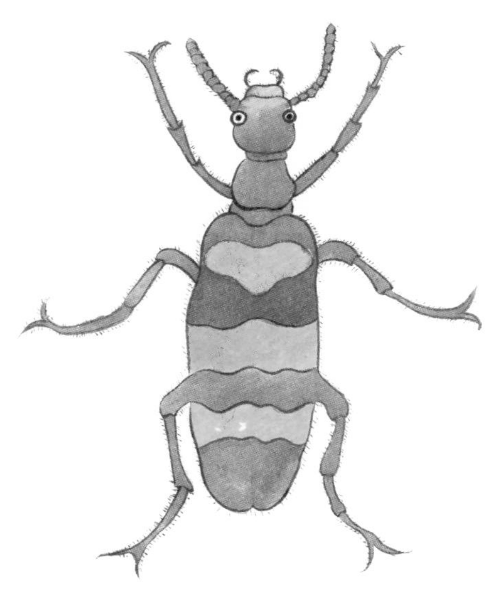

བྱང་པ།

བྱང་པས་རྩ་ཡི་ནད་རྣམས་སྦྱོང་བར་བྱེད། །(བྱང་པ་ལ་སེར་ཁྲ་དམར་ཁྲ་ནག་པོ་སྔོ་ནག་རྒྱལ་ཚུང་དང་བཞི་ཡོད་པ་ལ་རྩ་བཤལ་པལ་ལ་དམར་ཁྲ་བཟང་། གཉན་ལྷོག་ལ་ནག་པོ་བཟང་། ནོན་དམར་ཁྲ་རྣོ་ལ་འཇམ། ནག་པོ་རྣོ་ལ་རྩུབ། སེར་ཁྲ་འཇམ་ཡང་ནུས་པ་མེད། སྔོ་ནག་ནུས་པ་དམན་ལ་རྩུབ། དུག་ཆེའོ། །)

斑蝥

斑蝥舒泻脉病（斑蝥有黄斑、红斑、黑色、青黑四种。舒泻脉病以红斑斑蝥为好；消炎症，治疗炭疽以黑斑蝥为好。红斑斑蝥效锐、缓；黑斑蝥锐、糙；黄斑斑蝥效缓，无力;青黑斑蝥效劣而糙，毒大）。

བསེ་སྦུར། བྱིང་བྱིང་ཐུ་ལུ།

བསེ་སྦུར་བྱིང་བྱིང་ཐུ་ལུས་སྐྲང་ཐབས་འཇོམས། །

屎克螂、土鳖虫

屎克螂和土鳖虫治急腹症、腹绞痛。

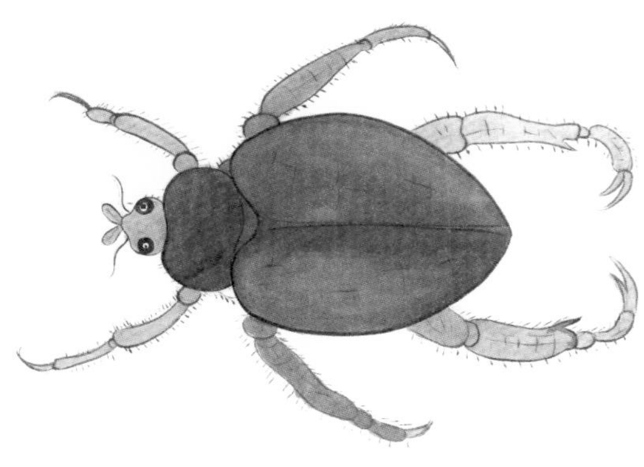

屎克螂

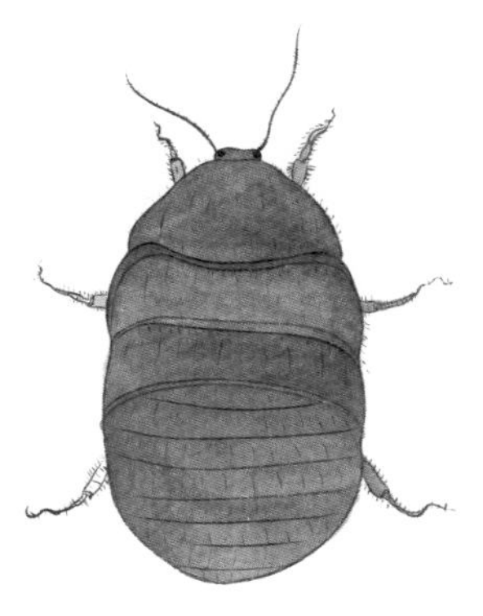

土鳖虫

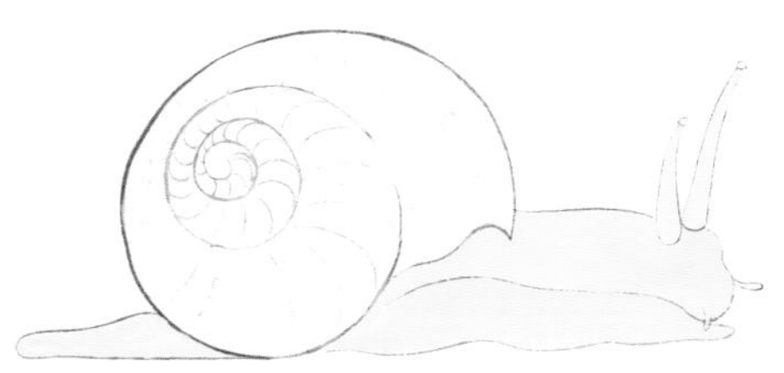

ན་བུན་བུ་མོ།

ན་བུན་བུ་མོས་(ན་བུ་མཚོ་ལ་གནས་པའི་འབུ་སྐྱོགས་གཟི་དུང་འདྲ་བའི་འབུའོ་)ཀླད་པ་འཛག་པ་གཅོད།།

蜗牛

蜗牛包括水蜗牛和小蜗牛，有佐助斑蝥开通尿闭的作用。

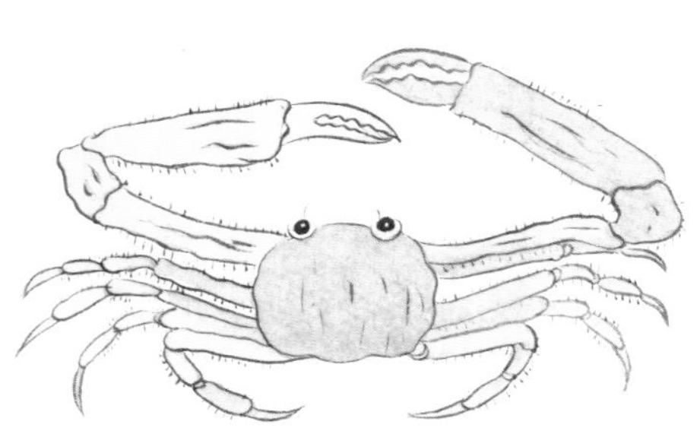

སྡིག་སྲིན།

སྡིག་སྲིན་(སྡིག་པ་སེར་པོ་དང་སྲིན་བུ་ཀ་ཀ་ཏུ་ནག་ཆུང་གཉིས་ཡོད་པར་སྡིག་སྲིན་ཞེས་གཉིས་ཀྱི་མིང་ངོ་)ཉྭ་ལོག་མཁལ་ནད་ཆུ་སོགས་འདྲེན།།

螃蟹

螃蟹分为黄螃蟹和黑小螃蟹两种，二者合称为斗森，治小腿肚转筋、肾脏病，引流腹水。

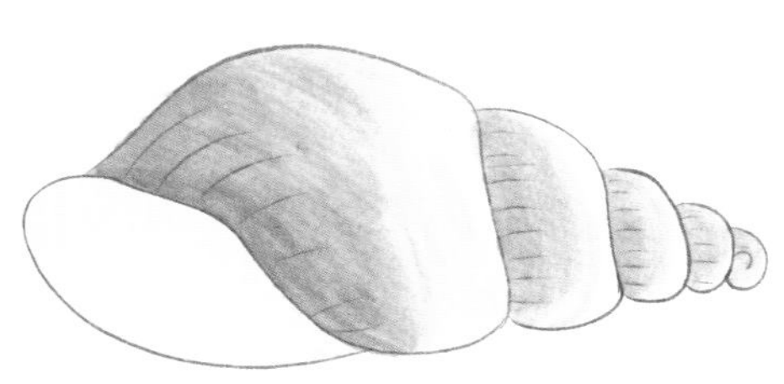

སྦུར་མགྲོགས།

སྦུར་མགྲོགས་(ཆུ་སྦུར་ཆུང་མགྲོགས་)བྱུང་བའི་གྲོགས་འཛམ་ཆུ་འགགས་འབིགས།།

田螺

田螺（生在水中的状如海螺的小螺蛳）止脑漏。

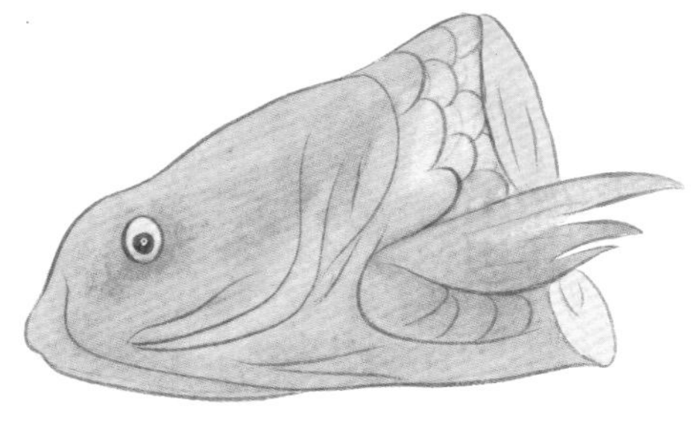

ཉ་མགོ།

ཉ་མགོ་བུད་མེད་རྩ་ནད་ཚབས་ནད་སེལ།།

鱼头

鱼头治妇女脉病、妇女恶血病。

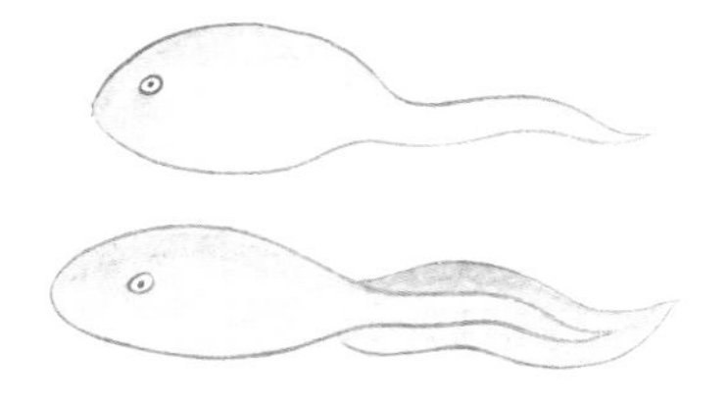

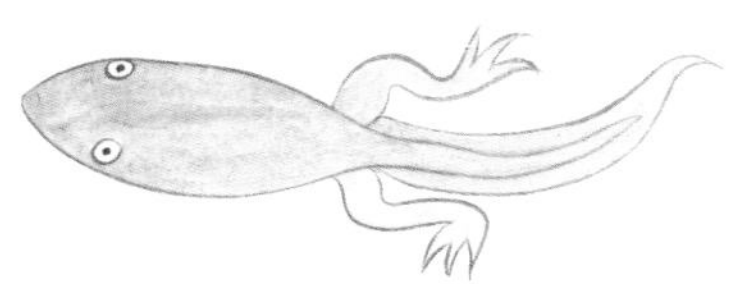

ཚེ་གཅིག་ལུས་གཉིས།

ཚེ་གཅིག་ལུས་གཉིས་(ལྕོང་མོ་སྦལ་པར་མ་གྱུར་པའོ་)གཞན་ནད་འཇོམས་པར་བྱེད།།

蝌蚪

蝌蚪治瘰疬、痈疽。

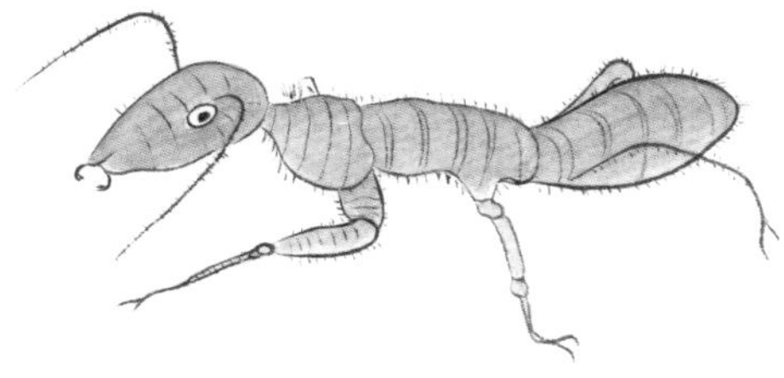

རཀྵ་སིག་མེད།

རཀྵ་སིག་མེད་(གྲོག་མ་ཡིན་)རྩ་འབྱེད་དམུ་ཆུ་སྦྱོང་།།

蚂蚁

蚂蚁通脉，泻恶性腹水。

ལེའུ་བཅུ་པ། ཞིང་སྐྱེས་ལོ་ཏོག་གི་སྨན་སྡེ་བཤད་པ།

第十章　作物类药物

ད་ནི་བར་གྱི་བཅུ་པ་ཞིང་གི་ལོ་ཏོག་ལས་བྱུང་བའི་སྨན་མདོར་བསྡུས་པ་བཤད་པ་ནི།

现在概述田生作物类药物的为味、性、功效。

ས་བཅད་དང་པོ། གྲ་མ་ཅན་གྱི་འབྲུ་ལས་བྱུང་བའི་སྨན་རིགས།

第一节　芒类作物药物

འབྲས།

འབྲས་ཀྱི་ནུས་པ་སྨྱུམ་འཇམ་བསིལ་ལ་ཡང་། །ཉེས་པ་གསུམ་སེལ་རོ་ཚ་མདངས་དཀར་

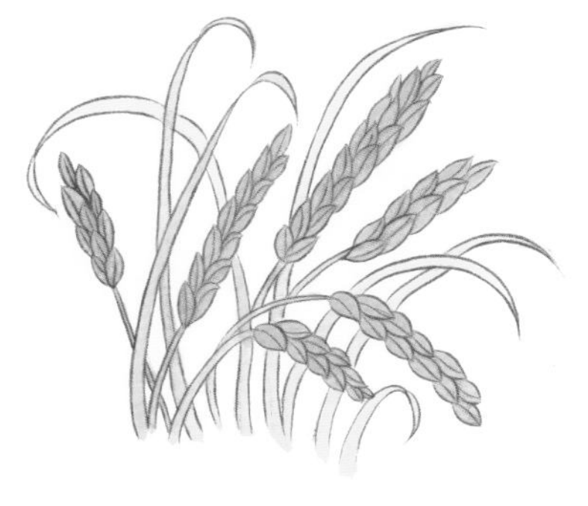

གསལ།　　།ལུས་ཡང་ཡིད་གཞུངས་འཁྲུ་དང་སྐྱུགས་པ་གཅོད།།

稻谷　*Oryza sativa*

稻谷性润、柔、凉、轻，功效治三因病，壮阳，荣色，轻身舒心；止吐、止泻。

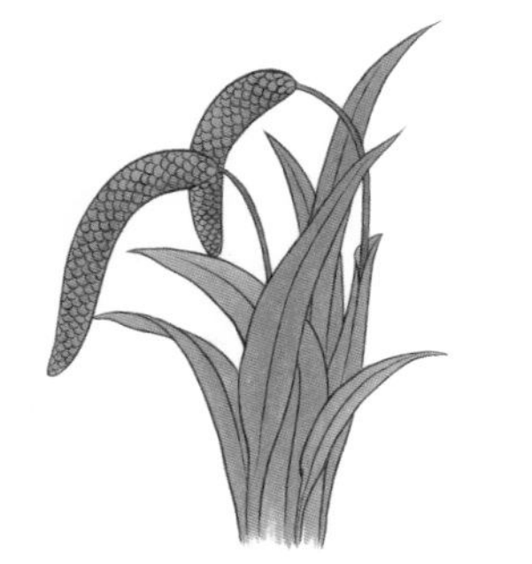

ཁྲེ།

ཁྲེ་ནི་ལྕི་བསིལ་ལྡན་པས་རྨ་བཏུས་བྱེད། །རུས་པ་ཆག་གྲུམ་གས་རྣམས་སྦྱོར་བར་བྱེད།།

谷子（粟）　*Setaria italica*

谷子性重、凉，功效敛疮，续接骨折、骨碎、骨裂。

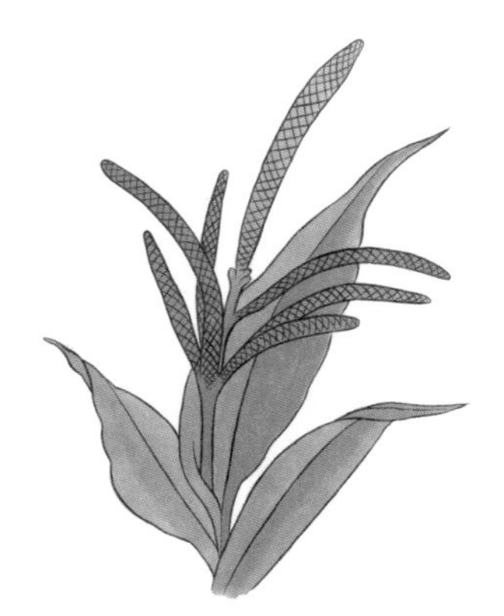

ཁྲེ་རྒོད།

ཁྲེ་རྒོད་འཁྲུ་གཅོད་དུག་སེལ་རེག་ན་བསིལ།།

野谷子　*Fagopyrum cymosum*

野谷子性凉，止腹泻，解毒。手摸时感到冰凉。

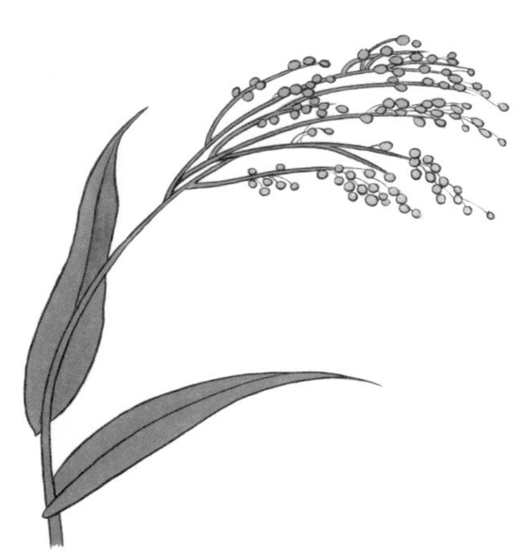

ཚེ་ཚེ།

ཚེ་ཚེ་(ཁྲེ་འདྲ་ལ་དེ་ལས་རྩིང་)བསིལ་ཡང་རྒྱང་སྐྱེད་ཁོང་པ་རྩུབ། །བད་ཀན་མཁྲིས་པ་སེལ་ཞིང་དང་ག་འབྱེད།།

稷子（糜子）　*Panicum miliaceum*

稷子（状如谷子而粗糙）性凉、轻，功效益隆，糙胃，开胃口，促进食欲，治疗培根病、赤巴病。

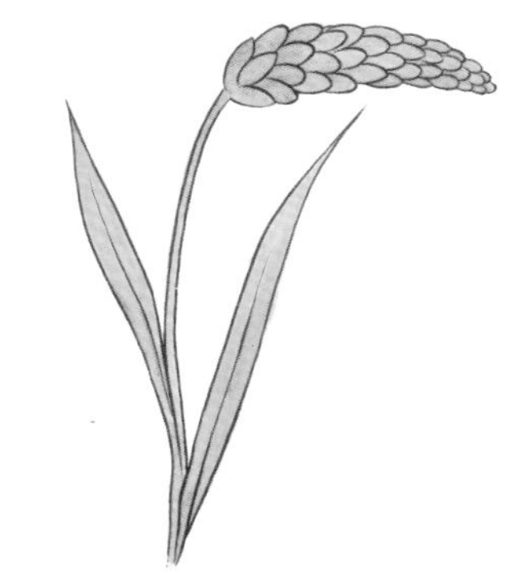

ཁྲ་མ།

ཁྲ་མ་(བདབ་ནས་ཞག་དྲུག་ཅུས་སྨིན་པའི་ནས་ཤིག་གོ་)བསིལ་ལ་ཡང་རྩུབ་ཡི་གར་འགྲོད།།

早熟青稞

早熟青稞（为一种播种后六十天就成熟的青稞）性凉、轻、糙，功效开胃口。

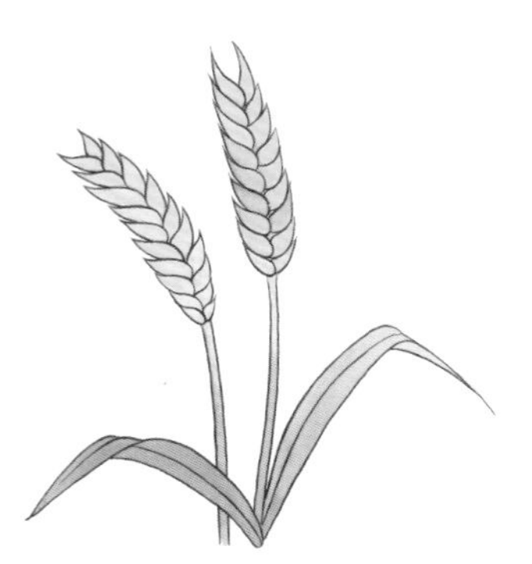

ནས་དཀར།

ནས་དཀར་རྩུབ་བསིལ་ལྕི་མངར་ཁོང་རྩང་འཁྲིག །བཤང་བའི་རླུང་འཕེལ་རོ་ཙ་བརྟས་པར་བྱེད། །གཅིན་ཚིལ་མཁྲིས་པ་བད་ཀན་ཆམ་པ་དང་། །ལུད་པ་དབུགས་མི་བདེ་བ་སེལ་བར་བྱེད།།

白青稞

Hordeum vulgare L.var.nudum Hook.f.

白青稞味甘，性糙、凉、重，食后胃中略嘈杂。功效开通下气，壮阳，治尿中下脂病、培根病、赤巴病、感冒，祛痰，顺气。

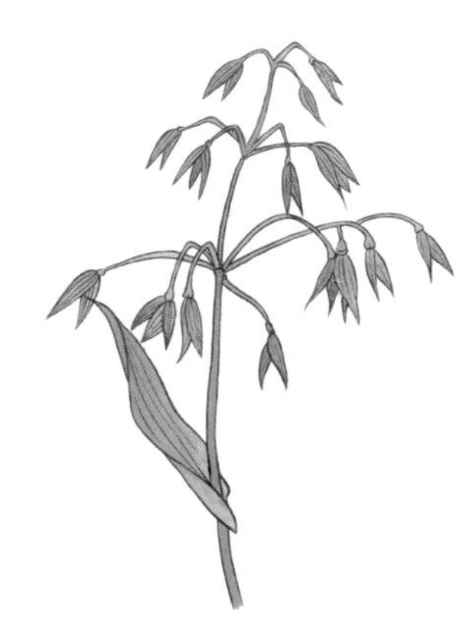

ད་རྐན།

ད་རྐན་ལྐོག་མའི་ནད་དང་པགས་ནད་སེལ།།

野燕麦　*Auena nuda L.*

野燕麦治喉头病、皮肤病。

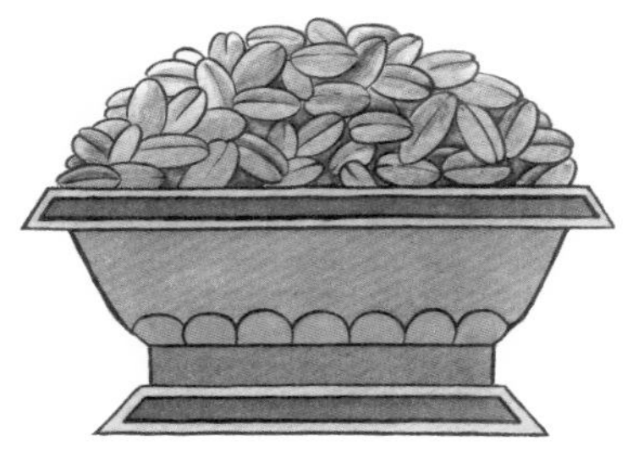

ནས་སྔོན།

ནས་སྔོན་བྱིས་གློ་ཚ་སྲུབས་རྒྱུ་གཟེར་སེལ། །

蓝青稞　*Hordeum vulgare L.var.nudum Hook.f.*

蓝青稞治小儿肺热闭塞症、肠绞痛。

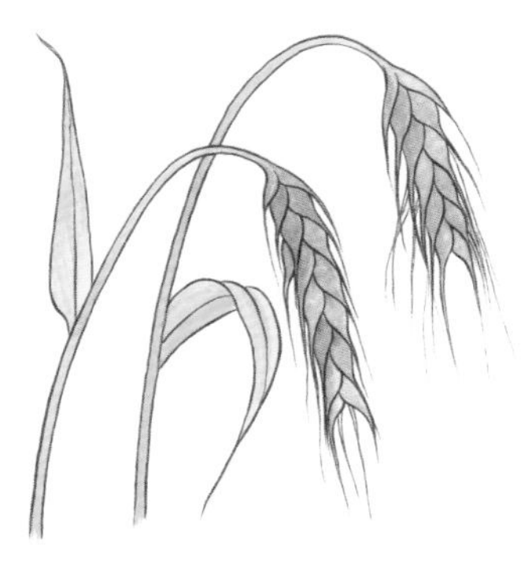

ནས་ནག

ནས་ནག་རྨ་དང་ཞུ་བ་གདོན་ལ་ཕན། །

黑青稞　*Hordeum vulgare L.var.nudum Hook.f.*

黑青稞治疮、黄水疮伤，辟邪。

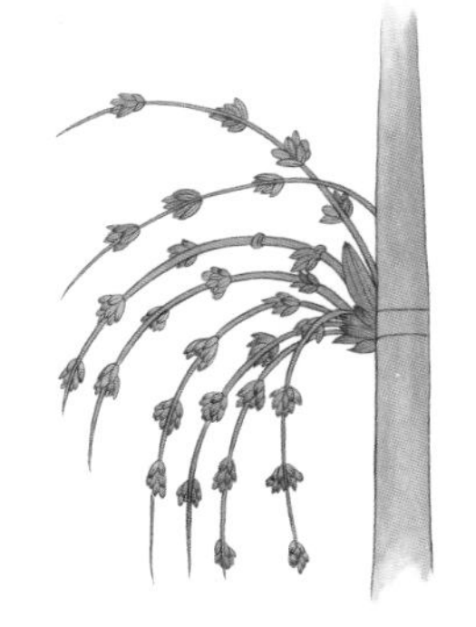

སྨྱིག་མའི་ནས་འབྲས།

སྨྱིག་མའི་ནས་འབྲས་རྩུབ་ལ་ཚ་བ་ཡིན། །

竹实

竹实性糙而热。

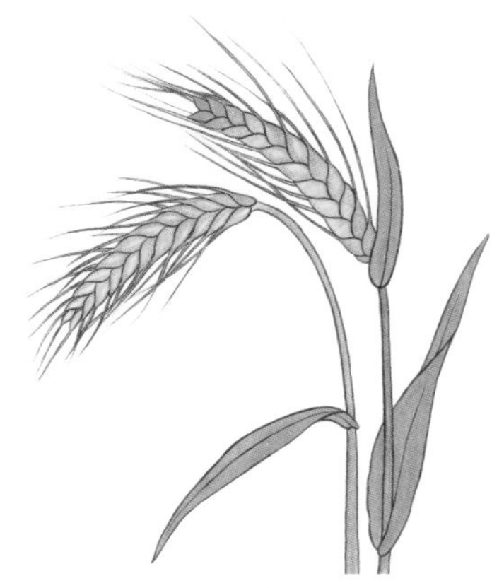

ནས་རྒོད།

ནས་རྒོད་གཞན་ལས་ཅུང་ཟད་དམན་པ་ཡིན། །

野青稞（红青稞） *Hordeum vulgare L.var.nudum Hook.f.*

野青稞的功效比其他青稞稍次，为下品。

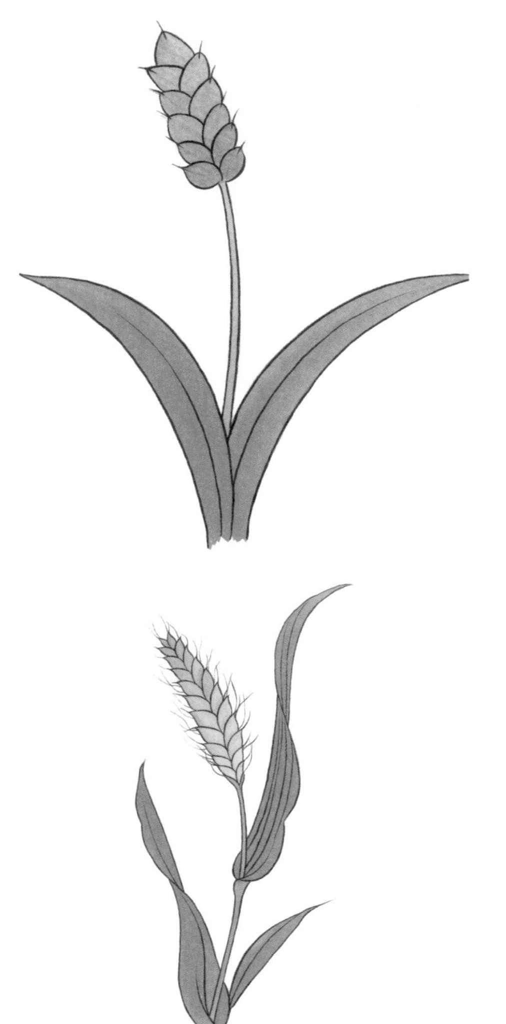

གྲོ།

གྲོ་ནི་རོ་མངར་སྣུམ་བསིལ་ལྗི་བ་སྟེ། །རོ་ཙ་འཚོ་བྱེད་རླུང་དང་མཁྲིས་པར་ཕན། །དུག་ནད་ཚིགས་ལ་བྱེར་བ་སྡུད་པར་བྱེད། །ཤ་མཁྲེགས་ཆག་གྲུམ་སྦྱོར་ལ་ཅུང་ཟད་འཁྲུ། །སྲིན་དང་བད་ཀན་གྲང་བ་དག་ལ་གནོད། །

小麦　*Triticum aestivum L .*

小麦味甘，润、凉、重，功效滋补，壮阳，利隆和赤巴，收敛毒病扩散骨节，促使肌肉挫伤复原，微泻；不利于虫病和寒性培根病。

སོ་བ་དང་སྲེ་ད།

སོ་བ་སྲེ་ད་བསིལ་ཡང་བད་མཁྲིས་སེལ། །བུ་དང་ཟུག་རྫ་འབྱིན་པར་བྱེད་པ་ཡིན། །

大麦、黑大麦

大麦、黑大麦性凉、轻，功效治培赤并病，催生下胎，去隐痛。

གྲ་མ་ཅན་འབྲུ།

དེ་དག་ཀྱིའི་ཡོན་ཏན་ནི། རྒྱུད་ལས། གྲ་མ་ཅན་འབྲུ་རོ་དང་ཞུ་རྗེས་མངར། །རོ་ཙ་རླུང་འཇོམས་ལུས་སྟོབས་བད་ཀན་སྐྱེད། །ཅེས་སོ། །

上述各种芒类作物种子的功效，《协据》中说：“芒类作物种子的味和化味均甘，功效壮阳，祛风，健身增力，产生培根。”

ས་བཅད་གཉིས་པ། གང་བུ་ཅན་གྱི་ལོ་ཏོག་ལས་བྱུང་བའི་སྨན་རིགས།

第二节 荚类作物类药物

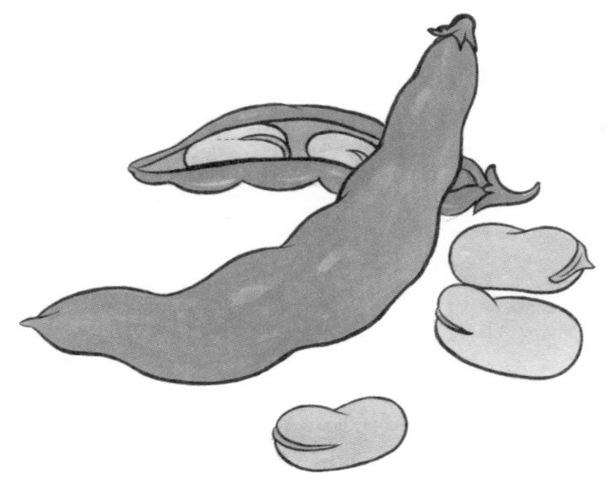

སྲན་མ་སྲན་ཆེན་དཀར་པོ།

སྲན་མ་སྲན་ཆེན་དཀར་པོས་རླུང་འཇོམས་ལ། །དེ་ལས་སྲན་མ་གཞན་རྣམས་རླུང་སྐྱེད་བྱེད།།

蚕豆 *vicia faba L .*

蚕豆和白蚕豆祛风。其他豆类能产生使人臌胀的灰白气体。

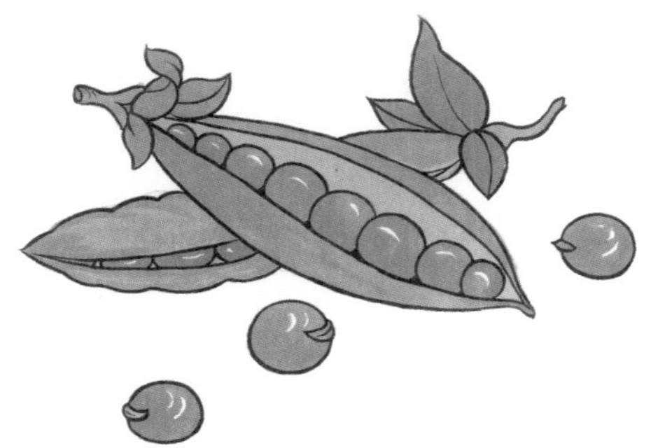

སྲན་མ་རིལ་མོ།

སྲན་མ་རིལ་མོ་མཆོག་ཏུ་བསིལ་ལ་ཡང་། །རླུང་སྐྱེད་དུག་ནད་སྣོད་ལ་བྱེར་བ་སྡུད། །མཁྲིས་པའི་ཞག་ལེན་ཁྲ་དང་འབྲུམ་ནག་ཕན།།

豌豆 *Pisum sativum L .*

豌豆性特别凉、轻，生气体，治毒病扩散入腑，化胆中瘀血，治疮疖、黑色痘疹。

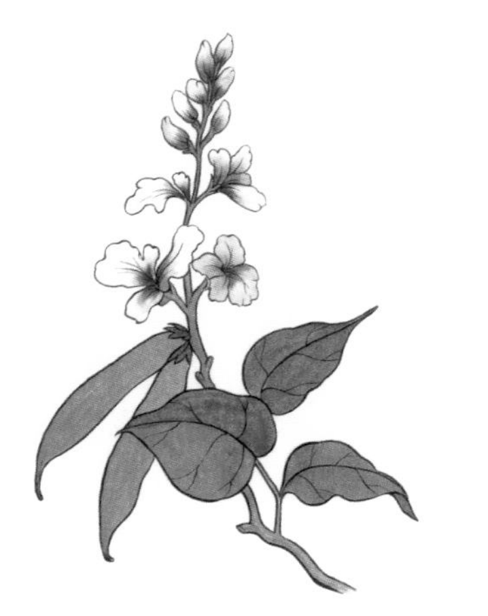

སྲན་མའི་མེ་ཏོག།

སྲན་མའི་མེ་ཏོག་མཁལ་ནད་(ལ་ཕན་)ཁྲག་ཤོར་སྐེམ།།

豆花

花能益肾病、止血。

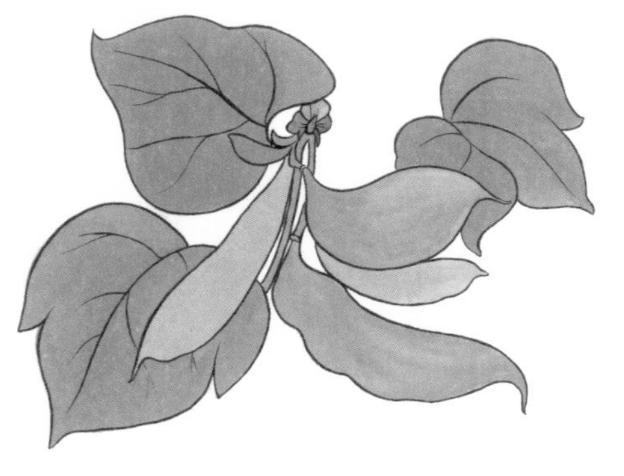

སྲན་ཆུང་ལེབ་མོ།

སྲན་ཆུང་ལེབ་མོ་བསྐ་མངར་ཉེས་གསུམ་སྐྱེད། །གཞང་འབྲུམ་ལ་ཕན་སྐྱོ་མ་བྱུགས་པ་ན། །མེ་དབལ་དྲེག་ནད་དང་ནི་ཁྲག་ནད་འཇོམས། །

扁豆

扁豆味涩、甘，生三灾病，对痔疮有疗效，制成糊状外治神经性皮炎、风湿性关节炎、血病。

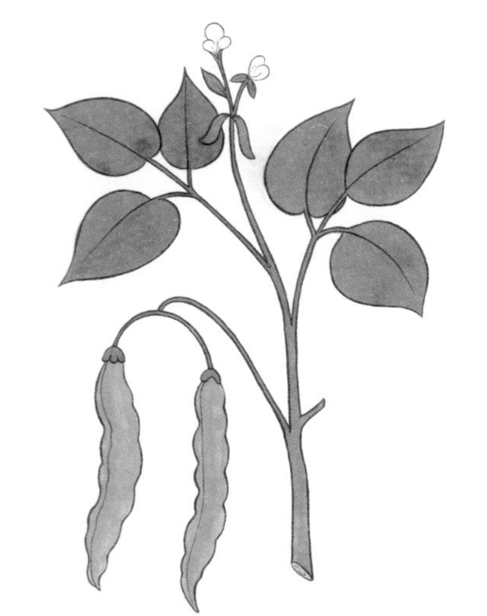

སོན་སྲན་གྲེའུ།

སོན་སྲན་གྲེའུ་ཞེས་བྱ་མ་ཤ་ནི། །སྣུམ་པས་རླུང་སེལ་ཁུ་སྟོབས་བད་མཁྲིས་སྐྱེད། །

菜豆（四季豆）

菜豆性润，祛风，益精，增力，生培根、赤巴。

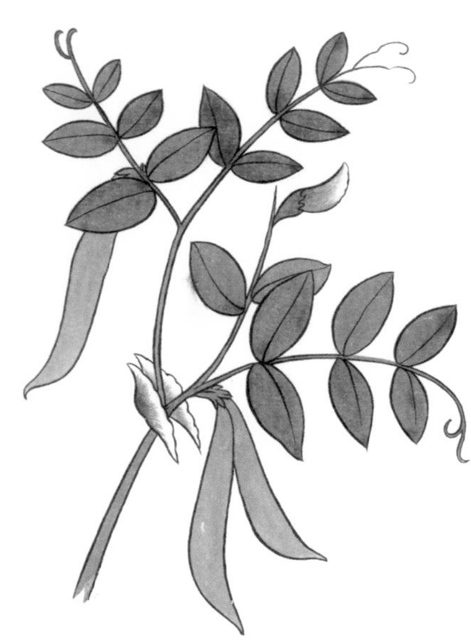

རྒྱ་སྲན་དཀར་ནག།

རྒྱ་སྲན་དཀར་ནག་རོ་ཚ་ཞུ་རྗེས་སྐྱུར། །བད་རླུང་ལུད་པ་དབུགས་མི་བདེ་བ་དང་། །ཁུ་བ་ལས་བྱུང་རྡེའུ་འཇོམས་གཞང་འབྲུམ་སེལ། །ཁྲག་མཁྲིས་སྐྱེད་ལ་སོ་དང་སེའུ་སྐྱེ། །

山黧豆

黧豆分黑、白两种，味辛，化味酸，祛痰顺气，治培根隆合并症、精液结石、痔疮，生血，生赤巴，生牙固齿。

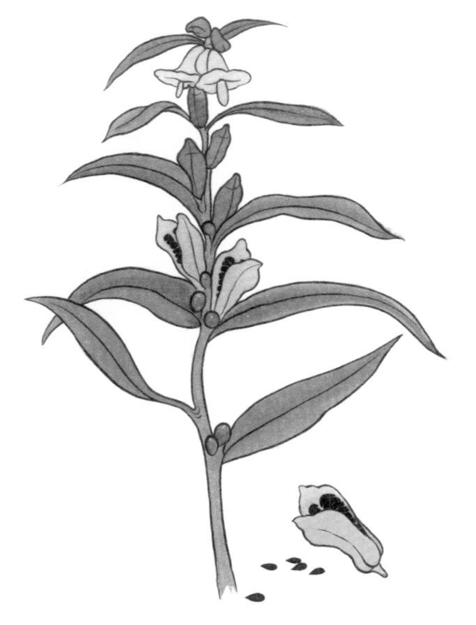

ཏིལ།

ཏིལ་གཉིས་(མེ་ཏོག་དཀར་སྔོའི་དབྱེ་བས་དཀར་ནག་གཉིས་སྤྱོད་ནས་ཡོང་)དྲོ་ཞིང་རླུང་འཇོམས་པགས་པ་འཇམ། །བསིལ་ཞིང་སྲིན་སེལ་སྐྲ་དང་སྨར་སྨིན་སྐྱེ། །ལྕི་ཞིང་རོ་ཙ་ཁུ་འཕེལ་མངལ་སྐྲན་བཤིག །ཞུ་རྗེས་ཚ་ལ་ཡིད་གཞུངས་དྲོད་སྐྱེད་ལ། །བད་ཀན་མཁྲིས་པ་སྐྱེད་པར་བྱེད་པ་ཡིན།།

芝麻

芝麻花有白、蓝两色，因而分白、黑两种，来自多地。性温，功效祛隆、润肌肤；性凉，功效驱虫，生发须；效重，壮阳、生精、破胎瘤；化味辛，功效舒心、提升胃阳、生培根和赤巴。

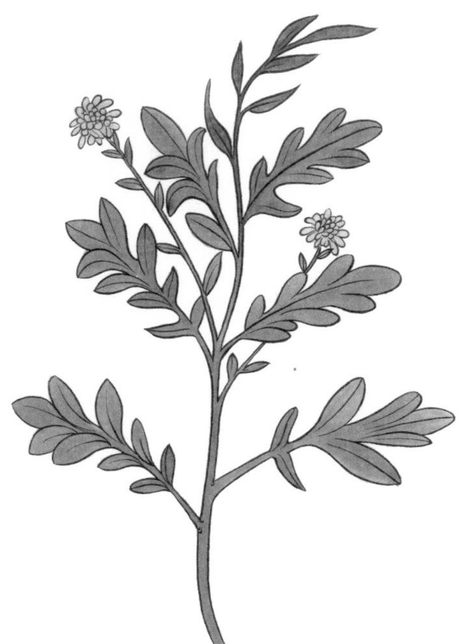

ཡུངས་ཀར།

ཡུངས་ཀར་(འདི་སྔོན་ཕྱག་ན་རྡོ་རྗེས་སངས་རྒྱས་ལ་ཕུལ་བས་བཀྲ་ཤིས་ཀྱི་རྫས་མཐུ་སྟོབས་ལྡན་པའི་ཐུན་རྫས་ཡིན། རིགས་ཡུངས་ཀར་རྒྱལ་པོ་ཞེས་རྩིང་བ་དཀར་སེར་དང་དཀྱུས་མ་ལྷང་སེར་ཆུང་བ་གཉིས་ཡོད་སྟེ་མ་བཟང་)ལྕི་ལ་ཚད་པ་བད་ཀན་སྐྱེད། །ཚ་ཞིང་བཤང་དང་གཅིན་འགགས་ཉེས་ཀུན་སྐྱེད། །རོ་ཙ་ཚུ་སེར་གདོན་དུག་གཉན་ལ་ཕན།།

白芥子　*Sinapis alba L . Boiss*

白芥子（原为金刚献给佛的具吉祥力的法物。本品分为白、黑两种：一种为云嘎尔加保，颗粒较大而饱满，白黄色；一种为普通品，颗粒较小，绿黄色。前者质佳）性重，功效发热，生培根；味辛，能使大便秘结，尿量小，但能壮阳，辟邪，祛黄水，解毒，消炎。

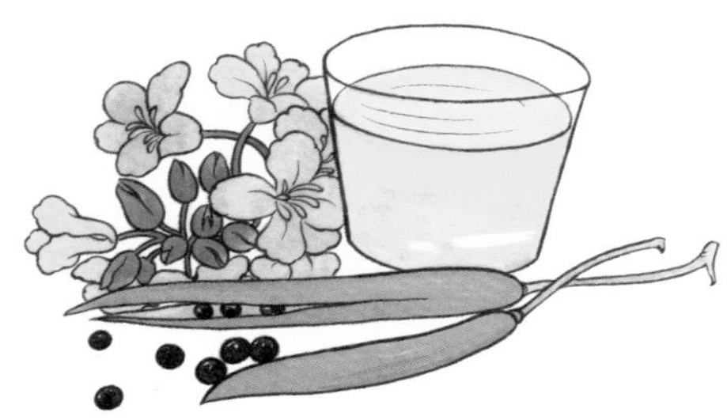

མར་ནག།

མར་ནག་གྲང་སེལ་རླུང་འཇོམས་ཁྲག་མཁྲིས་འཕེལ།།

菜籽油

菜籽油祛寒，祛隆，补血，增赤巴。

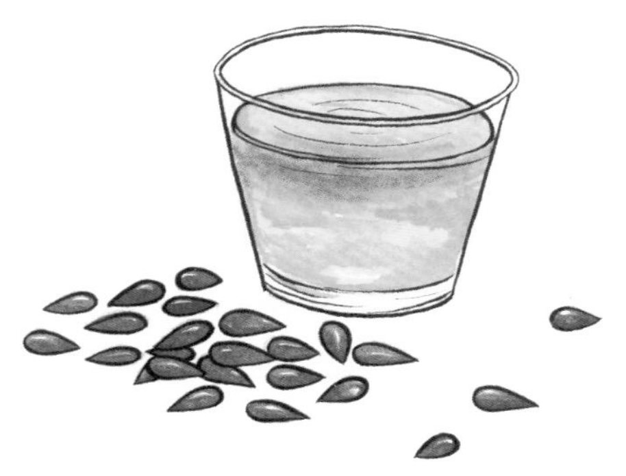

ཟར་མ་སྣུམ།

ཟར་མ་སྣུམ་མངར་ཁྱི་ལ་ཁ་ཞིང་དྲོ། །ཁྱི་བས་རླུང་སེལ་འཇམ་པས་བད་མཁྲིས་སྐྱེད། །ཞུ་རྗེས་ཚ་བས་མིག་གནོད་ཁུ་བ་སྐེམ། །སྐྱོ་མས་འབྱར་བྱས་སྐྲངས་པ་རྣག་ཏུ་འགྱུགས།།

胡麻油 *Linum usitatssimum L.*

胡麻油味甘、苦，性润、重、温。性重而祛隆，效柔而生培根、赤巴；化味辛而伤目、燥津。胡麻糊外敷能消肿，熟脓。

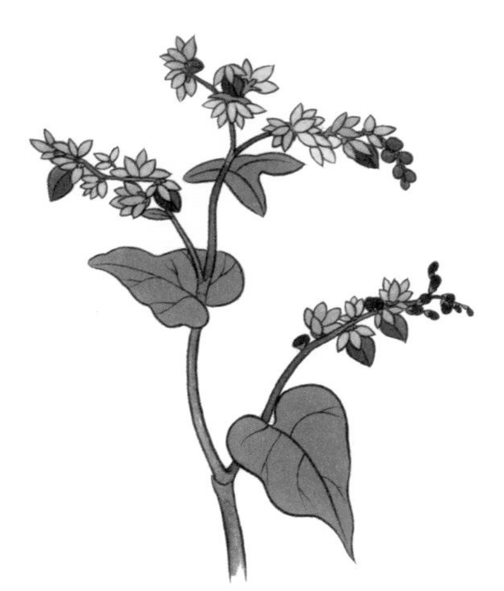

བྲ་བོ་དཀར་ནག

བྲ་བོ་དཀར་ནག་བསིལ་ཡང་ཉེས་གསུམ་སྐྱེད། །རྨ་འདེབ་ཁྲག་བཤིག་འབྲས་ལ་ཕྲུང་ཟད་ཕན། །རང་རང་ངར་སོག་ཚིགས་པའི་གདུས་ཐང་གིས། །རང་རང་ལས་བཙོས་ཆང་མ་ཞུ་བ་འདུ། །རྗེན་ལས་བརྗོས་ཡང་བརྗོས་ལས་བཙོས་པ་ཡང་། །བཙོས་ལས་ཆང་དང་ཆང་ལས་(ཨ་)རག་རིམ་(པས་)དྲོ།།

荞麦　*agopyrum esculentum Moench*

荞麦分为黑白两种，性凉、轻，生三灾病，功效敛疮，破血，治疖疮。荞麦茎秸熬汤或煮酒，消食。荞麦反复炒后，再反复煮，成浓酒后性温。

སློབ་དཔོན་དཔའ་བོས། གང་བུ་ཅན་འབྲུས་རྩ་སྒོ་འགགས། །རོ་བསྐ་མངར་ཞིང་འཁྲུ་བ་གཅོད། །ཞུ་རྗེས་ཚ་ལ་བསིལ་ཞིང་ཡང་། །ཚིལ་དང་ཁྲག་དང་མཁྲིས་པ་ལ། །བསྐུས་ཤིང་བྱུགས་ན་ཕན་པ་ཡིན། །ཞེས་གསུངས། གྲ་མ་ཅན་དང་གང་བུ་ཅན། ཐམས་ཅད་སྤྱི་ལ་དེ་ཉིད་ཀྱིས། གྲ་མ་ཅན་ལས་ནས་རྒོད་དང་། །མ་ཤ་གང་བུ་ཅན་ཐ་ཆད། །འབྲུ་ནི་གསར་ཐོག་བད་ཀན་སྐྱེད། །ལོ་ལོན་འབྲུ་ནི་ཡང་བ་ཡིན། །སྨྱུར་སྐྱེ་དེ་བཞིན་སྲན་མ་ནི། །སྤུན་མེད་ལེགས་བརྔོས་ཚོད་མ་ཡང་། །ཞེས་དང་། རྒྱུད་ལས། འབྲུ་ཀུན་གསར་ཐོག་རློན་པ་ལྕི་བ་སྟེ། །སྨིན་གྱུར་སྐམ་དང་རྙིང་པ་ཡང་བ་ཡིན། །རྗེན་པ་བཙོས་དང་གཡོས་སུ་བྱས་པ་ཀུན། །རིམ་བཞིན་ཡང་ཞིང་འཇུ་སླ་འགྲོད་པར་འགྱུར། །ཞེས་གསུངས་སོ། །གཏོང་ཚུལ་ཡང་རང་བྱུང་རྡོ་རྗེས། གང་དུ་དཀོན་པ་སྨན་དུ་འགྱུར། །མོད་པ་ཟས་བཅོས་ཤེས་པར་གྱིས། །ཞེས་གསུངས་པ་ལྟར་བྱའོ། །

先师巴保说:“荚类作物的粮食堵塞脉道，味涩、甘，止腹泻，化后性辛、凉、轻，外敷或涂抹有益于肌脂、血液和赤巴。”上述芒类药物和荚类药物总之来说，先师巴保说：“芒类中的野青稞和荚类中的人黄豆，均为下品。籽粒新鲜时能生培根，籽粒干燥陈旧时性轻。成熟期较快的也如此。豆类去壳精心炒后性轻。”《论述续》中说：“一切新熟的湿籽粒性重，成熟后干燥陈旧的籽粒性轻，生籽粒煮熟后性逐渐变轻易于消化。”其用法，让穹多吉说：“稀少为药，多时为食，这点应该懂得。”

ས་བཅད་གསུམ་པ། རྩ་བ་ཅན་གྱི་ལོ་ཏོག་ལས་བྱུང་བའི་སྨན་རིགས།

第三节　根茎类药物

ཡང་རྩ་བ་ཅན་གྱི་ལོ་ཏོག་ལས་བྱུང་བའི་སྨན་རིགས།

再讲述根茎类药物的功效。

ཉུངས་མ།

ཉུངས་མ་ནི། རྒྱུད་ལས། ཉུངས་མ་དེ་བཞིན་དུག་ནད་མ་ལུས་སྲུང་། །ཞེས་དང་། དཔའ་བོས། ཉུངས་མ་ཚ་ཞིང་དྲོ་བ་དང་། །བད་ཀན་རླུང་སེལ་མཁྲིས་པ་སྐྱེད། །ཅེས་དང་། བདུད་རྩི་ཐིགས་པར། ཉུངས་མས་རླུང་སེལ་བད་ཀན་མཁྲིས་པ་སྐྱེད། །ཅེས་དང་། རང་བྱུང་པས། ལོ་ཉུངས་ལོ་ལྡན་བཅུད་དུ་བྱེད། །ཞེས་སོ། །

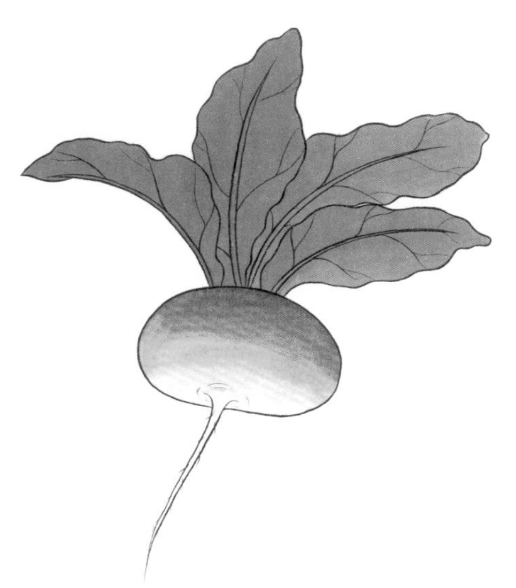

蔓菁（附蔓菁膏） *Brassica rapa L.*

《论述续》中说:“蔓菁同样能防毒病。”巴保说:“蔓菁味辛，性温，治培根病、隆病，生赤巴。”《甘露之滴》中说：“蔓菁祛隆，生培根、赤巴。”让穹多吉说：“蔓菁连叶，滋补。”

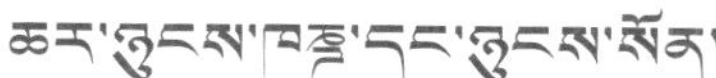

ཚར་ཉུངས་ཁནྟ་དང་ཉུངས་སོན།

ཉུངས་མ་ཚར་ཉུངས་ཁ་བྱང་ལྟར་སྐྱེས་པ་ཁ་དོག་དམར་པོ་རྙིང་པ་ལོ་དགུ་ལོན་པའི་ཁནྟ་དང་། དེ་བཞིན་གྱི་ཉུངས་སོན་ནི་སྦྱར་དུག་རིགས་ཀུན་བསྲུང་བ་དང་བསྲུ་གསོད་བྱེད་པའི་བདུད་རྩི་ཡིན་ནོ། །ཁནྟ་ལ་བདུད་རྩི་ཞུན་གྱི་ཁུ་བ་ཡང་ཟེར།

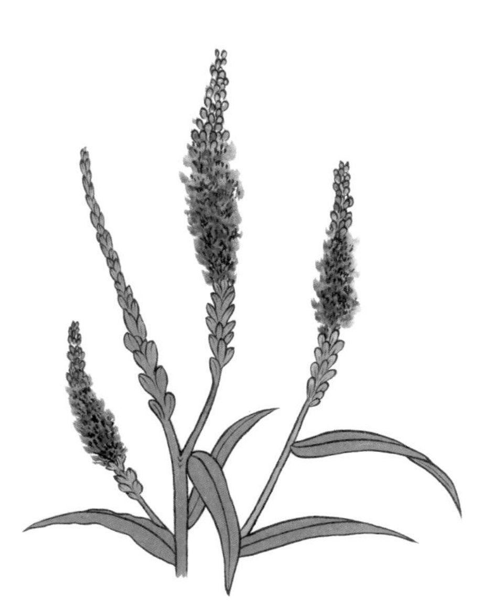

雨水蔓菁膏和蔓菁籽

生长在干旱地带向北的暗红色的蔓菁熬膏，放置九年，以及和上述一样的蔓菁籽，是防解诸种合成毒的甘露。这种蔓菁膏称为毒孜雄吉库哇。

ལ་ཕུག

ལ་ཕུག་ནི། རྒྱུད་ལས། ལ་ཕུག་གཞོན་ནུ་ཡང་དྲོ་མེ་དྲོད་སྐྱེད། །ནར་སོན་ལྕི་བསིལ་བད་ཀན་སྐྱེད་པར་བྱེད། །ཅེས་དང་། དཔའ་བོས། ལ་ཕུག་གཞོན་ནུ་རོ་མི་གསལ། །ཙུང་ཟད་ཚ་དྲོ་ཁ་དང་བཅས། །གང་ཡིན་དེ་ནི་ཉེས་ཀུན་སེལ། །ཡང་ཞིང་ཙུང་ཟད་ཚ་བ་དང་། །སྐྲན་དང་ལུད་གཅོང་དབུགས་མི་བདེ། །རྨ་དང་མིག་ནད་ལྐོག་ནད་སེལ། །སྐད་འགགས་དྲོད་ཆུང་རྟུག་སྐམ་དང་། །ཚམ་པའི་ནད་ནི་འཇོམས་པར་བྱེད། །ནར་སོན་རོ་དང་ཞུ་རྗེས་ཚ། །དྲོད་སྐྱེད་བྱེད་ཅིང་ཉེས་གསུམ་སྐྱེད། །བད་ཀན་སྐྱེད་ཅིང་བཙོས་པ་ཡིས། །སྣུམ་ཞིང་དེ་ཡང་རླུང་སེལ་ཡིན། །སྐམ་པ་རླུང་ནད་བད་ཀན་སེལ། །རྗེན་པ་ཐམས་ཅད་ཉེས་སྐྱེད་ཡིན། །ཞེས་དང་། བདུད་རྩི་ཐིགས་པར། ལ་ཕུག་གཞོན་ནུ་ཚ་དྲོ་ཁ་དང་བཅས། །གང་ཡིན་དེ་ཡིས་ཉེས་ཀུན་སེལ་བར་བྱེད། །སྐྲན་དང་ལུད་གཅོང་རྨ་དང་དབུགས་མི་བདེ། །སྐད་འགགས་དྲོད་ཆུང་མིག་ནད་སྐྱོམ་ནད་དང་། །རྟུག་སྐམ་ཚམ་པའི་ནད་རྣམས་མ་ལུས་འཇོམས། །ནར་སོན་དྲོད་སྐྱེད་རོ་དང་ཞུ་རྗེས་ཚ། །བཙོས་པས་རླུང་སེལ་རྗེན་པས་ཉེས་ཀུན་སྐྱེད། །སྐམ་པོས་རླུང་དང་བད་ཀན་སེལ་བར་བྱེད། །ཅེས་དང་། རང་བྱུང་པས། ལ་ཕུག་གིས་ཀྱང་སྲིན་ལ་ཕན། །གསུངས་སོ། །

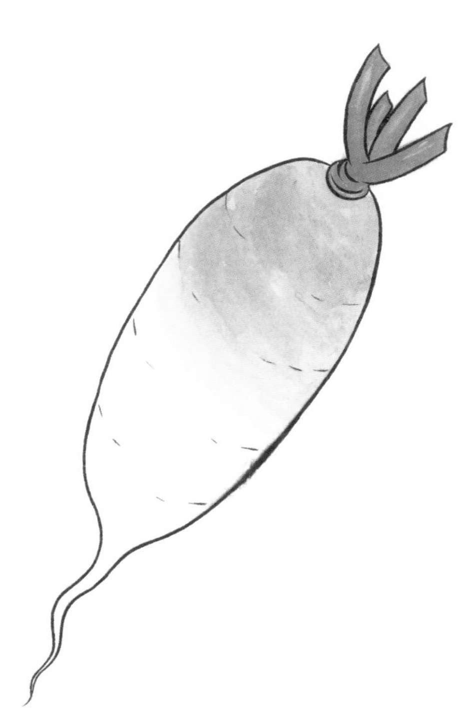

萝卜（附萝卜籽、萝卜汁、萝卜炭）

Raphanus sativus L .

《论述续》中说："鲜嫩萝卜性轻、温，功效提升胃阳；成熟的大萝卜性重、凉，功效生培根。"巴保说："鲜嫩萝卜味淡不浓，微辛、苦，功效消除百病;性轻，味微辛，功效治肿瘤、顽痰、呼吸不畅，敛疮，治眼病、喉头病、喑哑、胃阳衰热、便秘、流感。成熟萝卜的味和化味均辛，功效提升胃阳、生培根，但生三灾病。各种萝卜煮熟后，性润、轻，祛隆。干萝卜治隆病、培根病。萝卜生吃生百病。"

《甘露之滴》中说："鲜嫩小萝卜味辛、苦，性温，功效治疗百病，破瘀消瘤，敛疮，镇咳祛痰，平喘顺气，治失声喑哑、胃温衰弱、眼疾、烦渴、便秘，治流感。成熟大萝卜味化味均辛，功效提升胃阳。熟食祛隆，生食生百病。干萝卜祛隆、治培根病。”让穹多吉说：“萝卜杀虫也有作用。”

ལ་ཕུག་ས་བོན།

འདིའི་ས་བོན་གྱིས་དམུ་རྫིང་འདྲེན་པ་ལ་མཆོག་ཏུ་བཟང་བ་སྟེ། དཔག་བསམ་ལྗོན་ཤིང་ལས། ལ་ཕུག་འབྲུ་གུས་ཕོ་བ་ཡི། །དམུ་རྫིང་སེལ་དང་ཟས་འཇུ་བྱེད། །ཅེས་གསུངས། རྒྱུ་མཚན་ནི། འདུལ་བ་ལུང་གཞི་ལས། སྨན་འཚོ་བྱེད་གཞོན་ནུའི་གསོས་ཀྱིས་སྐྱིད་མོས་ཚལ་རྙིང་པ་ཞིག་ཏུ། དམུ་རྫིང་གིས་ཐེབས་པ་ཞིག་འདུག་པ་དེ་དང་ལྷན་ཅིག་ཏུ་བསྡད་པས། རེ་ཞིག་ན་དམུ་རྫིང་གི་འདྲེ་དེ་དང་སྐྱིད་ཚལ་གྱི་འདྲེ་དེ་གཉིས་ནད་པ་དེ་ངས་ཐབ་ཁྱོད་མི་ཐབ་ཅེས་རྩོད་ནས་མི་འཆམ་ལ། དམུ་རྫིང་གི་འདྲེ་དེ་ན་རེ། མི་བས་སྡུག་པ་སུ་ཡོད། །སྐྱིད་ཚལ་འདིར་ར་སྤུའི་དུད་པ་ཞིག་བཏང་ན་ཁྱོད་རྒྱ་མཚོའི་མཐར་འབྲོས་དགོས་པ་ལ་དེ་ཙམ་མི་ཤེས་པ་ཟེར་རོ། །སྐྱིད་ཚལ་གྱི་འདྲེ་དེ་ན་རེ། མི་བས་བླུན་པ་སུ་ཡོད། ཁྱོད་ལ་དར་བ་རས་པ་ཞིག་ལ་ལ་ཕུག་གི་ས་བོན་བཏབ་ནས་བཏང་ན་ཁྱོད་ཀྱི་ལུས་ཚལ་པར་སོང་ནས་ཡུལ་དོན་འགྲོ་དགོས་པ་ལ་དེ་ཙམ་ཡང་མི་ཤེས་པ་ཟེར། འཚོ་བྱེད་པི་ཤ་ཙིའི་སྐད་ལ་མཁས་པས་དེ་ཐོས་ནས། ཐབས་དེ་གཉིས་ཀ་བྱས་པས་སྐྱིད་མོས་ཚལ་དུ་འདྲེ་མེད་པས། དམུ་རྫིང་རྩོལ་ནད་ནས་ནད་ལས་གྲོལ་བར་བཤད་དོ། །ལ་ཕུག་ཁུ་བས་རྣ་བའི་ནད་ལ་ཕན། །ཐལ་པས་དྲི་མ་འགགས་པ་འབྱིན། །ལབ་སོན་གྱིས་ཕོ་མཁལ་གྲང་བ་དང་ལོང་ཆེར་འགྲམས་པ་དང་མགོ་ནད་འཛོམས་པར་བྱེད་དོ། །

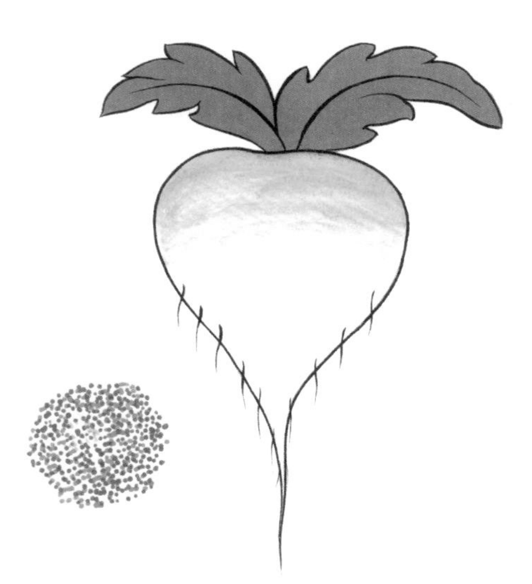

萝卜籽

萝卜籽引腹水特效。《如意宝树》中说：“萝卜籽能消胃中积水，帮助消化。”为什么呢？有一段传说。《十七事》中说——

从前，有位耆婆医师和一位患腹水病的病人，同住在一个旧花园中。有一天夜晚，腹水病鬼和那个花园里的鬼在谈天，他俩各自都说“我能治好那个病人的病，而你治不好”，争持不下。腹水病鬼说：“有什么比人更没出息呢？在这个花园中，如果用山羊胡子烧起烟来，你立刻就会逃到海边去。难道你连这还不知道？”花园里的鬼说：“有什么比人更愚昧呢？如果把萝卜籽放进达拉水里，给你喝了，你的身体立即碎烂而离家下泻。难道你连这都不知道吗？”医师通晓鬼话，听了二鬼的话，便用这两种办法，驱除了花园里的鬼，破了腹水，解救了那位腹水病人。萝卜汁治耳病。萝卜炭开通便闭。还能祛肾寒胃寒、治夜盲症、头痛。

ས་བཅད་བཞི་པ། ཆང་སྦྱི། འབའ་ཆ། ཆང་།

第四节　酒粬、糟渣、酒类药物

ཆང་སྦྱི།

ཆང་སྦྱིས་ཟྲོད་སྐྱེད་འཇུ་བྱེད་ནད་མང་སེལ། །ཞེས་པའི་ཆང་སྦྱི་ནི། ཆན་ལ་བཏབ་ནས་བསྐོལ་བས་ཆང་ལངས་བྱེད་ཀྱི་སྦྱི་སྟེ་དོན་ལ་ཕབས་ཞེས་པ་དེས་མ་ཞུ་བ་འཇུ་བ་དང་། ཆུ་རྒྱུས་འགྲམས་པ་བྱིས་པའི་ལྟེ་འཁོར། མངལ་ནད་གྲང་ཚབས་རྟ་བོང་གི་གྲང་ནད་སོགས་དང་ཕན་པ་མང་བའོ། །

བྱུང་ཁུངས་ནི། སྔོན་རྒྱ་མཚོ་བསྲུབས་པ་ནས་ལྷ་མོ་མཛེས་སྡུག་མཐོང་ཚད་ཆགས་པས་སྨྱོས་ནས་བརྒྱལ་འགྲོ་བ་ཞིག་བྱུང་བ་ཚངས་པས་དུག་གཟིར་དུས་ཆང་གི་ལྷ་མོ་དེ་མེ་ཏོག་དཀར་པོ་འདབ་མ་ལྔ་པར་གྱུར་པ་ནི་ཆང་སྦྱི་མེ་ཏོག་ཅེས་ཆན་ལ་བཏབ་ན་ཆང་དུ་ལངས་པར་བྱེད་པ་འདི་ཡིན། དེ་ལས་མ་མ་བྱུས་ནས་ཆང་སྦྱི་ཕབས་འདི་འཚོས་པ་ཡིན་པས་ཆང་འཐུང་ན་ཉེས་པ་ཡོད་པའི་རྒྱུ་མཚན་ཀྱང་འདི་ལ་བརྟེན་ནས་ཆགས་པའི་ལྷ་མོས་ངན་སོང་དུ་

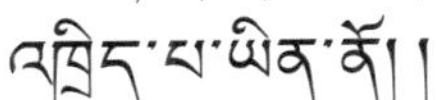
འཕྲིད་པ་ཡིན་ནོ། །

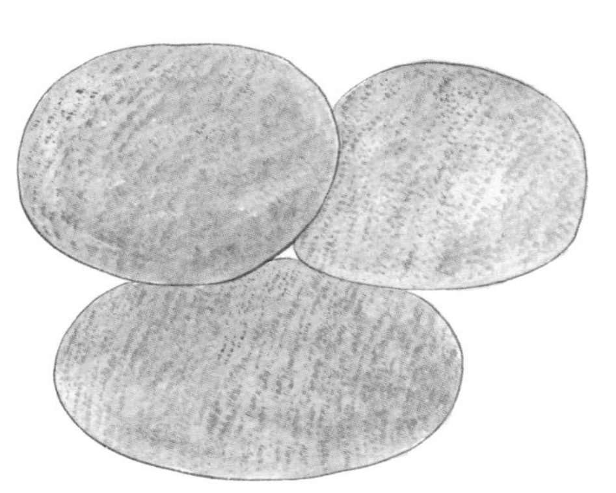

酒粬

酒粬能治多种消化病。这里所说的酒粬是指煮熟的麦粥使其发酵的酒粬，实为“帕卜”，这种酒粬能消食，舒展筋络，祛小儿脐风，治子宫寒满症，并对马、驴寒症有疗效。

关于它的来源，有一段传说——很早很早以前，从大海裂缝中，出现了一位娇艳的仙女，一望令人情迷，神昏颠倒。梵天收敛毒时，这位酒之仙女，变成一朵五瓣白花，名叫酒釉花，搅拌在醅中，发酵成酒。从此有了酒釉母，来作酒釉，进行酿酒。后人们饮酒，有其危害，其原因是娇艳的仙女把人引入迷途。

ཆང་།

ཆང་ནི། རྒྱུད་ལས། ཆང་ནི་མངར་སྐྱུར་ཁ་ལ་ཞུ་རྗེས་སྐྱུར། །རྣོ་དྲོ་རྩུབ་ཕྲ་ཅུང་ཟད་ཐུར་དུ་འབྲུ། །དྲོད་འབར་སྤོབས་སྐྱེད་གཉིད་འཕེལ་བད་རླུང་སེལ། །ཐལ་དྲགས་སེམས་སྒྱུར་བག་མེད་ངོ་ཚ་འཇིག །ར་རོ་དང་པོ་བག་མེད་གནས་ལ་གནས། །རྣམ་རྟོག་ངན་བཅོམ་བདེ་བ་ཡིན་སྙམ་སེམས། །ར་རོ་གཉིས་པ་སྨྲང་ཆེན་སྨྱོན་པ་ལྟར། །ཁ་ན་མ་ཐོ་ཚུལ་ཁྲིམས་འཆལ་བའི་གནས། །ར་རོ་ཐ་མ་སེམས་མེད་རོ་ལྟར་ཉལ། །གང་ཡང་མི་ཤེས་མུན་པའི་གནས་སུ་འགྱུར། །གསར་པ་ལྕི་ཞིང་སྙིང་པ་ཡང་བ་ཡིན། །གསར་འཇམ་པོ་བའི་དྲོད་སྐྱེད་འཇུ་བ་སླ། །གྲོ་ཆང་འབྲས་ཆང་ནས་ཆང་གོང་མ་ལྕི། །སོ་བ་སྲེ་ད་ཡོས་ཆང་ཡང་བ་ཡིན། །ཞེས་དང་། དཔའ་བོས། ཆང་ནི་དྲོད་འབར་ཡི་ག་འཕྱིད། །རྣོ་ཞིང་དྲོད་སྐྱེད་ཁོང་བརྟ་དགའ། །མངར་བཅས་ཁ་ཞིང་ཚ་བ་དང་། །ཞུ་རྗེས་སྐྱུར་ཞིང་ཅུང་ཟད་འབྲུ། །ཞེས་སོ། །ཁུངས་ནི། སྔོན་རྒྱ་མཚོ་བསྲུབས་དུས་སྦྱོས་བྱེད་ལྷ་མོ་བྱུང་བ་ལས་གྱུར་ཚུལ་མདོ་ཙམ་གོང་དུ་སོང་ལ། རྒྱས་པ་ངོ་བོ་རིགས་དབྱེ་ངེས་ཚིག་སྐྱོན་ཡོན་སོགས་མང་ཡང་ཟུར་དུ་བྱས་པ་ཡོད་འདིར་ས་བཅད་ཙམ་མོ།།

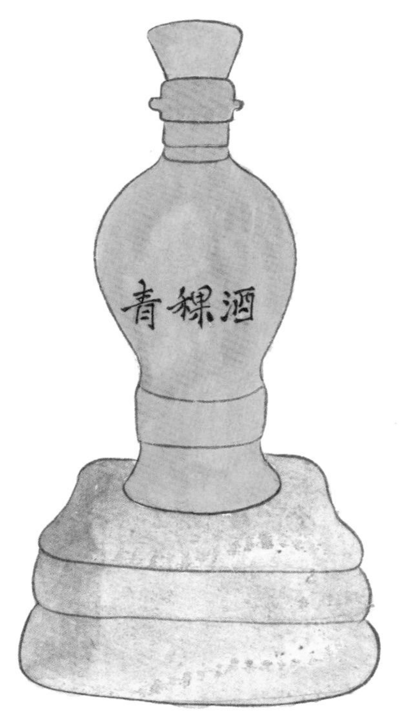

酒

《论述续》中说："酒味甘、酸、苦，化味酸，性锐、温、糙、细，微下泻，功效升温，提神，壮胆，治培根病、隆病。饮酒过量，神志恍惚，行为荒唐，不知羞耻。酒醉初期，放荡无忌，心神不羁，自觉舒适。酒醉中期，口中乱言，行为粗犷，招致恶患祸殃。酒醉末尾，没有知觉，如尸僵卧，无知无觉，进入黑暗梦乡。新酒性重，陈酒性轻。新酒性缓，提升胃阳，帮助消化。

麦酒、米酒、青稞酒，前者性重。大麦酒、黑大麦酒、炒麦酒（也叫烘麦酒）性轻。”巴保说：“酒能升阳，开胃。效锐提升胃阳，增强体力，味甘、苦、辛，化味酸，微泻。”

关于酒的来源，据说很早以前，大海裂缝时，出现了能醉仙女，于是就有了酒。其情况，上面已简要地叙述过了。这里，对酒的性质和分类，以及它的危害和益处等，仅作了简要的阐述和解释。

ཞེས་ཞིང་གི་ལོ་ཏོག་ལས་བྱུང་བའི་སྨན་མདོར་བསྡུས་བཤད་ཟིན་ཏོ།།

田农作物类药物简要讲述完毕。

ལེའུ་བཅུ་གཅིག་པ། མེའི་སྨན་སྡེ་བཤད་པ།
第十一章　火类药物

ད་ནི་བར་གྱི་བཅུ་གཅིག་པ་མེའི་སྨན་བཤད་པ་ལ། རིན་ཆེན་སྤུངས་པ་ལས། མེ་ཡི་སྨན་ལ་དབྱེ་བ་བཅུ་གཅིག་སྟེ། །ཡུལ་དུས་ན་སོ་སྤྱོད་ལམ་སྨན་གྱི་མེ། །ཟས་མེ་རྒྱུ་མེ་གྲོགས་མེ་ནད་ཀྱི་མེ། །འབྱུང་བའི་མེ་དང་སྐྱི་གསོ་མེ་སྨན་ནོ། །ཞེས་གསུངས་ཀྱང་འདིར་སྨན་ནུས་ཙམ་བཤད་པ་ལས་མིན་ཕྱིར་མེས་བྱས་པའི་རྫས་སྣ་ཕྲན་བུའི་ནུས་པ་ས་བཅད་ཙམ་ལས་མི་སྤྲོ་སྟེ། འདིར་ཡང་བསྟེན་བྱ་སྨན་གྱི་མེ་དང་། རིག་བྱ་དཔྱད་ཀྱི་མེ་གཉིས་ལས།

现在讲述第十一章火类药物的功效。《宝堆》中说：“火类药物分为十一类：地火、时令火、年岁火、起居火、药火、食火、动火、助火、病火、本源火、养生火等。”虽然上述分为十一种，但是，这里只阐述了药效，对火成药的细微功效，没有阐述。这里分为所服火成药之火和所用医疗器械火灸之火。

དང་པོ་ལ་ནི། མེ་དང་ནུས་པ་མཚུངས་པའི་རྫོད་སྨན་རྣམས་ནི་གོང་དུ་སོང་ལ། མེས་བྱས་པའི་ཐལ་སྨན་ནི་འོག་ཏུ་འཆད་ལ། མེ་ལས་བྱུང་བའི་སྨན་གྱི་ནུས་པ་ནི།

关于火成药的性质与热性药相同，前面阐述过了。火成药的药粉，将在下章中论述。这里只说说几种火成药的功效。

རྒྱ་སྣག།

རྒྱ་སྣག་ཕོ་ཚད་མེ་དབལ་གཉན་རིགས་འཇོམས། །མིག་སྨན་ཡང་ཟེར། འདི་ནི་རྒྱ་ནག་ནས་འབྱུང་ལ། མཆོག་ནི་སྤྲུས་ཇིན་ནས་ཡོང་བའི་སྣག་གདར་ཆེ་ལ་མཐུག་པ་ཞེང་སོར་གཉིས་ནས་གསུམ་ལྷག་ཙམ་དང་། སྣ་སོར་ལྔ་དྲུག་ནས་མཐྲིད་གང་མན་ཡོང་ལ། ཐམ་གའི་བཀོད་པ་ཇོ་མཚར་བ་གསེར་ཚག་ཅན་དང་། གཞན་ནས་དེ་ལས་ཕྲ་བ་ཆུང་བ་སོགས་འབྱུང་བ་གང་ཡང་དྲི་ཕུན་སུམ་ཚོགས་པ་སྣོམ་ན་སྤྲ་བའི་དྲི་མ་འདྲ་ལ་ཞིམ་ཞིང་སྤྲོད་པ་སྐྱེ་བའོ། །འབྲིང་པོ་དེ་ལས་དྲི་རོ་དམན་ཡང་གསེར་ཚག་ཐམ་ག་ཅན་ནོ། །ཐ་མ་རྒྱ་ཡུལ་གང་རིགས་ནས་འབྱུང་བ་བྲི་སྣག་གི་ཁ་དོག་ལ་ལེགས་ཞེར་མང་བར་སྣང་བ་ལས་སྨན་དུ་འོས་པར་ནི་མ་སེམས་སོ། །རྒྱུ་མཚན་གང་ཞེ་ན། རྫ་ཀུན་ཏུ་བཟང་པོའི་ཁུ་བས་དམ་རྫི་བྱས་པའི་ནུས་པ་ཡིན་པར་གསུངས། རྫ་དེས་ནད་སེལ་བ་ཙམ་དུ་མ་ཟད་ཁར་སོང་ཚད་དན་སོང་སྤྱོང་བའི་འཇའ་ལུས་འགྲུབ་པར་བཤད་ལ། ཙ་རི་ཏྲའི་གནས་སུ་ཡོད་པ་ཁར་སོང་བའི་དུད་འགྲོའི་རྣ་ནི་ལ་ཤ་རྟུས་སོགས་ལ་ལྷ་སྐུ་དང་རིང་བསྲེལ་འབྱུང་བ་ནི། ངེས་པའི་སྒོ་ནས་གནས་ཀྱི་བྱིན་རླབས་དང་། དྲང་བའི་སྒོ་ནས་རྫ་དེའི་བྱིན་རླབས་ཡིན་པར་བཤད། རྫ་དེ་ལ་ཉིན་མོ་དུད་པ་འཐུལ་བ། མཚན་མོ་མེ་འབར་བ། ནང་ནུབ་འཇའ་འོད་འཕྲོ་བ་ཞིག་ཡོད་སྐད། རྒྱ་ནག་རི་བོ་རྩེ་ལྔའི་ལོགས་སུ་སྐྱེ་བ་ནི། ལོ་མ་ལྗང་སྐྱ་ཆེ་ལ་མཐུག་པ། མེ་ཏོག་སེར་པོ་ཤིང་བ་ཤོ་གའི་མེ་ཏོག་འདྲ་བ་དྲི་མ་སྤྲ་བའི་དྲི་མ་འདྲ་བ་ལས་ལྷག་པར་ཞིམ་པས་སྤྲོད་པ་སྐྱེ་བ། ཐུམ་སྒྲོད་གང་གིས་ཀྱང་མི་བསྒྲིབ་པར་བསྲུང་ཞིམ་འཐུལ་བ་ཞིག་འདུག་གོ།

京墨

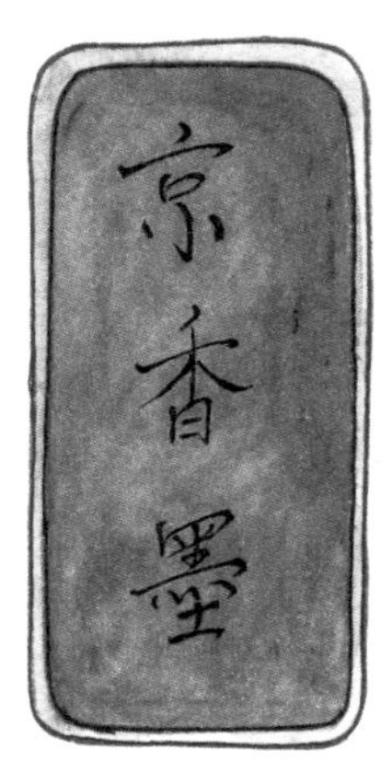

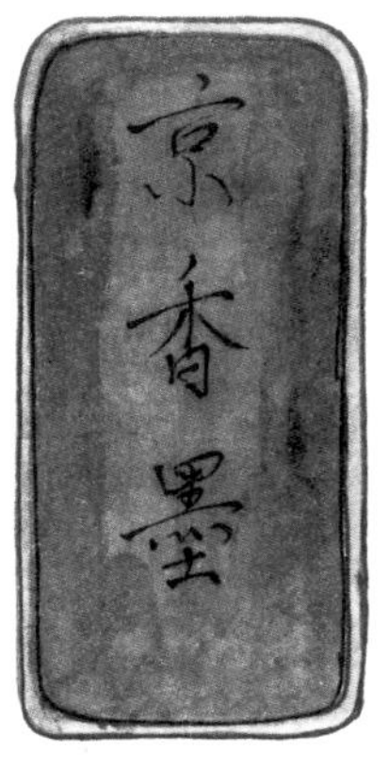

京墨治胃热、丹毒、炎症。京墨亦称莫合曼。 本品产自汉地。上品是产自北京的长条香墨，长而厚，厚度二至三指，长度约五六指至一扎，上面盖有金色印纹。另外，还有几种比上述京墨又细又小的香墨，无论哪一种，均气味芳香，气味如艾叶，令人喜欢。中品，气味比上品次，也盖有金色印纹。下品，汉地处处皆产，为书写用墨，颜色各有优劣，但均不能入药。是

什么原因呢？这是由普贤草的汁液做成的墨泥的功效所决定的。这种草不仅能治病，而且入口后身现能除热恶的彩虹。长在扎若扎地方的普贤草，走兽吃了，在角、蹄、肉、骨中可以显出佛像和形成舍利子。这是了义佛地的灵气，其实是这种草的效力。据说这种草，白天冒烟，夜间冒火，晨昏闪虹光。产在汉地五台山附近的普贤草，叶淡绿色，大而厚，花黄色，状如闹阳花，气味似艾，特别芳香诱人。不论是包起来或装入器皿中，都能散发出芳香气味。

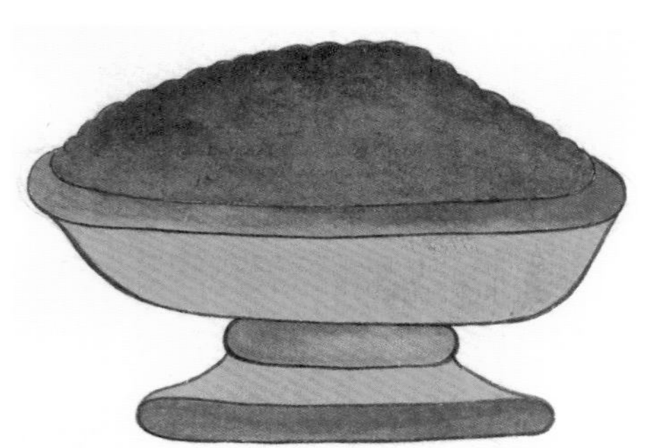

སྣང་དྲེག།

སྣང་དྲེག་རྒྱ་ལ་ཕན་ཞིང་འཁྲུ་བ་གཅོད། །ཅེས་པ་སྣ་ང་སོགས་ནང་དུ་ཆུ་བླུགས་ཏེ་སྤྲ་ཚིག་བཏང་བའི་ཁ་ཟས་ཀྱི་སྟེང་དུ་འཕྱིས་ཏེ་ཆགས་པ་ལྟ་བུ་ཡིན་པས་ཤིང་ཚ་ལས་རྒྱུ་ཡི་བསྒྲུབ་པ་སྐྱེས་པ་ཡིན་ནོ།།

百草霜

百草霜益疮、止泻。百草霜就是在锅底等器皿中盛水，在柴草火上烧时，形成的疏松的黑色烟墨。它是制墨的原料。

ལེའུ་བཅུ་གཉིས་པ། གདུས་པའི་སྨན་སྡེ་བཤད་པ།
第十二章　炮制类药物

ད་ནི་བར་གྱི་བཅུ་གཉིས་པ་གདུས་པའི་སྨན་གྱི་ནུས་པ་བཤད་པ་ལ། ཚ་བ་མེས་གདུས་པ་དང་། བསིལ་བ་ཆུས་གདུས་པ་གཉིས་སོ།།

现在讲述第十二章炮制类药物的功效，分为热凉两类，热炮用火炮制，凉炮用水煎熬。

ས་བཅད་དང་པོ། སྤྱི་ལ་གཅེས་པ་སྨན་རྟ་གསུམ་བཤད་པ།
第一节　药　引

དང་པོ། སྤྱི་ལ་གཅེས་པ་སྨན་རྟ་གསུམ།

ད་ནི་སྤྱི་ལ་གཅེས་པ་སྨན་རྟ་གསུམ་བཤད་པ་ལ། རླུང་དང་མཁྲིས་པ་བད་ཀན་གསུམ་སོ་སོའི་རྟ་བསིལ་དྲོད་སྙོམས་པའི་དབང་ལས་སོ་སོ་སྟེ།

一、普遍通用的药引

普遍通用的药引，总的来说，分为三类。治隆、赤巴、培根三病的各自的药引依次性凉、温、平。

བུ་རམ།

སྨན་རྟ་བུ་རམ་གྲང་རླུང་སེལ་བའི་རྟ། །ཞེས་པ་ལ། ཡན་ལག་བརྒྱད་པར། བུ་རམ་ཤིང་ཁུ་འཁྲུ་ཞིང་སྐྱུམ། །ཤ་སྐྱེ་རོ་ཙ་དྲོད་གཅིན་འཕེལ། །ཞེས་དང་། རང་བྱུང་པས། བུ་རམ་རླུང་གི་ནད་ལ་བཟང་། །ཞེས་སྤྱིར་དགོངས་པ་སྟེ། རྒྱ་བུར་ཤིང་ཞེས་པའི་ཤིང་རིར་སྐྱེས་དང་ལྷུམ་རྣར་བཙུགས་པའི་ཤིང་སྨྱིག་མའི་ཚལ་ཡོད་པའི་ཤིང་ཁུ་ཡིན་ལ། ཏ་ལ་ཞེས་བྱ་བ་ནག་ལ་སྦོམ་ཞིང་རིང་བ་དང་། སཱ་ཀ་ཞེས་པ་ཚིགས་པ་མང་པོ་ཡོད་པ་དང་། ཀཱན་ར་ཞེས་སྨྲའུ་ཐུང་ངུ་ཞིག་དང་། ཕང་མ་ཞེས་པ་ཕལ་པ་དང་། བལ་ཡུལ་གྱི་བུར་ཤིང་སོགས་ཡུལ་སོ་སོར་བུ་རམ་དང་ཀ་རའི་ཤིང་མ་ངེས་པར་འབྱུང་ངོ་། །ཤིང་དེ་དག་གི་རྒྱ་ཆེད་ལས་ཁ་དོག་དང་དྲི་རོ་འདྲ་མིན་ཙུང་ཞིག་འབྱུང་ཡང་ཤིང་རང་རང་གང་ལའང་དྭངས་སྙིགས་ཀྱི་ཁྱད་པར་ལས་བུ་རམ་རིགས་གསུམ་རེ་འབྱུང་བ་ནི། ཤིང་དེ་བཙོས་ལ་ཁུ་བ་གདུས་པའི་ཚེ། ཁ་ནས་ལྦུ་བ་དང་དྲི་མ་ངན་པ་རྣམས་བཞབས་པའི་འོག་ཏུ་ཁ་སྲིས་སླ་མོ་ཡོད་པ་ལོགས་སུ་བཞབས་ལ་གདུས་པ་ནི་བུར་སྨུག་སྟེ། སྨུག་ལ་མི་ཆགས་པ་སྐྱུམ་པའི་རང་བཞིན་འབོ་བར་བྱེད་པ་ཅན་ནོ། །དེ་ནི་འཇུ་དཀའ་ལ་ལྟོ་བས། མཆིན་པའི་ནད་སྐྱེད་བཤང་གཅི་ཉམས་པར་འགྱུར། །ཞེས་སོ། །ཡང་བསྐོལ་བས་དེ་འོག་ནས་སྲིས་མ་བཙད་པ་ནི་བུར་སེར་ཏེ་སྔ་མ་ལས་གར་ལ་དྭངས་ཤིང་སེར་སྐྱ་སྐྱི་ཡང་མི་འབོ་བའོ། །དེའི་ཞབས་ནས་སྔ་མ་ལྟར་བསྐོལ་བའི་བུ་རམ་ནི་བུར་དཀར་ཏེ། འདི་ལ་སྐབས་འགར་རྒྱལ་མོ་ག་ར་ཡང་ཟེར། ཟློས་ན་རོ་བུ་རམ་དང་འདྲ་བ་ལས་དབྱིབས་ཀ་ར་ལྟར་འགྱུར་བས་དཀར་ལ་མཁྲེགས་པ་གོང་བུར་ཆགས་པའོ། །དེ་ལ་རང་འགྲེལ་དུ། བུ་རམ་གྱི་ཁུ་བ་གདུས་པའི་ཞབས་ནས་བྱུང་བ་ནི་ཤི་ཁ་རར་འགྱུར་རོ་གསུངས་པ་འདི་ལ་འཁྲུལ་ནས། འགྲེལ་པ་འགའ་རེར་བུ་རམ་དང་ཀ་ར་རིགས་གཅིག་ཕྱི་མ་རིམ་པས་དྭངས་པའི་དབང་གིས་ཡིན་པར་བཟུང་ཡང་འཁྲུལ་པ་སྟེ། ཤི་ཁ་ར་ནི་ཀ་ར་ཡིན་པས། ཤི་ཁ་རར་འགྱུར་ཞེས་པ་ནི། དཀར་ཞིང་དྭངས་ལ་མཁྲེགས་པས་ཤི་ཁ་ར་ལྟ་བུར་འགྱུར་གསུངས་པ་ཡིན་ལ་དངོས་སུ་འགྱུར་གསུངས་པ་མིན་ཏེ། དཔེར་ན་བཟང་བ་ལ་གསེར་དུ་འགྱུར་ཟེར་བ་དང་། དྭངས་པ་ལ་ཤེལ་དུ་འགྱུར་དང་། སྲ་བ་ལ་ལྕགས་སུ་འགྱུར་ཟེར་བ་རྣམས་དཔེར་བྱས་ནས་དེ་འདྲར་འགྱུར་བ་ལས་དངོས་སུ་འགྱུར་ཟེར་བ་མིན་པ་ལྟ་བུའོ། །འདྲ་བའི་ཕྱིར་ན་དངོས་མ་ཡིན། དཔེ་དང་དོན་གཉིས་མ་ནོར་གཅེས། །ཞེས་པ་ལྟར་རོ། །བུ་རམ་དམར་པོ་ཁ་བ་ཞིག་འབྱུང་བ་ནི་སྐྱོན་

ཅན་ཏེ། བརྒྱུད་པ་ལས། རྩ་བ་རྩེ་མོ་འབྲུས་ཐོས་ངན། །ཞེས་གསུངས་པའི་བུར་ཤིང་འབྲུས་ཐོས་པས་ཤིང་སྐེམ་ལ་ཉེ་བར་གྱུར་པས་སྐྱུར་ལངས་པ་དང་། ལས་སུ་མ་རུངས་པས་དམར་ལ་སྨོག་པ་དེ་རྣམས་ལོགས་སུ་བསལ་ནས་གདུས་པའི་བུ་རམ་ཡིན་པས། དེས་ཤ་ཚིལ་ཁྲག་དང་བད་ཀན་སྐྱེད་པར་བྱེད་པས་མི་བཟང་ངན། སྤྱིར་སྤྱང་བྱ་སྙེ་དུག་བུར་ཡང་ཟེར་རོ། །ནུས་པ་ཡང་སྤྱིར་བུ་རམ་གང་ཡང་གསར་པ་བསིལ་བ་ཡིན་ཏེ། བརྒྱུད་པ་ལས། བསིལ་ཞིང་ཁྲག་མཁྲིས་སེལ་བར་བྱེད། །ཅེས་དང་། ལུགས་ཕྲེང་ལས། ལྷོ་བུར་བསིལ་དྲོད་སྙོམས་ལ་ཞུ་རྗེས་བསིལ། །ཞེས་དང་། བདུད་རྩི་ཐིགས་པ་ལས། དང་པོའི་བུ་རམ་ལྷི་ཞིང་བཙུད་རྒྱས་པ། །བད་ཀན་ཕུར་ལ་འདྲེན་པར་བྱེད་པ་ཡིན། །ཞེས་གསུངས་སོ། །བུ་རམ་རྙིང་ནས་དྲོ་བ་ཡིན་ལ། །བརྒྱུད་པ་ལས། ལོ་ལོན་གྱུར་ན་དྲོ་ཞིང་བཙུད། །ཅེས་དང་། ལུགས་ཕྲེང་ལས། བུ་རམ་དྲོ་ལ་ལྷི་བ་ཡིན། །ཞེས་དང་། བདུད་རྩི་ཐིགས་པར། རྙིང་པའི་བུ་རམ་གྲང་དྲོའི་ནད་རྣམས་སེལ། །ཞེས་སོ། །སླུག་སེར་དཀར་གསུམ་ཡང་རིམ་པས་སྔ་མ་བསིལ་ལ་ཕྱི་མ་དྲོ་བ་ཡིན། མིང་གུ་ཊ་ཟེར། གང་ཡང་ལྷད་མེད་གཙང་ལ་དྭངས་པ་བཟང་ངོ་། །

蔗糖

蔗糖为祛风寒之药引。《八支》中说：“甘蔗汁下泻，性润，功效增肌、壮阳、提温、排尿。”让穹多吉说：“蔗塘治隆病，功效好。”

蔗糖是生长在山野和种植在园中的状如竹子的植物的汁液。叫作达拉甘蔗的一种色黑，粗而长；叫作萨巴嘎甘蔗的一种，多节；叫作干达拉甘蔗的一种细而短；叫作旺玛甘蔗的一种，为一般普通甘蔗。尼泊尔产的甘蔗等，因各地生长的甘蔗和糖树性质各异，不能笼统来论。这些糖树，质地各异，色、气、味各自略有不同。但均能从各种不同的糖树液渣中熬出三种不同的糖。熬煮糖树汁液时，把浮在上面的泡沫和浮渣除去，把下面的状如胶乳的稀液分取出来熬制，即紫糖，其色紫，不凝结，性润，应泼去。因为这种糖不易消化，性重，食后能生肝病，使大小便排泄机能衰败。去掉紫糖的汁液，再继续熬煮，分取上层胶乳状的稠液，即黄糖（红糖），比紫糖稠，清澈，色淡黄，质软、轻，不要倒掉。最下面的汁液，如前一样的熬煮出来的糖，就是白糖。吃时味和蔗糖一样，形状似糖，色白，质硬，凝结成团。对于这种糖，在《自释》中说：“熬煮甘蔗汁液时，

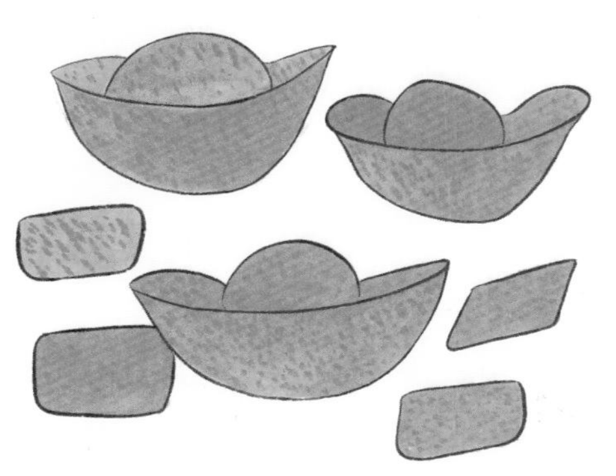

由下层汁液变成里卡拉。”其实这是一种误解。在一些解释中，认为蔗糖和白糖是同物，但是后者清亮透明，所以这种看法也是错误的。所说的“里卡拉”就是白糖。“变成里卡拉”的说法，是说变得色白、透亮、坚硬，状如“里卡拉”，实际上不是说“变成”。正如同“优者变成金，清亮者变成晶，坚硬者变成铁”的说法一样，仅仅是比喻，并非真的就“变成了”。所以，不要把实物和比喻相混，这点很重要。

红糖，Saccharum sinensis Roxb 味苦，为劣品。《八支》中说 ：“甘蔗根部和上部被虫蛀吃者为劣品。”这种甘蔗，由于被虫蛀食，快要枯干，味酸，不是正常成熟变干，因而变成红色，成了空皮，所以另行挑出，熬制成糖，即红糖。这种糖食后，易生肉、脂、血和培根，因而为劣品。一般忌食此糖。这种糖又叫作毒糖。

性味功效，总的说来，无论哪一种糖，质嫩的性凉。《八支》中说:“性凉能治血、赤巴病。”《铁鬘》中说 ：“南方蔗糖性凉、温、平，化性凉。”《甘露之滴》中说 ：“第一次熬成的糖性重，味浓，下导培根。”质老的性温。《八支》中说:“质老的蔗糖性温，有养分。”《铁鬘》中说 ：“蔗糖性温、重。”《甘露之滴》中说 ：“质老的蔗糖能治寒温诸病症。”紫、黄、白三种蔗糖，依次前者性凉，后者性温。名叫荀扎的一种蔗糖，纯洁无杂质，色透明清亮，为佳品。

ཀ་ར།

ཀ་ར་ཁྲག་མཁྲིས་ཚ་བ་སེལ་བའི་རྩ། །ཞེས་པར། རིན་ཆེན་སྤུངས་པར། ཁ་ར་བསིལ་ལ་རྟོ་བ་ཡིན། །ཞེས་དང་། བདུད་རྩི་ཐིགས་པར། ཁ་ར་དཀར་པོས་ལུས་ཚ་སྐོམ་དད་ཆེ། །སྐྱུགས་བྲོ་བརྒྱལ་དང་མཁྲིས་པ་རྒྱས་རྣམས་སེལ། །ཞེས་དང་། རང་བྱུང་པས། ཀ་ར་དཀར་པོས་ཚད་པ་སེལ། །ཤ་ཁ་ར་ནི་བཅུད་ཆེན་ཏེ། །ཞེས་གསུངས། མིང་སྦྱོར། ཁཎྜ། ཤ་ཀ་ར། ས་ཁ་ར། རྟགས། ན་པོ་ས་ཏ། བསིལ་རྩ། མགྱོགས་བྱེད། རྒྱུག་བྱེད། རྩར་འཁྲིད་ཟེར། འདི་ལ་རིགས་གསུམ་ཡོད་པ་ལས། བརྒྱད་པ་ལས། དེ་ལ་ཁ་ར་དཀར་པོའི་ཤིང་། །མངར་དང་བསིལ་བའི་མཆོག་ཡིན་ཏེ། །ཁྲག་མཁྲིས་ཚ་བ་སེལ་བར་བྱེད། །གསུངས། འདི་ཤིང་ལི་ཁ་རའི་ཁུ་བ་ཡིན་ཏེ། ཀ་ར་ཟེར་བ་དང་ཁ་ར་ཟེར་བ་བརྡ་གསར་རྙིང་གི་སྐད་ཡིན་པས་དོན་འདྲ། རང་འགྲེལ་ལས། དེ་ལ་ལི་ཁ་ར་དཀར་པོའི་ཤིང་ནི་ཀ་ར་སྟེ། །ཁུ་བ་ནི་མངར་ལ་བསིལ་བས་མིག་རྟོ་རྣ་བ་སངས། སེམས་བདེ་བར་འགྱུར། ཞེས་དང་། གཞུང་ལས། རྟགས་དང་ཁཎྜ་ཀ་ར་དཀར། །རིམ་གྱིས་ཡོན་ཏན་ཆེ་བ་སྟེ། ཞེས་གསུངས་པ་ཡང་བསྐོལ་ལུགས་བུ་རམ་དང་འདྲ་ལ། རང་འགྲེལ་ལས། བུ་རམ་དང་བསྐོལ་ལུགས་འདྲ་བའི་ལི་ཁ་ར་དཀར་པོ་བསྐོལ་ཞིང་གདུས་པ་ལས་ཀ་རའི་བྱེ་བྲག་རྣམ་པ་གསུམ་འབྱུང་སྟེ། ཞེས་གསུངས་པའི་རིམ་པ་ནི། དང་པོ་ལྗུ་སྙིགས་ཕར་བཅད་པའི་རྗེས་ལ། ཁའི་སྤྲིས་མ་དང་འདྲེས་པ་

ལ། ཤ་ཁ་རའམ། ཧུགས་སམ། གལ་མ་ཟེར། ཁ་དོག་དཀར་ཞིང་སྐྱ་ལ་ཧྲན་སྟུམ་ཙུང་ཟད་ཡོད་པ་འདྲ་ལ་རབ་ཏུ་མངར་བ་ཡིན། དེ་ལ་འདྲ་བའི་སྒོ་ནས་ཤ་ཁ་ར་དང་རྒྱལ་མོ་ཀ་ར་ཟེར། དེའི་ཞབས་ནས་བྱུང་བ་ལ། ཁཎྜ་དང་། དུམ་བུ་དང་། གོང་བུ་དང་། ཀར་ཆུང་ཡང་ཟེར། ཁ་དོག་སྔོ་མ་ལས་དཀར་ལ་སྐམ་ཞིང་ཞིབ་པ་ཅོང་ཞིའི་ཕྱེ་མ་འདྲ་ལ་ཤིན་ཏུ་མངར་བའི་རང་བཞིན་ཏིལ་འབྲུ་ཙམ་ལ་ཡང་རབ་ཏུ་མངར་བྲོ་བ་ལ་འདྲ་བའི་སྒོ་ནས་བྱེ་མ་ཀ་ར་ཟེར། དེ་འོག་ཞབས་སུ་ཆགས་པ་ལ་ཀ་ར་དཀར་པོ་ཟེར་བ་ཤིན་ཏུ་དྭངས་ལ་ཞོ་ཅོང་བཟང་པོ་འདྲ་བ་མཁྲེགས་ཤིང་འོད་འབྱུང་། རོ་སྔ་མ་ཙམ་མངར་ཤས་མེད་པའོ། །འདི་ལ་འདྲ་བའི་སྒོ་ནས་མིང་བཏགས་པ་ཤེལ་ཀ་ར་ཟེར། འགའ་ཞིག་རྒྱལ་མོ་ཀ་ར་ཡང་ཟེར་རོ། །སྟོད་ནས་འབྱུང་བ་འདི་ལྟར་ཡིན་ལ། འདི་རྒྱ་ནག་ནས་དྭངས་ལ་སྦོ་ཞིང་མཁྲེགས་པ་ཚ་ལའམ་ཤེལ་ལྟ་བུ་ཞིག་འབྱུང་བའོ། །

白糖

白糖是治血病、赤巴病、清热的药引子。《宝堆》中说：“白糖性凉效锐。”《甘露之滴》中说:“白糖清身热，解烦渴，止呕吐，治昏厥、胆囊扩大症。”让穹多吉说:“白糖清热，夏卡拉糖养分大。”

各种糖的名字叫作坎扎、夏卡拉、萨卡拉、华斋、纳保萨达、司如达、交西、居西、扎尔迟等。

除了上述三种糖外，《八支》中又说：“卡拉嘎尔保甘蔗，味甘，性凉，为佳品，治血病、赤巴病，清热。”这里所说的是里卡拉甘蔗的汁液。关于“嘎拉”和“卡拉”的不同译音，只是新旧词的语音不同，其实都是一样的含义，即指白糖。《自释》中说:“这里所说的里卡拉嘎尔保甘蔗，实际上就是指白蔗糖。其汁液味甘性凉，能明目、敏耳、舒心。”《典》中说：“华合和坎扎糖、白糖，效力逐渐增大。”它的熬制法和蔗糖的熬制法相同。《自释》中说：“里卡拉嘎尔保糖的熬制法，与蔗糖的熬制法相似，因熬法不同，糖分为三种。”三种糖的分法，依次为：第一种是除去上面的泡渣，取上层的胶乳状汁液熬制的，名叫夏卡拉糖，或称华合糖，也叫嘎玛糖，色白而灰，微湿润，味特别甜。与此糖相似的糖，有时也称为夏卡拉和加茂嘎拉糖；第二种是取中层的汁液熬制的，名叫坎扎糖、都布糖、贡布糖、嘎琼糖，比上述夏卡拉糖色白、干燥，颗粒细小状如寒水石粉粒，味特别甜，颗粒大小如芝麻者，味也非常甜，以形状命名，称为白砂糖；第三种是下层凝

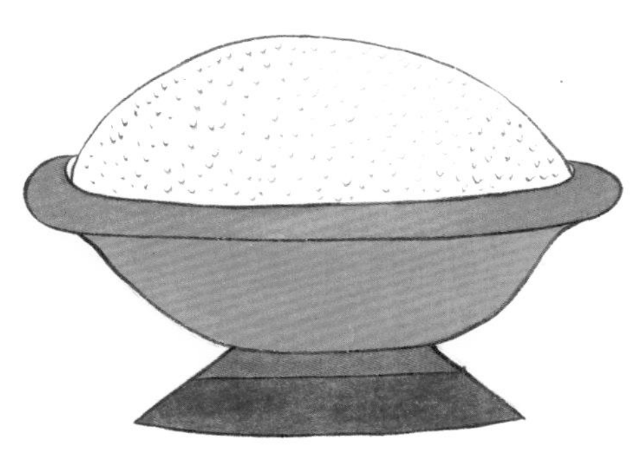

结成块的糖，叫嘎拉嘎尔保糖，透明清亮，质硬而闪光，状如优质阳性寒水石，比前者味不甚甜，以形状命名，称为冰糖，也有人叫作加茂嘎拉糖。产自上述各地的糖，就是这样。产自汉地的这种糖，透明清亮，发青色，质硬，颇似白硼砂或水晶。

སྦྲང་རྩི།

སྦྲང་རྩི་བད་ཀན་ཚ་སེར་སེལ་བའི་རྟ། །ཞེས་པ་ལ། ལྕུགས་ཀྱི་ཕྲེང་བ་ལས། སྦྲང་རྐོད་ཟྭ་ལ་ནུས་པ་ཆེ། །ཞེས་དང་། སྔོན་མ་གསལ་བ་ལས། སྦྲང་གཡུང་གཅོད་བཙོ་རྒྱ་འབྱུང་ཆག་གྲུམ་སྦྱོར། །ཞེས་དང་། རྗེ་རང་བྱུང་རྡོ་རྗེས། སྦྲང་རྩིས་རྩ་དང་དབང་པོ་གསོ། །སྦྲང་རྐོད་གྲང་བ་འཇོམས་པ་ཡིན། །ཏིག་ཏའི་སྦྲང་གིས་ཚད་པ་འཇོམས། །མེ་ཏོག་སྣ་ཚོགས་གདུས་པ་ཡིས། །དབང་པོའི་ནད་རྣམས་སེལ་བ་སྟེ། །ཞེས་དང་། ཁུངས་བུར་དུག་གི་ནད་ལ་ཕན། །ཤུག་བུར་རྩ་བ་བཅུད་ཀྱི་རིགས། །སྨན་རྟར་སྦྱོར་བ་སོ་སོར་བྱ། །ཞེས་ཏིག་ཏ་དང་མེ་ཏོག་སྣ་ཚོགས་གདུས་པའི་སྦྲང་དང་། ཤུག་འབྲུ་དང་ཁུངས་ཁཎྜ་གྱིས་བུ་རམ་སོགས་ཀྱང་སྐབས་ཐོབ་ཀྱི་རྟར་བཤད་མོད། སྦྲང་ལ་མིང་། མ་ཧྭ་ར། མ་དྷུ་སྦྲང་། མཀྵི་ཀ། སྦྲང་དཀར། ཀྵཽ་དྲ། ཕྲ་མོ་ལས་བྱུང་བ། གྲོག་སྦྲང་། བརྒྱ་བྱིན་སྦྲང་། སྦྲ་མ་རའི་སྦྲང་། ཞེས་སྤྱི་མིང་ངོ་། །སྤྱིར་དབྱེ་བ་བརྒྱད་ཡོད་དེ། སྦྲང་དཀར་དང་སྦྲང་སྨུག་ཅེས་ཁ་དོག་གི་དབྱེ་བ་གཉིས་དང་། ཤིང་སྦྲང་དང་བྲག་སྦྲང་ཞེས་བསགས་གནས་ཀྱི་དབྱེ་བ། སྨན་སྦྲང་དང་དུག་སྦྲང་ཞེས་རྒྱུའི་དབྱེ་བ། བུང་བའི་སྦྲང་དང་གྲོག་མའི་སྦྲང་ཞེས་བསགས་མཁན་གྱི་དབྱེ་བ་གཉིས་སོ། །རྒྱུ་ནི་འབྲུས་བསགས་པའི་མེ་ཏོག་གི་རྩི་ཡིན་ལ། དུག་སྦྲང་ནི་སྦྲང་སྨྱོན་ཡང་ཟེར་ལ་རྩི་སྨྱོན་དང་དུག་སྦྲང་ཟེར་ལ་འདི་མེ་ཏོག་དུག་ཅན་གྱི་རྩི་འབྲུས་བསྡུས་ལ་བསགས་པ་ཡིན་པས། མྱངས་ན་འཕྲལ་དུ་བཟི་ཤིང་མྱོས་པ་དང་། འཐོམ་པ་དང་། ཁ་ལྕེ་སྐྱིད་པ། མིག་ཟེ་བ། སྣང་པ་འཁྲུལ་བ། མཆུ་སྐྲངས་པ་སོགས་འབྱུང་། ཕུགས་མིག་སོགས་དབང་པོ་འགྲི་བས་མན་ངག་གི་སྐབས་འགར་རྫས་ལ་དགོས་གལ་ཆེ་བ་མ་གཏོགས་སྤང་བྱའོ། །སྨན་སྦྲང་བླང་བྱ་སྟེ། གསོག་མཁན་བུང་བས་བསགས་པ་དང་། གྲོག་མས་བསགས་པ་སོ་སོར་ཡོད་ལ་མྱངས་པས་དུག་མེད་པའོ། །དཀར་སྨུག་ནི་ཁ་དོག་ལས་གསལ། དཀར་པོ་བཟང་བ་ཡིན། དཀར་པོ་ཡང་རྒྱ་ནག་ནས་དགུན་ཁའི་མར་དཀར་ལྟ་བུ་ཤིན་ཏུ་མངར་ལ་དཀར་བ་ཡོང་བ་མཆོག་དང་། བོད་རོང་ནས་ཡོང་བ་དྭངས་ལ་སྔོ་ཏིང་ངེ་བ་ལུག་རྫུད་ཀྱི་མིག་འདྲ་བ་བསྔོར་བཤད་བྱས་ཚེ་དུང་འདྲ་བ་རབ་ཏུ་བཟང་ངོ་། །དབྱར་ཁའི་དར་མར་འདྲ་བ་དཀར་ལ་སེར་མདངས་ཡོད་པ་འབྲིང་བའོ། །བུང་བས་བསགས་པ་ནི་རབ་ཏུ་མངར། གྲོག་མས་བསགས་པ་ཅུང་ཟད་སྐྱུར་བའོ། །གྲོག་མས་བསགས་པ་ལ་ཕྲ་མོ་ལས་བྱུང་བ་སྟེ། ཀྵཽ་དྲ་ཟེར། ལྷའི་དབང་པོ་བརྒྱ་བྱིན་ལ་མིག་སྟོང་ཡོད་པས་དེ་འདྲ་བ་གྲོག་མའི་མཁར་ལ་ཡང་འཛུལ་མིག་མང་། འདྲ་བའི་མིང་ཐོགས་པས་གྲོག་མ་ལ་བརྒྱ་བྱིན་ཟེར་བ་དང་། དེ་ལ་བརྟེན་ས་གྲོག་མ

ཡིན་པས་གནས་ཀྱི་མིང་གང་ཟག་ལའམ་རྟེན་གྱི་མིང་བརྟེན་པ་ལ་ཐོགས་པས་གྲོག་མར་བརྒྱ་བྱིན་ཟེར་ལ། དེས་བསགས་པའི་སྦྲང་ལ་བདག་པོའི་མིང་ཐོག་ལ་ཐོགས་པས་བརྒྱ་བྱིན་སྦྲང་ཞེས་པ་འདི་བཅུད་ལེན་གྱི་མཆོག་དང་། དུག་རིགས་ཐམས་ཅད་ཀྱི་གཉེན་པོ་བླ་ན་མེད་པ་ཡིན། འདི་བལ་ཡུལ་དུ་མོད་ལ་སློ་མོན་ནས་ཀྱང་འབྱུང་ངོ་། །གཞན་བད་ཀན་སོགས་ལ་སྦྲང་བུས་བསགས་པ་བཟང་། འདི་རྣམས་ལ་ཡང་རྩི་ཆེན་རྩི་ཆུང་རྩི་མེད་གསུམ་འབྱུང་བས། དེ་ནི་ཁར་ཐོས་ཚོ་སོ་འཕྱར་བ་ལ་སྤྲ་ཚིལ་ཆགས་པ་རྩི་ཆེན། སྤྲ་ཚིལ་ཆུང་བ་རྩི་ཆུང་། སྤྲ་ཚིལ་མེད་པ་རྩི་མེད་ཡིན། རིམ་པས་ཕྱི་མ་བཟང་། རྩི་མེད་རང་བཞིན་གཏོང་བས་ཆོག། རྩི་ཆེ་ཆུང་སྐུམ་བསྐོར་མི་བྱ་བར་སྤྲ་ཚིལ་འདོན་ལ་ཆུ་བཙད་ནས་བཤད་ལ་གཏོང་དགོས། གང་ཡང་ལྷད་དང་སྙིགས་མ་མེད་པ་རིམ་གྱིས་ཞམ་པའི་སྣ་ནས་བླངས་པ་བཟང་། སྦྲང་བསྐོར་བའི་ཕྱེ་མས་བྱང་ཁོག་གི་རྒྱ་ལ་ཕན་པའོ། །སྤྲ་ཚིལ་བྱུགས་པས་རྨེན་བུ་དང་། པགས་ནད་སེལ་བར་བྱེད་པའོ། །

蜂蜜　*Apis cerana Fabricius*

蜂蜜是治培根病和黄水病的药引。《铁鬘》中说："野蜂蜜性温功效大。"《明灯》中说："家蜂蜜治刀枪伤和续接骨裂。"让穹多吉说："蜂蜜养脉益器官，野蜂蜜祛寒，獐牙菜花蜜清热，杂花蜜炼后治器官病。"又说："白芥菜花蜜治毒病，柏香花蜜为滋养品，各种蜜均可分别作药引。"这里所说的是，獐牙菜花蜜和杂花蜜，柏香花蜜和白芥菜花蜜，临床可分别做药引。

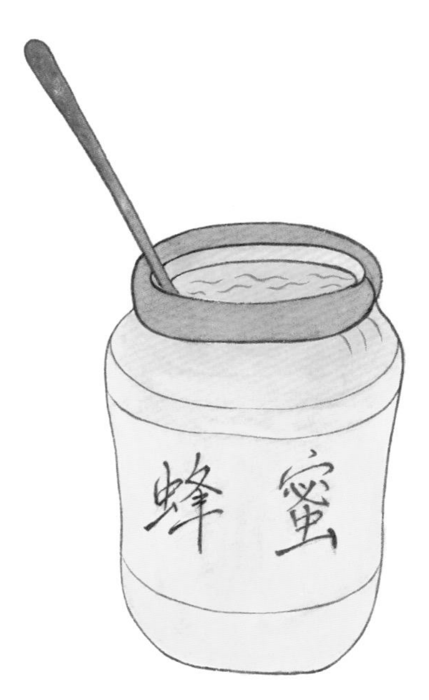

蜂蜜之名有：章、章孜、章嘎尔、叉茂奈钧巴、卓合章、加金章、扎玛拉尹章等。

蜂蜜总分为八类：从颜色上分为白蜜和紫蜜；从产地上分为树蜜和岩蜜；从蜜源上分为药蜜和毒蜜；从酿者上分为蜂蜜和蚁蜜。蜜的来源是蜜蜂所采集的花粉。毒蜜也叫疯蜜，其蜜叫做孜吕、毒章，是毒蜂采集毒花花蜜而酿的蜜。这种蜜，略尝一点，立即使人昏醉、咬牙、口舌麻木、眼发花、神志不清、口舌肿胀。这种毒蜜除了向对方的眼睛等器官放恶咒时作咒物使用外，别无他用。药蜜是蜜蜂和蚂蚁分别所酿之蜜，口尝无毒。白紫二蜜颜色分明，白蜜质佳。白蜜中以汉地所产的，状如冬天的白酥油，色白而味甚甜的一种为特品；产自藏地河川地带的蜜，透明清亮，色微青，颇似瘦羊的眼珠色，凝结时状如海螺，为上品；色如夏天的乳酪，色白有黄色光泽者为中品。蜜蜂酿的蜜，味特别甜。蚂蚁酿的蜜，味微酸。

蚁蜜又称为叉茂奈钧巴。玉皇大帝有千目，蚁穴有千眼，因名相似，蚂蚁之名就称“玉皇大帝”。其依据是蚁穴,蚁穴为蚁所造,因而蚂蚁得此大名。蚂蚁所酿之蜜，名从其主，因而称为“玉皇蜜”。蚁蜜为滋补上品，是对治一切毒症之良药。蚁蜜尼泊尔出产最为丰富，珞、门之地也有出产。

另外，治培根病等症，以蜜蜂酿的蜜为好。这些蜜分为多蜡蜜、少蜡蜜、无蜡蜜三种。口中食时粘牙者含蜡汁多，称为多蜡蜜；含蜡汁少者，称为少蜡蜜；不含蜡汁者，称为无蜡蜜。依次后者比前者质佳。无蜡蜜，不加工就可药用。多蜡蜜和少蜡蜜，要进行温熬，除去蜂蜡减少水分后，才能药用。无论哪一种蜂蜜，纯净无杂质、可拉丝或线者质佳。制蜜的粉状团粒，治体腔内科疮。

蜂蜡（སྦྲ་ཚིལ།），外敷，治腺肿（淋巴腺炎）、皮肤病。

གཉིས་པ། ཡོངས་གྲགས་མིན་པའི་སྨན་རྟ།

དེ་ནས་ཡང་ཡོངས་གྲགས་ཀྱི་རྟ་དེ་གསུམ་མ་ཡིན་རྩ་ལ་འཁྲིད་པར་བྱེད་པའི་རྟ་ཡང་ཡོད་པ་ནི།

二、非普遍用的药引

除了人所共知普遍通用的三种药引外，还有能够通脉活络的药引。

སྦྲིན།

སྦྲིན་གྱིས་འབྱར་བག་འགོག་པས་རྩི་སྦྲང་བརྟས། །ཞེས་པའི་སྦྲིན་ནི་རིགས་གསུམ། མཆོག་ནི་ཉ་དང་ཆུ་སྲིན་གྱི་ཁོག་ནས་རང་བྱུང་འབྱུང་བ་སེར་ལ་དྭངས་པ་དང་། འབྲིང་ནི་ཤ་བ་དང་ཁ་ཤའི་རྭ་གདུས་པའི་སྦྲིན་དང་། ཐ་མ་ཀོ་བ་གསར་པ་བཙོས་པའི་སྦྲིན་ནོ། །ཕྱི་མ་གཉིས་ཀྱང་དྲི་མ་ཁྲག་ཁུ་སོགས་དོར་བའི་ལག་བྱེད་བཟང་བས་འབྲིང་པོ་དཀར་སེར། ཐ་མར་སེར་སྐྱ་དྭངས་པས་ཉེ་མདངས་མི་བསྒྲིབ་པ་དགོས། རྡུལ་སྲུངས་ནག་ཚིག་སོགས་མི་རུང་ལ་འདེས་བད་ཀན་འབྱར་བག་གིས་རྩ་སྦུབས་འགགས་པ་འགོག་ཅིང་འབྱེད་སྨན་རྩར་འཁྲིད་པ་དང་། མིག་གི་ལིང་ཐོག་བད་ཀན་ལས་གྱུར་པ་ལ་ཕྱུགས་པས་ལེན་པ་དང་། ཤ་རོ་དང་རྒྱ་ཚན་གྱི་རྩི་སྲུང་ཞིང་སྦྱོར་

བ་དང་། དེ་བཞིན་རྨའི་རུལ་འགྱུར་འགོག་ཅིང་རྩ་སྲུང་པ་དང་། འགྱུར་གྱི་དམ་རྩིར་བྱེད་ན་ཁྲག་ཆུ་བཙིར་བ་སོགས་བྱེད་པས་མན་ངག་ཐབས་ཀྱི་རྟ་ཞེས་ཟེར་རོ།།

胶糊

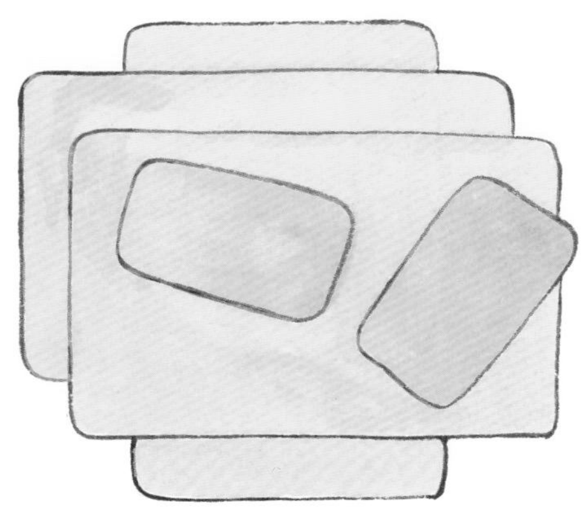

胶糊是防培根黏液和保护肠黏膜的药列。这种胶药有三种：上品是鱼和鲸体腔内天然生成的，黄色，透明；中品是用马鹿和麋鹿的角熬制的鹿角胶；下品是用新鲜皮子熬制的皮胶。后两种胶熬制时，要除尽污垢、毛、血迹。上品纯净，质佳；中品呈白黄色；次品呈黄褐色，透明，不遮阳光。制作时不能腐烂、发黑、发焦。功效防培根黏液堵塞血管，导舒脉药入血管，通脉活络。外敷能除去培根引起的翳障、死肉硬茧，内服能固肠黏膜，止久泻；贴敷防疮伤腐烂,保护脉络。用作贴敷剂时，可起挤干血水的作用，因而叫作“秘窍药引”。

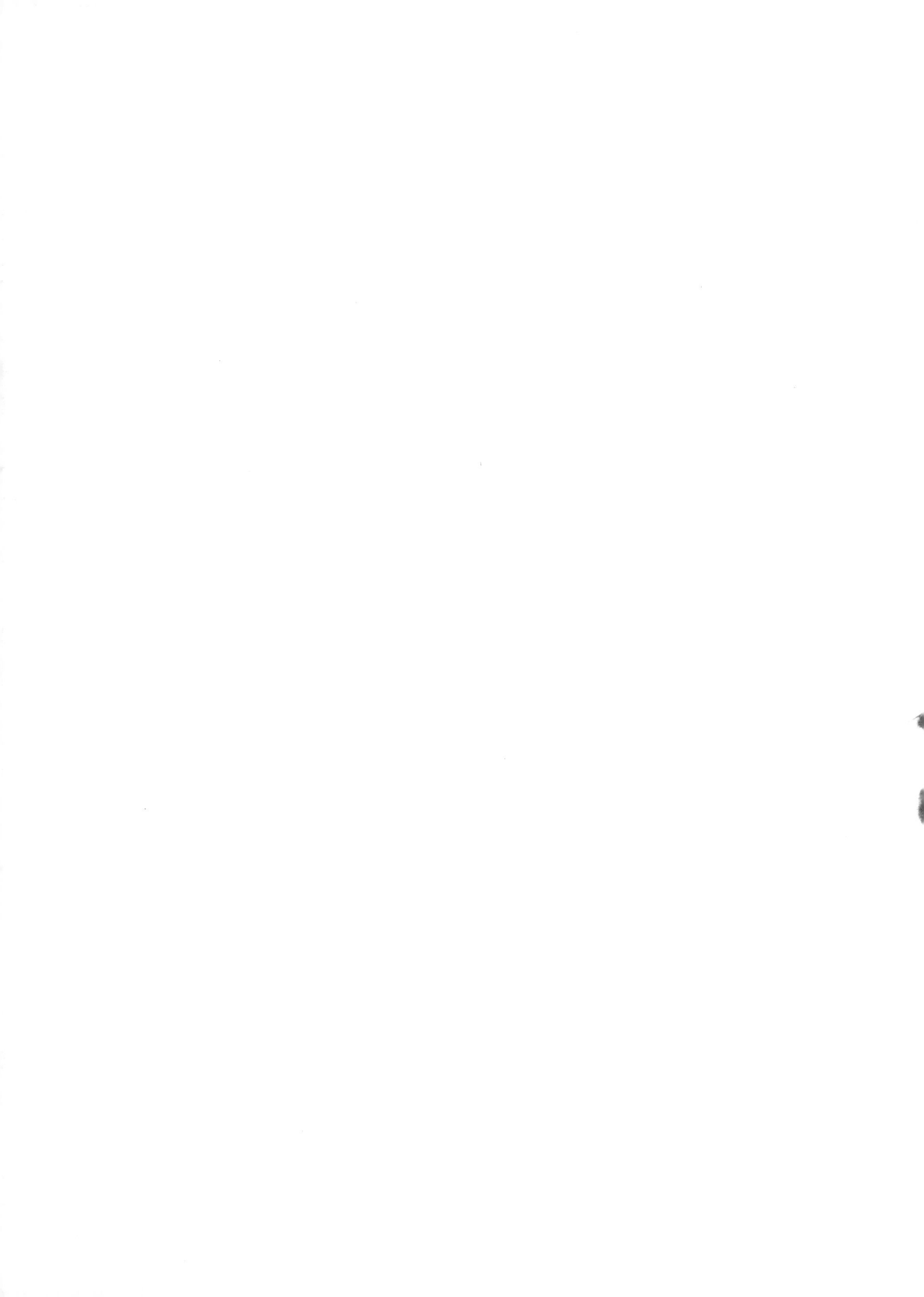